Leitfaden
für die
ärztliche Untersuchung

Herausgegeben vom

Generaloberarzt Dr. **Leu**,
stellvertretendom Korpsarzte III. A. K.

unter Mitwirkung
des Reservelazarett-Direktors Oberstabsarzt Prof. Dr. Thiem †
und des Stabsarztes d. R. Dr. Engelmann

nebst einem Geleitworte

des Geh. Hofrats Prof. Dr. Friedrich v. Müller

Mit 47 Textabbildungen

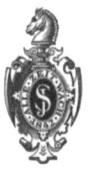

Berlin
Verlag von Julius Springer
1918

Mitarbeiter:

Geh. San.-Rat Professor Dr. Benda . . . . B VII
Professor Dr. Bielschowsky . . . . B III
Stabsarzt d. L. I Professor Dr. Biesalski . . . . C VI
Stabsarzt d. L. Prof. Dr. Brühl . . . . C IV
Stabsarzt d. Res. Privatdozent Dr. Bürger . . . . . . C IX
Landsturmpfl. Arzt Dr. Chajes . . . . B IV
Oberstabsarzt d. L. II Geh. San.-Rat Dr. Cramer . . . C III
Stabsarzt d. Res. Dr. Dubrow . . . . D
Stabsarzt d. Res. Dr. Engelmann . . . . B I u. D
Stabsarzt d. Res. Dr. Gain . . . . B V
Stabsarzt d. Res. Dr. Gins . . . . B VI
Professor Dr. Henneberg . . . . B III
Oberstabsarzt d. Res. Geh. Medizinalrat Dr. Hoffmann C IX
Generaloberarzt z. D. Professor Dr. Köhler . . . . . C V
Landsturmpfl. Arzt Dr. Leschke . . . . B II
Stabsarzt d. L. I Dr. v. Leupold . . . . C VIII
Stabsarzt d. L. a. D. Dr. Kurt Mendel . . . . B III
Landsturmpfl. Arzt Professor Dr. Leonor Michaelis . B II
Stabsarzt d. Res. a. D. Professor Dr. Pfister . . . . . C IX
Stabsarzt d. Res. a. D. Dr. Reckzeh . . . . B II
Oberstabsarzt d. Res. a. D. Dr. Riebeth . . . . C VIII
Stabsarzt d. Res. a. D. Dr. Ritter . . . . C II
Stabsarzt d. L. I Professor Dr. Seegert . . . . B V
Stabsarzt d. Res. Dr. Selberg . . . . C V
Landsturmpfl. Arzt Dr. Johannes Schütze . . . . . . C VII
Sanitätsrat Dr. Soerensen . . . . C V
Landsturmpfl. Arzt Dr. Steindorff . . . . C III
Oberstabsarzt d. L. a. D. Geh. San. Rat Professor Dr. Thiem † D
Dr. Ulrichs . . . . C VII
Geh. Medizinalrat Professor Dr. Warnekros . . . . . C I
Landsturmpfl. Arzt Professor Dr. Wollenberg . . . . C VI
Vom Herausgeber bearbeitet . . . A I—III, B II, B VIII,
    D Ziff. 1502 u. 1504—1508 u. E.

Den genannten Herren, meinen verehrten Mitarbeitern, spreche ich für ihre große Mühewaltung an dieser Stelle meinen verbindlichsten Dank aus.

                            Der Herausgeber.

Seiner Exzellenz

dem Generalstabsarzt der Armee
und Chef des Feldsanitätswesens

Herrn

Professor Dr. O. v. Schjerning

ehrerbietigst gewidmet

vom Herausgeber.

ISBN-13: 978-3-642-98447-1   e-ISBN-13: 978-3-642-99261-2
DOI: 10.1007/978-3-642-99261-2
Softcover reprint of the hardcover 1st edition 1918

Geleitwort.

Wie alle werktätigen Teile des deutschen Volkes, so ist auch der ärztliche Stand durch den Krieg aufs tiefste in Mitleidenschaft gezogen und vor neue Aufgaben gestellt worden. In Friedenszeiten hatte sich bei vielen Ärzten, namentlich in den großen Städten, die Neigung geltend gemacht, ausschließlich ein engeres Sonderfach zu pflegen; diesen kam bei Übernahme eines Lazaretts mit einem Mal zum Bewußtsein, daß sie durch die Vertiefung in ihre Spezialwissenschaft den Zusammenhang mit der übrigen Medizin verloren hatten, sie fühlten sich unsicher und mußten das Studium der anderen, unterdessen fortgeschrittenen Fächer dort wieder aufnehmen, wo sie es nach Abschluß des Examens aufgegeben hatten. Eindringlich wies die wechselvolle Tätigkeit in den Heimatslazaretten wie auch im Felde darauf hin, daß der kranke Mensch ein unteilbares Ganzes, ein Individuum mit Leib und Seele ist, und daß es falsch ist, sein Leiden nur von einem beschränkten Gesichtswinkel aus zu betrachten. — Andere Ärzte hatten sich in den Mühen der täglichen Berufsarbeit, namentlich der Kassentätigkeit, in eine eintönige Routine eingelebt und diese mit ärztlicher Erfahrung verwechselt; es fiel ihnen schwer, ihr Urteil, das sie bis dahin für unanfechtbar gehalten hatten, demjenigen der leitenden Dienststellen unterzuordnen. — Die letzteren, vor allem die stellv. Korpsärzte, hatten Gelegenheit, einen tiefen Einblick in das ärztliche Berufsleben zu tun. Bei dem Bestreben, den rechten Mann an den rechten Platz zu setzen, und den vielseitigen ärztlichen Bedürfnissen des Heeres gerecht zu werden, lernten sie nicht nur die Vorzüge der deutschen Ärzteschaft, vor allem ihre unbeschränkte Aufopferungsfähigkeit hochschätzen, sondern sie erkannten auch, welche Lücken in der Ausbildung vorhanden sind. Die Lehrer der Medizin an den deutschen Hochschulen sind der Heeresverwaltung zum größten Danke dafür verpflichtet, daß sie ihnen Gelegenheit gegeben hat, das Wirken der Ärzte in den Lazaretten zu beobachten und dadurch zu erkennen, welche Reformen dem Unterricht nottun.

Das vorliegende Buch ist aus den Erfahrungen des Krieges herausgewachsen; es hat sich die Aufgabe gestellt, nicht nur dem Truppen- und Lazarettarzt, sondern überhaupt dem Praktiker einen kurzen Leitfaden für seine Tätigkeit an die Hand zu geben. Es will das ganze Gebiet der Medizin zu einem lebendigen Ganzen zusammenfassen, indem es jedem Sonderfach seine Bedeutung zuerkennt, aber alle Teile unter gemeinschaftliche Gesichtspunkte unterordnet. Mit vollem Recht sind deshalb die allgemeinen Begriffe von Krankheit, Krankheitsbereitschaft und Konstitution eindringlich hervorgehoben.

Als ein besonderer Vorzug muß es bezeichnet werden, daß in je einem eigenen militärärztlichen und versicherungsärztlichen Teil sowie in einem Kapitel über die Untersuchung auf Geisteskrankheiten für Gerichtszwecke die einschlägigen Vorschriften und Gesetze dargelegt sind und daß nachdrücklich auf die Wichtigkeit und Verantwortlichkeit der Gutachtertätigkeit hingewiesen ist.

Es ist dem Unterzeichneten eine Freude, dem Herausgeber, Herrn Generaloberarzt Dr. Leu, mit diesem Geleitwort seinen Dank auszusprechen für das freundschaftliche Entgegenkommen, das er während seiner Tätigkeit als beratender Facharzt im Bereiche des Sanitätsamts des III. Armeekorps gefunden hat, und dem Buche die besten Wünsche auf den Weg mitzugeben.

Prof. Friedrich Müller (München).

Vorwort.

*Πόλεμος πάντων μὲν πατὴρ
ἐστί, πάντων δὲ βασιλεύς.*

Heraklit.

In welch umfassendem Maße der als Leitspruch angeführte, von den Friedensfreunden angefeindete Satz des Heraklit zweiundeinhalb Jahrtausende später durch den furchtbarsten aller bisherigen Kriege sich bewahrheitet, wie dieser zum Weltenbrande ausgeartete Krieg mehr als alle früheren seine grundlegenden Einflüsse und tiefgreifenden Einwirkungen auf das gesamte werktätige und wissenschaftliche Leben fördernd und belebend, anregend und steigernd, ausbauend und neuschaffend entfaltet hat, werden erst die Zeiten ruhiger Friedensarbeit sichtend und zusammenfassend der Menschheit vor Augen führen können.

Wir Ärzte können aber auch heute schon, noch mitten in der Kriegsarbeit, bekennen, wie außerordentlich befruchtend auf allen Gebieten medizinischer Wissenschaft und ärztlichen Könnens er eingewirkt, die naturwissenschaftliche Erkenntnis gefördert und die werktätige Hilfe vielseitiger und machtvoller, erfolgreicher und glanzvoller denn je zum Heil und Segen für unzählige Kriegsopfer gleichsam erzwungen hat.

Der Krieg hat den Ärzten rastlose, schier erdrückende Arbeit auferlegt. Unerwartet vielen hat er mitten in ihrer Berufsarbeit in den vordersten Reihen gleich den Kämpfern vor dem Feinde Tod und Verderben gebracht und nicht selten hat er schwere Opfer aus den Reihen derer gefordert, welche am Krankenbette sich den Todeskeim geholt haben.

Es hat aber der Krieg gleichsam als Entgelt für diese Opfer der Ärzteschaft nicht nur eine unendliche Fülle wertvollsten geistigen Besitzes und ein ungewöhnliches Maß fach- und kunstgerechter Leistungsfähigkeit gebracht, sondern er hat sich auch bisher nicht minder in hervorragender Weise als Erzieher im ethischen Sinne erwiesen. Denn die Ärzte sind durch ihn zu jahrelanger gemeinsamer Arbeit und zu dauernder engster persönlicher und beruflicher Fühlung gezwungen worden. Nicht das Erwerbsleben, da dieser oft feindlich ist, sondern die Kriegsnot hat sie zu einträchtigem Wirken zusammengeführt.

Es sind Fähigkeiten geweckt worden, die sich in der Friedensberufstätigkeit bei der überwiegenden Mehrzahl der Ärzte nicht entwickeln konnten, nämlich auf dem Gebiete der Verwaltung und selbst der Truppenführung (Sanitätskompagnien, Feldlazarette), die ja eigentlich auf alle Gebiete des Lebens übergreifen.

Der Krieg hat die Ärzte an feste Ein- und Unterordnung unter ein großes Ganze gewöhnt, insbesondere aber vor allem die Zivil- und Militärärzte wieder auf das engste zusammengeführt hoffentlich mit dem Erfolge für die Zukunft, daß sie auch in Friedenszeiten sich im Heeressanitätsdienste durch Friedensübungen in regelmäßiger Folge wieder zusammenfinden und in engerer Berührung bleiben, als eine solche früher möglich war.

Vor allem werden die dem aktiven Heeres-Sanitätsdienste nicht angehörigen Ärzte in ihre zivile Friedensberufstätigkeit manches mit hinüber nehmen, was sie eine Reihe von Jahren hindurch in ernster Kriegsarbeit als zweckdienlich, ja notwendig haben erkennen müssen und durch stetige Ausübung unter Anleitung der berufenen Stellen sich zu eigen gemacht haben, nämlich die Erkenntnis, daß die Klagen über das leidige Schreibwerk falsch sind, daß es vielmehr zur Sicherung sowohl des einzelnen als auch der Allgemeinheit notwendig ist, daß die Wiedergabe des ärztlich Erfaßten in einer der Sache und der Form nach vollendeten Weise das ärztliche Urteil, mithin auch zielbewußtes Handeln sichert sowie in sozialer und öffentlich rechtlicher Beziehung (für die Zwecke der Gerichte, der Krankenkassen, der Berufsgenossenschaften, der Versicherungsgesellschaften usw.) von ausschlaggebender Bedeutung und allergrößter Wichtigkeit ist. Es dürften dann die früheren Klagen über mangelhafte und unzuverlässige Zeugnisausstellung verstummen, was für das Ansehen des ärztlichen Standes bei allen Behörden und Vereinigungen von unermeßlichem Werte sein würde, die für ihre Zwecke auf ärztliche Zeugnisse angewiesen sind.

Der Krieg hat hinsichtlich der ärztlichen Berufsarbeit auch manche Schäden aufgedeckt, die, einmal erkannt, in den Zeiten der künftigen Friedensarbeit hoffentlich abgestellt werden, Es ist dies einmal die Zersplitterung der ärztlichen Berufstätigkeit in eine übermäßig große Zahl von Sonder-(Spezial-)Fächern und das Überhandnehmen des Spezialistentums überhaupt, sodann aber auch die unverkennbare Verflachung der ärztlichen Tätigkeit hauptsächlich in den Großstädten und Industriezentren unter der lähmenden Überlast der kassenärztlichen Kleinarbeit.

Das stetig sich steigernde Kriegsbedürfnis an ärztlichen Mitarbeitern hat eine sehr umfangreiche Heranziehung von Ärzten zum Heeressanitätsdienste erzwungen. Der Bedarf an tüchtigen Fachärzten war, abgesehen von den Chirurgen, sehr bald gedeckt. Die übrigen mußten aus Mangel an durchgebildeten Allgemeinärzten im Truppen-, Lazarett-, Aushebungs- und sonstigen Dienst verwendet werden, wo sie sich erst mit großer Mühe wieder in die recht weitgehenden Anforderungen an ihre Leistungsfähigkeit gerade in die allgemeine ärztliche Berufsarbeit hineinfinden und darin sich einarbeiten mußten.

Zum zweiten Punkte muß als Erklärung hervorgehoben werden, daß kein, selbst der anfänglich leistungsfähigste Arzt imstande ist, Jahr ein Jahr aus täglich 40—50 und mehr Kassenkranke häufig mit ihren belanglosen Beschwerden in der Sprechstunde und in der Häuslichkeit eingehend unter gleich sorglicher Berücksichtigung jedes Einzelfalles zu untersuchen und zu behandeln und noch Zeit zur durchaus notwendigen eigenen Weiterbildung zu erübrigen.

Nicht gar selten wurde das Gefühl der eigenen Unzulänglichkeit gegenüber den Anforderungen des Heeressanitätsdienstes offen eingestanden und jedes nähere Eingehen auf Einzelfälle dankbar begrüßt, wenn sich daraus Aufklärung und Erkenntnis gewinnen ließ. Und es muß anerkannt werden, daß im Laufe des Krieges ungemein reiche Fortschritte ganz allgemein zu verzeichnen sind. Eine wesentliche Zunahme ärztlichen Wissens und Könnens sowohl ihrem Umfange nach als auch in bezug auf deren Vertiefung lassen sich nicht verkennen.

So können wir also aus diesem furchtbaren Kriege die frohe Zuversicht in die Friedensarbeit mithinübernehmen, daß die deutsche Ärzteschaft im Vergleiche zu manchen anderen Berufsständen zwar an materiellen Schätzen unendlich viel ärmer, zu einem großen Teile sogar völlig verarmt, wenn nicht gar wirtschaftlich zugrunde gerichtet, aber beruflich wesentlich bereichert, gefestigt und gekräftigt aus ihm hervorgehen wird.

Das große Bedürfnis nach Anpassung an die ungemein vielseitige und schwierige ärztliche Kriegsarbeit und der unverkennbare Drang nach eigener Belehrung hat bei der rühmlichst bekannten Verlagsanstalt die häufige Nachfrage nach einem knappen, aber erschöpfenden Leitfaden der ärztlichen Untersuchungstechnik gezeitigt, ohne daß die auf dem Büchermarkte erhältlichen literarischen Erzeugnisse nach allgemeinem Urteile befriedigt hätten.

Ich folgte der Aufforderung des genannten Verlags zur Herausgabe eines den jetzigen Anforderungen gerecht werdenden Leitfadens um so eher, als ich die Bedürfnisfrage auch dem Inhalte nach aus den Berichten und Urteilen meiner fachärztlichen Beiräte, aus meinem eigenen, sehr engen persönlichen Verkehre mit den mir unterstellten Kameraden und Kollegen und aus den mir daraus erwachsenen sehr reichen Erfahrungen und Wahrnehmungen am Krankenbette, in der Revierkrankenstube und beim Musterungsgeschäft anerkennen mußte.

Um der mir gestellten Aufgabe im weitesten Maße gerecht zu werden, sicherte ich mir aus dem ärztlichen Stabe meines Dienstbereiches eine Reihe namhafter und auf den einzelnen Sondergebieten bewährter Mitarbeiter. Die erste Überarbeitung hatte unser alter, unermüdlicher, treuer Kamerad, Kollege und Freund Oberstabsarzt Professor Dr. Thiem, Reservelazarettdirektor in Kottbus und fachärztlicher Beirat für Chirurgie, übernommen. Mit größter Hingebung hat er sich dieser Aufgabe gewidmet, bis der Tod ihn plötzlich mitten aus seiner Arbeit herausriß. Alle, die wir ihm näher treten durften, werden ihm auch über das Grab hinaus Treue halten.

Wir übergeben denn der Ärzteschaft dies Werkchen mit der Bitte, es freundlich aufnehmen zu wollen. Möge es den Zwecken entsprechen, die bei der Abfassung unverrückt im Auge behalten wurden, und möge es vor allem den Kollegen, die davon Gebrauch machen sollten, einen Anhalt für ihr ärztliches Handeln gewähren in dem Sinne, daß die restlose Aufklärung jedes Einzelfalles durch die Anamnese, die sorgfältige logische Durcharbeitung der Krankengeschichte, die eingehende Wertung selbst anscheinend bangloser Einzelheiten im subjektiven und objektiven Krankheitsbilde und vor allem die genaueste, keine Einzelheit außer acht lassende Untersuchung allein imstande sind die ärztliche Erkenntnis und schließlich auch den ärztlichen Erfolg zu sichern.

Dann werden wir Ärzte in der Volksgemeinschaft auch die Würdigung finden und die Stellung einnehmen, welche uns wegen unserer schweren beruflichen Mühewaltung zum Heil und Segen für die Allgemeinheit gebührt. Dann wird auch der alte Homer Recht behalten, wenn er in seiner Odyssee singt und sagt:

„*Ἰητρὸς γὰρ ἀνὴρ πολλῶν ἀντάξιος ἄλλων*".

Berlin, März 1918.

Der Herausgeber.

Inhaltsverzeichnis.

                                                                Seite
Geleitwort V
Vorwort VII

A. Allgemeiner Teil.

I. Einführung   1
II. Familien- und Vorgeschichte   6
III. Klagen und Beschwerden (subjektives Krankheitsbild) . . 11

B. Besonderer Teil.

I. Gang der Untersuchung 12
II. Innere Körperteile 16
III. Nerven 110
IV. Haut- und männliche Geschlechtswerkzeuge 147
V. Weibliche Geschlechtswerkzeuge 155
VI. Bakteriologische und serologische Untersuchungsarten . . 172
VII. Mikroskopische Technik 179
VIII. Krankheitsbezeichnung (Diagnose). 189

C. Fachärztlicher Teil.

I. Kauwerkzeuge. 201
II. Mund, Nase, Rachen, Hals 207
III. Augen 224
IV. Gehörwerkzeuge 264
V. Chirurgisches 277
VI. Orthopädisches 307
VII. Röntgenuntersuchungen 349
VIII. Gebiet der Geisteskrankheiten 378
IX. Untersuchungen auf Geisteskrankheit für Gerichtszwecke . 402

D. Militärärztlicher Teil.

I. Militärärztliche Untersuchungen 424
II. Ausstellung militärärztlicher Zeugnisse 442

E. Versicherungsärztlicher Teil. 499

Sachregister 541

A. Allgemeiner Teil.

I. Einführung.

1. Der menschliche Körper (Organismus) ist, wie jedes Lebewesen, einem ununterbrochenen Werden und Vergehen unterworfen. Er ist während der ganzen Lebensdauer in einem ständigen Wechsel seiner Stoffe begriffen.

2. In seinem **Bau** und in seiner ganzen **Lebenstätigkeit** (im anatomischen und funktionellen Sinne) spiegelt er den Ausdruck der Lebensbedingungen wieder, unter denen er sein Dasein führt.

Diese — **äußeren** und **inneren** — **Lebensbedingungen** liegen innerhalb verhältnismäßig enger Grenzen und sind bestimmten naturgesetzlichen (physiologischen) Regeln unterworfen, die in ihrer Wirkung nach außen durch wissenschaftlich begründete und als gesetzmäßig anerkannte (physiologische) **Lebenserscheinungen** zum Ausdruck kommen.

3. Diese **Lebensvorgänge**: die gesamte **Lebenstätigkeit** (**Funktion**), die **körperliche Selbsterneuerung** (**Regeneration**) und die dem Körper eigene **Widerstandskraft** (**Resistenz**) haben ihren Ursprung und nehmen ihren Ausgang in den Gewebszellen und in den einzelnen Zellengruppen (Organen).

4. Die **Tätigkeit der Zellen** aber wird durch ihnen eigenartige (spezifische) Reize zum Teil unter Vermittelung der Nerven (**Nervenreize**), zum Teil durch chemische Bestandteile der Körpersäfte (innere Sekretion, Hormone) ausgelöst. Diese Reize regeln ununterbrochen den inneren Aufbau und das wohl abgestimmte (harmonische) Zusammenwirken der Zellen und der einzelnen Zellengruppen.

5. Auf dieser Fähigkeit des Lebewesens (Organismus), in jedem Augenblicke auf die von außen einwirkenden und im inneren wirksamen **Lebensbedingungen** feinfühlig sich einzustellen (zu reagieren), beruhen sein Gedeihen und sein Fortbestand (**Gesundheit** und **Existenz**).

6. In dieser „**Anpassungsfähigkeit**" des menschlichen Körpers liegt seine **Widerstandskraft** begründet. Je schneller und vollständiger er sich den jeweiligen, in breiten Grenzen und oft unvermittelt wechselnden äußeren und inneren Lebensbedingungen anzupassen vermag, desto größer und machtvoller der Ausdruck gedeihlichen organischen Lebens und seiner Widerstandskraft.

7. Dieser natürliche Trieb des Organismus zum selbsttätigen Aufbau und zur Entwicklung seiner Körpergewebe, sein stetiges Bestreben, Aufbau und Abbau in seinem Grundbestandteil, der Zelle, nach Maßgabe der von außen an ihn herantretenden Ansprüche nach Möglichkeit auszugleichen, die ihm innewohnende Kraft, das Innenleben seiner Zellen im Gleichgewicht zu erhalten und unter günstigen äußeren Lebensbedingungen deren Lebensfähigkeit zu steigern und die Ausnützung seiner Schutzkräfte und das rechtzeitige Einsetzen seiner Abwehrmittel zur Sicherung des Zellenstaates gegen schädigende Einflüsse von innen und außen: diese grundlegenden Lebenseigenschaften bedeuten die **Daseinskraft, die Lebensfähigkeit des Organismus.**

8. Sie lassen sich auch in dem Begriff der **Konstitution** (allgemeine **Körperverfassung; Körperanlage**) zusammenfassen, die nach Villaret[1] „der auf der Summe der Körpereigenschaften beruhende, jedem Einzelwesen besonders eigentümliche Zustand ist, welcher in Temperament (seelischer Naturanlage), Leistungsfähigkeit und in dem Grade der Widerstandsfähigkeit gegen Krankheiten und regelwidrige Einflüsse, überhaupt also in der Betätigung der Lebenskraft seinen Ausdruck findet".

9. Alles, was das innere Leben des menschlichen Körpers zu beeinflussen vermag, muß auch notwendigerweise für sein Wohl und Wehe bedeutungsvoll sein. Einwirkungen, die seinen natürlichen Lebensbedingungen entsprechen, werden ihm zum Gedeihen gereichen. Was aber für den Organismus ein „**Leben unter anderen Bedingungen**" bedeutet, muß ihn schädigen, ihn „**krank**" machen besonders, wenn er nicht mehr imstande ist, seine Schutzkräfte und Abwehrmittel machtvoll und erfolgreich einzusetzen und sich „diesen anderen Bedingungen" schnell, sicher und vollkommen anzupassen. **Krankheit ist also ein Leben unter anderen Bedingungen.**

10. Der Kampf gegen sie (die **Abwehrbestrebungen**) fällt im allgemeinen mit der fieberhaften Verlaufszeit (**mit dem akuten und subakuten Stadium**) der Krankheit zusammen. Die **Wiederherstellungsbestrebungen** des Organismus (die **Regeneration**) setzen unmittelbar ein, wenn es im Zellenstaate zu organischen Veränderungen gekommen ist. Sie führen entweder zur **Heilung** oder erfordern, wenn sie schwer oder gar nicht mehr zu beseitigen sind, die **Anpassung.** Wenn während der Wiederherstellungs- und Anpassungsvorgänge die Schädlichkeit und der organische Krankheitsherd bestehen bleiben und eine Belastung

---

[1] Villaret, Handwörterbuch der gesamten Medizin.

oder Hemmung für das organische Leben bedeuten, die erst überwunden werden müssen, ehe das Leben sich wieder unter alltäglichen Erscheinungen abspielen kann, so liegt der **schleichende Verlauf (chronisches Stadium)** vor.

11. Erreicht der Organismus dies Ziel nicht mehr, versagt die Anpassungsfähigkeit der Zellen und Zellengruppen (Organe), können also die „anderen Bedingungen" ungehindert auf das Zellenleben einwirken, so verfällt er in Siechtum und schließlich in Tod.

12. Solche „anderen Bedingungen" müssen vorbereitet oder geschaffen sein, ehe das dadurch krankhaft veränderte Zellenleben sich nach außen geltend machen und **Erscheinungen** an dem davon betroffenen Lebewesen zeitigen kann, die von den gewöhnlichen, alltäglichen (physiologischen) abweichen, die sich dem **Gefühle nach (subjektiv)** — durch **Beschwerden** — auffällig machen oder für **andere sinnfällig (objektiv)** hervortreten, bevor wir gewöhnlich von Krankheit sprechen können.

13. Demnach müssen also die anders gearteten Bedingungen bis zu einem gewissen Grade schon auf das Zellenleben eingewirkt und Veränderungen örtlicher oder allgemeiner Natur geschaffen haben, bevor diese sich durch **bestimmte Krankheitszeichen** dem davon betroffenen Einzelwesen fühlbar oder nach außen wahrnehmbar machen. Es handelt sich dann um **versteckte (schleichende, latente) Krankheitsvorgänge** oder **-zustände**. Zuweilen lenken sie mutmaßlich oder durch nicht näher bestimmbare Verdachtsumstände die Aufmerksamkeit des Arztes auf sich.

14. In dieser Beziehung erlangen die **Konstitution** und einige andere Begriffsbestimmungen (**Habitus; Disposition; Diathese; Dyskrasie; Temperament**) wesentliche Bedeutung.

a) Unter **Habitus** wird die **Körperbeschaffenheit** (namentlich die äußere) als Ausdruck oder als begünstigendes Moment für gewisse Krankheitszustände verstanden, im allgemeinen aber die Summe der meist äußeren körperlichen Eigenschaften eines Einzelwesens.

b) **Disposition** bedeutet die Empfänglichkeit für gewisse Krankheiten (Krankheitsanlage).

c) **Diathese** ist nicht, wie häufig darunter verstanden wird, Krankheitsanlage überhaupt, d. h. gesteigerte Empfänglichkeit für gewisse Organ- und namentlich Allgemeinerkrankungen oder durch Blut- und Gewebsveränderungen bedingte krankhafte Beschaffenheit des Gesamtorganismus, sondern richtiger ein gleichzeitig an mehreren Stellen sich offenbarender, jedoch aus ein und derselben Ursache hervorgehender Krankheitszustand.

d) **Dyskrasie** (eine „**Konstitutionsanomalie**") ist gleichbedeutend mit bestimmten Krankheiten (**Lues, Tuberkulose, Skorbut, Krebs** usw.), die den ganzen Körper in Mitleidenschaft gezogen haben.

Nach den früheren Anschauungen der Humoralpathologie ist sie eine für sich bestehende Änderung in dem normalen Mischungsverhältnis der Körpersäfte, insbesondere des Blutes. Nach dem heutigen wissenschaftlichen Standpunkte der Zellularpathologie wird der Ausgangspunkt der Krankheiten in die Gewebe und deren veränderte Beschaffenheit verlegt, die zwar von einem oder mehreren örtlichen Krankheitsherden aus einen schädigenden Einfluß auf den gesamten Ernährungs- und Körperzustand, als auch auf das Mischungsverhältnis des Blutes und der Gewebssäfte ausüben (Skrofulose, Lues, Skorbut).

e) Der Wortbegriff **Krase** wird für Konstitution, Temperament und Dyskrasie gebraucht.

f) **Temperament** (tempero, ich mische) ist der mit einer bestimmten Körperbeschaffenheit verbundene vorherrschende Gemüts(Seelen-)zustand.

15. Eine sehr wesentliche Bedeutung kommt der **Konstitution** zu in ihrem Einfluß auf den Widerstand des Organismus gegen die von außen einwirkenden körperschädigenden Ursachen, auf die Heilungsvorgänge bei Krankheiten und Verletzungen, auf das Ertragen von operativen Eingriffen, auch in Rücksicht auf die vermutliche körperliche und geistige Leistungsfähigkeit in zeitlicher Beziehung, worin auch die Frage nach der körperlichen und geistigen **Berufsbefähigung** und nach den **Lebensaussichten (Lebensprognose)** einbegriffen ist.

16. Die **gesunde Konstitution** wird bedingt durch die regelrechte, ungestörte Entwicklung einer normal befruchteten gesunden Keimzelle und durch das naturgesetzliche (physiologische), unbeeinträchtigte, im Gleichgewicht stehende (harmonische) weitere Wachstum der Zellen und Zellengruppen (Körperorgane). Dadurch wird der Organismus sowohl in seinen einzelnen Teilen, als auch im ganzen auf einem möglichst hohen Stande seiner **Leistungsfähigkeit (Funktion)**, seiner **Selbsterneuerung (Regeneration)** und seiner **Widerstandskraft (Resistenz)** erhalten.

a) „Die Konstitution ist demnach für einen gegebenen Augenblick das Produkt der natürlichen Anlage und sämtlicher äußerer und innerer, das Leben dieses Individuums beeinflussenden Momente". (Villaret, Handwörterbuch der gesamten Medizin.)

b) W. A. Freund und R. v. d. Velden drücken dies folgendermaßen aus: „Dem in der Naturbeobachtung geübten Blicke des Arztes tritt ein scharf umschriebenes Bild einer Persönlichkeit entgegen, das aus der **körperlichen Erscheinung (dem Habitus)**, aus der **funktionellen leiblichen (Komplexion)** und der **geistigen Lebensäußerung (Temperament)** erwächst. Die Erkenntnis dieses Bildes und seines Verhältnisses zur Entstehung von Krankheiten (Disposition) ist eine der wichtigsten Aufgaben des Arztes." (Bauer, Die konstitutionelle Disposition zu inneren Krankheiten. 1917.)

17. Eine ungesunde Körperbeschaffenheit (**konstitutionelle Minderwertigkeit, konstitutionelle Schwäche**) kann **ererbt (hereditär), angeboren (kongenital)** oder **erworben (acquiriert) sein**.

a) Die ererbte Konstitution (Erbanlage; erbliche Belastung für bestimmte Krankheiten) geht zuweilen von anscheinend gesunden Eltern aus. Es finden sich aber auf dem Sprößling vererbte Anlagen zu bestimmten Krankheiten (oder auch die ererbte Krankheit selbst) in der aufsteigenden Geschlechtsreihe (Generation) — bei den Voreltern — wieder. (**Familiäre Krankheitszustände** oder Krankheitsanlagen; körperliche und geistige konstitutionelle Familienmerkmale bis zu den Entartungs- (Degenerations-) zeichen.)

b) Die unmittelbar durch einen Teil der Eltern oder durch beide auf die Nachkommenschaft überkommene Konstitutionsschwäche kann eine **allgemeine** sein, wenn jene zur Zeit der Zeugung durch den Organismus allgemein beeinflussenden Umstände (höheres Alter; Erschöpfungszustände durch vorausgegangene oder bestehende Krankheiten (Lues; Phthise) oder durch ausschweifende Lebensweise (Alkohol!) usw.) geschwächt oder erschöpft waren, oder eine **örtliche (lokale)**, wenn ursprünglich nur bestimmte Gewebe und Gewebsgruppen (Organe) eine Abweichung von dem regelrechten (normalen) Verhalten zeigen (Nerven, Verdauungswerkzeuge usw., kongenitale Degenerationszeichen).

c) **Erworbene konstitutionelle Schwäche** und daraus herzuleitende Krankheitsanlagen oder Krankheitszustände, wohl bei weitem die häufigste Form der „Konstitutionsanomalien", haben ihre Ursache in einer gestörten Körperentwicklung, die durch mangelhafte Ernährung und Pflege im Kindesalter und während der Geschlechtsreife (Pubertät), durch Vorkrankheiten, durch wirtschaftliche Verhältnisse, durch Lebensführung, Angewohnheiten, berufliche Schädigungen usw. verschuldet wird.

18. Als die wichtigsten angeborenen Konstitutionsanomalien gelten heute folgende:

α) Die **exsudative Diathese** (Czerny), eine bei Kindern häufig angetroffene Störung des Wasser- und Fettstoffwechsels, die sich in starken Gewichtsschwankungen, Aufgedunsenheit, Blässe, Fettempfindlichkeit, Neigung zu Hautausschlägen und Katarrhen u. a. m. äußert.

β) Der **Habitus asthenicus** (Stiller), die „Kümmerform des Hochwuchses" (Kraus), die in lang aufgeschossenem Wachstum, Engbrüstigkeit, in rückständiger Entwicklung (Hypoplasie) des Herzens und der Aorta (Tropfenherz — Kraus —), Steilmagen mit Neigung zur Senkung (Enteroptose), Blässe und allgemeiner Körperschwäche, infolge der Enge der oberen Brustöffnung (Thoraxapertur) auch in vermehrter Anfälligkeit gegenüber der Tuberkuloseinfektion besteht. Einen annehmbaren Maßstab für den Habitus asthenicus gibt der erhöhte Lennhoffsche Index (s. Ziff. 1745).

γ) Der **Status thymico-lymphaticus** (Paltauf), eine Vermehrung des lymphatischen Gewebes im ganzen Körper mit Vergrößerung und häufigem Bestehenbleiben (Persistenz) der Thymusdrüse neben Lymphozytose des Blutes, blassem, pastösem Aussehen trotz normalen Blutfarbstoffgehaltes, Vergrößerung (Hyperplasie) der Mandeln, Neigung zu Erkältungen, Darmkatarrhen u. ä.

δ) Die **arthritische Diathese**, die in der Neigung zu Gelenkerkrankungen (Arthritis rheumatica, urica und deformans) und Stoffwechselleiden (Diabetes, Gicht, Fettsucht, intermediären Stoffwechselstörungen, Arteriosklerose) besteht.

ε) Die **neuropathische Konstitution**, die infolge der besonders ausgeprägten „reizbaren Schwäche" des Nervensystems zu funktionellen Neurosen und Psychopathien veranlagt. Die Unterscheidung eines **vagotonischen** und **sympathikotonischen** Typus (Eppinger und Heß) auf Grund der pharmakologischen Prüfung der Empfindlichkeit gegen Adrenalin und Pilokarpin gelingt nur in einzelnen Fällen sicher, da es sich meist um Mischformen handelt. Auch die **Spasmophilie** (Neigung zu Krämpfen) gehört hierher.

ζ) Die konstitutionelle **Bindegewebsschwäche** (Klapp), die zur Entstehung von Eingeweidesenkungen und Brüchen die Anlage schafft (disponiert).

19. Die **Rekonvaleszenz**, die Zeit der Genesung, der Erholung von der überstandenen Krankheit, setzt erst nach völligem Ablauf der akuten Krankheit ein. Bei chronischen Leiden, die in ihren Folgen nicht völlig zu beseitigen sind, umfaßt sie auch noch die Anpassung an die zurückgebliebenen andersgearteten Körperverhältnisse und organischen Lebensbedingungen.

II. Familien- und Vorgeschichte (Anamnese).

20. Die voraufgeschickten Ausführungen ergeben für die ärztliche Tätigkeit, mag sie sich auf die Untersuchung am Krankenbette oder für besondere Zwecke (Auslese für Berufseignung, für den Heeresdienst, für Versicherungen usw.) erstrecken, die zwingende Notwendigkeit auf das eingehendste die **Familiengeschichte** und alle Vorkommnisse im Vorleben des zu untersuchenden Menschen — seine **Vorgeschichte** — durch Befragen zu ergründen. Beide Teile der „Anamnese des Falles" sind streng gesondert zu behandeln, um eine möglichst lückenlose und zuverlässige Unterlage für die körperliche Untersuchung und für die Beurteilung des körperlichen und geistigen Zustandes eines Menschen zu schaffen.

a) Die gemachten Angaben müssen zwischendurch — auch während des Untersuchungsganges — durch anders gestellte Zwischenfragen nachgeprüft und ergänzt werden, wobei natürlich vermieden werden muß, dem Befragten die Antworten in den Mund zu legen, etwas in ihn hineinzufragen (hineinzuexaminieren). Falsch ist es, sich mit allgemeinen oder gar vieldeutigen Angaben zu begnügen wie: gestorben an Fieber; im Wochenbette; Lungenentzündung; Magenkatarrh usw. Nebenfragen nach der Dauer der Krankheit, nach etwaiger Bettlägerigkeit, Krankenhaus- oder Sanatorienbehandlung, nach etwa bekannt gewordenen operativen Eingriffen und anderen Umständen sind unerläßlich. Nicht selten ergibt es sich dann, daß Schwindsucht, Krebsleiden und sonstige Krankheitszustände vorgelegen haben, die womöglich im Sinne der erblichen oder kongenitalen Belastung des Befragten bei dem abschließenden ärztlichen Urteil verwertet werden müssen.

b) Es gibt Ärzte, die auf das genaueste Eingehen auf die Familien- und die eigene Vorgeschichte des Kranken und auf die weitgehendste Erforschung aller Krankheitserscheinungen einen größeren Wert legen, als auf die Untersuchung selbst.

c) Jede physikalische und chemische Untersuchung soll nur eine „Prüfung (eine Probe auf das Exempel) sein, ob unsere Vermutung über den vorliegenden Fall richtig war".

21. Für die Familiengeschichte kommt zunächst die Feststellung des Gesundheitszustandes der Eltern und der weiteren Verwandten in Frage.

a) Es muß das Lebensalter der Eltern bei der Geburt des Kranken usw. erforscht werden, da die im späteren Lebensalter der Eltern geborenen Kinder weniger Widerstandsfähigkeit besitzen, als die anderen.

b) Auch das augenblickliche Alter der noch lebenden Eltern oder das Todesalter hat große Bedeutung, weil dies Schlüsse entweder auf Langlebigkeit in der Familie oder bei vorzeitigem Tode auf die Todeskrankheit zuläßt.

22. Über die hereditäre Belastung durch die Familie vgl. Ziffer 1328.

Die Häufung gewisser Leiden in einer Familie kann auch dadurch bedingt sein, daß diese gemeinschaftlichen Schädlichkeiten ausgesetzt ist, wie beim Kropf in gewissen Gegenden, Tuberkulose in verseuchten Wohnräumen usw.

23. Von **unmittelbarer Erblichkeit** (eigentlicher **Heredität**) kann nur die Rede sein, wenn das Leiden bei Vater oder Mutter oder bei anderen Verwandten der aufsteigenden Linie oder in den Seitenlinien wiederholt vorgekommen ist.

a) Manche Mißbildungen, deren angeborene Ursache nicht angezweifelt werden darf, werden nicht gleich nach der Geburt entdeckt, sondern zeigen sich erst in bestimmten Abschnitten der Wachstumszeit (die dunklen Wachstumsstörungen und gewisse Arten der Wirbelsäuleverkrümmungen), oder die Gebrechen fallen erst auf, (z. B. bei der angeborenen Hüftgelenksverrenkung), wenn die Kinder zu gehen anfangen.

b) Der untersuchende Arzt darf in solchen Fällen auf die Angabe der Eltern, welche den Beginn des Leidens auf bestimmte Unfälle in der Wachstumszeit beziehen, nicht zu viel Gewicht legen.

c) Andererseits werden zuweilen Verbildungen mit Bestimmtheit als angeboren bezeichnet, die ihre Entstehung Gewalteinwirkungen während der Geburt verdanken, z. B. Knochenbrüche und Trennungen in der Knochenknorpelfuge der Gelenkenden (Epiphysenlinien) infolge geburtshilflicher Maßnahmen, sogenannte Entbindungslähmungen der Arme usw.

24. Als unmittelbar ererbt sind von den **Mißbildungen** anzusehen der Mangel mancher Knochenteile, die angeborene Verrenkung der Gelenke, namentlich des Hüftgelenkes und die angeborenen Verkrümmungen, wie z. B. Klumpfuß. Manchmal zeigt sich keine Vererbung einer bestimmten Mißbildung, sondern nur die Vererbung einer gewissen Neigung zu solchen, so daß unter den Familienangehörigen, z. B. angeborene Gelenkverrenkungen mit angeborenem Mangel oder Überzahl von Gliedern abwechseln.

25. Eine gewisse Sonderstellung nehmen die zu Gestaltsveränderungen und Verrichtungsstörungen führenden **Erkrankungen der Frucht** (fötale Erkrankungen) ein: **Angeborene Syphilis** und die früher als „fötale Rhachitis" bezeichnete Fruchterkrankung der Knorpelmißbildung, „**die Chondrodystrophia foetalis**".

Der Nachweis des angeborenen Ursprungs der Grundkrankheit ist durch die Erhebung der Vorgeschichte nach Möglichkeit zu führen. Namentlich die genannte Knorpelmißbildung läßt sich gleich nach der Geburt feststellen und daher von dem durch englische Krankheit (Rachitis) und durch Störungen der Schilddrüsentätigkeit erzeugten Zwergwuchs bei Myxödem, Infantilismus, Kretinismus unterscheiden.

26. Die **Erblichkeit der Tuberkulose** wird jetzt wissenschaftlich ziemlich allgemein abgelehnt. Die Tatsache des häufigeren Vorkommens von Tuberkulose bei Kindern aus tuberkulösen Familien erklärt sich hinreichend durch eine Kindheitsinfektion in tuberkulöser Umgebung. So starben z. B. von einer großen Zahl Versicherter 23,7 %, in deren Familie Tuberkulose vorgekommen war, während bei Familienbelastung durch Herzkrankheiten nach derselben Aufstellung sich nur 12,9 % Todesfälle ergaben.

a) Martius hat nach L. Feilchenfeld (Leitfaden der ärztlichen Versicherungspraxis. 1903) durch das Nachforschen einzelner Stammbäume festgestellt, daß immer die erblich belasteten Zweige einer Familie an Schwindsucht in einem bestimmten Hause erkrankten, während andere Bewohner des als verseucht geltenden Hauses verschont blieben.

b) Es wird nicht die Schwindsucht als solche, sondern der schwächliche, gegen die Ansteckung mit Schwindsuchtstäbchen (Tuberkelbazillen) widerstandsunfähige Körper, die mangelhafte oder mangelnde Schutzkraft gegen die Tuberkelbazillen vererbt.

27. Auch bei der Lungenblähung (Emphysem) spielt Vererbung eine Rolle, was u. a. auch aus der Häufigkeit des Auftretens in jungen Jahren geschlossen wird. Es handelt sich um eine ererbte Schwäche des Lungengewebes, wahrscheinlich aus Mangel an elastischen Fasern (Cohnheim).

28. Unter den konstitutionellen Leiden spielt die Erblichkeit bei der verbildenden Gelenkentzündung (Arthritis deformans) eine große Rolle.

a) Garrod konnte unter 500 Fällen 216mal Erblichkeit nachweisen. (Osler-Hoke, Lehrbuch der internen Medizin. 1909.)

b) Ebenso ist nach allgemeiner Anschauung die harnsaure Gicht eine erbliche Krankheit. In 50 bis 60 % sind Erkrankungen bei Eltern und Großeltern nachweisbar.

c) Naunyn stellte unter 201 Privatfällen von Zuckerharnruhr 35 mal und unter 197 Krankenhausfällen 7 mal Erblichkeit fest. Mitunter finden sich mehrere Fälle in einer Familie. Nach Trousseau zeigten die Eltern von Kranken, die an gewöhnlicher Harnruhr (Diabetes insipidus) litten, häufig Zucker oder Eiweißharnen (Osler-Hoke).

d) Auch die Fettsucht läßt sich nicht selten auf Vererbung zurückführen. Das gleiche gilt von der Glotzaugenkrankheit (Basedow).

e) Ebenso kann die allgemeine Schleimsucht (Myxödem) Erwachsener durch die Mutter übertragen werden.

f) Von den Blutkrankheiten stellte hinsichtlich der Weißblütigkeit (Leukämie) Cameron fest, daß eine an dieser Krankheit leidende Frau, deren Mutter und Bruder sehr wahrscheinlich auch weißblütig waren, drei nicht weißblütige Kinder gebar, während zwei weitere Kinder an der genannten Krankheit starben (Osler-Hoke).

g) Die sehr seltene, von Gaucher beschriebene Milzerkrankung (gewaltige Milzschwellung, okerartige Verfärbung der Haut und Augenbindehäute, keine wesentliche Blutveränderung) ist ganz ausgesprochen in der Familie erblich im Gegensatz zu der leicht damit zu verwechselnden weißblutähnlichen Erkrankung (Pseudoleukämie) und ihrer mit Leberschrumpfung verbundenen Abart (Bantische Krankheit).

h) Die Bluterkrankheit (Hämophilie) ist ein ausgesprochen erbliches Leiden. Beachtenswert ist, daß von ihr fast ausschließlich Knaben (Männer) ergriffen werden, während die weiblichen Nachkommen meistens gesund bleiben, aber männliche Bluter gebären, daher nicht heiraten sollten.

i) Von den Mund-, Nasen-, Hals- und Rachenkrankheiten kommen in bezug auf erbliche Belastung hauptsächlich in Frage Tuberkulose, Syphilis und Stinknase (Ozaena). Aber auch die Mandelvergrößerungen, sowie die Neigung zu Mandel- und Rachenvereiterung sind vielfach ererbt.

k) Bei Ohrenerkrankungen ist manche Art der nervösen Schwerhörigkeit (Entartung des Hörnerven und seiner Ausbreitung in der Schnecke), nicht selten vererbt oder entwickelt sich auf Grund ererbter Anlagen. Taubstummheit tritt vorzugsweise in erblich belasteten Familien und bei Verwandtschaftsehen auf. Bei der mit zunehmender Schwerhörigkeit einhergehenden fortschreitenden Unbeweglichkeit des Steigbügels, verursacht durch überschüssiges Knochenwachstum in der Paukenhöhlenwand (Otosklerose), beobachtet man ebenfalls ererbte Fälle.

29. Erblichkeit wird auch für gutartige und bösartige Geschwülste angenommen, z. B. auch für Krebs. Ein Beweis hierfür hat sich aber bisher nicht erbringen lassen.

Auch nervöse Störungen des Magendarmschlauches sind als Teilerscheinungen von reizbarer Nervenschwäche (Neurasthenie) häufig ererbt. Canstatt erwähnt einen aus neurasthenischer Familie stammenden Chirurgen, der vor jeder ernsteren Operation Durchfall hatte.

Bei Magengeschwüren soll nach Dreschfeld Erblichkeit ebenfalls ein Rolle spielen (Osler-Hoke).

Ebenso wird sie auch bei der Entzündung des Wurmfortsatzes (Appendizitis) vermutet. Auffällig ist, daß in einer Familie oft zwei bis drei Fälle vorkommen.

Unverkennbar erblich ist die Gelbsucht der Neugeborenen.

Nach Glaister starben 6 Kinder einer Mutter an dieser Krankheit, bei einem fand sich eine Verengerung des Gallenganges. Auch 6 weitere Kinder dieser Frau, die am Leben blieben, waren nach der Geburt gelbsüchtig, desgleichen die Kinder des Bruders dieser Frau. (Osler-Hoke.)

Die 15 Kinder Morgagnis zeigten alle nach der Geburt Gelbsucht.

30. Von den Nierenkrankheiten ist die echte Schrumpfniere und ihre Ursache, die Schlagaderwandverhärtung (Arteriosklerose), erblich. Mit der Vererbung der Neigung zu Schlagaderwandverhärtung hängt es auch zusammen, daß viele Mitglieder einer Familie in einem gewissen Alter, den 50er Jahren, an Schlaganfall sterben. Nierensteine finden sich öfters bei mehreren Gliedern einer Familie.

31. Bekannt ist, wie die Nervenärzte von der Erblichkeit vieler Nervenleiden oder der Anlage zu diesen überzeugt sind. Darauf weisen schon die Namen mancher Krankheiten hin, z. B. der ererbten krampfartigen Rückenmarkslähmung (der hereditären spastischen Spinalparalyse).

Auch der fortschreitende Muskelschwund („Dystrophia muscularis progressiva") nach Erb, ist ausgesprochen erblich.

Dies trifft auch für die Thomsensche Krankheit, die Muskelsteifigkeit bei willkürlichen Bewegungen (Myotonia congenita) und für das von Friedreich beschriebene vielfache Muskelzucken, den Paramyoclonus multiplex, zu. Die erstgenannte Krankheit konnte Thomsen durch fünf Geschlechter seiner Familie verfolgen und Friedreich die von ihm beschriebene Krankheit durch drei Geschlechter seiner Familie feststellen. Auch die eigentliche Friedreichsche Krankheit ist, wie die Bezeichnung „hereditäre Ataxie" besagt, ererbt. Mit der Myotonia congenita (Thomsen) nicht zu verwechseln ist die ebenfalls angeborene Muskelschwäche, Myatonia congenita (Oppenheim).

32. Migräne führen die meisten Forscher auf Erblichkeit zurück, ebenso die Fallsucht (Epilepsie).

Zu erwähnen wäre noch als angeboren die Spalt- oder Höhlenbildung im Gehirn (Porencephalie) und andere Entwicklungshemmungen des Gehirns.

33. Man nimmt auch an, daß Veranlagungen zu Nervenkrankheiten im allgemeinen vererbt werden, wenn bei Eltern und weiteren Vorfahren vorkamen: Gicht, Zuckerkrankheit, Krämpfe, Schlaganfälle, Selbstmord, Trunksucht, Syphilis.

34. Neigung zu gehäuftem Auftreten derselben Geistesstörung in der Familie ist beobachtet bei dem manisch-depressiven Irresein, also bei der Mischform von Beschleunigung der Vorstellungsverbindungen (Ideenflucht), Betätigungsdrang und gehobener Stimmung mit eigenartig trauriger Verstimmung, beim Jugendirresein, bei der Fallsucht, bei der gewöhnlichen Geistesstörung (Psychopathie) und beim Alkoholmißbrauch.

Bewertung der Erblichkeit bei Geisteskrankheiten s. Ziff. 1328.

Vorgeschichte.

35. Die Kenntnis des Vorlebens und voraufgegangener Gesundheitsstörungen ist für jede Untersuchung unerläßlich. Da entsprechende ausführliche Bemerkungen vor jedem Sonderabschnitt des Leitfadens eingefügt sind, genügt es an dieser Stelle die allgemeinen Gesichtspunkte hervorzuheben.

36. Durch den Beruf werden Hand- und Werkarbeiter naturgemäß anders beeinflußt, wie Geistesarbeiter, Stuben- und Bergwerksarbeiter usw. anders, wie die in frischer Luft tätigen. Manche Berufe sind bestimmten Schädigungen (durch Blei, Kohlenstaub usw.) ausgesetzt (Berufs- und Gewerbekrankheiten), manche führen zu schädlichen Gewohnheiten und unzweckmäßiger Lebensweise (Gastwirte, Bierbrauer, Köche usw.). Weiterhin muß erfolgter Berufswechsel mit seinen häufigen, meist auf gesundheitlichem Gebiete liegenden Gründen beachtet und verfolgt werden.

37. Die Lebensweise ist zu erforschen, insbesondere Alkohol-, Tabakmißbrauch, übermäßiger Fleischgenuß und gewohnheitsmäßiger Gebrauch von Betäubungsmitteln. Frühere Bade-, Kaltwasser-, Mast- und Entfettungskuren bedürfen der Erörterung.

38. Übertreibungen im Sport als gesundheitsschädigende Ursachen insbesondere für die Kreislauforgane (Radfahrer, Athleten usw.) müssen näher ergründet werden.

39. Tropenaufenthalt ist für die Beurteilung des Falles zu berücksichtigen (Malaria und andere Tropenkrankheiten).

40. Die Ehe ist teils von günstigem, teils von ungünstigem Einfluß. Die Sorgen um die Familie haben für den Mann, die Entbindungen usw. für die Frau oft Gesundheitsstörungen im Gefolge. Bei Unverheirateten kommen Unregelmäßigkeiten in der Lebensweise (Gasthausleben), die großen Gefahren des außerehelichen Geschlechtsverkehrs usw. in Frage.

41. Die Frage nach Zahl, Entwicklung und Gesundheit der vorhandenen Kinder und auch das Vorkommen von Fehlgeburten geben Aufschluß über die Gesundheit der Ehegatten (Tuberkulose und Syphilis). Oft gibt die Häufung von Fehlgeburten zur Feststellung noch bestehender Syphilis Anlaß.

42. Bei Erforschung der Vorkrankheiten kommen zunächst die Kinderkrankheiten in Betracht, so die Infektionskrankheiten, Rachitis, Krämpfe usw. mit ihrer Wirkung auf verspätetes Zahnen, Gehen, Sprechen und auf bleibende Schädigungen (Ohrenkrankheiten usw.).

43. Für die Schulzeit ist die Art der Schule, die Lernfähigkeit, das erreichte Ziel, im Falle mangelhafter geistiger Entwicklung die Frage nach einer Hilfsschule, Erziehungsanstalt usw. von Bedeutung.

44. In der Entwicklungszeit sind die mit dem Geschlechtsleben zusammenhängenden Störungen zu berücksichtigen. Weiterhin spielen die Geschlechtskrankheiten eine große Rolle.

45. Auch nach erlittenen Unfällen muß geforscht werden.

46. Die letzte ernstere Krankheit ist besonders eingehend zu ergründen, da Reste oder Störungen noch vorhanden sein können.

III. Klagen und Beschwerden (subjektives Krankheitsbild).

47. Die vorgebrachten Klagen und Beschwerden sind stets mit Vorsicht dem Urteile zugrunde zu legen, da sie je nach der Fähigkeit des Kranken zur Selbstbeobachtung und zur Wiedergabe des Beobachteten, je nach dem Vorliegen von Übertreibung und Vortäuschung (Aggravation und Simulation) oder von Verheimlichung (Dissimulation) Krankheitsbilder ergeben, die nicht zweifelsfrei sind. Die Klagen und Beschwerden sollen für die Untersuchung nur als Anhaltspunkte dienen. Sie können aber in manchen Fällen erheblich irreführen sowohl wegen ihrer Vieldeutigkeit, als auch in örtlicher Beziehung (Lokalisation), da örtliche Beschwerden auch auf räumlich fernliegende Krankheiten hinweisen können.

48. Wegen ihrer Vieldeutigkeit erfordern besondere Vorsicht in der Verwertung die Beschwerden wie Kopfschmerzen, Ohnmachten, Schwindel, Abmagerung, Mattigkeit usw.

Eingehende Bewertung dieser subjektiven Krankheitszeichen vgl. die den besonderen Abschnitten vorausgeschickten Bemerkungen.

B. Besonderer Teil.

I. Gang der Untersuchung.

49. Bei Massen- und Einzeluntersuchungen, die sich nicht auf Feststellung eines bestimmten Leidens richten, muß zur Sicherung der vollständigen und erschöpfenden Durchführung der einzelnen Untersuchungsabschnitte ein ganz bestimmter Gang eingehalten werden.

a) Die Tätigkeit des Arztes muß bereits beim Eintritt des Kranken usw. in das Untersuchungszimmer beginnen.

Der Gang, die Haltung, die Körperbewegungen, das Verhalten bei der Begrüßung sind zu beachten und Auffälligkeiten im Gesichtsausdruck, in der Sprache usw. zur Kenntnis zu nehmen.

Beim Ablegen der Kleidung muß die Gebrauchsfähigkeit der Gliedmaßen auch unter Beachtung unwillkürlicher Bewegungen berücksichtigt werden.

Eine eingehende und erschöpfende Körperuntersuchung erfordert stets vollständiges Entkleiden.

b) Der Körper muß, gut belichtet, zunächst in seiner Gesamterscheinung auf den Arzt wirken, so daß ein allgemeines Urteil über Körperbau und Körperbeschaffenheit (Mißbildungen), Ernährungszustand, Muskulatur, Hautbeschaffenheit usw. erzielt wird. Dabei ist die körperliche Vorder- und Rückseite zu beachten.

c) Freie Körperbewegungen im Zimmer lassen grobe Störungen in der Beherrschung des Körpers (ungeordnete — unkoordinierte — Bewegungen) sofort erkennen.

Während der Fragestellung nach Beschwerden usw. ist die Feststellung der Körperwärme erwünscht und unter Umständen notwendig.

Bei bettlägerigen Kranken ist die Beachtung der Körperlage wichtig, die Schlüsse auf den allgemeinen Kräftezustand und bestimmte Krankheitszustände gestattet.

Auf diese Weise ist schon wichtige Vorarbeit geleistet und die nun folgende eingehende Untersuchung der einzelnen Körperteile gefördert.

50. Jede körperliche Untersuchung, die Anspruch auf Vollständigkeit und Genauigkeit erheben will, muß in allem, was sich durch Messung, Wägung und Zählung feststellen läßt, von sämtlichen Hilfsmitteln (Bandmaß, Wage, Thermometer, Blutdruckmesser usw.) in erschöpfender Weise Gebrauch machen.

51. Durch die Frage nach dem Lebensalter läßt sich der Gesamteindruck nachprüfen. Vorzeitiges Altern weist leicht auf überstandene oder noch vorhandene Krankheiten hin, und zwar in erster Linie auf solche, die in der angegebenen Altersstufe vorzugsweise auftreten.

52. Nach Feststellung der Körperlänge folgt die des Körpergewichts und der Vergleich beider Maße.

a) Nach der Brocaschen Regel (G = L—100) soll der [erwachsene Mann soviel Kilogramm wiegen, als er cm über 100 mißt. Bei auffällig niedrigem Körpergewicht ist daher an gewisse erschöpfende Krankheiten (Tuberkulose, Krebs usw.), bei erhöhtem an Fettleibigkeit oder an damit verbundene Leiden zu denken.

b) Beurteilung der äußeren Konstitution auf Grund gegebener Gewichts- und Maßverhältnisse, vgl. Anlage I—III auf Seite 533—537.

53. Der Körperbau und die Körperbeschaffenheit ist sodann im einzelnen zu prüfen, dabei auf Mißbildungen zu achten.

54. Die Gesichtsfarbe kann eine erhebliche Blässe, Röte oder Blaufärbung (Zyanose) aufweisen, der Gesichtsausdruck ernst, schwermütig, leidend oder heiter und frisch, auch starr, maskenartig (Tabes) usw. und durch Lähmungen (Fazialislähmung), zuweilen nur unbedeutend, verändert sein.

55. Der Ernährungszustand wird beurteilt nach Maßgabe des vorhandenen Fettpolsters. Die Ausdrücke „fett", „gut genährt", „mäßig genährt", „mager" treffen das in Betracht Kommende und ist bei reichlichem Fettpolster Messung des Bauchumfanges erforderlich, der in Nabelhöhe gemessen, im allgemeinen nicht mehr als $6/_{10}$ der Körperlänge und nicht wesentlich über 100 cm betragen darf. Zeichen einer allgemeinen Körperabnahme sind festzustellen und auf ihre Ursache zu prüfen (Narben von Einrissen in das Unterhautzellgewebe [Striae]).

56. Farbe und Beschaffenheit der Haut sind besonders wichtig. Weiße, straffe, elastische Haut spricht für Gesundheit, gelbe, bläuliche, schlaffe, welke für minderwertige Körperbeschaffenheit, unter Umständen für Krankheit. Aus der Beschaffenheit der erhobenen Hautfalte wird auf den Zustand der Haut geschlossen (dünn, papierdünn, stehenbleibende Hautfalte). Vorzeitige Runzeln und natürliche Falten sind zu berücksichtigen.

57. Die Hautfarbe ist von wesentlicher prognostischer Bedeutung. Bei den Verschiedenheiten der angeborenen Grundfarbe, den Einflüssen des Alters, des Berufes, der Lebensweise und Witterung läßt sich keine besondere Farbenabstufung als regelrecht bezeichnen.

a) Vorübergehende Blässe der Hautfarbe entsteht durch Ohnmacht, Schreck, Schmerz, Kälte und alle Vorgänge, welche durch lähmungsartige Schwäche des Herzens oder Schlagaderkrampf den Blutgehalt der Hautgefäße vermindern. Auch die Schleimhäute nehmen an der Abblassung der Haut teil. Dauernde Blässe findet sich bei manchen Herz- und Nierenleiden und bei erschöpfenden Krankheiten der Atmungswerkzeuge, die auch meist mit schlechtem Ernährungszustande einhergehen. Es deutet, wenn Leber- und Herzleiden auszuschließen sind, blaßgelbe Verfärbung auf ein bösartiges Leiden, Geschwulstbildung, perniziöse Anämie, Leukämie, auch Tuberkulose hin.

14 B. Besonderer Teil.

b) Röte der Haut entsteht durch Lähmung der Gefäßnerven aus mannigfachster Ursache. Nicht selten mischen sich andere Färbungen hinzu, ein leicht gelblicher Schimmer bei Lungenentzündungen, ein Stich ins Gelbe bei Leberstauung, bläuliche Töne bei Lungenerweiterungen und Herzkrankheiten.

c) Lebhafte Röte der Haut des Gesichts läßt an erhöhte Körpertemperatur denken, welche die auf den Körper des Kranken aufgelegte Hand oft zu schätzen vermag. In allen zweifelhaften Fällen ist Messung der Körperwärme notwendig. Wichtig ist diese für die Feststellung beginnender Lungenspitzenkatarrhe (Messung vor und nach leichten körperlichen Anstrengungen).

d) Blaue Färbung der Haut (Cyanose) findet sich vorwiegend bei Blutanhäufungen (Stauungen) in den Körperblutadern (venöse Stase). Sie ist Begleiterscheinung starker Atmungsbehinderung, schwerer Lungenentzündung, der Miliartuberkulose, des Verschlusses der oberen Luftwege, einer Verengerung zahlreicher Luftröhrenäste und Lähmung der Atemmuskeln. Vorübergehend findet sie sich bei starkem Husten, bei erlahmender Herztätigkeit, dauernd bei Verengerung der Lungenschlagader und allen mechanischen Behinderungen der Herztätigkeit, bei Herzbeutelerguß, Herzmuskelentartung und unausgeglichenen Klappenfehlern. Auch die Schleimhäute nehmen an der Blausucht teil.

e) Eine Mischung von geringer Blaufärbung und mäßiger Gelbsucht findet sich häufig bei Herzkranken, Lungenentzündungen, Blutkeil in den Lungen (hämorrhagischem oder roten Infarkt) und bei Fiebernden. Eine Mischung von Blässe und Bläue der Haut (Livor) findet sich bei manchen Zuständen von Herzschwäche und bei Krankheiten, die Anhäufung des Blutes in den Blutadern und Blutleere in den Schlagadern bedingen.

58. Auf Blutadererweiterungen in der Haut ist fernerhin zu achten.

Kleine Netze erweiterter Blutadern, dem Zwerchfellansatz entsprechend, sind bei Kranken vorhanden, die zu Katarrhen der Atmungswerkzeuge neigen, bei Spitzenkatarrhen finden sich häufig kleine Blutadererweiterungen in der Obergrätengrube.

59. Hautnarben dürfen nicht übersehen werden, so insbesondere Impfnarben, Striae, Operationsnarben im Gesicht (z. B. nach Stirnhöhlenoperationen, Trachom, Syphilis), am Schädel (z. B. am Warzenfortsatz), am Halse (Drüsennarben, Luftröhrenschnitt), am Bauche (z. B. nach Entfernung des Wurmfortsatzes und von Geschwülsten), in der Leistenbeuge (nach Geschlechtskrankheiten: Bubonen), am Penis (Schankernarbe), mit dem Knochen verwachsene Narben (z. B. an Rippen, Gliedmaßen, nach Osteomyelitis usw.), am Brustkorbe nach eitrigen Brustfellentzündungen, Empyemoperationen (Tuberkulose). Hautausschläge geben oft wichtige Anhaltspunkte, so häufig für Syphilis, Furunkulose für Diabetes. Auch Nävi sind zu beachten, ebenso die Behaarung.

60. Die Muskulatur ist auf Masse und Derbheit zu prüfen (kräftig, schwach entwickelt, welk); dabei kommt Muskelschwund besonders in Betracht.

61. Die Lymphdrüsen sind auf Sitz, Größe und Beschaffenheit zu prüfen. Vergrößerte Drüsen in der Oberschlüsselbeingrube und tiefere Halsdrüsen weisen z. B. oft auf krankhafte Vorgänge und Zustände in den Rachengebilden und in den Mandeln. Ellenbogendrüsen auf Syphilis, hinter dem Kopfnicker be-

findliche auf Krankheitszustände im Nasenrachenraume, solche unterhalb des Kieferwinkels auf Tuberkulose hin (vgl. Ziff. 229 a).

62. Farbe und Beschaffenheit der sichtbaren Schleimhäute, der Zustand der Knochen, die Verfassung in geistiger Beziehung und der Nerven sind weiter Gegenstand der Untersuchung.

63. Nachdem durch obigen Untersuchungsgang ein Gesamteindruck gewonnen ist, erstrecken sich die näheren Feststellungen nunmehr auf die einzelnen Körperteile.

64. Am Kopf müssen Schädelbildung, ferner Schädelknochen, Haupthaar, Auge, Ohr, Mund, Nase, Stimme und Sprache geprüft werden. Die genauen Untersuchungsmethoden ergeben sich aus den besonderen Abschnitten des Leitfadens.

65. Am Hals ist zunächst eine Umfangsmessung erforderlich, die in Höhe des Kehlkopfs (Adamsapfel) ausgeführt wird. Sie soll dem Abstande der Schulterhöhen zwischen beiden Schultergelenken (Akromialdistanz), auf der vorderen Körperseite gemessen, entsprechen. Ergeben sich erhebliche Unterschiede in diesen Maßen, so ist das Augenmerk auf Veränderung der Schilddrüse, auf einen besonders dicken, kurzen Hals (Emphysem) oder langen, dünnen Hals (Tuberkulose) zu richten. Weiterhin muß auf Schiefhals, Drüsen und Pulsation der Halsgefäße geachtet werden.

66. Die Schilddrüse bedarf der besonderen Betrachtung. Anschwellungen bedeuten nicht ohne weiteres eine Vergrößerung des Organs, sie können vielmehr durch Zysten- oder sonstige Geschwulstbildungen verursacht sein. Bei Vergrößerung der Schilddrüse ist von Wichtigkeit, ob sie in ihrer Gesamtheit oder in einzelnen Drüsenlappen betroffen ist. In letzterem Falle müssen die erkrankten Lappen näher festgestellt werden. Der vergrößerte und besonders nach unten gewucherte Mittellappen, der sich leicht der Feststellung entzieht, kann zu erheblichen Störungen z. B. der Atmung durch Druck auf die Gebilde des Brustraums führen (Röntgenuntersuchung).

67. Kehlkopf, Speiseröhre, Wirbelsäule siehe Ziffer 693 bis Ziff. 698.

68. Die Untersuchung der Brust beginnt mit der Messung des Brustumfanges (siehe Ziff. 84). Es folgt die Betrachtung der Form, des Baues und der Muskulatur, die Vergleichung der Ausdehnungsfähigkeit beider Brusthälften, die Untersuchung der Schlüsselbein- und Obergrätengruben, sowie die Art und Häufigkeit der Atmung (die costale und die costalabdominale Form der Atmung und Atemfrequenz).

69. Physikalische Untersuchung der Lungen vgl. Ziff. 169. Die Menge und Beschaffenheit etwa vorhandenen Auswurfs ist anzugeben. Bei Tuberkulose darf der mikroskopische Befund nicht fehlen.

70. Untersuchung des Herzens vgl. Ziff. 86.

71. Am **Unterleib** wird zuerst die Beschaffenheit des Beckens festgestellt (Ziff. 1144ff.). Es folgen Besichtigung, Betastung und Beklopfung (Ziff. 288). Auf die Verdauungswerkzeuge, Milz, etwa vorhandene Geschwülste, Unterleibsbrüche ist einzugehen.

72. Harn- und Geschlechtswerkzeuge vgl. Ziff. 466—572.

73. Die **Gliedmaßen** sind sowohl im allgemeinen auf Gebrauchsfähigkeit, Beschaffenheit der Weichteile, der Knochen und der großen Gelenke, als auch insbesondere auf vorhandene Veränderungen hin zu betrachten.

74. Läßt diese Untersuchung eines Körperteils eine sichere Feststellung der Veränderungen nicht zu, so ist von **Durchleuchtungen, Blutuntersuchungen** usw. nach dem in den Sonderabschnitten angegebenen Verfahren ausgiebig Gebrauch zu machen.

Neben dem anatomischen und klinischen Befunde sind die **Funktionsstörungen** sowie die **noch vorhandene Leistungsfähigkeit** erkrankter oder verletzter Körperteile stets festzustellen.

II. Innere Körperteile.

Untersuchung der Brustorgane.

75. Der **Gang der Untersuchung** bei Verdacht auf vorhandene Krankheiten der Brustorgane umfaßt nach einer **allgemeinen Besichtigung** die **Betastung, Messung des Brustkorbes** und das **Beklopfen und Behorchen der Atmungs- und Kreislauforgane,** sowie die **Untersuchung des Pulses.**

Es ist zweckmäßig, die Herzuntersuchung vor der Lungenuntersuchung vorzunehmen, da das häufige Atmen und das längere Stehen mit entblößtem Oberkörper auf Herztätigkeit und Pulsbeschaffenheit einen störenden Einfluß ausüben können.

Besichtigung des Brustkorbs.

76. Sie muß sich auf Brust- und Rückenseite erstrecken. Besonders läßt häufig die **Art der Atmung** (Respirationstypus) wichtige Rückschlüsse auf den Zustand der Atmungsorgane zu. Es sind zu beachten:

a) Die Entwicklung der **Brustmuskulatur** z. B. bei Lungentuberkulose (schwach entwickelt).

b) **Formveränderungen,** bedingt durch **Verkrümmung der Wirbelsäule** (hierdurch Neigung zur Zusammenpressung einzelner Lungenabschnitte und Erweiterung der rechten Herzkammer), weiter durch **Einsenkung** oder kielartiges **Hervorstehen** des unteren Teils des Brustbeins (Schusterbrust bzw. Hühnerbrust).

Auch **Vorwölbungen** verändern die Form: **Vorwölbung der Herzgegend** bei Herzvergrößerung, Herzbeutelwassersucht usw., ferner umschriebene Vorwölbungen durch Geschwülste und durch begrenzte Lungenerweiterung. Ausgedehntere Vorwölbungen des unteren Teiles des Brustkorbes finden sich bei Brustfellergüssen. Vertiefungen am Brustkorbe weisen auf Verdichtung und Einziehung der Lungen oder Schrumpfung von Brustfell-Auflagerungen (pleuritischen Schwarten) hin.

c) Als besondere Form ist die **schwindsüchtige Brustbildung** (Habitus phthisicus) bekannt, gekennzeichnet durch hohe magere Gestalt, zarten Knochenbau, langen, engen, flachen, wenig erweiterungsfähigen Brustkorb mit weiten Rippenzwischenräumen, steil verlaufenden Rippen und enger oberer Brustkorböffnung. Meist sind damit schwache Muskulatur, blasse, zarte Hautfarbe, umschriebene Wangenröte, bläulichweiß schimmernde Zähne, vorgebeugter Hals und Kopf und kolbig verdickte Nagelglieder verbunden. Diese sind besonders häufig bei Bronchiektasien.

d) Beim **faßförmigen Brustkorbe** sind alle Durchmesser, besonders der von vorn nach hinten verlaufende (sagittale) vergrößert. Die Rippen liegen fast wagerecht, die Rippenzwischenräume sind eng, flach, auch wohl einmal verstrichen, die Ober- und Unterschlüsseleingruben sind vorgewölbt, die Halsblutadern geschwollen.

Bei Lungenblähung wird er namentlich beobachtet, ist aber auch angedeutet bei dem zum Schlagfluß neigenden Zustande. (Habitus apoplecticus) mit dunkelrotem, feistem Gesicht, wäßrigen Augen, kurzem Hals, reichlichem Fettpolster (ein Zustand, wie er auch bei Alkoholmißbrauch häufig ist).

e) Birnförmiger Brustkorb (Thorax piriformis [Wenckebach]) findet sich bei Eingeweidesenkung (Enteroptose).

77. Bei der Betrachtung der Atmung sind zu beachten: die Ausdehnungsfähigkeit des Brustkorbes, das Zurückbleiben einer Brustkorbhälfte (gewöhnlich der erkrankten) bei der Einatmung, die Zahl und Tiefe der Atemzüge, Erschwerung der Ein- oder Ausatmung, in der Entfernung wahrnehmbaren Geräusche bei der Atmung, Husten bei tiefer Einatmung und Unfähigkeit den Atem auf der Höhe der Einatmung zu halten.

a) Bei **erschwerter Atmung** (Dyspnoe) beteiligen sich die Atemhilfsmuskeln. Es tritt auch eine beim Atmen erfolgende Einsenkung des unteren Teiles des Brustbeins und der benachbarten Stellen der Rippenknorpel längs der Abgangslinie des Zwerchfells, sowie Einziehung der Rippenzwischenräume in die Erscheinung. Auch die Zahl der Atemzüge steigt bei Verkleinerung der atmenden Lungenoberfläche und bei Behinderung des Luftzutritts, sowie aus mannigfach anderen mechanischen oder nervösen Ursachen.

b) **Erschwerte Einatmung** (inspiratorische Dyspnoe) findet sich bei verzögertem oder ungenügendem Lufteintritt, wie z. B. bei Verengerung (Stenose) der Luftwege, bei Lungenentzündung, Tuberkulose, Brustfellentzündung, Luftbrust (Pneumothorax); **erschwerte Ausatmung** (exspiratorische Dyspnoe) vorwiegend bei Lungenerweiterung und Asthma (anfallsweise auftretende Kurzatmigkeit).

c) **Unteres Brustatmen** (männliche Atmungsweise) wird häufig bei Schwindsüchtigen, **oberes Brustatmen** (weibliche Atmungsweise) häufig bei Lähmung oder Hochstand des Zwerchfells beobachtet.

78. Die Zahl der Atemzüge beträgt beim Neugeborenen durchschnittlich 44, beim Kinde 26, beim Erwachsenen 16—18 in der Minute.

Vermehrung der Atemfrequenz findet sich im Fieber sowie bei Atemnot (Dyspnoe, s. Ziff. 175).

Verlangsamung der Atmung kommt bei Gehirnleiden und Vergiftungen vor. Hierbei werden zuweilen folgende besondere Atmungsformen beobachtet:

a) Cheyne-Stokessche Atmung, gekennzeichnet durch Zeitabschnitte völligen Atemstillstandes (Apnoe) im Wechsel mit solchen langsam an- und wieder abschwellender Atmung (bei Vergiftungen, Urämie, Herz- und Gehirnleiden).

b) Biotsche Atmung, ein von längeren Pausen unterbrochenes kurzes stoßartiges Atmen (bei Gehirnleiden und Melancholie).

c) Kußmaulsche „große Atmung", eine im diabetischen Koma auftretende besonders tiefe und laute Atmung.

d) Überschnelles oder auffallend langsames Atmen ist zuweilen Hysterischen eigen. Das zu schnelle Atmen der Hysterischen ohne erkennbare Atemnot wird auch „Polypnoe" genannt im Gegensatz zum mühsamen Atmen, der Dyspnoe. Verschiedene Arten des Asthma vgl. Ziff. 175.

79. Die Messung der Atemluft geschieht mittels eines Gasmessers (Spirometer) oder einer Gasuhr. Es werden hierbei folgende Größen unterschieden:

a) Als Respirationsluft wird diejenige Luftmenge bezeichnet, welche bei gewöhnlicher Atmung ein- und ausgeatmet wird ($1/2$ Liter). Die Summe der Komplementär-, Reserve- und Respirationsluft ergibt die vitale Kapazität.

b) Die vitale Lungenkapazität ist diejenige Luftmenge, welche nach tiefstem Einatmen durch tiefstes Ausatmen entleert werden kann. Sie beträgt bei Männern 3—5 Liter, bei Frauen 2—3 Liter.

c) Die Komplementärluft bedeutet diejenige Luftmenge, welche nach gewöhnlichem Einatmen noch durch weiteres tieferes Einatmen aufgenommen werden kann ($1^1/_2$—$2^1/_2$ Liter).

d) Unter Reserveluft wird diejenige Luftmenge verstanden, die nach gewöhnlichem Ausatmen noch durch weiteres tiefstes Ausatmen entleert werden kann ($1^1/_2$—2 Liter).

e) Residualluft bedeutet diejenige Luftmenge, welche nach tiefstem Ausatmen noch in der Lunge zurückbleibt (1—$1^1/_2$ Liter).

f) Mittelkapazität ist diejenige Luftmenge, welche bei gewöhnlicher Atmung in der Mitte zwischen Ein- und Ausatmen in der Lunge vorhanden ist. Sie besteht aus der Residualluft, Reserveluft und der Hälfte der Respirationsluft.

Bei Atemnot ist die Menge der Residualluft vermehrt, die vitale Kapazität dagegen vermindert. Durch diese Erhöhung der respiratorischen Mittellage kann der Körper den vermehrten Sauerstoffbedarf decken (Bohr).

80. Die Aufzeichnung der Atmung (Pneumographie) geschieht durch Übertragung der Bewegungen des Brustkorbes mittels eines Schreibhebels auf eine Schreibtrommel. Die normale Atemkurve zeigt einen gleichmäßigen Anstieg und Abfall ohne dazwischenliegende Pause.

Betastung des Brustkorbes.

81. Die Betastung des Brustkorbes gibt Aufschluß über das Vorhandensein von Druckschmerz (Neuritis, Muskelrheumatismus, Entzündungen der Knochen und Weichteile der Brustwand), von Muskelspannungen (über entzündeten Brustfellteilen), von Erweiterung oder Verengerung der Zwischenrippen-

räume (bei Brustfellerguß bzw. Lungenschrumpfung), von entzündlichen Verdickungen oder Geschwülsten der Brustwand.

82. Sie erstreckt sich ferner auf die Bewegungen der Brustwand. Die fühlbare Stimmschwingung der Kehlkopfswände (Stimmfremitus) ist abgeschwächt, wenn Lähmung oder mechanische Hemmnisse die Schwingungsfähigkeit eines Stimmungsbandes behindern. Stärker fühlbar ist das Zittern der Brustwand (Pektoralfremitus) über entzündlich verdichteten Lungenteilen im Vergleiche zur entsprechenden Stelle der anderen Seite. Bei umfangreicher entzündlicher Verdichtung und sehr fester Andrängung einer Lunge gegen die Brustwand sind Stimmschwingung und Brusterschütterung schwächer, bei Flüssigkeitsergüssen im Brustfellraume meist aufgehoben.

83. Reibung rauher (krankhaft veränderter) Flächen am Rippenfell und Herzbeutel ist durch die aufgelegte Hand häufig fühlbar, zuweilen auch das Plätschern bei reichlicher Anhäufung von Flüssigkeit und Luft im Brustfellraume. Auch Rasselgeräusche können sich fühlbar auf die Brustwand übertragen.

Messung des Brustkorbes.

84. Die Messung des Brustumfanges muß in jedem Falle erfolgen.

Das Meßband wird hinten dicht unter den Schulterblattwinkeln, vorn unmittelbar unter den Brustwarzen angelegt. Es muß so angespannt werden, daß es überall anliegt, nicht aber in die Weichteile einschneidet, was namentlich bei fettreicher Haut von Bedeutung sein kann.

a) Das Brustmaß soll die ganze Breite der Atmung von der tiefsten Ausatmung bis zur höchsten Einatmung (Atemweite) darstellen. Eine tiefe Einatmung kann man durch leichtes Klopfen mit dem Handrücken gegen die Magengegend erleichtern, eine tiefe Ausatmung dadurch, daß man den Untersuchten rasch und laut zählen läßt, bis die Ausatmungsluft durch andauerndes Sprechen verbraucht ist. Auch durch Beispiel (Vormachen der tiefen Ausatmung, also möglichste Entleerung der Lungen) erreicht man diesen Zweck. Auch andauerndes Abblasen der Lungenluft durch die gespitzten Lippen führt zum Ziele.

b) Die Beachtung des Brustumfanges ergibt gewisse für die Erkennung des Zustandes und der Leistungsfähigkeit der Lungen wichtige Fingerzeige. Der Brustumfang soll bei kleinen Leuten (154—157 cm) 1—2 cm mehr als die halbe Körperlänge und seine Atemweite mindestens 5 cm betragen. Im allgemeinen darf er bei ihnen die halbe Körperlänge nicht unterschreiten.

c) Mit zunehmender Körperlänge ändert sich das Verhältnis zwischen ihr und dem Brustumfange, der mehr und mehr bei zunehmender Atemweite hinter der halben Körperlänge zurückbleibt. Das regelrechte Verhältnis ist für junge Männer im Alter von 20—23 Jahren folgendes:

Körperlänge:	Brustumfang:	Körperlänge:	Brustumfang:
1,90 m	90—98 cm	1,66 m	83—89 cm
1,85 ,,	89—96 ,,	1,63 ,,	82—87 ,,
1,80 ,,	88—95 ,,	1,60 ,,	81—86 ,,
1,75 ,,	86—93 ,,	1,57 ,,	80—85 ,,
1,70 ,,	84—91 ,,	1,54 ,,	79—84 ,,

d) Geringe Atemweite bei großem Brustumfang weist auf Lungenblähung oder Ausfall von atemfähigem Lungengewebe hin. Geringes Brustmaß ist bei großer Atemweite ohne ungünstige Bedeutung.

85. Während die Messung des ganzen Brustumfanges im Wesentlichen für die Feststellung des gesamten Gesundheitszustandes und der Leistungsfähigkeit Bedeutung hat, ist der Vergleich des Umfanges beider Brusthälften für die Erkenntnis von Brustkrankheiten wertvoll.

a) Bei Rechtshändigen mißt die rechte Brusthälfte $^1/_2$—1 cm mehr als die linke. Bei Linkshändigen findet sich ein geringerer oder kein Unterschied.

b) Mehrfache Wiederholung der Messung ist bedeutungsvoll. Von den Krankheiten der Brustgebilde führen Ergüsse im Brustfellraum eine von unten aufsteigende Erweiterung einer Brusthälfte herbei, am meisten die Luftansammlungen, am wenigsten die wäßrigen Ergüsse. Auch Vergrößerungen des Herzens und Ergüsse im Herzbeutel können die linke Seite erweitern. Schrumpfung einer Lunge, Verstopfung oder Verengerung eines Luftröhrenastes, und Verödung einer Lunge infolge chronischer, schwartenbildender Entzündung oder geheilter Brustfellentzündung können zu starker Verringerung des einen Halbmessers führen.

Beklopfung und Behorchung des Brustkorbes.

Herzuntersuchung.

Vorbemerkung.

86. Für die Vorgeschichte kommen folgende Gesichtspunkte besonders in Betracht: Von früheren Krankheiten an erster Stelle:

a) Akuter Gelenkrheumatismus (Polyarthritis rheumatica acuta) und sodann mehr oder minder alle akuten Infektionskrankheiten (Masern, Scharlach, Malaria, Erysipel, Diphtheritis usw., besonders aber auch septische Krankheitsvorgänge, z. B. häufig bei Mandelentzündungen (Angina phlegmonosa) und multiplen Tonsilarabszessen, wie solche Krankheitsvorgänge in den weichen Rachengebilden auch für jene Polyarthritis häufig die Ursache abgeben (also Besichtigung der Rachengebilde!). Als Folgekrankheit des akuten Gelenkrheumatismus steht die akute Entzündung der Herzinnenhaut (Endokarditis) obenan. Sie ist keine selbständige (genuine) Krankheit, sondern ist stets von einer anderen Grundkrankheit abhängig.

b) Die Lebensweise fällt für die Vorgeschichte bei vorliegendem Herzleiden, bei dahin gehendem Verdacht, aber nicht minder auch für jede Beurteilung des Zentralkreislauforgans in prognostischer Beziehung sehr ins Gewicht. Sehr große und gar sich häufig wiederholende Körperanstrengungen führen zu idiopathischen Herzkrankheiten, ebenso andauernde schwere seelische Erregungen. Mangelhafte oder gar mangelnde Körperbetätigung (sitzende Lebensweise), besonders fehlende regelrechte körperliche Durcharbeitung während der Körperentwicklung haben Verkümmerung des Herzmuskels und somit Herzschwäche zur Folge. Üppigkeit im Essen und Trinken (Luxuskonsumption), Mißbrauch von alkoholischen Getränken und starkem Kaffee verschulden dauernde Blutdrucksteigerung und Erhöhung des Seitenwanddruckes in den Schlagadern, in weiterer Folge aber Arteriosklerose und muskuläre Herzleiden. Überernährung verursacht Fettherz; reicher Biergenuß das sogen. Bierherz (hypertrophische Dilatation der Herzkammerwände); Entartung des Myokards, Alkoholismus Herzschwäche; Tabak- und Kaffeemißbrauch auch nervöse Herzbeschwerden; Lues gelegentlich Myokarditis, Aortitis und Veränderungen der Koronararterien.

c) Auf früher bereits vorhanden gewesene Krankheitszeichen und ärztliche Behandlung, die auf Herz- und Nierenleiden auch nur den Verdacht hinlenken könnten, muß besonders sorgfältig eingegangen werden. In keinem Falle darf über etwas hinweggegangen werden, was für die Beurteilung des Zentralkreislauforganes hinsichtlich der zeitigen Beschaffenheit und der zukünftigen Leistungsfähigkeit (Widerstandskraft) irgend eine Bedeutung haben könnte.

87. Die **Besichtigung** der **Herzgegend**, nur ein besonderer Teil der Brustkorbbesichtigung, erstreckt sich, wie bei dieser zunächst auf die

α) äußere Gestaltung: eingezogenes oder kielförmig vorgetriebenes Brustbein (Schusterbrust; Hühnerbrust — Pectus gallinaceum oder carinatum —).

a) Hiervon ist unter Umständen das perkutorische Ergebnis der Herzdämpfung abhängig infolge regelwidriger Anlagerung der vorderen gewölbten Herzfläche an die Brustwand oder deren einzelner Abschnitte (Berücksichtigung aller Verbildungen und [ungewöhnlichen Formen des Brustkorbes in ihrer Wirkung auf Herzlage, Herzdämpfung usw. überhaupt).

b) Ungewöhnliche Hervorwölbung, Verstrichensein, teigige (ödematöse) Beschaffenheit oder Einziehung der Rippenzwischenräume und jede sonstige Abweichung ist sorglichst zu würdigen.

β) Sichtbare Bewegungen (Pulsationen) in der Herzgegend und ihrer näheren Umgebung nach Stärke und Umfang kommen in Frage:

a) Pulsatorische (rhythmische oder arhythmische, d. h. der Zeit nach regelmäßig oder unregelmäßig erfolgende) Bewegungen oder Erschütterungen der Herzgegend oder der vorderen Brustwand in mehr oder minder großem Umfange, deren sichtbares Übergreifen auf die — mittlere und linke — Oberbauchgegend (auf das Scrobiculum cordis und linke Hypochondrium — Pulsatio epigastrica —) und Pulsationen in der Gegend der großen Halsschlagadern, der Arteria subclavia und in der Drosselgrube (Fossa jugularis).

b) Unter dem sichtbaren Herzstoß werden alle Zeichen einer ungewöhnlichen Herzmuskelarbeit (Herzaktion) zusammengefaßt. Er muß in seiner Ursache ergründet werden. Er bedeutet unbedingt eine regelwidrige, in gewissen Fällen sogar eine ausgesprochen krankhafte Herztätigkeit.

88. Der **Spitzenstoß** ist nur ganz allgemein der Ausdruck der Herzarbeit, d. h. der Kraft, womit die Herzspitze bei jeder Herzzusammenziehung (Systole) gegen die Brustwand andrängt.

a) Er ist gleichsam die begrenzte (zirkumskripte) Wirkung des Herzstoßes in einer bestimmten Richtung, die hauptsächlich in der Längsachse des Herzens zur Geltung kommen muß, weil deren unteres freies (d. h. bewegliches) Ende in der Herzspitze liegt, während das obere festgelegte — fixe — Ende im Aufhängepunkte des Herzens — in seinem Gefäßabschnitte — zu suchen ist.

b) Das Herz vollführt bei jeder Systole eine kurze, mehr oder minder kräftige, ruckartige Bewegung nach unten und links außen und trifft regelrechterweise die vordere Brustwand im 5. Rippenzwischenraum etwa in dem Schnittpunkte mit der Nebenbrustwarzenlinie (Parasternallinie — P. L. —).

89. Lage des Spitzenstoßes: bei Gesunden meist mitten zwischen der Brustwarzen- und Nebenbrustwarzenlinie im genannten Zwischenrippenraume, wo er sich durch eine umschriebene, regelrechterweise höchstens 2,5 cm betragende Erhebung sicht- und fühlbar bemerkbar macht.

a) Bei Kindern liegt der Spitzenstoß oft etwas höher, bei alten Leuten tiefer. Der durch die Atmung bedingte verschiedene Zwerchfellstand bewirkt ebenfalls einen geringen Ortswechsel des Spitzenstoßes. Bei angestrengter Einatmung kann er sich um die Breite eines Zwischenrippenraumes nach unten, bei sehr kräftiger Ausatmung ebenso weit nach oben verschieben.

b) In der linken Seitenlage kann — namentlich bei schnell und stark abgemagerten Menschen — der Spitzenstoß 2—2,5 cm nach außen rücken, um bei Rechtslagerung wieder in die regelrechte Lage zurückzukehren. Dies deutet auf ein ungewöhnlich bewegliches Herz — Cor mobile — hin.

c) Das Sichtbarwerden des Spitzenstoßes ist auch von dem allgemeinen Ernährungszustande abhängig. Bei mageren, besonders aber bei Leuten mit geringer Muskelspannung (mit schwachem Tonus der Interkostalmuskeln) tritt er durch eine starke kuppenartige Aufwölbung der von der Herzspitze getroffenen Weichteile des Zwischenrippenraumes in die Erscheinung.

d) Das Verschwinden des Spitzenstoßes fällt bei fettreichen Leuten, bei Überlagerung des Herzens und besonders der sonst unbedeckten Herzspitze durch Lungengewebe auf.

90. Verlagerung des Spitzenstoßes nach links weist auf α) Herzerweiterung (Hypertrophie und Dilatation) und β) auf Verdrängung des Mittelfellraumes (des Mediastinums) oder Verziehung des Herzens nach links hin.

Ursache für β: Rechtsseitiger Pleuraerguß, Pyopneumo- und Pneumothorax und Geschwulstbildung in der rechten Brusthälfte in jenem und pleuritische Schwartenbildung mit Narbenretraktion und Lungenschrumpfung in der linken Brusthälfte in diesem Falle.

91. Verlagerung des Spitzenstoßes nach rechts beruht gleichfalls auf einer der soeben angeführten krankhaften Zustände in einer der beiden Brusthälften.

Wo aus irgend einem Grunde die Vorgeschichte im Stiche läßt, muß stets auf Merkmale früherer örtlicher Behandlung (Schröpf-, Blutegel- und Einstich- (Punktions-) Narben, sowie auf Hautauffälligkeiten (oberflächliche Narbenbildung, Farbstoff- (Pigment-) Ablagerungen infolge scharfwirkender Einreibungen, heißer Umschläge, Reizpflaster u. s. w.) sorglichst gefahndet werden.

92. Verlagerung des Spitzenstoßes abwärts weist auf Hypertrophie des linken Ventrikels, seltener auf Aortenaneurysma, öfters noch auf Tiefstand des Zwerchfells hin. Tropfenherz (vgl. Ziff. 18 β). Auch ausgedehntes Lungenemphysem kann das Herz und damit den Spitzenstoß nach unten verschieben.

93. Verlagerung des Spitzenstoßes aufwärts wird durch Hochstand des Zwerchfells entweder unter Wirkung von Leber- und Milzvergrößerungen, Magenerweiterung und gasiger Auftreibung des Unterleibes (Meteorismus), Bauchwassersucht (Aszites) und Geschwülsten in der Unterleibshöhle, auch durch Schwangerschaft oder durch Verkleinerung des linken Pleuraraumes infolge Schrumpfung — Atelektase — des Lungengewebes bedingt.

Unter Drehung des Herzens um seinen Aufhängepunkt kann es bis zum wagerechten Verlaufe seiner Längsachse aufwärts gedrängt und der Spitzenstoß bis in den 3. Rippenzwischenraum verschoben werden.

94. Einziehung des Spitzenstoßes wird unter Umständen bei Verwachsungen des Herzbeutels mit dem Herzen (beider Perikardialblätter) in dem dem Spitzenstoße entsprechenden Zwischenrippenraume beobachtet.

a) Neben der systolischen Erhebung (Elevation) in dieser Herzgegend tritt noch eine systolische Einziehung in dem betreffenden Interkostalraume auf (vgl. Ziff. 151). Hierbei besteht häufig Pulsus paradoxus (vgl. Ziff. 142 c).

b) Auch in einem oder auch zwei weiteren höher gelegenen Zwischenrippenräumen können sich solche systolischen Einziehungen noch bemerkbar machen. Sie beruhen ursächlich auf Verwachsung des Perikardiums mit dem entsprechenden Abschnitte der Pleura costalis. An solchen Einziehungen beteiligen sich — selten — nicht nur die Weichteile, sondern auch die benachbarten Rippen.

95. Die **Betastung** der Herzgegend ergibt die **Stärke** und die **Ausdehnung** des Spitzenstoßes und zutreffendenfalls auch des Herzstoßes.

a) Die auf die Herzgegend aufgelegte flache Hand läßt durch das Gefühl erkennen, mit welcher Kraft und in welcher Ausdehnung die Herztätigkeit auf die vordere Brustwand übertragen wird.

b) Regelrechterweise fühlt die Hand in der Regio cordis eine mäßige Erschütterung durch den Herzstoß, die sich nach der Stelle des Spitzenstoßes hin mehr oder minder deutlich verstärkt. Der Spitzenstoß ist gewöhnlich die stärkste, wenn auch nur eng begrenzte Äußerung der Herzarbeit.

c) Alter, zeitige und dauernde Körperbeschaffenheit (Konstitution), Seelenzustand und Körperleistungen beeinflussen beide Äußerungen der Herztätigkeit — Herz- und Spitzenstoß — bei ganz gesunden Herzen oft im sehr erheblichen Maße, so daß die palpatorische Abgrenzung der regelrechten von den regelwidrigen Befunden verhältnismäßig schwer fällt und reichliche, auf vieler Übung beruhende Erfahrung voraussetzt.

96. Regelwidrige, wenn nicht gar krankhafte Veränderungen des Spitzenstoßes, soweit sie durch die Betastung festgestellt werden können, stimmen in ihrer Deutung und Bedeutung mit dem Besichtigungsergebnis völlig überein, soweit Stärke und Ausdehnung in Frage kommen.

97. Die Stärke des Spitzenstoßes, d. h. die Kraftäußerung der gegen den betreffenden Rippenzwischenraum in einem kurzen Stoße andrängenden Herzspitze wird dadurch geprüft, daß die betreffende Stelle des Interkostalraumes mit einer, höchstens mit zwei Fingerspitzen bedeckt wird. Der Anschlag der Herzspitze und der von der Fingerkuppe ausgeübte erforderliche Gegendruck läßt schätzungsweise die Stärke des Spitzenstoßes werten.

98. Der Spitzenstoß ist entweder regelwidrig stark, daß er die aufliegende oder leicht gegendrückende Fingerkuppe hebt: — **hebender Spitzenstoß** — oder er muß durch die in den Rippenzwischenraum eindringende Fingerkuppe erst förmlich gesucht werden — **schwacher Spitzenstoß** —. Gelingt es erst nach einigem Suchen ihn schwach oder nur andeutungsweise zu fühlen, so kann er als **verschwindender Spitzenstoß** bezeichnet werden. Ist er palpatorisch nicht aufzufinden, so muß die „Stelle des Spitzenstoßes" durch das Ohr festgestellt werden. Es wird die Stelle mit dem Hörrohr gesucht, wo die Töne über der Herzspitze am deutlichsten gehört werden.

Herz- und Spitzenstoß werden in ihrer Stärke für das Auge durch den Ausschlagwinkel des freien Hörrohrendes deutlich wahrnehmbar, das auf die verschiedenen Abschnitte des Herzstoßes und auf die Gegend des Spitzenstoßes mit dem trichterförmigen Schallfängerende aufgesetzt wird. Das Rohr wird dicht vor dem unteren Ende durch zwei gegabelte — zweiten und dritten — Finger gehalten und leicht gegen die betreffende Brustwandstelle angedrückt.

99. Verstärkung des (Herz- und) Spitzenstoßes, also der — in verschiedenen Graden: **stark, mäßig, schwach** — **hebende** Spitzenstoß, kommt zustande:
α) **bei gesteigerter physiologischer Herzarbeit** durch Körperanstrengung, durch seelische Erregung und Wärmereize (Fieber);
β) bei Herzhypertrophie und
γ) bei gleichzeitig vorhandener Herzkammererweiterung.

In letzterem Falle ist der Spitzenstoß nicht nur verstärkt, sondern vor allem auch verschoben.

100. Abschwächung des (Herz- und) Spitzenstoßes in den verschiedensten Graden bis zum völligen Verschwinden wird gefunden:
α) bei sehr fetten Menschen, durch die starke zwischengelagerte (intermediäre) Fettschicht am Rumpfe, durch die das Herz selbst umgebenden Fettmassen (perikardiale Lipomatosis) oder durch die fettige Entartung des Herzmuskels (Degeneratio adiposa cordis) bedingt;
β) bei Überlagerung des Herzens durch Lungengewebe — Zwischendrängen emphysematösen Lungengewebes zwischen Herz und Brustwand: Volumen pulmonum auctum;
γ) bei großen Flüssigkeitsergüssen im Herzbeutel: Pericardiales Exsudat.

δ) seltener bei perikardialen Geschwülsten;
ε) bei Verwachsungen des Herzens mit dem Herzbeutel oder — seltener — des letzteren mit dem Zwerchfell;
ζ) auch bei Herzmuskelentzündung (Myokarditis) und bei allen Schwächezuständen des Herzens.

a) Abschwächung des Spitzenstoßes kann bei Leuten im gewöhnlichen, wenigstens aber nicht übermäßigen Ernährungszustande und bei Kranken ohne nachweisbare Lungenerweiterung auf muskulärer Herzschwäche beruhen. Dagegen bedeutet ein verstärkter Spitzenstoß keineswegs immer eine Verstärkung der Herzkraft. Nach Martius hängt die stärkere Wirkung des Herzstoßes nach außen nicht nur von der Arbeitsleistung des Herzens, also nicht nur von dem Grade der von den Herzmuskel geäußerten Kraft, sondern auch von der Größe der der vorderen Brustwand anliegenden Herzfläche ab. — Es muß daher die stark abgeflachte und auch schmale Brustkorbbildung gebührend berücksichtigt werden.

b) Die Systole der linken Herzkammer zerfällt, wie Martius ausgeführt hat, in zwei Zeitabschnitte. Der erste (die Verschlußzeit) umfaßt die Kontraktion bei geschlossenen Aortenklappen: der Ventrikel ändert dabei in typischer Weise seine Form mit dem Herzstoß als Folge. Im zweiten Zeitabschnitte (der Austreibungszeit) verkleinert sich unter Eröffnung der Aortenklappen der Umfang (das Volum) des Ventrikels. Nun erklärt Martius die Tatsache, daß dilatierte, sehr geschwächte Herzen bei kleinem Puls einen mehr oder minder verstärkten — hebenden — Herzstoß, also scheinbar eine gesteigerte Herzkraft äußern, folgendermaßen: In der Verschlußzeit schlägt das dilatierte hypertrophische, also an sich schon verdickte Herz, dessen erweiterte Kammer auch eine größere Blutmasse einschließt, mit einem vergrößerten Volum, mithin in größerer Ausdehnung gegen die Brustwand, als dies bei normaler Füllung der Fall wäre, und trotzdem wird in der Austreibungszeit bedeutend weniger Blut in die Aorta getrieben als vom gesunden Herzen.

101. Die **Ausdehnung** des Spitzenstoßes soll sich höchstens auf 2,5 cm erstrecken und sich mit einer, höchstens aber mit zwei Fingerspitzen decken lassen.

Verbreiterung liegt vor, wenn er in größerer Ausdehnung oder gar in mehreren Rippenzwischenräumen deutlich fühlbar vorhanden ist. Für den weiteren Fortgang der Untersuchung (Auskultation) muß durch sorgliches Abtasten mittels eines Fingers die Stelle des stärksten Spitzenstoßes ausfindig gemacht werden.

Verbreitung findet sich meist bei stark hebendem Spitzenstoß und hat die gleiche Ursache wie dieser.

102. Klappenstoß. Zwischen dem 3. und 6. linken Rippenknorpel tritt in gewissen Fällen ein **fühlbares Erzittern** dieser Gegend in die Erscheinung, hervorgerufen durch die systolische Spannung der zweizipfligen Klappe (Valvula mitralis). Am unteren Ende des Brustbeins äußert die gleiche Wirkung aus gleicher Ursache die dreizipflige Klappe, die Valvula tricuspidalis.

103. Fühlbare, schwirrende Geräusche (Katzenschnurren, Frémissement cataire) werden durch das Ohr bestätigt. Ein **fühlbares präsystolisches Schwirren** ist ein Kennzeichen für die Verengerung der zweizipfligen Klappe (Mitralstenose) und ein **fühlbares systolisches Schwirren** über dem 2. rechten Interkostalraum in der Nähe des Brustbeinhandgriffs für Aortenstenose, wenn Aneurysma ausgeschlossen werden kann.

104. Die **physikalische Untersuchung** der Kreislauforgane durch die **Beklopfung** und **Behorchung** muß die Prüfung des Herzzustandes in **anatomischer** und **funktioneller** Beziehung — also die Feststellung der **Herzform** und **Herzleistung** — umfassen.

a) Mit der Reihenfolge dieser beiden Feststellungen wird zweckmäßigerweise von Fall zu Fall gewechselt werden müssen. Die Funktionsprüfung wird im unmittelbaren Anschluß an die Erhebung der Vorgeschichte womöglich noch vor der Entkleidung vorgenommen oder wenigstens begonnen werden müssen, wenn die Untersuchung einen Herzkranken oder wenigstens einen dahin verdächtigen, einen merklich seelisch stark erregbaren oder leicht erschöpfbaren Menschen betrifft. Es ist für das ärztliche Urteil von großem Werte, zunächst einmal Vergleichsunterlagen für die im weiteren Verlaufe der Untersuchung zu wiederholende eingehende Funktionsprüfung zu schaffen.

b) Es ist überhaupt zu beherzigen, daß dieser wichtige Teil der Untersuchung, soweit Puls und Atmung in Frage kommen, im weiteren Untersuchungsgange in jenen ersten tatsächlichen Ergebnissen zwischendurch möglichst unmerklich für den Untersuchten nachgeprüft wird, schon um eine etwa vorhandene Veränderlichkeit (Labilität) des Herzens in seiner Arbeitsleistung zu entdecken, die zum mindesten auf einer reizbaren Schwäche des Herzmuskels oder der Herznerven hinzudeuten geeignet wäre. Die Funktionsprüfung aber ein für allemal nach Beendigung der Herz- oder gar auch der Lungenuntersuchung vorzunehmen, hieße eine Sicherung der Untersuchungsergebnisse auf breiter Unterlage ausschließen und womöglich diesen wichtigen Teil der Herzuntersuchung an einem der Erschöpfung bereits nahen Herzen vornehmen.

c) Die funktionelle Prüfung kommt meist zu kurz, wenn sie überhaupt vorgenommen wird, und ist doch für alle Untersuchungszwecke nicht selten von erheblicher, wenn nicht sogar von entscheidender Bedeutung. Die Funktionsprüfung soll die Leistungsfähigkeit des Zentralkreislauforgans, inbesondere des

Herzmuskels nicht nur für den Augenblick der Untersuchung feststellen, sondern auch seine Arbeitsfähigkeit, seine Widerstandskraft und Ausdauer für eine gemessene Zeitspanne in der Zukunft möglichst zuverlässig einschätzen lassen.

d) Nach O. Rosenbach kommt auch der „Reservekraft" des Herzens eine große Bedeutung zu. Von ihrem Fehlen oder Vorhandensein hängt auch dessen funktionelle Untüchtigkeit oder Leistungsfähigkeit ab.

Schnelle und erhebliche Verschlechterung (Verelendung) der Herzarbeit unter Wirkung eines bestimmten Maßes von Körperbewegung, gekennzeichnet durch starke Pulsbeschleunigung unter Einbuße der Blutwelle an seitlicher Stoßkraft, durch subjektives und objektives Herzklopfen, Kurzatmigkeit bis zur ausgesprochenen Dyspnoe, Abblassung der Gesichtsfarbe usw., weiterhin durch verzögerten und womöglich noch unvollständigen Rückgang der Erscheinungen eines solchen „Erschöpfungszustandes" des Herzmuskels oder seiner Innervationsreize lassen den Grad der noch vorhandenen oder durch den schnellen und völligen Verbrauch erschöpften Reservekraft bei einiger Übung ziemlich sicher abschätzen.

e) Veränderungen der Pulsbeschaffenheit, der sicht- und fühlbar werdenden Herzarbeit und der Herztöne gewähren genügende Merkmale und Anhaltspunkte für das Urteil.

105. Die Leistungsfähigkeit des Herzens wird zunächst durch den Kniebeugeversuch oder noch eindrucksvoller durch eine Anzahl tiefer Rumpfbeugen geprüft. Das erste Prüfungsverfahren ist bei gebotener Vorsicht (bei erheblicheren Zweifeln hinsichtlich des Herzzustandes, bei Verdacht auf Neigung zur Lungenblutung und bei vorgeschrittener, besonders zerebraler Arteriosklerose) allein zulässig, das zweite dagegen vornehmlich bei anscheinend Gesunden.

a) Es muß stets darauf gehalten werden, daß hinsichtlich dieser Körperarbeit nach Art, Zahl, Zeitmaß und sachlicher Ausführung von demselben Untersucher stets die gleiche Anforderung gestellt wird. Natürlich muß er sich vorher hinreichend davon überzeugt haben, wie die gleiche Körperleistung auf Gesunde wirkt. Denn das Urteil für jeden Einzelfall beruht ja lediglich auf Vergleichen.

b) Bei Festlegung derartiger Untersuchungsergebnisse in Zeugnissen, Berichten, wissenschaftlichen Arbeiten usw. darf die genaue Angabe des angewendeten Prüfungsverfahrens nicht fehlen, solange sich noch nicht ein allgemein gültiges herausgebildet hat oder ein ganz bestimmtes eingeführt worden ist. Besonders wichtig ist diese Forderung, wenn der Untersuchungsfall durch einen anderen Arzt zur Nachuntersuchung kommt, weil ein anders geartetes Prüfungsverfahren zu erheblichen Abweichungen in den Ergebnissen und somit zu Zweifeln hinsichtlich der Gründlichkeit und Sorglichkeit des Voruntersuchers führen kann.

106. Der Kniebeugeversuch besteht in sechsmaliger regelrechter und lebhafter Ausführung der bekannten turnerischen Freiübung. Besser als das dabei übliche Hüftenfestnehmen ist das mit der eigentlichen Kniebeuge zeitlich zusammenfallende Armeseitwärtsheben. Eine nennenswerte Ruhepause zwischen den einzelnen Bewegungen darf nicht gemacht werden.

Für die tiefe Rumpfbeuge gilt das gleiche, die mit Schwingungen der Arme aufwärts zu verbinden ist. Dies Verfahren wirkt wesentlich stärker auf die Kreislauforgane ein, als jenes.

107. Die Wirkung solcher Arbeitsleistung auf diese kommt zunächst durch die Puls- und Atemzahl in einer bestimmten Zeiteinheit (1 Minute), aber auch durch deren Beschaffenheit im

Vergleiche mit den vorher gesicherten Ergebnissen der Prüfung im Ruhezustande zum Ausdruck. Es bleibt aber auch die Zeitdauer festzustellen, wie lange die gefundenen Veränderungen in der **Häufigkeit** (**Frequenz**) und **Beschaffenheit** (**Qualität**) beider, des Pulses und der Atmung, bestehen bleiben. In der Zeitdauer besitzen wir ebenfalls einen brauchbaren Wertmesser für die Leistungsfähigkeit des Herzens. Je schneller und vollständiger die Rückkehr zur gewöhnlichen Herzarbeit, um so kräftiger und widerstandsfähiger der Herzmuskel und um so größer seine Reservekraft.

a) Beim gesunden Herzen kann infolge körperlicher Arbeitsleistung die Pulszahl im Ruhezustande von 70—80 in der Minute bis auf 100—110 Schläge bei annähernd gleichbleibender Schlagfolge und Wellenhöhe, d. h. Kraft des Pulses steigen, während die Häufigkeit und Tiefe der Atmung eine mäßige und rasch vorübergehende Steigerung erfahren. Sie kann bis zu 20—25 vom Hundert der unbeeinflußten Atmung betragen.

b) Die Rückkehr des Arbeitspulses auf die Pulszahl des Ruhezustandes erfolgt regelrechterweise in 3—5 Minuten. Die Atmung soll sich in annähernd gleicher Zeit ebenfalls wieder vollständig beruhigen. Zwangsatmen oder gar Atemnot (Dyspnoe) darf nicht bemerkbar werden, ebensowenig wie in der Herzgegend und ihrer Umgebung pulsatorische Bewegungen oder gar Erschütterungen der vorderen Brustwand in größerer Ausdehnung, in der Magengrube (Scrobiculum cordis) oder an den großen Halsgefäßen und in deren Umgebung hervortreten dürfen.

c) Muskelarbeit bedeutet für das Herz Vermehrung der Widerstände, also für den Herzmuskel eine gesteigerte Anforderung an seine ihm eigenartige (spezifische) Arbeitsleistung.

d) Die Pulszahl ist beim Stehen größer als beim Liegen. Grund: Wirkung der Muskelkontraktion — gesteigertes Schlagvolum.

108. Die **Blutdrucksteigerung** ist die zweite Seite der Funktionsprüfung, denn jede durch Muskelarbeit gesteigerte Herzarbeit erhöht bei Gesunden **vorübergehend** den Blutdruck. Nicht nur die Pulsfrequenz, sondern auch die Blutdrucksteigerung muß beim Gesunden bis 5 Minuten nach der Körperleistung wieder auf die gewöhnliche Höhe absinken.

a) Blutdruckmessung. Der Blutdruckmesser nach Riva-Rocci gestattet die Beurteilung der Kraft, womit der linke Herzkammermuskel noch in der Oberarmschlagader arbeitet. Die an sich wenig belangreiche Fehlerquelle dieser Wertbestimmung liegt in dem Mitmessen des aktiven Druckes der Gefäßwand auf die Blutsäule in der genannten Schlagader unter Einfluß der Vasomotoren.

b) Zwei **Größen** des Blutdrucks sind zu berücksichtigen: α) der **maximale** — erzeugt durch die Systole der linken Kammer im Augenblicke des gänzlichen Verschwindens des durch die Manschette komprimierten Radialpulses und β) der **minimale** Blutdruck nach völligem Aufhören des Manschettendrucks auf Oberarm und Oberarmschlagader.

109. Die **Höhe des Blutdrucks** ist abhängig: α) von dem **Blutzufluß** (Schlagvolumen des Herzens), β) von der **Elastizität und dem Tonus der Arterien**, γ) von dem **Blutabfluß** (Weite der Kapillaren). Der Blutdruck ist daher zwar weitgehend, aber nicht ausschließlich abhängig von der Herzkraft.

110. Der **maximale** (**systolische**) **Blutdruck** beträgt bei Gesunden 105—130 mm Hg. Er ist bei Männern meist etwas höher als bei Frauen. Der minimale (diastolische) Blutdruck beträgt bei Gesunden 70—100 mm Hg.

Als Pulsamplitude oder Pulsdruck wird der Unterschied zwischen dem maximalen und minimalen Blutdruck bezeichnet.

111. Blutdruckerhöhung findet sich bei Herz- und Gefäßneurosen (besonders häufig bei Kriegsneurotikern), bei Vollblütigkeit (Polyzytämie, Vaquezsche Krankheit), Arteriosklerose, in stärksten Grade (über 200 mm Hg) jedoch bei der Schrumpfniere, und zwar sowohl bei der genuinen (arteriosklerotischen) wie bei der sekundären (entzündlichen) Form.

112. Blutdrucksenkung findet sich bei Herzschwäche und bei Gefäßerweiterung (Vasomotorenlähmung) aus den verschiedensten Ursachen, z. B. bei Entzündung und Entartung des Herzmuskels, bei vielen Infektionskrankheiten (besonders ausgeprägt beim Fleckfieber), beim Chock oder Kollaps, bei vasomotorischer Neurasthenie und bei Schwund der Nebennieren (Addisonsche Krankheit).

113. Erhöhung der Amplitude (Ziff. 110) ist ein wichtiges Zeichen der Aortenklappeninsuffizienz und entspricht dem hohen, schnellenden Pulse der diastolisch nur wenig gefüllten Arterie (Puls der ungefüllten Arterie).

114. Die Messung des Blutdrucks geschieht mit dem Apparat von Riva-Rocci, für den Volhard, Moritz, Deneke u. a. tragbare Formen angegeben haben, oder von Recklinghausen, der eine breitere Manschette besitzt, welche die in der verschiedenen Dicke der Weichteile liegende Fehlerquelle vermindert, und der in verschiedenen, darunter auch leicht tragbaren Formen (mit taschenuhrartigem Tonometer) hergestellt wird.

Die Bestimmung des systolischen und diastolischen Blutdrucks kann durch Betastung, Behorchung und Aufzeichnung geschehen.

a) Bei der Betastung entspricht der systolische Blutdruck dem Manschettendruck, bei dem der Puls nicht mehr fühlbar wird, der diastolische Blutdruck, dem Punkte, an welchem bei sinkendem Manschettendruck die Pulswellen wieder ihre normale Stärke erreichen.

b) Bei der Behorchung (Korotkow) hört man bei steigendem Manschettendruck mittels des auf die Ellenbogenschlagader (Art. cubitalis) aufgesetzten Hörrohres einen deutlichen systolischen Arterienton, die zuerst auf der Höhe des diastolischen Blutdrucks hörbar wird und nach Überschreiten der Höhe des systolischen Blutdrucks wieder verschwindet.

c) Durch Aufzeichnung der Pulskurve bei steigendem Manschettendruck mittels des Sphygmotonographen von Jacquet oder Uskoff kann man den Punkt der größten Oszillationen (diastolischer Blutdruck) und des Verschwindens der Pulswellen (systolischer Blutdruck) graphisch sichtbar machen.

115. Feststellung der Herzform. Die Festlegung der Herzgrenzen zur Beurteilung der Größenverhältnisse des Zentralkreislauforgans setzt eine genaue Einsicht und Erkenntnis der Lageverhältnisse voraus. Von den großen Gefäßen abwärts zieht

die rechte Grenze entsprechend dem rechten Vorhofrande vom
2. rechten Zwischenrippenraume bis zum 6. rechten Rippenknorpel
in einem konvexen Bogen abwärts, die linke Grenze vom 2. linken

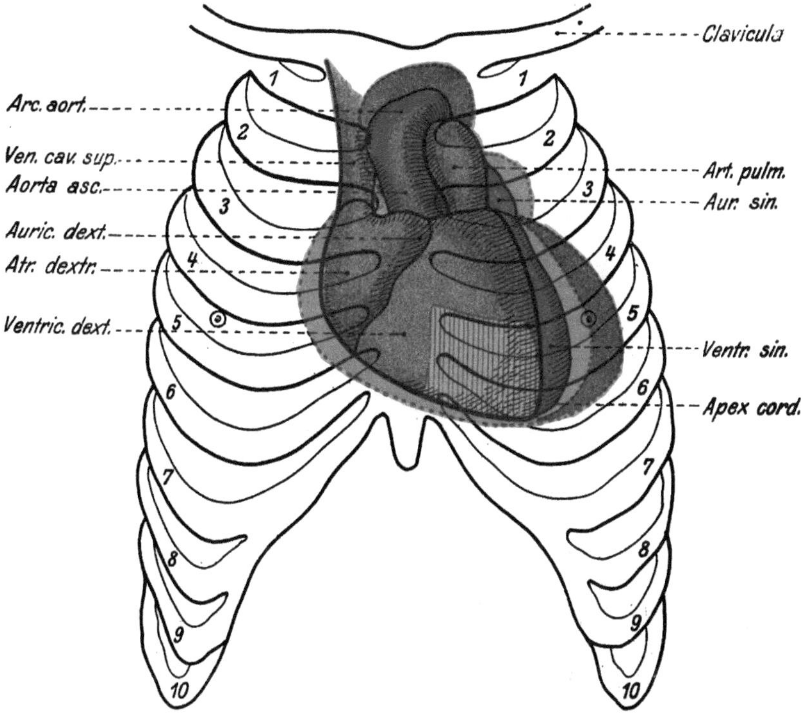

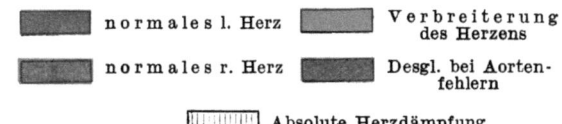

Abb. 1. Lageverhältnis des Herzens im Brustkorb.

normales l. Herz   Verbreiterung des Herzens

normales r. Herz   Desgl. bei Aortenfehlern

Absolute Herzdämpfung

Zwischenrippenraume bis zum Spitzenstoß, die untere Grenze
quer durch den 6. rechten Rippenknorpel zum Schwertfortsatz
des Brustbeins und dem 6. linken Rippenknorpel. Diese Linie
entspricht der äußeren Begrenzung der rechten Herzkammer (s.
Abbildung).

a) Die absolute — oberflächliche Herzdämpfung — (auch Herzleerheit genannt) ist für gewöhnlich Gegenstand der Feststellung durch die Beklopfung. Sie umfaßt den von der Lunge unbedeckten Abschnitt der vorderen — gewölbten — Herzfläche. Bei regelrechter Lage des Herzens und bei gewöhnlicher Beschaffenheit der Lungen ergibt sich folgende Dämpfungsfigur:
Rechte Begrenzung am linken Brustbeinrande (Sternallinie — St. L. —),
Linke Begrenzung von dem linken 4. Rippenknorpel in einem nach außen gerichteten leicht konvexen Bogen abwärts zum 5. Rippenzwischenraum (I.-R.) in dem Schnittpunkte mit der Nebenbrustwarzenlinie (Parasternallinie — P. St. —) — Spitzenstoß —;
Untere Begrenzung: sie fällt mit der Grundlinie des Schwertfortsatzes und der 6. Rippe zusammen.

Die untere Grenze geht, wenn sie der Leber aufliegt, in die Leberdämpfung über und läßt sich nur, soweit sie dem Magen aufliegt, leicht feststellen.

b) Die relative (tiefe) Dämpfung umgibt die Herzleerheit gürtelförmig und umfaßt die von Lungengewebe überlagerten Abschnitte der vorderen Herzfläche. Sie gibt also erst die wahre Größe des Herzens an. Ihre perkutorische Feststellung erfordert große Geschicklichkeit und ein recht geübtes Ohr bei feinem Gehör, namentlich hinsichtlich der Übergänge vom Lungenschall zur relativen und über diese hinweg zur eigentlichen Dämpfung. Die nur durch sehr vorsichtige 'palpatorische Fingerperkussion zu erzielende Dämpfung ist in der Regel nur schwach.

c) Veränderlichkeit der Herzdämpfung durch die Atmung: Bei der Einatmung wird sie kleiner und rückt abwärts; bei der Ausatmung wird sie größer und rückt wieder hinauf, abhängig von der respiratorischen Ausdehnung des Lungengewebes und der ab- und aufsteigenden Bewegung des Zwerchfells.

d) Die Ausdehnung der Herzdämpfungsfigur ist bei Kindern etwas größer, bei alten Leuten kleiner, ohne etwas Krankhaftes zu bedeuten.

e) Lageveränderung der Herzdämpfung: In ihrer linken (äußeren) Grenze rückt sie bei linker Seitenlage gewöhnlich um 1—1½ Fingerbreite nach außen.

116. Regelwidrige Herzdämpfungen (bedingt durch Herz- und Lungenkrankheiten) können eine größere oder kleinere Dämpfungsfigur ergeben; sie kann auch einmal gar nicht nachweisbar sein.

a) Vergrößerte Herzdämpfung, namentlich in der Richtung von der Herzspitze zum Schlüsselbeinansatze des Kopfnickermuskels weist auf Verdickung der linken Kammerwand (Hypertrophie) und Erweiterung der linken Herzkammer (Dilatatio ventriculi sinistri) hin. Vergrößerung von der linken Brustwarzenlinie (Mammillarlinie, M.-L.) bis zum Brustbeine setzt die gleichen Krankheitszustände an der rechten Herzkammer voraus.

b) Sind beide Kammern an der krankhaften Vergrößerung beteiligt, so liegen jene sowohl in der Länge als auch in der Breite auffällig großen, daher sehr deutlichen Dämpfungsfiguren vor, wie sie z. B. am auffälligsten dem Cor bovinum eigen ist. Meist ist jedoch eine Herzhälfte vorzugsweise davon betroffen. Ein in ungewöhnlicher Weise von Lungengewebe überdecktes hypertrophisches Herz entzieht sich der Feststellung durch die Beklopfung.

c) Reine Hypertrophie läßt sich durch die Perkussion nicht nachweisen; erst mit ihrem Übergange zur Kammererweiterung (Dilatation), der zweiten Entwicklungsstufe der meisten Herzkrankheiten, gelingt dieser Nachweis.

d) Jeder Vergrößerung der Herzdämpfungsfigur zwingt zur Überlegung, ob eine wirkliche oder scheinbare Vergrößerung — diese meist als Verbreitung im wagerechten Durchmesser — vorliegt. α) Die wirkliche ist stets auf eine Umfangszunahme des Herzens (Dilatation) zu bezeichnen. β) Die scheinbare beruht entweder auf einer Verschiebung (Verziehung; Verlagerung) des ganzen Herzens oder auf dem mehr oder minder starken Verschwinden der relativen Dämpfung durch Schrumpfung (Zurückziehung) des überdeckenden Lungenrandes, wodurch die Vorderfläche des Herzens in größerer Ausdehnung der vorderen Brustwand unmittelbar anliegt. Hochstand des Zwerchfells ver-

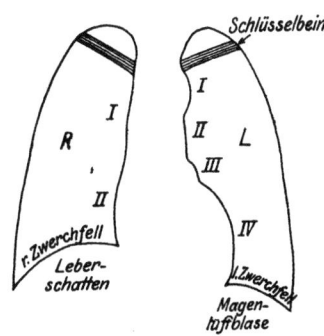
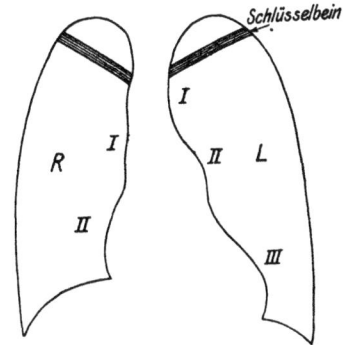

Abb. 2. Regelrechtes Herzumriß.

Rechts:
I = Vena cava sup. Aorta ascendens
I = rechter Vorhof

Links:
I = Arcus aortae und Aorta descendens
II = Art. pulmonalis
III = linkes Herzohr
IV = linkes Ventrikel

Abb. 3. Veränderung bei Mitralfehler.

Rechts:
II = Verbreiterung des II. (Vorhof-) Bogens

Links:
II = Ausladung des II. Bogens
III = Vergrößerung des linken Ventrikels

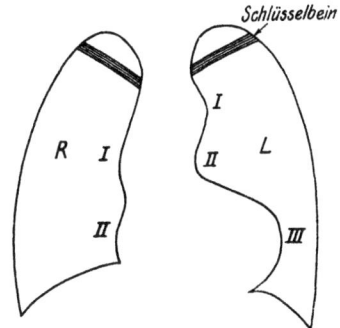
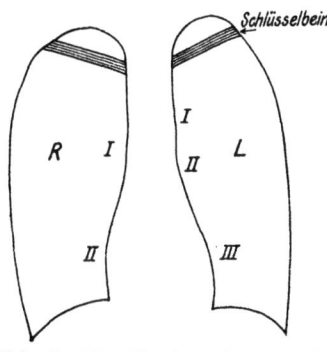

Abb. 4 Veränderung bei Aorteninsuffizienz.

Rechts:
= Vorspringende orta ascendens.

Links:
I = Verbreiterung des Aortenschattens
III = Starke Vergrößerung des linken Ventrikels
Spitze vom Zwerchfell abgehoben.

Abb. 5. Umriß eines Herzens bei Habitus asthenicus.

Abb. 6. Erkrankungen der Aorta.

I = Arteriosklerotische Form.
II = Syphilitische Form.

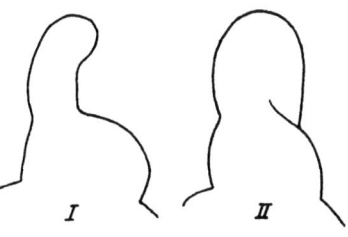

drängt das Herz nach oben, drängt es dichter an die Brustwand an und bewirkt eine Drehung der schräg (von oben rechts nach links unten) gerichteten Längsherzachse mehr in die Wagerechte durch Hebung der Herzspitze nach obenaußen.

e) **Verschiebung der Herzdämpfung** durch mechanisch wirkende Ursachen: Ergüsse im linken Brustraume, Narbenzug (Schwartenbildung bei Brustfellentzündung), Lungenschrumpfung usw.

f) **Verkleinerung der Herzdämpfung** findet sich bei Überlagerung des Herzens im regelwidrigen Umfange wie bei der Lungenblähung (Emphysem) — Volumen pulmonum auctum.

g) **Angeborene Lageveränderung** des Herzens kommt beim Situs viscerum inversus (auch perversus s. transversus) derart vor, daß sie dem Spiegelbilde der regelrechten Lage entspricht (gleichbedeutende Wortbegriffe: Inversio s. Transpositio viscerum; Heterotaxie).

h) Die **Herzvergrößerung** wird gewöhnlich durch **Verdickung** (Hypertrophie) der Wandmuskulatur in Verbindung mit **Erweiterung** der Herzkammern (Dilatation) bedingt.

i) Hohes Fieber und schwere Blutverluste haben auf Grund einer dadurch bedingten allgemeinen Ernährungsstörung des Herzmuskels anfänglich eine perkutorisch nachweisbare Herzvergrößerung (neben Beschleunigung und Kleinheit des Pulses) im Gefolge.

117. Die Beklopfung des Herzens muß sehr sorglich und nur mit leichten Schlägen, am besten Finger auf Finger ausgeführt werden. Kräftige Perkussionsstöße setzen die hinter dem Herzen liegenden Lungenteile in Schwingungen; der Lungenschall tritt in den Vordergrund und verdeckt den gedämpften Schall des Herzens.

118. Die **Perkussion der oberen Brustbeingegend** darf nicht unterlassen werden, weil dadurch Aneurysmen der großen Gefäßstämme, die rückständige Thymusdrüse und die in den Brustraum hineingewucherte Schilddrüse festgestellt werden können.

119. Die Behorchung (Auskultation) des Herzens. Sie wird an vier ganz bestimmten Stellen der vorderen Brustwand vorgenommen: An der Stelle des Spitzenstoßes, also über der Herzspitze werden die Töne der zweizipfligen Klappe (Mitralis), am rechten Brustbeinrande in Höhe des 5. und 6. Rippenknorpels die Töne der dreizipfligen Klappe (Tricuspidalis), am rechten Brustbeinrande in Höhe des 2. Rippenzwischenraumes oder 3. Rippenknorpels die der Aortenklappen und an entsprechender Stelle links vom Brustbein die der Pulmonalklappen gehört.

a) An der Mitralis und Tricuspidalis wird durch Spannung der Klappen und durch die Muskelzusammenziehung nur je ein Ton, der systolische, ausgelöst. Der zweite an diesen Wahlstellen hörbare — diastolische — Ton ist nur von der Aorta bzw. Pulmonalis fortgeleitet.

b) Über den großen Gefäßmündungen, den Ostien, der Aorta und der Pulmonalis entstehen je zwei Töne, der systolische durch Klappenspannung, der diastolische durch Klappenschluß.

120. Die ersten (systolischen) Mitral- und Tricuspidaltöne sind regelrechterweise etwas stärker als die zweiten (diastolischen). Jene sind betont ($\angle\smile$). Über beiden großen Gefäßmündungen ist dies Verhältnis umgekehrt ($\smile\angle$).

a) Zwischen den beiden Tönen liegt eine ganz kurze Pause; eine zweite — die Herzpause — folgt auf den diastolischen Ton bis zum Einsetzen des neuen systolischen; sie ist länger als jene.

b) Die Stärke und Deutlichkeit der Herztöne ist schon bei ganz gesunden Herzen ungemein veränderlich; nur durch große und stetige Übung läßt sich das Regelrechte vom Regelwidrigen unterscheiden.

c) Der erste Ton fällt mit dem Pulse in der Hals- oder Speichenschlagader zusammen; die Systole ist der Pulswellenhöhe synchron. Der zweite Ton folgt nach dem Pulse. Die Diastole fällt mit dem Pulsintervall zusammen.

d) Während die Vorhof-Kammerklappen (Atrioventrikularklappen — V. mitralis und V. tricuspidalis) sich schließen, öffnen sich die Semilunarklappen der großen Gefäße und umgekehrt; beide Klappenapparate arbeiten in entgegengesetzter Richtung.

Die Vorhof-Kammerklappen verhindern bei der Ventrikelzusammenziehung den Rückstrom des Blutes in die Vorhöfe, die halbmondförmigen Klappen der großen Gefäße bei der Zusammenziehung dieser Arterien den Rückfluß des Blutes aus ihnen in die Herzkammern.

e) Beim ersten Ventrikelton beginnt die Herzkammer sich zusammen zu ziehen (Systole). Es wird das Blut im rechten Ventrikel gegen die dreizipflige Klappe (Tricuspidalis) und im linken Ventrikel gegen die zweizipflige Klappe (Mitralis) einerseits und durch die beiden großen Gefäßmündungen vom linken Ventrikel in die große Körperschlagader (Aorta) und vom rechten Ventrikel in die große Lungenschlagader (Art. pulmonalis) getrieben. Die Systole dauert vom Beginn des ersten bis zu dem des zweiten Tons.

f) Beim zweiten (diastolischen) Kammertone beginnt der Ventrikel sich wieder auszudehnen; das Blut strömt aus dem zugehörigen Vorhofe durch das Ostium venosum (s. atrioventriculare) in den Ventrikel wieder ein und der Klappenapparat des Ostium arteriosum (die Semilunarklappen) werden durch den Rückstoß der Blutsäule in den Arterienstämmen in Spannung und in Schwingung bis zum Eintritt des Verschlusses des Ostium pulmonale im rechten und das Ostium aorticum im linken Ventrikel versetzt. Die Diastole dauert vom Beginn des zweiten bis zu dem des nächsten ersten Tons.

121. Regelwidrige Verstärkung des systolischen Mitraltones (also über der Herzspitze) wird bei Verdickung der linken Kammerwand (Hypertrophia ventriculi sinistri), doch auch bei physiologisch gesteigerter Herzarbeit (nach körperlicher Anstrengung, seelischer Erregung), sowie bei fieberhaften Krankheitszuständen gefunden.

122. Regelwidrige Schwäche des systolischen Mitraltones findet sich bei allen Schwächezuständen der linken Herzkammer. Jedoch darf daraus nicht auf das Bestehen einer Erweiterung, Entartung oder Entzündung des Herzmuskels geschlossen werden.

a) Der 2. Pulmonalton ist am bedeutendsten verstärkt, wenn die Hypertrophie des rechten Ventrikels infolge Schließunfähigkeit der zweizipfligen Klappe (Insuffizienz der Mitralis) oder infolge Stenose des Ostium venosum sinistrum besteht. Beide Herzfehler kommen häufig vereinigt vor.

b) Sehr schwache Herztöne können auch durch Ergüsse in den Herzbeutel und Pleuraraum rechts bedingt sein, wenn sich das Exsudat zwischen Herz und Brustwand gedrängt hat, ebenso durch emphysematöses Lungengewebe.

c) Der zweite Ton über der großen Körperschlagader wird für sich allein ungewöhnlich schwach bei Insuffizienz und Stenose der zweizipfligen Klappe wahrgenommen. Er verschwindet fast unter dem Ohre.

d) Der zweite Ton über der Lungenschlagader erleidet eine Abschwächung bei der an sich sehr seltenen Schließunfähigkeit der dreizipfligen Klappe.

123. Regelwidrige Verstärkung des 2. Aortentones bedeutet Hypertrophie des linken, eine solche des 2. Pulmonaltones Hypertrophie des rechten Ventrikels.

124. Verdoppelung der Herztöne. Sie kann sowohl den ersten als auch den zweiten Ton betreffen. Jeder einzelne (verdoppelte) Ton wird durch zwei kurze Pausen von dem anderen, nicht veränderten Tone getrennt.

a) Die Verdoppelung des systolischen Tones kündigt nur ein nicht ganz gleichmäßiges Schlagen beider Kammern an, hat keine Bedeutung und findet sich auch bei ganz gesunden Menschen.

b) Der doppelte diastolische Ton über der großen Körperschlag- und Lungenschlagader spricht für ungleichzeitigen Klappenschluß. Die beiden aufeinanderfolgenden Zeitteile des verdoppelten zweiten Tones lassen auf den Schluß (Spannung und Schwingung) erst der einen und danach erst der anderen Klappe schließen.

c) Dementsprechend kann bei Hypertrophie des einen oder anderen Ventrikels der doppelte Ton, auch nur über der Aorta oder über der Pulmonalis gehört, entstehen.

Diese Verdoppelung des diastolischen Tones ist bei Schließunfähigkeit der Aortenklappen nicht selten.

125. Gespaltene Herztöne (auch gebrochene genannt). Zwei oder drei schnell aufeinander folgende Zeitabschnitte eines Tones lassen sich unterscheiden, selten aber so rein, wie bei der Verdoppelung und bei verstärkter Herzarbeit. Er geht leicht in ein diastolisches Geräusch über.

a) Die gespaltenen Töne haben für sich nur geringe diagnostische Bedeutung, weil sie auch bei Gesunden beobachtet werden. Hauptsächlich treten sie während der Systole über der Herzspitze bei Herzhypertrophie infolge von Schrumpfniere und während der Diastole an gleicher Stelle und außerdem über dem unteren Teile des Brustbeins — am deutlichsten bei Mitralstenose hervor.

b) Gespaltene Herztöne dürfen nicht als Zeichen verstärkter Herzarbeit aufgefaßt werden. Sie sind von dem Galopprhythmus zu unterscheiden, der häufig ein Zeichen versagender Kraft der erweiterten linken Herzkammer ist.

126. Herztöne mit singendem oder fein klingendem Unterton lassen sich diagnostisch nicht verwerten. Sie kommen meist durch stärkere Spannung der Segelklappen zustande.

127. Metallisch klingende Herztöne gehören nicht dem Herzen an, soweit der eigenartige Beiklang in Frage kommt. Er beruht auf verstärkendem Mittönen (Resonanz) größerer lufthaltiger Hohlräume in der näheren Umgebung des Herzens (Lungenkavernen, Pneumothorax, Pneumoperikard, auch Magenerweiterung).

128. Unreine Herztöne: Manchmal sind die Herztöne, namentlich die systolischen, recht wenig deutlich ausgesprochen und unklar. Sie lassen eine reine Beschaffenheit vermissen, so daß sie weder als Ton noch als Geräusch aufgefaßt werden können.

a) Die gewöhnliche Veranlassung gibt dazu schwache und unregelmäßige Herztätigkeit.

b) Lageveränderungen und Körperbewegungen lassen diese unreine Beschaffenheit oft deutlicher hervortreten. Fehlen noch andere Anzeichen regelwidriger Beschaffenheit am Herzen, so haben unreine Herztöne keine diagnostische Bedeutung.

129. Herzgeräusche. Sie entstehen als sinnfällige (objektive) Krankheitszeichen des Herzens entweder innerhalb der Herzhöhlen oder der großen Gefäßstämme (**endokardiale Geräusche**) oder zwischen Herzaußenfläche und Herzbeutel (**perikardiale Reibegeräusche**). Daneben gibt es noch die **extraperikardialen Reibegeräusche** mit ihrem Ursprunge zwischen dem äußeren Blatte des Herzbeutels und dem Lungenfell.

Endokardiale Herzgeräusche beruhen zum größeren Teile auf anatomischen Veränderungen der inneren Auskleidung und der Klappen des Herzens. Sie haben ihre Ursache in der regelwidrigen Beschaffenheit des Organs selbst — daher organische Herzgeräusche. Sie beruhen also auf Zirkulationshemmungen oder -störungen.

130. Zufällige (akzidentelle) — anorganische — Herzgeräusche werden die endokardialen Geräusche genannt, welche sich durch keinen oder wenigstens keinen wesentlichen organischen Herzbefund erklären lassen. Ihre Entstehung wird nicht durch unmittelbare Störungen der Blutbewegung in den Herzkammern und beim Durchtritt durch die Herzöffnungen bedingt, wie bei der Endokarditis. Die Art ihrer Entstehung ist noch ungeklärt.

a) Die endokardialen organischen Geräusche fallen stets genau mit der Systole zusammen; dies kann für die Diastole ebenfalls zutreffen, oder das Geräusch fällt an das Ende der Diastole; es geht eigentlich der Systole kurz vorauf und fällt zeitlich mit der Vorhofkontraktion zusammen (präsystolisches Geräusch).

b) Systolische Geräusche treten stets mit dem Herzstoß genau gleichzeitig (synchron); auch treten sie lauter und schärfer hervor (Akzentuation) als die diastolischen, welche nach dem Herzstoße wahrnehmbar werden.

c) Systolische und diastolische Geräusche können vereint auftreten und sich zu einem zusammenhängenden Geräusche verschmelzen. Bei zwei Geräuschen hat stets das diastolische die größere Bedeutung. Sie sind nur selten akzidentell, während systolische recht oft auf anorganischen Ursachen beruhen.

131. Die Stärke der Geräusche wird nur zum Teil durch die anatomischen Veränderungen bedingt; vielmehr hängt sie noch von der Geschwindigkeit des Blutstromes und von den entstandenen Rauhigkeiten auf der Herzinnenhaut und an den Klappen ab.

132. Die Beschaffenheit der Geräusche wird als hauchend, blasend, gießend, schabend, schnurrend, kratzend, singend oder auch brummend bezeichnet.

133. Die Zeitdauer der endokardialen Geräusche ist sehr verschieden, sie können die ganze Systole und Diastole ersetzen oder nur einen Teil des Tones beanspruchen. Dies läßt sich dadurch erklären, daß die betreffenden Klappen an Spann- und Schwingungsfähigkeit eingebüßt haben.

a) Die Geräusche treten am deutlichsten im Verlaufe der Richtung des sie erzeugenden Blutstromes hervor. Daher wird das systolische Geräusch bei der Schließunfähigkeit der zweizipfligen Klappe auch im 2. linken Rippenzwischenraume, das diastolische Geräusch auch mitten auf dem Brustbein am deutlichsten wahrgenommen.

b) Für die Diagnose gewährt nur die scharfe Unterscheidung von Ton und Geräusch nach der Zeiteintritt des letzteren einen sicheren Anhalt, während seine Beschaffenheit in ihrer Bedeutung dagegen zurücktritt. Sie hat nur einen unterstützenden Wert.

c) Wenig kräftige — leise — und daher schwer unterscheidbare Geräusche infolge schwacher Herzarbeit werden durch Körperbewegungen (vgl. Ziff. 121) verstärkt und daher deutlicher.

d) Um neben den Geräuschen noch vorhandene Töne deutlicher wahrnehmbar zu machen, wird die flache Hörrohrplatte vom äußeren Gehörgange soweit nach vorn verschoben, daß sie dessen äußere Öffnung nur zum Teil deckt. Dadurch wird das Geräusch abgeschwächt, so daß der Ton sich deutlicher geltend machen kann.

e) Die unterscheidende Trennung der einzelnen Töne und Geräusche und ihre Erkennung als systolisch oder diastolisch und präsystolisch wird nur durch gleichzeitige Befühlung der Halsschlagader oder am zweckmäßigsten des Herzstoßes unmittelbar gesichert. Die Pulswelle fällt zeitlich mit der Systole zusammen. In den Zwischenraum zweier Wellen oder zwischen 2 aufeinanderfolgenden Herzstößen fällt demnach die Diastole.

134. Die **anorganischen (akzidentellen) Geräusche** werden vorzugsweise bei Chlorose, Leukämie, Anämie und Kräfteverfall, aber auch bei schweren fieberhaften Krankheiten, andererseits aber auch bei völlig gesunden Menschen festgestellt und zeichnen sich durch ihre hauchende oder schwach blasende Beschaffenheit aus. Sie sind auch nicht beständig.

Neben anderen Zeichen der Blutarmut unterstützt das namentlich in der rechten Drosselvene (Vena jugularis dextra) gleichzeitig vernehmbare **Nonnensausen** die Erkennung der anorganischen, sowohl während der Systole als auch während der Diastole zu hörenden Geräusche.

Diese Geräusche ähneln dem scharfen Summen und Brummen eines laufenden Brummkreisels (la nonne der Brummkreisel). Das Geräusch wird auch als bruit de diable bezeichnet.

135. Außer den endokardialen akzidentellen Geräuschen werden auch häufig **extrakardiale (pulmonale)** akzidentelle, systolische Herzgeräusche beobachtet, die blasend oder auch quietschend klingen können und von der Atmung stark beeinflußt werden, beim Einatmen meist verschwinden, beim Ausatmen und bei Druck auf die Brustwand deutlicher hervortreten.

136. Die **perikardialen Reibegeräusche** entstehen gleichfalls durch die Herzarbeit in der Weise, daß der sich zusammenziehende und wiederausdehnende Herzmuskel mit seiner Oberfläche unter Reibung an der entzündlich rauhen und unebenen perikardialen Innenfläche reibt. Das Geräusch stellt sich vom leisen Anstreifen bis zum scharfen Schaben und Kratzen dar.

a) Diese perikardialen Geräusche schleppen den Herztönen nach oder sie gehen ihnen voran, weil die Herzbewegungen die Herztöne überdauern. Sie werden auch in unregelmäßigen Absätzen (Lokomotivgeräusch) wahrgenommen. Sehr tiefe Einatmungen unterbrechen sie.

b) **Extraperikardiale Reibegeräusche** von der Beschaffenheit der pleuritischen verschwinden bei der Atempause, weil von der Atmung abhängig.

137. Auskultation der Gefäße. Durch das Behorchen der großen Gefäße läßt sich die Diagnose der Klappenfehler mehr oder weniger bestätigen und sichern.

Dafür kommen die Halsschlagadern (Art. carotis, subclavia, brachialis, cruralis) und die beiden Drosselvenen (Venae jugulares) in Betracht.

a) Der Herzsystole entspricht die Diastole der Gefäße. Das Hörrohr wird unter Vermeidung jeglichen Druckes auf die darunter liegenden Weichteile zum Abhorchen der Halsschlagader am Innenrande des Kopfnickermuskels (M. sternocleidomastoideus) in der Höhe des Schildknorpels aufgesetzt, hinsichtlich der Unterschlüsselbeinarterie im äußeren Abschnitte der Oberschlüsselbeingrube.

b) Über beiden Gefäßen werden regelrechterweise 2 ausgesprochene Töne gehört. Der erste, der Herzsystole entsprechende, wird durch die ruckartige Spannung der Gefäßwände erzeugt, der zweite mit der Herzdiastole zusammenfallend, ist von den Aortenklappen fortgeleitet. Bei der Aortenstenose fällt meist der erste Herzton aus, dagegen hört man ein langgezogenes systolisches Geräusch, das sich laut in die Halsschlagadern fortsetzt. Der Ersatz des zweiten Karotidentones durch ein sägendes Geräusch spricht für Aorteninsuffizienz, kommt aber auch oft bei Aortenstenose und Arteriosklerose, seltener bei Mitralinsuffizienz vor.

138. In den übrigen Schlagadern treten Töne oder Geräusche gewöhnlich nicht in die Erscheinung. Ohne Hörrohrdruck wahrnehmbare Geräusche über den entfernteren Schlagadern sprechen für Aneurysma. Dann machen sich die Geräusche aber auch fühlbar.

a) Bei starkem Hörrohrdruck entsteht in den Gefäßen ein arteriodiastolisches Druckgeräusch; bei gesteigertem Druck wandelt es sich in einen Ton um. Ungewöhnliche starke Tonbildung selbst kleinerer Gefäße (Art. cubitalis: poplitea) wird bei Aorteninsuffizienz, ein Doppelton über der Art. cruralis bei dem gleichen Herzfehler, bei Verengerung der zweizipfligen Klappe, bei Saturnismus und Gravidität gehört.

b) Die Blutadern gesunder Menschen lassen sich nicht hören. Nur bei Blutarmut in jeder Form tritt in der Drosselader ein lautes sausendes Geräusch auf (Ziff. 134). Bei sehr hochgradiger Blutleere macht sich in der Schenkelblutader (V. cruralis) ein Geräusch bemerkbar.

Jene Vene wird am äußeren Rande des Kopfnickers in Höhe des Schildknorpels abgehorcht. Durch Kopfdrehung nach der entgegengesetzten Seite erfährt das Nonnengeräusch eine erhebliche Verstärkung und Verschärfung.

139. Puls. Vorbemerkung: Die bei jeder Herzzusammenziehung in die Arterien hineingetriebene Blutwelle hat eine wesentliche Bedeutung, wenn der von ihr ausgehende Druck auf die Gefäßwandung für das ärztliche Urteil hinsichtlich der Art der Herzarbeit und der Leistungsfähigkeit der Kreislauforgane gebührend gewürdigt wird. Lediglich mit dem Zählen des Pulses darf sich der untersuchende Arzt nicht begnügen.

a) Es müssen auch nicht nur beide Radialpulse unter sich, sondern auch mit dem Herzstoße verglichen werden, um festzustellen, ob nicht hinsichtlich der Stärke beider ein Mißverhältnis und ob nicht im Rhythmus ein Unterschied besteht.

b) Die Spitzen der leicht aneinanderliegenden Finger 2, 3 und 4 der einen Hand liegen zunächst ohne wesentlichen Druck auf dem betr. Gefäße; die andere Hand flach unter mäßigem Druck auf der Herzgegend in Höhe des 5. Rippenzwischenraumes, die die Häufigkeit, Stärke und Ausdehnung des Herzstoßes namentlich in der Atempause zu prüfen hat.

c) Bei nicht fühlbarem Herzstoße in der Rückenlage wird diese Untersuchung am sitzenden, leicht vorübergebeugten Kranken vorgenommen; oder er wird durch das Ohr beurteilt. Sehr starker und weit verbreiteter Herzstoß und sehr kleiner Puls weist z. B. auf ein Hindernis auf dem Wege des rückläufigen Blutstroms hin und es handelt sich dann meist um eine Aortenstenose.

140. Die Häufigkeit (Frequenz), die Schnelligkeit (Celerität), die Kraft (Energie) des Wellenstoßes, der Rhythmus

(Wellenabstand, Pulsintervalle), die **Gleichmäßigkeit** (die Wellenhöhe), die **allgemeine Beschaffenheit** (Füllung des Arterienrohres und Doppelschlägigkeit), schließlich auch **Lage, Weite, Wandbeschaffenheit** des **Gefäßrohres** sind zu prüfen.

141. Die **Frequenz** (bei gesunden Erwachsenen 60—80, bei Greisen 70—90, bei Kindern 100—140 Schläge in der Minute)

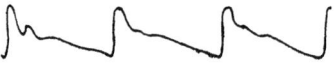

Abb. 7. Puls eines Gesunden.

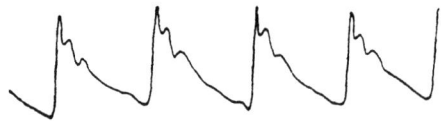

Abb. 8. Regelrechter Puls (langsam, stark gespannt), Fall von Schwangerschaft.

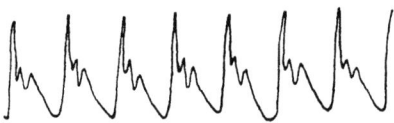

Abb. 9. Regelrechter Puls (hart und kräftig), Fall von Gelenkrheumatismus.

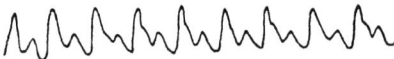

Abb. 10. Regelrechter Puls (mit deutlicher dikroter Welle), Fall von Lungenentzündung.

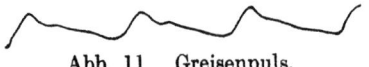

Abb. 11. Greisenpuls.

ist abhängig vom Lebensalter, Geschlecht, Körpergröße, Konstitution, Temperament, Tageszeit, Nahrungsaufnahme, Körperbewegung, Außentemperatur, seelischen Erregungszuständen und Medikamenten.

a) **Pulsbeschleunigung** (Tachykardie, Pulsus frequens) wird durch Vaguslähmung, Sympathikusreizung oder durch die Herzganglien hervorgerufen. Innerhalb gewisser Grenzen (bis 100 oder 110 höchstens) bei und nach anstrengender Körperarbeit, nach reichlicher Nahrungsaufnahme, womöglich unter Mitwirkung von alkoholischen Getränken und starkem Kaffee und bei seelischer Erregung ist sie noch als physiologisch aufzufassen.

α) Häufig in der Erholungszeit (Rekonvaleszenz) nach schwer fieberhaftem, lange dauerndem Leiden, besonders nach Infektions- und auch bei allen zeitig fieberlosen Zehrkrankheiten und bei Fieberbewegungen (auf 1° Wärmesteigerung werden 6—8 Schläge in der Minute gerechnet).

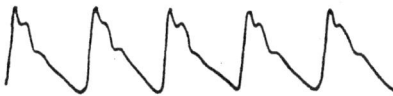

Abb. 12. Großer Puls von hoher Spannung (Nephritis).

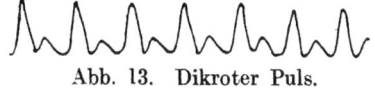

Abb. 13. Dikroter Puls.

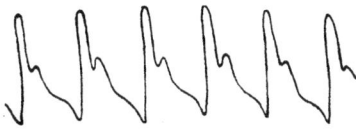

Abb. 14. Puls bei Aorteninsuffizienz.

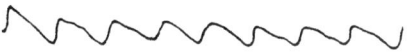

Abb. 15. Puls bei Aortenstenose.

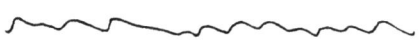

Abb. 16. Puls bei Mitralstenose.

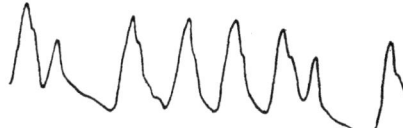

Abb. 17. Irregulärer Puls (Extrasystolen).

Ungewöhnliche Pulsbeschleunigung (über 150 hinaus) zeigt häufig gefahrdrohende Herzschwäche an, kommt aber anfallsweise auch bei organisch gesunden Herzen vor (paroxysmale Tachykardie).

β) Tachykardie bei Herzkrankheiten ist ein Zeichen von Kompensationsstörungen, deren Schwere oft nach dem Grade der Pulsbeschleunigung abgeschätzt werden kann.

γ) Die dauernd oder anfallsweise auftretende übermäßige Beschleunigung ist eine Haupterscheinung der nervösen Herzleiden (der Herzneurosen), die in gewissen Fällen als selbständiges Krankheitsbild aufgefaßt werden müssen, freilich lange nicht so häufig, wie sie unter Verkennung organischer Veränderungen angenommen wird.

δ) **Tachykardie in Verbindung mit Schilddrüsenvergrößerung** (Kropf, Struma) und **Glotzauge** (Exophthalmus) kennzeichnet die **Basedowsche Krankheit**.

ε) Mit **Herzjagen** (paroxysmale Tachykardie) wird eine anfallsweise, ungewöhnlich hohe Pulsbeschleunigung von 180—260 Schlägen in der Minute bezeichnet, die bei organischen und nervösen Herzleiden, nach Infektionskrankheiten und Vergiftungen sowie aus bisher unbekannten Ursachen auftreten kann.

b) **Pulsverlangsamung** (Bradykardie; Pulsus rarus) ist die Folge von Vagusreizung oder Sympathikuslähmung oder auch Folge der Hemmung der intrakardialen Reizerzeugung (Sinusbradykardie) und der Reizleitung (Herzblock, Adams-Stokessche Krankheit).

α) **Bradykardie** tritt nach dem kritischen Ausgange schwer fieberhafter Krankheiten und bei schwerer körperlicher Erschöpfung, aber auch im Beginne der Rekonvaleszenz auf. Sie ist ein Krankheitszeichen für Hirnhautentzündung (Meningitis — Hirndruck), für Ikterus (Wirkung der Gallensäuren) und bei Kolik (differentialdiagnostisch verwertbar hinsichtlich der Bauchfellentzündung [Peritonitis]).

β) Bei Herzkrankheiten spricht der **Pulsus rarus** am meisten für Verengerung der Hauptschlagader und der zweizipfligen Klappe.

γ) Als Folge arzneilicher Wirkung kommt er der **Digitalis** zu.

142. Höhe des Pulses (P. altus oder parvus) kennzeichnet die Menge des durch die Ventrikelzusammenziehung in die Arterie geschickten Blutes und die dadurch bewirkte Spannung des Arterienrohres, also der Gefäßfüllung.

a) **Pulsus altus** kommt bei Fiebernden, bei Herzhypertrophie und an erster Stelle bei Aorteninsuffizienz vor; kleiner **Puls** (Pulsus parvus) kündet Herzschwäche an und kennzeichnet vorhandene Klappenfehler als Stenosen.

b) **Pulsus alternans** bedeutet ein regelmäßiges Abwechseln je eines großen und eines kleinen Pulses und ist meist ein Zeichen von Herzmuskelschwäche.

c) **Pulsus paradoxus** ist ein Zeichen für schwielige Verwachsungen oder Geschwülste des Mittelfells. Beim Einatmen wird der Arterienpuls klein und selbst unfühlbar, beim Ausatmen größer, während die Regelmäßigkeit der Schlagfolge im Gegensatz zur respiratorischen Arhythmie unverändert bleibt.

143. Rhythmus. Die Regelmäßigkeit der Schlagfolge und die Gleichmäßigkeit der Wellenabstände (Pulsintervalle) bei sonst einwandfreier Beschaffenheit spricht vor allem für einen gesunden Herzmuskel und seine ungestörte Nervenbeeinflussung (Herzsteuerung).

144. Unregelmäßige Schlagfolge (Arhythmie, P. irregularis) tritt in folgenden Formen auf:

a) Die **respiratorische Arhythmie** besteht in inspiratorischem Kleiner- und Schnellerwerden und in exspiratorischem Größer- und Langsamerwerden des Pulses.

b) **Extrasystolen** beruhen auf vorzeitiger Zusammenziehung der Herzkammern vor Ablauf der Diastole infolge abnormer Reizbildung. Der entsprechende periphere Arterienpuls fällt bei der Betastung aus, da er eine zu kleine Pulswelle hat. Aussetzen jedes zweiten, dritten, vierten usw. Pulses bezeichnet man als **Pulsus bigeminus, trigeminus, quadrigeminus** usw.

c) **Überleitungsstörungen** entstehen durch unvollständige oder vollständige Unterbrechung im Hisschen Bündel. Bei beschränktem Herzblock gelangt nur ein Teil der vom Sinusknoten und von den Vorkammern ausgehenden Reize zu den Kammern und veranlaßt deren Zusammenziehung. Bei totaler Dissoziation schlagen Vorhöfe und Kammern unabhängig voneinander, diese nur 20—40 mal in der Minute (Adams-Stokessche Krankheit).

d) Die dauernde Unregelmäßigkeit — Arhythmia perpetua — (Pulsus irregularis perpetuus) beruht auf Vorhofflimmern. Die Kammern schlagen völlig unregelmäßig (Delirium cordis).

145. Schnelligkeit des Pulses (P. celer oder tardus), ein Zeichen verstärkter Herzarbeit. Sie macht sich durch die schnellende, d. h. steil ansteigende und wieder ebenso schnell abfallende Pulswelle im Arterienrohre geltend, je nachdem es schnell (oder langsam) ausgedehnt wird bzw. wieder zusammenfällt.

a) Pulsus celer ist besonders kennzeichnend für Aorteninsuffizienz mit ihrem Pulsus celer et altus; spricht aber auch für Schrumpfniere und Basedow.

b) Pulsus tardus findet sich im Greisenalter, bei Aorten- und Mitralstenose und bei Aneurysmen.

146. Härte des Pulses (P. durus und mollis). Sie hängt von der Spannung der Arterienwand ab und steht im Verhältnis zu der Kraft, die der Finger anwenden muß, um den Puls zu unterdrücken.

a) Pulsus durus ist ein Zeichen für Hypertrophie des linken Ventrikels bei stark erhöhtem Blutdruck und besonders hervorstechend für Schrumpfniere (federkielhartes Arterienrohr).

Von der Härte des Pulses ist die Wandstarrheit bei der Gefäßverkalkung zu unterscheiden. In diesem Falle hat das Arterienrohr seine Elastizität eingebüßt; es rollt unter den Fingern. Bei höheren Graden der Arteriosklerose ist das Gefäß auch geschlängelt und höckerig.

147. Die Lage, ob oberflächlich, ob tief liegend und ob überhaupt an gewöhnlicher Stelle vorhanden, ist bei der Prüfung des Pulses zu beachten, ebenso die Weite des Gefäßrohres (ob weit oder eng).

a) Weite Gefäße begünstigen den Blutkreislauf und dessen ernährende, aufbauende und entlastende Wirkung auf das Zellenleben.

b) Enge Gefäße gewährleisten diese Grundbedingungen eines gedeihlichen Lebens im allgemeinen nicht so vollkommen und können daher neben anderen Umständen auch als Ursache einer schwachen Konstitution gelten.

c) Schmal (eng) nennt man die Gefäße, welche in Rücksicht auf die sonstige Körperentwicklung nicht der durchschnittlichen Weite entsprechen.

148. Gleichzeitiges Befühlen des Pulses beider Seiten ergibt auch in gewissen Fällen eine Ungleichförmigkeit der Pulswelle — in der einen Arterie ist sie kleiner — oder eine Verlangsamung des Pulses. Der Puls ist in dieser Arterie etwas träger als in der anderen. Grund: Aneurysma oder einseitige Kompression einer Art. subclavia durch eine Geschwulst.

Die wichtigsten Herzkrankheiten sind nach Art, physikalischen Zeichen, Puls und Begleiterscheinungen in folgender tabellarischer Übersicht zusammengestellt:

Übersicht der wichtigsten Herzkrankheiten nach

Herz-krankheit	Herzdämpfung	Herz- und Spitzenstoß	Ergebnisse der Behorchung
1. Insuffizienz der Mitralis.	Verbreiterung über den l. Brustbeinrand und die M.-L. hinaus. Dilatation des r. Ventrikels und Hypertrophie des l. (dilatierten) Ventrikels.	Verschiebung u. Verbreiterung des verstärkten Spitzenstoßes im 5. u. 6. I.-R., erhebliche Verstärkung des Herzstoßes.	Lautes, gießendes, systolisches Geräusch über der Spitze oder Basis, sehr erhebliche Verstärkung des (klappenden) 2. Pulmonaltones infolge v. Rückstauung des Blutes in den Lungen, starke Abschwächung des 2. Aortentones.
2. Stenose der Mitralis (d. Ostium venosum sinistrum).	Starke Hypertrophie des r. Ventrikels, häufig über den r. St.-R. hinaus, keine Hypertrophie, vielmehr meist konzentrische Schrumpfung des l. Ventrikels.	Abschwäch. d. Herzstoßes, Verstärkung nur in Verbindung mit Mitralinsuffizienz. Epigastrische Pulsation. An der Spitze präsystol. Schwirren.	Bei ausgesprochener Mitralstenose typisches Geräusch über der Herzspitze mit geringer Fortpflanzung: präsystolisches anwachsendes (kreszendoartiges) Geräusch mit paukendem Tone am Ende, sonst diastolisches Geräusch über der Herzspitze und am l. Herzrande entlang. Verstärkung des 2. Pulmonaltones bei sehr schwachem 2. Aortentone.
3. Insuffizienz der Aortenklappen.	Sehr umfangreiche Herzdämpfung nach l. Beginn oft an der 2. oder 3. Rippe, beträchtliche Überschreitung der l. M.-L., bisweilen auch d. l. St.-L. nach rechts (Vorwölbung der Herzgegend nach l.).	Außerordentliche Verstärkung des Herzstoßes (Erschütterung der ganzen vorderen unteren Brustwand). Sicht- und fühlbares Pulsieren der Carotiden, ebenso der erweiterten Aorta in der Fossa jugularis. Stark hebender Spitzenstoß im 6. u. 7. I.-R., weit außerhalb der M.-L. sicht- und fühlbar.	Lang gezogenes, blasendes diastolisch. Geräusch in der Höhe des 3. Rippenknorpels (über der Aorta), Ausfall des fortgeleiteten 2. Aortentones oder hörbares Geräusch in der Carotis und der Subclavia, Tönen der kl. Arterien bei hochgradiger Hypertrophie des l. Ventrikels infolge sehr starker Insuffizienz der Aortenklappen; aus gleicher Ursache bisweilen auch Doppelton in der Cruralis.
4. Stenose der Aortenklappen (des Ostium arteriosum sinistrum).	Wie zu 3. Herzdämpfung stark n. l. verbreitert. Starke Hypertrophie des l. Ventrikels.	Wie zu 3. Herzstoß wenig verstärkt. Spitzenstoß nach l. verlag., zuweil. schwach. Systolisches Schwirren im 2. r. I.-R.	Systolisches Geräusch am deutlichsten über dem Ostium aortae, sehr laut, langgezogen, zischend od. singend (sogar in einiger Entfernung vom Herzen wahrnehmbar). Fehlen des 1. Tones. Das präsystolische Geräusch über der Spitze am deutlichsten.

ihren sinnfälligen (objektiven) Krankheitszeichen.

Puls	Begleiterscheinungen	Bemerkungen
Puls kräftig, regelmäßig, häufig leicht beschleunigt.	Mäßige Stauungen in den Lungen und Venen; bei Kompensationsstörungen Dyspnoe, vermind. Urinmenge u. Knöchelödeme, Hydrops, Zyanose, Stauungsleber, -niere, -bronchitis, embolische Prozesse, zeitweiliger Blutauswurf.	Hypertrophie, durch vermehrte Widerstände in dem Lungenkreislauf bedingt. Hypertrophie des l. Ventrikels schließt reine Mitralstenose aus. Verstärkung des 2. Pulmonaltones wird bedingt durch die starke Drucksteigerung im Lungenkreislaufe infolge stärkerer Arbeitsleistung des r. Ventrikels und sehr rascher und starker Drucksenkung in ihm bei beginnender Diastole, daher sehr starker Antrieb der Pulmonalklappen gegen den Ventrikel, stärkere Schwingungen als Folge.
Auffallende Kleinheit und geringe Spannung (Erklärung: Eintritt nur geringer Blutmengen aus d. l. Ventrikel in die Arterien). Häufig vermehrte Frequenz und Arhythmie.	Wie zu 1.	Sehr frühzeitige Neigung zu Kompensationsstörungen, weil l. Vorhof nicht stärker hypertrophieren kann und wegen zunehmender Stauung im kleinen Kreislauf. Dazu kommt die in Einzelfällen sehr erhebliche Atrophie des l. Ventrikels. Bei reiner Mitralstenose gelangt durch das verengte Ostium eine geringere Blutmenge in den l. Ventrikel, der sich in seiner Arbeit u. Größe der geringen Füllung anpaßt und atrophiert.
Pulsus celer (schnellend, hoch ansteigend, mit der Diastole rasch abfallend), Blutwelle in den arteriellen Kapillaren sichtbar (Kapillarenpuls). Sichtbarmachen des Kapillarpuls wird erreicht durch Rotreiben einer Hautstelle an der Stirn: Wechsel zwischen plötzlichem Abblassen und Wiederrotwerden der Stelle entsprechend dem Pulse. Starke Pulsatio epigastr.	Wie zu 1.	Aorteninsuffizienz mit Mitralinsuffizienz nicht selten, häufiger Aorteninsuffizienz mit Aortenstenose gepaart. Kompensation der Aorteninsuffizienz am leichtesten, weil hinter dem Klappendefekt der muskelkräftige l. Ventrikel liegt.
Puls klein und träge (tardus.)	Häuf. Schwindelerscheinungen u. Ohnmachten infolge Gehirnanämie. Es gelangt nur wenig Blut in die Arterien.	Ursache im Alter durch atheromatöse Vorgänge an dem großen Gefäßstamm.

Herz-krankheit	Herzdämpfung	Herz- und Spitzenstoß	Ergebnisse der Behorchung
5. Insuffizienz der Tricuspidalis (selten).	Stark. Verbreiterung nach rechts, über d. r. St.-R. hinaus. Keine Verbreiterung nach links.	Verstärkung d. Herzstoßes gegen das Sternum hauptsächlich.	Systolisches Blasen hinter dem Sternum zwischen d. beiden 4. Rippenknorpeln. Starke Abschwächung d. 2. Pulmonaltones.
6. Stenose der Tricuspidalis (Ostium venosum dextrum). *(Sehr selten.)*	Wie zu 5.	Wie zu 5.	Diastolisches Geräusch hinter dem Sternum in der Höhe der 4. Rippe.
7. Insuffizienz der Pulmonalis (des Ostium arteriosum dextrum).	Vergrößerung nach rechts.	Nicht charakteristisch wegen seiner wechselnden Lage u. Stärke. Herzstoß bald verstärkt, bald abgeschwächt, bald an regelrechter Stelle, bald links von der r. St.-L.	Diastolisches Geräusch (und Schwirren) am linken St.-R. im 2. I.-R. und über d. 3. Rippenknorpel.
8. Stenose der Pulmonalis (des Ostium arteriosum dextrum). *(Sehr selten.)*	Wie zu 7.	Wie zu 7. Herzgegend meist vorgewölbt.	Systolisches Geräusch (u. Schwirren) an gleicher Stelle wie zu 7. Zweiter Pulmonalton schwach.
9. Myocarditis acuta.	Normale oder vergrößerte Herzdämpfung (letzteres bes. im akuten Stadium).	Herzstoß unregelmäßig, ungleichmäßig.	Herztöne meist rein; häufig systolisches Geräusch an der Spitze.
chronica.			Herztöne laut, rein; in vorgeschrittenen Stadien oft schwach. 2. Ton akzentuiert. Zuweilen systolisches Geräusch an der Spitze.
10. Pericarditis.	Herzdämpfung in Form eines Dreiecks vergrößert, über den Spitzenstoß hinausragend.	Herzgegend vorgewölbt. Spitzenstoß fehlend od. schwach, wird stärker b. Vornüberbeugen d. Kranken.	Herztöne schwach. Reibegeräusche (schabend, oberflächlich, mit der Herzaktion nicht gleichzeitig).

Aufzeichnung der Herztätigkeit und des Kreislaufs.

149. Die Aufzeichnung (graphische Registrierung) der Herztätigkeit und des Kreislaufs bedeutet nicht nur eine Verfeinerung der Inspektion und Palpation, sondern stellt auch Vorgänge dar, die ohne jene Hilfsmittel nicht erkannt werden können.

Puls	Begleiterscheinungen	Bemerkungen
Arterienpuls schwach (schwache arterielle Blutsäule). Systolischer Venenpuls, oft venöser Leberpuls.	Sehr bedeutende u. leicht zunehmende Stauung zunächst in den Hohlvenen, dann aber auch in den übrigen Venen. Keine vollständige Kompensation.	—
—	Pulsationen d. strotzend gefüllten V. jugularis; Stauungserscheinungen in der Leber, Hydrops, Albuminurie.	—
—	Kompensationseintritt leicht; daher kaum venöse Stauungen. Bei stark entwickelter Hypertrophie des r. Ventrikels hochgradige Erweiterung der Pulmonalarterie; daher Blutüberfüllung in den Lungen mit Lungenbluten.	—
Puls klein, frequent.	Bei hochgradiger Stenose öft. Lungenschwindsucht infolge unzulänglich.Blutzufuhr zu den Lungen. Von Geburt an Dyspnoe, Zyanose. Kolbige Verdickung d. Nagelglieder.	—
Weich, klein, unregelmäßig, oft ungleichmäßig.	Meist hohes Fieber. BeschleunigteAtmung. Starke Herzbeschwerden. Status typhosus.	Unterscheidung von Endocard. acuta, oft auch von Typhus. Sepsis, Miliartuberkulose schwierig.
	Meist ohne Fieber. Zyanose, allgem. Hydrops. Oft stenokardische Anfälle.	Häufig mit Klappenfehler verbunden oder schwer von solchem zu unterscheiden.
Meist frequent, oft arhythmisch. In schweren Fällen klein, schwach.	Meist mäßiges Fieber und starke Dyspnoe. In vorgeschrittenen Stadien Stauungserscheinungen.	Hydroperikard d. d. Grundkrankheit und Fieberlosigkeit unterschieden.

Diese Untersuchungsarten beziehen sich auf die Aufzeichnung von Bewegungsvorgängen am Herzen und an den Blutgefäßen mit Einschluß der hierzu gehörigen hörbaren (akustischen) Erscheinungen, sowie auf die Darstellung der bei der Herztätigkeit auftretenden elektrischen Aktionsströme.

Diesen Zwecken dienen die folgenden Verfahren: a) Spitzenstoßschreibung (Kardiographie), β) Herztonschreibung, γ) Arterienpulsschreibung (Sphygmographie), δ) Venenpulsschreibung (Phlebographie), ε) Blutfüllungsschreibung (Plethysmographie) und ζ) Aktionsstromschreibung (Elektrokardiographie).

α) Spitzenstoßschreibung (Kardiographie).

150. Wie für die Besichtigung und Betastung, so ist auch für die Aufzeichnung — Kardiographie — die Bewegung des Herzens am deutlichsten an der Stelle des Spitzenstoßes. Die Aufnahme des Kardiogramms geschieht nach dem gleichen Verfahren wie die des Arterien- und Venenpulses, durch Aufsetzen eines Trichterchens, oder einer Kapsel, die durch einen Gummischlauch mit einer Schreibkapsel verbunden ist. Daran ist ein Schreibhebel befestigt, der die Bewegungen auf einen vorübergleitenden berußten Papierstreifen aufzeichnet. Am gebräuchlichsten sind die Kardio-Sphygmographen oder Polygraphen von Jacquet, Mackenzie und Boenniger.

Statt der Übertragung durch den materiellen Schreibhebel benutzt man vorteilhafter dort, wo eine Lichtquelle und ein photographischer Aufnahmeapparat zur Verfügung stehen (am Elektrokardiographen), die genauere und empfindlichere Übertragung durch den masselosen Lichtstrahl (nach Frank), wobei ein auf der Kapsel aufgeklebtes Spiegelchen den reflektierten Lichtstrahl einer Bogenlampe auf einen rotierenden Film wirft (projiziert), und die Ausschläge durch photographische Entwicklung des Films sichtbar gemacht werden.

151. Die normale Spitzenstoßkurve zeigt die hier wiedergegebene Form. Wichtig ist das Verhalten des Spitzenstoßes bei Verwachsungen des Herzbeutels, da hierbei infolge der Festlegung (Fixierung) des Herzens eine systolische Einziehung der Herzspitze erfolgt und die Spitzenstoßkurve infolgedessen negativ wird.

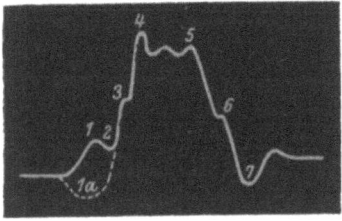

Abb. 18. Spitzenstoßkurve (Kardiogramm).
1 = positive, 1·a = negative Vorhofzacke.
2—3 = Anspannungszeit.
3 = Öffnung der Semilunarklappen.
4 = Gipfel, 5 Ende der Systole.
6 = Schluß der Semilunarklappen.
7 = Beginn der diastolischen Kammerfüllung.

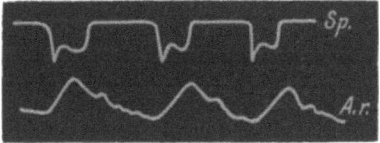

Abb. 19. Negativer Spitzensto[ß] (systolische Einziehung) bei Synechi[e] des Herzbeutels (Mediastinoperi[-] carditis).
Sp = Spitzenstoß. A. r. = Art. radialis.

β) **Herztonschreibung.**

152. Die Herztonschreibung hat bisher mehr wissenschaftliche als praktische Bedeutung. Sie geschieht auf optischem Weg durch Übertragung der Schwingungen eines Kollodium- oder Gelatinehäutchens mit aufgeklebtem Spiegelchen auf einen sich abrollenden Film.

γ) **Arterienpulsschreibung (Sphygmographie).**

153. Die Aufnahme des Arterienpulses — Sphygmographie — erfolgt mit dem Sphygmographen von Jacquet, Dudgeon oder Frank-Petter, mit einem der genannten Polygraphen oder auf optischem Wege durch eine Franksche Kapsel. Die Höhe der Pulskurve ist abhängig von der Höhe des Blutdrucks (v. Frey) und der Pulsenergie (Sahli), ihre Form von der Zelerität und Härte des Pulses. Wir unterscheiden am Sphygmogramm einen aufsteigenden (anakroten) und einen absteigenden (katakroten) Schenkel. Dieser enthält eine stärkere Erhebung, die dikrote Welle, und eine Reihe kleinerer Wellen, welche auf den Nachschwingungen (Elastizitätselevationen) des Arterienrohrs beruhen.

154. Mit sinkendem Blutdruck wird die dikrote Welle bei nicht zu schwacher Herzkraft (z. B. im Fieber) so deutlich, daß sie sogar zu tasten ist (dikroter Puls). Sie kann auch stärker sein als die eigentliche Pulswelle (überdikroter Puls), während sie bei starker Pulsbeschleunigung ganz fehlen kann (monokroter Puls).

155. Der Pulsus celer bei der Aortenklappeninsuffizienz zeichnet sich durch die Steilheit der Kurve aus, der Pulsus durus bei Arteriosklerose, Schrumpfniere und Bleivergiftung durch den senkrechten Aufstieg, den breiten Gipfel und den gleichmäßigen Abfall, der Pulsus parvus et tardus bei der Mitral- und Aortenstenose durch die geringe Höhe des Anstiegs und den langsamen Abfall.

156. Als Pulsus alternans bezeichnet man den bei Arteriosklerose, Schrumpfniere, Herzmuskelentartung und Infektionskrankheiten zuweilen beobachteten Wechsel zwischen hohen und niedrigen Pulsen infolge herabgesetzter Zusammenziehungsfähigkeit des Herzens.

157. Von den Arhythmien lassen sich in der Pulskurve nur die Extrasystolen sicher erkennen. Sie treten als kleine Erhebungen des katakroten Schenkels hervor, und ihnen folgt, sofern sie von der Kammer oder vom Vorhof ausgehen, eine kompensatorische Pause, die dadurch entsteht, daß der nächste Reiz des Sinusknotens das Herz im Zustande der Reizunempfindlichkeit — in der refraktären Phase — trifft und daher unwirksam bleibt. Bei den vom Sinusknoten ausgehenden und bei den eingeschalteten (interpolierten) Extrasystolen fehlt die kompensatorische Pause, weil der nächste Sinusreiz nicht mehr in die refraktäre Phase hineinfällt.

158. Durch regelmäßiges Auftreten von Extrasystolen nach jedem ersten, zweiten, dritten usw. Pulse kommt es zum Bilde des Pulsus bigeminus, trigeminus, quadrigeminus usw.

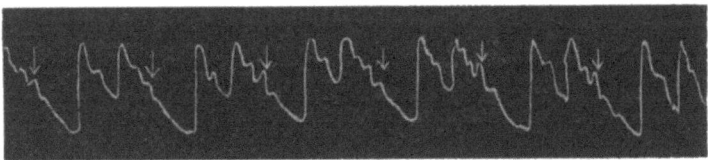

Abb. 20. Pulsus trigeminus (bei Extrasystolen).

159. Der bei den Herzbeutelverwachsungen (Pericarditis adhaesiva) sich findende Pulsus paradoxus ist gekennzeichnet durch Abnahme der Pulshöhe während des Einatmens und Zunahme während des Ausatmens ohne Änderung des Rhythmus und beruht auf der Zug- und Druckwirkung der Lungen auf das durch die Verwachsungen fixierte Herz.

δ) Venenpulsschreibung (Phlebographie).

160. Die Venenpulsschreibung (Phlebographie) wird durch Aufsetzen eines Trichterchens auf die V. jugularis externa ausgeführt. Die Aufzeichnung erfolgte mittelst einest Polygraphen

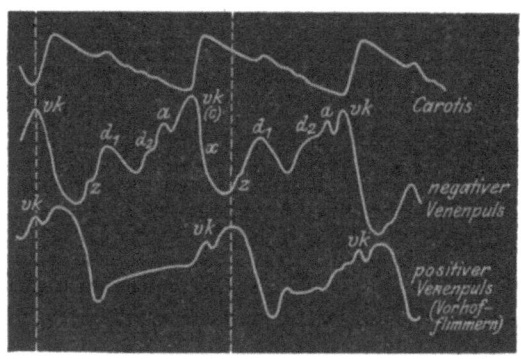

Abb. 21. Normaler (negativer) und pathologischer (positiver) Venenpuls.
a = Vorhofskontraktion. vk = Ventrikelkontraktion. x = Systolischer Kollaps.
d_1, d_2 = Diastolische Wellen. z = Pulmonalklappenschluß.
Die erste punktierte Vertikale entspricht dem Beginn der Systole, die zweite dem der Diastole.

oder einer Frankschen Kapsel. Seine Bedeutung liegt darin, daß die Drosselvene als elastisches Manometer dem rechten Vorhof aufsitzt und dessen Druckschwankungen verzeichnet.

161. Die normale Venenpulskurve zeigt daher eine Vorhofswelle (a), einen Gipfel im Beginn der Kammerzusammenziehung — Ventrikelkontraktion — (vk oder c), einen systolischen Abfall (x) und einige diastolische Erhebungen (d_1, d_2). Sie ist also, entgegengesetzt dem Arterienpulse, in der Systole negativ. Der pathologische Venenpuls dagegen ist positiv und tritt gleichzeitig mit dem Arterienpulse auf. Positiver Venenpuls tritt auf bei Trikuspidalinsuffizienz, Vorhofflimmern und venöser Vorhofstauung infolge der systolischen Druckwirkung auf das im rechten Vorhofe gestaute Blut.

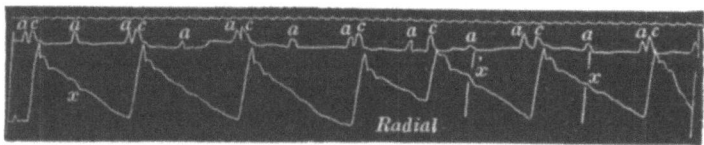

Abb. 22. Partieller Herzblock (oben Venenpuls, unten Radialpuls).

162. Bei Überleitungsstörung (beschränkter oder vollständiger Unterbrechung des Hisschen Bündels, Adams-Stokesscher Krankheit) schlagen die Vorhöfe und Kammern unabhängig voneinander, und zwar die Kammern gewöhnlich nur etwa halb so häufig wie die Vorhöfe. Die Unterscheidung von der gewöhnlichen Bradykardie ist nur durch Venenpuls oder Elektrokardiogramm möglich.

163. Bei der Arhythmia perpetua (Vorhofsflimmern) fehlt die Vorhofswelle ganz.

ε) **Blutfüllungsschreibung (Plethysmographie).**

164. Für die Beurteilung des Kreislaufes ist neben der Größe der Herzkraft die Aufzeichnung von Änderungen in der Weite der peripheren Blutgefäße (Plethysmographie) von Bedeutung. In arbeitenden Organen tritt eine Gefäßerweiterung zwecks besserer Blutzufuhr ein, z. B. in den Gliedmaßen bei körperlicher, im Gehirn bei geistiger Arbeit, in den Eingeweiden während der Verdauung. Unter pathologischen Bedingungen, z. B.

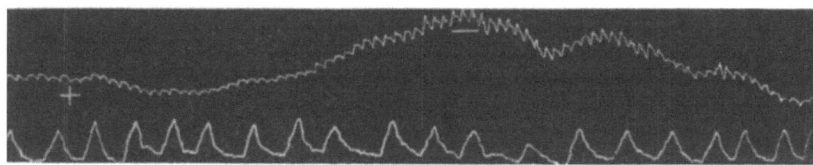

Abb. 23. Zunahme des Armvolumens bei Muskelbewegung (+ bis —). Oben Armvolumen, unten Atmung.

bei übermäßiger Ermüdung, Herzschwäche und Störungen der vasomotorischen Innervation tritt diese zweckmäßige Blutverschiebung nicht ein. Sie wird daher neuerdings zur Erkennung der Kreislaufschwäche verwandt (Weber).

Die Untersuchung geschieht mittelst des Plethysmographen, eines mit warmem Wasser gefüllten Zylinders, in welchen der Unterarm eingebunden wird. Änderungen der Blutzufuhr führen zu Volumänderungen im Zylinder, die auf einer rotierenden Trommel aufgezeichnet werden.

ζ) Aktionsstromschreibung (Elektrokardiographie).

165. Die Elektrokardiographie beruht darauf, daß jeder erregte Teil eines Organs sich elektrisch negativ gegenüber dem ruhenden Teil verhält. Dieses allgemein biologische Gesetz gilt auch für das Herz, dessen Erregung bei jeder Systole mit einer charakteristischen Aktionsstromkurve einhergeht, die wir mittelst eines empfindlichen Galvanometers (Saiten- oder Drehspulengalvanometer), des Elektrokardiographen, sichtbar machen können.

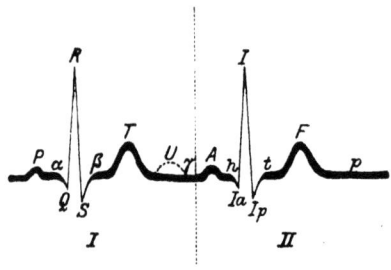

Abb. 24. Schema des normalen Elektrokardiogramms.

I nach Einthoven, II nach Kraus-Nicolai bezeichnet. Einthoven bezeichnet die Zacken fortlaufend nach dem Alphabet von P an und die Strecken mit α—γ, Kraus-Nicolai geben in ihren Bezeichnungen gleichzeitig die Erklärung; nach ihnen bedeutet:

A = P Atriumzacke.
I = R Initialzacke
F = T Finalschwankung } Ventrikel-schwankung.
h = α Zeit, in der die Erregung im Hisschen Bündel verläuft.
t = β Zeit des Verlaufs der Erregung im Treibwerk.
p = γ Herzpause.

166. Das Elektrokardiogramm (Ekg) des normalen Herzens besteht aus drei aufwärts gerichteten Zacken, deren erste (A) der Erregung der Vorhöfe, die zweite (I) dem Beginn und die dritte (F) dem Schluß der Kammererregung während der Systole entspricht.

Die Bedeutung des Elektrokardiogramms liegt darin, daß es uns in jedem Fall in bequemer und rascher Weise ein Urteil gestattet über den zeitlichen Verlauf der Vorhofs- und Kammertätigkeit, sowie über die Richtung des Erregungsverlaufs im Herzen.

167. Veränderungen des Elektrokardiogramms bei regelmäßiger Schlagfolge finden sich bei folgenden Zuständen:

α) Bei Dextrokardie (verkehrter Lage der Eingeweide) ist auch das Ekg. umgekehrt, d. h. die nach aufwärts gerichteten Zacken verlaufen nach abwärts und umgekehrt.

β) Bei angeborenen Herzfehlern ist nur die Initialzacke negativ, die andern Zacken normal.

γ) Bei erworbenen Herzklappenfehlern findet sich keine kennzeichnende und bleibende Änderung der Zackenform, obwohl die Aortenklappeninsuffizienz gewöhnlich entsprechend der verstärkten Kammertätigkeit eine besonders hohe Anfangs-(Initial-) zacke, die Mitralstenose entsprechend der verstärkten Vorhofstätigkeit eine besonders hohe Vorhofszacke zeigt.

δ) Die Herzschwäche bei der Herzmuskelentartung kennzeichnet sich häufig durch Verschwinden oder Negativwerden der End(Final)zacke, zuweilen auch durch eine breitwinklige Initialzacke.

ε) Beim steil aufgehängten Tropfen- und Kugelherz, sowie bei Herzneurosen findet sich häufig eine stark ausgeprägte Ip- („nervöse") Zacke, der jedoch eine besondere Bedeutung nicht zukommt.

168. Veränderungen des Elektrokardiogramms bei unregelmäßiger Herztätigkeit können von jeder Stelle des Herzens ausgehen.

Die normalen Herzreize werden im Sinusknoten (Keith-Flackschen Knoten), dem „Schrittmacher" des Herzens, in rhythmischer Aufeinanderfolge gebildet und veranlassen die Kontraktion der Vorhöfe. Von hier schreitet die Erregung nach dem an der Vorhofkammergrenze gelegenen Atrioventrikularknoten (Aschoff - Tawara - Knoten) und weiter durch das aus eigenartigen (spezifischen) Muskelfasern (Purkinjeschen Fasern) bestehende Hissche Bündel und den rechten und linken Schenkel des Reizleitungssystem (Tawara-Schenkel) in die Papillarmuskel und die Kammermuskulatur fort und veranlaßt deren systolische Zusammenziehung (Abb. 26).

a) **Sinusarhythmie** entsteht durch unregelmäßige Reizbildung im Sinusknoten. Ihre gewöhnlichste Form ist die **respiratorische Pulsunregelmäßigkeit**.

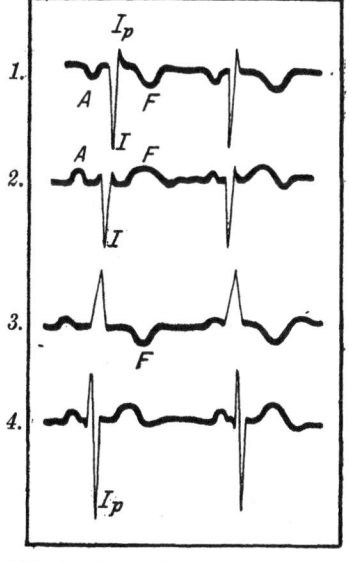

Abb. 25. Veränderungen des Elektrokardiogramms bei regelmäßiger Schlagfolge.
1. Dextrokardie, 2. Angeborener Herzfehler, 3. Herzmuskelentartung, 4. Tropfenherz.

Hierbei findet durch die inspiratorische Vagusreizung eine langsamere Reizbildung statt, die bis zum Ausfallen einzelner Herzschläge gehen kann. Aber auch unabhängig von der Atmung wird bei manchen Herzneurosen derart ausgesprochene Sinusarhythmie beobachtet, daß ihre Abgrenzung vom Pulsus irregularis perpetuus nur durch das Elektrokardiogramm möglich ist. Eine wesentliche Bedeutung kommt ihr nicht zu.

Krankhaft gesteigerte Reizbildung im Sinusknoten führt zur Pulsbeschleunigung, anfallsweise gesteigerte zur paroxysmalen Tachykardie.

β) **Extrasystolen** können von jeder Stelle des Herzens ausgehen. Je nach dem Ausgangspunkt unterscheiden wir die in Abb. 27 dargestellten Formen, von denen alle außer der Sinusextrasystole und der eingeschalteten (interpolierten) Extrasystole sich durch eine kompensatorische Pause auszeichnen (s. Ziff. 157). Bei den Kammerextrasystolen fehlt die Vorhofzacke.

Die **Bedeutung** der Extrasystolen für die Leistungsfähigkeit des Herzens wird noch vielfach überschätzt. Bei einem hohen Prozentsatz aller Menschen, namentlich der nervösen, finden sie

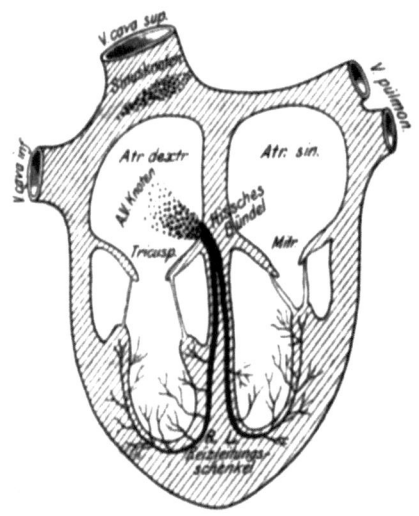

Abb. 26. Das Reizbildungs- und Reizleitungssystem des Herzens (Sinusknoten, Atrio-Ventrikularknoten, Hissches Bündel, Reizleitungs-(Tawara-)Schenkel).

sich zeitweilig, ohne das Herz im geringsten zu schädigen. Nur durch dauernd vorhandene, gehäufte Extrasystolen wird dessen Leistungsfähigkeit herabgesetzt und tritt meist eine kompensatorische Hypertrophie ein.

γ) **Überleitungsstörungen.** Die Unterbrechung im Hisschen Bündel (durch Entzündungsherde, Schwielen oder durch toxische Einflüsse) kann eine beschränkte (**partieller Herzblock**) oder vollständige sein (**totaler Herzblock, Dissoziation, Adams-Stokessche Krankheit**).

Beim partiellen Block gelangt nur ein Teil der Sinusreize (z. B. jeder 2., 3. usw.) zur Kammer, während bei vollständiger Dissoziation die Sinusreize nur bis zu den Vorhöfen gelangen, die daher normal schlagen (60—80 Pulse), während die Kammern jetzt auf sich allein angewiesen sind und automatisch schlagen müssen, was ihnen beim Fehlen des normalen Sinusreizes nur 20—40 mal in der Minute möglich ist. Die Feststellung, ob eine Bradykardie auf gesteigerter Vaguserregbarkeit beruht, also harmlos ist, oder auf einer Überleitungsstörung, ist nur durch das Elektrokardiogramm (oder den Venenpuls) möglich.

Überleitungsstörungen können vorübergehend auftreten (namentlich nach Infektionskrankheiten). Bei dauerndem Bestehen bedeuten sie eine schwere Herzschädigung.

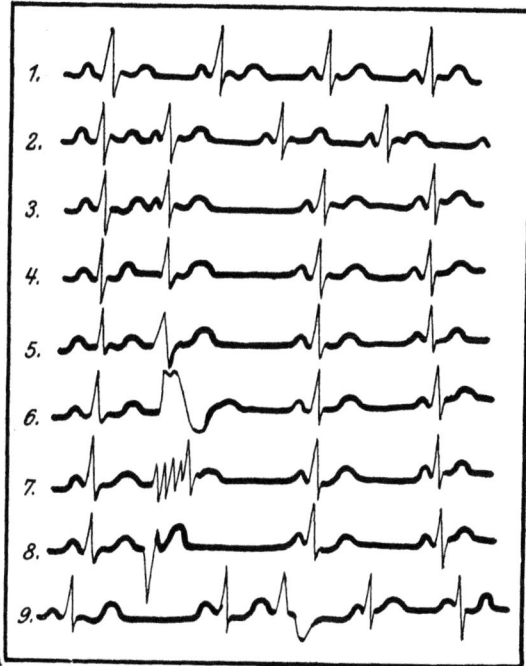

Abb. 27. Verschiedene Formen der Extrasystolen.
1. Normale Kurve. 2. Sinusknoten-Extrasystole. 3. Vorhof-Extrasystole (aurikuläre Extrasystole). 4. Atrioventrikuläre Extrasystole. 5. Extrasystole Typus R vom Reizleitungssystem (Hisschen Bündel). 6.—8. Kammerextrasystolen; 6. Typus B (Basis); 7. Typus C (Centrum); 8. Typus A (Apex). 9. Interpolierte Extrasystole.

δ) Die Arhythmia perpetua beruht auf einem Erlahmen der Vorhofstätigkeit und ist daher in den meisten Fällen ein Zeichen organischer Herzschädigung. Immerhin gibt es aber auch Fälle, in denen diese Störung anfallsweise oder dauernd Jahrzehnte lang bestanden hat, ohne die Leistungsfähigkeit des Herzens gegenüber mäßigen Anstrengungen (Garnison- und Etappendienst) zu beeinträchtigen (Leschke).

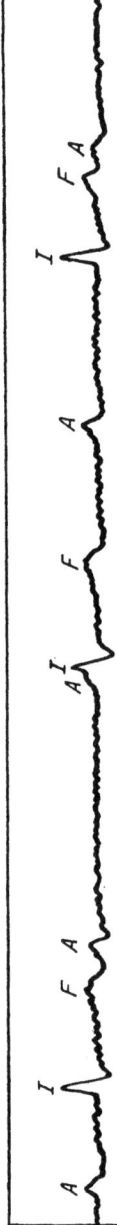

Abb. 28. Herzblock (Adams-Stokessche Krankheit). Dissoziation der Vorhöfe (A) und Kammern (I—F).

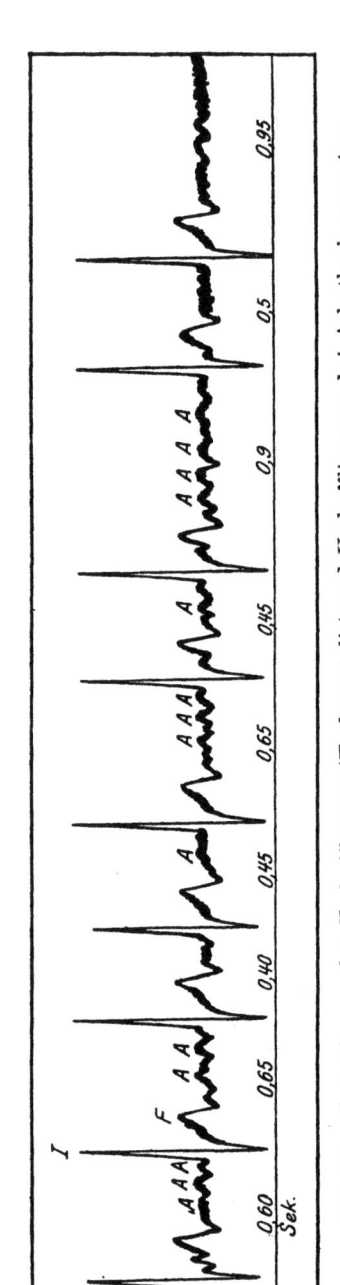

Abb. 29. Vorhofjagen oder Vorhofflattern (Tachysystolie) und Vorhofflimmern bei Arhythmia perpetua. Originalkurven aufgenommen mit dem Elektrokardiographen von Siemens-Halske (Leschke).

Sie entsteht durch **Vorhofjagen** oder -**flattern** (Tachysystolie der Vorhöfe mit 200—500 Schlägen) oder **Vorhofflimmern**, wobei das mechanische Äquivalent der Vorhoftätigkeit im Kardiogramm und Venenpuls ganz verschwindet. Das Ekg. zeigt dagegen deutlich das häufige Schlagen oder Flimmern der Vorhöfe, während die Kammerzacken regellos aufeinanderfolgen, nicht selten durch Extrasystolen unterbrochen (**Pulsus irregularis perpetuus, Delirium cordis**).

Lungenuntersuchung.

Anlage zu Lungenerkrankungen.

169. Die Vorgeschichte Lungenkranker enthält häufig Angaben, die auf eine **Anlage** (**Disposition**) zu Erkrankungen der Atmungsorgane hinweisen. Und zwar kann sowohl **angeborene** (konstitutionelle, endogene) als auch **erworbene** (exogene) Krankheitsbereitschaft bestehen.

170. Angeborene Anlage zur Lungenerkrankung findet sich bei **Engbrüstigkeit** (Habitus asthenicus), wobei besonders die Enge der oberen Brustöffnung (Thoraxapertur) die Entstehung der Lungenspitzentuberkulose begünstigt (Habitus phthisicus).

Der **Lymphatismus** ist durch die Neigung zu Erkältungskrankheiten ausgezeichnet, die häufig die Atmungsorgane betreffen. Er beeinflußt auch den Verlauf der Lungentuberkulose (Hilustuberkulose; Brustfellentzündung).

Die **arthritische** und **neuropathische** (spasmophile) **Diathese** findet sich häufig in der Vorgeschichte der Asthmatiker.

171. Für die **erworbene Krankheitsbereitschaft** zu Lungenleiden sind von Bedeutung:

a) **Berufsschädigungen**, namentlich durch Einatmung von Staub und Gasen und durch Erkältungsmöglichkeiten (Steinmetzen, Bergwerksarbeiter, Tabaksarbeiter, Kellner, Feuerwehrleute, Heizer, Arbeiter in chemischen Fabriken, Kutscher u. a.);

b) **Schädliche Gewohnheiten** (Rauchen mit Einatmen des Rauches, Alkoholmißbrauch);

c) **Frühere Infektionskrankheiten und Lungenleiden.** Für die Entstehung der Tuberkulose sind hier besonders wichtig die Kindheitsinfektion (Drüsenschwellungen, Skrofulose), die Herabsetzung der Widerstandskraft durch andere Infektionskrankheiten, namentlich Keuchhusten und Masern, sowie frühere Lungenentzündungen.

d) Von großer Bedeutung ist auch der **Zustand der oberen Luftwege.** Besonders schädlich ist die **Mundatmung** bei Verengerung der Nase und des Nasenrachenraumes (Wucherungen, Polypen);

e) Verletzungen des Brustkorbes und der Atemwege.

Beschwerden (gefühlsmäßige — subjektive — Krankheitszeichen).

172. Die häufigsten **Beschwerden** bei Lungenleiden bestehen in **Hustenreiz, Brustschmerzen** und **Atemnot**.

Der **Husten** ist ein durch Reizung der sensiblen Vagusendigungen des Kehlkopfes und der Luftröhre ausgelöster Reflex, der sich in einer gewaltsamen Ausatmung bei anfänglichem Verschluß und darauffolgender plötzlicher Eröffnung des Kehlkopfeinganges mit Herauspressen der Luft unter hohem Druck äußert und dadurch die Atemwege von Reizstoffen befreit oder zu befreien sucht: Auswurf (Sputum). Außerdem tritt Husten durch Reizung des Brustfells ein.

173. Je nach Vorhandensein und Art des Auswurfs wird leerer, trockener und feuchter Husten unterschieden. Rauher bellender Husten findet sich bei Stimmbandschwellung (Kehlkopfkatarrh), schwaches Hüsteln bei beginnender Lungentuberkulose und Luftröhrenentzündung, klangloser Husten beim mangelhaften Verschluß der Stimmritze oder zu schwacher Atemkraft, metallisch klingender Husten beim Mitschwingen des Luftinhalts von Hohlräumen (Kavernen, Pneumothorax), sowie auch bei Druck von Geschwülsten oder Aneurysmen auf die Luftröhre (Kompressionshusten).

174. Brustschmerzen treten bei Krankheitszuständen der Brustwand auf (Interkostalneuralgie, Rheumatismus, Geschwülste), vor allem aber bei Krankheiten des Brustfells.

175. Atemnot (Dyspnoe) kann funktionelle und organische Ursachen haben. Hochgradige Kurzluftigkeit mit gesteigerter Atemfrequenz oder die Empfindung, nicht tief durchatmen zu können, findet sich häufig dauernd oder zeitweilig (periodisch) bei Neurasthenie, Hysterie und einzelnen Gemütsleiden. Bei fieberhaften Erkrankungen ist die Atmung beschleunigt, ohne daß es dabei jedoch zu eigentlicher Atemnot kommt, sofern die Lungen nicht mitbefallen sind. Unter den organischen Ursachen der Kurzluftigkeit sind die Herzkrankheiten (namentlich die Herzmuskelentartung und die nicht ausgeglichenen — dekompensierten — Klappenfehler) ebenso häufig, wie die Lungenleiden, unter denen vor allem diejenigen in Betracht kommen, welche mit einer Verdichtung, Zerstörung oder Kompression größerer Lungenabschnitte einhergehen.

Lediglich inspiratorische Atemnot findet sich bei ventilartigem Luftröhrenverschluß (z. B. durch einen diphtherischen Belag), lediglich exspiratorische Dyspnoe bei Bronchialasthma und Lungenblähung (Emphysem), während in allen anderen Fällen (namentlich auch beim kardialen Asthma) beide Atmungsabschnitte gleichmäßig erschwert sind.

Sinnfällige — objektive — Krankheitszeichen.

176. Ihre Feststellung bei Lungen- und Brustfelleiden erfordert die genaue Besichtigung des Brustkorbes, die Feststellung seiner Veränderung bei der Atmung (Ziff. 76 ff.), seine Betastung unter Berücksichtigung des Stimmschwirrens (Ziff. 82), das Beklopfen und Behorchen sowie die Untersuchung des Auswurfs und der durch Bruststich entleerten Ergüsse.

Beklopfung.

177. Die Beklopfung dient zur Bestimmung der Lungengrenzen und zur Abgrenzung umschriebener Krankheitsherde, soweit sie eine Änderung des Klopfschalls bedingen.

178. Bei der Beklopfung werden folgende Schallarten unterschieden: 1. laut und leise (von Skoda als hell und gedämpft bezeichnet), 2. lange oder kurz andauernd (von Skoda als voll und leer bezeichnet), 3. hoch und tief, 4. klanghaltig (tympanitisch) und nicht klanghaltig (nicht tympanitisch). Weitere besondere Schallarten sind der Metallklang, das Geräusch des gesprungenen Topfes und das Münzenklirren.

Neben der Schallwahrnehmung ist beim Beklopfen mit Finger auf Finger auch stets auf die Tastempfindung des Plessimeterfingers zu achten. Diese umfaßt Empfindungen des Widerstandes, der Schwingungsfähigkeit (Elastizität) und der Schwingungsdauer des beklopften Brustwandabschnittes. Sie ergänzt und unterstützt die Schallempfindungen bei der Beurteilung. Lediglich auf die Tastempfindung stützt sich die Ebsteinsche Tastperkussion.

179. Der normale Lungenschall ist laut, lang anhaltend, tief und nicht tympanitisch. Durch ihn können die Lungengrenzen festgelegt werden. Beim Gesunden entsprechen sie folgenden anatomischen Richtlinien. Die untere vordere Grenze verläuft am rechten Brustbeinrande auf der 6. Rippe, in der rechten Brustwarzenlinie am unteren Rande der 6. oder oberen Rande der 7. Rippe. Die seitliche untere Grenze findet sich in der vorderen Achsellinie am unteren Rande der 7. Rippe, die hintere untere Grenze in der Schulterblattlinie an der 9. Rippe und neben der Wirbelsäule am Dornfortsatze des 11. Brustwirbels. Die untere Grenze der linken Lunge verläuft in gleicher Weise, läßt sich jedoch nur hinten und seitlich bestimmen, da vorne der Lungenschall allmählich in den Magenschall übergeht. In Rücken- und Seitenlage rückt die vordere bzw. seitlich entgegengesetzte untere Lungengrenze um mehrere Zentimeter nach abwärts.

180. Bei ruhiger Atmung verschiebt sich die untere Lungengrenze nur wenig. Bei tiefer Atmung jedoch zeigt die gesunde Lunge eine Atemverschieblichkeit von mehreren (bis zu 10) Zentimetern. Bei Zwerchfellreizung oder -lähmung, Verwachsungen, Lungenblähung und Verdichtung (Induration) des Lungengewebes fehlt die Atemverschieblichkeit.

181. Tiefstand der unteren Lungengrenze ist bei Lungenblähung (Emphysem) dauernd, bei Bronchialasthma vorübergehend vorhanden. Doppelseitiger Hochstand der unteren Lungengrenze findet sich bei Ansammlung von Flüssigkeit, Luft, Fett oder Geschwülsten im Bauche, bei Schwangerschaft und bei doppelseitiger Zwerchfellähmung. Einseitigen Hochstand ergeben einseitige Zwerchfellähmung, Zwerchfellbrüche (Hernia diaphragmatica), subphrenische Abszesse und einseitige Lungenschrumpfung.

Das Williamssche Zeichen besteht in inspiratorischem Hochstand des Zwerchfells bei beginnender Lungenspitzentuberkulose auf der kranken Seite.

182. Die Feststellung der oberen Lungengrenzen erfolgt zweckmäßigerweise derart, daß der Arzt sich hinter den sitzenden, etwas nach vorn gebeugten Kranken stellt und schwache Beklopfung anwendet.

Die Projektion der Lungenspitze nach oben (Krönigsches Schallfeld) wird durch Beklopfen entlang dem Rande des M. trapezius erzielt. Die innere Grenze entspricht der höchsten medialen Stelle, die noch Lungenschall gibt, die äußere der lateralen. Die obere Lungengrenze schneidet den Rand des Trapezmuskels 3—4 cm oberhalb des Schlüsselbeins. Eine Atemverschieblichkeit der oberen Lungengrenze ist kaum vorhanden.

183. Tiefstand einer Lungenspitze und Einengung ihres Schallfeldes kommen auch bei Lungengesunden, namentlich bei nicht ganz gerader Haltung und bei geringer Verbiegung der Wirbelsäule vor. In stärkerem Grade finden sie sich bei Verdichtung und Schrumpfung einer Lungenspitze, d. h. sowohl bei beginnendem wie bei narbig ausgeheiltem Lungenspitzenleiden.

184. Die wichtigste Regel bei der Beklopfung der Lunge lautet, stets entsprechende Stellen beider Brusthälften miteinander zu vergleichen. Wo die Vergleichsmöglichkeit fehlt, wie z. B. bei Wirbelsäulen-Verkrümmung, ungleicher Muskelentwicklung, doppelseitigem Lungenleiden, sind die Ergebnisse der Beklopfung nur mit Vorsicht zu bewerten.

Am Rücken geben die mit dem Schulterblatt und einer dicken Muskelschicht bedeckten oberen Teile des Brustkorbes leiseren Klopfschall als die unteren.

185. Leiser und kurzer Klopfschall (**Dämpfung**) findet sich:

α) Über luftleerem Lungengewebe. Die Luftleere kann entstehen:

Durch Gewebsverdichtung — Infiltration — (Lungenentzündung, Tuberkulose, Vereiterung, Infarkt, Geschwülste). Über der rechten Lungenspitze ist der Klopfschall bei Gesunden nicht selten etwas leiser und höher als links, so daß nur ausgesprochene und dauernd vorhandene Unterschiede diagnostisch verwertbar sind. Verdichtungsherde von weniger als 2 cm Durchmesser lassen sich durch Beklopfung nicht nachweisen;

durch Atelektase (Kompression durch einen Erguß, Verstopfung eines Bronchus).

β) Über Flüssigkeitsergüssen von mindestens 400 ccm, über Schwarten oder Geschwülsten zwischen Lunge und Brustbein.

186. Pleuritische Ergüsse (Exsudate) sammeln sich zunächst in den seitlichen und hinteren Teilen des Brustraumes an. Die obere Begrenzung eines solchen Ergusses verläuft daher in einem Bogen, dessen Höhepunkt in der hinteren Achsellinie liegt (Damoiseausche oder Ellissche Kurve). Durch den schrägen Verlauf der Dämpfungslinie entsteht neben der Wirbelsäule auf der kranken Seite eine Zone weniger gedämpften Schalls, das

Garlandsche Dreieck, dessen Nachweis zur Unterscheidung des Brustfellergusses von der Lungenentzündung wichtig ist. Durch Verdrängung der Organe des Mittelfellraumes nach der gesunden Seite entsteht auf der anderen (gesunden) Seite neben der Wirbelsäule eine Zone gedämpften Klopfschalls, das Grocco-Rauchfußsche Dreieck, das jedoch auch bei Lungenentzündung beobachtet wird.

Bei Transsudaten (Hydrothorax), die meist doppelseitig auftreten, findet sich diese Kurve nicht, da die Stauungsergüsse sich dem jeweiligen Lagewechsel des Kranken in ganz kurzer Zeit, meist innerhalb einer halben Stunde, anpassen.

187. Bei gleichzeitiger Anwesenheit von Luft und Flüssigkeit (Sero- bzw. Pyopneumothorax) stellt sich der Flüssigkeitsspiegel jederzeit genau wagerecht ein. Bei aufrechter Körperhaltung findet sich demnach eine Dämpfung, die bei Rückenlage einem lauten oder tympanitischen Schalle Platz macht.

188. Infolge Entspannung der Lunge findet man oberhalb eines Flüssigkeitsergusses veränderten Klopfschall, der über kleinen Ergüssen besonders laut und tief, über größeren Ergüssen hohl und klanghaltig erscheint.

189. Besonders tiefer, lauter und langer Klopfschall ist kennzeichnend für Lungenblähung (Emphysem) und geschlossenen Pneumothorax.

190. Klanghaltiger (tympanitischer) **Schall** findet sich

a) über allen größeren lufthaltigen Hohlräumen von mindestens Walnußgröße, d. h. bei Kavernen und Abszeßhöhlen, sowie bei Verdichtungen des Lungengewebes in der Umgebung der großen Hauptbronchien und beim offenen Pneumothorax. Der geschlossene Pneumothorax gibt meist keinen klanghaltigen Schall, weil seine Wand unter einer gewissen Spannung steht.

β) Bei Entspannung des Lungengewebes über Verdichtungsherden und Ergüssen, sowie bisweilen bei unvollständiger Verdichtung der noch lufthaltigen Lunge (Lungenödem, katarrhalische Lungenentzündung, Anschoppungsstadium der kruppösen Lungenentzündung).

191. Über lufthaltigen Hohlräumen in der Lunge und im Brustfellraume (Kavernen und Pneumothorax) werden mitunter verschiedene Arten von Schallwechsel beobachtet:

a) Wintrichscher Schallwechsel, wobei der klanghaltige Klopfschall bei geöffnetem Munde höher, bei geschlossenem tiefer wird, findet sich über Hohlräumen, die mit einem Bronchus in Verbindung stehen, und über luftleerem Lungengewebe (Lungenentzündung, Brustfellerguß), wenn durch dasselbe hindurch die Luft in einem Hauptbronchus erschüttert wird. Bei Kavernen, deren zuführender Bronchus bei Lagewechsel durch Sekret verschlossen wird, verschwindet er bei entsprechender Lage des Kranken (unterbrochener Wintrichscher Schallwechsel);

b) Gerhardtscher Schallwechsel, wobei der Schall im Sitzen höher ist als im Liegen oder umgekehrt, findet sich bei eiförmig gestalteten und halb mit Flüssigkeit gefüllten Kavernen, deren größter Durchmesser im ersten Falle senkrecht, im umgekehrten Falle wagerecht verläuft;

c) Biermerscher Schallwechsel bezieht sich auf das gleiche Verhalten beim Sero- bzw. Pyopneumothorax.

192. Das Geräusch des gesprungenen Topfes (bruit de pot fêlé) ist ein Stenosengeräusch, das dadurch entsteht, das bei starkem Beklopfen die Luft durch eine enge Öffnung hinausgepreßt wird. Es tritt bei Gesunden auf, wenn der Klopfschall während des Sprechens ausgelöst wird, bei oberflächlichen Kavernen, bisweilen auch bei erschlafften Lungenabschnitten, die mit einem engen Bronchus in Verbindung stehen. Ein zugleich metallisch klingendes derartiges Klopfgeräusch (über großen Kavernen) wird als Münzenklirren bezeichnet.

Behorchung.

193. Bei der Behorchung der Lunge verdient neben der Benutzung des Hörrohrs die sicherere und deutlichere Auskultation mit dem bloßen aufgelegten Ohr den Vorzug. Dabei muß a) das Atemgeräusch, β) Nebengeräusche und γ) der Stimmklang beachtet werden.

Das Atemgeräusch.

194. Über der gesunden Lunge hört man **Zellenatmen** (bläschenförmiges, vesikuläres Atemgeräusch). Es ist bei Kindern lauter und höher und daher schärfer ausgesprochen als bei Erwachsenen.

195. Das Atemgeräusch ist namentlich während der Ausatmung verschärft und verlängert bei Verengerung der Luftröhre und der Bronchien und bei unvollständiger Verdichtung des Lungengewebes (im Beginn der Lungenentzündung, in der Umgebung von Geschwülsten und als wichtiges Zeichen bei beginnender, aber auch bei ausgeheilter Lungentuberkulose). Doch ist das Atemgeräusch auch bei vielen Gesunden infolge der größeren Weite des rechten Hauptbronchus über der rechten Lungenspitze lauter und länger als über der linken.

196. Rauhes, unreines Zellenatmen, das nicht gleichmäßig hauchend, sondern ungleichmäßig holperig klingt, und abgesetztes (sakkadiertes) Atemgeräusch findet sich bei Katarrhen. Das sakkadierte Atmen, wobei das Einatmen mehrfach unterbrochen wird, darf nicht verwechselt werden mit dem bei lebhafter Herztätigkeit zuweilen beobachteten systolischen Unterbrechen des Atemgeräusches (systolisches Zellenatmen).

197. Abschwächung des Atemgeräusches bis zu seiner völligen Aufhebung findet sich überall dort, wo die Atembewegung der Lunge gehemmt ist, also bei Verstopfung der Bronchien (Diphtherie, Bronchitis fibrinosa, Bronchiolitis obliterans), bei Aneurysmen, die den Bronchus zusammendrücken, bei Geschwülsten, Lungenschrumpfung infolge von Tuberkulose, Karnefikation nach Lungenentzündung, bei Lungenblähung und schließlich als wichtigstes Zeichen über Brustfellergüssen und Schwarten.

198. Röhrenatmen (Bronchialatmen) ist beim Gesunden über dem Kehlkopf, der Luftröhre und ihrer Teilungsstelle in der Gegend des siebenten Halswirbels hörbar, jedoch immer mit vesikulärem Atemgeräusch vermischt. Reines Bronchialatmen tritt ein:

α) Bei Verdichtung des Lungengewebes von mindestens 5 cm Durchmesser ohne Verschluß der Bronchien (Lungenentzündung, Tuberkulose, Geschwülste).

β) Bei Zusammenpressung (Kompression) des Lungengewebes durch Brustfellergüsse, sobald die Bronchien nicht durch den Druck verschlossen sind, bei großen Ergüssen, daher laut hörbar nur an ihrer oberen Grenze, über den anderen Teilen dagegen nur abgeschwächt oder sogar aufgehoben;

γ) Über Kavernen und Abszeßhöhlen, die der Brustwand nahe liegen und von verdichtetem Gewebe umgeben sind.

199. Krugatmen (amphorisches Atmen) und metallisches Atmen treten unter den gleichen Bedingungen ein wie metallischer Klopfschall, d. h. über großen, glattwandigen Lungenhöhlungen (Kavernen) und beim offenen Pneumothorax mit starker Wandspannung.

200. Als undeutliches (bronchovesikuläres) Atmen wird ein nicht mit Sicherheit als vesikulär oder bronchial anzusprechendes Atemgeräusch bezeichnet, als gemischtes Atmen ein Nebeneinanderbestehen beider Arten.

Unbestimmtes und gemischtes Atmen finden sich bei beginnender Verdichtung des Lungengewebes, besonders im Anfang der Lungenspitzentuberkulose und bei entstehendem Erguß. Metamorphorisierendes Atmen beginnt mit scharfem Zischen und geht in Röhrenatmen über. Es findet sich über Kavernen mit engem Zugang.

Nebengeräusche.

201. Nebengeräusche treten als Rasselgeräusche in der Lunge und als Reibegeräusche zwischen den Brustfellblättern auf.

Sie dürfen nicht verwechselt werden mit den akzidentellen Nebengeräuschen, welche zustande kommen durch undichtes Aufsetzen des Hörrohrs, durch dessen Verschiebung bei den Atembewegungen, über behaarten Stellen (durch Anfeuchten vermeidbar), bei Muskelzuckungen (Aufregung, Frösteln), beim Schlucken, bei Verschiebungen des Schulterblattes (durch Zurückziehen der Schultern vermeidbar), durch Knarren bei den Schulter- und Schlüsselbeingelenkes u. a. Bei echten Nebengeräuschen ist die Fortleitung des Schalles auf gesunde Lungenteile zu berücksichtigen.

202. Rasselgeräusche werden oft durch Hustenstöße beeinflußt (verstärkt oder abgeschwächt). Bei jeder Lungenuntersuchung ist die Behorchung vor und nach dem Hustenstoß unerläßlich.

203. Die Rasselgeräusche entstehen durch Anwesenheit von Absonderungsmassen — Sekret — in den Bronchien und Lungenbläschen (Alveolen) und haben je nach dessen Zähigkeit — Konsistenz — trockene oder feuchte Beschaffenheit — Charakter —. Die trockenen Geräusche treten auf als Pfeifen, Giemen (Rhonchi sibilantes), Brummen oder Schnurren (Rhonchi sonori). Sie finden sich namentlich bei Bronchitis und Asthma.

204. Die feuchten Rasselgeräusche werden unterschieden in klein-, mittel- und großblasige, wobei die Größe der Blasen einen Hinweis auf die Größe der Hohlräume gibt, in denen sie entstehen. Ein besonders feinblasiges Rasseln ist das Knisterrasseln, ein wichtiges Zeichen für die beginnende Anschoppung und die beginnende Lösung bei der Lungenentzündung, für das Lungenödem und für beginnende Lungentuberkulose.

205. Über lufthaltiger Lunge sind die Rasselgeräusche nicht klingend, über luftleerer Lunge dagegen (unter den gleichen Bedingungen wie das Bronchialatmen, Ziff. 198) klingend (konsonierend). Metallisch klingende Rasselgeräusche finden sich über lufthaltigen Hohlräumen (Kavernen und Pneumothorax), welche metallischen Klopfschall und Krugatmen geben.

206. Besondere Geräusche, die das gleichzeitige Vorhandensein von Luft und Flüssigkeit im Brustraume (Serooder Pyopneumothorax) kennzeichnen, sind die Succussio Hippokratis, ein metallisches, beim Schütteln des Kranken hörbares Plätschern, ferner das Wasserpfeifengeräusch, ein großblasiges Gurgeln bei Vorhandensein einer Lungenfistel unter dem Flüssigkeitsspiegel, und das Geräusch des fallenden Tropfens (tintement métallique).

207. Pleuritische Reibegeräusche entstehen bei trockener Brustfellentzündung. Sie liegen oberflächlich, sind im Gegensatze zum Knisterrasseln beim Ein- und Ausatmen vorhanden und werden oft mit dem Hörrohr, namentlich bei festem Aufdrücken, besser wahrgenommen als mit bloßem Ohre.

Behorchung der Stimme.

208. Über der gesunden Lunge hört man beim Sprechen nur die tiefen Töne in Form eines dumpfen Murmelns. Abschwächung dieses Stimmgeräusches findet sich bei den gleichen Krankheitszuständen wie Abschwächung des Atemgeräusches (Ziff. 197), Verstärkung (Bronchophonie, Pectoriloquie) entsprechend dem Bronchialatmen (Ziff. 198), Krugschall (Amphorophonie) entsprechend dem amphorischen Atmen (Ziff. 199). Die Bronchophonie tritt am deutlichsten beim Sprechen von Worten mit ch („68; 88") hervor und ermöglicht mitunter die Erkennung von

Verdichtungsherden, wenn noch kein deutliches Bronchialatmen hörbar ist.

a) Bei Behorchung der Halswirbelsäule während des Flüsterns hört man beim Gesunden das Flüstergeräusch nur bis zum siebenten Halswirbel, bei Bronchialdrüsentuberkulose und Geschwülsten des Mittelfells jedoch zuweilen noch weiter nach abwärts (d'Espinesches Zeichen).

b) An der oberen Grenze von Brustfellergüssen hat das Stimmgeräusch oft einen meckernden, nasalen Klang (Ägophonie).

209. Die **Ergebnisse der Beklopfung und Behorchung der Lungen** lassen sich folgendermaßen zusammenstellen:

Über	Klopfschall	Atmungsgeräusch	Rasselgeräusche	Stimmgeräusch beim Behorchen und Stimmschwirren
lufthaltiger Lunge	laut, tief, lang, nicht klanghaltig	bläschenförmig (vesikulär)	nicht klingend	regelrecht
vollständig verdichteter Lunge	gedämpft (leise, hoch, kurz)	Röhrenatmen (Bronchialatmen)	klingend	bei offenem Bronchus verstärkt, bei verschlossenem abgeschwächt
unvollständig verdichteter Lunge	klanghaltig, leicht gedämpft	Röhrenatmen	klingend	verstärkt
Lungenblähung	besonders laut und lang, (nicht klanghaltig)	abgeschwächt	nicht klingend	abgeschwächt
Hohlräumen in der Lunge (Kavernen)	klanghaltig, unter Umständen metallisch (Geräusch des gesprungenen Topfes, Münzenklirren, Schallwechsel)	Röhren- oder Krugatmen	klingend oder metallklingend	verstärkt
Pneumothorax	bei geschlossenem Pneumothorax meist nicht klanghaltiger, lauter und langer, bei offenem klanghaltiger Schall	abgeschwächt bis aufgehoben	—	abgeschwächt bis aufgehoben
Brustfellergüssen	gedämpft (Schenkelschall), an der oberen Grenze klang haltiger oder nicht klanghaltiger, lauter Schall	abgeschwächt bis aufgehoben	—	abgeschwächt bis aufgehoben, bei Verwachsungen mitunter regelrecht, an der oberen Grenze Ägophonie.

Untersuchung des Auswurfs.

210. Der **Auswurf** (**Sputum**) besteht aus den Absonderungen der Mundhöhle, der Luftwege und der Lungen. Seine Menge und Beschaffenheit sind von der Art der zugrunde liegenden Krankheit abhängig. Die größten Mengen, bis zu mehr als einem Liter täglich, finden sich bei chronischer eitriger Bronchitis (Bronchoblennorrhöe), bei großen Bronchiektasen, Kavernen, Abszessen, Lungenödem und bei Durchbruch von Empyemen in die Bronchien. Seine **Reaktion** ist alkalisch.

211. Nach der **Beschaffenheit** unterscheidet man folgende Arten:

α) **Schleimiger Auswurf** (hauptsächlich bei Bronchitis);

β) **Eitriger Auswurf** (bei Lungenabszeß und durchgebrochenem Empyem);

γ) **Schleimig-eitriger Auswurf**, die häufigste Form.

Dabei kann das eitrige Sputum in Ballen- oder Münzenform von Schleim eingehüllt sein (bei Bronchitis und namentlich bei Tuberkulose), wobei die größten Ballen bei kavernöser Schwindsucht entstehen. Im Wasserglase sinken sie zu Boden (Sputum globosum, nummulare, fundum petens).

Dreischichtiger Auswurf findet sich bei Bronchoblennorrhöe, bei fötider Bronchitis und Lungengangrän, wobei der reine Eiter sich am Boden, der mit Luftblasen durchsetzte Schleim an der Oberfläche absetzt.

δ) **Seröser, schaumiger Auswurf** kennzeichnet das Lungenödem.

ε) **Blutiger Auswurf** findet sich in reiner Form (**Hämoptoe**) dann, wenn ein Lungengefäß (z. B. ein Kavernenaneurysma) durch einen Krankheitsvorgang angegriffen wird. Es geschieht dies besonders bei Tuberkulose, Lungenabszeß, Bronchiektasie, Lungensyphilis, Embolie, Fremdkörpern, Verletzungen, Kampfgasvergiftung, sowie bei Durchbruch eines Aortenaneurysmas in die Lunge oder Luftröhre.

ζ) **Blutig-schleimiger Auswurf** kommt bei den gleichen Lungenleiden vor wie rein blutiges Sputum, ferner aber auch bei Lungenentzündung, Lungenstauung (brauner Induration) und Lungeninfarkt als **rostfarbenes** Sputum, endlich bei Lungengeschwülsten (Krebs und Sarkom) als **himbeergeleeartiger Auswurf**.

η) **Blutig-seröser** (pflaumenbrühartiger) **Auswurf** zeigt das Auftreten von Lungenödem bei kruppöser Pneumonie an.

Der blutige Auswurf (bei der Hämoptoe) unterscheidet sich vom erbrochenen Blute (bei Hämatemesis) durch die hellrote, schaumige, nicht mit Nahrungsresten untermischte, alkalische Beschaffenheit, während das aus dem Magen stammende Blut schwarz, klumpig, mit Nahrungsresten vermischt ist und sauer reagiert. Zahnfleischblutungen, die oft von Simulanten und Hysterischen zu Täuschungszwecken herbeigeführt werden, kennzeichnen sich durch kleine Blutstreifen oder fleischwasserähnliche, dünnflüssige Beschaffenheit und faden Geruch.

212. Die Farbe des Auswurfs kann außer durch Eiter und Blut verändert werden durch Beimengung von Hämatoidin (ockerfarbener Auswurf bei Lungenabszeß), durch Gallenfarbstoff (grüner Auswurf bei biliöser Lungenentzündung, gelbbrauner bei Durchbruch eines Leberabszesses in die Lunge), durch Kohlen-, Eisen-, Tabak-, Stein-, Mehlstaub oder durch Farbstoffe (schwarzer oder farbiger Auswurf bei Anthrakose, Siderose und Pneumokoniose), und schließlich durch Bakterien (eigelber oder grasgrüner Auswurf).

213. Der Geruch des Auswurfs ist fade, bei Fäulnisprozessen (fötider Bronchitis, Bronchiektasen, Lungengangrän) widerwärtig übelriechend, stinkend.

214. Der Eiweißgehalt des Auswurfs ist bei einfachen Katarrhen der Luftwege nur gering, bei Entzündungen des Lungengewebes und bei Lungenstauung (Transsudation) dagegen stark erhöht.

Zum Nachweise des Eiweißes versetzt man den Auswurf mit der doppelten Menge 3%iger Essigsäure, wodurch das Muzin gefällt wird, filtriert und fügt dem Filtrat einige Tropfen 10%iger Ferrozyankalilösung zu. Bei katarrhalischem Auswurf entsteht keine oder nur geringe, flockige Trübung, bei Lungenentzündung und Stauung dagegen reichlicher Niederschlag. Eine annähernde quantitative Schätzung ist im Filtrat nach Esbach möglich (s. Ziff. 330).

Mit bloßem Auge sichtbare morphologische Bestandteile des Auswurfs sind baumförmig verzweigte Bronchialausgüsse aus Fibrin (bei kruppöser Lungenentzündung, diphtherischer und fibrinöser Bronchitis), Curschmannsche Spiralen (hauptsächlich bei Bronchialasthma), graugelbe Linsen (bei Tuberkulose), Dittrichsche Pfröpfe (hirsekorngroße, sehr übelriechende Körner aus Fettsäurekristallen im Bodensatze des dreischichtigen Auswurfs bei Fäulnisprozessen [Ziff. 210γ]), Lungengewebsfetzen oder Lungensequester (bei Abszeß und Gangrän), in seltenen Fällen Echinokokkusblasen und verkalkte Gebilde (Konkremente).

215. Das mikroskopische Bild des Auswurfs zeigt große Rachenepithelien, fadenförmig ausgezogene oder Flimmerepithelien der Bronchialschleimhaut und mittelgroße runde oder ovale Alveolarepithelien, die häufig mit Kohlen- oder anderem Staube gefüllt sind. Bei Lungenstauung oder Lungeninfarkt enthalten die Alveolarepithelien und Bindegewebszellen Hämosiderin und geben nach Zusatz von Ferrozyankali mit einem Tropfen Salzsäure die Berlinerblaureaktion (Herzfehlerzellen). Bei chronischer Bronchitis enthalten sie häufig Myelin (Protagon).

216. Weitere Bestandteile des Auswurfs sind Schleimfäden und weiße Blutkörperchen. Eosinophile Leukozyten finden sich in mäßiger Menge bei chronischer Bronchitis und Tuberkulose, in überwiegender Zahl (bis zu 60% [Fr. Müller]) bei Bronchialasthma, wobei auch eine Bluteosinophilie besteht (Ziff. 351).

Aus ihnen gehen wahrscheinlich die Charcot-Leydenschen Kristalle hervor, die gleichfalls vornehmlich bei Bronchialasthma gefunden werden.

217. Elastische Fasern sind ein Zeichen für den Zerfall von Lungengewebe und finden sich daher bei ulzeröser Phthise, Lungenabszeß, Syphilis und kavernöser Streptotrichose. Bei Lungenbrand (Gangrän) werden sie dagegen infolge der Auflösung durch die Fäulnisfermente meist vermißt.

Zu ihrem Nachweis vermischt man eine verdächtige Stelle des Auswurfs auf dem Objektträger mit einem Tropfen 10%iger Kalilauge oder löst eine größere Menge Auswurfs mit der gleichen Menge Kalilauge unter Erwärmen auf, läßt abstehen oder schleudert ab und untersucht den Bodensatz (Vorsicht vor Verwechslung mit elastischen Fasern aus Nahrungsresten bei schlechter Mundpflege!).

218. Die mikroskopische Erkennung von Geschwulstzellen gelingt nur in seltenen Fällen. Dagegen finden sich im Auswurf häufig Fettkörnchenzellen (Lenhartz).

219. Die bakteriologische Untersuchung des Auswurfs ist von Wichtigkeit für die Erkennung der Lungenentzündung (grampositiver Fränkelscher Diplococcus lanceolatus s. Pneumococcus, gramnegativer Friedländerscher Pneumobazillus), der Tuberkulose, Diphtherie, Aktinomykose, Influenza, der kavernösen Lungenzerstörung durch Streptotricheen, des Lungenrotzes, der Lungenpest u. a. (Vgl. den Abschnitt „Bakteriolog. Untersuchung" Ziff. 573—590.)

Erkennung der Lungentuberkulose[1]).

Vorbemerkung. Die Erkennung der Lungentuberkulose verdient wegen ihrer außerordentlichen praktischen Bedeutung eine besondere Besprechung.

220. Für die Diagnose der Lungentuberkulose muß der Nachweis geführt werden, daß: a) der Untersuchte krank ist, β) daß er an einer Verdichtung des Lungengewebes (Infiltration) leidet, γ) daß dieser Krankheitszustand auf Tuberkulose beruht. Ferner sind Ausdehnung, Form und Schwere des Leidens festzustellen.

a) Krankheitszeichen.

221. Die subjektiven Krankheitszeichen bestehen in Mattigkeit, Bruststichen, Hustenreiz und Kurzarmigkeit, die objektiven Allgemeinerscheinungen in Abmagerung, Schwitzen (besonders Nachtschweiß) und Fieber. In allen verdächtigen Fällen ist eine täglich 3—4 malige Temperaturmessung im Munde oder After (nicht nur in der Achsel!) mehrere Tage hindurch unerläßlich. Temperaturen über 37,0° morgens und 37,3° abends (im Darm

---

[1]) Bearbeitet unter Benutzung der „Richtlinien für die militärärztliche Begutachtung der Lungentuberkulose", Erlaß des Sanitätsdepartements des preuß. Kriegsministeriums vom 2. VIII. 1917.

oder Mund) sind nicht mehr als regelrecht anzusehen, besonders wenn $^1/_2$ Stunde nach einem Spaziergang noch eine Erhöhung über 37,5° besteht.

Doch darf nicht außer acht gelassen werden, daß auch bei Nervosität, Hyperthyreose, chronischen Hals- und Nasenleiden (besonders bei Mandelpfröpfen), Drüsenschwellungen, Fettsucht sowie aus bisher unbekannten Gründen bei manchen Leuten die Körpertemperatur dauernd etwas höher (bis etwa 37,8, selten über 38,0° im Darm) eingestellt sein kann.

b) Nachweis der Lungenverdichtung.

222. Die Verdichtung des Lungengewebes beginnt meist an den Spitzen, seltener am Hilus oder an anderer Stelle. Sie macht sich beim Beklopfen durch höheren und kürzeren Schall kenntlich, der jedoch nicht merklich leiser zu sein braucht. Über die Wichtigkeit der vergleichenden Beklopfung und ihre Fehlerquellen vgl. Ziff. 184, über die Bedeutung des Tiefstandes einer Lungenspitze und der Einengung ihres Schallfeldes Ziff. 183.

223. Die Behorchung ergibt bei beginnender Tuberkulose unreines, bisweilen rauhes und verschärftes, meist aber abgeschwächtes Einatmungsgeräusch und verschärftes und verlängertes Ausatmungsgeräusch. Doch ist auch bei Gesunden über der rechten Spitze das Atemgeräusch häufig länger und lauter als über der linken (Ziff. 195). Unbestimmtes (bronchovesikuläres) Atmen ist sehr verdächtig, Röhrenatmen und Bronchophonie sowie klingende Rasselgeräusche beweisend für Lungenverdichtung.

Über die Kavernenzeichen (tympanitischer oder metallischer Klopfschall, Geräusch des gesprungenen Topfes, Münzenklirren, Schallwechsel, Krugatmen, metallklingende Rasselgeräusche) vgl. Ziff. 190, 191, 192, 199 und 205.

224. Sind über den Lungenspitzen alle drei Zeichen: Veränderungen des Klopfschalls und des Atemgeräusches sowie das Vorhandensein von Rasselgeräuschen vorhanden, so ist die Diagnose einer nicht geheilten Spitzenverdichtung (aktiven Infiltration), d. h. bei Ausschluß eines bronchopneumonischen oder durch Staubeinatmung verursachten Spitzenherdes die Diagnose der Lungenspitzentuberkulose gesichert. Finden sich nur zwei der genannten Zeichen, so ist für die Diagnose lediglich die Wahrscheinlichkeit und beim Vorhandensein nur eines Zeichens nur der Verdacht gegeben, der erst auf Grund weiterer Untersuchungen (Temperaturmessungen, Röntgenaufnahme, Tuberkulinreaktion) bestätigt oder abgewiesen werden kann.

225. Die Röntgenuntersuchung ergibt bei der Durchleuchtung Aufschluß über die Verdunkelung einer Spitze, die sich beim Hustenstoß nicht aufhellt, und über die mangelhafte Entfaltung des Komplementärraums bei Verwachsungen. Bei leichteren Veränderungen ergeben sich sichere Befunde jedoch nur mit Hilfe der Röntgenphotographie.

Leichte Gewebsverdichtung — Infiltration — kennzeichnet sich durch verwaschene — diffuse — Verschattung oder Verschleierung, stärkere durch **Fleckenbildung**, die bei frischen Krankheitszuständen eine undeutliche — verwischte —, bei ausgeheilten, bindegewebig abgekapselten Herden dagegen eine scharfe Begrenzung zeigen. **Verstreute (disseminierte) kleinknotige Tuberkulosen** namentlich der mittleren Lungenteile, die den Klopfschall und das Atemgeräusch nicht beeinflussen, können oft nur durch die **Röntgenuntersuchung** erkannt werden, die darum in keinem verdächtigen Falle von „chronischer Bronchitis" unterlassen werden darf.

c) Nachweis der Tuberkuloseinfektion.

226. Der Nachweis der tuberkulösen Natur eines Lungenleidens erfolgt durch den Nachweis der Tuberkelbazillen im Auswurf oder durch die Tuberkulinreaktion.

Für den Nachweis der Tuberkelbazillen im Auswurf ist in zweifelhaften Fällen stets die Anreicherung mit Antiformin heranzuziehen (Ziff. 585). Ist die Menge des Auswurfs nur gering, so wird dreimal täglich $^1/_2$—1 g **Jodkali** verabreicht und der Auswurf mehrere Tage lang gesammelt.

227. Die Tuberkulinproben beruhen auf der durch eine frühere tuberkulöse Infektion erworbenen Tuberkulinüberempfindlichkeit und beweisen daher im allgemeinen nur, daß überhaupt einmal eine solche Infektion stattgefunden hat, nicht aber, daß sie noch wirksam (aktiv) ist.

Die wichtigsten Tuberkulinproben sind die **Hautprobe** und die **subkutane Probe**.

a) Die **Hautprobe (Lokalreaktion)** erfolgt nach v. Pirquet durch Aufträufeln eines Tropfens Alttuberkulin auf eine mit stumpfen Messerchen aufgeschürfte, nichtblutende Hautstelle (Kontrollstelle mit Wasser) oder in genauerer und empfindlicherer Weise nach Mantoux durch intrakutane Einspritzung (Quaddelbildung) eines Tropfens einer Tuberkulinverdünnung von 1:1000 steigend bis 1:10. Positiver Ausfall kennzeichnet sich durch Rötung und Schwellung. Über 90% aller **Erwachsenen** reagieren auf Tuberkulin. Daher ist bei ihnen nur der negative Ausfall der Probe beweisend, sofern nicht schlechter Kräftezustand (z. B. bei vorgeschrittener Tuberkulose) vorliegt. Im **Kindesalter** dagegen fallen Tuberkuloseinfektion und Tuberkuloseerkrankung zusammen, und hier ist die lokale Tuberkulinreaktion von größter diagnostischer Bedeutung.

b) Die **subkutane Probe** nach Koch wird in der Weise ausgeführt, daß $^1/_{10}$, 1 und 3 mg in Abständen von drei Tagen unter die Haut eingespritzt werden, nachdem zweimal vorher einige Tage lang dreistündliche Mund- oder Darmmessungen den Temperaturverlauf (Temperaturkurve) des zu prüfenden Kranken festgestellt haben. Bei nichttuberkulösen und bei ausgeheilten Fällen erfolgt hierauf gewöhnlich keine Reaktion, während Tuberkulöse am gleichen oder folgenden Tage mit einer **Allgemeinreaktion** unter Fieber, Kopf- und Gliederschmerzen und Abgeschlagenheit sowie mit einer **Herdreaktion** (verstärkter Dämpfung unter deutlicherem Hervor- oder erneutem Wiederauftreten von Nebengeräuschen) reagieren. Das Ausbleiben der Allgemeinreaktion spricht gegen Tuberkulose. Nur bei vorgeschrittener Tuberkulose fällt auch diese Probe negativ aus. **Besonders beweisend für das Vorliegen einer aktiven Tuberkulose ist die Herdreaktion.**

Die subkutane Probe bedeutet bei positivem Ausfall stets eine wenn auch bei vorsichtigem Vorgehen meist unbeträchtliche Schädigung des Kranken. **Sie ist darum nur als letztes Hilfsmittel auf die Fälle zu beschränken, in denen eine Sicherung der Diagnose auf anderem Wege nicht möglich ist**, namentlich da, wo es sich darum handelt, ein tuberkulöses Leiden auszuschließen.

228. Die **Ausdehnung der Lungentuberkulose** kann in groben Zügen nach der **Gerhardt-Turbanschen Einteilung**

in drei Entwicklungsstufen (Stadien) bezeichnet werden. Die I. Stufe umfaßt die leichten, auf kleine Bezirke eines Lappens beschränkten krankhaften Veränderungen, die II. die mittelschweren, auf einen ganzen Lappen ausgedehnten Veränderungen, die III. die schweren, mit kavernöser Zerstörung oder Verkäsung einhergehenden Veränderungen.

Die Unterscheidung in offene und geschlossene Tuberkulose ist zu sehr von der Häufigkeit und Genauigkeit der Auswurfuntersuchung abhängig, um im allgemeinen einen genügend sicheren Einteilungsgrundsatz abzugeben. — Auch sogenannte geschlossene Tuberkulosen sind namentlich für Kinder ansteckungsfähig.

229. Von klinischen und pathologischen Gesichtspunkten aus werden folgende Formen der Lungentuberkulose unterschieden. Sie zeigen zwar mannigfaltige Übergänge und Kombinationen, aber weisen nicht nur pathologisch-anatomisch, sondern auch klinisch besondere Merkmale auf.

a) Der tuberkulöse Primäraffekt. Er besteht in einem meist nur kleinen Lungenherd mit gleichzeitiger Entzündung und Schwellung der zugehörigen Bronchialdrüsen (Ghon, Ranke), der gewöhnlich schon in der Kindheit entsteht und häufig ohne stärkere Krankheitserscheinungen verläuft. Wichtig ist die oft gleichzeitig auftretende markige Schwellung der Halsdrüsen. Die Tuberkulinüberempfindlichkeit entwickelt sich erst langsam im Verlaufe des Primäraffektes.

b) Die Bronchialdrüsentuberkulose, die häufigste Form der Tuberkulose im Kindesalter, kann nach dem Ausheilen des Primäraffektes bei ausgebildeter Tuberkulinüberempfindlichkeit (Sekundärperiode) zu starker Bronchialdrüsenschwellung mit monatelangem, mäßig hohem Fieber und fortschreitender Abmagerung führen kann. Die physikalischen Zeichen sind nur sehr geringfügig und können ganz fehlen. Zuweilen findet sich leichte Dämpfung zwischen den Schulterblättern, d'Espines ches Zeichen (Ziff. 208 a) und Nönnensausen über dem obersten Teile des Brustbeins bei starkem Zurückbiegen des Kopfes (Smithsches Zeichen). Am sichersten erfolgt der Nachweis durch Röntgenaufnahme.

c) Die Lungenspitzentuberkulose. Bei der Untersuchung finden sich leichte physikalische Veränderungen an den Spitzen (Ziff. 222—224).

d) Die **ausgebreitete knotige Lungentuberkulose,** die je nach der Ausdehnung der Herde namentlich durch das Röntgenbild in eine klein-, mittel- und großknotige Form unterschieden werden kann. Die befallenen Lungenabschnitte zeigen nur leichte physikalische Veränderungen. Die Ausdehnung der Herde erfolgt entweder azinös-nodös, d. h. durch Wucherung (Proliferation) innerhalb der Endausbreitungen der Lungenträubchen (Nicol), ohne oder mit geringem Fieber, oder durch Ausscheidung (Exsudation) in Form käsiger bronchopneumonischer Herde, die meist mit raschem Fortschreiten des Leidens unter hektischem Fieber einhergehen. Infolge der offenen Verbindungen mit den Bronchien kommt es dabei häufig zu käsiger Bronchitis und zu bazillenhaltigem Auswurf.

Die Ausbreitung kann sowohl von den Lungenspitzen nach abwärts wie vom Hilus aus fächerförmig in die mittleren Lungenabschnitte hinein, als auch in ausgebreiteter Aussaat hirsekerngroßer (miliarer) Herde in alle Lungenabschnitte hinein erfolgen.

e) Die Lungenspitzentuberkulose und die azinös-nodöse Lungentuberkulose können unter Narbenbildung ausheilen (zirrhotische Lungentuberkulose). Es verschwinden dann die Zeichen des Katarrhs (feuchte Rasselgeräusche), nicht aber die der Lungenverdichtung (Schallabschwächung, verschärftes oder bronchiales Atmen) und der Schrumpfung (Spitzentiefstand, Einziehungen).

f) Die **ulzeröse Lungenphthise** kennzeichnet sich durch **Kavernenbildung** (physikalische Zeichen unter Ziff. 209) in den oberen, und ausgebreitete Bildung von Knoten oder Käseherden in den mittleren und unteren Lungenteilen. Entstehen jene Hohlräume aus dem Zerfall der azinös-nodösen Herde, so zeichnen sie sich durch einen mehr chronischen Verlauf und starke bindegewebige Abkapselung aus, während die durch Zerfall größerer Käseherde entstehenden Kavernen rasch und unter hohem Fieber fortschreiten.

g) Die **käsige lobäre Pneumonie** zeichnet sich durch den rasch fortschreitenden Verlauf, das hohe Fieber und die ausgeprägten Zeichen der Verdichtung eines ganzen Lungenlappens (Dämpfung, reines Bronchialatmen, verstärktes Stimmschwirren, Bronchophonie) aus und führt unter Umständen zu raschem Zerfall (Höhlenbildung). In seltenen Fällen ist Heilung einer tuberkulösen Pneumonie beobachtet worden.

h) Die **Miliartuberkulose** entsteht durch den Einbruch von Tuberkelbazillen aus einem Lungenherde oder einer verkästen Bronchialdrüse in die Blutbahn und macht sich durch die Erscheinungen einer schweren, typhus- oder sepsisartigen Allgemeininfektion (typhöse Form), häufig auch durch Erscheinungen von Hirnhautentzündung (meningeale Form) kenntlich. Die physikalischen Zeichen der miliaren Lungenerkrankung (pulmonale Form) können sehr geringfügig sein und bestehen meist nur in unreinem Atmen, Knisterrasseln, weichem Reiben und marmorierter Röntgenzeichnung, sehr spärlichem Auswurf, dagegen oft in starker Atemnot. Die Tuberkelbazillen finden sich im strömenden Blute (Ziff. 586), häufig auch im Auswurf, Harn und in der Rückenmarksflüssigkeit (Liquor cerebrospinalis).

Untersuchung der Brustfellergüsse.

230. Der **Bruststich** (**Thorakocentese**) ist zum Zwecke der **Probepunktion** bei jedem Verdacht auf Flüssigkeitsansammlung im Brustfellsacke auszuführen. Die entleerte Flüssigkeit kann serös, blutig, eitrig, jauchig oder chylös sein.

231. Seröse Flüssigkeitsansammlung kann durch Entzündung (Exsudation) oder Stauung (Transsudation) entstehen. Die Unterscheidung von Ex- und Transsudaten ist möglich durch:

a) das **spezifische Gewicht**, das bei Exsudaten über 1018, bei Transsudaten unter 1015 liegt (nach Abkühlung auf Zimmertemperatur!);

b) den **Eiweißgehalt**, der bei Exsudaten über 4%, bei Transsudaten unter 2% liegt. Jedoch gilt diese Regel nicht ohne Ausnahme. Die annähernde Bestimmung des Eiweißgehaltes geschieht am bequemsten im zehnfach mit Wasser verdünnten Punktat nach Esbach (Ziff. 330);

c) die **Rivaltasche Probe**. Läßt man in ein Glas mit 200 ccm Wasser, das mit 2 Tropfen Eisessig angesäuert ist, einen Tropfen des Punktates fallen, so entsteht bei Exsudaten eine wolkige Trübung durch Ausfällung eines globulinartigen Eiweißkörpers, der bei Transsudaten fehlt.

232. Die Untersuchung des Bodensatzes auf Formbestandteile ergibt bei serösen Exsudaten, welche infolge eines chronischen — meist tuberkulösen — Lungenleidens entstanden sind, Überwiegen der einkernigen Zellen (lymphozytenähnliche Abkömmlinge des Pleuraendothels), während bei der auf akuter Erkrankung (Grippe, Lungenentzündung) beruhenden Brustfellentzündung die mehrkernigen Leukozyten überwiegen.

Die durch eine akute Lungenerkrankung entstandene Brustfellentzündung braucht jedoch nicht durch die gleichen Krankheitserreger bedingt zu sein, vielmehr kann z. B. eine Erkältung (Pneumokokkengrippe) oder eine kruppöse

Lungenentzündung eine tuberkulöse Brustfellentzündung auslösen. Die überwiegende Mehrzahl der ohne sicher nachweisbare Ursache entstandenen, idiopathischen Brustfellentzündungen ist tuberkulös und hat dementsprechend ein monozytäres Exsudat.

233. Blutige Ergüsse finden sich selten bei Tuberkulose, häufig bei Karzinose oder Sarkomatose des Brustfells, bei hämorrhagischer Diathese und bei Lungenverletzungen.

234. Eitriger Brustfellerguß (Empyem) beruht in der Hälfte der Fälle auf Streptokokkeninfektion (nach Kindbettfieber, Rose, Scharlach, Erkältung, Tuberkulosemischinfektion). Streptokokkenempyeme zeigen einen gelblichen, dünnflüssigen, flockigen, Pneumokokkenempyeme (nach Lungenentzündung) einen grünlichen, dickflüssigen Eiter.

Chylöse Ergüsse sind sehr selten und entstehen durch Zusammendrücken (Kompression) oder Wandschädigung des Ductus thoracicus durch Geschwülste oder Verletzungen. Sie enthalten viel (10% und mehr) Fett in feinsten Kügelchen, während die pseudochylösen Ergüsse (durch Zellzerfall z. B. bei Karzinose) nur ca. $^1/_2\%$ Fett und viel Zelltrümmer (Detritus) enthalten.

Angestochene Echinokokkensäcke entleeren eine wasserklare Flüssigkeit von geringem spezifischem Gewicht (1009—1015), keinem oder nur spurweise vorhandenem Eiweißgehalt, dagegen sehr hohem Kochsalzgehalt, die außerdem Bernsteinsäure enthält. Im Bodensatze finden sich häufig Hakenkränze und Scolices (Bandwurmköpfe).

Der Nachweis der Bernsteinsäure geschieht durch Ausschütteln der eingedampften, mit Salzsäure angesäuerten Flüssigkeit mit Äther, Abheben des Äthers und Verdunstenlassen. Der zurückbleibende Kristallbrei gibt in Wasser gelöst und mit Eisenchlorid versetzt einen rostfarbenen, gallertigen Niederschlag von bernsteinsaurem Eisen. Beim Erhitzen im Reagenzglase stößt er zum Husten reizende Dämpfe aus.

Untersuchung des Mittelfellraumes.

Vorbemerkung. Der durch das Septum mediastinale von den beiden Brustfellräumen abgeschlossene Mittelfellraum (Mediastinum) enthält das Herz, die großen Gefäße, die Luft- und Speiseröhre und die Thymusdrüse. An dieser Stelle sind jedoch nicht die Krankheiten dieser Organe, sondern die zwischen ihnen im Mittelfellraume sich abspielenden Veränderungen (Geschwülste und Entzündungen) zu besprechen.

235. Die Beschwerden bei Krankheiten des Mittelfellraumes bestehen in oft hochgradiger Atemnot, in Brustschmerzen, Hustenreiz, unter Umständen auch in Schluckbeschwerden und Heiserkeit.

236. Bei der Besichtigung können sich Krankheitszustände des Mittelfellraumes kenntlich machen:

a) Durch Stauung. Raumbeengende krankhafte Veränderungen, namentlich Geschwülste im Mittelfellraume drücken auf die obere Hohlvene und bedingen dadurch zunächst eine Erweiterung der Blutadern an Hals, Armen und Rumpf als Zeichen der Ausbildung eines Kollateralkreislaufs durch die epigastrischen Venen und die untere Hohlader. Reicht dieser nicht aus, so entsteht ein pralles Ödem der oberen Körperhälfte mit zyanotischer Verfärbung der Haut (Stokesscher Kragen). Halbseitige Stauungserscheinungen finden sich bei halbseitigem Druck auf die Vena anonyma.

b) Durch Einziehung des Spitzenstoßes bei mediastinalen Verwachsungen (Ziff. 151).

c) Durch ein- oder doppelseitige Sympathikusreizung mit Exophthalmus und Pupillenerweiterung oder Sympathikuslähmung mit

Einsinken des Augapfels und Pupillenverengerung (Hornerscher Symptomenkomplex) sowie mit vermehrter Schweißabsonderung.

237. Die Geschwülste des Mittelfellraumes gehen von den Mediastinaldrüsen aus und beruhen am häufigsten auf Tuberkulose, Lymphogranulom (Pseudoleukämie, Hodgkinscher Krankheit), malignem Lymphom (Kundratschem Lymphosarkom), Leukämie, Syphilis, Krebs, Sarkom und retrosternaler Struma.

238. Die wichtigsten Krankheitszeichen der Mittelfellgeschwülste entstehen durch deren Druck auf die großen Gefäße (Stauung), die Luftröhre (Atemnot), die Lungen (Atelektase, herdförmige Lungenentzündung), das Rippenfell (seröser oder blutiger Erguß), auf den Ductus thoracicus (chylöser Erguß), die Speiseröhre (Schluckbeschwerden), den N. vagus (anfangs verlangsamte, später beschleunigte Herztätigkeit, Reizhusten), den N. recurrens (Stimmbandlähmung, Heiserkeit), den N. sympathicus (s. o. Ziff. 236c), den N. phrenicus (Zwerchfellähmung) und die Interkostalnerven (Neuralgien).

239. Die übrigen physikalischen Zeichen einer Mittelfellgeschwulst bestehen in Dämpfung über dem oberen Teil des Brustbeins und den angrenzenden Zwischenrippenräumen, welche beim Zurückbiegen des Kopfes deutlicher hervortritt, und über den entsprechenden Stellen zwischen den Schulterblättern, ferner in den Zeichen der Lungenkompression (Abschwächung des Klopfschalls, abgeschwächtes oder verstärktes Röhrenatmen, Bronchophonie). Zuweilen finden sich das d'Espinesche (Ziff. 208 a) und Smithsche Zeichen (Ziff. 229 b). Am deutlichsten wird der Nachweis von Mittelfellgeschwülsten durch die Röntgenaufnahme geführt.

240. Mittelfellentzündung (Mediastinitis) ist selten und tritt meist in Verbindung mit einer solchen des Herzbeutels oder des Brustfells auf.

Zeichen der chronischen Mediastinitis sind der negative Spitzenstoß (Ziff. 151), der diastolische Venenkollaps und der Pulsus paradoxus (Ziff. 142c). Vereiterung des Mittelfellraumes kann auf Durchbruch von Abszessen der Lungen, der Mandeln (retropharyngealer Abszeß) und der Schilddrüse beruhen. Sie ergibt ein schweres, septisches Krankheitsbild gleichzeitig mit den oben genannten Zeichen des Druckes auf die anderen Organe des Mittelfellraumes.

Untersuchung der Baucheingeweide.

241. Die Berücksichtigung der Vorkrankheiten ist bei Magen- und Darmuntersuchungen besonders notwendig. Die meisten Magenkrankheiten sind nur Fortsetzungen oder Folgen früherer Magenkrankheiten.

Wichtig ist besonders die Frage nach voraufgegangener Magenblutung (Blutbrechen oder blutiger Stuhlgang). Die Zuverlässigkeit wird durch die Erkundung erhöht, ob damals längere Bettruhe und Milchkost verordnet war. Häufig verwechselt wird Blutbrechen mit Bluthusten und Nasenbluten. Dunkler Stuhlgang wird unberechtigterweise leicht für blutigen Stuhlgang erklärt. Hellrotes Blut im Stuhl kann nicht aus dem Magen stammen.

242. Für nervöse **Magenleiden** ist die Angabe sehr lange bestehender Beschwerden ohne wesentliche Schädigung des Allgemeinzustandes verwertbar. Verdächtig auf **Magenkrebs** sind Magenbeschwerden im vorgerückten Alter mit auffälliger Gewichtsabnahme, namentlich wenn sie erst seit kurzem bei vorher magengesunden Personen aufgetreten sind.

243. Syphilis ist für **Lebererkrankungen** (Gummiknoten, Entzündung des Zwischengewebes, — interstitielle Hepatitis, — Leberentzündung), sowie für manche **Nierenkrankheiten** (zum Teil auf dem Umwege der Quecksilberschädigung) verantwortlich.

244. Von den **akuten Infektionskrankheiten** führt Ruhr zu chronischen Darmkatarrhen, gelegentlich auch zu Eiterherden in der Leber; als Folgekrankheiten von Scharlach, Mandelentzündung, Diphtherie u. a. sind zunächst akute, mitunter chronisch werdende Nierenleiden zu nennen.

Von den **Tropenkrankheiten** tritt nach **Wechselfieber** (Malaria) leicht Blutarmut und allgemeines Siechtum ein.

245. Der Einfluß des **Berufs** und der **Lebenshaltung** zeigt sich oft bei beruflich **sitzender Lebensweise** (Buchhalter u. a.) in Gestalt von nervösen **Magen-** und **Darmkrankheiten**, besonders nervöser Verdauungsschwäche (Dyspepsie) und **von anhaltender gewohnheitsmäßiger Verstopfung** (habitueller Obstipation). Chronischer Magenkatarrh ist nicht selten die Folge von Alkoholmißbrauch, besonders von Schnaps.

246. Maler und Schriftsetzer sind stets nach **Bleivergiftung** (Saturnismus) zu befragen und besonders zu untersuchen (Bleisaum!). Ihre Erscheinungsarten sind Bleikolik, Bleilähmung (meist des Speichennerven), Bleigicht, Schrumpfniere, schwere Blutarmut. Eine Früherscheinung der Bleivergiftung ist das Auftreten von gekörnten (punktierten) roten Blutkörperchen. Daher ist in Betrieben mit Blei mikroskopische Untersuchung zur Früherkennung der Vergiftung notwendig.

Die gekörnten roten Blutkörperchen kommen zwar auch bei anderen Arten der Blutarmut (Anämie) vor, aber in der Regel nur, wenn die Blutarmut schwer und auch ohne weiteres leicht erkennbar ist. Bei der Bleivergiftung dagegen sind sie geradezu eine **Früherscheinung**. Bei den Bleischäden nach Steckschuß sind sie nicht beobachtet worden.

247. Besondere Beachtung verdienen **einzelne Krankheitszeichen**, die auf bestimmte Erkrankungen meistens innerer Körperteile hinzuweisen geeignet sind: 1. Erbrechen, 2. Hunger und Durst, 3. Leibschmerzen, 4. Harnbeschwerden, 5. Blutharnen, 6. Schwindelgefühl (Vertigo), 7. Bewußtseinsverlust (Koma),

8. wassersüchtige Schwellung (Ödem) — sowie Ergüsse in der Bauchhöhle (Ascites), 9. Gelbsucht (Ikterus).

a) Es rechnet das mehr weniger gewohnheitsmäßige Wiederhochkommen des regelrechten Mageninhaltes, wie es bei kleinen Kindern als „Speien" bezeichnet wird, nicht zu dem eigentlichen Erbrechen. Es gibt aber ein Hochkommen sauren Mageninhaltes, meist mit dem Gefühl des Sodbrennens, was bei Übersäuerung des Magens auftritt.

b) Von 6342 Fällen von Erbrechen sind die Ursachen zusammengestellt worden. Die Ursache war: 2126 mal Magenneurose, 1918 mal akute Appendicitis, 1512 mal Herzkrankheit, 309 mal Magengeschwüre, 209 mal akute Magenentzündung, 167 mal Darmverschluß, 113 mal Magenkrebs, 15 mal Blutvergiftung durch Harnbestandteile (Urämie), 42 mal Rückenmarksdarre.

Nicht berechnet, weil zu zahlreich, sind Schwangerschaftserbrechen, das Erbrechen bei Vergiftungen, bei akutem Magenkatarrh, bei Alkoholismus, bei Beginn von Infektionskrankheiten, bei postoperativem Shock (außerdem Äther- oder Chloroformwirkung) und bei Seekrankheit.

Erbrechen.

248. Erbrechen wird durch Vorstellungsreizung (seelische) oder unmittelbare Reizung des Hirnbrechkerns (des Brechzentrums), der nahe dem Atmungskern liegt, hervorgerufen, z. B. durch vermehrten Hirndruck bei Schlaganfällen, Hirngeschwülsten usw., ferner durch Geruchs- und Gesichtseindrücke (Ekel), durch Schmerz, Schreck, andere starke Erregungen und auch durch Ermüdung. Das Erbrechen nach Giftwirkung, wozu auch das Erbrechen beim Beginn infektiöser Erkrankungen gehört, sowie das Erbrechen bei Migräne und Glotzaugenkrankheit und das in den sogenannten gastrischen Krisen der Rückenmarkdarre auftretende beruhen ebenfalls auf Gehirnreizung. Apomorphin wirkt in der gleichen Weise auf den Hirnbrechkern, weshalb man von einer elektiven, d. h. nur in bestimmter Richtung (mit Auswahl) erfolgenden Wirkung dieses Mittels spricht.

a) Besonders zu beachten ist das reflektorische Erbrechen, ein nervöses Erbrechen, das als Reflexwirkung bei Schwangerschafts-, Gebärmutter-, Nieren-, Leber-, Darm-, Bauchfell-, Gehirn- und Rückenmarksleiden auftritt.

b) In Anlehnung an die Headschen Untersuchungen weist Mackenzie darauf hin, daß neben dem Hirn-Rückenmarksnervengebiet, dem zerebrospinalen, noch das autonome (sympathische) Nervengebiet zu berücksichtigen ist. Dieses besteht aus einem Kern (Zentrum) im Hirn, einem Kern im verlängerten Mark (bulbäres Zentrum) mit dem Ursprung des Lungenmagenherznerven (Vagus) und dem Zwerchfellnerven und aus den sympathischen Kernen im Brust- und Kreuzabschnitte des Rückenmarkes und ist für den Brechreflex von Bedeutung.

c) Ein Teil der Reflexe spielt sich nur im Hirnrückenmarksgebiete ab wie der Fußsohlenreflex. Reize, die in den von autonomem Nervengebiete versorgten Gebilden, wie in den Eingeweiden entstehen, gelangen zunächst zu ihrem (autonomen) Kern, werden dann aber auf einen benachbarten Kern des zerebrospinalen Gebietes übertragen und lösen zum Teil einen Schmerz in einem bestimmten Bezirk der äußeren Körperwandung (Haut-Muskelschmerz) oder auch Muskelzusammenziehungen oder Drüsenabsonderungen aus.

d) So entsteht das Erbrechen nach Mackenzie, abgesehen von dem durch Gifte hervorgerufenen, reflektorisch durch Geruchs- und Gesichtseindrücke (Ekel) oder reflektorisch vom Magen aus, oder durch Zusammenziehung

(Kolik) der Bauchorgane (aber nicht von Blase und Mastdarm), vom Herzen und von der Lunge aus.

249. Vom **Magen** aus erfolgt Erbrechen zunächst beim **akuten Magenkatarrh**, ferner mitunter bei **Magengeschwür** (hierbei unter Umständen auch Erbrechen von Blut). Beim chronischen Magenkatarrh braucht es nicht vorhanden zu sein; nur beim **Alkoholkatarrh** findet es sich regelmäßig in Form des **morgendlichen Erbrechens** (vomitus matutinus), aber nur von schleimigen Massen ohne Speisereste. Besonders wichtig ist das Erbrechen bei **Verengerungen des Magenausgangs**, die entweder auf **Krebs** oder auf **Narben** nach einem Magengeschwür oder nach Verätzungen beruhen. Hier tritt Erbrechen oft sehr spät nach der letzten Nahrungsaufnahme ein, zu einer Zeit, wo sonst der Magen schon leer ist. Ja, ein **Erbrechen von Nahrungsresten früh morgens in nüchternem Zustande** ist geradezu beweisend für eine Pförtnerverengerung hohen Grades.

250. Ferner gibt es das bereits erwähnte **gewohnheitsmäßige Erbrechen** bei bloßen nervösen Magenstörungen (Hysterie, nervöse Magenstörungen bei Kriegsteilnehmern mit empfindlichem Magen oder früher bestandenen Magenkrankheiten). Das Erbrechen tritt hier immer ziemlich bald nach der Nahrungsaufnahme ein, niemals im nüchternen Zustande. Schließlich tritt bei jedem **Darmverschluß** Erbrechen ein, welches bald einen **kotigen Geruch** annimmt (Miserere).

a) Zu nennen ist noch das **Wiederkäuen (Rumination)**, wobei die Speisen ohne Übelkeit in den Mund hochsteigen und wieder verarbeitet und hinuntergeschluckt werden. Es findet sich in der Regel bei geistig Minderwertigen.

b) Nicht zu verwechseln mit dem eigentlichen Wiederkäuen ist das Hochkommen von Mageninhalt in den Mund (Regurgitation), das bei Magenneurosen vorkommt und daher ganz anders zu bewerten ist. In der Regel wird der hochgekommene Mageninhalt ausgespieen. Ist dies in Rücksicht auf die Umgebung nicht möglich, so wird der Inhalt wieder hinuntergeschluckt. Der Wiederkäuer aber verschluckt den Inhalt auch ohne Zwangslage stets wieder.

Hunger und Durst.

251. Hunger und Durst. Störungen der Eßlust werden von dem Kranken leicht auf den Magen bezogen. Sie sind aber oft nur eine Teilerscheinung allgemeiner Krankheitsvorgänge.

Steigerungen der Eßlust kommt vor bei **Zuckerharnruhr**, weil hierbei ein wichtiger Teil der Nahrung, nämlich die Kohlenstoffwasserverbindungen (die Kohlenhydrate), zum Teil unverbrannt mit dem Harn den Körper wieder verlassen und zur eigentlichen Ernährung nichts beitragen. Unbegründeter vermehrter Hunger, besonders bei gleichzeitiger Gewichtsabnahme, zwingt stets zur Harnuntersuchung auf Zucker.

252. Verminderung der Eßlust kommt zunächst als Folge vieler Allgemeinerkrankungen vor. Bei jeder Klage über den

Magen, insbesondere über Mangel an Eßlust muß daher, bevor ein Magenleiden in Frage kommen kann, auf andere Krankheiten gefahndet werden. Von solchen kommen vor allem in Betracht: Lungentuberkulose, Krebserkrankungen, schwere Blutkrankheiten, alle fieberhaften und fast alle akuten Krankheiten mit Störungen des Allgemeinbefindens, besonders in ihrem Beginn.

253. Läßt sich eine derartige Krankheit ausschließen, so liegt es nahe, in einer Erkrankung des Magens selbst die Ursache des Eßlustmangels zu suchen. Er äußert sich bei Magenkrankheiten in der eigentlichen Unlust zur Aufnahme von Nahrung. Die mangelhafte Nahrungszufuhr kann aber auch trotz eigentlich vorhandener Eßlust durch die Furcht vor den nach dem Essen auftretenden Magenbeschwerden bestehen, sei es durch das Gefühl der Schwere oder Völle im Magen, sei es infolge von Schmerzen, die nach dem Essen auftreten. Das letztere trifft für das Magengeschwür zu. Aber auch bei Übersäuerung (Hyperazidität) des Magensaftes können Befürchtungen vor dem Sodbrennen (Pyrosis) und dem Magenschmerz (Gastralgie; Cardialgie) die Eßlust herabdrücken. Einzelne mit Magengeschwür behaftete Kranke behaupten, daß der Schmerz unmittelbar nach der Nahrungsaufnahme nachlasse.

254. Verwandt mit den Störungen der Nahrungszufuhr sind die Störungen der Geschmacksempfindung, sofern sie nicht auf einer Lähmung der Geschmacksnerven beruhen (s. Ziff. 373). Der pappige Geschmack nach der Nahrungsaufnahme findet sich häufig bei nervösen Störungen der Magentätigkeit.

a) Mackenzie schiebt die verringerte Eßlust auf verminderte Erregbarkeit der absondernden Drüsen und deren Nerven. Übergroße Eßlust kommt bei der Genesung, bei Hysterie (hier gepaart mit Gier auf ungenießbare und unverdauliche Speisen), bei Zuckerharnruhr, Bleichsucht und Eingeweidewürmern vor.

b) Die pelzige Zunge rührt nach Mackenzie von fehlender Reibung am Gaumen bei Speichelmangel und ungenügendem Kauen her. Bei Leuten, die rasch essen und einen hohen Gaumen haben, ist die Zunge fast immer belegt.

255. Fauliger oder übler Geschmack entsteht, wenn die Speisen durch eine Stauung im Magen der Zersetzung anheimfallen. Er kommt allerdings auch bei bloßen Katarrhen oder nervösen Störungen des Magens vor. Zu denken ist auch an den fauligen Geschmack bei schlechten Zähnen und aus dem Nasenrachenraume.

256. Gesteigertes Durstgefühl (Polydipsie) ohne zureichende äußere Ursache findet sich vor allem bei der Zuckerharnruhr (Diabetes mellitus) und bei der einfachen oder zuckerfreien Harnruhr (Diabetes insipidus). In diesen beiden Fällen ist der gesteigerte Durst auch ein Zeichen der Wasserverarmung des Körpers durch überreichliche Harnentleerung. Bei der Zuckerharnruhr beruht die vermehrte Harnabscheidung auf dem Bestreben, den Zucker in möglichst starker Verdünnung abzuscheiden; bei der einfachen Harnruhr beruht sie auf dem Unvermögen, den Harn einzudicken, so daß der Körper, um die harnfähigen Massen überhaupt auszuscheiden, einer großen Flüssigkeitsabscheidung bedarf. (Es besteht ein **Zuvielharnen** oder **Polyurie**.)

257. Gesteigertes Durstgefühl zeigt sich ferner bei **Rekonvaleszenten** (Rekonvaleszentenpolyurie), bei **Neurasthenie** und **Hysterie** (nervöse Polydipsie), Entzündungen und Fremdkörpern in den **Nierenbecken** und **Harnleitern**, bei **Prostatavergrößerung**, vor allem aber auch bei der **Schrumpfniere**, bei welcher die Nieren die Fähigkeit verloren haben, einen eingedickten Harn abzuscheiden, so daß sie die harnfähigen Stoffe nur gleichzeitig mit viel Flüssigkeit absondern kann.

258. Das **Durstgefühl** ist gleichfalls **gesteigert** bei hochgradigen **Verengerungen des Magenausgangs**.

Hier tritt eine widersinnige — paradoxe — Erscheinung auf: Je mehr Wasser sich im Magen anstaut, je höher hinauf er dauernd mit Wasser gefüllt ist, je weniger also das Wasser in den Darm und zur Aufsaugung gelangt, um so stärker steigert sich das Durstgefühl; bei Wasseraufnahme in den schon überladenen Magen tritt Erbrechen ein. Doch findet sich dies nur bei hochgradigen Verengerungen des Magenausganges. Dieser Zustand ist im Gegensatz zur Zuckerharnruhr mit einer Verminderung der 24 stündigen Harnmenge verbunden.

Leibschmerzen.

259. Die meisten Krankheitsvorgänge in den Unterleibsgebilden sind mit **Leibschmerzen** verbunden. Wenn auch nicht immer zuverlässig unterscheidbar, werden die Schmerzen bei Magenkrankheiten meistens in die Magengegend überwiegend links oder auch in die Mittellinie, die von der Leber und den Gallengängen ausgelösten Schmerzen mehr rechts in die Oberbauchgegend, die vom Darm ausgehenden Schmerzen in die Gegend der einzelnen Darmabschnitte oder auch in den ganzen Unterleib verlegt.

260. **Nierenschmerzen** werden in der Lendengegend, oft schwer unterscheidbar von Muskelschmerzen der Lendengegend, empfunden. **Nierenkoliken von der Nierengegend in das Becken hineinstrahlend**, können oft auch **Schmerzen in der vorderen Harnröhre** erzeugen.

a) Heftige Schmerzen können von ihrem Ursprungsort weit ausstrahlen, so die Schmerzen bei **Gallensteinkoliken**, in den **Rücken rechts von der Wirbelsäule** und **in die rechte Schulter**, die Schmerzen beim Magengeschwür an Hautstellen links neben dem unteren Ende der Brustwirbelsäule.

b) Bei den verschiedensten, besonders auch rein nervösen Magenerkrankungen werden Schmerzen bei Druck auf die Gegend zwischen **Nabel** und **Schwertfortsatz** in der Mittellinie empfunden, entsprechend der Lage des Bauchnervenknotens (**Ganglion coeliacum**).

c) Man muß überall die von selbst auftretenden (spontanen) Schmerzen und die beim Drücken auf die betroffene Stelle entstehenden Schmerzen (Druckschmerzen) unterscheiden.

261. Die von selbst (ohne Druck) auftretenden (spontanen) **Schmerzen** können mehr oder weniger anhaltend sein oder auch nur ruck- oder anfallsweise auftreten. Sie werden verschieden beschrieben bald als ein bloßes Gefühl der Völle oder des Druckes, bald als „Sodbrennen", als Gefühl des Wundseins oder Brennens, bald als schmerzhaftes Ziehen oder als krampfartiger Schmerz.

a) Die Schmerzen im Magen und im Leibe stehen oft mit der Nahrungsaufnahme in Zusammenhange. Sie entstehen gleich oder $^1/_2$ Stunde nach dem Essen (beim Magengeschwür), oder sie sind am stärksten 1—2 Stunden nach dem Essen oder des Nachts oder Morgens ganz früh, wenn der Magen längere Zeit leer gewesen ist (nächtlicher Hungerschmerz beim Geschwür des Zwölffingerdarms).

b) Sie finden sich manchmal nur nach bestimmten Nahrungsmitteln (ganzen Kartoffeln, Mohrrüben, Kohl, Schwarzbrot und anderen „schwer im Magen liegenden" Speisen, oder auch nach Fleischnahrung).

c) Entstehen die Schmerzen im Darm, so können sie auch erst stundenlang nach der Nahrungsaufnahme eintreten oder unmittelbar vor dem Stuhlgang als ziehende Schmerzen im ganzen Leib oder als kolikartige Schmerzen im Dickdarm.

262. Schmerzen beruhen entweder auf wirklichen krankhaften (organischen) Veränderungen oder auf nervösen Störungen. Die Schmerzen werden oft, je nachdem es dem Untersuchten daran liegt, sich so gesund oder so krank wie möglich hinzustellen, als gering dargestellt oder übertrieben. Besonders das letztere ist häufig der Fall. Es handelt sich dabei selten um völlige Vortäuschung (Simulation).

Die Art der Schilderung gibt oft einen Hinweis auf die vorliegende Übertreibung. So ist z. B. stets die Angabe verdächtig, daß ein dauernder Schmerz Tag und Nacht ohne Unterbrechung bestehe, ohne daß gleichzeitig sehr bedeutende Allgemeinerscheinungen vorliegen und ihn begründet erscheinen lassen, wie etwa nachweisbare entzündliche Erscheinungen, Fieber, bedrohliche fortschreitende Gewichtsabnahmen usw.

263. Druckschmerz. Die durch Druck zu erzeugenden Schmerzen haben gewisse Vorzugsstellen. Sehr verbreitet bei Magenkrankheiten und nicht für ein bestimmtes Magenleiden verwertbar ist der sogenannte epigastrische Druckpunkt unterhalb des Schwertfortsatzes etwa in der Mitte zwischen diesem und dem Nabel in der Mittellinie, erzeugt durch Druck mit der Fingerspitze in die Tiefe auf diese Stelle. Fast nur beim Magengeschwür findet sich eine Druckstelle hinten gleich links neben der Wirbelsäule, etwa in der Höhe des 12. Brustwirbels („Wirbelschmerz"). Zwar besteht auch oft eine Überempfindlichkeit an dieser Stelle bei nervösen Magenbeschwerden, jedoch meist nicht so umgrenzt, sondern sich weit nach oben hin erstreckend.

264. Bei Krankheiten der Gallenblase liegt oft ein solcher Druckpunkt auf der rechten Seite der Wirbelsäule.

265. Der Mac Burneysche Punkt ist als schmerzhafter Druckpunkt bei Entzündung des Wurmfortsatzes von Bedeutung.

Er liegt in der Mitte einer Verbindungslinie zwischen Nabel und rechtem vorderen oberen Darmbeinstachel und entspricht annähernd der Abgangsstelle des Wurmfortsatzes vom Blinddarm.

266. Andere örtliche Druckschmerzen hängen von Fall zu Fall von der Lage des Herdes ab. Es kommen in Betracht: eine

Geschwulst des Magens, des Darmes, ein Stein in der Gallenblase, in der Niere, in dem Harnleiter und der Harnblase, örtlich entzündliche Vorgänge an der Gallenblase, am Bauchfellüberzug des Magens (nach Magengeschwür) oder der einzelnen Darmabschnitte, am häufigsten am Wurmfortsatz.

267. Über den ganzen Leib verbreitete **Druckempfindlichkeit** erweckt stets den Verdacht auf allgemeine Bauchfellentzündung und gibt Anlaß, deren sonstige Kennzeichen genau zu prüfen, insbesondere: **Muskelspannung, Erbrechen, Fieber, Pulsbeschleunigung** auch ohne Fieber, unter Umständen auch nachweisbaren **Erguß im Bauche.**

268. Anfallsweise auftretende Magenschmerzen besonderer Art kommen bei der Rückenmarksdarre vor, und zwar mitunter als Früherscheinung: die sogenannten „gastrischen Krisen".

a) Sie bestehen in Stunden oder Tage lang anhaltenden heftigen krampfartigen Magenschmerzen oft mit Erbrechen, verbunden mit der Unmöglichkeit genügender Nahrungsaufnahme. Mit dem Abklingen des Anfalls schwinden auch die Magenbeschwerden. Anfälle von Magenschmerzen zwingen stets zur Prüfung des Pupillenspieles, der Kniescheiben- und Achillessehnenreflexe (Westphalsches Zeichen) und des Schwankens bei Augen- und Fußschluß (Rombergsches Zeichen).

b) Bei schweren Magenleiden, z. B. beim **Magengeschwür**, wird der Schmerz an eine Stelle verlegt, die nicht unmittelbar dem Geschwürssitz entspricht; denn der Druckschmerz bleibt an derselben Hautstelle, auch wenn der Magen bei den Atembewegungen verschoben wird. Nach Mackenzie ruft der Sitz des Magengeschwürs am Magenmunde **Schmerzen im oberen**, der Sitz in der Mitte des Magens im **mittleren** Teile und am Pförtner im **unteren Teile der Magengrube** hervor; dabei entsteht Krampf — Zusammenziehung — im oberen Abschnitte des linken geraden Bauchmuskels. Der Schmerz strahlt nach links zum Rücken hin aus.

c) Bei **Gallensteinen** tritt eine schmerzhafte Spannung des oberen Abschnittes des **rechten** oberen geraden Bauchmuskels ein, und der Schmerz strahlt rechts herum in den Rücken aus, zieht auch bisweilen in die rechte Schulter, den rechten Arm usw.

d) Der Schmerz bei **Darmkrankheiten**, der durch die vermehrte Zusammenziehung des Darmes (Peristaltik und Kolik) entsteht, wird meistens nur in der Mittellinie gefühlt, bei **Dünndarmerkrankungen in der Nabelgegend**, bei Dickdarmerkrankungen in der Mitte zwischen **Nabel und Schambein** bis zu diesem hin. Bei Darmverschluß beginnt der Schmerz hoch oben im Bauch und geht dann über eine bestimmte Stelle (den Verschlußsitz) nicht hinaus.

e) Bei **Wurmfortsatzentzündungen** sind die Bauchmuskeln über der rechten Hüftbeingrube gespannt und schmerzhaft und werden öfters für die entzündliche Geschwulst angesehen. Häufig ist auch der Lendenhüftmuskel (M. ileopsoas) gespannt und die Hüfte leicht gebeugt. Auch besteht oft Harndrang.

f) Geschwüre im **Innern des Afters** rufen Schmerzen im Rücken und Kreuzbein, äußere Geschwüre am After Schmerzen in der **Dammgegend** hervor. Es kommt bei Reizung des Dammes bisweilen zum Krampf des Blasenschließmuskels und zur Harnverhaltung. Der **Schmerz bei Nierensteinkolik** beginnt im Rücken oberhalb des Darmbeinkammes und wandert durch die Leistenbeuge bis zum Hoden, dessen Haut aber unempfindlich bleibt. **Gehen die Anfälle stets vom Rücken aus**, so sitzt der Stein in der Niere oder im **Nierenbecken**; beginnt er an einer tieferen Stelle, so sitzt der Stein im **Harnleiter.**

g) Bei Blasenleiden werden die Schmerzen oberhalb der Leistenbeuge und Schamfuge, am Damm, auch wohl dem männlichen Gliede entlang gefühlt.

h) Ferner ist hervorzuheben, daß anhaltende Kopfschmerzen bei Schlagaderwandverhärtung auf Nierenleiden hinweisen, daß Kreuzschmerzen ziemlich häufig durch Erkrankungen der Hüftkreuzbeingelenke (auch des letzten Lendengelenkes) hervorgerufen werden und die Rückenschmerzen nach längeren Operationen durch die lange Rückenlage auf dem flachen Operationstisch verursacht werden, wobei die regelrechten Rückenkrümmungen nicht aufrecht erhalten werden, weil die gewöhnliche mittlere Muskelspannung (Tonus) der Betäubung wegen aufhört.

Harnbeschwerden.

269. Beschwerden beim Harnlassen können sich äußern in: 1. Schmerzen beim Harnen, 2. Unfähigkeit, den Harn zu halten (unfreiwilliger Harnabgang). 3. Unfähigkeit oder Verminderung der Möglichkeit willkürlicher Harnentleerung.

a) Schmerzen beim Harnlassen entstehen am häufigsten bei Tripper (Gonorrhöe), aber auch bei anderen Entzündungen der Harnwege, insbesondere bei tuberkulösen Blasenentzündungen. Die Schmerzen werden je nach dem Sitze der Entzündung in die Harnröhre, in die Blase oder in die Lendengegend verlegt.

b) Steine erzeugen oft, selbst wenn sie in der Niere sitzen, reflektorisch eine Schmerzempfindung in der Eichel.

270. Die Unfähigkeit, den Harn zu halten (Incontinentia urinae) beruht auf einer Lähmung oder einer Schwächung des Blasenschließmuskels entweder als Folge einer Erkrankung des Hirn-Rückenmarks, vor allem der Rückenmarksdarre, oder bei nervös veranlagten Kindern, sowie im Felde bei Soldaten nach Anstrengungen, Durchnässungen u. dgl., manchmal als Rückfall einer früher schon vorhanden gewesenen Neigung zu unwillkürlichem Harnabgange. Ferner kommt sie bei bewußtlosen Kranken vor, so bei Coma diabeticum, bei Schlaganfällen, bei Vergiftung durch Harnbestandteile (Urämie) u. a.

271. Unfähigkeit der willkürlichen Harnentleerung findet sich zum Teil bei denselben Krankheitszuständen, wie beim unwillkürlichen Harnabgange. Diese beiden Erscheinungen schließen sich keineswegs aus. Es kann Unfähigkeit der willkürlichen Entleerung bestehen, daneben aber dauernder unfreiwilliger Abgang von Harn in Tropfen (Ischuria paradoxa). Die Unmöglichkeit, willkürlich Harn zu entleeren, beruht wahrscheinlich weniger auf einer Lähmung der Blasenmuskulatur, als auf der Unfähigkeit, den Schließmuskel zu eröffnen.

Diese findet sich entweder als Folge eines Hirn-Rückenmarksleidens, besonders der Rückenmarksdarre, ferner bei allen mit schweren Bewußtseinsstörungen einhergehenden Krankheiten, sodann bei Entzündungen des Bauchfells in der Nähe der Blase.

272. Ferner kann auch ein mechanisches Hindernis am Blasenausgange die Ursache sein, am häufigsten in Gestalt der Vergrößerung der Vorsteherdrüse, die sich sehr häufig bei älteren Männern findet.

Zu den Störungen der Harnabscheidung kann man auch den gesteigerten Harndrang rechnen. Dieser beruht oft nur auf der vermehrten

Harnabsonderung (bei Zuckerharnruhr und einfacher Harnruhr und bei Schrumpfniere). Auch sonst tritt noch bei Entzündungen der Harnwege gesteigerter Harndrang ein, der auf Überempfindlichkeit oder Schmerzhaftigkeit der Blase bei Ansammlung von Urin darin beruht. Ebenso kann eine zu geringe Fassungsfähigkeit der Blase dieselbe Wirkung haben, vor allem bei Schrumpfungen der Blase nach schweren Entzündungen, ganz besonders aber bei der Blasentuberkulose.

Blutharnen.

273. Reichliche Mengen Blut im Harn werden an dessen dunkelroter Farbe erkannt. Nicht zu verwechseln ist damit die dunkelrote Farbe des hochgestellten Harns oder die rote Farbe bei Urobilingehalt. Im Zweifelsfalle muß die mikroskopische oder die chemische Untersuchung auf Blut entscheiden. Bei geringerem Blutgehalte bringen diese Proben allein die Entscheidung.

274. Blut kommt im Harn in zwei Formen vor:

α) **Blutfarbstoffharnen (Hämoglobinurie).** Der Harn enthält nur gelösten Blutfarbstoff und keine Blutkörperchen oder Schatten von solchen. Die Hämoglobinurie tritt ein, wenn die Blutkörperchen schon im Blutkreislaufe zerstört worden sind, und nur der Farbstoff durch die Nieren ausgeschieden wird. Kleine Mengen im Blute gelösten Blutfarbstoffs werden zurückgehalten, und zwar hauptsächlich in der Milz; größere Mengen werden zum Teil durch den Harn ausgeschieden.

Die Hämoglobinurie ist die seltenere Form der Blutausscheidung durch den Harn und findet sich hauptsächlich anfallsweise bei der paroxysmalen Hämoglobinurie. Sie besteht in Anfällen von Blutfarbstoffharnen unter Schüttelfrost im Anschluß an Abkühlungen des Körpers. Ferner tritt Hämoglobinurie im Verlaufe mancher Infektionskrankheiten auf (Scharlach, bakterielle Blutvergiftung — Sepsis —, Typhus) und nach bestimmten Blutgiften, vor allem nach chlorsaurem Kali, Nitrobenzol, Arsenwasserstoff, Phenacetin; weiterhin bei Wechselfieberkranken in den Tropen in manchen Fällen unter dem Einfluß des sonst in dieser Beziehung unschädlichen Chinins oder anderer Arzneimittel (Schwarzwasserfieber), und nach Einspritzungen artfremden Blutes.

β) **Blutharnen (Hämaturie).** Hier finden sich mikroskopisch nachweisbare rote Blutkörperchen im Harn, entweder in völlig unverändertem Zustande oder geschrumpft in Stechapfelform oder gequollen und ausgelaugt als Blutschatten.

275. Blut kann dem Harne auf seinem ganzen Wege beigemischt werden. Es stammt daher:

a) Aus der Niere entweder bei Nierenentzündungen durch Übertritt unveränderter Blutkörperchen in den Harn durch die scheinbar unverletzten Gefäße, ein Zeichen der Entzündung (Haemorrhagia per diapedesin), oder bei Verletzungen der Niere. Diese können verursacht sein durch einen Unfall, z. B. häufig nach einem Sturz vom Pferde, oder infolge von Schädigung durch einen Nierenstein, der bei den krampfhaften Versuche durch wurmartige (peristaltische) Bewegungen durch den Harnleiter ihn auszustoßen, gleichzeitig mit den Ko¹ikanfällen auf rein mechanischem Wege eine Blutung in der Niere erzeugen kann. Auch bei zerfallenden bösartigen Geschwülsten der Niere, ferner bei Nierentuberkulose, Stauungsniere, Niereninfarkt und septischen Ekchymosen findet sich Blut im Harn.

b) Aus dem Nierenbecken auf mechanischem Wege ebenso, wie in der Niere, und aus dem Harnleiter; aus der Blase durch Unfallverletzung, durch Blasenstein, durch Zerfall einer Geschwulst und bei hochgradiger Blasenentzündung; aus der Harnröhre infolge genannter mechanischer Ursachen.

c) Bei Frauen kommen Blutungen auch aus der Scheide und aus den Geschlechtsteilen in Frage (Ziff. 557 ff.), insbesondere während der Monatsregel (Menstruation).

276. Der Ursprung der Blutung muß im allgemeinen aus den Begleitumständen erkannt werden. Einige Aufschlüsse erhält man aber auch durch Beachtung folgender Merkmale. Bei Blutungen aus der Harnröhre ist nur der zuerst gelassene Teil des Harns blutig. Bei Blutungen aus der Blase ist meist der letzte Teil bluthaltig, weil die am tiefsten gelegenen Schichten des Harns, wo das Blut sich abgesetzt hat, auch zuletzt entleert werden.

277. Einseitige Nierenblutungen werden durch den Blasenspiegel (Cystoskop) und durch die Harnleiterablaßröhre (Ureterenkatheter) festgestellt.

Schwindelgefühl (Vertigo).

278. Das Schwindelgefühl, eine Störung der Gleichgewichtskerne (Zentren) im Gehirn, findet sich bei Krankheiten und Blutumlaufsstörungen des Gehirns, sowie bei gewissen Vergiftungen (Alkohol). Von den Krankheiten sind besonders die Gehirngeschwülste zu nennen, plötzliche Vermehrung des Hirndrucks bei Flüssigkeitsergüssen in die Hirnhöhlen, vor allem aber die Erkrankungen der Bogengänge des inneren Ohres, des Labyrinths, dem Sitze des Gleichgewichtssinnes. Schwindelerzeugende Kreislaufstörungen, besonders plötzliche Blutleere des Gehirns treten leicht bei allgemeiner Blutarmut, besonders bei Bleichsucht auf, sodann bei Schlagaderwandverkalkung der Hirngefäße. Ferner können rein nervöse Ursachen eine plötzliche Blutleere des Gehirnes erzeugen (Ohnmacht). Auch Neurastheniker pflegen über Schwindelgefühl zu klagen, ohne daß sich eine anatomische Ursache dafür findet.

Dem Schwindel verwandt ist die Störung der geordneten Muskelwirkung, die Ataxie, insofern sie auch eine Störung des Gleichgewichtssinnes ist. Sie findet sich bei Rückenmarksleiden und beruht überwiegend auf Störungen des Gefühls der Haut und der Muskeln sowie des Lagesinns, welche für das Zustandekommen geordneter Bewegungen und geordneter Gleichgewichts- und Lageempfindungen unentbehrlich sind.

Bewußtseinsverlust (Coma).

279. Verlust des Bewußtseins tritt als Ohnmacht, als eine Steigerung des Schwindelgefühls, bei plötzlicher Blutleere des Gehirns blutarmer oder nervöser Menschen und nach seelischen Einflüssen ein. Von wichtigen Krankheiten, die zur Bewußtlosigkeit führen können, sind ganz besonders folgende zu merken:

Die Zuckerharnruhr (Coma diabeticum, stets mit Ausscheidung von Zucker und Aceton verbunden), die Vergiftung des Blutes durch Harnbestandteile bei Nierenkranken (Coma uraemicum), die Gehirnblutung (Apoplexia cerebri sanguinea), wobei man gleichzeitig oder sehr bald eine Lähmung bestimmter Muskelgruppen erkennt, und zwar die Hirnblutung bei Schlagaderwandverkalkung des Gehirns, sowie die vorübergehenden schlagähnlichen Anfälle bei fortschreitender Gehirnlähmung (progressiver Paralyse) und der Herderkrankung des Hirn- und Rückenmarks (der multiplen Sklerose), ferner bei Anfällen von Epilepsie, verbunden mit Krämpfen, und bei Hysterie.

Wassersüchtige Schwellungen (Ödeme).

280. Wassersüchtige Schwellungen der Haut hinterlassen auf Fingerdruck eine Delle. Sie finden sich bei Herzkrankheiten infolge Nachlassens der Herzkraft (Insuffizienz des Herzmuskels), bei Nierenkrankheiten (Wassersucht und Eiweißharnen; Brightsche Nierenkrankheit) und bei Kräfteverfall infolge gewisser Allgemeinstörungen (Kachexie). Örtlich begrenzte wassersüchtige Schwellungen entstehen durch Stauungen in den nahe gelegenen Blutadern. Örtliche vasomotorische Schwellung kann aber auch durch Gefäßnerven hervorgerufen werden, und es entsteht schließlich Schwellung in der Umgebung von Entzündungs-(Eiter-)herden.

a) Die wichtigsten Ödeme sind die bei Herz- und Nierenkranken auftretenden. Bei Herzkrankheiten beginnen sie in den abhängigen Teilen (Knöchel, Hodensack, Kreuz), bei Nierenkrankheiten sind sie von der Schwere unabhängig und beginnen oft im Gesicht (an den Augenlidern). Wassersüchtige Schwellungen entstehen auch im Siechtum bei Krebs, bei der Zuckerharnruhr und bei bösartiger Blutarmut meist an den Füßen. Jetzt im Kriege werden auch wassersüchtige Anschwellungen meist vorübergehender Art ohne eigentlich erkennbare Ursache, vielleicht durch allgemeine Ernährungsstörungen beobachtet. (Kriegsödem.)

b) Örtliche Schwellung kann auch durch Stauung in den Blutadern oder durch Blutgerinnung (Thrombose) in ihnen bedingt sein. Bei Blutgerinnung in der Schenkelblutader tritt sie am Bein vom Oberschenkel abwärts auf. Zusammenpressung der Drosselblutader (Vena jugularis) durch Aortenausbuchtung (Aneurysma) oder durch Mittelfell(Mediastinal-)geschwülste verursacht wassersüchtige Schwellung der oberen Körperhälfte. Nach Brustabnahme beobachtet man eine solche des gleichseitigen Armes.

Wassersüchtige Schwellungen infolge von Gefäßnervenerkrankungen (vasomotorische Ödeme) treten örtlich beschränkt und anfallsweise auf. Entzündliche wassersüchtige Schwellung läßt einen Eiterherd in der Tiefe vermuten (bei Blutschwär — Furunkel —, Zellgewebsvereiterung — Phlegmone —, eitriger Brustfellentzündung — Empyem — usw.).

Erguß in der Bauchhöhle (Ascites).

281. Ein Erguß in die Bauchhöhle entsteht aus allgemeinen Ursachen bei Herz- und Nierenkrankheiten. Örtliche

Ursachen sind Stauungen in den Blutadern vor allem bei Verlegung der Pfortader (Schrumpfleber, Krebs). Entzündlicher wäßriger (seröser) Erguß tritt ebenso wie die entzündlichen Ergüsse im Brustfellraume fast nur bei Tuberkulose auf. Eitrig: bei Durchbruchsbauchfellentzündung (Perforationsperitonitis) am häufigsten vom Blinddarme, sodann von einem Magengeschwür, einer Gallenblasenentzündung, bei Frauen aber am häufigsten von den inneren Geschlechtsteilen ausgehend.

Nachweis: Schallwechsel bei Lageänderungen (Aufwölbung und Spannung). Eitrige Ergüsse geben infolge Abkapselung durch Verklebungen oft keinen Schallwechsel.

Gelbsucht (Ikterus).

282. Gelbsucht besteht in einer Abscheidung von Gallenfarbstoff in die Haut und Schleimhäute. Besonders bevorzugt und bei geringen Graden anscheinend oft allein beteiligt ist die Augenbindehaut. Gelbsucht entsteht bei mehr oder minder vollständiger Behinderung des Abflusses aus den Gallengängen und der Gallenblase in den Darm und durch Übertritt in den Blutkreislauf. Ursachen der Gelbsucht: Erstens Gifteinwirkung auf die Leberzellen (chemische oder Krankheitsgifte) besonders bei gleichzeitigem starkem Blutzerfall. Zweitens behinderter Gallenabfluß (Verlegung der Gallenwege). Man kann danach unterscheiden Vergiftungsgelbsucht (Icterus per diapedesin) und Stauungsgelbsucht.

a) Gelbsucht ausschließlich infolge Blutzerfalls ohne Vermittlung einer erkrankten Leber erscheint heute nicht mehr wahrscheinlich.

b) Vergiftungsgelbsucht tritt erstens nach manchen chemischen Vergiftungen auf: Arsenwasserstoff, Toluylendiamin, Morcheln, Phosphor; sodann durch giftige Wirkung mancher Krankheitserreger: bei Lungenentzündung, Sepsis, Rückfallfieber (Typhus recurrens), Gelbfieber, Wechselfieber; bei der Weilschen Krankheit, einer akuten durch eine Spirochäte hervorgerufenen Infektionskrankheit.

c) Als Krankheit eigener Art tritt Gelbsucht auf in Form des akuten gelben Leberschwundes (akute gelbe Leberatrophie), desgleichen als chronische hämolytische Gelbsucht, eine angeborene, meist erbliche Krankheit mit Milzvergrößerung und dauernder, anfallsweise verstärkter Gelbsucht.

d) Die Stauungsgelbsucht durch Absperrung der Gallenwege kann schon in den feinsten Gallenröhrchen innerhalb der Leberzellen verursacht sein und kommt hier durch entzündliche Schwellung der Leberzellen zustande, die ihrerseits durch Giftwirkung hervorgerufen wird. Sie ist also dann von der Vergiftungsgelbsucht kaum zu trennen und wird besser zu dieser gerechnet. Ferner kann die Leberschwellung die feineren, aber selbständigen Lebergallengänge betreffen durch Wucherung des Zwischengewebes — des interstitiellen Bindegewebes der Leber (Lebercirrhose) oder durch Neubildungen (Geschwülste), die die Gallenwege zusammendrücken (Leberkrebs).

e) Schließlich kann die Verlegung an den Ausführungsgängen der Galle liegen, am Lebergang (Ductus hepaticus) oder am Gallenendgang (Ductus choledochus). Dagegen kann eine Verlegung des Gallenblasengangs (Ductus cysticus) keine Gelbsucht hervorrufen. Als Ursache der Absperrung kommen in Betracht: Gallensteine, meist durch Steinkoliken angezeigt, seltener Fremdkörper oder Würmer (Distomum), ferner Geschwülste meist bösartiger

Natur, erkennbar durch den fortschreitenden Gang der Krankheit mit allgemeinem körperlichem Verfall (Kachexie), endlich narbige Verziehungen oder Umschnürungen der Gallengänge im Anschluß an entzündliche Vorgänge des Bauchfellüberzugs der Nachbargebilde (z. B. bei Magengeschwür), Gerinnsel (Thrombose) in der Pfortader entweder infolge von Stauung bei Herzkrankheiten oder infolge von Entzündungen des Bauchfells, z. B. nach Entzündungen des Wurmfortsatzes und nach Bauchoperationen.

f) Wohl die häufigste Ursache der Verlegung aber ist die katarrhalische Schwellung des Gallenendgangs (oder selbst nur seiner Mündung in den Darm, der Vaterschen Tasche [Diverticulum duodenale]) als Fortsetzung einer katarrhalischen Schwellung des oberen Darmabschnittes überhaupt (katarrhalische Gelbsucht).

Je nach der Ursache und der Heilungsmöglichkeit unterscheidet man eine gutartige (z. B. die katarrhalische) und eine bösartige Gelbsucht (gelbe Leberatrophie, Krebs, Lebercirrhose).

Zur gutartigen Form gehört auch die in ihrer Ursache noch nicht ganz geklärte Gelbsucht der Neugeborenen.

283. Zur Beurteilung einer Gelbsucht ist die Untersuchung des Stuhls als Ergänzung erforderlich. Bei vollständigem Verschluß der Gallenwege ist der Stuhlgang frei von Farbstoffen, daher grau, tonfarben. Da Fettstuhl leicht mit gallefreiem Stuhl verwechselt werden, und ein farbloser Stuhl dennoch einen Abkömmling des Gallenfarbstoffs enthalten kann (Leukohydrobilirubin), empfiehlt es sich durch die Schmidtsche Sublimatprobe (siehe Ziff. 312) die Abwesenheit von Gallenfarbstoffen und deren Abkömmlingen festzustellen. Enthält der Stuhl bei Gelbsucht noch Farbstoff, so ist der Gallenverschluß unvollständig.

Untersuchungsarten der Baucheingeweide.

Besichtigung des Leibes.

284. Äußere Gestaltung: Allgemeine Auftreibung durch Blähung, Bauchwassersucht, Geschwülste; örtlich beschränkte Auftreibung (Geschwülste) seitliche Auftreibung — Flankenmeteorismus — (bei Gasfüllung nur des Dickdarmes).

285. Kennzeichnende Auffälligkeiten an den Gefäßen: Blutadererweiterungen — Caput medusae — (nach dem Nabel zusammenlaufende Blutadern infolge Verlegung der Pfortader, Schrumpfleber und Leberkrebs); längs verlaufende Blutadererweiterungen bei Verlegung der unteren Hohlblutader.

286. Beachtenswert sind die sichtbar gewordenen Umrisse der Eingeweide durch die Bauchdecken, ihre Verschiebung mit der Atmung und ihre peristaltischen Bewegungen. Deutliche Umrisse des Magens oder Darms besonders mit wurmartiger Wellenbewegung bei Verengerungen am Pförtner — Pylorusstenose — (durch Krebs und Geschwürsnarben), dauernd sichtbar gebläht einzelne Darmschlingen bei Darmverschluß. Weitere beachtenswerte äußere Erscheinungen am Bauche bei tiefer Atmung: Schonung der Bauchatmung bei allgemeiner Bauchfellentzündung.

287. Ergänzung der Besichtigung durch Messung des Bauchumfanges. Das mäßig angespannte, überall anliegende, aber nicht einschneidende Bandmaß liegt hinten oberhalb des Darmbeinschaufelkammes und vorn über dem Nabel.

Die innere Besichtigung des Mastdarms und der S-förmigen Krümmung geschieht mit Hilfe des Mastdarmspiegels, z. B. mit dem Modell von Strauß.

Abtastung der Baucheingeweide.

288. Betastung der Bauchdecken. Die Bauchmuskulatur ist straff bei jugendlichen Menschen, schlaff nach vorangegangener Dehnung durch Schwangerschaft, Bauchwassersucht, Eierstocksgeschwülste und Fettleibigkeit. Bei schlaffen Bauchdecken besteht oft Auseinanderweichen — Diastase — der inneren Ränder beider geraden Bauchmuskeln. (Bruchpforten Ziff. 967.)

a) Zur Betastung der inneren Bauchorgane ist notwendige Vorbereitung die Erschlaffung der Bauchdecken in flacher Rückenlage auf nicht zu weicher Unterlage bei leicht erhöhtem, aber aufliegendem, jedenfalls nicht willkürlich erhobenem Kopfe. Dauernd langsames tiefes Einatmen bei weit geöffnetem Munde. Untersuchung in der Regel in Rückenlage, nur für Milz und Nieren ist die Seitenlage oft günstiger. Die eigentliche Betastung ist immer nur beim Ausatmen vorzunehmen. Bei oberflächlicher Betastung dringen die wenig gekrümmten Finger, bei Tiefenbetastung die steilgestellten Finger während der Ausatmung in die Tiefe; während der Einatmung Ruhepause; in genügender Tiefe angekommen, rollt man den zu erwartenden Darmteil gleichsam über die hintere Bauchwand. Die Beine sind in der Regel gestreckt; mitunter ist gestrecktes Anheben des einen Beines von Vorteil, um den zusammengezogenen Hüftmuskel (Psoas) als Tastunterlage zu haben. Man fühlt mit einer Hand, mit beiden Händen nebeneinander, gleichzeitig mit den 4 Fingerkuppen (außer dem Daumen), mit 3, mit 2 Fingern; mit beiden Händen übereinander, die untere zum feinen Fühlen, die obere zum Eindrücken, schließlich mit der eigentlichen zweihändigen Tastung, die eine Hand auf dem Bauch, die andere auf dem Rücken und sucht das abzutastende Gebilde (besonders die Nieren) zwischen die Finger zu bekommen.

Beste Stellung und Handhaltung aus den Abbildungen ersichtlich.

b) Unter Umständen geht die Abtastung im warmen Bade leichter von statten.

Besondere Tastbefunde.

289. Bauchdecken. Örtliche Spannung der Bauchmuskulatur (Muskelabwehr, défense musculaire), findet sich über entzündlichen Herden besonders des Bauchfells. Fehlen der Muskelabwehr spricht gegen Beteiligung des Bauchfellüberzugs. Muskelspannung in der Blinddarmgegend bedeutet meist Erkrankung des wurmförmigen Fortsatzes.

290. Leber. Sie ist regelrechterweise nicht fühlbar. Fühlbarkeit ersten Grades: Der Rand steigt bei der Ausatmung über den Rippenbogen hinab und wird in der rechten Brustwarzenlinie fühlbar; zweiten Grades: Der Rand ist dauernd fühlbar; dritten Grades: Ein großer Teil der Leberfläche läßt sich abtasten.

Fühlbarkeit beruht meist auf Vergrößerung, aber auch auf Herabsinken der Leber (Enteroptose), dieses stets zusammen mit Senkung wenigstens der rechten Niere. Zu achten ist auf die Derbheit (Dichtigkeit, Konsistenz) des Gewebes, die Beschaffenheit des Randes und der Oberfläche (scharf, stumpf, fein- und grobhöckrig (Schrumpfleber, Leberkrebs) und besonders auch auf Fühlbarkeit der Gallenblase, selten auch eines Steines darin. Fühlbare Lebervergrößerung besteht bei Blut- oder Gallenstauungen der Leber, katarrhalischer Gelbsucht, bei Stauung infolge von Herzkrankheiten, ferner bei Weißblütigkeit (Leukämie), bei Bindegewebswucherung der Leber mit Verdickung (hypertrophische Lebercirrhose), bei Syphilis, Krebs und bei Blasenwurm (Echinococcus als kugelige Geschwulst).

291. Magen. Selten ist im nüchternen Zustande die große Krümmung fühlbar, häufiger trifft dies für den Pförtner zu und zwar meist rechts oberhalb vom Nabel. Dieser stellt sich als ein kurzer, derber, querlaufender Strang dar, wechselweise fühlbar und verschwindend. Dauernde deutliche Fühlbarkeit erweckt den

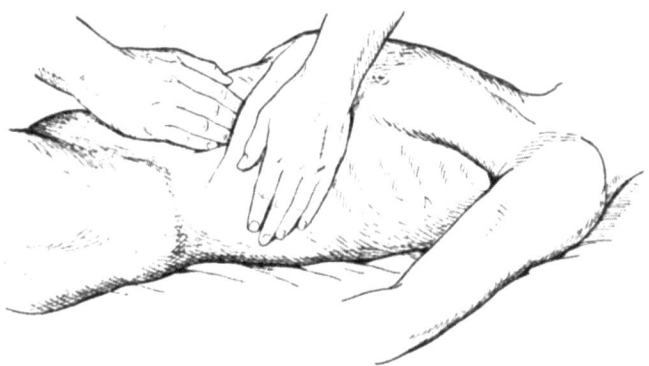

Abb. 30. Palpieren der Bauchorgane. Zweihändige Abtastung der Milz.

Verdacht einer Verdickung des Pförtners. Geschwülste am Magen können im Anfange der Entwicklung nur gefühlt werden, wenn sie an der Vorderfläche sitzen. Wenn sie noch frei beweglich sind, sind sie „exspiratorisch fixierbar", d. h. man kann sie auf der Höhe der Einatmung festhalten. Es handelt sich bei den Magengeschwülsten fast immer um Krebs.

292. Milz. Die gesunde Milz ist nicht fühlbar. Fühlbarkeit ersten Grades: Der Milzpol übersteigt beim Ausatmen den Rippenbogen; zweiten Grades: Der Milzpol überragt dauernd den Rippenbogen; dritten Grades: Die Milz liegt großenteils nach unten vom Rippenbogen. Die Fühlbarkeit beruht manchmal auf Senkung, immer verbunden mit fühlbaren Nieren (Enteroptose), meist aber auf Vergrößerung.

Man beachte Form und Härte der fühlbaren Milzkuppe. Milzvergrößerungen bei vielen akuten Infektionskrankheiten, vor allem bei Wechselfieber, Typhus, Flecktyphus. Bedeutende Vergrößerungen oft über den halben Bauch sich erstreckend bei Weißblütigkeit (Leukämie) und verwandten Blutkrankheiten, besonders aber bei Pfortaderthrombose und Bantischer Krankheit (zunächst starke Blutarmut, sodann Milz- und Lebervergrößerung und schließlich Bauchwassersucht).

293. Nieren. Die gesunden und regelrecht liegenden Nieren sind nicht fühlbar. Sie werden es häufiger durch Senkung als durch Vergrößerung, besonders die rechte Niere. Fühlbarkeit ersten Grades: Die Nierenkuppe ist bei zweihändiger Abtastung fühlbar; zweiten Grades: die halbe Niere ist fühlbar; dritten Grades: die ganze Niere fühlbar und meist frei verschieblich (Wanderniere). Vergrößerung der Niere bei Geschwülsten, Ausdehnung des Nierenbeckens bei Abknickung oder Verlegung des Harnleiters durch einen Stein, bei Tuberkulose. Selten und stets doppelseitig angeboren sind riesige Vergrößerungen bei Blasenniere (Zystenniere).

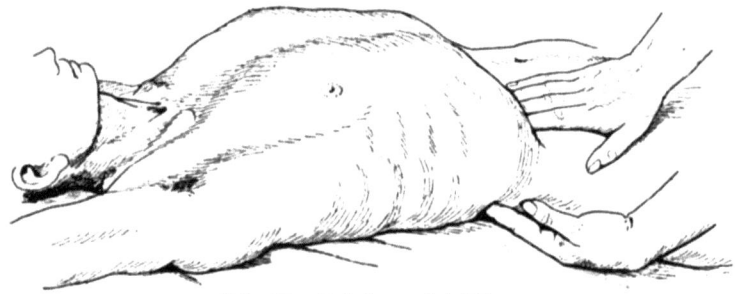

Abb. 31. Palpieren der Niere.

294. Harnblase. Die prall gefüllte Harnblase ist bei Harnverhaltungen als kuglige, weich elastische Geschwulst nicht selten bis über Nabelhöhe fühlbar.

295. Dünndarm ist niemals abtastbar, außer bei einer ihm angehörenden Geschwulst. Nur das letzte Ende des Krummdarmes — die Gegend des Meckelschen Divertikels — ist durch seine Befestigung am Dickdarm oft fühlbar. Man kann hier Darmgurren und Darmplätschern fühlen und hören.

296. Dickdarm. Blinddarm und S-förmige Krümmung sind in regelrechtem Zustande sehr häufig fühlbar, der **Querdarm** schwerer und seltener, der **Wurmfortsatz** dagegen gewöhnlich nicht; dessen Fühlbarkeit spricht stets für Entzündung des Wurmfortsatzes, besonders wenn die Stelle druckempfindlich ist.

Beim Abtasten des Leibes kann Gurren, Plätschern, Schwappen je nach der Art der Füllung festgestellt werden. Kotballen, insbesondere Kotsteine und örtliche Kotstauung (bei Einstülpung [Intussuszeption], bei peritonitischen Verwachsungen und Abschnürungen des Darmes usw.) können leicht mit einer Geschwulst verwechselt werden. Bei Geschwulstverdacht muß die Abtastung nach gründlicher Darmentleerung mittelst hoher Eingießungen mit Hilfe des Darmrohrs wiederholt werden.

297. Geschwülste im Bauche lassen sich im allgemeinen nach guter Einübung des beschriebenen Tastverfahrens durch Abgrenzung eines regelwidrigen Körpers von den regelrechten Gebilden mehr oder minder leicht feststellen. Die Zugehörigkeit der Geschwulst zu einem bestimmten Darmteile oder einem anderen Organ der Bauchhöhle kann durch Lufteinblasen in den Mastdarm gelöst werden.

Bei allen Geschwülsten ist Nachprüfung durch Röntgenaufnahme erforderlich. Die größten Geschwülste sind die Eierstockshohlgeschwülste (die Ovarialkystome), leicht mit Bauchwassersucht zu verwechseln (Probeabzapfung ergibt fadenziehende Flüssigkeit).

298. Mastdarm. Tasten im Stehen, vornübergeneigt, oder in Knieellenbogenlage, Einführung des gefetteten Fingers durch den äußeren Afterschließmuskel, Tasten nach Stielgeschwülsten (Polypen), Hämorrhoiden (Blutfleck am Finger!), Verengerungen, Verdickungen der Wand (Mastdarmverengerungen nach Syphilis, Tripper, bei Krebs). Höckrige, auch geschwürige Geschwülste sind fast immer Krebs.

Abklopfen der Bauchgebilde (Perkussion) im allgemeinen.

299. Nur leise Fingerbeklopfung ist zulässig. Über dem Bauche findet sich trommelartiger (tympanitischer) Schall, wo gasgefüllte Därme liegen. Je größer der Hohlraum, um so tiefer der Schall. Ein mit Luft gefüllter Magen kann manchmal durch die Tiefe seines Schalles, ein mit Wasser gefüllter Magen gegen den gasgefüllten Dickdarm durch seine Dämpfung abgegrenzt werden. Trommelartiger Schall über der Stelle der Leberdämpfung rührt entweder von einer Verkleinerung der Leber (Schrumpfleber) oder einer darübergelagerten Darmschlinge (z. B. bei angeborener Erweiterung des Dickdarmes) oder von freier Luft in der Bauchhöhle (jauchige Bauchfellentzündung) her.

Abklopfen des Bauches in besonderen Fällen.

300. Bauchwassersucht (Ascites). Bei nicht zu geringer Flüssigkeitsansammlung im Bauche tritt Schallwechsel bei Lageänderung ein: die jeweilig höchstgelegene Stelle gibt trommelartigen Schall, die abhängigen Teile ergeben Dämpfung, (Untersuchung in Rückenlage, in den beiden Seitenlagen und im Sitzen). Größere eitrige Ergüsse können dasselbe Bild geben, oft aber nur unvollkommen wegen Verklebung des Bauchfelles.

301. Leber. Die untere Grenze der Leberdämpfung schneidet regelrechterweise in der rechten Brustwarzenlinie mit dem Rippenbogen ab. Die obere Grenze der unbedingten (absoluten) Leberdämpfung liegt in der rechten Brustwarzenlinie etwa in Höhe der 6. Rippe.

302. Milz. Die Beklopfung geschieht in rechter Seitenlage bei linkem, über den Kopf gelegtem Arme. In der mittleren Achsellinie gibt die untere Lungengrenze den oberen Rand der **Milzdämpfung**, aber nicht der **Milz**, welche teilweise hinter der Lunge liegt. Von hier folgt die leise Beklopfung dem schrägen Verlaufe der 10. Rippe nach vorn. Die **regelrechte Milzdämpfung** hört zwei Finger breit vor dem Rippenbogen auf; sie ist mit der Atmung verschieblich. Dann versucht man die Milz gegen den Magen abzugrenzen. Die Höhe der regelrechten Milzdämpfung ist 5—7 cm. Sie ist nur bei starker Lufthältigkeit der Nachbargebilde durch Klopfen feststellbar.

303. Magen. Die stets vorhandene Luftblase im Magen gibt trommelartigen Schall (**Traubescher Raum**). Sonst ist über dem Magen je nach der Art des Mageninhaltes (Gas, Speisebrei) trommelartiger Schall oder Dämpfung vorhanden. Bei Aufblähung durch Kohlensäure (Verabreichung von 2—3 g doppelkohlensaurem Natron und ebensoviel Weinsteinsäure) oder mittelst Magenschlauches und Gummigebläse wird er durch tiefen trommelartigen Schall gut begrenzt. Nach Aufnahme von Wasser läßt er sich, besonders im Stehen bei gasgefülltem Dickdarm von diesem durch seine Dämpfung unterscheiden. Die untere Magengrenze soll nach einem und nach mehreren Schluck Wasser nicht wesentlich verschieden sein, sonst besteht Verdacht auf Erschlaffung (Atonie) der Magenwand.

Besondere Untersuchung des Magendarmschlauches.

Mundhöhle vgl. Ziff. 716.

304. Speiseröhre. Am wichtigsten sind **Verengerungen** (Stenosen) und **Ausbuchtungen** (Divertikel). Untersuchung mit der Sonde und mit dem Röntgenverfahren. Verengerungen der Speiseröhre beruhen fast immer auf Krebs, seltener auf Narben nach Verätzungen. Die Erkenntnis wird durch ein bei wiederholter Sondenuntersuchung stets an gleicher Stelle gefundenes Hindernis ermöglicht.

Am geeignetsten sind solide steife Sonden (über ihre Einführung siehe Ziff. 306 a betr. Anwendung des Magenschlauches bei der Magenuntersuchung). Die Stelle eines Hindernisses wird durch Messung der Sonde von der Zahnreihe an bestimmt. Von der Zahnreihe bis zum Anfange der Speiseröhre beträgt die Entfernung 15, bis zur Teilung der großen Luftröhre 25, bis zum Magenmund 40 cm. Verengerungen und Ausbuchtungen werden einwandfrei durch das Röntgenverfahren nachgewiesen. Bei Ausbuchtung der großen Körperschlagader (Aortenaneurysma) ist die Einführung der Sonde zu unterlassen.

305. Magen. Feststellung der Lage und Größe durch Betastung und Beklopfung (s. Ziff. 291). Gute Lagebestimmung der **großen Krümmung**: Nach Einführung eines großen Glases Wasser werden kurze Stöße mit der Hand gegen die mittlere Oberbauchgegend ausgeführt, um festzustellen, wie weit herab Plätschern erzeugt werden kann, besser, wie weit herab man das Anstoßen des Wassers fühlt. Leichte Erzeugung von Plätschergeräusch spricht für Tiefstand des Magens und Plätschern lange Zeit nach der Nahrungsaufnahme für eine Verzögerung in der Magenentleerung.

Chemische Untersuchung des Mageninhaltes.

306. In der Regel eignet sich nur der ausgeheberte Inhalt nach einem Probefrühstück (60 g Weißbrot mit 200—300 ccm Tee, nüchtern genommen), 1 Stunde nach der Einnahme entnommen, zur chemischen Untersuchung. Eine Probemahlzeit ist aber vorzuziehen, weil Weißbrot und Tee allein keinen besonderen Reiz für die Absonderung der Salzsäure abgeben. Die Probemahlzeit, zur gewohnten Mittagsstunde genommen, besteht zweckmäßig aus einem Teller Rindfleischsuppe mit Graupen oder Nudeln, einem Beefsteak (150—200 g) mit Kartoffelbrei, einem Stück Brot (50 g) und einem Glase Wasser (Riegel).

Wiedergewinnung nach 3—4 Stunden.

a) Aushebung durch den Magenschlauch: Der schreibfederartige gefaßte Schlauch wird dem mit nach vorngeneigtem Kopfe sitzenden Kranken in den Mund gesteckt, unter anfänglichen Schluckbewegungen neben dem die Zunge niederhaltenden Zeigefinger der freien Hand in den Schlund und über den Kehldeckel hinweg in die Speiseröhre vorgeschoben und unter tiefem Einatmen von seiten des Kranken unter leichtem, federndem, aber schnellem Druck in die Tiefe geführt. Unter regelrechten Verhältnissen wird der Durchtritt durch den Magenmund nicht gefühlt. Der Mageninhalt wird durch Preßbewegungen, im Notfalle durch einen Saugball oder eine Saugvorrichtung (selten nötig) herausbefördert.

b) Gegenstand der Feststellung sind: die Menge der ausgeheberten Masse (100—200 ccm), die mehr oder weniger gute Zerkleinerung der Semmel, der Gehalt an fadenziehendem Schleim (bei Magenkatarrh), Blutbeimengung (in saurem Magensafte von rostbrauner Farbe), frische und am herausgezogenen Schlauche anhaftende Blutspuren.

c) Nachweis der freien Salzsäure: Blaufärbung von Kongopapier; keine Veränderung der roten Farbe bei Abwesenheit freier Salzsäure. 2. Probe mit Dimethylamidoazobenzol in $0,5\%$ iger alkoholischer Lösung: zu einem Tropfen einige Kubikzentimeter filtrierten Magensaftes zugesetzt, gibt rosenrote Färbung, gelbe dagegen bei Abwesenheit freier Salzsäure.

d) Titrierbestimmung der Säuren: 10 ccm filtrierter Magensaft mit einem Tropfen $^1/_2\%$ iger Lösung von Dimethylamidoazobenzol und mit 2 Tropfen 1% iger alkoholischer Lösung von Phenolphtalein versetzt, werden mit so viel Kubikzentimetern $^1/_{10}$ normaler Kalilauge versetzt, bis erstens die rosenrote Farbe eine lachsfarbene Tönung angenommen hat, zweitens, bis (nach Übergang der Farbe in Orange und Gelb) schließlich wieder eine bleibende Rosafärbung soeben hervortritt. Die verbrauchten Kubikzentimeter Lauge, auf 100 ccm Magensaft umgerechnet, geben das Säuremaß an, und zwar der erste Endpunkt die freie Salzsäure, der zweite die Gesamtsäure. Erstere beträgt regelrechterweise 15—30, letztere 40—60.

e) Flüchtige Fettsäuren werden durch den ranzigen Geruch festgestellt.

f) Auf Milchsäure wird nur bei Abwesenheit freier Salzsäure geprüft. Sie kommt als Zersetzungserzeugnis neben freier Salzsäure niemals vor.

Probe: Liquor ferri sesquichlorati wird mit destilliertem Wasser bis zur kaum sichtbaren Gelbfärbung verdünnt und 2 ccm davon mit etwas Magensaft versetzt. Milchsäure färbt deutlich gelb (Vergleich an einem Gegenversuch mit ebensoviel Wasser statt des Magensaftes). Mit sichererem Ergebnis wird statt des Magensaftes ein ätherischer Auszug zu dieser Probe verwendet. In den Straußschen Schütteltrichter gießt man filtrierten Mageninhalt bis

Marke 5, Äther bis Marke 25, schüttelt, läßt den Äther bis Marke 5 ablaufen, füllt mit Wasser wieder bis Marke 25 auf, fügt 2 Tropfen eines verdünnten Liquor ferri sesquichlorati (1:9 aqua) zu und schüttelt wieder. Stark grüne Färbung tritt erst bei mehr als 1°/₀₀ Milchsäure auf.

Milchsäure kommt bei Stauungen im Magen in Abwesenheit von Salzsäure, besonders bei Krebs vor, hat für ihn aber keine eindeutige Beweiskraft.

Von den **Fermenten** ist das wichtigste das **Pepsin**. Einfacher Nachweis ohne Mengenbestimmung genügt (erforderlich ist sie nur, wenn keine Salzsäure vorhanden).

Probe: Eiweißhaltiger Harn (oder eine andere Eiweißlösung) von $^1/_2$ bis 1°/₀₀ Eiweißgehalt wird tropfenweise mit 10°/₀iger Lösung von Sulfosalicylsäure versetzt, bis Kongopapier sich schwach violett färbt; zu 10 ccm hiervon etwa 1 ccm filtrierter Magensaft. Bei Anwesenheit von Pepsin hellt sich in einiger Zeit bei 37° (Wasserbad) die trübe Lösung auf. Pepsin fehlt bei der als **Achylia gastrica** von Einhorn bezeichneten, durch Fehlen jeglichen Magensaftes gekennzeichneten Krankheit und beim Magenkrebs.

g) **Blut**. 10 ccm Mageninhalt werden mit einigen Kubikzentimetern Eisessig versetzt und mit 10 ccm Äther geschüttelt. Nach dem Absetzen wird die ätherische Schicht abgehoben und mit ihr folgende Probe angestellt: Zu einer kleinen Messerspitze Guajakharz, gelöst in 3 ccm Alkohol, wird etwa 1 ccm Terpentinöl und sodann allmählich von dem soeben bereiteten sauren Ätherauszuge tropfenweise hinzugesetzt. Bei Anwesenheit von Blut tritt violettblaue bis tiefblaue Färbung ein. Je größer der Blutgehalt, um so schneller und mit um so weniger Magensaftauszug tritt die Blaufärbung ein. (Die Guajaklösung muß ganz frisch sein; alte aufbewahrte Guajaktinktur ist unbrauchbar.)

Mikroskopische Untersuchung des Mageninhaltes.

307. Sie wird mit frischem, ungefärbtem Mageninhalt ausgeführt, der entweder nach einem Probefrühstück oder durch Erbrechen gewonnen wurde. Die wichtigsten Bestandteile, wonach gesucht werden muß, und die im regelrechten Mageninhalt stets fehlen, sind:

a) **Sarcine**, Sproßpilze, die in Paketen zu 4, 8, 16 wie zusammengeschnürte Warenballen aneinandergelagert sind. Sie finden sich bei Stauungen des Mageninhaltes, wenn der Inhalt Salzsäure enthält, also besonders bei narbigen Pförtnerverengerungen nach Magengeschwür. b) **Boas-Opplersche Bazillen**: ziemlich lange, fadenartige Stäbchen. Sie haben nur beim Vorkommen in großen Mengen Bedeutung. Sie finden sich bei Stauungen des Mageninhaltes in Abwesenheit von Salzsäure und stets in Verbindung mit Milchsäure. Sie sind daher vor allem bei Veränderung des Magens durch bösartige Neubildungen vorhanden. c) **Hefezellen** haben nur in sehr großen Mengen einige Bedeutung und beweisen ein längeres Verweilen des Inhaltes im Magen.

Prüfung der Magenentleerungsfähigkeit (Motilität).

308. Das Ewaldsche **Probefrühstück** (60 g Weißbrot, 300 ccm Tee)[1]) muß, nüchtern genommen, nach 2 Stunden den Magen verlassen haben: Aushebung und Nachwaschung nach 2 Stunden dürfen keinen Speiserückstand mehr ergeben.

309. Die Leube-Riegelsche **Probemahlzeit** (400 ccm Brühsuppe, 200 g Beefsteak, 50 g Brot, 200 g Wasser) muß nach 7 Stunden

---

[1]) Siehe S. 91 Ziff. 306.

den Magen verlassen haben; Aushebung und Nachwaschung nach dieser Zeit dürfen keine Speisereste mehr herausbefördern. Von der Entleerungsverzögerung des Magens gibt es zwei Grade:

α) Die Magenentleerung der Probemahlzeit (oder überhaupt der Nahrung) wird zwar verzögert; der Inhalt wird aber bis zum nächsten Morgen vollständig aus dem Magen befördert (Entleerungsverzögerung ersten Grades); oder

β) der Magen entleert sich überhaupt nicht vollständig, so daß auch morgens nüchtern noch Speisereste vom Tage zuvor vorhanden sind (Stauungsinsuffizienz). Für deren Nachweis ist die Straußsche Korinthenprobe sehr geeignet: Abendmahlzeit aus Reis oder Graupen mit Beigabe eines Eßlöffels Korinthen. Aushebung am nächsten Morgen: die zurückgebliebenen Korinthen sind leicht erkennbar.

γ) Spontanes Erbrechen von Nahrungsresten im nüchternen Zustande beweist allein eine Entleerungsverzögerung 2. Grades. Die vielseitigste und beweiskräftigste Art zur Prüfung der Bewegungsfähigkeit des Magens ist das Röntgenverfahren.

310. Kotuntersuchung. 1. Makroskopische Feststellung der äußeren Beschaffenheit nach Farbe, Form (Dichtigkeit, Konsistenz) sowie nach Zahl und Menge der täglichen Entleerungen, von groben Beimengungen auffälliger Nahrungsreste, Würmer, Steine, Blut. Nötigenfalls Untersuchung mit dem Stuhlsieb. Für feinere Untersuchung ist — bei der Abhängigkeit der Beschaffenheit des Kots von der Nahrung — die voraufgehende Schmidtsche Probekost geeignet.

2. Untersuchung nach Schmidtscher Probekost.

a) Als Nahrung wird morgens gereicht: $^1/_2$ l Milch oder Tee oder Kakao, dieser in Milch oder Wasser zubereitet, eine Buttersemmel und ein weiches Ei.
Vormittags: ein Teller durchgeseihte Haferschleimsuppe mit Milch, oder Mehlsuppe. Mittags: ein nur ganz leicht und oberflächlich angebratenes Lendenstück oder Rindstück aus 125 g magerem, rohem Rindfleisch (innen roh, soll ungekochtes Bindegewebe enthalten!), dazu reichlich Kartoffelbrei.
Nachmittags: wie morgens, nur ohne Ei.
Abends: $^1/_2$ l Milch oder ein Teller Suppe wie vormittags, eine Buttersemmel, 1—2 weiche Eier oder Rührei.
Diese Kost wird 3 Tage lang gereicht. Der danach gewonnene Stuhlgang ist regelrechterweise hellbraun und weich geformt. Eine kleine Probe davon wird mit Wasser zu einem dünnen Brei verrührt und makroskopisch und mikroskopisch betrachtet. Er soll makroskopisch gleichartig und ohne erkennbare Nahrungsreste, insbesondere frei von Bindegewebe sein. Grobe Nahrungsreste werden mit bloßem Auge, feinere mit dem Mikroskop erkannt, Stärke durch Zusatz von verdünnter Lugolscher Lösung (Blaufärbung). Im ersteren Falle kann auch auf flüchtiges ungenügendes Kauen geschlossen werden.

311. Bindegewebsreste (Sehnen usw.) im Kot sind Zeichen einer Störung in der Magenarbeit (nur der Magen verdaut rohes Bindegewebe).

Reichlichere Reste von Muskelfasern weisen auf Störungen der Dünndarmtätigkeit hin.

312. Fett findet sich unverändert als gelbes flüssiges oder geronnenes Fett, als fettsaurer Kalk (Kalkseifen) oder als freie Fettsäuren in Form von nadelförmigen Kristallen. Größere Mengen unverändertes Fett finden sich nur bei schweren Störungen des Dünndarmes, der Bauchspeicheldrüse und bei Gallenabschluß. Der häufigere sogenannte „Fettstuhl" ist tonfarben und enthält Kristalle von fettsaurem Kalk, die nach Zusatz von Säure beim Erhitzen schmelzen.

Fettstuhl wird leicht mit dem tonfarbenen gallenlosen (acholen) Stuhl bei Gelbsucht verwechselt. Unterscheidungsmittel: gallehaltiger Stuhl gibt, mit gesättigter (etwa 7%iger) Sublimatlösung angerührt, in einigen Stunden Rosafärbung (durch Urobilingehalt); gallefreier Stuhl bleibt hell.

313. Merkliche Mengen unveränderter Stärke finden sich bei Störungen der Darmtätigkeit, gleichzeitig auch meist granulosehaltige Bakterien, die mit Lugolscher Lösung sich wie Stärke — blau — färben.

314. Schleim wird durch seine glasige und fadenziehende Beschaffenheit erkannt. Schleim aus dem Dünndarm ist dem Kot innig untermischt, aus dem Dickdarm leichter von dem übrigen Kot trennbar, aus dem Mastdarme stammend dem Kot nur aufgelagert. Haut- und fetzenartige Schleimbildungen finden sich bei der häutigen Dickdarmentzündung (Colitis membranacea).

Blut im Stuhlgang.

315. Blut im Stuhlgang kann aus jedem Abschnitte des Magen-Darmschlauches stammen. Je höher die Herkunftsstelle des Blutes, desto auffallender die Veränderung der ursprünglichen Farbe, um so schwärzer ist es.

Blut aus dem Mastdarme ist frisch rot und dem Kote nicht gleichmäßig untermischt. (Geplatzte Hämorrhoiden, Geschwüre und besonders geschwürig zerfallene Geschwülste, meist Krebs.)

Blut aus dem Dickdarm ist dem Kot inniger untermischt, hat noch erkennbar rote bis schwarzrote Farbe. Es kommt bei frischen geschwürigen Entzündungen des Dickdarms (Ruhr, Quecksilbervergiftung) und bei geschwürig zerfallenen Geschwülsten (Krebs) des Dickdarmes vor.

316. Blut aus dem Dünndarm ist dem Kot noch inniger untermischt, seine Farbe ist mehr oder weniger schwarzrot, je nachdem der Kot mehr oder weniger schnell durch den Darm gegangen ist. Es kommt bei Geschwüren des Dünndarmes, so gelegentlich beim Typhus als akute Darmblutung vor. Auch bei Gerinnung in den Gekrösegefäßen oder bei Verstopfung dieser durch Blutpfröpfe (Embolie) tritt Blutung des Darms auf. Sie findet sich als Blutkeil (hämorrhagischer Infarkt) der Darmwand infolge Embolie bei jauchiger Herzklappenentzündung, bei Verschleppung von Blutgerinnseln aus der wandentarteten großen Körperschlagader oder aus der Lungenblutader.

817. Blut aus dem Zwölffingerdarm oder aus dem Magen ist im Kote stets von schwarzer Farbe, nicht aber zu verwechseln mit schwarzgefärbten Stühlen aus anderen Ursachen (nach Eingabe von Wismut, Eisenmitteln). Diese Blutentleerungen kommen bei Geschwür des Magens und des Zwölffingerdarms oft gleichzeitig mit Blutbrechen vor.

818. Nur größere Mengen Blut können ohne weiteres im Kot erkannt werden. Kleinere, nur chemisch nachweisbare („okkulte") Blutmengen haben nur Bedeutung, wenn sie nicht aus der Nahrung stammen. Um dies festzustellen, ist es notwendig, den Kot drei Tage nach Durchführung einer fleischlosen Beköstigung zu untersuchen.

819. Kleinere Mengen Blut werden an der Farbe des Stuhls nicht erkannt, selbst nicht Mengen bis zu 10 %. Hier gibt nur die chemische Probe Aufschluß. Ihr positiver Ausfall gibt besonders bei Verdacht auf Magengeschwür oft den Ausschlag. Es wird dem allgemeinen Praktiker nachdrücklich nur folgende Probe empfohlen:

a) Ein walnußgroßes Stück des Stuhlganges, das möglichst aus der Mitte der Kotballen entnommen ist, wird in einer Reibschale mit etwas Eisessig zu einem dicken Brei verrieben, dieser in ein Reagenzglas gegossen und mit 10 ccm Äther kräftig geschüttelt und nach dem Absetzen der größte Teil der ätherischen Schicht in ein anderes Glas abgegossen. In eine frisch bereitete alkoholische Lösung von Guajakharz mit Terpentinöl oder mit Wasserstoffsuperoxyd (Ziff. 306 g) wird unter Umschütteln tropfenweise jener abgehobene ätherische Auszug des Stuhlgangs hinzugesetzt. Bei Blutanwesenheit tritt dann nach einigem Abwarten eine deutlich blaue bis blauviolette Färbung

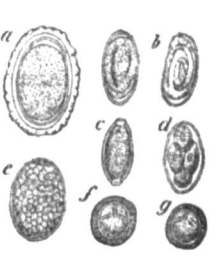

Abb. 32. Eier von a Ascaris, b Oxyuris, c Trichocephalus, d Anchylostomum, e Bothriocephalus, f Taenia saginata, f Taenia solium. (Nach Leuckart.)

ein, bei Anwesenheit von reichlicherem Blute schon nach wenigen Tropfen und schnell, bei Anwesenheit von wenig Blut erst nach reichlicherem Zusatz und langsamer.

b) Nachweis von Gallenfarbstoffen im Stuhlgang. Eine kleine Menge Kot wird mit gesättigter (etwa 7%iger) wäßriger Sublimatlösung verrieben und einige Stunden stehen gelassen (Schmidtsche Sublimatprobe). Unveränderter Gallenfarbstoff (Bilirubin) färbt sich grün, Hydrobilirubin rot. Auch das an sich farblose Leukohydrobilirubin wird rot. Die Probe kommt in Betracht bei farblosen Stuhlgängen, um die Abwesenheit von Gallenfarbstoffabkömmlingen zu beweisen.

Eingeweidewürmer (Entozoen).

320. Von Würmern findet man im Stuhl: Glieder von Bandwürmern, in ihren 3 Arten Taenia saginata (breitgedrückt), T. solium (bandartig), Bothriocephalus latus (ebenfalls gegliedert), Spulwürmer (Ascaris lumbricoides) bis zu

40 cm lang, Madenwürmer (Oxyuris vermicularis) bis 1 cm lang. Wichtiger ist der Nachweis der Wurmeier im Stuhl: Von Taenia saginata, sehr selten von Taenia solium, Bothriocephalus latus, Ascaris lumbricoides, Trichocephalus dispar (meist harmlos), Ankylostomum duodenale (siehe Abb. 32).

Untersuchung der Nieren und des Harns.

321. Niere. Abtastung der Nieren (siehe Ziff. 293), Prüfung der Nierentätigkeit:

α) Messung der 24stündigen Harnmenge: regelrechterweise bei mäßiger Wasseraufnahme gegen 1500 ccm, Eigengewicht um 1015. Vermehrung der Menge unter Abnahme des spezifischen Gewichtes bei reichlicher Flüssigkeitsaufnahme, bei Schrumpfniere (Morbus Brightii) und bei einfacher Harnruhr (Diabetes insipidus). Vermehrung der 24 stündigen Menge mit Zunahme des Eigengewichtes bei Zuckerharnruhr. Getrenntes Auffangen der Tages- und Nachtmenge. Regelrechterweise ist die Tagesmenge größer. Anderenfalls (bei Nykturie) ist beginnende Nieren- oder Herzschwäche (Insuffizienz) wahrscheinlich.

β) Wasserausscheidungsvermögen. Innerhalb einer halben Stunde sind 1500 ccm Wasser (oder Citronenlimonade) zu reichen, danach die einzelnen Harnproben getrennt aufzufangen, zu messen und das Eigengewicht zu bestimmen (mit dem Aräometer nach Vogel).

a) Regelrechterweise werden die 1500 ccm Wasser in 4 Stunden ausgeschieden: Das Eigengewicht sinkt unter 1005. Die größere Hälfte wird in den ersten 2 Stunden ausgeschieden. Bei ganz leichten Störungen der Wasserausscheidung trifft nur das letztere nicht zu, bei schwereren ist die Ausscheidung in 4 Stunden noch nicht beendet, bei noch schwereren wird das Wasser überhaupt nicht vollständig ausgeschieden.

b) Verzögerte oder mangelnde Wasserausscheidung beruht a) auf vermindertem Wasserausscheidungsvermögen der Nieren, b) auf regelwidriger Wasserdurchlässigkeit der Gefäße, so daß das Wasser in die Gewebsspalten sickert, statt in die Nieren zu gelangen (Wassersuchts- oder Ödembereitschaft). Bei Ödembereitschaft oder bei schon vorhandener wassersüchtiger Schwellung kann daher das Wasserausscheidungsvermögen der Nieren nicht geprüft werden. Wassersuchtsbereitschaft beruht auf einer Nierenerkrankung, auf einer Schädigung der Kapillargefäße oder auf Herzmuskelschwäche mit Stauung.

322. Eindickungsvermögen (Konzentrationsfähigkeit). Trockennahrung aus Zwieback, Fruchtmus, Fleisch und Fett; an Getränk nur $1/_2$ Liter Milch am Tage; Auffangen der einzelnen Harnmengen, Bestimmung des Eigengewichts. Dieses steigt allmählich. Sobald es nicht weiter steigt (gewöhnlich nach 1 Tage), wird der Versuch abgebrochen. Regelrechterweise Steigerung bis 1030 und höher. Steigt es nicht über 1027, so besteht verminderte Eindickungsfähigkeit.

323. Die gesamte Nierentätigkeit kann bei vermindertem Eindickungsvermögen durch vermehrte Wasserausscheidung ausgeglichen werden. (Zwangsvielharnen [**Polyurie**] bei Schrumpfniere und bei Zuckerharnruhr.)

324. Das sicherste Zeichen der Nierenleistungsunfähigkeit (Insuffizienz) ist Vermehrung des Reststickstoffs im Blute (Stickstoffnachweis des enteiweißten Blutes, leicht an wenigen Kubikzentimetern Blut, aber nur im chemischen Laboratorium ausführbar). Vorbote der Blutvergiftung durch Harnbestandteile (Urämie).

Chemische Untersuchung des Harns.

325. Die Farbe wechselt je nach der Sätt'gung oder ist bedingt durch krankhafte Farbstoffbeimengung: bierbraun bei Gallenfarbstoffgehalt, dunkelrot durch Urobilin, allmählich dunkelrot werdend durch Urobilinogen, rotweinfarben durch Hämatoporphyrin (Sulfonalvergiftung), olivgrün durch Karbolsäure und Salol, rot mit grünlichem Stich oder braunrot bei Blutgehalt, beim Stehen schwarzbraun werdend bei Alkaptonurie (sehr seltene Stoffwechselstörung). Auf Zusatz von Natronlauge rot nach Rhabarber, Senna, Chrysarobin und Purgen.

a) Chemischer Nachweis des Gallenfarbstoffs: In ein Reagensglas werden etwa 2 ccm gesättigte Salpetersäure gebracht, die etwas salpetrige Säure enthält. Diese wird der Salpetersäure entweder durch einen Tropfen rauchender Salpetersäure oder durch ein wenig Natriumnitrit zugefügt. Vorsichtige Überschichtung dieser Säure mit wenig Harn. An der Berührungsstelle beider Flüssigkeiten entsteht ein Farbenring, der verschiedene Farben durchläuft. Beweisend für Gallenfarbstoff ist nur ein grüner (blaugrüner) Ring. Die Vorsicht bei der Überschichtung wird dadurch geübt, daß das Reagensglas sehr schräg gehalten wird, damit der Säuretropfen nur langsam an der Wand hinabrinnt.

Sehr empfehlenswerte Abänderung dieser Probe: Mehrmaliges Durchseihen von Harn durch ein und dasselbe Fließpapier. Das Papier nimmt den Gallenfarbstoff auf. Nach leidlichem Trockenwerden des Papiers Aufträufeln eines Tropfens der unter a beschriebenen verunreinigten Salpetersäure. In der Umgebung des Tropfens bilden sich farbige Ringe. Beweisend ist der blaugrüne Ring.

Vorkommen des Gallenfarbstoffs im Harne unter denselben Bedingungen wie die Gelbsucht in der Haut (Ziff. 282).

b) Chemischer Nachweis des Urobilins: Harn mit der gleichen Menge einer 10%igen Lösung von Zinkacetat in absolutem Alkohol versetzt, und durchgeseiht. Gelbgrüne Fluoreszenz beweist Urobilin.

Im frisch gelassenen Harn findet sich das Urobilin meist in Form einer Vorstufe, des Urobilinogens. Sein Nachweis geschieht nach Ehrlich durch Hinzufügen einiger Tropfen 5%iger alkoholischer Lösung von p-Dimethylamidobenzaldehyd und einiger Tropfen konzentrierter Salzsäure zu einigen ccm Harn. Rotfärbung bei positivem Ausfall.

Zum Nachweise des Gesamturobilins (Urobilinogen + Urobilin) dient die einfache Hausmannsche Probe: 15—20 ccm Harn werden mit etwa 2 ccm 10%iger Kupfersulfatlösung und ebensoviel Chloroform versetzt und 20—30 mal langsam umgeschüttelt. Gelbliche bis rosarote Färbung des Chloroforms zeigt den positiven Ausfall an.

Vermehrte Urobilinausscheidung im Harn kommt vor: nach inneren Blutungen, bei Krankheiten, die mit vermehrtem Blutzerfall einhergehen, im Fieber, bei Leberkrankheiten, beim Versagen der Herzkraft mit Stauung, sowie neben Gallenfarbstoff bei Gelbsucht.

326. Eigengewicht (um 1015), sinkt nach reichlicher Wasseraufnahme. Es geht bei hochgradigster Störung des Ausscheidungsvermögens für feste Stoffe (vor der Urämie) sowie bei Diabetes insipidus bis auf 1001 und darunter herab. Bei Trockennahrung sowie bei Zuckerharnruhr steigt es bei dieser bis über 1040.

327. Chemische Prüfung: Bei saurer Reaktion wird blaues Lackmuspapier gerötet, bei laugischer (alkalischer) rotes Lackmuspapier gebläut; neutrale Reaktion gibt keine Farbenveränderung. Die Regel ist saure Reaktion; laugische (alkalische) Reaktion bei überwiegend pflanzlicher oder Milchkost, oder als Folge ammoniakalischer Zersetzung entweder durch langes Stehen des Harns an der Luft oder bei hochgradigen Blasenentzündungen (Geruch nach Ammoniak; der beim Erwärmen aufsteigende Dampf bläut Lackmuspapier).

328. Trübungen beruhen bei saurer Reaktion meist auf Harnsäure und harnsauren Salzen. Sie lösen sich beim Erwärmen oder durch Natronlauge. Bei alkalischer oder neutraler Reaktion sind es meist phosphorsaure Salze, die sich in Essigsäure lösen. In Säuren und in Alkalien unlösliche Trübungen sind meist Eiter oder Bakterien (mikroskopische Untersuchung!).

329. Eiweiß. (Qualitativer Nachweis):

a) **Kochprobe:** Harn, wenn trübe, vorher filtriert, wird zum Sieden erhitzt. Entstehende Trübung beweist an sich noch nichts. Erst wenn nach Zusatz von einigen Tropfen verdünnter Essigsäure oder Salpetersäure Trübung bestehen bleibt, ist Eiweiß (Albuminurie) erwiesen. Auf Säure verschwindende Trübung besteht aus phosphorsauren Salzen.

b) **Hellersche Probe:** In einem schräg gehaltenen Reagensglas mit einigen Kubikzentimetern konzentrierter Salpetersäure vorsichtige, d. h. ganz langsame Hineinfiltrierung von Harn, so daß Überschichtung stattfindet. Ein weißer trüber Ring an der Berührungsstelle beweist Eiweiß. Bloße Farbenerscheinungen sind an der Berührungsstelle für die Eiweißprobe bedeutungslos.

c) Zu klarem Harn einige Tropfen Essigsäure und einige Tropfen 10%ige Lösung von Ferrocyankalium. Trübung zeigt Eiweiß an.

d) Zusatz einer Messerspitze Sulfosalicylsäure (eine feste, kristallinische Masse, bequem in der Tasche mitzunehmen) zu klarem Harn. Trübung beweist eindeutig Eiweiß. (Sehr empfindliche, empfehlenswerteste Probe.) Durch K. M. Erlaß vom 17. II. 1916 Nr. 196/10. 06. M. A. für die Harnuntersuchung bei Musterungen ist Naphtalinsulfosäure empfohlen. Anwendungsart ebenso.

330. Mengenbestimmung (quantitativer Nachweis) des Eiweißes.

In einem Esbachschen, bis zur Marke U mit Harn gefüllten Glasrohr wird bis zur Marke R Esbachsches Reagens zugesetzt (10 g Pikrinsäure, 20 g Zitronensäure auf 1 l Wasser). Die Höhe des Bodensatzes wird nach vierundzwanzigstündigem ruhigem Stehen an der nach Ausprobieren geeichten Gradteilung abgelesen.

331. Zuckernachweis.

a) Sicherster Nachweis: **Nylandersche Probe.** Harn mit ¹/₄ Rauminhalt (Volumen) Nylanders Reagens[1]) mindestens 1 Minute im Sieden erhalten.

---

[1]) 4,0 Seignettesalz, 100 ccm 10%iger Natronlauge, der man unter leichtem Erwärmen 2,0 Bismutum subnitricum zusetzt, nach dem Erkalten filtriert.

Schwarzfärbung (nicht aber bloße Braunfärbung) entscheidet für Zucker. Eiweißhaltige Harne sind vorher eiweißfrei zu machen (Kochen, Zusatz von wenig verdünnter Essigsäure, filtrieren). Sehr geringe Eiweißmengen stören aber nicht.

b) **Trommersche Probe**: Dem mit $^1/_3$ Rauminhalt Natron- oder Kalilauge versetzten Harn wird tropfenweise 10%ige Kupfersulfatlösung zugesetzt. Nach Lösung des anfänglich grünen Niederschlags durch Umschütteln weiteres Einträufeln von Kupfersulfat bis zum bleibenden Niederschlage. Sodann Erhitzen der oberen Flüssigkeitsschicht im Reagensglase bis eben zum Sieden. Ein undurchsichtiger gelber (oder rotgelber) Niederschlag beweist Zucker, nicht aber bloße durchsichtige Gelbfärbung. Die geringste Spur Eiweiß macht die Trommersche Probe unmöglich (Enteiweißen, wie oben). Die Trommersche Probe darf nicht Hilfspersonen anvertraut werden.

c) **Mengenbestimmung des Zuckers** mit dem Lohnsteinschen Gärungssaccharimeter. Gebrauchsanweisung liegt dem Geräte bei.

d) Im Harn stillender Frauen findet sich **Milchzucker**, der dieselben chemischen Reaktionen wie Traubenzucker gibt, aber nicht gärt.

332. Acetonkörper.

a) Von den Acetonkörpern (Aceton, Acetessigsäure, Oxybuttersäure) ist die **Acetessigsäure** am leichtesten nachweisbar. Der mit einigen Tropfen Liquor ferri sesquichlorati versetzte Harn färbt sich tief burgunderrot. Vorausgesetzt wird, daß vorher keine Arzneien genommen worden sind. Nach Salicylsäure, Pyramidon und vielen anderen entstehen ähnliche Färbungen.

Diese Eisenchloridreaktion auf Acetessigsäure bleibt aus, wenn der Harn vorher längere Zeit gekocht wird. Es ist deshalb die Probe zur Sicherheit auch mit gekochtem Urin anzustellen. Ist sie dann negativ, so ist Acetessigsäure erwiesen, bleibt sie positiv, spricht dies für Salicylsäure, Antipyrin und Ähnliches.

b) Zum **Acetonnachweis** wird der Harn mit einigen Kristallen Nitroprussidnatrium (als Kristalle vorrätig halten!) versetzt und durch Natronlauge stark alkalisch gemacht. Es tritt dabei in jedem Harn eine Rotfärbung auf (Kreatininreaktion, ohne Bedeutung). Werden nun bis zur sauren Reaktion einige ccm konzentrierter Essigsäure hinzugefügt, so wird der normale Harn gelb, der acetonhaltige aber purpurrot.

Werden ferner zu einer Harnprobe einige Tropfen einer frischen Natriumnitroprussidlösung, sowie 15—20 Tropfen Eisessig zugesetzt, und nach Schütteln tropfenweise etwa 2 ccm Salmiakgeist zugefügt, entsteht bei Vorhandensein von Aceton in einigen Minuten ein rosa- bis purpurfarbener Ring.

Sehr zu empfehlen ist gleichzeitiger Nachweis des Acetons in der **Atmungsluft** (schon kenntlich durch den äpfelartigen Geruch beim Anhauchen, auch schon aus der Ferne): Der Kranke bläst in eine (farblose) Mischung von Kalilauge mit etwas Lugolscher Lösung durch ein Glasrohr: Trübung und Jodoformgeruch nach mehreren Atemzügen.

c) Der Nachweis der **Oxybuttersäure** bleibt zweckmäßig der Laboratoriumsarbeit vorbehalten.

333. Diazoreaktion.

a) Lösung I: 50 ccm Salzsäure mit dest. Wasser auf 1 l aufgefüllt, dazu 1 g Sulfanilsäure. Lösung II: $^1/_2$%ige Lösung von Natriumnitrit. Unmittelbar vor Gebrauch 10 ccm Lösung I mit 2—3 Tropfen der Lösung II mischen. Dieser Mischung wird der gleiche Teil Harn zugesetzt. Stark durchschütteln bis zur Schaumbildung. Auf den Schaum wird etwas Ammoniak gegossen: himbeerrote Färbung bedeutet positiven, Ausbleiben der Färbung oder Gelbfärbung negativen Befund. Bei Typhus, Masern, und Tuberkulose; bei letzterer von schlechter Vorbedeutung (Sekundärinfektion).

b) Der durch die Diazoreaktion nachgewiesene Körper ist wahrscheinlich das **Urochromogen**, eine Proteinsäure des Harns. Daher wendet man an Stelle der umständlicheren Diazoreaktion (namentlich im Felde) jetzt vielfach die einfache **Urochromreaktion** an, indem man zu einigen ccm dreifach mit Wasser verdünnten Harns einige Tropfen 1%iger Kaliumpermangatlösung zufügt. Positiver Ausfall kennzeichnet sich durch Gelbfärbung. Als Kontrolle für den Färbungsumschlag kann man die Reaktion mit normalem, dreifach verdünnten Harn ausführen.

334. Nachweis einiger Arzneimittel und Gifte im Harn:

Salicylsäure, Salol und verwandte Arzneikörper geben auf Zusatz von Eisenchloridlösung rotviolette bis violette, Antipyrin purpurrote Färbung; Senna und Rhabarber mit Natronlauge Rotfärbung; Jodkali nach Zusatz von rauchender Salpetersäure und Ausschütteln mit Chloroform Rotfärbung.

Bedeutung des Eiweißgehaltes.

335. Eiweiß kann aus allen Teilen der Harnwege stammen: wenn aus den Nieren, so bedeutet es meist deren Entzündung. Eine Gruppe von Nierenkrankheiten, die man früher zu den Nierenentzündungen rechnete, nennt man heute Nephrosen, nämlich die Form, welche in einer bloßen Entartung der Nierenepithelien ohne eigentliche Entzündung besteht und dauernd ohne Blut im Harn auftritt. Auch bei diesen findet sich wie bei den eigentlichen Entzündungen der Niere stets Eiweiß.

336. Eiweiß im Harn kommt aber auch als Stauungserscheinung bei Herzmuskelschwäche im Vereine mit anderen Stauungserscheinungen (Ergüssen, Transsudaten) und wassersüchtigen Schwellungen (Ödemen) vor. Vorübergehend findet sich Eiweiß ohne dauernde krankhafte Veränderungen der Nieren nach schweren Anstrengungen und in fieberhaften Krankheiten, aber nur in sehr geringen Mengen. Ferner tritt besonders bei jugendlichen Personen die orthostatische oder zyklische Albuminurie auf, wobei während der Bettruhe und überhaupt in Rückenlage kein Eiweiß ausgeschieden wird, aber nach dem Aufrichten sich Eiweiß zeigt. Hervorgerufen kann diese Form der Eiweißausscheidung dadurch werden, daß der zu Untersuchende kurze Zeit ein Bein auf einen Stuhl stellt und ein hohles Kreuz macht. Es handelt sich hier nicht um eine Entzündung der Niere, sondern wahrscheinlich um eine Blutkreislaufsstörung.

337. Aus den unteren Harnwegen, insbesondere aus Nierenbecken und Blase kann Eiweiß nur stammen, wenn dort eine Blutung oder eine Eiterung besteht. Es findet sich dann wenig Eiweiß neben vielen Eiter- oder Blutkörperchen ohne die für die Nierenentzündung kennzeichnenden mikroskopischen Bestandteile (Zylinder).

Bedeutung der Zuckerausscheidung.

338. Dauernde Zuckerausscheidung findet sich nur bei Zuckerharnruhr (Diabetes mellitus) und bei der sogenannten alimentären Zuckerausscheidung (Glycosurie) nach reichlichem Genuß von Zucker auch bei Gesunden. Bedeutung gewinnt sie durch Feststellung der Grenze, bis zu welcher Zucker verdaut wird (Toleranzgrenze). Nach Einverleibung von 100 g reinem Traubenzucker, morgens in Wasser genommen, Untersuchung des zweistündlich aufgefangenen Harns. Bei Zuckernachweis handelt es sich um Herabsetzung der Zuckerverdauung. Sie besteht bei vielen nervösen Krankheitszuständen, besonders auch bei Basedowscher Krankheit. Noch geringere Toleranz kann alle Übergänge zur Zuckerharnruhr darstellen. Zuckerausscheidung ohne Zuckerzufuhr tritt vorübergehend nach Vergiftungen (Leuchtgas, Schilddrüsenmittel, Chloroform, Chloral, Kohlensäure) und bei fieberhaften Erkrankungen auf.

339. Dauernde Zuckerausscheidung bedeutet Zuckerharnruhr in der leichteren Form, wenn durch Entziehung aller Kohlehydrate in der Nahrung der Zucker verschwindet, in der mittelschweren Form, wenn außerdem eine gewisse Eiweißeinschränkung in der Nahrung notwendig ist, um den Zucker zum Verschwinden zu bringen, in der schweren Form, wenn selbst dann noch Zucker ausgeschieden wird.

Bedeutung der Acetonausscheidung.

Acetonausscheidung am häufigsten bei Zuckerharnruhr, meist mit schlechter Vorhersage, als Vorstufe des Coma diabeticum. Ferner bei hochgradigem Hungern (bei Hungerkünstlern; auch bei hochgradigen Verengerungen der Speiseröhre oder des Magenausgangs infolge der dadurch behinderten Nahrungsaufnahme), bisweilen bei fieberhaften Krankheiten, selten bei Zehrkrankheiten und Verdauungsstörungen.

Mikroskopische Untersuchung des Harns.

340. Der Bodensatz des ausgeschleuderten (zentrifugierten) Harns wird frisch mikroskopiert. Im regelrechten Harne finden sich nur vereinzelte Epithelien der äußeren Harnwege und der Scheide, je nach den Umständen auch gestaltlose, körnige Niederschläge von phosphorsauren oder harnsauren Salzen oder die meist gelblich gefärbten Kristalle von Harnsäure in Wetzstein- oder Tonnenform, gelegentlich auch einige andere Kristalle.

In Krankheitsfällen:
a) Rote Blutkörperchen, entweder unverändert und hämoglobinhaltig oder geschrumpft, in Stechapfelform, oder gequollen und ausgelaugt als Blutschatten.
b) Weiße Blutkörperchen (Leukozyten), entweder im ursprünglichen Zustande nur wenig größer als rote Blutkörperchen, körnig getrübt, mit vielgestaltigem (polymorphem) Kerne, der aber erst nach Zusatz von verdünnter Essigsäure sichtbar wird, oder gequollen oder mit Fettkörnchen beladen. In größeren Mengen stellen sie den Eiter dar.
c) Epithelien der Harnwege und zwar Blasenepithelien eirund, groß, mit deutlichem Kern, wenn sie aus den oberflächlichen Epithelschichten, zylindrisch mit einem schwanzartigen Anhang (geschwänzte Zellen), wenn sie aus tieferen Schichten stammen. Nicht zu unterscheiden von ihnen sind die Epithelien des Harnleiters und des Nierenbeckens.

d) **Nierenepithelien**, nicht viel größer als Leukozyten, etwas mehr eckig (polygonal), mit deutlichem Kern, schwer erkennbar, wenn vereinzelt. Leukozyten und Nierenepithelien können mit Fetttröpfchen beladen sein.

e) **Zylinder, hyaline**, ohne besondere Zeichnung, schwach lichtbrechend, **gekörnte** (mit Körnchen bedeckt), **Epithelzylinder**, mit Nierenepithelzellen bedeckt, **Blutzylinder**, mit Blutkörperchen bedeckt oder durch Blutfarbstoff gelbgefärbt.

f) Nicht mit echten Zylindern dürfen die **Schleimzylindroide** verwechselt werden, viel länger als Zylinder, viel dünner, oft gerollt, streifig, wie Schleim. Sie stammen aus der Blase und haben keine wesentliche Bedeutung.

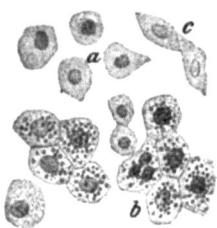
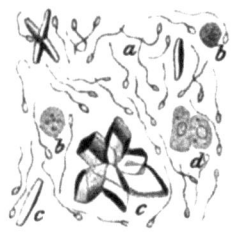
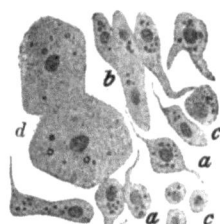

Nierenepithelien und Übergangsepithelien.

a) Abgestoßene Nierenepithelien. b) Fettkörnchenzellen. c) Zellen des Übergangsepithels.

Ejakulat aus Hoden, Samenbläschen und Prostata.

a) Spermatozoen. b) Leukozyten. c) Böttchersche Spermakristalle. d) Epithelien.

Epithelien der Harnwege.

a) Lang ausgezogene Zellformen mit schwanzartigen Fortsätzen. b) Becherzellen. c) Kubische bis kugelige Zellen. d) Plattenepithelien.

Abb. 33. (Nach Stich-Wulff.)

Bedeutung des Harnsediments.

341. Rote Blutkörperchen beweisen eine Blutung irgendwo auf dem Wege des Harns sei es eine entzündliche Blutung (bei der akuten Nierenentzündung) oder eine Blutung durch Verletzung von außen oder durch einen Stein oder durch geschwürigen Zerfall einer Geschwulst. Weiße Blutkörperchen bedeuten eine Entzündung; wenn sie sehr reichlich sind, eine eitrige Entzündung. Diese ist am häufigsten bei Blasenkatarrh, Nierenbeckeneiterung und Tripper. Ursprungsbestimmung der Eiterung ist aus dem Harnsatze nicht möglich. Weiße Blutkörperchen finden sich auch bei allen Nierenentzündungen. Zylinder beweisen eine Nierenentzündung (einschließlich der sogenannten Nephrose). Fettkörnchenzellen finden sich bei Entartung der Epithelien.

342. Die wichtigsten, stets doppelseitig auftretenden **Nierenkrankheiten** sind in der Seite 104 folgenden tabellarischen Übersicht zusammengestellt (Leschke):

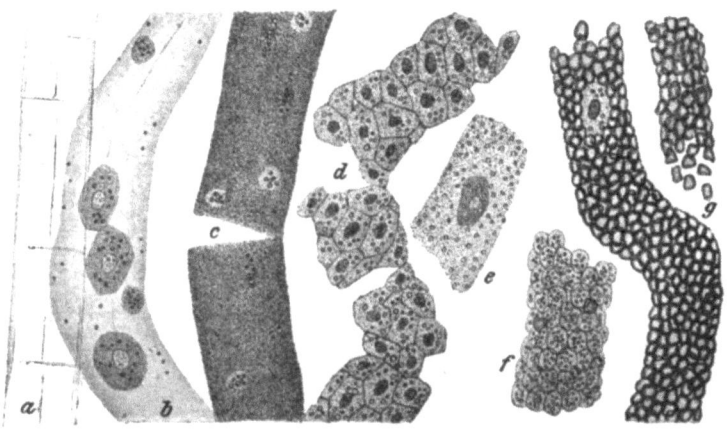

Harn- und Nierenzylinder.
a) Wachszylinder. b) Hyaline Zylinder mit zelligen Einlagerungen. c) Granulierte Zylinder. d) Epithelienzylinder. e) Hämoglobinzylinder. f) Blutkörperchenzylinder. g) Hämoglobinzylinder.

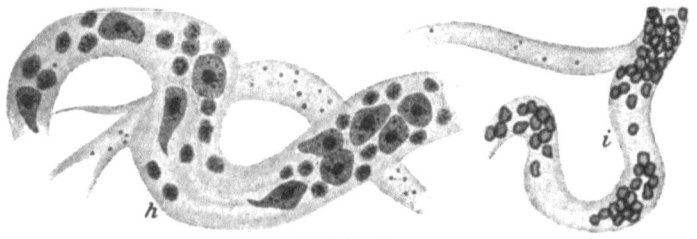

Zylindroide.
h) Zylinderähnliche Gebilde (Zylindroide).

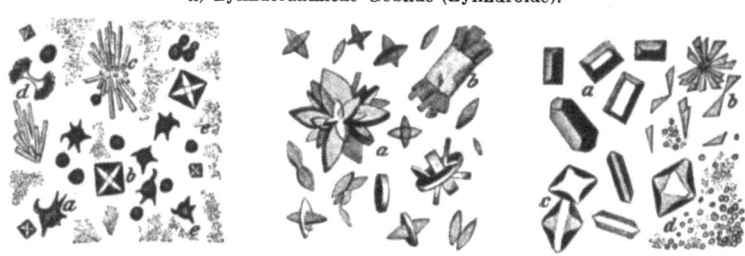

Nicht organisierte Bestandteile des Harnsediments.

a) Ammoniumurat (Kugel- u. Stechapfelform). b) Calc. oxalat. c und e) Urate. d) Dumb-bells.

a) Harnsäurekristalle in Wetzstein- und Drusenform. b) in Garbenform.

a) Ammonium-Magnesiumphosphat. b) Calciumphosphat (Messerklingenkristallform und amorph.) c) Magnesiumphosphat. d) Calc. carbonat. amorph.

Abb. 33. (Nach Stich-Wulff.)

Übersicht der wichtigsten stets doppelseitigen

Krankheit	Entstehungsursache	nervöse Begleiterscheinungen	Fieber	Wassersucht	Kreislauf
1. Nierenentartung (Nephrose, tubuläre Nephropathie).	Vergiftungen (Sublimat, Chrom, Arsen), Infektionen (besonders Diphtherie und Syphilis), Schwangerschaft, Amyloidose	—	—	hochgradig	regelrecht
2. Nierenentzündung (Nephritis): a) akute diffuse Nierenentzündung (Glomerulonephritis).	Infektionskrankheiten, bes. Mandelentzündung, Scharlach, Rose, Lungenentzündung, Erkältungskrankheiten (Kriegsnephritis)	Kopf- und Rückenschmerzen; in schweren Fällen Urämie.	im Beginn meist vorhanden	meist hochgradig, kann aber auch fehlen	Blutdrucksteigerung
b) Chronische diffuse Nierenentzündung.	Geht aus der akuten diffusen Glomerulonephritis hervor	Geringe Kopf- und Rückenschmerzen	—	fehlt meist.	Blutdrucksteigerung, Hypertrophie des linken Ventrikels
c) Sekundäre (entzündl.) Schrumpfniere.	Endstadium der chronischen diffusen Glomerulonephritis	Kopfschmerzen, Schwindel, in schweren Fällen schließlich Urämie	—	fehlt meist, tritt jedoch zuletzt infolge der Herzschwäche ein	sehr starke Blutdrucksteigerung. Hypertrophie u. Erweiterung des linken Ventrikels
d) akute herdförmige Nierenentzündg.	Infektionskrankheiten, bes. Endokarditis und Sepsis (bakterielle Nierenembolie)	—	im Beginn vorhanden	—	regelrecht
e) chronische herdförmige Nierenentzündung.	geht aus der akuten Herdnephritis hervor	—	—	—	regelrecht
3. Nierensklerose (gemeine Schrumpfniere). a) gutartige Schrumpfniere (benigne Nierensklerose).	Arteriosklerose der Nierenarteriolen (Vasa afferentia)	—	—	fehlt, solange das Herz nicht insuffizient ist	sehr starke Blutdrucksteigerung, Hypertrophie u. Erweiterung der linken Herzkammer
b) bösartige Schrumpfniere (maligne Nierensklerose).	Arteriosklerose der Nierenarteriolen mit Verödung der Glomeruli u. interstitiellen Entzündungen. Geht oft aus der gutartigen Form hervor	Schlaflosigkeit, Kopfschmerzen, Schwindel, zuletzt Urämie	—	tritt meist infolge der Herzinsuffizienz ein	sehr starke Blutdrucksteigerung, Hypertrophie u. Erweiterung der linken Herzkammer
4. Stauungsniere	Herzinsuffizienz	Kopfschmerzen, Schwindel	—	kardialer Hydrops	Blutdruck abhängig vom Grundleiden, Herzinsuffizienz

Nierenkrankheiten und ihrer Erscheinungen.

Harn				Nierenfunktion	Reststickstoff u. Gefrierpunktserniedrigung im Blut
Menge	spez. Gewicht	Eiweiß	Bodensatz		
sehr niedrig	stark erhöht (1020—1050)	sehr hoch (bis zu 50⁰/₀₀)	gering, meist verfettete Epithelien und Lipoidzylinder	Wasser- und Kochsalzausscheidung während der Ödembildung wegen der (extrarenalen) Gefäßdurchlässigkeit beschränkt, Harnstoffausscheidung gut, Konzentrationsvermögen regelrecht	regelrecht
stark vermindert bis zur Anurie	mittelhoch, in schweren Fällen niedrig	mittelhoch (etwa 1—8⁰/₀₀)	sehr viel rote u. weiße Blutkörperchen, wenig Zylinder	Wasserausscheidung u. Konzentrationsvermög. (Salzausscheidung) herabgesetzt	erhöht
regelrecht oder vermehrt	regelrecht	gering (Spuren bis 4⁰/₀₀)	spärliche rote und weiße Blutkörperchen und Zylinder	keine oder nur mäßige Einschränkung d. Wasserausscheidung u. Konzentration	regelrecht
stark vermehrt (Polyurie)	niedrig und ohne Tagesschwankung (fixiert)	gering (Spuren bis etwa 2⁰/₀₀)	sehr spärliche Blutkörperchen und Zylinder	starke Herabsetzung der Wasser- und Salzausscheidung und der Konzentration	erhöht
regelrecht oder vermindert	regelrecht	mittelhoch	zahlreiche Blutkörperchen	Wasserausscheidung und Konzentrationsvermög. im Beginn zuweilen etwas herabgesetzt, sonst regelrecht	regelrecht
regelrecht	regelrecht	sehr gering	spärliche Blutkörperchen und Zylinder	regelrecht	regelrecht
regelrecht	regelrecht	fehlt, oder nur sehr gering	spärliche hyaline Zylinder	regelrecht	regelrecht
stark vermehrt	niedrig und ohne Tagesschwankung (fixiert)	sehr gering	spärliche Zylinder	sehr starke Herabsetzung der Wasserausscheidung und des Konzentrationsvermög.	stark erhöht
stark herabgesetzt bis zur Anurie	erhöht	mittelhoch	rote Blutkörperchen	Wasserausscheidung und Konzentrationsvermögen herabgesetzt	regelrecht, im Endstadium erhöht

Besserung aller dieser Erscheinungen nach Behebung der Herzinsuffizienz.

Untersuchung des Blutes.

343. Veranlassung zur Untersuchung des Blutes gibt auffällige Blässe, — sehr selten übermäßige Rötung bei Hyperglobulie (Vaquezsche Krankheit, Vermehrung roter Blutkörperchen) — der Haut und Schleimhäute, sowie Vergrößerung der Milz und der Lymphdrüsen.

344. Die wichtigsten Untersuchungsarten sind Zählung der roten und weißen Blutkörperchen, Bestimmung des Hämoglobingehaltes und mikroskopische Untersuchung der Blutzellen überwiegend im gefärbten Präparat. Außerdem wird das Blut mikroskopisch untersucht bei Verdacht auf Krankheiten mit Blutschmarotzern (Malaria, Trypanosomenkrankheiten, Recurrens).

Zählung der roten Blutkörperchen.

345. Die Thoma-Zeißsche Zählkammer ist ein Objektträger mit einer Einsenkung von 0,1 mm Tiefe und einer geätzten quadratischen Feldteilung. Die Seite jedes kleinen Quadrats beträgt 0,05 mm; je 16 Quadrate sind durch eine Doppellinie umrandet. Die Kammer ist durch ein scharf eben geschliffenes Deckglas verschließbar. Beigegeben ist eine Mischpipette. Es wird mittelst Lanzette ein Schnittchen in die Fingerbeere (bei liegenden Kranken auch in das Ohrläppchen) gemacht. Der hervorquellende (nicht herausgepreßte) Blutstropfen (bei Druckentleerung besteht Gefahr der Verdünnung durch Gewebslymphe!) wird in die Mischpipette bis zur Marke 1 der Pipettenröhre aufgesaugt. Nach sorglicher Säuberung ihrer Spitze wird weiterhin sofort physiologische (0,85%ige) Kochsalzlösung bis zur Marke 101 nachgesaugt. Durch häufiges Umdrehen gut durchgemischt; (zur Förderung der Mischung befindet sich in der Ausbuchtung der Pipette ein bewegliches Glasstückchen), und nach Abblasen des ersten Teiles des Pipetteninhalts wird von dem folgenden ein Tropfen in die Zählkammer gebracht, die unter leichtem Andrücken des Deckglases abgeschlossen wird. Der Tropfen muß so groß sein, daß Newtonsche Farbenringe entstehen. Nachdem die Blutkörperchen zur Ruhe gekommen sind, wird bei mittlerer Vergrößerung die Zahl der Blutkörperchen in je einem der kleinen Quadrate gezählt. Man zählt etwa 100 solcher Quadrate, rechnet von den Blutkörperchen, die über den Rand eines Quadrates reichen, nur die von links und von oben mit (um Doppelzählungen zu vermeiden), berechnet das Mittel (Summe aller gezählten Blutkörperchen, geteilt durch die Zahl der gezählten Quadrate) und vervielfältigt mit 400 000. Dies ergibt die im Kubikmillimeter enthaltenen roten Blutkörperchen. Sie beträgt regelrecht 4,5 bis 5 Millionen, beim Mann etwas mehr (5), bei der Frau weniger (4,5 m). Bei gewöhnlicher Blutarmut oft unter 3 Millionen, bei sehr schweren Formen (perniziösen Anämien) unter 1 Million.

Zählung der weißen Blutkörperchen (Leukozyten).

346. Die zweite beigegebene Mischpipette verdünnt das Blut auf 1:10. Als Verdünnungsflüssigkeit dient: Eisessig 3,0; 1%ige wäßrige Gentianaviolettlösung 3,0, dest. Wasser 300,0. Rote Blutkörperchen werden zerstört, weiße gefärbt. Es werden alle weißen Blutkörperchen im ganzen Zählfelde gezählt. Die Vervielfältigung mit 1000 gibt die Zahl der weißen Blutkörperchen im Kubikmillimeter Blut. Bei hochgradiger Vermehrung der Leukozyten (Weißblütigkeit) zählt man wie bei den roten. Die Zahl der Leukozyten schwankt in der Regel zwischen 5000 und 10 000, in der Verdauungszeit noch darüber.

Vermehrung (Hyperleukozytose) findet sich besonders bei vielen fieberhaften Krankheiten (Lungenentzündung, Sepsis, Eiterungen und viele anderen) dagegen nicht bei Typhus!), Verminderung der weißen Blutkörperchen

Hypoleukozytose — Leukopenie —) besonders beim Typhus; gewaltige Vermehrung der weißen Blutkörperchen bei der Weißblütigkeit (Leukämie), aber immer mit Veränderungen in ihrer Gestaltung oder Verteilung verbunden.

Bestimmung des Hämoglobingehaltes.

347. Vorläufige Schätzung aus der Blässe des sich auf dem Handtuche (Fließpapier) ausbreitenden Bluttropfens. Bestimmung mit dem **Hämoglobinometer von Sahli**: Das Blut (Entnahme vgl. Ziff. 345) wird mit der Capillarpipette bis zur Marke aufgesogen und in ein graduiertes Röhrchen geblasen, das vorher mit $^1/_{10}$ Normal-Salzsäurelösung bis zur Marke 10 aufgefüllt worden ist, worin das Blut nach 1 Minute sich bräunt. Vergleichsgegenstand (Testobjekt) ist ein zweites ähnliches zugeschmolzenes Röhrchen. Das Blut wird soweit mit Wasser verdünnt, bis seine Farbe gleich der des Testobjektes ist. (Nach jedesmaligem Wasserzusatz durch Umkippen unter Fingerverschluß mischen.) Beobachtung gegen eine Milchglasscheibe. Regelrechter Hämoglobingehalt entspricht Marke 80, bei Frauen 75.

Für annähernde rasche Schätzungen genügt die **Hämoglobinskala von Tallqvist**, bei der die Farbe eines auf Fließpapier aufgefangenen Blutstropfens mit einer Skala verglichen wird.

Bestimmung des Färbeindex.

348. Der **Färbeindex** gibt den Hämoglobingehalt des einzelnen roten Blutkörperchens an. Er wird berechnet, indem der Index $\frac{\text{Hämoglobingehalt}}{\text{Erythrozytenzahl}} = \frac{100\,(^0/_0)}{5\text{ Millionen}}$ beim Gesunden gleich 1 gesetzt und damit der zu untersuchende Index verglichen wird.

Beispiel: Es sei der Blutfarbstoffgehalt 30 $^0/_0$, die Zahl der roten Blutkörperchen 4 Millionen. Dann verhält sich der zu berechnende Färbeindex zu dem des Gesunden wie $\frac{30}{4\text{ Millionen}} : \frac{100}{5\text{ Millionen}}$ oder wie $\frac{30}{4\text{ Millionen}} \times 50\,000 = 0,38$.

Der Färbeindex wird also erhalten durch Berechnung von
$$\frac{\text{Hämoglobingehalt}}{\text{Erythrozytenzahl}} \times 50\,000.$$

Der Färbeindex ist **erniedrigt** bei Blutarmut (sekundärer Anämie) und in noch stärkerem Grade bei Bleichsucht (Chlorose). Es besteht hierbei auch im gefärbten Blutausstrich eine entsprechende **verminderte Färbbarkeit** (Hypochromie) des einzelnen roten Blutkörperchens. **Erhöhter Index mit gesteigerter Färbbarkeit** (Hyperchromie) ist dagegen ein wichtiges Kennzeichen der perniziösen Anämie.

Mikroskopische Blut-Untersuchung.

349. Die mikroskopische Blutuntersuchung erfolgt:

a) mit frischem Blut. Ein Tropfen Blut wird zwischen Deckglas und Objektträger ausgebreitet und unmittelbar mikroskopiert. Rote Blutkörperchen zeigen bei Blutarmut Abweichungen in Form und Größe. Vermehrung der weißen Blutkörperchen ist, wenn hochgradig, unmittelbar erkennbar. Rekurrensspirochäten sind ebenfalls sichtbar, alles andere besser im gefärbten Präparate.

b) Mit gefärbtem Trockenpräparat. Herstellung des **Trockenpräparates**: Bluttropfen, ganz frisch, zwischen zwei Deckgläschen ausbreiten oder auf Objektträger ausstreichen.

Deckglasmethode: Deckgläser mit Alkohol entfettet, Bluttropfen mit der Kante eines Deckglases abgenommen, auf ein zweites gelegt, von selbst ausbreiten lassen, dann Deckgläser voneinander abziehen (nicht abheben). Ganz bestimmte Tropfengröße zur Erzielung dünner Präparate notwendig.

Objektträgermethode: Bluttropfen mit der schmalen Kante eines Objektträgers (noch besser eines Deckglases) auffangen, in schräger Haltung diese Kante über einen zweiten Objektträger hinwegziehen. Blutabstrich an der Luft trocknen lassen.

Als beste **Färbungsverfahren** gelten:

α) **Färbung nach May-Grünwald:** Die lufttrockenen Präparate ohne Fixation mit der Farblösung nach May-Grünwald (fertige käufliche Lösung von eosinsaurem Methylenblau in Methylalkohol) übergießen, nach 2—5 Minuten die gleiche Menge Wasser zusetzen, nach 5 Minuten abspülen und trocknen ohne Erhitzen.

Diese Färbemethode ergibt **Blaufärbung** der Kerne, des Protoplasmas der Lymphozyten, der Blutplättchen, der Mastzellenkörnchen (mehr violett) und der Malariaplasmodien, **Rotfärbung** der hämoglobinhaltigen Blutkörperchen, der neutrophilen Granula (sehr fein, oft unvollständig gefärbt) und der eosinophilen Granula (größer).

β) **Färbung nach Giemsa:** Fixieren der lufttrockenen Präparate durch 1 Stunde langes Einlegen in starken Alkohol oder statt dessen (sehr zu empfehlen!) eine Minute lang in May-Grünwald-Lösung. Färbung in einer Mischung von je 1 Tropfen Giemsalösung auf 1 ccm Wasser (30 Minuten). Abspülung mit scharfem Wasserstrahl und Trocknen des Präparates an der Luft. Hierdurch **Blaufärbung:** Protoplasma der Lymphozyten und Malariaplasmodien. **Purpurrote Färbung:** Kerne, Chromatinkörper der Malariaparasiten, Spirochäten, Blutplättchen und Mastzellengranula. **Rosafärbung:** Rote Blutkörperchen, neutrophile Granula und eosinophile Granula.

Bei Malaria ist nur diese Färbung zulässig!

350. Regelrechtes Blutbild: Von den weißen Blutkörperchen sind etwa 75 % polynukleär, die meisten neutrophil, etwa 2 % eosinophil; sehr selten sind die Mastzellen. Neutrophile Körnchen: fein staubartig; eosinophile: größer, regelmäßig rund; basophile (Mastzellenkörner) unregelmäßig, schollig. Der Rest von 25 % sind einkernige (rundkernige) Lymphozyten. Es überwiegen die kleinen; weniger zahlreich sind die größeren und die sog. großen mononukleären Zellen mit eingebuchtetem Kerne. Die roten Blutkörperchen sind gleichmäßig gefärbt.

351. Prozentische Verschiebung zugunsten der Lymphozyten bei der sogenannten lymphatischen Konstitution. Leukozytose: Vermehrung der Leukozyten, überwiegend der neutrophilen (Fieber, Verdauung, Schwangerschaft), seltener auch der eosinophilen (Asthma bronchiale, viele Hautkrankheiten, Lymphgranulom und besonders Trichinose). Bei Weißblütigkeit (Leukämie) nicht nur Vermehrung, sondern auch neue Formen (unreife Jugendformen) von Leukozyten. Myelogene Leukämie: neutrophile und eosinophile Granula in Zellen mit großem rundem Kern (Myelozyten), viel Mastzellen (Zellen mit basophilen Körnchen). Lymphogene Leukämie: Einseitige Vermehrung der rundkernigen körnchenfreien Zellen (Lymphozyten).

352. Veränderungen an den roten Blutkörperchen bei Blutarmut (Anämie): Ungleiche Größe (Anisozytose) und Form (Poikilozytose mit Birnen und Flaschenformen) finden sich in mäßigem Grade bei der sekundären, in hohem Grade bei der perniziösen Anämie. Jene kennzeichnet sich überdies durch verminderte Färbbarkeit (Hypochromie) der roten Blutkörperchen, entsprechend dem verminderten Färbeindex, diese durch erhöhte Färbbarkeit (Hyperchromie) entsprechend dem erhöhten Färbeindex. Polychromatische Entartung (Degeneration): einzelne Blutkörperchen mit nach Blau neigender Färbung. Körnige Degeneration: feinste blaue Stäubchen in den roten Blutkörperchen besonders bei Bleivergiftung. Kernhaltige rote Blutkörperchen: bei Blutverlusten und bei schwerer Blutarmut, besonders bei perniziöser Anämie.

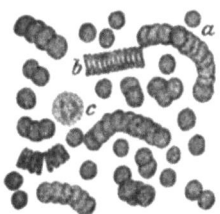

Normales menschliches Blut. Rote und weiße Blutkörperchen.
a) Rote Blutkörperchen in Geldrollenform.
b) Seitenansicht. c) Vielkörniges weißes Blutkörperchen.

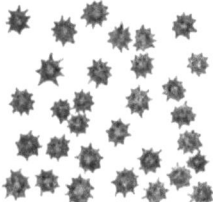

Rote Blutkörperchen in Stechapfelform.

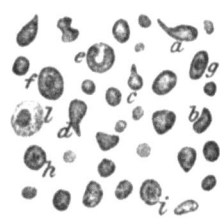

Path. verändertes Blut. Rote Blutkörper in Keulenform und solche mit Kern. a—e) Reste zerstörter und in Zerfall begriffener roter Blutkörperchen. f-l) Kerne und Reste von Kernen enthaltende rote Blutkörperchen.

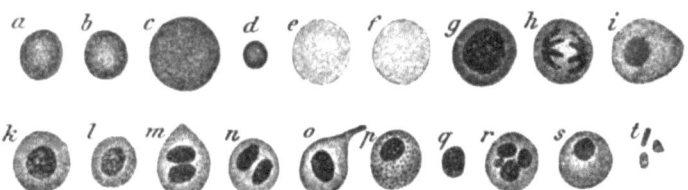

Pathologisch veränderte, künstlich gefärbte Blutkörperchen und Blutplättchen.
a—d) Abnorm stark gefärbte rote Blutkörperchen. e und f) Abnorm schwach gefärbte (Schatten). g—s) Veränderte kernhaltige rote Blutkörperchen. t) Blutplättchen.

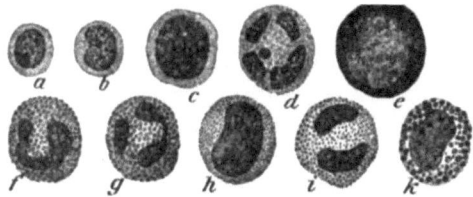

Wichtigste Formen der weißen Blutkörperchen (Leukozyten).
a und b) Lymphozyten. c-k) Vom Knochenmark erzeugte Leukozyten.
Abb. 34. (Nach Stich-Wulff.)

III. Untersuchung der Nerven.

Allgemeiner Teil.

353. Vorgeschichte: Bei der Untersuchung Nervenkranker ist in der Vorgeschichte ganz besonders auf **Erblichkeit** zu achten. (Vgl. Ziff. 31 ff.)

354. Von **Vorkrankheiten** des zu Untersuchenden sind zu berücksichtigen: Nervosität, Zahnkrämpfe, Fallsucht und Kopfschmerzen. Zu ergründen ist, wie die Schul-, die Lehr- und Heeresdienstzeit verlaufen ist, ob der Befragte sitzen geblieben, oder oft die Stellung gewechselt hat. Auch militärische Strafen und ihre Ursachen kommen in Frage. Besonders ist nach früheren Geschlechtskrankheiten (Syphilis, Fehlgeburten der Frau), nach Alkoholgenuß (genaue Angaben, wieviel Glas Bier oder Wein und für wieviel Pfennig Schnaps auf den Tag!) und nach Tabakmißbrauch zu forschen. Bei entsprechenden Berufen ist die Frage nach früheren Vergiftungsgelegenheiten (bei Buchdruckern und Rohrlegern Bleivergiftung, bei Kutschern, Bierbrauern, Gastwirten Alkoholvergiftung usw.) nicht zu unterlassen.

355. Entstehungsweise, Beginn und Verlauf des augenblicklichen Leidens. Welchen Umstand oder Vorfall gibt der Untersuchte als Grund seines Leidens an? (Unfall? — genaueste Beschreibung —. Seelische Erregungen? Kriegsanstrengungen? Alkohol? Tabak? Syphilis?). Plötzlicher oder allmählicher Beginn? Dauerndes und ständiges Fortschreiten oder Auftreten in Schüben?

Besonderer Teil.

356. Gesamteindruck, den der Untersuchte in seelischer und körperlicher Hinsicht macht. **Gesichtsausdruck** (lebhaft, bekümmert, starr, geringes Mienenspiel, Schüttellähmung). **Sprachliche Ausdrucksweise**. **Entartungszeichen** (angewachsene Ohrläppchen, schmaler, steiler Gaumen, Zurückweichen der Stirn; Schädelform, Unebenmäßigkeit der Schädel- und Gesichtshälften; Zustand der Zähne, Farbstichelungen (Tätowierungen). Hautbeschaffenheit, Myxödem.

357. Beschreibung von Narben, insbesondere am Schädel (nach Kopfverletzungen): genaue Bestimmung ihrer Lage und Ausdehnung; verschieblich oder mit Knochen verwachsen? druckempfindlich bei Druck auf die Narbe? Pupillenerweiterung oder Pulsbeschleunigung? Nötigenfalls Röntgenaufnahme des Schädels. Bei Bestehen von Anfällen ist nach Zungen- oder Wangenbißnarben zu suchen (Fallsucht — Epilepsie —).

358. Kopfschmerzen: Bei Klagen über hartnäckige, besonders nächtliche Kopfschmerzen ist auf Verdickung des Schädelknochens zu achten. Eine bevorzugte Stelle hierfür sind die Scheitelbeinhöcker (Tubera parietalia). Es kommen dabei Hirngeschwülste, Schrumpfniere, Blutvergiftung durch Harnbestandteile (Urämie), und syphilitische Knochenhau.entzündung in Frage.

a) Der Kopfschmerz bei Syphilis, Urämie und Hirngeschwülsten ist nachts am schlimmsten, bei Stirnhöhlenerkrankungen morgens. Der neurasthenische Kopfschmerz läßt nachts nach. Gleichmäßig über die ganze Schädeldecke ausgebreitete Druckempfindlichkeit bei rheumatischen Erkrankungen der Kopfschwarte.

b) Edingers Schwielen- oder Knötchen-Kopfschmerz mit schmerzhaften Druckpunkten an den Ansatzstellen der Muskeln am Hinterkopf und Nacken, — oft gichtischer Natur —. Bei Hirngeschwulst zuweilen scheppernde Geräusche beim Beklopfen des Schädels (Geräusch des zersprungenen Topfes).

Untersuchung der einzelnen Hirnnerven.

359. Erster Hirnnerv: Geruchsnerv (N. olfactorius). Untersuchung des Geruchs ist nur bei Klagen über Störung dieser Sinnesverrichtung erforderlich.

a) Stärker wirkende Riechstoffe (Pfefferminzöl, Nelkenöl) dienen zur Prüfung durch Vorhalten zunächst vor ein Nasenloch bei Verschluß des anderen durch seitlichen Druck. Hinsichtlich der erfolgten Wahrnehmung ist man fast völlig auf die Angaben des Untersuchten angewiesen (gefühlsmäßiges, subjektives Zeichen). Nur bei einigen ekelerregenden Riechstoffen erfolgt eine als tatsächliches (objektives) Zeichen zu bewertende Abwehrbewegung mit dem Kopfe. Eine Störung der nervösen Riechgebilde kommt nur bei freier Nasenatmung und beim Fehlen von Schleimhautveränderungen in Frage.

b) Geruchsstörungen kommen bei funktionellen und organischen Nervenleiden vor, einseitige Störungen des Riechvermögens bei Krankheitsvorgängen in der vorderen Schädelgrube (bei Geschwülsten, Blutungen nach Schädelgrundbrüchen [Basisfrakturen]).

360. Zweiter Hirnnerv, Sehnerv (N. opticus): vgl. Ziff. 833 ff. Ebenso befinden sich die Erörterungen über den **dritten Hirnnerv** (N. oculomotorius), über den **vierten Hirnnerv** (N. trochlearis) und über den **sechsten Hirnnerven** (N. abducens) unter Ziff. 878 ff.

361. Fünfter Hirnnerv: Dreiteiliger Kopfnerv (N. trigeminus). Seine Bewegungs- (motorischen) Verzweigungen vom 3. Ast versorgen die Schläfen- und Kaumuskeln. Bei Krankheitszuständen in diesen Bewegungsnerven erfolgt daher Lähmung der Kaumuskeln mit folgendem Schwund (Atrophie), der neben den Kaumuskeln auch die Schläfenmuskeln befällt (Schläfengegend abgeflacht).

Abtastung des Kaumuskels von innen her, nachdem er durch Aufeinanderbeißen der Zähne angespannt worden ist. Lähmung der Bewegungszweige des dreiteiligen Kopfnerven hauptsächlich bei Erkrankungen am Schädelgrunde, bei syphilitischer und tuberkulöser Hirnhautentzündung. Kaumuskelkrampf (Trismus) bei Wundstarrkrampf, bei Fallsucht und hysterischen Krämpfen, bei Hirnhautentzündung.

362. Gefühlszweige — sensible Zweige — **des dreiteiligen Kopfnerven: Lähmung** wird gekennzeichnet durch **Gefühlsstörung** an der betreffenden Gesichtsseite.

Ursache: Krankhafte Veränderungen am Schädelgrunde oder im sonstigen Verlaufe der Gefühlswurzel des dreiteiligen Kopfnerven. Verwechslung möglich mit Hysterie (hysterische halbseitige Empfindungslähmung).

363. Reizzustand der Gefühlszweige: Bei diesem sind die 3 Äste des 5. Hirnnerven zu unterscheiden: der **Oberaugenhöhlennerv** (N. supraorbitalis), der **Unteraugenhöhlennerv** (N. infraorbitalis) und der **Unterkiefer- oder Kinnnerv** (N. inframaxillaris s. mentalis). Der erste Ast ist am Oberaugenhöhlenloch (Foramen supraorbitale), der mittlere an der Unteraugenhöhlenöffnung (Foramen infraorbitale) und der untere Ast am Unterkieferloche (Foramen mandibulare) zugänglich.

364. Reizzustände im Gebiete des dreiteiligen Kopfnerven (Trigeminus-Neuralgie):

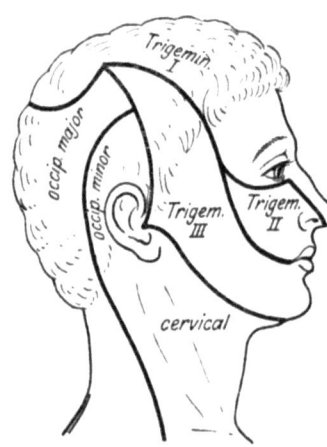

Abb. 35. Hautnervenbezirke am Kopf. (Nach Freund.)

Der **Nervenschmerz des dreiteiligen Kopfnerven** (Trigeminusneuralgie; Tic douloureux) zeichnet sich durch anfallsweise, nur einseitig auftretende Schmerzen in einem oder mehreren Ästen des Nerven aus. (Ursache zuweilen Wechselfieber oder Syphilis.) Am häufigsten ist der Schmerz im ersten Aste (**Supraorbitalneuralgie**). Nur eine scharf begrenzte Schmerzhaftigkeit der erwähnten Nervenaustrittspunkte ist als Nervendruckschmerz aufzufassen. Abzugrenzen von echten Trigeminusneuralgien sind die Schmerzen bei Hysterie, Migräne und bei Krankheitszuständen der Nebenhöhlen (Stirn- und Kieferhöhle vgl. Ziff. 714.).

365. Der dreiteilige Kopfnerv wirkt ferner auch bei der Erzeugung des **Hornhaut- und Augenbindehautreflex** mit:

Beim Berühren des Augapfels (Hornhaut- bzw. Augenbindehaut) tritt bei Gesunden eine kurze Zusammenziehung des Augenschließmuskels ein.

Fehlen des Hornhautreflexes ist wichtig für die Erkennung von Kleinhirnkrankheiten (Geschwülsten), besonders bei einseitig (auf der kranken Seite) aufgehobenem Reflex, kommt aber auch sonst bei Erkrankungen im Verlaufe der Gefühlszweige des Nerven, z. B. bei solchen am Hirngrunde, ferner bei **Lähmung des mimischen Gesichtsnerven** vor, weil für die Auslösung des Reflexes der vom oberen Aste des ebengenannten Nerven versorgte Augenschließmuskel unversehrt sein muß. Fehlen des Augenbindehautreflexes wird bei Hysterie beobachtet.

366. Siebenter Hirnnerv: Mimischer Gesichtsnerv (N. facialis):

α) **Facialiskrampf** als Hirnrindenkrampf (Jacksonsche Epilepsie) bei krankhaften Veränderungen der Hirnrinde (insbesondere bei Geschwülsten in der Gegend des Rindenbewegungskerns, des kortikalen motorischen Kerns!) oder als mimischer Gesichtskrampf (Tic convulsif). Reizzustand im Bereiche des mimischen Gesichtsnerven nach seinem Austritt aus der Hirnbrücke (peripherer Facialis), reflektorisch oder durch Reizung des Hirnursprunges bedingt, auch bei Veitstanz (Chorea) sowie nach Abheilung einer außenteiligen (peripheren) Facialislähmung, reflektorisch ausgelöst durch Reize im Gebiete des dreiteiligen Kopfnerven (Augen- und Zahnleiden). Der Krampf kann sich auf den Augenlidschließer beschränken (Blepharospasmus).

367. β) **Facialislähmung** innerhalb des Gehirns (zentrale Parese) oder des Außenteils (peripheren Abschnittes) nach Austritt aus dem Kerne der Brücke (periphere Parese).

368. Bei Lähmung des mimischen Gesichtsnerven **innerhalb des Gehirns** ist fast immer nur der untere und mittlere Nervenabschnitt krank, während der obere unversehrt bleibt.

a) Mitgelähmt sind meist Zungenbewegungsnerv (N. hypoglossus), Arm und Bein der gleichen Seite: **Halbseitenlähmung (Hemiplegia)**; bei Hirnherden (meist Blutung in der inneren Kapsel, doch auch bei Herden des gegenseitigen Bewegungskernes in der Hirnrinde), ferner mehr schleichender Verlauf und allmähliche Entstehung bei vielfacher Herderkrankung des Hirns und Rückenmarks, sowie bei Hirngeschwülsten auch gummöser Art.

b) Besteht Lähmung des mimischen Gesichtsnerven und des äußeren Augenmuskelnerven (N. abducens) auf der einen Körperseite, Arm- und Beinlähmung aber auf der gegenüberliegenden, so besteht sog. **Hemiplegia alternans inferior** (Herd in der Brücke auf der Seite der Facialislähmung, wo dessen Fasern bereits gekreuzt, die Pyramidenfasern aber noch nicht gekreuzt sind).

c) Ist der gemeinschaftliche Augenmuskelnerv (N. oculomotorius) auf der einen Seite betroffen (Lidsenkung, Erweiterung und Starre der Pupillen), Arm und Bein aber auf der anderen Körperseite, so besteht eine **Hemiplegia alternans superior**, gleichbedeutend mit dem **Weberschen Syndrom** (Herd im Hirnschenkel auf der Seite der Augenmuskelnervenlähmung).

d) **Hysterische Halbseitenlähmung** wird auf Grund des gesamten Krankheitsbildes erkannt: Nachweis anderer hysterischer Zeichen, Anfälle, Ursache der Lähmung, Alter, Fehlen von Herz- und Nierenleiden oder von Syphilis, Verhalten des Hautgefühls und der Reflexe (völlige Schmerzlosigkeit), Fehlen der sog. krankhaften Reflexe: der Babinskischen Großzehenstreckung, des Oppenheimschen und Mendel-Bechterewschen Reflexes (vgl. Ziff. 449—451).

e) **Schwäche des unteren mimischen Gesichtsnerven** häufig bei fortschreitender Gehirnlähmung (progressiver Paralyse).

369. Lähmung des Außenteils des mimischen Gesichtsnerven (nach seinem Austritt aus dem Brückenkern), **peripherische Facialislähmung.**

Ursachen: Erkältung, Labyrintheiterung, Exsudate im Mittelohr bei angeborener Dehiscenz im Facialiskanal (nicht selten!), Operationen (am Ohr), Geschwulst, Schußverletzung usw. Lähmung aller drei Äste des mimischen Gesichtsnerven, daher auch Unfähigkeit des Stirnrunzelns und des Augenschlusses, weite Lidspalte (Lagophthalmus), zum Unterschied von Lähmung des Hirnteils des mimischen Gesichtsnerven, wobei nur sein unterer und mittlerer Zweig gelähmt sind (vgl. Ziff. 368 β). Augentränen, zuweilen auch Ohrensausen (Steigbügelnerv) und Geschmacksstörung durch Beteiligung des Paukenhöhlenzweiges des mimischen. Gesichtsnerven (Chorda tympani), welcher Geschmacksfasern führt (vgl. Ziff. 372). Elektrische Entartungsreaktion (Ziff. 465) spricht mit Sicherheit für den Sitz des Leidens im äußeren peripheren Abschnitt des mimischen Gesichtsnerven selbst oder seines Kernes im unteren Teil der Brücke.

Hinsichtlich der Schußverletzung ist zu beachten: trifft die Kugel den mimischen Gesichtsnerven (N. facialis) erst nach der Dreiteilung, so kann es natürlich zur Lähmung nur eines Astes kommen.

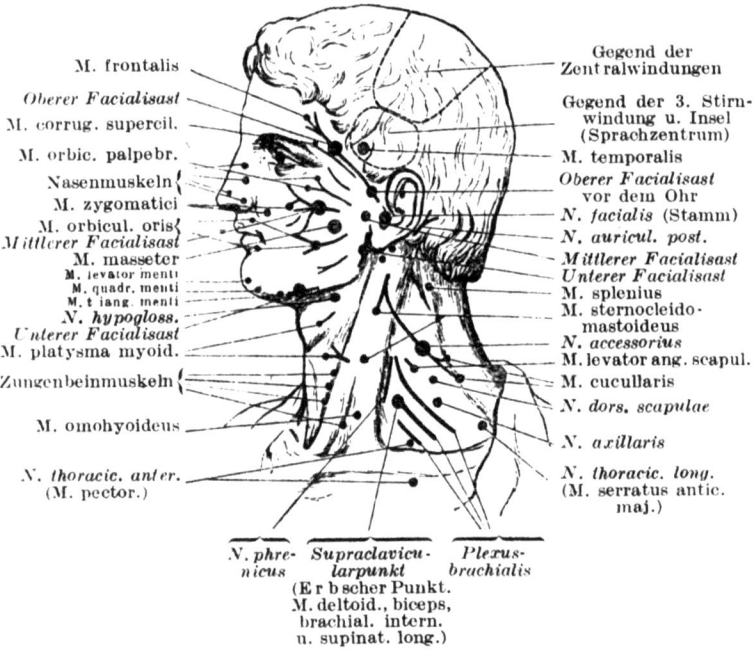

Abb. 36. (Nach Erb.)

370. Der achte Hirnnerv (N. acusticus) ist eingehend bei der Untersuchung der Gehörwerkzeuge beschrieben.

371. Der neunte Hirnnerv: Zungenschlundkopfnerv (N. glossopharyngeus): Die Gefühlsfasern dieses Nerven beteiligen sich an den Geschmacksempfindungen im hinteren Teile der Zunge und in den Gaumenbögen, während der vordere Teil der Zunge Geschmacksfasern vom Paukenhöhlenzweige (Chorda tympani) des mimischen Gesichtsnerven erhält.

a) Prüfung des Geschmackssinnes: Die herausgestreckte Zunge wird mit der wäßrigen Lösung eines Stoffes von auffälligem Geschmack (Essigsauer, Zuckerwasser-süß, Kochsalzlösung-salzig, Chininlösung-bitter) mittelst eines Glasstabes benetzt. Ohne zu sprechen, hat der Kranke jeweilig auf einen der vier vor ihm ausgebreiteten Zettel hinzuweisen, auf welchem je eine der verschiedenen Geschmacksarten aufgeschrieben sind.

b) Jeder Nervenbezirk (vorn der Paukenhöhlenzweig des mimischen Gesichtsnerven, hinten der Zungenschlundkopfnerv) ist auf jeder Zungenhälfte gesondert zu prüfen.

372. Geschmacksstörungen kommen vor bei krankhafter Veränderung des mimischen Gesichtsnerven in der Paukenhöhlenwand und im Fallopischen Kanal, weil diesem Nerven hier die Geschmacksfasern beigesellt sind, welche später auf dem Umwege durch die Paukenseite (Chorda tympani) in den Zungenast (Ramus lingualis) gelangen. Ferner bei Lähmung des Schlundkopfnerven (N. glossopharyngeus) nach seinem Austritt aus dem Hirn und bei Verletzung seiner Kerne im verlängerten Mark (Bulbärparalyse).

373. Einseitiges oder doppelseitiges Fehlen der Geschmacksempfindung (Ageusie) kann auch bei funktionellen Nervenleiden vorkommen (Hysterie). Bei Erkrankung des neunten Hirnnerven (N. glossopharyngeus) besteht außer Geschmacksstörungen an Zunge und Gaumen auch Gefühlslähmung des Schlundkopfes. Bewegungsfasern des neunten Hirnnerven sind, gemeinsam mit dem zehnten (N. vagus), an der Versorgung der Rachenmuskeln beteiligt. Daher Schlingbeschwerden bei krankhaften Zuständen in diesen Fasern.

374. Störungen von seiten des Glossopharyngeus bestehen bei Erkrankungen des verlängerten Markes (Bulbärparalyse, Blutung, Erweichung, Geschwulst), bei Muskelschwäche (Myasthenie), bei Entzündungen und Geschwülsten in der hinteren Schädelgrube, auch bei Schlagaderausbuchtungen — Aneurysmen —, bei Verletzungen am Schädelgrunde (zugleich mit dem zehnten, elften und zwölften Hirnnerven an den Austrittsstellen dieser vier Nerven aus dem Schädel bei Durchschüssen vom Jochbogen zum Hinterhaupt). Glossopharyngeus und Facialis sind die den Rachenreflex leitenden Nerven.

Prüfung des Reflexes durch Berühren der hinteren Rachenwand bei niedergedrückter Zunge mit breitem Sondenknopf, Federhalter oder Pinsel. Würgbewegung bei Gesunden. Bei erhöhter Empfindlichkeit der Rachenschleimhaut, z. B. bei Alkoholikern, auch bei funktionellen Neurosen Steigerung des Reflexes bis zu beginnendem Erbrechen. Häufiges Fehlen des Rachenreflexes bei Hysterie. Reflex ferner (auch wohl einseitig) erloschen bei Erkrankung des Kerns des Zungenschlundkopfnerven im verlängerten Mark (Bulbärparalyse usw.), sowie des mimischen Gesichtsnerven (Gaumen hebt sich zeltförmig nach der nichtgelähmten Seite hin).

375. Zehnter Hirnnerv, N. vagus (Herz-Lungen-Magennerv): Sein Versorgungsgebiet erstreckt sich auf Rachen, Kehlkopf, Speiseröhre, Magen und Darm.

a) Gegebenenfalls ist Untersuchung durch einen Halsarzt (Kehlkopfmuskellähmung, Stimmbandlähmung?) erforderlich, ferner Feststellung der Pulszahl (bei Lähmung des X. Nerven: Pulsbeschleunigung).

b) Schädigung des X. Hirnnerven infolge Entzündung (Neuritis) des Nerven (Diphtherie, Alkohol), ferner bei krankhaften Vorgängen im verlängerten Marke (Bulbärparalyse, Gehirnerweichung, Blutung, Geschwülste), bei krankhaften Zuständen am Schädelgrunde (Geschwülste, Schlagaderausbuchtungen der Wirbelpulsader (Arteria vertebralis), Knochenhautentzündung, Schußverletzung — zugleich unter Mitbeteiligung des IX., XI. und XII. Hirnnerven —), bei Verwundungen und Operationen am Halse, bei Kropf, Aortenausbuchtung, Rückenmarksdarre, vielfacher Herderkrankung des Hirns und Rückenmarks usw.

376. Elfter Hirnnerv, Beinerv (N. accessorius Willisii): Dieser Hirnnerv versorgt in Gemeinschaft mit dem Halsnervengeflechte den Kopfnicker (M. sternocleidomastoideus) und den Kappenmuskel (M. trapezius s. cucullaris).

a) Bei Lähmung des Accessorius demnach Lähmung des Kopfnickers mit Schiefstellung des Kopfes (Kinn erhoben und nach der gelähmten Seite gewandt) mit meist sicht- und fühlbarer Schrumpfung (Atrophie) sowie elektrischer Entartung dieses Muskels. Daneben besteht Kappenmuskellähmung: Schwäche bei Kopfbewegungen nach hinten, Herabsinken und mühsames Anheben der Schulter. Beeinträchtigung des Armhebens. Schmerzen infolge Herabhängens der Schulter, Schaukelbewegungen des Schulterblattes (eine Schulter), Abstehen des inneren Schulterblattrandes von der Wirbelsäule (breiter Rücken).

b) Accessoriuslähmung bei Erkrankungen des obersten Halsmarks sowie in der Gegend des Drosseladerlochs (Foramen jugulare) und des großen Hinterhauptloches bei Tuberkulose, Syphilis, Schußverletzungen, bei letzteren in Verbindung mit dem neunten, zehnten und zwölften Hirnnerven.

c) Accessoriuskrampf, meist einseitig: Krampf im Kopfnicker: Kopf mit dem Kinn nach der anderen Seite und nach oben gedreht, zuweilen — bei Mitbeteiligung des Kappenmuskels — mehr nach hinten.

d) Vorkommen teils angeboren, teils bei Nerven- und Geisteskranken. Nach Biesalski werden öfters alle Halsmuskeln in wechselnder Gruppierung in Form von Krampfzuckungen befallen, die den Kopf ruhelos hin- und herwerfen, bald nur gelinde, bald in den heftigsten Entladungen, gesteigert durch seelische Erregungen und durch den Willen, den Krampf zu unterdrücken.

377. Zwölfter Hirnnerv, Zungenmuskelnerv (N. hypoglossus): Lähmung meist einseitig bei Ursache im Hirn, nämlich bei Erkrankungen des Nervenursprunges in der Hirnrinde (Hypoglossuszentrum) und bei Unterbrechungen in der inneren Kapsel, Brücke oder im verlängerten Mark.

a) Lähmung des zwölften Nerven nach Austritt aus dem Hirn bei Erkrankung seines Kerns im verlängerten Marke (Lähmung des verlängerten Markes — Bulbärparalyse —, Blutung, Erweichung, Geschwulst) oder des Nerven in seinem Verlauf am Schädelgrunde (zuweilen zugleich mit dem neunten, zehnten und elften Hirnnerven) oder außerhalb des Schädels (Schußverletzung) unterhalb des Unterkiefers oder bei Geschwulst daselbst.

b) Bei einseitiger Lähmung des Zungenmuskelnerven weicht die vorgestreckte Zunge nach der gelähmten Seite hin ab, ebenso — wenn die Lähmungsursache außerhalb des Hirns liegt — Schrumpfung und Entartungsreaktion an der gelähmten Zungenhälfte. Bei doppelseitiger Lähmung (z. B. Schußverletzung von einer Seite zur anderen unterhalb des Unterkiefers; bei Erkrankung der Hypoglossuskerne im verlängerten Mark), Bewegungsunfähigkeit der Zunge, starke Störungen beim Kauen, beim Bilden des Bissens und beim Sprechen (Artikulieren). Zu beachten ist das Zittern der vorgestreckten Zunge (Neurasthenie, Hysterie) sowie Zungenbißnarben (Fallsucht).

Sprachstörungen.

378. Vorhandene **Sprachstörung** macht eine genauere Untersuchung in dieser Hinsicht erforderlich. Leute mit Sprachverlust, besonders bei der mit **Worttaubheit** verbundenen **sensorischen Aphasie** machen oft den Eindruck von Geisteskranken.

379. Undeutlich gegliederte (artikulierte) Aussprache und Fehlen der Gliederung bei der Aussprache (Dysarthrie und Anarthrie) — **Lallen** — beruhen auf Nervenstörungen der Sprachmuskeln. Zungen-, Lippen- und Gaumenmuskeln können in verschiedenem Grade betroffen sein. **Schädigung der gesamten Gliederung der Aussprache (Artikulation) bei Lähmung des verlängerten Markes** (Bulbärparalyse); daher ist **bulbäre Sprache** undeutlich, näselnd, langsam.

380. Abgehackte (skandierende) Sprache: einzelne Silben durch Pausen getrennt — Sprache langsam ohne Fluß —. Am ausgesprochensten bei vielfacher Herderkrankung des Hirns und Rückenmarkes (bei multipler Sklerose).

381. Silbenstolpern bei langen, schwierigen Worten (dritte reitende Artilleriebrigade, Dampfschiffschleppschiffahrtsgesellschaft), **Silbenverstellungen, Auslassungen, Verdoppelungen, Umstellungen** bei verwaschener, oft zitternder Gliederung der Aussprache kennzeichnen die fortschreitende Hirnlähmung.

382. Stottern: Krampfartiges Zusammenziehen tonischer und klonischer Art in verschiedenen Sprechmuskelgruppen, **Wiederholen oder Festhalten einer Sprachgliederungsbewegung.** Nach hysterischer Stummheit und als Rest des Sprachausfalles bei Gehirnlähmung (motorischer Aphasie) kommen dem Stottern sehr ähnliche Störungen vor.

Stammeln: Ausfall oder falsche Bildung von Sprachlauten.

383. Hysterische Sprachstörungen: besonders häufig nach Unfällen (Kriegsverletzungen, Verschüttungen), sind sehr mannigfaltig, am häufigsten ist das **hysterische Stottern,** die **Stimmlosigkeit** (Aphonie) und die **Stummheit** (Mutismus).

a) Prüfung auf **Sprachlähmung (Aphasie)**: Zunächst Feststellung, ob der Kranke ausreichend hört (Taschenuhr, Stimmgabel). Dann Prüfung des **Wortverständnisses** durch Aufforderung zu einfachen und zusammengesetzten Handlungen.

b) Beurteilung der ohne Vorsagen erfolgenden Sprache (**Spontansprache**), indem man den Kranken auffordert, über die Entstehung seiner Krankheit zu berichten. Wenn falsche oder entstellte Worte gebraucht werden, liegt **paraphasische Sprache** vor.

c) Man prüft das **Reihensprechen** durch Aufsagenlassen geläufiger Wortreihen (Zahlen, Wochentage, Gedichte), die **Wortfindung** und **Ausdrucksweise** (expressive Sprache) durch Bezeichnenlassen von Gegenständen.

d) Darauf wird die Fähigkeit des **Nachsprechens** (mit oder ohne Wortsinnverständnis) festgestellt. **Leseprüfung:** mit oder ohne Verständnis, Vorlesen geschriebener Aufträge, Zeigenlassen aufgeschriebener Gegenstände.

ε) Schreibprüfung: Niederschrift nach eigener Wahl und nach Vorsagen, Abschreiben (mit oder ohne Verständnis).
f) Prüfung auf Störungen des musikalischen Verständnisses (musische Störungen). Erkennen und Wiederholen bekannter Melodien. Verlust des musikalischen Ausdrucksvermögens (Amusie) bei Verletzungen der rechten zweiten Stirnwindung.

Formen des Sprachverlustes (der Aphasie).

384. α) **Vollständiger Verlust des Vermögens, Begriffe in Worte umzusetzen (kortikale motorische Aphasie).** Verlust der motorischen Wortkomponente, der Fähigkeit Worte zu erzeugen und Fehlen des Erinnerungsbildes bei erhaltenem Wortverständnis. Nachsprechen, Lautlesen, Schreiben nach eigener Wahl oder nach Vorsagen aufgehoben, Leseverständnis erschwert, Abschreiben erhalten. Ursache: Zerstörungen im Bereiche der hinteren $^2/_3$ der unteren linken Stirnwindung (der Brocaschen Stelle).

β) **Reine Wortstummheit (subkortikale motorische Aphasie)** wie unter α), doch Leseverständnis, Schreiben und Nachschreiben erhalten. Entweder liegt der Herd im Bereiche der eben genannten Brocaschen Stelle oder Absperrung dieser von den Kernen im verlängerten Mark durch hier befindliche Herde.

γ) **Vollständiger, mit Worttaubheit verbundener Sprachverlust (kortikale sensorische Aphasie):** Aufhebung des Wortlaut- und Wortsinn-Verständnisses, des Nachsprechens und Leseverständnisses; dabei Einschieben unrichtiger Worte beim Sprechen (paraphasische Spontansprache), Falschschreiben (Paragraphie) und Falschlesen (Paralexie). Erhaltene Abschreibefähigkeit. Herd im hinteren Drittel der ersten linken Schläfenwindung.

δ) **Reine Worttaubheit (subkortikale sensorische Aphasie):** Wortverständnis, Nachsprechen und Nachschreiben aufgehoben, alle anderen Verrichtungen erhalten. Absperrung des Klangbildursprunges im Hirn (des sensorischen Sprachzentrums) durch Herde im Mark oder bei teilweise geschädigtem Sprachursprung.

ε) **Vollständiger Sprachverlust (totale Aphasie):** Unvermögen der Umbildung von Begriffen in Worte (motorische Komponente), Verlust des Gedächtnises für Wortklänge (sensorische Komponente) bei ausgedehnten Verletzungen im ganzen Sprachgebiete.

ζ) **Eingeschränkter (partieller) Sprachverlust nach Verletzungen der Insula Reilii (Inselaphasie):** Mischformen je nach Lage und Ausdehnung der Inselschädigung.

η) **Störung der Wortfindung bei erhaltenem Wortverständnis und Nachsprechen (amnestische Aphasie):** besonders bei verbreiteten diffusen Hirnerkrankungen.

ϑ) **Optische Aphasie: Gesehene Gegenstände können nicht benannt werden:** Bei Herden am Übergange vom Schläfen- zum Hinterhauptlappen (Schläfenlappenabszeß bei Ohreiterung).

ι) **Reine Alexie**: Verlust der Fähigkeit zu lesen bei wenigstens teilweise erhaltenem Sehvermögen: Lautlesen und Leseverständnis aufgehoben; alle übrigen Verrichtungen erhalten. Fast immer ist damit rechtsseitige Halbsichtigkeit (Hemianopsie) verbunden: — Herd im Marke der linken mittleren Scheitellappenwindung (Gyrus angularis).

κ) **Agraphie und Alexie**: Vereinigte Unfähigkeit zu schreiben und zu lesen bei geringem Falschsprechen (Paraphasie) und mit Erschwerung der Wortfindung: — Herd in der Rinde und im oberflächlichen Marke der mittleren Scheitellappenwindung (Gyrus angularis).

λ) **Agraphie**: Reine Schreibunfähigkeit: Unterbrechung der Verbindung des Hirnursprungs für die Handbewegung mit dem Hinterhauptlappen.

Störungen der Schrift: Zitterschrift bei allen Zitterarten, schwankende (ataktische) Schrift bei Rückenmarksdarre, Kleinhirnerkrankungen, und vielfacher Herderkrankung des Hirns und Rückenmarks; (Schrift ausfahrend, ungleichmäßig). Krampfartige (spastische) Schrift bei Schreibkrampf (übermäßiger Druck beim Schreiben, Schrift ausfahrend, zittrig). Lähmungsschrift (paretische) ohne Fluß, ungleichmäßig, bei Armschwäche und Lähmungen. Schrift bei fortschreitender Gehirnlähmung: zittrig, schwankend, flüchtig, Auslassungen, Verdoppelungen, Verstellungen von Buchstaben und Silben. Gekünstelte Schrift bei Jugendschwachsinn, auch bei Vortäuschung (Simulation) und Hysterie. Kindliche Schriftzüge bei angeborenem Schwachsinn.

Störungen im Erkennungsvermögen.

385. α) **Seelenblindheit (optische Agnosie)**: Trotz erhaltenen Sehvermögens erkennt der Kranke Dinge, auch Buchstaben nicht: — Bei Herden, meist doppelseitigen, im Hinterhauptlappen. Sehr häufig in Verbindung mit Halbsichtigkeit.

β) **Seelentaubheit (akustische Agnosie)**: Bei erhaltenem Hörvermögen werden Gehörreize nicht verstanden. Daneben Worttaubheit: — Bei Herden im linken Schläfenlappen.

γ) **Tastlähmung (taktile Agnosie)**: Das Getastete wird trotz Erhaltenseins der einzelnen Arten der Haut- und Tiefenempfindung nicht erkannt: — Bei Herden im mittleren Drittel der hinteren Zentralwindung oder in den anstoßenden Teilen des Scheitellappens.

δ) **Völliges Erkennungsunvermögen (totale Agnosie; totale Asymbolie)**: Erkennungsunvermögen auf allen Gebieten, Erinnerungsbilder und Begriffe schwer geschädigt: — Bei doppelseitigen Herden im Schläfen- und Hinterhauptslappen.

ε) **Handlungsunfähigkeit (Apraxie)**: Unvermögen zur Ausführung beabsichtigter Bewegungen. Keine Lähmung oder Störung der geordneten Bewegungen (Ataxie). Einzelne Bewegungen werden oft noch richtig ausgeführt, Handlungen, wie Winken, Kußhand oder Zigarrenanzünden sind stark beeinträchtigt oder unmöglich. Wenn der Gedankenentwurf für die Handlung schon

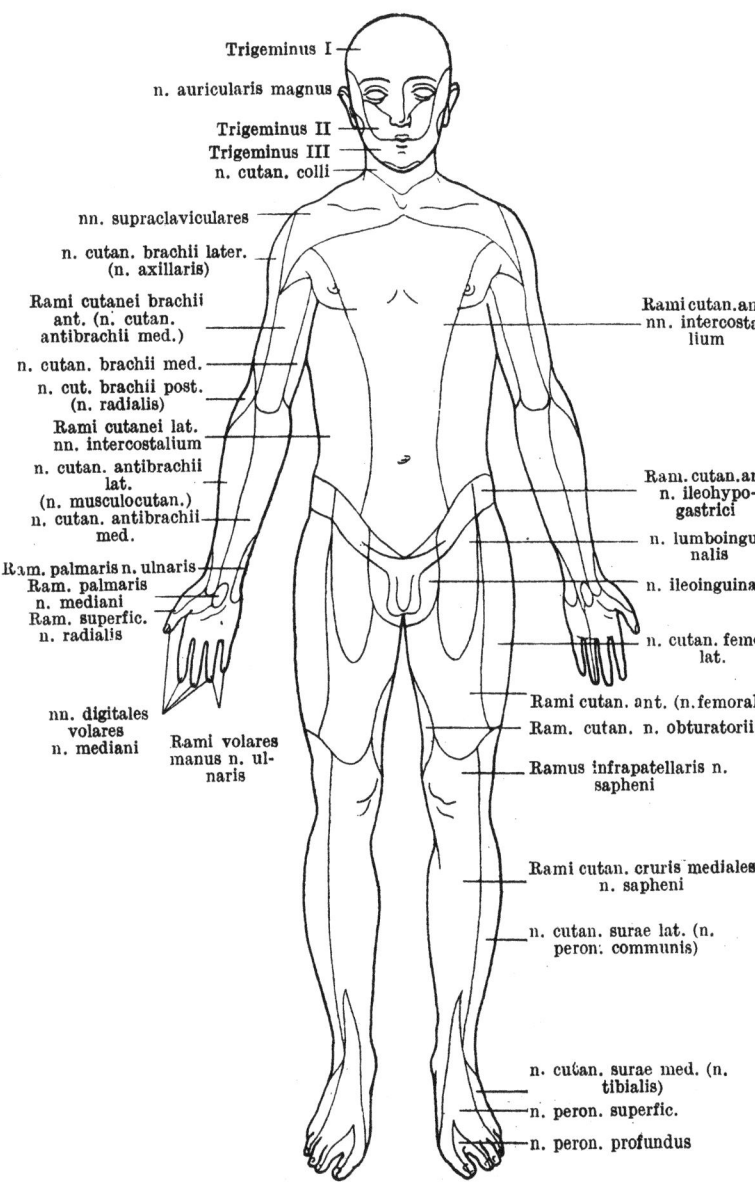

Abb. 37. Hautgebiete peripherischer Nerven. (Nach Flatau.)

III. Untersuchung der Nerven.

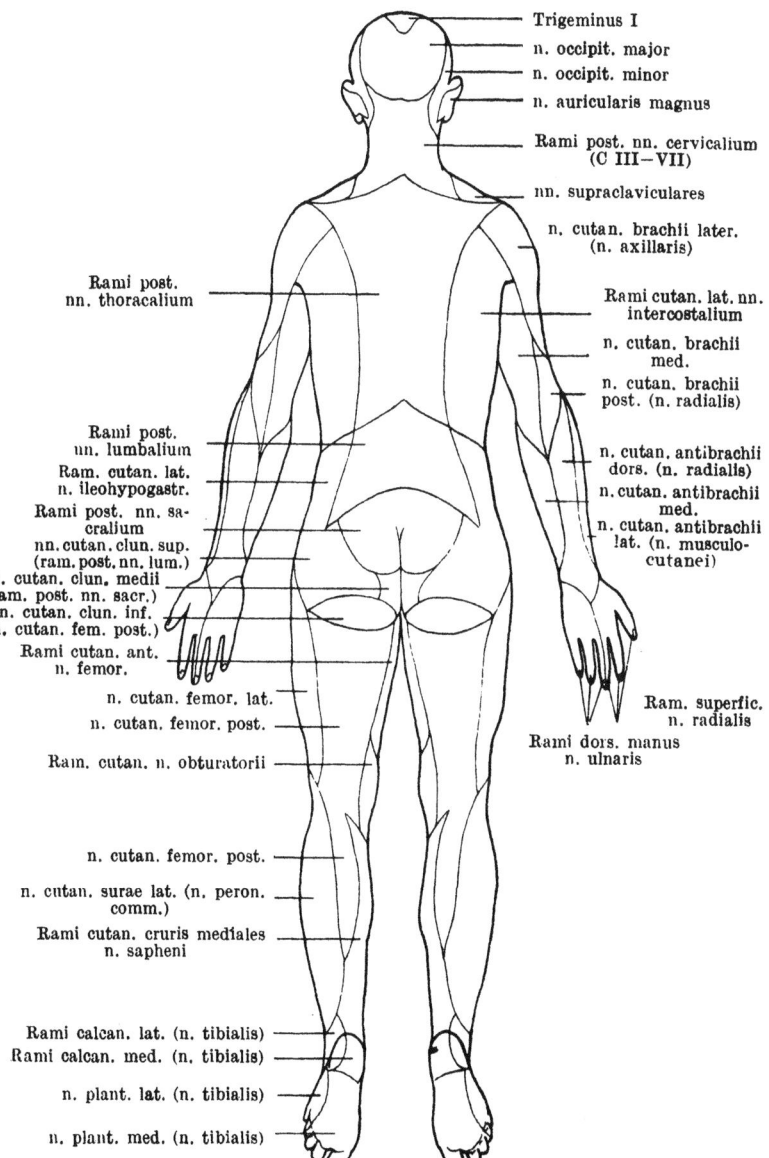

Abb. 38. Hautgebiete peripherischer Nerven. (Nach Flatau.)

falsch ist, spricht man von ideatorischer Apraxie, wenn die Erinnerungsbilder für die Bewegungen fehlen, von motorischer Apraxie. Zwecklose Bewegungen, Entgleisungen, sinnloses Wiederholen eines Wortes oder einer Handlung (Perseveration; Echolalie; Echokinesie), Ratlosigkeit, Handlungsunfähigkeit (Apraxie) bei Herden im Balken (Balkengeschwulst usw.) und bei solchen, die einen Hirnursprung für Handbewegungen mehr oder weniger absperren: — Herde im Scheitellappen.

Prüfung auf Handlungsunfähigkeit durch:
Ausführenlassen einfacher Bewegungen (Händefalten, Faustschluß, Fingerspreizen); durch mimische Bewegungen (Lachen, Zähnezeigen, Stirnrunzeln); durch Ausdrucksbewegungen (Winken, Drohen, militärischer Gruß, Kußhand, Schwören); durch Zweckhandlungen aus dem Gedächtnis (Geldaufzählen, Drehorgelspielen, Kaffeemühledrehen, Klavierspielen); durch Zweckhandlungen mit Gegenständen (Streichholz anzünden, Brief versiegeln, Knoten machen, Wasser eingießen) und durch Nachahmen vorgemachter einfacher und zusammengesetzter Bewegungen.

Periphere Nerven.

386. Die Krankheiten der Außennerven (peripheren Nerven).

Vorbemerkung: a) Es gibt Bewegungs-, Gefühls- und gemischte Nerven. Der Außenbewegungs- (motorisch-periphere) Nerv, welcher die Bewegungsreize zur Körperoberfläche leitet, beginnt dort, wo die vordere Wurzel aus dem Rückenmarke heraustritt und endet in der Muskelfaser. Der Gefühlsaußen-(sensibelperiphere) Nerv, welcher in umgekehrter Richtung — hirnwärts — leitet, beginnt mit der reizaufnehmenden Endverzweigung in der Haut bzw. in der Sehne oder im Muskel und endet mit seinem Eintritt ins Rückenmark — hintere Wurzel der spinalen Nervenstämme —. Der gemischte Nerv enthält Bewegungs- und Gefühlsfasern.

b) Die Erkrankungen der Außennerven betreffen entweder die Bewegungszweige und äußern sich dann in Lähmungen oder Krampfzuständen, oder sie ergreifen die Gefühlszweige und geben sich dann in Gefühlsstörungen, reinen Schmerzen (Neuralgien) oder Nervenentzündungen (Neuritiden) kund. Sind gemischte Nerven erkrankt, so können sich diese verschiedenen Krankheitserscheinungen, Lähmungs- bzw. Krampfzustände und Gefühlsstörungen zusammen vorfinden. Die Bewegungs- und Gefühlsfasern gemischter Nerven können aber auch einzeln geschädigt sein.

387. Lähmungen der Außennerven (peripheren Nerven).

a) Allgemeines. Sie betreffen insbesondere die Bewegungsnerven oder die Bewegungsfasern der gemischten Nerven. Ursache dieser Lähmungen ist eine unmittelbare Verletzung des Nerven oder eine Entzündung im Nerven (Neuritis), bedingt durch Infektion (Eiterung, Erkältung, Durchnässung, Influenza, Diphtherie, Malaria, Syphilis, Tripper, Tuberkulose) oder durch Vergiftung (Alkohol, Blei, Arsen, Schwefelkohlenstoff, Quecksilber) oder auch durch Krankheitsgifte (Zuckerharnruhr, Krebs).

388. Gefühlslähmungen der Außennerven. Diese Störungen beruhen auf einer Erkrankung der Gefühlsnervenfasern, mögen sie einem reinen Gefühlsnerven oder einem gemischten Nerven angehören. Sie können sich äußern in Reizerscheinungen, Parästhesien, Schmerzen, Tastüberempfindlichkeit (Hyperästhesie), Schmerzüberempfindlichkeit (Hyperalgesie) und sogenannten inneren **Reizerscheinungen** oder in **Ausfallserscheinungen, Unterempfindlichkeit** oder **Unempfindlichkeit** (**Hypo-** und **Anästhesien**).

Über Versorgung der einzelnen Hautgebiete des Körpers durch die peripheren Nerven siehe Abb. 37 u. 38.

389. Oft sind diese Gefühlsstörungen vergesellschaftet mit Krankheitserscheinungen der Gefäßnerven (**vasomotorischen**), mit Ernährungs- (**trophischen**) oder Absonderungs- (**sekretorischen**) Störungen; (Rötung, Blausucht, übermäßige geringe oder versiegte Schweißabsonderung (**Hyper-, Hypo-, Anhidrosis**), halbseitige Schweißbildung (**Hemihydrosis**), übermäßiger Haarwuchs (**Hypertrichosis**), Nagelveränderungen usw.).

a) Die genannten Allgemeinerscheinungen sind überaus wichtig für die Beurteilung des Krankheitssitzes, d. h. für die Beantwortung der Frage, wo sich der krankhafte Vorgang hauptsächlich abspielt.

b) Zur Erleichterung des Verständnisses sei aus der Anatomie und Physiologie der Leitungsbahnen folgendes hervorgehoben: Es gibt α) ein **zentrales** oder **kortikospinales** und β) ein **peripheres** oder **spinomuskuläres Neuron**.

α) Das **zentrale Neuron** beginnt in der Bewegungszelle (Pyramidenzelle) des motorischen Zentrums in der Großhirnrinde, zieht als deren Nervenfortsatz durch das Hirn und das verlängerte Mark hindurch, kreuzt sich hier mit der gleichlaufenden Pyramidenbahnfaser der anderen Seite und verläuft dann in den Seitensträngen des Rückenmarks weiter, bis es, aus der senkrechten in die wagerechte Richtung umbiegend, in ein Vorderhorn des Rückenmarks hineinzieht und dort als ein Endbäumchen endet.

β) Dort (im Vorderhorne) beginnt nun das **periphere motorische Neuron**, und zwar als vieleckige (polygonale) Ganglienzelle; es zieht als Achsenzylinderfortsatz dieser Vorderhornzelle durch das Vorderhorn und die vordere Wurzel, um schließlich als Außennervenfaser (peripherer Nerv) endbäumchenartig in der Muskelfaser zu enden.

Der Krankheitssitz zeigt sich vielleicht am besten in der folgenden Gegenüberstellung:

Erkrankung im zentralen motorischen Neuron.	Erkrankung im peripheren Neuron (Außenneuron).
Keine oder nur geringe Muskelabmagerung (vornehmlich allgemeine durch Nichtgebrauch des Gliedes bedingte Abmagerung, Inaktivitätsatrophie).	Ausgesprochene Muskelabmagerung mit scharfer Begrenzung der betroffenen Muskelgruppen.
Erhöhung der Muskelspannung (Überspannung — Hypertonie — spastische Lähmung).	Herabsetzung der Muskelspannung (schlaffe — paralytische — Lähmung).
Steigerung der Reflexe, bisweilen Zitterkrampf (Klonus).	Abschwächung, bisweilen Fehlen der Reflexe.
Vorhandensein der krankhaften Reflexe (Babinski, Oppenheim, Mendel-Bechterew), Ziff. 449—451.	Fehlen der krankhaften Reflexe.
Keine Veränderung der elektrischen Erregbarkeit.	Entartungsreaktion (als sicherstes Zeichen dafür, daß der krankhafte Vorgang auf das periphere Neuron beschränkt ist).

β) **Lähmungen der einzelnen Außennerven.**

390. Phrenikuslähmung (Lähmung des Zwerchfellnerven) z. B. durch Brustschuß oder Wirbelsäulenerkrankung; vgl. auch die Erkrankung der Nerven vom orthopädischen Standpunkte (Ziff. 1069).

Bei Phrenikuslähmung besteht Lähmung der gleichseitigen Zwerchfellhälfte mit Fehlen der sichtbaren Zwerchfellbewegung und mit röntgenologischem Nachweis. Auch das Littensche Zwerchfellphänomen — Auf- und Absteigen des Zwerchfellschattens — fehlt.

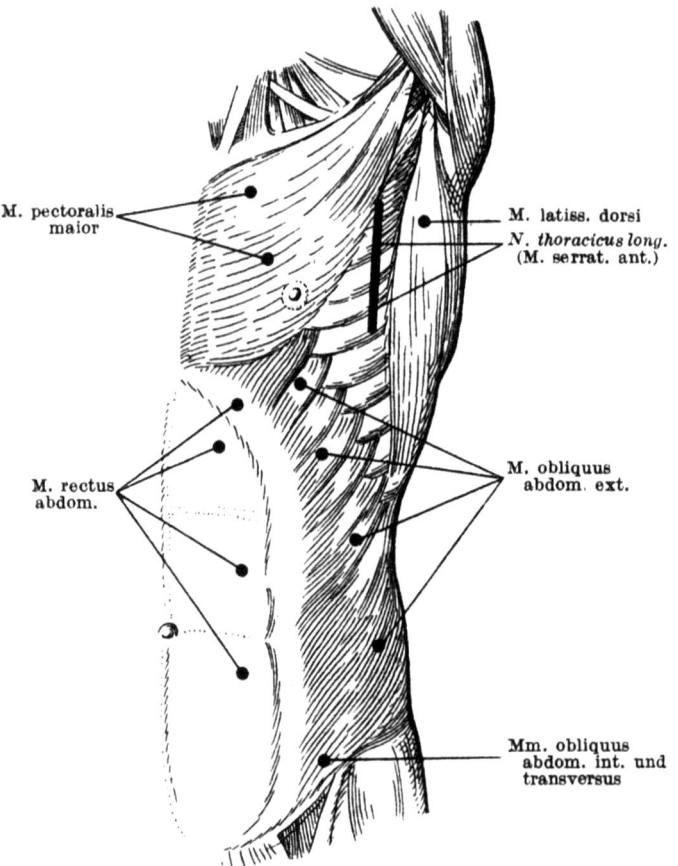

Abb. 39. (Nach Toby Cohn.)

391. Lähmung des großen Sägemuskels (Serratuslähmung). Der Serratus magnus wird vom langen Brustnerven (N. thoracicus longus) versorgt.

Das Schulterblatt steht hoch und ist der Wirbelsäule genähert, unterer Schulterblattwinkel steht von den Rippen ab (Hand des Untersuchers kann leicht zwischen Schulterblatt und Brustwand hineingelegt werden). Der Arm kann nicht über die Wagerechte gehoben werden (bis dahin besorgt das Heben der Deltamuskel); beim Erheben des Armes nähert sich der innere Schulterblattrand mehr der Wirbelsäule; beim Erheben des Armes nach vorn flügelförmiges Abstehen des inneren Schulterblattes von der Rückenwand; Fehlen der Zusammenziehung der Sägemuskelzacken an ihrem Rippenursprung. Nötigenfalls Prüfung der Entartungsreaktion (erregbarer Nervenpunkt s. Abb. 4).

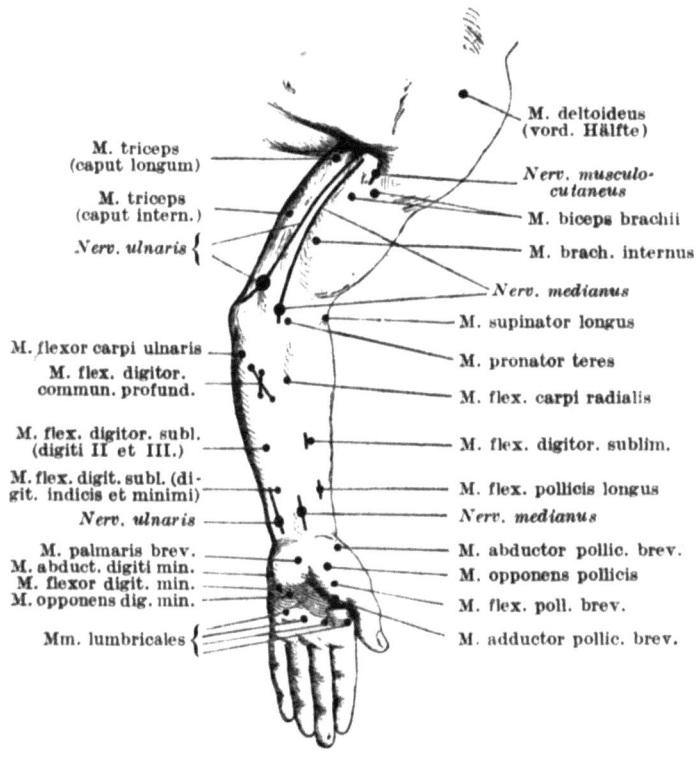

Abb. 40. (Nach Erb.)

392. Lähmung des Armnervengeflechtes (Plexus brachialis, gewöhnlich nur Plexuslähmung genannt): Unterschieden wird:

393. *a)* Lähmung des ganzen Geflechts: Vollkommen schlaffe Lähmung des Armes, Abmagerung, zuweilen vorwiegendes Befallensein der vom Achsel- und Speichennerven versorgten Muskeln, Gefühlsstörung (oft nur gering), Fehlen der Reflexe des zwei- und dreiköpfigen Armmuskels und der Knochenhautreflexe; Entartungsreaktion (erregbare Punkte s. Abb. 1, 2 und 3 auf Abb. 1) insbesondere Erbscher Punkt (erregbare Stelle des Gesamtnervengeflechtes).

394. β) **Obere Plexuslähmung oder Bild der Erbschen Lähmung** (betroffen ist der obere, aus der 5. und 6. Halswurzel hervorgegangene Teil):

Lähmung des Deltamuskels, des zweiköpfigen Armbeugers, des inneren Armmuskels, des langen und kurzen Außenwenders (Supinator longus und brevis), des Ober- und Untergrätenmuskels: Der Arm kann nicht abgespreizt, erhoben oder nach außen gedreht, der Vorderarm nicht gebeugt werden. Abmagerung der genannten Muskeln bisweilen mit Entartungsreaktion (erregbare Punkte s. Abb. 1 (Erbscher Punkt 2 und 3); oft Gefühlsstörungen an der Speichenarmhälfte oder in der Schultergegend.

395. γ) **Untere Plexuslähmung oder Bild der Klumpkeschen Lähmung.** (Betroffen ist die 7. und 8. Hals- sowie die 1. Brustwurzel):

a) Lähmung und Abmagerung der kleinen Handmuskeln, zuweilen auch der Unterarmmuskeln (Beuger der Hand und der Finger), in manchen Fällen mit Entartungsreaktion (Abb. 2 und 3), Gefühlsstörungen im Gebiete des Mittelarm- und Ellennerven (N. medianus und N. ulnaris), außerdem als Folge der Schädigung von in gleicher Höhe verlaufenden Sympathikusfasern — Augenstörungen: Lidspalten- und Pupillenenge, Zurücksinken des Augapfels auf der kranken Seite (Sympathikuslähmung; Hornerscher Symptomenkomplex).

b) Lähmung des Armnervengeflechtes wird verursacht durch Schußverletzung, durch Geschwülste in der Oberschlüsselbeingrube, durch allgemeine Betäubung (Narkosenlähmung), durch die Entbindung (Druck des Zangenlöffels, nicht zu verwechseln mit der Lösung des Oberarmes in der Knochenknorpellinie (Epiphysenlinie) und die Zerrung des Schultergelenkes bei der Geburt, die durch Kapselschrumpfung zur Feststellung des Oberarmkopfes führt usw.). Zum Unterschiede kommt die hysterische Armlähmung in Frage, die keine tatsächlichen Zeichen: keine Abmagerung, kein Fehlen der Reflexe, keine Entartungsreaktion erkennen läßt.

396. Lähmung des dreieckigen Armhebemuskels (M. deltoideus). Er wird vom Achselnerven versorgt. Der Oberarm kann willkürlich nicht erhoben werden.

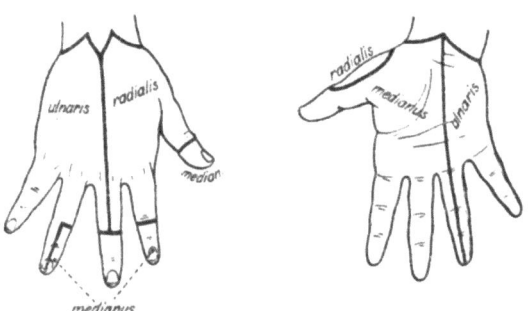

Abb. 41. Hautnervenbezirke an der Hand. (Nach Freund.)

a) Erscheinungen: Abmagerung des Deltamuskels (die Schulter verliert daher die Rundung, wird abgeflacht); Gefühlsstörung an der Außenseite des Oberarmes in seiner oberen Hälfte; unter Umständen Entartungsreaktion in den 3 Deltamuskelabschnitten (erregbarste Punkte s. Abb. 2 und 3).

b) Vorkommen bei Schußverletzung, nach Schlag und Fall auf die Schulter usw. Zur Unterscheidung kommt in Betracht eine Schultergelenksentzündung mit Reflexabmagerung im Deltamuskel. Hierbei ist aber Bewegungsschmerz im Gelenke bei fremdtätigen Bewegungen vorhanden; auch sonst sind noch andere Schultermuskeln abgemagert; keine Entartungsreaktion.

397. Speichennervenlähmung (Parese des N. radialis). Der Speichennerv versorgt vornehmlich den dreiköpfigen Armstreckmuskel, die langen und kurzen Außenwender (Supinator longus und brevis), den Fingerstrecker, die Strecker und Abspreizer des Daumens.

a) Bei hochsitzender Schädigung Unmöglichkeit der Streckung des Vorderarmes. Lähmung des dreiköpfigen Armstreckers und seines Reflexes. Bei tiefer sitzender Verletzung: schlaffes Herabhängen der Hand in Beugestellung (Hängehand), Unfähigkeit der Streckung dieser Hand im Handgelenke, der Fingergrundglieder, des Daumens und dessen Abspreizung. Fehlen des Muskelwulstes des langen Außenwenders (Supinator longus) beim Beugen des Vorderarmes gegen den Oberarm, schwacher Faustschluß (weil Feststellung der Hand durch die Strecker fehlt); Abmagerung an der Streckseite des Vorderarmes und am langen Außenwendermuskels; Gefühlsstörung an der Speichenseite des Handrückens und der zugehörigen 2^1/$_2$ Finger, unter Umständen Entartungsreaktion (erregbarste Punkte für Nerv und Muskeln s. Abb. 2).

b) Speichennervenlähmung ist häufig die Folge einer Schußverletzung am Oberarm an der Stelle des Nervenpunktes (Abb. 2) durch Knochenkittwucherung nach Oberarmbruch, ferner auch als **Schlaflähmung beim Liegen des Kopfes** auf den Oberarm und bei chronischer Bleivergiftung. Zur Unterscheidung stehen: hysterische Armlähmung (hierbei keine Beschränkung der Lähmung auf das Speichennervengebiet, keine Abmagerung, keine Entartungsreaktion). Die Gefühlsstörung erstreckt sich bei Hysterie auf ganze Glieder oder Gliedabschnitte. Nicht selten kommen **Speichennervenlähmung mit hysterischen Ausfallserscheinungen** vereint vor.

398. Ellennervenlähmung (Parese des N. ulnaris). Der Ellennerv versorgt vornehmlich den Beuger des Handgelenkes auf der Ellenseite (Flexor carpi ulnaris), den ellenwärts gelegenen Teil des tiefen Fingerbeugers, die Kleinfingerballenmuskulatur, den Daumenheranzieher und die Knochenzwischenmuskeln.

a) Lähmungszeichen: Klauenstellung der Hand, Unfähigkeit die Hand und beiden letzten Finger ellenwärts zu beugen, den kleinen Finger zu bewegen, den Daumen heranzuziehen (nicht mit der Gegenüberstellungsbewegung des Daumens zu verwechseln!), die Finger zu spreizen (zu abduzieren) und aneinander zu legen (zu adduzieren), die Grundglieder der Finger bei gleichzeitiger Streckung der Mittel- und Endglieder zu beugen, (Nasenstieberbewegung nicht möglich wegen Lähmung der Knochenzwischenmuskeln, deshalb auch die Klauenstellung der Hand: erste Grundglieder gestreckt, Endglieder gebeugt).

Nach Biesalski ist bei reiner Ellennervenlähmung das Auseinanderspreizen des 3. und 4. Fingers, also die **scherenförmige Öffnung der Hand** nicht möglich, wenn der 2. Finger sich an 3. und der 5. an den 4. legt.

Abmagerung an der Ellenseite des Vorderarmes, am Kleinfingerballen und in den Knochenzwischenräumen, Gefühlsstörung an der Streckseite der 2^1/$_2$ letzten, an der Beugeseite der 1^1/$_2$ letzten Finger, bisweilen Entartungsreaktion (erregbarste Punkte für Nerv und Muskeln s. Abb. 2 und 3).

b) Ursachen der Ellennervenlähmung: durch Schußverletzung, Bruch des inneren Oberarmknorrens, durch Druck (beim Schlafen) usw. Unterschiede gegenüber Hysterie wie bei Speichennervenlähmung.

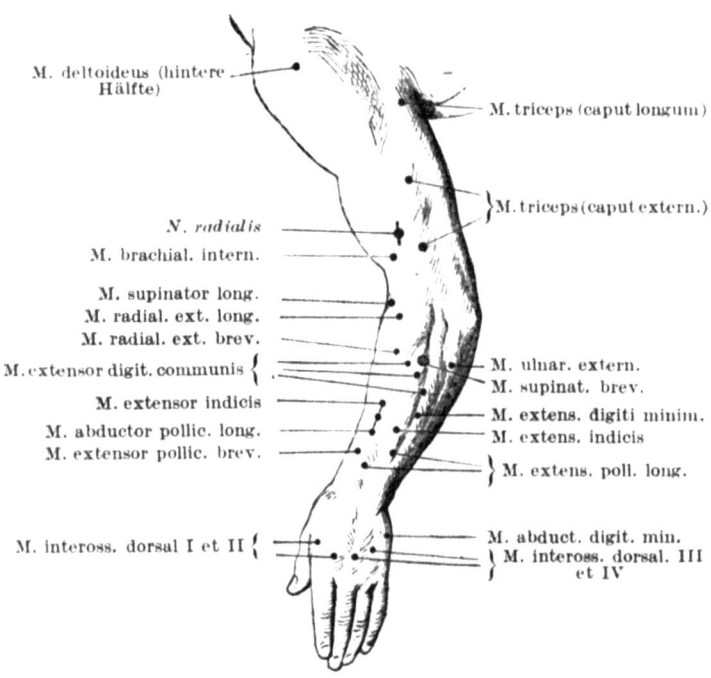

Abb. 42. (Nach Erb.)

399. Lähmung des Mittelarmnerven (Parese des N. medianus): Er versorgt vornehmlich den runden Innenwender (Pronator teres), den Handbeuger auf der Ellenseite, den gemeinschaftlichen Fingerbeuger, den langen Daumenbeuger, die Daumenballenmuskeln, insbesondere den Gegenübersteller (N. opponens) mit Ausnahme des Daumenheranziehers, den der Ellennerv versorgt.

a) Krankheitszeichen: Beugeunfähigkeit der Hand und der beiden Endglieder des 1.—3. Fingers, Aufhebung des Faustschlusses, der Einwärtsdrehung (Pronation) des Vorderarms; ferner Abmagerung an der Beugeseite des Vorderarmes und am Daumenballen; Gefühlsstörung an der Beugeseite der $3^1/_2$ ersten Finger, in schweren Fällen Entartungsreaktion (erregbarste Punkte für Nerv und Muskeln s. Abb. 3).

b) Gewöhnlich sind die Störungen der Gefäß- und Ernährungsnerven (vasomotorische und trophische Störungen) sehr stark ausgesprochen. Rötung, Schwellung, Bläschenbildung an den Fingern, leichte Verletzlichkeit, namentlich Verbrennbarkeit infolge der gleichzeitig vorhandenen Gefühlsstörungen.

c) Vorkommen nach Schußverletzung, Einschnürung, Knochenkittwucherung bei Vorderarmbruch usw. Abgrenzung gegenüber Hysterie wie bei der Speichennervenlähmung.

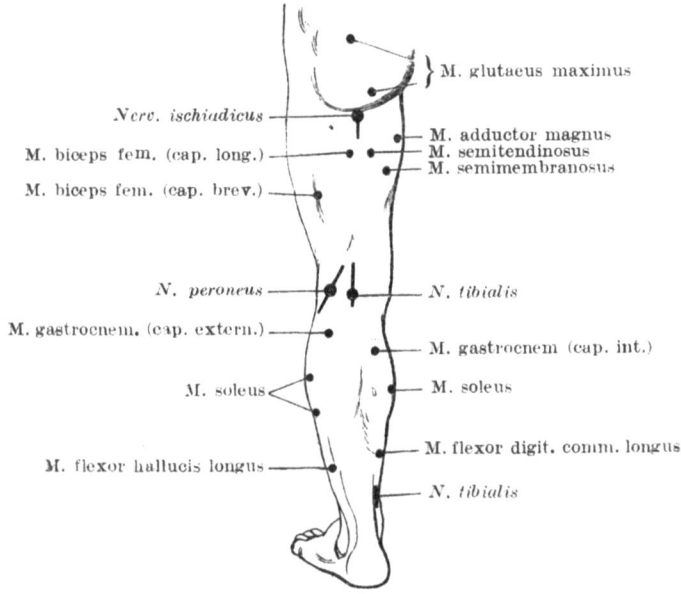

Abb. 43. (Nach Erb.)

400. Lähmung des oberen Gesäßnerven (Parese des N. glutaeus superior): Dieser versorgt den mittleren und kleinen Gesäßmuskel (M. glutaeus medius und minimus) und den Spanner der breiten Muskelfaszie des Oberschenkels (Tensor fasciae latae).

a) Bei dieser Nervenlähmung kann der Oberschenkel nicht abgespreizt und nicht nach innen gerollt werden; beim Gehen sinkt das Becken mit jedem Schritt nach der gelähmten Seite; bei doppelseitiger Lähmung schwankender, watschelnder Gang (Entengang). Trendelenburgsches Zeichen: Beim Stehen auf dem kranken Beine Senkung der gesunden Beckenhälfte.

b) Ursache der Lähmung: besonders Verletzung oder Geschwulst des Kreuzbeins und Beckens.

401. Lähmung des unteren Gesäßnerven, N. glutaeus inferior, der den großen Gesäßmuskel (M. glutaeus maximus), versorgt.

a) Der Oberschenkel kann nicht nach außen gerollt und abgespreizt werden; ferner Behinderung des Übergangs aus der nach vorn übergebeugten Körperhaltung in die aufrechte. Erschwertes Treppensteigen (Lendenhüftmuskel zieht den Rumpf zu sehr nach vorn); abgeplattete Gesäßmuskulatur; bisweilen Entartungsreaktion.
b) Ursachen der Lähmung wie beim oberen Gesäßnerven.

402. Schenkelnervenlähmung (Parese des N. cruralis): Der Schenkelnerv versorgt den vierköpfigen Streckmuskel am Oberschenkel (M. quadriceps femoris).

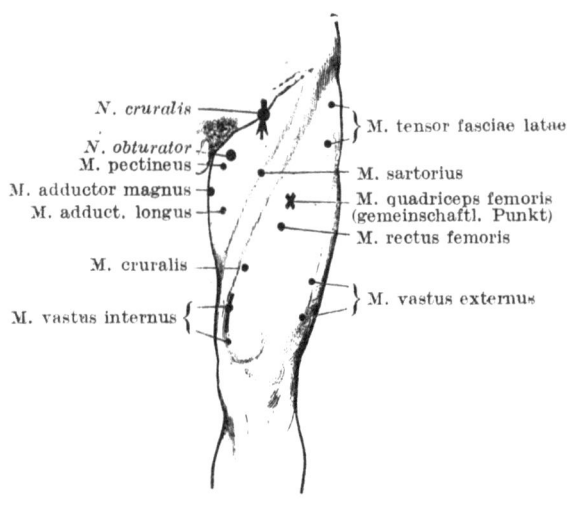

Abb. 44. (Nach Erb.)

a) Krankheitszeichen: Unfähigkeit der Streckung des Unterschenkels gegen den Oberschenkel, Abmagerung und Schlaffheit der Vorderseite des Oberschenkels, Fehlen des Kniesehnenzeichens, Gefühlsstörung an der Vorderfläche des Oberschenkels und an der Innenfläche des Unterschenkels, in schweren Graden Entartungsreaktion (erregbarste Punkte s. Abb. 5).
b) Entstehung durch Schußverletzung, Geschwülste an der Wirbelsäule, im Becken oder in der Leistengegend, durch Eiterherde am Lendenmuskel usw.
c) Differential-diagnostisch kommt hauptsächlich Abmagerung des vierköpfigen Streckmuskels infolge Kniegelenkserkrankung in Betracht; keine Gefühlsstörung, keine Entartungsreaktion, erhaltener Kniereflex, sofern das Gelenkleiden nicht die Auslösung unmöglich macht.

403. Lähmung des Hüftnerven (Parese des N. ischiadicus): Der Hüftnerv zieht in der Mitte der hinteren Oberschenkelseite nach abwärts und teilt sich oberhalb der Kniekehle in den Schienbein- und Wadenbeinnerv.

a) Zuweilen findet sich diese Teilungsstelle weiter oben am Oberschenkel, so daß bei hochsitzender Verletzung nur der Schienbeinnerv oder — was häufiger der Fall ist — nur der Wadenbeinnerv gelähmt ist.

b) Ist der Hüftnerv oberhalb dieser Teilungsstelle getroffen, so entsteht eine Lähmung und Abmagerung sämtlicher Unterschenkelmuskeln (Schienbein- und Wadenbeinnervenlähmung, ferner — bei hohem Sitze — eine Lähmung und

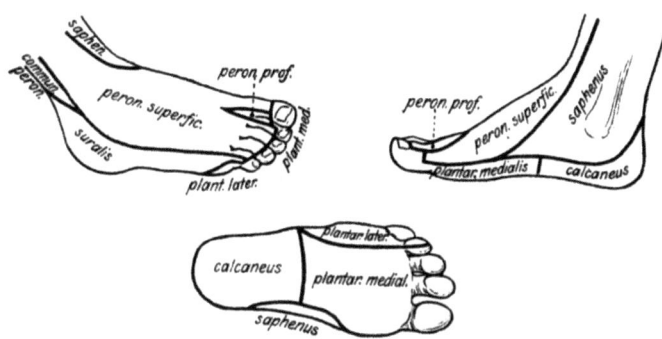

Abb. 45. Hautnervenbezirke am Fuß. (Nach Freund.)

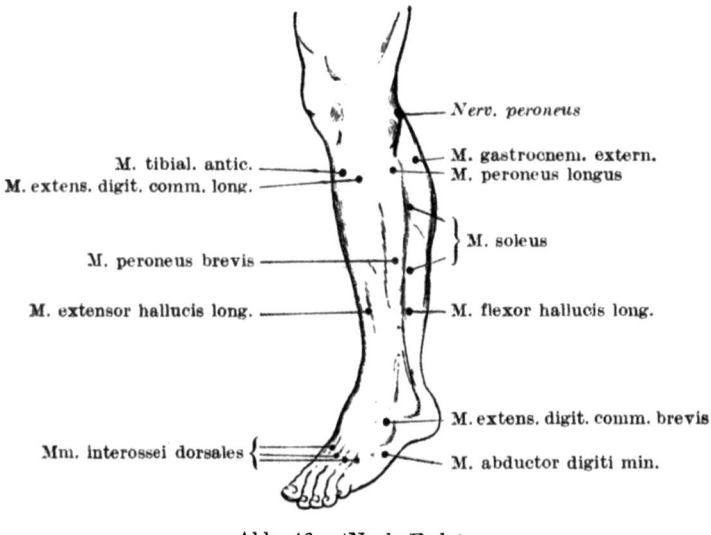

Abb. 46. (Nach Erb.)

Abmagerung der Unterschenkelbeuger (des halbhäutigen und halbsehnigen Muskeln (Mm. semimembranosus und semitendinosus), des schlanken und zweiköpfigen Beinmuskels (Mm. gracilis und biceps femoris), Gefühlsstörung am ganzen Fuße (mit Ausnahme der Gegend des Fußgewölbes und inneren Knöchels) und an der Außenseite des Unterschenkels; zuweilen Ernährungsstörungen am Fuße mit Geschwürbildung (Malum perforans); Fehlen des Achillesscherenreflexes (während Kniereflex — vom Schenkelnerv geleitet — vorhanden ist) und des Sohlenreflexes; bisweilen Entartungsreaktion (erregbarste Punkte s. Abb. 6).

c) Ursache: Schußverletzung, Beckengeschwülste usw.

d) Unterscheidung gegenüber der hysterischen Lähmung: Bei dieser keine Abmagerung, keine Entartungsreaktion, erhaltene Reflexe, gleichmäßige Gefühlsstörung und Lähmung des ganzen Gliedes, auch des Schenkelnervengebietes.

404. Schienbeinnervenlähmung (Parese des N. tibialis): Dieser vom Hüftnerv abgehend, versorgt vornehmlich die Wadenmuskulatur, den Zehenbeuger, Großzehenbeuger, (Mm. flexor digitorum und hallucis longus), die Regenwurmmuskeln (Mm. lumbricales) und Knochenzwischenmuskeln (Mm. interrossei).

a) Unmöglichkeit der Beugung des Fußes und der Zehen und der Anspannung der Achillessehne; Krallenstellung der Zehen wegen Knochenzwischenmuskellähmung und Zusammenziehung der vom Wadenbeinnerven versorgten Muskeln, Abmagerung und Schlaffheit der Wade, Einsenkung der Knochenzwischenräume, Fehlen des Achillessehnenreflexes, meist auch des Sohlenreflexes, Gefühlsstörung an der hinteren äußeren Fläche des Unterschenkels, am äußeren Fußrande, an der Fußsohle; bei hohen Graden Entartungsreaktion (erregbarste Punkte s. Abb. 8).

b) Ursache: Meist Schußverletzung.

c) Differentialdiagnose hinsichtlich der Hysterie wie bei der Hüftnervenlähmung.

405. Wadenbeinnervenlähmung (Parese des N. peroneus; häufiger als die Schienbeinnervenlähmung). Der Wadenbeinnerv vom Hüftnerv abgehend, versorgt vornehmlich den vorderen Schienbeinmuskel, die langen und kurzen Wadenbeinmuskeln, die gemeinschaftlichen Zehenstrecker und die Strecker der großen Zehe.

a) Schlaffes Herabhängen des Fußes, Steppergang, Spitzfußstellung, Streckung (Dorsalflexion) und Führung des Fußes nach der Mitte (Adduktion) im Fußgelenk und Streckung der Zehen nicht möglich. Unfähigkeit des Hebens der äußeren Fußrandes; deutliche Abmagerung an der Außenseite des Unterschenkels und außen neben dem Schienbein; Fehlen des Fußrückenreflexes, Gefühlsstörung an der Vorderfläche des Unterschenkels, an der Rückenfläche des Fußes und der Zehen und bei schweren Formen Entartungsreaktion (erregbarste Punkte s. Abb. 7).

b) Ursache: Schußverletzung, Narbenzerrung, Bruch des Wadenbeins mit starker Knochenkittwucherung usw.

c) Unterscheidung gegenüber Hysterie wie bei der Hüftnervenlähmung.

Obere Gliedmaßen.

406. Bei der Untersuchung der oberen Gliedmaßen ist das Augenmerk zu richten: α) auf die Bewegungsfähigkeit und Muskelbeschaffenheit, β) auf die Reflexe, γ) auf das Verhalten des Gefühls in allen seinen Arten.

α) Bewegungsfähigkeit und Muskelbeschaffenheit.

407. Haltung der Glieder in Ruhestellung (z. B. Herabhängen der Hand bei Speichenlähmung — Hängehand — und Krallenhand bei Ellennervenlähmung). Die Gelenke sind zu prüfen auf freie Beweglichkeit, auf Geräusche, Schmerzempfindlichkeit, Verdickungen und Versteifungen. Messungen, soweit angängig, dürfen nicht unterbleiben.

408. Muskelbeschaffenheit. Die Ernährungsstörungen können sich als Verdickungen, **Hypertrophien**, als allgemeine Ernährungsstörungen (**Dystrophien**) und Abmagerung (**Atrophien**) zeigen. Es gibt **einfache Abmagerung** (meist das ganze Glied betreffend), die durch reinen Massenschwund des Muskels gekennzeichnet ist (z. B. die Inaktivitätsatrophie) und **Entartungsabmagerung** (degenerative Atrophie), meist auf einzelne Muskeln beschränkt, wobei die Muskelmasse dem Absterben und der fettigen Entartung unterliegt. Hierbei finden sich oft **Muskelfaserzucken** (fibrilläres Zucken) und **elektrische Entartungsreaktion** (s. später), die unter allen Umständen darauf hinweist, daß diejenige Bahn des Bewegungsnerven, welche von den Vorderhornzellen des Rückenmarks bis zu den Endplatten der Nervenfasern im Muskel reicht (das periphere motorische Neuron), an irgend einem Punkte ihres Verlaufs eine erhebliche leitungswidrige Veränderung erfahren hat (vgl. Ziff. 461).

a) Solche degenerative Abmagerungen weisen demnach auf krankhafte Veränderung der Vorderhörner (Poliomyelitis), auf Kinderrückenmarklähmung (spinale Kinderlähmung), die mit Abmagerung einhergehende Seitenstrangentartung (amyotrophische Lateralsklerose), Höhlenbildung im Rückenmark (Syringomyelie), oder des Nerven selbst (Nervenentzündung, Neuritis, Nervenverletzung durch Schuß usw.) hin.

b) Geringe Unterschiede im Muskelumfang der beiden Körperseiten (zuungunsten der linken beim Rechtshänder) kommen auch bei Gesunden vor. Oft ergibt schon der Augenschein deutlichen Unterschied zwischen rechts und links und die Betastung eine Schlaffheit und Weichheit der abgemagerten Muskeln.

409. Echte Muskelverdickungen (Hypertrophien) als Ausdruck von Ernährungsstörungen sind selten, zuweilen vorhanden, wenn andauernde unwillkürliche Muskelzuckungen bestehen oder bei Muskelstarre (Myotonie, **Thomsensche Krankheit**).

410. Bei **scheinbarer Muskelverdickung** (Pseudohypertrophie) ist die Muskelmasse dadurch vergrößert, daß echtes Fettgewebe die einzelnen Muskelbündel durchwuchert und verdrängt.

Erscheinungen: Schwäche und weiche Beschaffenheit der Muskulatur bei vergrößertem Umfange. Meist Beschränkung auf bestimmte Muskelgruppen. Bei fortschreitender Muskelabmagerung (Dystrophia musculorum progressiva), ferner bei Fettriesenwuchs mit Schwund der Geschlechtsteile — Dystrophia adiposo-genitalis — (vgl. Ziff. 1202a).

411. Prüfung der fremdtätigen (passiven) und selbsttätigen (aktiven) Bewegungsfähigkeit geschieht zunächst durch ärztliche Ausführung der wichtigsten Bewegungen in allen Gelenken, die danach vom Untersuchten selbst betätigt werden zur Feststellung, ob und nach welchen Richtungen diese selbsttätigen Bewegungen behindert sind. Prüfung der **groben Kraft** durch die

Widerstandsbewegung von seiten des Untersuchers: der vom Untersuchten zu leistenden Bewegung wird ärztlicherseits Widerstand entgegengesetzt. Zu beachten ist hierbei der häufige Versuch der Übertreibung bzw. Vortäuschung. Zur Prüfung des Händedrucks Anwendung des Kraftmessers (Dynamometer, oft unzuverlässig, z. B. bei Unfallkranken, Kriegsnervenkranken).

412. Die Prüfung des Spannungszustandes der Muskeln (Tonus) kann ergeben:

α) Herabsetzung des Muskeltonus (Hypotonie; Atonie): die vom Untersucher ausgeführten Bewegungen in den Gelenken geschehen überaus leicht und ausgiebig, ohne Muskelwiderstand und in einer das gewöhnliche Maß überschreitenden Ausschlagsbreite (Schlangenmensch).

Hypotonie und Atonie bei den sog. schlaffen paralytischen Lähmungen (meist der peripheren Nerven zum Unterschiede von den meist krampfartigen spastischen Hirn-Rückenmarkslähmungen). Bei Erkrankung der Vorderhörner oder bei völliger Rückenmarksdurchtrennung ist allerdings die Lähmung auch schlaff.

β) Erhöhung des Spannungszustandes der Muskulatur (Hypertonie, Spasmus): Mehr oder minder fühlbarer Widerstand bei passiven Bewegungen. Bei hochgradigen Spannungszuständen bildet sich eine krampfartige Zusammenziehung aus (spastische Kontraktur).

a) Hypertonie und Spasmen deuten auf eine Erkrankung der Bewegungsbahn (Pyramidenbahn) in ihrem Hirn- oder Rückenmarksverlaufe, z. B. bei einseitiger Lähmung, vielfacher Herderkrankung (multipler Sklerose), der mit Abmagerung einhergehenden Seitenstrangentartung (amyotrophischer Lateralsklerose), bei krampfartiger Rückenmarkslähmung (spastischer Spinalparalyse), Rückenmarksverletzung, Rückenmarksgeschwülsten usw.

413. Funktionelle (hysterische) Lähmungen können schlaff oder krampfartig sein. Die elektrische Erregbarkeit und die Reflexe zeigen hierbei regelrechtes Verhalten. Bei längerem Bestande kann es zur Abmagerung durch Nichtgebrauch (Inaktivitätsatrophie) kommen. Die Feststellung der Hysterie beruht im übrigen auf der Art der Entstehung (Schreckanfälle), auf dem Vorhandensein anderweitiger hysterischer Erscheinungen — Stigmata — und dem seelischen Verhalten des Kranken.

414. Ernährungsstörungen (krankhafte trophische Veränderungen) der Knochen und Gelenke. Auch das Wachstum der Knochen und Gelenke ist in hohem Grade von Nerveneinflüssen abhängig. Lähmungen im Kindesalter (Hirn- oder Rückenmarkskinderlähmung, zerebrale oder spinale infantile Lähmung) verursachen in den betroffenen Gliedmaßen ein Zurückbleiben des Knochenwachstums (Hypoplasie).

Zum echten Knochenschwund (Atrophie) kommt es aber am häufigsten bei Erkrankungen der peripheren Nerven (vielfache Nervenentzündung — Polyneuritis —, mechanische Verletzungen). Röntgenbild! Häufig verbunden mit Gelenkverbildungen, knotenartigen Auftreibungen, Verdickungen, Versteifungen der Gelenke (Arthropathie), so bei Rückenmarksdarre (Tabes dorsalis) und

Höhlenbildung im Rückenmark (Syringomyelie). Damit sind zuweilen die ohne Gewalteinwirkung entstandenen (spontanen) Knochenbrüche als erstes Zeichen der Rückenmarkserkrankung verbunden.

415. Im Anschluß an die Prüfung der Muskulatur und der Bewegungsfähigkeit muß auf Zittererscheinungen und ungeordnete (ataktische) Muskelbewegungen geachtet werden.

416. Zittern: Allgemeines oder örtlich beschränktes, dauerndes oder zeitweilig s — aus bestimmten Veranlassungen — z. B. aus seelischer Erregung nur bei Bewegungen (**Intentionszittern**) — wie bei vielfacher Herderkrankung — oder auch in der Ruhe (z. B. bei der Schüttellähmung). **Feinschlägig** wie bei **Basedow**scher Krankheit, (sog. **Maries ches Zittern**) oder **grobschlägig** bei chronischer Alkoholvergiftung; Schüttelbewegungen bei **Hysterie**). Die Schwingungen erfolgen rasch, 8—12 in der Sekunde (bei **Hysterie**) oder langsam 5—6 (bei Schüttellähmung).

Das Zittern tritt bei erhobenen oberen Gliedmaßen an den vorgestreckten Händen und gespreizten Fingern oder auf die Weisung, mit dem Zeigefinger einen bestimmten Punkt zu berühren, leicht und am deutlichsten in die Erscheinung.

417. Störung der geordneten Muskelbewegung (Ataxie): Bewegungen fallen unsicher, ungeschickt aus und kommen oft nur unter zu großem Kraftaufwande und unter Mitantrieb nichterforderlicher Muskelgruppen zustande. Ataxie kann vom Hirn oder von peripheren Nerven ausgehen als Haupterscheinung der Rückenmarksdarre und des **Friedreich**schen ererbten schwankenden Ganges (der **hereditären Ataxie**) (vgl. Ziff. 439); ferner bei Kleinhirn- und Stirnhirnerkrankungen, auch bei Polyneuritis nach Diphtherie und Alkoholvergiftung.

a) Vor Verwechslung mit der Rückenmarksdarre schützt die Beachtung der Pupillenreaktion, der Druckempfindlichkeit der Nervenstämme, der Muskelabmagerung und elektrischen Erregbarkeit. Bei Hysterie kommt neben sehr mannigfachen, oft ganz seltsamen Gehstörungen und völliger Geh- und Stehunfähigkeit (Astasie und Abasie) auch eine Gehstörung vor, die dem vom Kleinhirn ausgelösten Schwanken (der cerebellaren Ataxie) ähnlich ist.

b) Prüfung auf Ataxie: an den oberen Gliedmaßen Fingernasenversuch (Untersuchter soll langsam erst bei offenen Augen, dann bei Augenschluß den Zeigefinger nach der Nase führen und die Nasenspitze berühren): Fingerfingerversuch (Untersuchter soll die Zeigefingerspitzen aus seitlich gespreizter Armhaltung langsam einander nähern, bis sie sich berühren).

418. Athetose ($\ddot{\alpha}\vartheta\varepsilon\tau o\varsigma$ = ohne feste Stellung) bedeutet Krankheit mit fortwährend auftretenden durcheinandergehenden Bewegungen. Athetotische Bewegungen sind am auffälligsten an den Fingern. Unwillkürliche, langsame Bewegungen nach allen Richtungen an den einzelnen Fingern, nicht gleichzeitig in demselben Sinne erfolgend. Hieraus ergeben sich wunderliche Stellungen, am ausgesprochensten bei Hirn-Kinderlähmung, Polioencephalitis, meist halbseitig (Hemiathetose), und bei Littlescher Krankheit (vgl. Ziff. 1043).

419. Veitstanz (Chorea St. Viti): eine Neurose mit unwillkürlichen Muskelzusammenziehungen, ungeordneten, zuckenden, ausfahrenden und schleudernden Bewegungen als gewöhnliche (Sydenhamsche) oder ererbte (Huntingtonsche Krankheit). Veitstanz tritt in der Schwangerschaft, ferner bei Hirnerkrankungen (Herden im Sehhügel) auf. Bei Hysterie kommt veitstanzähnliche Unruhe vor. Sie ist von dem Seelenzustande (Erregungszustande) des Kranken sehr abhängig und der Beeinflussung (Suggestion) zugängig.

β) **Sehnenreflexe.**

420. Von den Sehnenreflexen des Armes besitzt nur der Reflex des dreiköpfigen Armmuskels (der Tricepsreflex) eine gewisse Bedeutung.

a) Zur Prüfung dieses Reflexes wird der Oberarm des zu Untersuchenden an der Beugeseite unterstützt und bei lose herabhängendem und pendelndem Vorderarm wird auf die Sehne des dreiköpfigen Muskels oberhalb des Ellenbogenfortsatzes eine kurze Beklopfung ausgeführt. Wirkung: Kurzzeitige Zusammenziehung des dreiköpfigen Muskels mit kurzer, aber deutlicher Streckung des Vorderarmes.

b) Fehlen des Reflexes bei Rückenmarksdarre, vielfacher Nervenentzündung, Vorderhornerkrankung und schlaffen Lähmungen. Gesteigerter Reflex bei einseitiger Lähmung, vielfacher Herderkrankung, mit Abmagerung verbundener Seitenstrangentartung, krampfartigen Lähmungen, Neurasthenie und Hysterie.

421. Knochenhautreflexe (Periostreflexe). An den Armen. Bei Beklopfen der Vorderarmknochen Bewegungen im Handgelenk. Bei allgemeiner Reflexsteigerung sind auch diese Reflexe in ihrer Lebhaftigkeit erhöht.

422. Untergrätenreflex (Infraspinatusreflex): Beklopfen des Schulterblattes nahe seinem inneren Rande bedingt leichte Auswärtsdrehung des Armes. Steigerung bzw. Fehlen dieses Reflexes etwa entsprechend den Bedingungen, unter denen der Tricepsreflex erhöht ist oder fehlt.

γ) **Verhalten des Gefühls in allen seinen Arten.**

423. Gefühls-(Sensibilitäts) Prüfung: Sensibilität ist die Summe der bewußten Empfindungen. Gefühlsprüfungen beruhen fast immer auf der Aussage des Untersuchten (subjektive Zeichen) und auf seinem guten Willen. Auch sind die Kranken gerade auf diesem Gebiete der Beeinflussung (Suggestion) durch den Untersucher im hohen Maße ausgesetzt (hysterische Sensibilitätsstörungen!).

a) Für die Prüfung des Berührungsgefühles genügt im allgemeinen eine Stecknadel und ein kleiner weicher Haarpinsel. Es werden die entsprechenden Stellen beider Körperhälften leicht mit der Spitze oder Kuppe der Nadel berührt, der Kranke muß dann mit ,,Spitze'' oder ,,Kuppe'' antworten, auch angeben, ob das Gefühl auf beiden Körperseiten gleich war. Gegebenenfalls muß dann auf der unterempfindlichen (hypästhetischen) Seite der Bezirk der Gefühlsstörung durch Vergleich mit den benachbarten und entfernter liegenden Abschnitten abgegrenzt werden, wobei acht gegeben werden muß, ob das Ausbreitungsgebiet der Gefühlsstörungen sich an das Versorgungsgebiet eines Nerven hält (Nervenentzündung oder -verletzung), ob es den in Frage kommenden Rückenmarksabschnitten (Segmenten) entspricht (Rückenmarksleiden mit besonderer Beteiligung der Gefühlsbahnen (Rückenmarksdarre, Rückenmarksgeschwulst, Höhlenbildung im Rückenmark) oder unabhängig von den Versorgungsgebieten des Hirnursprunges (hinterer Zentralwindung) und von den Nervenbahnen ist (Hysterie).

b) Nach positiver Feststellung einer Herabsetzung des Berührungsgefühls in einem begrenzten Bezirke der Gliedmaßen, des Kopfes oder des Rumpfes, kann durch leichte Berührungen mit dem Haarpinsel ein Urteil über den Grad der Herabsetzung gewonnen werden.

424. Prüfung auf Schmerzgefühl geschieht durch stärkeres Eindrücken der Nadelspitze. Schmerzempfindlichkeit ist aber bei den einzelnen Menschen sehr verschieden, daher Vorsicht bei Verwertung der Ergebnisse. Zuweilen, insbesondere bei Rückenmarksdarre, ergibt sich eine Verlängerung des Zeitraumes, der zwischen Einstich und Schmerzensäußerung vergeht (verlangsamte Schmerzleitung).

425. Prüfung des Wärmegefühles: Man berührt die Haut abwechselnd mit zwei Reagensröhrchen, von denen das eine mit kaltem, das andere mit warmem Wasser zur Hälfte gefüllt ist.

426. Ortssinn der Haut ist die Fähigkeit, einen bestimmten Hautreiz auf die Stelle der Reizeinwirkung zu verlegen.

Hervorgehoben sei, daß Gefühlsstörungen ganzer Gliedmaßen oder in der Verrichtung zusammengehöriger Gliedabschnitte (manschettenartige Begrenzung) sowie Halbseitenausfälle in der Regel für Hysterie sprechen, daß es sich bei krankhaften Zuständen in den peripheren Nerven meist um eine fast vollkommen gleichmäßige Herabsetzung aller Sinne (Berührungs-, Schmerz-, Wärmegefühl) handelt, während bei Hirn- und Rückenmarkserkrankungen wie bei Rückenmarksdarre, fortschreitender Hirnlähmung, Höhlenbildung im Rückenmark das Schmerzgefühl häufig viel mehr leidet, als das Berührungsgefühl.

427. Getrennte Empfindungslähmung (dissoziierte Anästhesie) — Tast- und Berührungsgefühl völlig erhalten, Schmerz- und Wärmegefühl aufgehoben — ist am häufigsten bei krankhaften Vorgängen im Bereiche der Hinterhörner des Rückenmarks (insbesondere bei Höhlenbildung), weil hier die der Schmerz- und Wärmeempfindung dienenden Bahnen umgeschaltet werden, während die der Berührungsempfindung dienenden Fasern durch die Hinterstränge verlaufen. Man spricht daher bisweilen von „syringomyelie-ähnlichem Typus der Gefühlsstörung".

428. Brown-Séquardsche Lähmung: Bei Halbseitenverletzung des Rückenmarks (Rückenmarksgeschwulst, Rückenmarksverletzung durch Geschoß, Syphilis).

a) Es besteht auf der Seite der Schädigung krampfartige Lähmung und Überempfindlichkeit, auf der gekreuzten Seite Störung der Schmerz- und Wärmeempfindung, oft auch Herabsetzung der Berührungsempfindung.

b) Die beigefügten Musterbilder veranschaulichen die Gefühlsversorgung der einzelnen Hautbezirke (s. Abb. 37 u. 38 S. 120 u. 121).

429. Das Gefühl der tiefen Teile bezieht sich auf die Gelenke, Muskelfaszien, Muskeln und Knochen. Aus der fehlerhaften Zusammenwirkung dieser Teile schließen wir, daß der eine oder andere krankhaft verändert ist. Am wichtigsten ist in dieser Beziehung die Empfindung der von fremder Hand ausgeführten Bewegungen und die Lagewahrnehmung: Es kommt darauf an, daß der Untersuchte an den einzelnen Gelenken die vom Arzte vorgenommenen Bewegungen erkennt und die veränderte Lage richtig bezeichnen kann.

a) Prüfung: Bei festem Augenschluß oder dichtem Bedecken der Augen werden die Gliedmaßen (Finger, Zehen usw.) durch langsame passive Bewegung aus ihrer ursprünglichen Lage in eine andere Stellung gebracht. Der Untersuchte muß die Größe und Richtung des Bewegungsausschlages angeben.

b) Bei einseitigen Lagegefühlsstörungen empfiehlt es sich, auf der gesunden Seite die vom Arzte veränderte Haltung des Gliedes oder Gliedabschnittes vom Untersuchten nachmachen zu lassen.

c) Vorkommen der Lagegefühlsstörungen besonders bei Herden in der Hirnrinde (Scheitellappen), ferner bei Rückenmarksdarre, auch bei Hysterie.

430. Durch den stereognostischen Sinn wird das Erkennen von Gegenständen durch Anfassen und Abtasten ermöglicht.

a) Prüfung: Der Kranke hat bei geschlossenen Augen einen ihm in die geöffnete Hand gelegten Gegenstand (Taschenmesser, Schlüssel, Geldstück oder dgl.) dem Gefühle nach näher zu bestimmen.

b) Störungen des stereognostischen Sinnes (Nichterkennen des Gegenstandes, unsichere Angaben auf einer, bei genauen Angaben auf der anderen Körperseite) werden durch Herde in der Hirnrinde (Scheitellappen) bedingt; doch auch bei Hysterie häufig, zuweilen aber auch vorgetäuscht.

431. Zur Tiefenempfindung gehört schließlich das Vibrationsgefühl: die Zitterempfindung.

Prüfung: Eine schwingende Stimmgabel von geringer Schwingungszahl (64—128) wird an solchen Stellen des Körpers aufgesetzt, wo die Knochenteile dicht unter der Haut liegen. Der Gesunde empfindet dabei ein eigentümlich summendes Gefühl in den Knochen und an der Beinhaut. Unter krankhaften Verhältnissen (z. B. bei Rückenmarksdarre) kann das Gefühl aufgehoben sein.

432. Der Gefühlsprüfung schließt sich die Untersuchung auf Gefäßnervenstörungen (vasomotorische) und auf Ernährungsstörungen (trophische) an. Zu beachten sind: Blaufärbung der Endteile an den Gliedmaßen (Akrocyanose), vorübergehendes, örtliches „Absterben" (Raynaudsche Krankheit), vermehrte Schweißabsonderung (Hyperhidrosis): bei funktionellen Neurosen, Basedow, einseitig bei Höhlenbildung im Rückenmark. Verminderte Schweißabsonderung, trockene und schilfrige Haut (Anhidrosis): bei Rückenmarks- und peripheren Nervenleiden.

433. Ferner kommt in Frage Hautabmagerung (bei Entzündung und Durchtrennung der Nerven und Rückenmarkserkrankungen), Pergamenthaut (Sklerodermie), Bläschenbildung (Herpes) und Gürtelrose (Herpes zoster).

434. Schließlich kommen auch Ernährungsstörungen an Haaren und Nägeln in Betracht; umschriebener Haarausfall (bei funktionellen und nervösen Störungen, bei Nervenschmerzen, bei Störungen der inneren Sekretion (Schleimsucht, Myxödem); begrenzter Haarausfall (bei Nervenentzündung und Nervenschmerzen, bei Durchtrennungen peripherer Nerven); übermäßiger

Haarwuchs (oft mit Überempfindlichkeit gegen Schmerzen) in der ersten Zeit nach Verletzung der peripheren Nerven, beschleunigtes und verlangsamtes Wachstum der Nägel, Verkrümmung dieser, Auftreten von Rissen und Querleisten, Absterben des Nagels (bei Erkrankung des peripheren sensiblen Neurons infolge krankhafter Veränderungen der peripheren Nerven oder in den hinteren Wurzeln im Rückenmark, in Hintersträngen und Hinterhörnern).

Hinsichtlich der elektrischen Untersuchung der Nerven und Muskeln vgl. Ziff. 461—465.

485. Nachröten der Haut — Schreibhaut — (Dermographie): Nachröten der mechanisch gereizten Hautstellen ist nur krankheitsbeweisend, wenn der Reiz zur Bildung erhabener roter oder weißer Stränge führt (Quaddelbildung; künstliche Nesselsucht).

a) Bloßes Rotwerden der bestrichenen Hautstellen findet sich sehr häufig auch bei ganz Gesunden.

b) Dermographie bei Neurasthenie, Hysterie, Basedow und Gefäßnervenerkrankungen.

Rumpf.

Die Untersuchung der Wirbelsäule ist eingehend in Ziff. 1101 bis 1116 beschrieben.

Über die Untersuchung der Hirnrückenmarkflüssigkeit s. Liquor cerebrospinalis (vgl. Ziff. 455—460).

436. Beim Aufrichten des Rumpfes nach tiefem Bücken tritt zuweilen Schwindelgefühl und Schwanken (Bückfolge — Bücksymptom) ein, z. B. bei Rückenmarksdarre, Kleinhirnerkrankung, doch auch bei Neurasthenie, Hysterie und Schlagaderwandverhärtung. Sog. aktiver Schwindel entsteht aus gleichen Ursachen bei schnellem Aufrichten und Strecken des Körpers aus der Hocke (tiefe Kniebeuge), bei festem Augenschluß und tief vornüber gegen die Brust gedrücktem Kopfe.

437. Der Rombergsche Versuch: Schwanken im Stehen bei festem Lidschluß und zusammengestellten Füßen.

a) Romberg vorhanden bei Rückenmarksdarre, Kleinhirn- und Stirnhirnerkrankungen, doch auch meist in hysterisch übertriebener Weise (psychischer Romberg) bei Hysteroneurasthenie (Unfallkranke, Kriegshysteriker), beim Ablenken der Aufmerksamkeit nicht selten schwindend.

Untere Gliedmaßen.

438. Für die Untersuchung der unteren Gliedmaßen gilt im allgemeinen das gleiche wie für die oberen: Bewegungsfähigkeit und Muskelbeschaffenheit, Reflexe, Gefühlsprüfung.

a) Von größter Bedeutung ist die Untersuchung der Reflexe, welche an den Beinen für die Krankheitserkennung weit höher zu bewerten sind, als an den Armen.

b) Hinsichtlich der Bewegungsfähigkeit, Muskelbeschaffenheit und Gefühlsprüfung kann im wesentlichen auf das bei den oberen Gliedmaßen Angegebene verwiesen werden, einiges betreffs der unteren besonders Beachtenswerte sei jedoch noch ausdrücklich hervorgehoben.

489. Der **Gang** ist zunächst zu beachten. Man unterscheidet einen **lähmungsartigen, schlaffen (paretischen) Gang** bei schlaffen Lähmungen: vielfache Nervenentzündung (Polyneuritis), Vorderhornerkrankung und Nervenverletzungen; einen **stampfenden, krampfartigen (spastischen) Gang** bei krampfartiger (spastischer) Rückenmarkslähmung, Rückenmarksgeschwulst, vielfacher Herderkrankung und einseitiger Lähmung, einen **unsicheren, ungeordneten (ataktischen), schleudernden Gang** bei Rückenmarksdarre, Kleinhirn- und Stirnhirnerkrankung, Labyrintherkrankungen, bei angeborenem schwankendem Gang (—**hereditärer Ataxie** —), einen **unbestimmten, seltsamen, tänzelnden Gang** bei Hysterie.

Beim schwankenden (ataktischen) Gange vermag der Kranke beim Gehen nicht einen Strich, z. B. auf der Dielenritze, mit gerade voreinander gesetzten Füßen inne zu halten. Er weicht unter seitlichem Schwanken von der Geraden ab; beim plötzlichen Halt- und Kehrtmachen gerät er in noch stärkeres Schwanken. Beim Kniehackenversuch, (bei welchem in Rückenlage mit verschlossenen Augen der Hacken auf die andere Kniescheibe aufzusetzen ist) fährt er am Ziel vorbei; bei ähnlichen Zielbewegungen der Beine (Kreisbeschreibung) verliert er die Richtung.

440. Muskelabmagerung (Muskelatrophie) zeigt sich oft besonders deutlich an den Waden bei scheinbarer Muskelverdickung (Pseudohypertrophie: Schlaffheit bei vergrößerter Masse).

441. Hinsichtlich der **Gelenke** ist das Hüftgelenk von besonderer Wichtigkeit: Hüftgelenksentzündung ist abzugrenzen vom Hüftnervenweh (Ischias); weiterhin ist auch ebenso wichtig das Kniegelenk (bei Gelenkverbildung infolge von Darre oder Höhlenbildung des Rückenmarks). (Vgl. Ziff. 1142).

442. Von **Gefäßerkrankungen** (vasomotorischen Störungen) und **Ernährungshemmungen** (trophischen Störungen) ist das sog. neurotische **Fußgeschwür (Malum perforans pedis)** bei Darre und Höhlenbildung des Rückenmarkes zu nennen, im Laufe dieses Krieges auch wiederholt bei Schußverletzungen des Hüft- und Schienbeinnerven beobachtet, welche mit schweren Gefühlsstörungen einhergingen.

Sehr wichtig ist es, nach den **Fußpulsen** zu fühlen; hintere Schienbein- und Fußrückenschlagader. Fehlen derselben bei zeitweiligem (intermittierendem) **Hinken** (oft verkannt; fälschlich gedeutet als Plattfuß usw.).

443. Bei der Prüfung der **peripheren Empfindungsnerven** ist zu beachten:

a) **Gefühlsprüfung:** Herabsetzung oder Verlust der Schmerzempfindung (Hyp- und Analgesie) sind oft an den unteren Gliedmaßen stärker ausgeprägt als am übrigen Körper (z. B. bei Rückenmarksdarre), ebenso die Lagegefühlsstörungen und besonders der ungeordnete Gang, die Ataxie, bei Rückenmarksdarre, Kleinhirnerkrankungen usw.

b) **Prüfung der Druckschmerzhaftigkeit der Nervenstämme** (Schienbein- und Wadenbeinnerv) besonders bei alkoholischer Nervenentzündung (Neuritis alcoholica) und Hüftnervenweh (Ischias), beim Fehlen des Druckschmerzes auch am Ellbogennerv, an den Augäpfeln und an den Achillessehnen bei Rückenmarksdarre.

c) **Prüfung des sog. Laségueschen Zeichens** bei Hüftnervenweh (auch bei Entzündung der Kreuzdarmbeinfuge und des letzten Lenden-Kreuzbeingelenkes, des Heldenbergh-Gandschen Gelenks, vorhanden). Beim Erheben des im Knie gestreckten Beines durch den Untersucher wird Schmerz an der hinteren Oberschenkelseite (infolge Dehnung des erkrankten Hüftnerven) angegeben, während vom Arzt ausgeführte gewöhnliche Bewegungen im Hüftgelenk nicht schmerzen.

Elektrische Nerven- und Muskeluntersuchung vgl. Ziff. 461 ff.

Reflexe.

444. Kniereflex (Patellarsehnenreflex): Prüfung in sitzender Stellung, mit Hinüberlegen eines Beines über das andere oder — dabei oft bessere Entspannung der Muskulatur — beim Sitzen auf hohem Tische mit losen herabhängenden Beinen, auch beim Sitzen mit stumpfwinklig gebeugtem Knie und lose auf den Boden gesetzten Füßen (Ablenkung der Augen und der Aufmerksamkeit des Untersuchten ist notwendig), nötigenfalls mit Jendrassikschem Handgriff (Hände aneinander pressen lassen, bis 3 zählen, dann plötzlich bei 3 voneinander entfernen lassen).

445. Kniereflex ist gesteigert, wenn Zuckungen des vierköpfigen Muskels schon bei ganz schwachem Beklopfen in verstärktem Maße auftreten oder wenn auf einen einzigen Schlag mit dem Hammer mehrere Zuckungen erfolgen. Bei stark erhöhten Kniereflexen bisweilen Kniescheibenzitterkrampf — Patellarklonus —.

a) Zur Prüfung faßt man die Kniescheibe zwischen Daumen und Zeigefinger und stößt sie mit kräftigem Zug fußwärts.

b) Lebhafte Kniereflexe und Patellarklonus bei Krankheitsvorgängen, welche den hemmenden Einfluß der Bewegungs-(Pyramiden-)Bahn ausschalten.

c) Ursachen: Krampfartige Rückenmarkslähmung (spastische Spinalparalyse), von Muskelschwund begleitete Seitenstrangentartung (amyotrophische Lateralsklerose), vielfache Herderkrankung (multiple Sklerose), Entzündung, Höhlen- und Geschwulstbildung im Rückenmark. Bei einseitiger Lähmung einseitige Steigerung der entsprechenden Reflexe. Steigerung der Sehnenreflexe aber häufig auch bei funktionellen Nervenleiden (Neurasthenie, Hysterie; bei dieser zuweilen sogar Patellarklonus], doch selten).

446. Träger Ausschlag, Abschwächung bis zum Fehlen des Kniereflexes (Westphalsches Zeichen) bei vielfacher Nervenentzündung, Rückenmarks-Vorderhornerkrankung, Rückenmarkskinderlähmung (spinale Poliomyelitis), Rückenmarksdarre (hierbei gleichzeitig Pupillenstörungen zum Unterschiede von der Polyneuritis), bei angeborenem schwankendem Gange (Friedreichscher Ataxie), bei völliger Rückenmarksdurchtrennung usw.

447. Achillessehnenreflex.

Der zu Untersuchende kniet auf Stuhl oder Bettrand, so daß seine Füße den Rand überragen, in dieser Stelle wird die Achillessehne beklopft, oder die Fußspitze wird, bei gebeugtem Knie- und Hüftgelenk des in Rückenlage befindlichen Kranken gefaßt, leicht fußrückenwärts gedrückt, um dann auf die angespannte Achillessehne einen Schlag mit dem Hammer zu führen.

Bei lebhafter Steigerung des Achillessehnenreflexes oft Achillessehnen- oder Fußzitterkrampf (Fußklonus). Lebhafter Achillessehnenreflex bei den gleichen Krankheitszuständen wie beim gesteigerten Kniereflex (Ziff. 445). Das Fehlen des Achillessehnenreflexes ist oft das erste wichtigste Zeichen der Rückenmarksdarre (nicht selten früher als das Fehlen des Kniereflexes); ferner bei vielfacher Nervenentzündung, bei tiefsitzenden Rückenmarksschädigungen (in Höhe des 1.—2. Lendenwirbels), bei Verletzungen des Hüftnerven und insbesondere des Schienbeinnerven).

448. Fußsohlenreflex.

Bei Bestreichen der Fußsohle mit Hammergriff oder Stecknadelkuppe geschieht Beugung der Zehen sohlenwärts (Plantarbeugung), mehr oder minder lebhaft; bei Hysterie oft sehr lebhaft mit Abwehrbewegung (Zurückziehen) des ganzen Beines.

449. Die sogen. krankhaften (pathologischen) Reflexe. α) **Babinskisches Zeichen.** Bei Bestreichen der Fußsohle Beugung der Zehen nach dem Fußrücken, besonders aber langsame, träge Rückwärtsbiegung (Dorsalflexion) der großen Zehe (Babinski positiv). Das Babinskische Zeichen ist beim Erwachsenen der Ausdruck einer Leitungsstörung in der Bewegungs-(Pyramiden-)Bahn.

Es ist demnach vorhanden bei halbseitiger Lähmung (Hemiplegie, bei krampfartiger Rückenmarkslähmung (spastischer Spinalparalyse), Seitenstrangentartung mit Muskelschwund (amyotrophische Lateralsklerose), Rückenmarksentzündung (Myelitis), vielfacher Herderkrankung (multipler Sklerose), Rückenmarksgeschwulst, Verletzungen usw., nie aber bei funktionellen Nervenkrankheiten (Neurasthenie, Hysterie). Das Vorhandensein des Babinskischen Zeichens kennzeichnet stets eine organische Krankheit des Hirnrückenmarkes. Bei Fallsucht während des Anfalles Babinskisches Zeichen bisweilen vorhanden, wichtig für die Unterscheidung vom hysterischen Anfall.

450. β) **Oppenheimscher Reflex.** Ein kräftiger Zug mit der Daumenkuppe wird über die Innenfläche des Unterschenkels (neben dem Schienbein) geführt. Bei gesunden Erwachsenen tritt infolgedessen in der Regel Plantarflexion der Zehen auf oder es bleibt jede Reflexbewegung aus (Oppenheim negativ). Bei Schädigung der Bewegungsbahn (Pyramidenbahn) unter denselben Verhältnissen, welche den positiven Babinskischen Reflex hervorrufen, statt dessen Rückwärtsbiegung (Dorsalflexion) des Fußes und der Zehen (Oppenheim positiv).

451. γ) Der **Mendel-Bechterewsche** oder **Fußrückenreflex:** Beklopfen des Fußrückens mit dem Hammer löst bei Gesunden und auch bei funktionellen Nervenkranken dorsale Beugung der 2.—5. Zehe aus. Bei Erkrankung der Bewegungs-(Pyramiden)bahn (meist zugleich mit Babinski und Oppenheimreflex, doch auch ohne sie) Plantarflexion der Zehen, d. h. Mendel-Bechterew positiv als sicheres Zeichen organischer Schädigung.

452. Hoden- oder Kremasterreflex: Kräftiges Bestreichen der Innenseite des Oberschenkels von der Höhe des Hodens mittelst Hammergriffes oder Stecknadelkuppe nach unten löst den Hodenreflex aus: der Hoden wird auf der gereizten Seite lebhaft in die Höhe gehoben. Für die Diagnose bisweilen von Wichtigkeit im Falle frischer Halbseitenlähmung bei noch bestehender Bewußtlosigkeit, um die Seite der Lähmung feststellen zu können, weil der Hodenreflex auf der Seite der Lähmung gleich nach der Hirnblutung für eine gewisse Zeit zu erlöschen pflegt; ferner bei Rückenmarkslähmung zur Erkennung der Höhe des Krankheitssitzes (etwa 1.—2. Lendenwurzel bei Fehlen des Hodenreflexes). Lebhafter Hodenreflex bei Neurasthenie und Hysterie.

453. Bauchdeckenreflex. Prüfung: Kräftiger Strich mittelst Hammerstiels in der Brustwarzenlinie über die Bauchhaut. Reflexwirkung: kurze, kräftige Zusammenziehung der Bauchdeckenmuskeln! Oberer, mittlerer und unterer Bauchreflex. Zuweilen fehlt auch bei Gesunden der Bauchdeckenreflex (besonders bei sehr schlaffen Bauchdecken, bei älteren Frauen und fetten Leuten). Fehlen des Bauchdeckenreflexes ist im übrigen ein sehr wichtiges und zuweilen erstes Zeichen der vielfachen Herderkrankung des Hirns und Rückenmarkes. Das Verhalten des Bauchreflexes (Steigerung, Fehlen) kann auch für die Feststellung des Höhensitzes einer Rückenmarksschädigung (Geschwulst, Verletzung, Kugel) von Wichtigkeit sein (Fehlen des Reflexes bei Erkrankung in Höhe der 8.—13. Dorsalwurzel).

454. Die **Eingewiedereflexe** (die viszeralen Reflexe) für Harn und Stuhlentleerung und die Geschlechtsreflexe. Kraftquellen für diese Reflexe liegen im Kreuzteil und im Endteile des Rückenmarks.

a) Ihre Zerstörung führt zu unfreiwilligem Kot- und Harnabgang, sowie zu Begattungsunfähigkeit; zuweilen infolge krampfartigen Lähmungszustandes Harn- und Kotverhaltung.

b) Bei Rückenmarksdarre kommt es wegen der hinteren Wurzelveränderung gleichfalls häufig zu Blasen-Mastdarmstörungen sowie zur Begattungsunfähigkeit.

c) Bei funktionellen Nervenkrankheiten (Neurasthenie, Hysterie) findet sich nicht selten Unregelmäßigkeit in der Auslösung der viszeralen Reflexe: Versiegen der Harnausscheidung, gesteigerter Harndrang, Harnvermehrung, Darmträgheit, Beischlafsunfähigkeit infolge seelischer Hemmungsvorstellungen (psychische Impotenz).

Blutserum und Hirn-Rückenmarksflüssigkeit.

455. Die **Wassermannsche Probe** ist für die Diagnose und Behandlung sehr wichtig. Bei fortschreitender Gehirnlähmung (Dementia paralytica) ist sie fast ausnahmslos, bei Rückenmarksdarre (Tabes dorsalis) in 60—70%, bei Hirn-Rückenmarkssyphilis in ca. 40—50% der Fälle im Blute positiv (vgl. Ziff. 588).

456. Untersuchung der Hirn-Rückenmarksflüssigkeit (Liquor cerebrospinalis). In einer Reihe von Fällen ist ihre Untersuchung sehr oft erwünscht. Notwendig ist sie besonders bei nachsyphilitischen (metasyphilitischen) Erkrankungen oder bei dahingehendem Verdachte. Die Wassermannsche Probe (W.R) ist hier in der Spinalflüssigkeit namentlich bei Verwendung in Mengen von 0,2—1,0 ccm wohl stets positiv, auch wenn die Blutserumprobe negativ geblieben ist.

Gewinnung der Flüssigkeit durch Anstich der Rückgratshöhle: Eine dünne mit Führungsdraht versehene Hohlnadel von $^1/_2$ bis 1 mm Lichtungsweite wird in liegender oder sitzender Stellung des zu Untersuchenden zwischen die Dornfortsätze des 2. und 3. oder 3. und 4. Lendenwirbels etwas seitlich von der Mittellinie in den Rückgratskanal bis durch die Spinngewebehaut hindurch eingestochen. An dem plötzlichen Nachlassen des Widerstandes der durchstochenen Gewebsteile wird erkannt, daß die Nadelspitze ihr Ziel erreicht hat.

457. Druckbestimmung der Hirnrückenmarksflüssigkeit: Nach Entfernung des Führungsdrahtes aus der Hohlnadel wird ihr freies Ende durch ein elastisches Zwischenstück mit einem dünnen, senkrecht gehaltenen Glasrohre verbunden und die Höhe der Flüssigkeitssäule in mm festgestellt. Ein Druck von über 150 mm Wasserhöhe ist als krankhaft anzusehen. Auch ohne diese genaue Messung läßt sich der Druck aus der Art des Ablaufens abschätzen, da dieses unter gesunden Verhältnissen tropfenweise, unter krankhaften im Strahle erfolgt.

458. Erhebliche Drucksteigerung häufig bei raumverengenden Vorgängen innerhalb der Schädelkapsel und bei entzündlichen Veränderungen in den weichen Häuten und den Adergeflechten der Hirnkammern, bei Wasserkopf (Hydrocephalus acutus; Hirnhautentzündung, Syphilis). Bei Verdacht auf Geschwulstbildung in der hinteren Schädelgrube muß das Ablassen der Hirnrückenmarksflüssigkeit unterbleiben, weil danach Todesfälle beobachtet worden sind.

a) Die Hirn-Rückenmarksflüssigkeit ist in der Regel wasserhell, farblos, klar und hat ein spezifisches Gewicht 1000—1007. Für die mikroskopische Untersuchung werden 3—4 ccm 20 Minuten lang zur Gewinnung von Bodensatz für die mikroskopische Untersuchung ausgeschleudert (Ziff. 594).

b) Eiweißgehalt über 1°/₀₀ weist zusammen mit Trübung der Hirnrückenmarksflüssigkeit auf akute Entzündung in den weichen Häuten des Hirns und Rückenmarks hin. Gelblich oder gelblichrote Hirnrückenmarksflüssigkeit spricht für Blutungsherd im Hirn oder Rückenmark (Schlaganfall, Verletzung).

c) Für die Früherkennung der nachsyphilitischen (metasyphilitischen) Erkrankungen des Hirn-Rückenmarks, insbesondere der Rückenmarksdarre und der fortschreitenden Gehirnlähmung ist von Wert die Nonne-Apeltsche fraktionierte Eiweißausfällung (getrennte Darstellung des Blutkörpercheneiweißes [der Globuline] und des gewöhnlichen Eiweißes). Der positive Ausfall der Globulin-Reaktion ist für die Feststellung der Krankheit besonders bedeutungsvoll, weil sie bei allen Fällen von fortschreitender Gehirnlähmung (auch bei den Frühfällen) und in einem sehr hohen Prozentsatz auch bei Rückenmarksdarre nachweisbar ist.

Das Nonne-Apeltsche Verfahren besteht in Versetzen von 1 ccm Liquor mit 1 ccm gesättigter Ammoniumsulfatlösung, oder nach Pandy durch Eintropfenlassen von Liquor in einige ccm einer 8—10°/₀ Carbolsäurelösung.

459. Zellenbestimmung in der Hirn-Rückenmarksflüssigkeit (Zytodiagnose) und ihre Verwertbarkeit für die Krankheitsbestimmung. Beim Gesunden finden sich vereinzelte kleine einkernige weiße Blutkörperchen (Lymphozyten). 2—4 im Gesichtsfelde bei 400—450 facher Vergrößerung.

Vielkernige und große einkernige weiße Blutkörperchen in größerer Zahl deuten auf entzündliche Vorgänge im Hirn-Rückenmark oder in dessen Häuten (Hirnhautentzündung, Syphilis).

460. Lymphozytose: Wichtiger noch ist der Nachweis von **kleinen** weißen Blutkörperchen (Lymphozyten) aber nur dann, wenn sie in einer das regelrechte Verhalten erheblich übersteigenden Menge vorhanden sind.

a) Solche Lymphozytose weist auf nachsyphilitische Veränderungen am Hirn, Rückenmark und deren Häuten hin: sie ist fast stets vorhanden bei Rückenmarksdarre und fortschreitender Gehirnlähmung (auch in Frühfällen).

b) Bakteriologische Prüfung der Hirn-Rückenmarksflüssigkeit bei Verdacht auf akute oder subakute Hirnhautentzündung ist erforderlich. Bei der eitrigen Hirnhautentzündung finden sich Strepto- und Staphylokokken, häufig Pneumokokken, bei der seuchenhaften (epidemischen) Genickstarre (Meningitis cerebrospinalis epidemica) der Meningococcus intracellularis. Der Nachweis des Tuberkelbazillus in der abgelassenen Hirnrückenmarksflüssigkeit kann für die Entscheidung, ob tuberkulöse Hirnhautentzündung vorliegt, bedeutungsvoll werden.

Elektrische Untersuchungen.

461. Elektrische Untersuchung (Elektrodiagnostik) der Nerven und Muskeln ist in vielen Fällen, insbesondere bei Nervenlähmungen und ganz besonders jetzt bei den Nervenverletzungen des Krieges sowohl für die Erkennung der Krankheit als auch für die Vorhersage von ausschlaggebender Bedeutung. Regelrecht erfolgt bei der Reizung der Nerven und Muskeln an den Bewegungs- (motorischen) oder Wahlpunkten (s. Zeichnungen) durch den galvanischen Strom eine augenblickliche blitzartige Zuckung. Sie ist bei der Prüfung mit dem galvanischen Strome stärker, wenn man die Kathodenelektrode (den negativen Pol) auf den Nerven- oder Muskelpunkt aufsetzt, während beim Aufsetzen der Anodenelektrode (des positiven Pols) bei gewissen, nicht zu starken Strömen gar keine Zuckung erfolgt oder eine wesentlich geringere ausgelöst wird als bei Aufsetzen der Kathodenelektrode, was durch die Formel: Ka > An ausgedrückt wird. Bei Reizung der Bewegungspunkte durch den faradischen Strom tritt unter regelrechten Verhältnissen eine tetanische Zusammenziehung der betreffenden Muskeln ein. Beim Bestehen einer Leitungsstörung an irgend einer Stelle des peripheren motorischen Neurons (Muskel, Rückenmarksnerv, vordere Wurzel, Vorderhorn) können sich Änderungen der elektrischen Erregbarkeit einstellen (meist 8—10 Tage nach erfolgter Schädigung, zuweilen aber auch erst nach Monaten). Diese Änderungen sind also von ausschlaggebender Bedeutung für die Ortsbestimmung der Schädigung, da sie mit fast unbedingter Sicherheit anzeigen, daß die Störung auf dem Wege des Nerven zwischen Muskel und Vorderhorn, nicht etwa in der Bewegungsbahn von Hirn- und Rückenmark (in der Pyramidenbahn) oder im Hirn oder in der Hirnrinde stattgefunden hat.

462. Die elektrischen Veränderungen haben aber gleichzeitig für die Vorhersage hohen Wert, da sie kund tun, ob eine Lähmung leicht oder schwer ist, ob sie bald oder erst nach langer Zeit heilen wird oder gar unheilbar ist.

463. Es kann sich nämlich α) lediglich um eine Größenänderung der Erregbarkeit, um deren Erhöhung oder Herabsetzung handeln. Dabei kann die galvanische Zuckung in regelrechter Weise blitzartig, die Kathodenzuckung stärker als die Anodenzuckung bleiben. In diesen Fällen ist die Lähmung leichter Natur, sie wird sich bald wieder zurückbilden.

464. Es kann ferner: β) beschränkte (partielle) Entartungsreaktion (Ea.R.) bestehen, d. h. die Erregbarkeit der Nerven und Muskeln ist für beide Stromesarten erhalten, und zwar entweder regelrecht, erhöht oder herabgesetzt, die galvanische Zuckung vom Muskel (nicht vom Nerven) aus ergibt aber träge (nicht blitzartige) Zuckungen, und die Anodenzuckung kann — entgegen der Regel — stärker als die Kathodenzuckung sein. Hier handelt es sich dann um mittelschwere Lähmungen, auf deren Zurückbildung man nach mehreren Wochen (etwa 5—12 Wochen) rechnen darf.

465. Es kann schließlich γ) die völlige Entartungsreaktion vorhanden sein: der die gelähmten Muskeln versorgende Nerv ist überhaupt nicht mehr — weder faradisch noch galvanisch — erregbar. Der betreffende Muskel spricht auf den faradischen Strom gleichfalls nicht mehr an, er antwortet auf den galvanischen Strom mit trägen, langsamen Zuckungen und mit Umkehrung der regelrechten Zuckungsformel: Anode > Kathode. Bei der leichten oder mittelschweren Form der völligen Entartungsreaktion erfolgt allmählich in gleichem Schritte mit der Wiederkehr der galvanischen Erregbarkeit des Nerven und der faradischen Erregbarkeit von Nerv und Muskeln eine Erholung und Rückkehr zum regelrechten Verhalten. Bei der schweren unheilbaren Art der Entartungsreaktion wird der Muskel auch galvanisch völlig unerregbar.

a) **Der Gang der elektrischen Untersuchung.** Sie setzt für sachgemäße Ausführung die Kenntnis derjenigen Stellen voraus, von wo aus die einzelnen Nerven und Muskeln am leichtesten erregbar sind. Die Lage dieser erregbarsten Punkte ergibt sich aus den beigegebenen Abb. 36—46.

b) **Die Prüfung beginnt mit dem Gebrauche des faradischen Stromes.** Die eine Elektrode (Platte) wird auf das Brustbein des Kranken, die andere (Unterbrecherelektrode) auf den Nerven oder Muskel, dessen Erregbarkeit geprüft werden soll, mit geöffnetem Unterbrecher aufgesetzt. Nach Einschaltung des Stromes durch Schließen des Unterbrechers wird festgestellt: 1. Ob alle Muskeln des gereizten Nervengebietes auf den Strom antworten oder welche Nerven oder Muskeln versagen und 2. ob die Erregbarkeit regelrecht, erhöht oder herabgesetzt ist (Vergleich mit der anderen Körperseite). Allseitig vorhandene faradische Erregbarkeit bedeutet ein günstiges Zeichen; denn dann besteht jedenfalls nicht völlige Entartungsreaktion; im anderen Falle handelt es sich um eine ernstere Störung.

c) Es folgt die Prüfung mit dem galvanischen Strome. Diese soll feststellen: 1. ob vom Nerven aus eine Zuckung zu erzielen ist (die Stromwirkung ist günstig zu deuten, da dann keine völlige Entartungsreaktion vorliegt) und 2. ob vom Muskel aus eine Zuckung stattfindet, ob dieselbe blitzartig oder träge ist und ob die Kathodenzuckung stärker, gleich oder schwächer als die Anodenzuckung ist.

IV. Haut und männliche Geschlechtswerkzeuge.

Untersuchung der Haut.

466. Eine genaue Besichtigung des ganzen Körpers ist zur Feststellung auch versteckterer Hautveränderungen notwendig. Dabei ist deren Aussehen, Sitz, Gestaltung, Gruppenbildung von Wichtigkeit. Akute Hautkrankheiten stellen sich meist als gleichartige Ausschläge, chronische oft in allen möglichen Entwicklungsstufen dar.

467. Verfärbungen der Haut sind besonders wichtig: die Weißfärbung der Haut, das Leukoderma, am Hals und Nacken mahnt zur Nachforschung nach weiteren Anzeichen von Syphilis.

468. Wichtig sind ferner Narbenbildungen im Gesicht (Syphilis), fressende Flechte (Lupus) und andere Arten der Hauttuberkulose, am Halse (Skrofulose, Tuberkulose), an den Gliedmaßen (Syphilis, Tuberkulose, Knochenmarkseiterung [Osteomyelitis]).

Bei der fressenden Flechte (Lupus) ergibt meist in der Nähe des Narbenrandes der Druck mit einer Glasplatte (Objektträger) die kennzeichnenden, apfelgeleefarbigen Knötchen in der dadurch blutleer gewordenen Haut.

469. Alle Narbenbildungen erfordern genaue Erforschung der Ursachen, so besonders gründliche Untersuchung der Lungen bei früherer Skrofulose oder auf früher vorhandene, vom Untersuchten unbewußt oder bewußt verschwiegene Syphilis. In Zweifelsfällen ist unter Umständen die Vornahme der Wassermannschen Probe (Wassermannreaktion — WaR —) erforderlich.

470. Die Prüfung der Hautspannkraft (Elastizität): Durch Aufheben von Hautfalten wird festgestellt, ob die Haut schlaff oder elastisch ist. Schlaffe Haut kommt bei schlecht ernährten und siechen Personen vor.

471. Hautjucken und dadurch bedingte Kratzfolgen können durch Ungeziefer, Krätze usw., aber auch durch Stoffwechselstörungen wie Zuckerharnruhr, Magen-, Darm- und Leberkrankheiten, Schwangerschaft usw. bedingt sein.

472. Besteht Schreibhaut (Dermographismus), so deutet dies auf ein leicht erregbares Nervensystem besonders der Gefäßnerven hin (vgl. Ziff. 436).

473. Beim Vorhandensein von Hautausschlägen (Exanthemen) ist neben Syphilis auch an Arzneimittelausschläge (Antipyrin usw.) zu denken, die wiederum auf andere Krankheitszustände (Neuralgien, fieberhafte Zustände usw.) als Ursache für den Arzneigebrauch hindeuten können. Brom- und Jodpusteln (Jodakne) kommen bei der häufig vorhandenen Hautblüte oder Hautfinne (Akne) in Frage.

474. Zahlreiche Einstiche, besonders an den Oberschenkeln, finden sich bei Morphiumsüchtigen.

Vortäuschung (Simulation): Für selbstsüchtige Zwecke werden Arzneiausschläge auch künstlich erzeugt (Nachweis des eingeführten Stoffes im Harn), ebenso Verätzungen der Haut herbeigeführt, auffällig meist durch die äußere Form (kreisrunde Geschwüre und Schorfbildung). Mitunter gelingt an diesen, oft noch mit Ätzschorfen bedeckten Geschwürsbildungen der Nachweis des Ätzmittels durch Lackmuspapier (laugische, alkalische oder saure Reaktion). Zur Erzeugung solcher Ätzgeschwüre genügt oft schon das Verreiben von Seifenpulver, Essig usw. in die Haut. Furunkel, Hautpustelbildungen (Impetigo) und eitrige Hautentzündungen (Pyodermie) werden öfters künstlich hervorgerufen.

475. Die behaarte Kopfhaut bietet oft wichtige krankhafte Veränderungen. Bei Haarausfall (Defluvium capillorum) ist festzustellen, ob Schuppenbildung besteht (Alopecia seborrhoica), ob der Ausfall kreisrund ist (Alopecia areata) oder das Bild des syphilitischen Haarausfalls (Alopecia syphilitica) zeigt (mäßige oder stärkere Lichtung der Haare der gesamten Kopfhaut, besonders am hinteren Kopf). Oft bedeckt das Kopfhaar syphilitische Papeln, Gummiknoten oder Narben von solchen.

476. Auch die Barthaare verbergen oft chronische Flechten (Ekzeme), Bartflechten (Trichophytien) und Narben alter Hautleiden.

477. Die Besichtigung der Nägel ergibt wohl auch deren krankhafte Veränderung. Wichtig sind Nagelfalzentzündungen (Paronychien) als manchmal einziges auffälliges Zeichen von Syphilis.

478. Die Untersuchung der Mund- und Rachenschleimhaut wird zweckmäßig hier angeschlossen (eingehend erörtert: Ziff. 717). Gleichzeitig ist nach Drüsenschwellungen im Kieferwinkel, in den Leistenbeugen, oberhalb des Ellenbogengelenks usw. zu fahnden.

Als Überreste früherer Geschwüre finden sich häufig Narbenbildungen. Alte Narben sind meist glänzend weiß.

Wichtig und nicht ganz selten sind Papeln bzw. papulöse Geschwüre in den Mundwinkeln, die von gewöhnlichen Bläschenflechten (Herpes) und Flechten (Ekzemen) unterschieden werden müssen.

Untersuchung der männlichen Geschlechtswerkzeuge.

479. Die genaueste Besichtigung der Geschlechtsteile darf nicht unterbleiben, weil sie wichtige Schlußfolgerungen hinsichtlich voraufgegangener und bestehender Krankheiten gestattet. Insbesondere sind beachtenswert:

480. Vorhandene Verfärbungen häufig an Rute (Penis) und Hodensackhaut (Skrotum), besonders bei Personen mit dunkel gefärbter Haut, in Form weißer Flecke (Vitiligo) sichtbar, finden sich auch ohne irgendwelche nachweisbaren Krankheiten oft als Überreste alter Geschwüre (Narben), besonders des harten Schankers.

481. Vorhandene Wunden. Flache Abschürfungen mit oft **wäßriger Absonderung** sind verdächtig auf **harten Schanker**.

In diesen Fällen ist die mikroskopische Spirochätenuntersuchung im Dunkelfelde mittelst Tusche oder gefärbter Präparate angezeigt, wodurch der Spirochäten- und damit der Syphilisnachweis schon in einer Krankheitszeit gelingt, wo noch keinerlei andere Erscheinungen von Syphilis, insbesondere keine Drüsenschwellungen hervorgetreten sind.

Das Dunkelfeldpräparat ist nur mit besonderem Dunkelfeldkondensor möglich, der an jedem Mikroskop anzubringen ist. Als Lichtquelle ist erforderlich Nernstlampe, Gasglühlicht mit Schusterkugel oder eine ähnliche sehr starke Lichtquelle.

Für das Tuschepräparat wird auf einem gut gesäuberten und entfetteten Objektträger ein Tropfen physiologischer Kochsalzlösung mit dem Untersuchungsstoffe unter Zusatz eines kleinen Tröpfchens steriler Tusche (zu beziehen von Grübler, Leipzig) vermischt und in möglichst gleichmäßig dünner Schicht, wie beim Blutpräparat, mittelst eines zweiten Objektträgers ausgestrichen, an der Luft getrocknet und mit Ölimmersion untersucht. Das Material wird entweder mit dem Blechlöffel oder Spatel von der Oberfläche des Schankergeschwürs oder der Papel abgeschabt, oder aber als Reizserum durch kräftiges Abreiben des Geschwürs oder der Papel mit steriler Watte gewonnen.

Kann das Präparat nicht sofort untersucht werden, so läßt man den geimpften Tropfen lufttrocken werden. Bei der späteren Untersuchung wird dann ein Tropfen angewärmter physiologischer Kochsalzlösung auf das eingetrocknete Material getan und nach 5—10 Minuten nach Erweichung damit verrührt, worauf Zusatz von Tusche und Ausstreichen folgt.

Für das Färbepräparat empfiehlt sich folgendes Verfahren: 15 Tropfen Giemsalösung werden mit 10 ccm $^1/_2\%$iger Glyzerinlösung im Reagenzglas aufgekocht. Die heiße Lösung, die keine Farbstoffausfällung zeigen darf, wird auf das Präparat gegossen, 2—3 Minuten darauf belassen und dann mit Wasser abgespült.

482. Weiche Schankergeschwüre treten meist vielfach auf. Ihr häufigster Sitz ist am Bändchen, das sie oft durchfressen. Die Besichtigung muß sich aber auch auf die Wurzel des männlichen Gliedes an den Schamhaaren, auf diese selbst, wie auch auf die Unterseite des Gliedes erstrecken, da oft an der Gliedwurzel Schankergeschwüre (**Kondomschanker**) sitzen. In Zweifelsfällen ist zur Unterscheidung von der auch vielfach vorkommenden entzündlichen **Bläschenflechte** (**Herpes genitalis praeputialis**) der mikroskopische Nachweis von **Unna-Ducreyschen Streptobazillen** leicht zu führen.

Der eitrige Geschwürbelag wird möglichst vom unterfressenen Rande dünn auf Objektträger oder Deckglas gestrichen und leicht über der Flamme getrocknet, dann 2—3 Sekunden mit Polychrom- oder Boraxmethylenblau gefärbt und mit Aq. dest. reichlich abgespült.

483. Durch kleine Verätzungen werden bisweilen Schankergeschwüre vorgetäuscht, ebenso wassersüchtige Schwellung der Vorhaut (Ödem) oder Vorhautverengerungen (Phimosen) erzeugt.

484. Flechten an den Geschlechtsteilen und an den Oberschenkeln deuten mitunter auf Störungen der Harnentleerung, auf nächtliches Bettnässen usw. hin. Ekzeme kommen auch bei Gicht (Arthritis urica), Zuckerharnruhr usw. vor.

485. Vorhandene Narben verdienen besondere Beachtung.

Glatte, manchmal farbstofffreie (depigmentierte) und leicht verhärtete Narben deuten bisweilen noch nach vielen Jahren auf frühere harte Schankergeschwüre hin. Auf sonstige Erscheinungen oder Anzeichen der Syphilis ist dann eingehend zu untersuchen (vgl. Ziff. 490).

486. Auch Mißbildungen kommen in Frage z. B. als untere Harnröhrenspalte (Hypospadie), obere Harnröhrenspalte (Epispadie), Fisteln usw.

487. Die Vorhaut ist stets zurückzuziehen, weil sich dahinter oft krankhafte Vorgänge abspielen: Weiche und harte Schankergeschwüre, sogenannter Eicheltripper (Balanitis), spitze Feigwarzen (Condylomata acuminata), Narbenbildungen (vgl. Ziff. 485). Balanitis hat oft ihre Ursache in Zuckerharnruhr.

488. Der Hodensack ist ebenfalls einer genauen Besichtigung zu unterwerfen, auch in der tiefen Rumpfbeuge von rückwärts her. Die Hodensackhaut ist häufig Sitz von Flechten (Ekzemen), Schuppenflechten (Psoriasis), von Syphiliden aller Art, von Geschwüren (Ulcera dura und mollia), der roten Knötchenflechte (Lichen ruber planus) u. a. m. Gleichzeitig wird die Aftergegend auf breite Feigwarzen (Condylomata lata), Hämorrhoiden, Flechten aller Art usw. mitbesichtigt.

489. Die Abtastung der Geschlechtswerkzeuge folgt auf die Besichtigung. Sie erstreckt sich auf das Vorhandensein von fühlbaren Drüsen in der Leisten- bzw. Schenkelbeuge.

Fühlbar vergrößerte Leistendrüsen weisen oft auf irgendwelche Leiden der Geschlechtsgebilde hin. Es ist dabei zu berücksichtigen, daß die geschwollenen Drüsen bei weichem Schanker meist schmerzhaft sind, ebenso die durch sonstige entzündliche Vorgänge an den Geschlechtsteilen (z. B. Balanitis, infizierte Bläschenflechte usw.) verschuldeten. Damit ist oft eine Lymphgefäßentzündung verbunden, zumeist auf dem Rücken des männlichen Gliedes.

490. Schmerzlose Drüsenschwellungen sind oft der Syphilis verdächtig, auch beim Fehlen offenkundiger Erscheinungen an den Geschlechtsteilen. Es muß dann nach anderen Anzeichen für Syphilis (vgl. Ziff. 502) gesucht werden. Schmerzlose Drüsenschwellungen kommen auch bei skrofulösen bzw. tuberkulösen Kranken, ebenso aber auch bei Personen vor, welche viel marschieren, reiten, rudern oder sonstigen Sport treiben, oder deren Beruf andauerndes Stehen erfordert. Schenkeldrüsen sitzen tiefer, in der Nähe der Einmündung der Rosenblutader (Vena saphena) in die Schenkelblutader (Vena cruralis). Sie sind meist durch Entzündungsvorgänge an den Unterschenkeln, Füßen, Zehen (namentlich durch entzündete Hühneraugen und infizierte Flechten der Zehenschwimmhäute, besonders zwischen 4. und 5. Zehe) bedingt.

Auf die mögliche Verwechselung mit kleineren Leisten- und Schenkelbrüchen wird hingewiesen.

491. Die Betastung der Rute erstreckt sich auf das Vorhandensein von Knötchen. Bedeutungslos sind kleine Bindegewebsgeschwülste (Grützbeutel, Fibrome, Atherome usw.), dagegen beachtenswert Lymphdrüsenentzündungen oder Verdickungen im Verlauf der Harnröhre (meist Reste früherer Gonorrhöe). Neben der Harnröhre verlaufende (paraurethrale) Gänge entleeren auf Druck zuweilen noch etwas Absonderungsflüssigkeit (Sekret, mitunter noch Trippererreger — Gonokokken — enthaltend). Bestehende Fisteln machen Sondenuntersuchung zur Feststellung ihres Verlaufs notwendig.

492. Am Samenstrange soll die Betastung sich auf etwa vorhandene Verdickungen, Wasserbrüche (Hydrocelen) und Krampfaderbrüche (Variocelen) des Samenstranges erstrecken.

493. Die Betastung der Hoden- und Nebenhoden bezweckt die Feststellung der Lage beider Hoden im Hodensacke. Bei der Lage des einen oder gar beider im Leistenkanal oder noch höher hinauf in der Bauchhöhle müssen die etwa geäußerten Beschwerden als Zeichen der Einklemmung nachgeprüft und erwogen werden.

494. Sehr wichtig ist die Feststellung von Verdickungen oder Schwellungen der Hoden (Orchitis) oder der Nebenhoden (Epididymitis) und deren Schmerzhaftigkeit.

495. Verdickungen des Nebenhodens deuten auf abgelaufene, meist vom Tripper herrührende Nebenhodenentzündungen hin. Sie sind aber auch zuweilen tuberkulöser Art. Hodenverdickungen kommen bei Syphilis und Geschwülsten (Sarkomen usw.) vor; am häufigsten werden sie jedoch durch Wasserbrüche (Hydrocelen) verursacht.

Für diese ist meist die Durchlässigkeit für Licht entscheidend. Der gespannte Hodensack läßt beim Wasserbruch rötlich scheinendes Licht hindurch, wenn man auf die Oberfläche der vergrößerten Hodensackhälfte ein Hörrohr aufsetzt und auf der entgegengesetzten Seite eine Lichtquelle (Glühbirne, elektrische Taschenlampe oder brennende Kerze) hält.

496. Sehr häufig, meist einseitig, ist der Krampfaderbruch (Varicocele) — erweiterte Blutadern — im Verlaufe des Samenstranges bis zum Nebenhoden bzw. Hoden hinab fühlbar.

497. Bedeutsam sind Fisteln oder davon herrührende Narben am Hodensack als Zeichen tuberkulöser Hodeneiterungen oder als Reste alter Trippererkrankungen mit dem Sitze meist nach dem Damme hin. Feststellung des Verlaufs der Fisteln durch Sondenanwendung.

498. Die Abtastung der Vorsteherdrüse ist erforderlich, falls irgendwelche Anzeichen, z. B. Harnbeschwerden auf krankhafte Veränderungen hinweisen.

a) Die Abtastung vom Darme hat sich auf die Feststellung einer Vergrößerung, auf die Beschaffenheit der Oberfläche (glatt, höckrig) und auf Schmerzhaftigkeit zu erstrecken.

b) Nötigenfalls muß ein Ausdrücken der Vorsteherdrüse nach vorausgegangener Blasenentleerung erfolgen. Der ausgepreßte Saft ist mikroskopisch zu untersuchen. Bei dieser Untersuchung muß auch gleichzeitig die Beschaffenheit der oberhalb der Vorsteherdrüse gelegenen Samenblasen geprüft werden.

499. Jede Untersuchung der Geschlechtsteile hat stets auf das Vorhandensein von Tripper sich zu erstrecken.

a) Durch Ausdrücken der Harnröhre von der Wurzel des Gliedes an bis zu seiner Öffnung ist auf Absonderung, natürlich vor dem Harnlassen, zu fahnden. Bei vorhandenem Ausfluß ist die Beschaffenheit von Bedeutung (eitrig, schleimig, glasig). Nur das Mikroskop entscheidet über seine Natur (Tripper, Harnröhrenkatarrh oder Samenfluß). Die Verheimlichung (Dissimulation) des Trippers gelingt einfach durch Harnlassen kurz vor der Untersuchung.

b) Wesentlich zuverlässiger als das Abstreichen der Harnröhre ist die Zweigläserprobe des Harnes. Ist er in der zuerst gelassenen Probe trübe oder enthält er Fäden, so besteht eine Entzündung in der vorderen Harnröhre (nötigenfalls mikroskopische Untersuchung der Fäden).

c) Es kommt aber auch vor, daß durch vorhergehende Höllensteineinspritzung usw. ein eitriger Harnröhrenausfluß zur Vortäuschung eines Trippers hervorgerufen wird.

500. Bei Verdacht auf Harnröhrenverengerung (Striktur) ist die Sondenuntersuchung notwendig, und zwar am besten mittelst halbstarrer kegelförmig geknöpfter Gummisonden, wobei die Stärke der eben noch durchgegangenen Sonde für die Weite der Verengerung bezeichnend ist. Die erreichte Durchgängigkeit ist die dem „Bougie" aufgedruckte Zahl (mm) oder nach dem Charrière-Maßstab zu bezeichnen und festzulegen.

501. Von größter, oft entscheidender Bedeutung ist die Feststellung früherer oder frischer Syphilis. Derartige Untersuchungen, die bei vorliegendem Verdachte zu wiederholen sind, erfordern die allergrößte Sorglichkeit und Sachlichkeit.

502. Sehr wichtig ist zunächst die Erhebung der Krankengeschichte: Frühere „Wunden", „Durchscheuern" an den Geschlechtsteilen, das Auftreten von Flecken oder Ausschlägen am Körper nach Sitz und Art, Drüsenschwellungen, plötzlicher Haarausfall, Halsbeschwerden usw. Bei zugestandener früherer Syphilis Zahl und Art der vorangegangenen Kuren. Zur Feststellung angeborener Syphilis ist danach zu forschen, ob Geschwister im frühesten Kindesalter gestorben sind, besonders an Krämpfen, ob ein Augenleiden bestand. Verheiratete müssen nach Fehlgeburten befragt werden. Schließlich sind andauernde Kopfschmerzen, oft mit Schwindelgefühl verbunden, eine zum mindesten syphilisverdächtige Erscheinung.

503. Sich aus der Befragung ergebende, selbst geringe Verdachtsgründe geben der eigentlichen Untersuchung Richtung und Ziel. Genaueste Besichtigung der Geschlechtsteile auf das Vorhandensein von Geschwüren oder deren Narben, Abtastung der Leistendrüsen (ob vergrößert oder schmerzhaft), Beschaffenheit der Hals- und Unterkieferdrüsen.

Dann kommt die Haut des Gesichts (Corona veneris, Papeln an Nasen- und Mundwinkeln) des Rumpfes und der Gliedmaßen, besonders an den Beugeseiten an die Reihe. Ein beginnender oder abblassender Hautausschlag tritt oft erst nach einigen Minuten, wenn der Betreffende etwas kühl wird, hervor.

Auf Weißflecken (Leukoderma) oder Narben, etwa bestehende Feigwarzen (Condylomata lata) und Syphilis an der Rückseite des Hodensackes und in der Aftergegend ist besonders zu achten.

Die Besichtigung der Mundhöhle erstreckt sich auf das Vorhandensein weißlicher Flecke (Plaques) in der Wangenschleimhaut, auf der Zunge oder auf den Mandeln.

504. Der tertiären Syphilis sind Gaumendurchlöcherungen (Gaumenperforationen) eigentümlich. Zahnveränderungen (Hutchinsonsche Zähne) oder Narben im Munde, besonders Zungennarben sind bezeichnend (pathognomisch) für Lues, in ihrem Spätverlaufe auch bei der Beklopfung zuweilen schmerzhafte Knochenauftreibungen an Unterschenkeln, Brustbein und Schlüsselbeinen.

505. Endlich erfordert das Nervengebiet eine besonders eingehende Untersuchung zur Feststellung etwa vorhandener parasyphilitischer (metasyphilitischer) Krankheitszustände (Rückenmarksdarre — Tabes dorsalis — fortschreitende Gehirnlähmung — Dementia progressiva paralytica —).

506. Nicht minder wichtig sind Krankheitszustände im Gefäßgebiete (Ausbuchtungen — Aneurysmen —) und der Nieren.

507. Bei Verdacht auf angeborene Syphilis sind rückfällige Regenbogenhautentzündung, Hornhautnarben, Sattelnase, Hutchinsonsche Zähne zu beachten.

508. In allen Zweifelsfällen ist die Blutuntersuchung nach Wassermann (WaR.) erforderlich. Sie verspricht aber bei frischer Syphilis meist erst frühestens nach 4—6 Wochen Erfolg, so daß bei Verdacht auf ein frisches syphilitisches Geschwür die unter Ziff. 481 erwähnte Spirochätenuntersuchung mittelst Dunkelfeldmikroskops usw. zunächst allein in Frage kommt.

509. Beim Fehlen genügender Hinweise in der Vorgeschichte auf voraufgegangene Syphilis und sonstiger körperlicher Anzeichen hierfür darf ein positiver oder negativer Ausfall der Wassermannschen Probe nur mit Vorsicht bewertet werden. Die Wiederholung der serologischen Blutuntersuchung ist in diesen Fällen in Abständen von etwa 2 Wochen ein- oder mehrmals erforderlich.

510. Zu beachten ist besonders, daß auch bei einzelnen Krankheiten (Wechselfieber und manchen Tropenkrankheiten) ein positiver Ausfall der Wassermannschen Probe vorkommt. Bei deren Vorhandensein ist deshalb die serologische Blutuntersuchung für Lues nicht beweiskräftig.

Vortäuschung und Verheimlichung.

511. Gerade bei der Harnuntersuchung ist der Arzt Täuschungsversuchen von seiten der zu Untersuchenden besonders ausgesetzt.

a) Deshalb darf niemals mitgebrachter, sondern allein nur der in Gegenwart des Arztes gelassene Harn untersucht werden. Von dieser Forderung sollte auch nicht bei Einsprüchen anscheinend glaubwürdiger Kranken abgegangen werden.

b) Während bei Lebensversicherungen die Gefahr der Verheimlichung bestehender Krankheiten: z. B. von Zuckerharnruhr, Nierenentzündung usw. durch Unterschiebung mitgebrachten Harns behufs Erlangung der Aufnahme in die Lebensversicherung besteht, ist bei Untersuchungen für Heereszwecke oft das Umgekehrte der Fall. Es soll durch mitgebrachten krankhaftem Harn das Vorhandensein von Eiweiß, Zucker, Gallenfarbstoffen, Blut usw. zum Zwecke der Dienstbefreiung vorgetäuscht werden. Oft wird auch bei ungeschickteren Täuschungsversuchen Himbeersirup zum Zwecke der Vortäuschung von Blut u. a. m. dem Harne zugefügt.

512. Bei Untersuchungen für Heereszwecke kommen häufig angebliche Beschwerden über übergroßen Harndrang, über Harnträufeln, Einnässen und Bettnässen in Frage. Kennzeichnende Merkmale sind flechtenartige Entzündungen (Ekzeme) der Haut, der Geschlechtswerkzeuge und der Oberschenkel, feuchte Beschaffenheit der Harnröhrenmündung und dann auch gewöhnlich der bekannte faulige (urinöse) Harngeruch der Kleidung. Sehr oft beruhen derartige Klagen und Zustände auf Übertreibung oder gar Vortäuschung.

Die Entscheidung in dieser Beziehung läßt sich nur durch Krankenhaus-Beobachtung erzielen (Blasenspiegeluntersuchung — Kystoskopie — usw. und genaueste Festlegung des Befundes). (Über Vortäuschung von Trippererkrankungen Ziff. 499 c.)

513. Weiche Schanker werden häufig durch Verätzungen, syphilitische Ausschläge durch Einnehmen von Arzneimitteln, z. B. von Antipyrin, vorgetäuscht. Es fehlen dann Drüsenschwellungen und die sonstigen syphilitischen Erscheinungen (Ziff. 503).

V. Weibliche Geschlechtswerkzeuge.

Vorbemerkung.

514. Von den Geschlechtskrankheiten untergräbt der **Tripper** wegen seines Verlaufes und wegen seiner schwierigen Behandlung häufiger, ernster und schwerer die Gesundheit der Frau als die **Syphilis**.

Zahlreiche Erkrankungen der weiblichen Geschlechtswerkzeuge sind Folgezustände von **Tripperübertragung**. Daher ist bei der **Vorgeschichte** von Frauenkrankheiten stets diese Ursache zu berücksichtigen und hat sich die Untersuchung auf die Erforschung dieser Krankheitserreger zu erstrecken.

a) Fast alle Männer, die einen Tripper überstanden haben, können dies auch angeben, da bei ihnen diese Krankheit eine ziemlich eindeutige und eigenartige Erscheinungsform zeigt. Den Frauen aber entzieht sich meist die Einsicht in diese besondere Natur ihres örtlichen Leidens. Dies erklärt sich aus den wenig hervorstechenden Erscheinungen, dem vielgestaltigen Verlauf und aus dem Ausgange des weiblichen Trippers.

b) Beim Mann nimmt die frische Tripperansteckung anfänglich einen stürmischen Verlauf mit heftigen Schmerzen und in die Augen fallendem Harnröhrenausfluß. Beim Weibe, bei dem auch meist zuerst die Harnröhre der Ort der Erkrankung wird, treten diese Erscheinungen wegen der Kürze und Weite ihrer Harnröhre bald in den Hintergrund. An dieser Stelle heilt die Erkrankung bei der Frau vielfach in kurzer Zeit ab oder wird wenigstens erscheinungslos.

c) Beim Mann siedeln sich die Erreger der Krankheit, die Gonokokken, beim chronischen Tripper in den Drüsenbuchten der hinteren Harnröhre und der Vorsteherdrüse an, beim Weibe ist nicht der Harnweg, sondern der **Geschlechtsschlauch** (Mutterhalskanal und Bartholinische Drüsen) der Sitz des chronischen versteckten Trippers.

d) Vielfach steigt bei der Monatsregel, im Wochenbette und bei Fehlgeburten von hier aus die weibliche Tripperkrankheit in die höheren Abschnitte der Geschlechtsteile empor. Es werden nacheinander Gebärmutter- und Eileiterschleimhaut, Eierstock und Bauchfellüberzug von der Krankheit befallen. Dringen die Tripperkrankheitserreger in die Drüsenschläuche der Gebärmutterschleimhaut und von dort tiefer in die Muskeln ein, so entsteht die **gonorrhoische Gebärmutterentzündung** (Metritis gonorrhoica) mit eitrigem Ausfluß, Kreuzschmerzen und mit anfänglich langwierigen unregelmäßigen Blutungen.

e) Gelangen die Tripperkrankheitserreger in die Eileiter, so kann der entzündliche Herd durch Verschluß der Fransenenden der Eileiter (Fimbrien) abgekapselt werden. Es entsteht die gonorrhoische doppelseitige **Eileitervereiterung** (Pyosalpinx) mit ihren schmerzhaften Folgeerscheinungen, durch die Gesundheit und Lebensglück der Erkrankten für Jahrzehnte zerstört werden können.

f) Beim Übergreifen der Ansteckung auf Eierstock und Bauchfell auf dem Wege der seitlichen Eileiteröffnungen kann durch Eiterherdbildung der Eierstock in seiner normalen Tätigkeit geschädigt und an zweiter Stelle eine allgemeine, meist gutartig verlaufende **Bauchfellentzündung** entstehen. Häufiger kommt es jedoch zur chronischen **Beckenbauchfellentzündung** (Perimetritis und Pelveoperitonitis).

g) Beim Herabfließen des Eiters über den Damm wird der Tripper auch auf den Mastdarm übertragen. (Eiterausfluß aus dem After und Schrundenbildung — Rhagaden — am After mit nachfolgender narbiger Verengerung.)

h) Schon bei Kindern, die an gelblichem Ausfluß leiden, muß man stets auf Tripperkrankheitserreger fahnden. Nicht gerade selten wird bei kleinen Mädchen durch den Gebrauch von vorher durch tripperkranke Erwachsene benutzter Wäsche, Badewanne oder Schwamm frühzeitig ein **Schamscheidentripper**, eine Vulvovaginitis gonorrhoica, vermittelt. Es kommen aber auch Notzucht

(Stuprum) oder Notzuchtsversuche in Frage. Diese Art von Tripperleiden kann jahrelang mit geringen Erscheinungen bestehen und von der Frau unbewußt mit in die Ehe gebracht werden.

l) Wichtig ist es, jeden Ausfluß der weiblichen Harnröhre auf Tripperkeime (Gonokokken) zu untersuchen, ebenso ist mit dem Mikroskop häufig auf diese Bakterien zu fahnden, wenn ein dünneitriger Ausfluß aus dem Mutterhalskanal besteht, oder die Ausführungsgänge der Bartholinischen Drüsen gerötet sind.

515. Der weiche Schanker (Ulcus molle) und der gangränöse (Ulcus molle gangraenosum) sind beim Weibe ziemlich selten.

a) Als örtliches Leiden findet sich der Schanker an den weiblichen Geschlechtsteilen, am Scheideneingang, an den großen und kleinen Schamlippen, besonders an den unteren Abschnitten, seltener an der Harnröhrenmündung und am Scheidenteil der Gebärmutter.

b) Durch Überimpfen (Autoinokulation) kann sich ein weicher Schanker an den Innenflächen der Oberschenkel, in der Leisten- und der Analfurche bei fetten Weibern, bilden.

c) Die eitrige Einschmelzung der Leistendrüsen (Bubo), die beim Manne die häufigste Begleiterscheinung dieser Krankheit ist, kommt beim Weibe äußerst selten vor. Das seltene Auftreten von Bubonen beim weiblichen Geschlechte dürfte mit der geringeren körperlichen Anstrengung und Bewegung zusammenhängen.

516. Ebenso selten, wie der weiche Schanker an der Scheidenschleimhaut gefunden wird, findet sich auch dort die ursprüngliche syphilitische Ansteckung (der syphilitische Primäraffekt). Dessen Sitz an den äußeren weiblichen Geschlechtsteilen sind die Schamlippen, die Harnröhrenmündung und besonders der Scheideneingang, vereinzelt auch der Scheidenteil der Gebärmutter am äußeren Muttermunde.

a) Während beim Manne die ursprüngliche Ansteckungsstelle (die primäre Sklerose) fast nie vermißt wird, läßt sie sich bei Frauen öfter nicht auffinden. Ursache hierfür ist die häufig nur geringe Entwicklung der örtlichen Entzündung (der Infiltration) und deren versteckte Lage. Nur beim Sitze an der großen Schamlippe oder in der Nähe des Dammes ist eine stärkere entzündlich-wassersüchtige und harte Schwellung sowie eine auffallende braunrote Verfärbung der Umgebung vorhanden (Oedema indurativum).

b) Bei Einrissen am After mit schwielig-verdickten (kallösen) Rändern ist an die Übertragung auf Stellen außerhalb der Geschlechtsteile, also an einen extragenitalen Primäraffekt zu denken, ebenso wie bei Geschwüren mit verdickter Umgebung an Lippen, Wangen, Brustwarzen, Bauchdecken oder Zunge.

517. Einfluß der Ehe und Schwangerschaft auf Frauenleiden.

Schwangerschaft, Geburt, Fehlgeburt, künstliche Entbindung und fieberhaftes Wochenbett bringen so mannigfache Gefahren für die Frau mit sich, daß sie für eine unendliche Zahl von Frauenleiden als Grundursachen anzusprechen sind.

Bei der Vorgeschichte ist daher für die Erörterung dieses Einflusses ein gewisses Muster beim Befragen zu befolgen, um nichts zu vernachlässigen, was für den Aufbau der ursächlichen Krankheitserkenntnis oder für ihre Unterscheidung von anderen Leiden wichtig sein könnte.

a) Zunächst ist nach Feststellung des Alters das Verhalten der Monatsregel zu erörtern.

b) Bei deren mehrfachem Aussetzen kommt zunächst stets **Schwangerschaft in Frage**. Erst nach deren Ausschaltung muß auf **allgemeine Krankheitszustände**, auf Lungenschwindsucht, Blutarmut und Weißblütigkeit (Leukämie) näher eingegangen werden.

c) Bei schon längere Zeit **andauernder Blutung** ist die **Frage** nach Unregelmäßigkeiten der Regel zu erörtern (ein- oder mehrmaliges Ausbleiben, Verspätungen, Verfrühungen usw.) unter Berücksichtigung etwa **drohender oder unvollständiger Fehlgeburten** oder **gestörter Bauchhöhlenschwangerschaft**.

d) **Blutungen in der letzten Hälfte der Schwangerschaft** sind verdächtig auf vorliegenden Mutterkuchen (Placenta praevia centralis, lateralis und marginalis) oder auf vorzeitige Lösung des Mutterkuchens, besonders häufig bei chronischer Nierenentzündung und Herzfehlern.

e) Es folgt die Frage nach der Zeitdauer der Ehe der Kranken, nach der Zahl der ausgetragenen Kinder, nach **Fehlgeburten**, **künstlichen Entbindungen** oder **fieberhaften Wochenbetten**.

Bei wiederholten Fehlgeburten und bei der Geburt totfauler (mazerierter) Früchte am Schwangerschaftsende besteht stets der **Verdacht auf Syphilis**.

f) Folgen von **künstlichen Entbindungen** sind oft schlecht geheilte Risse am Damm, in der Scheide und im Mutterhalskanal, Senkung, Vorfall der Scheidenwand und Lageveränderung des Gebärmutterkörpers.

g) **Fehlgeburten** oder **fieberhaftes Wochenbett** bilden oft die ersten Anfänge von langwierigen, entzündlichen Krankheitsvorgängen der Gebärmutter und ihrer Anhänge, des Bauchfellüberzuges (Perimetritis) und ganz besonders des Beckenzellgewebes (Parametritis).

h) Bei **Harnbeschwerden** im Gefolge einer **Schwangerschaft** ist die **Frage** nach Katheterismus der Blase während der Entbindung oder im Wochenbett zu erörtern. Infolge mangelnder Sauberkeit ist Blasenkatarrh mit nachfolgender aufsteigender Infektion des Nierenbeckens (Pyelitis) nicht selten

i) Jedoch kann es auch während der Schwangerschaft durch **Druck der schwangeren Gebärmutter zu Harnstauungen im Nierenbecken** mit Überwandern von Darmbakterien (Bacterium coli) in den gestauten Harn kommen (Kolipyelitis). Von hier aus erfolgt dann absteigende die Infektion der Blase mit Bacterium coli.

518. Nach dieser vom Arzte vorgenommenen Erörterung hat die Kranke die **Krankheitszeichen** zu schildern, die ihr aufgefallen sind, oder ihre Sorgen und Befürchtungen vorzutragen, weswegen sie Rat und ärztliche Hilfe verlangt. Auch ist es unbedingt erforderlich am Schluß der Vorgeschichte nach etwaigen Operationen, Badekuren und Behandlungsarten zu fragen, die bereits gegen die Beschwerden angewandt oder versucht wurden.

Krankheitszeichen bei Frauenleiden.

519. Die Krankheitszeichen bei Frauenleiden sind meist örtlicher Art. Da aber manche **Allgemeinerkrankungen Erscheinungen an den weiblichen Geschlechtsteilen** zur Folge haben (z. B. das Jucken — der Pruritus — der weiblichen Geschlechtsteile bei Zuckerharnruhr), so ist stets der **allgemeine Gesundheitszustand** zu berücksichtigen, zumal auch reine Frauenleiden zu den schwersten Schädigungen des Gesamtkörpers oder einzelner entfernt liegender Körperteile führen können. Von diesen Krankheiten seien nur genannt die Schädigung des Herzmuskels bei großen Gebärmuttergewächsen (Myomen), die allgemeine Blutarmut bei Stielgeschwülsten der Gebärmutter (Polypen) und Wucherungen ihrer Schleimhaut, das schwere Siechtum im Gefolge von eitriger Einschmelzung des Beckenzellgewebes, bei chronischer Eileitervereiterung und besonders im Verlaufe des Unterleibskrebses.

Örtliche Krankheitszeichen:

520. Absonderungen aus der Scheide, wie weißer Fluß (Leukorrhoe, Fluor albus), eitrig oder auch blutig verfärbter Ausfluß.

a) Diese Absonderungen kommen fast bei allen Geschlechtsleiden der Frauen vor, am häufigsten bei Katarrhen des Mutterhalskanals (Zervikalkanals) mit chronischer oberflächlicher Geschwürsbildung am äußeren Muttermunde (Erosio), bei Erkrankungen der Gebärmutterschleimhaut (Endometritis) und bei gutartigen Gewächsen (Neubildungen — Neoplasmen —), die in die Gebärmutterhöhle hineinragen (submuköse und polypöse Myome).

b) Reichlicher, dünnflüssiger und fleischwasserfarbener Ausfluß deutet oft auf eine bösartige Neubildung (malignes Neoplasma) — Krebs —, dünnflüssiger Ausfluß von harnartigem Geruch auf Harnfisteln hin.

521. Störungen der Monatsregel (Menstruationsanomalien):

α) Die Regel ist entweder stets zu stark oder dauert länger als 4—5 Tage oft mit Abgang von Blutgerinnseln (Rückwärtsknickung — Retroflexio — oder Muskelfasergeschwülste — Myome — des Gebärmutterkörpers, Entzündungen der Gebärmutter — Metritis — oder ihrer Anhänge, stärkere Wucherungen der Gebärmutterschleimhaut oder deren Entzündung — Endometritis —).

β) Dauert die Blutung schon wochenlang, können ein myomatöser Uterus oder Schleimhautpolypen die Ursache sein; auch liegt der Verdacht auf Krebs nahe, wenn es sich nicht um eine Fehlgeburt handelt.

γ) Ausbleiben der Regel deutet zunächst auf Schwangerschaft. Beim Fehlen der Schwangerschaftszeichen kann im geschlechtsreifen Alter Tuberkulose der Lungen oder des Bauchfelles, chronische Nierenentzündung, Schwund des Gebärmutterkörpers nach langem Nähren (Laktationsatrophie) oder eine allgemeine Stoffwechsel- oder Bluterkrankung der Grund für das vorzeitige Aufhören der Monatsblutungen sein.

δ) Regelrecht eintretende, aber mit heftigen Schmerzen verbundene Blutung wird häufig bei Lageveränderungen der Gebärmutter oder bei Verengerung im Mutterhalskanal festgestellt. Gleichzeitiger Abgang von hautähnlichen Fetzen bei der Regel kennzeichnet die Endometritis exfoliativa (Dysmenorrhoea membranacea).

522. Schmerzen und andere Empfindungsstörungen, Kreuzschmerzen, Druck auf den Mastdarm, ziehende Schmerzen in den Beinen treten besonders bei Rückwärtsknickung der Gebärmutter (Retroflexio uteri), bei Myomen des Zervikalkanals, die im kleinen Becken liegen, bei eingekeilten Gewächsen und blutigen

Ergüssen im Raume zwischen Gebärmutter und Mastdarm (im hinteren Douglasschen Raume) und bei entzündlichen Ausschwitzungen im kleinen Becken auf.

523. Druck im Unterleibe, Stärkerwerden des Leibes, Spannen in den Brüsten, Druck auf die Harnblase, Harndrang und Harnträufeln, Übelkeit, Sodbrennen und Schwindelgefühl weisen zunächst auf Schwangerschaft hin. Bei regelrechter Menstruation kommen Gewächse der Gebärmutter (Myome, Fibromyome) und der Eierstöcke (Kystome) als Ursache dieser Erscheinungen, aber auch eingebildete Schwangerschaft (Grossesse nerveuse) in Frage.

524. Beschwerden oder gar Schmerzen beim Geschlechtsverkehr und mangelndes Geschlechtsgefühl stehen häufig in Zusammenhange mit einer mangelhaften Entwicklung einzelner Teile der Zeugungsorgane. Bei späterem Auftreten sind sie auch zuweilen die Folgen einer Tripperansteckung.

525. Mangelnde Fruchtbarkeit (Sterilität) führt einen großen Teil der verheirateten Frauen zum Arzte. Wenn sie dies auch nicht ausdrücklich zugestehen, so wünschen sie doch die Untersuchung zur Aufklärung über den Grund der ihnen versagten Empfängnis.

526. Ursprüngliche Unfruchtbarkeit (primäre Sterilität), besteht bei mindestens vierjähriger unfruchtbarer (steriler) Ehe. Als Grund hierfür wird oft eine mechanische Behinderung infolge angeborener Verengerungen und Hemmungsmißbildungen im Geschlechtsschlauch erkannt.

527. Erworbene Unfruchtbarkeit (sekundäre Sterilität) ist das Aufhören der Fruchtbarkeit nach einer Geburt oder Fehlgeburt oder Tirpererkrankung (z. B. bei der erworbenen doppelseitigen Erkrankung der Eileiter durch Tripper- oder Wochenbettinfektion).

Erkrankung der weiblichen Brustdrüse.

528. Bei der Untersuchung der weiblichen Brustdrüse ist auf Bildungsfehler, auf überzählige Brustdrüsen (häufig 3—5 in der Achselhöhle) und besonders während des Stillens auf die Brustwarzen zu achten. Infolge von Schrunden der Brustwarze entstehen im Wochenbette oft Entzündungen der Drüsenlappen mit nachfolgender Vereiterung eines Abschnittes oder der ganzen Drüse (Mastitis).

529. Offene Geschwüre an der Brustwarze müssen Verdacht auf Syphilis erregen.

530. Entzündungen der Brustdrüse außerhalb der Schwangerschaft oder des Wochenbettes sind nicht häufig, finden sich jedoch schon bei Neugeborenen. Chronische Entzündung des Bindegewebes (interstitielle Entzündung) mit nachfolgender Schrumpfung tritt manchmal als klimakterisches Zeichen kurz vor oder in den Wechseljahren auf. Kalte Abszesse, tuberkulöse Eiterherde und syphilitische Gummiknoten sind in der Brustdrüse sehr selten.

531. Von den Geschwülsten der weiblichen Brust ist der Brustdrüsenkrebs bei weitem am häufigsten (80—85 % sämtlicher Geschwülste der weiblichen Brustdrüse). Am häufigsten im 4. Lebensjahrzehnt, schließt er sich oft an Verletzungen und Operationsnarben nach alter Brustvereiterung an. Frühzeitige Verschleppung von Krebszellen in die Achseldrüsen zwingt zur gründlichen Abtastung der Achselhöhle bei jeder Geschwulst der Brustdrüse.

a) Verdächtig auf Krebs ist stets die Einziehung und feste Verwachsung der oberflächlichen Haut mit der darunter liegenden harten — verdichteten — Drüse.

b) Diese harte narbige Schrumpfung ist beim Scirrhus und Panzerkrebs am häufigsten. Die weichen Formen des Brustdrüsenkrebses (azinöse und tubulöse Karzinomform), neigen eher zum Durchbruch durch die Haut und zur Geschwürsbildung.

532. Im jugendlichen Alter treten besonders bei unverheirateten und unfruchtbaren Frauen gutartige Geschwülste, Bindegewebsgeschwülste (Fibrome und Fibroadenome) der Brustdrüse vereinzelt oder vielfach auf.

Im Gegensatze] zum Krebs stets verschieblich, wachsen sie sehr langsam, haben Walnuß- bis Apfelgröße und bilden keine Tochtergeschwülste (Metastasen). In zweifelhaften Fällen entscheidet allein das Mikroskop an einem Probeausschnitte.

Unterleib.

533. Für die äußere Untersuchung des Unterleibes auf Frauenleiden stehen die Besichtigung, die Betastung, das Beklopfen und die Messung des Unterleibes zur Verfügung.

534. Die Besichtigung des Leibes erstreckt sich zunächst auf die Ausdehnung und die Gestaltung des Bauches, auf wassersüchtige Schwellung der Bauchdecken und erweiterte Blutgefäße, sowie auch auf frische und alte Schwangerschaftsstreifen (Striae).

a) Bei vermuteter Schwangerschaft ist der Versuch der Abtastung von Kindesteilen, besonders kleiner Teile, die gefühlsmäßige Feststellung von Kindesbewegungen und das Forschen nach kindlichen Herztönen mit dem Hörrohre angezeigt: sichere Schwangerschaftszeichen. Entleerung einer wäßrigen Flüssigkeit aus der Brustwarze beim Streichen der Brustdrüse in der Richtung auf jene zu unterstützt die Annahme einer Schwangerschaft als lediglich wahrscheinliches Schwangerschaftszeichen; denn sie kann sich auch bei größeren Gebärmutter- und Eierstockgeschwülsten finden.

b) Ist die Regel nicht ausgeblieben, so besteht nie ein Verdacht auf vorgeschrittene regelrechte Schwangerschaft. Nur eine längst abgestorbene Bauchhöhlenschwangerschaft käme noch in Betracht.

535. Beim Vorhandensein einer aus dem Becken aufsteigenden prallen, genau in der Mittellinie liegenden und wenig verschieblichen Geschwulst läßt zunächst auf die gefüllte

Harnblase schließen. Daher ist Blasenentleerung stets vor der Betastung des Leibes und besonders vor der inneren und doppelhändigen (bimanuellen) Untersuchung zweckmäßig, ja notwendig. Auf eine etwa erforderlich werdende chemische, mikroskopische und bakteriologische Untersuchung des Harns muß dabei Bedacht genommen werden.

536. Bei stärkerer Ausdehnung des Leibes unter Ausschluß einer vorgeschrittenen Schwangerschaft muß durch Betasten und Beklopfen, besonders in der Seitenlage festgestellt werden, ob freie Flüssigkeitsansammlung (Ascites) oder ein Gewächs vorliegt. Nur bei Geschwülsten, die aus dem Becken aufsteigen, ist von vornherein an ein Frauenleiden zu denken.

a) Sonst müssen zunächst in der Oberbauchgegend (Epigastrium) Geschwülste oder krankhafte Vergrößerungen der Leber und der Milz, in der Mittelbauchgegend (Mesogastrium) Nierengeschwülste, Wanderniere, Nierenwassersack, (Hydronephrose), Netzgeschwulst, Bindegewebsgeschwülste oder entzündliche Ausschwitzungen in der Bauchwand und in der Unterbauchgegend (Hypogastrium) Eiterherde (Abszesse) am Wurmfortsatz ausgeschlossen werden.

b) Auch an abgekapselte Bauchfellergüsse, wie sie bei Tuberkulose, Krebs und chronisch entzündlichen Zuständen des Bauchfelles vorkommen, ist zu denken. Diese letzteren sind meistens flach, haben keine scharfen reinen Abgrenzungen, wie die einfachen Eierstockhohlgeschwülste und haben wegen der Verklebung mit den Darmschlingen einen gedämpft trommelartigen (tympanitischen) Schall.

c) Auf Nabelbrüche, Nebennabelbrüche, Brüche in der Linea alba mit Netzeinklemmungen beim Auseinanderweichen der geraden Bauchmuskeln (Diastase der Musculi recti abdominis) ist ebenso zu achten, wie auf die bei älteren Frauen so häufigen Schenkeleingeweidebrüche (Schenkelhernien).

Besondere frauenärztliche (gynäkologische) Untersuchung der äußeren und inneren Geschlechtsteile, Geschlechtswerkzeuge und Harnwege.

Untersuchungsgang.

537. Nach der unter Ziff. 533 bis 536 geschilderten äußeren Untersuchung des Unterleibes erfolgt:

α) Die Besichtigung der äußeren Geschlechtsteile.

β) Nach dem Einfetten eines oder zweier Finger meist der linken Hand folgt die vereinigte innere und äußere Untersuchung (doppelhändige oder bimanuelle Untersuchung), unterstützt in vereinzelten Fällen durch die Mastdarmuntersuchung. Bei Jungfrauen ist nur letztere angängig.

γ) Der Scheidenspiegel ermöglicht die Besichtigung der Scheidenwände, des Scheidenteiles der Gebärmutter und des äußeren Muttermundes. Wird auf Absonderung aus dem Mutterhalskanal besonders gefahndet, so ist die Spiegeluntersuchung vor der inneren Fingeruntersuchung vorzunehmen.

538. Weitere Untersuchungsmaßnahmen sind für besondere Fälle noch die Sondenuntersuchung der Gebärmutterhöhle und das Herabziehen der Gebärmutter mit der Kugelzange zur besseren Abgrenzung gegen Eierstockgeschwülste.

Sonde und Kugelzange dürfen nie bei Schwangerschaftsverdacht oder bei entzündlichen Vorgängen in der Umgebung der Gebärmutter angewandt werden.

539. Bei langwierigen Blasenkrankheiten, vor allem bei Blasenblutungen und Steinverdacht, ist die Untersuchung des Blaseninneren mittelst Blasenspiegels (Kystoskops) durch einen Facharzt in Betracht zu ziehen. Bei Blutungen aus dem Mastdarm ist die Mastdarmspiegelung vorzunehmen.

540. Die **Besichtigung** erstreckt sich besonders auf die großen und die kleinen Schamlippen, den Scheideneingang mit den seitlich gelegenen Bartholinischen Drüsen, auf den Harnröhreneingang mit den Skeneschen Drüsen (Glandulae urethrales) und auf den Damm mit dem After.

541. Bei Senkungen der Gebärmutter drängen sich die vordere, und nach alten Dammrissen auch die hintere Scheidenwand aus der Scheide besonders beim Pressenlassen heraus. (Cystocele — Blasensenkung — und Rectocele — Mastdarmsenkung —.)

Bei Vorfällen (Prolapsus uteri) tritt der Scheidenteil der Gebärmutter mit dem rüsselförmig verlängerten Hals oder sogar die ganze Gebärmutter aus dem Scheideneingang heraus (Prolapsus uteri totalis).

542. Bei Jungfrauen ist der Scheideneingang durch das Jungfernhäutchen (Hymen) verschlossen, bei Frauen, welche schon geschlechtlich verkehrt haben, sind noch die warzenförmigen Reste des Jungfernhäutchens (Carunculae myrtiformes) vorhanden; bei Frauen, die mehrfach geboren haben, klafft der Scheideneingang meist, so daß das untere Drittel der Scheide zu übersehen ist.

543. Bei der Betrachtung der äußeren Schamteile ist das Augenmerk zu richten auf Hemmungsmißbildungen, auf infektiöse und durch Hautkrankheiten bedingte Entzündungen, auf Geschwüre, Geschwülste, Leistenbrüche, die sich bei Frauen häufig bis in die großen Schamlippen erstrecken (Hernia inguinalis labialis) und auf den Zustand des Dammes.

a) Von den reinen Hemmungsmißbildungen soll das echte Zwittertum (der reine Hermaphroditismus) vorkommen. Fast immer handelt es sich in solchen Fällen um Scheinzwittertum (Pseudohermaphroditismus). Die Beurteilung ist nur bei guter Ausbildung der Geschlechtsdrüsen möglich.

b) Unterer Harnröhrenspalt (Hypospadie) und eine Verbindung zwischen Scheide und After (Anus vulvovaginalis) kommen vor. Die häufigste Hemmungsmißbildung ist der Schamverschluß (Atresia vulvae, [hymenis, vaginae).

c) Letzterer führt nach der Geschlechtsreife zur Ansammlung des im Abfluß behinderten Regelblutes in der Scheide, im Gebärmutterkörper und in den Eileitern (Hämatokolpos, Hämatometra, Hämatosalpinx).

544. Die infektiöse Entzündung der äußeren Scham ist meist durch Trippererreger bedingt. Schwellung, Rötung, und eitrige Absonderung sind die Zeichen dieser Entzündung.

Aus der Harnröhre entleert sich auf Druck leicht ein Tropfen, der die Trippererreger enthält. Feigwarzen (spitze Kondylome) sieht man seltener: jedoch sind die unteren Teile der großen Schamlippen meist geschwollen und schmerzhaft infolge Entzündung oder Vereiterung der Bartholinischen Drüsen. Seltener sind Bacterium coli, Soorpilz (Vulvitis mycotica) und Selbstbefleckung (Masturbation) die Ursache dieser Entzündung.

545. Von den Hauterkrankungen sind besonders das Schamjucken (Pruritus vulvae) bei Zuckerharnruhr und die gewöhnliche Juckflechte (Prurigo), sowie eine eigentümliche Schrumpfung der Haut (Kraurosis vulvae) und Gefäßerweiterungen (Varicen) zu nennen. Beim Fehlen objektiver Krankheitszeichen für einen dauernden Juckreiz handelt es sich um das selbständige Jucken (essentieller Pruritus).

546. Von den Geschwüren kommt an den äußeren Geschlechtsteilen die ursprüngliche syphilitische Ansteckungsstelle (der Primäraffekt), der flache Oberhautkrebs (Ulcus rodens) und — sehr selten — die fressende Flechte (Lupus tuberculosus) zur Beobachtung.

547. Bei syphilitischen Geschwüren fällt eine harte Schwellung und Rötung der großen Schamlippen auf (Oedema indurativum). Krebs (Karzinom) und Fleischgeschwulst (Sarkom) nehmen häufig vom Kitzler, von den Ausführungsgängen der Bartholinischen Drüsen und von der Harnröhre ihren Ausgang.

Die bösartigen Neubildungen der Scham treten meist im 6. und 7. Lebensjahrzehnt auf; die syphilitische Verhärtung wird viel früher erworben.

548. Von den gutartigen Geschwülsten der äußeren Scham sind die Leisten-Schamlippenbrüche schon genannt, sonst kommt noch der Bluterguß der großen Schamlippen (Thrombus vulvae) durch Stoß oder nach schwieriger Entbindung und die Vereiterung der Bartholinischen Drüsen mit nachfolgender Abszeßbildung in Betracht. Die Verdickung der ganzen Scham (Elephantiasis vulvae) betrifft fast ausschließlich Frauen mit tertiärer Syphilis.

549. Als pendelnde Geschwülste von oft beträchtlicher Größe werden Bindegewebsgeschwülste (Fibrome, Fibromyome) und Fettgeschwülste (Lipome) beobachtet.

550. Bei Frauen, die geboren haben, kann der Damm teilweise (Ruptura perinei incompleta) oder ganz zerrissen sein (Ruptura perinei completa).

Bei dieser Verletzung ist auch der Schließmuskel des Mastdarmes mit durchrissen, so daß eine Schließunfähigkeit des Afters gegen Wind- und Kotabgänge (Incontinentia flatus et alvi) besteht.

551. Bei der vereinigten inneren und äußeren (kombinierten) Untersuchung kann bei enger Scheide nur der gestreckte Zeigefinger, bei Mehrgebärenden dagegen bequem Zeige- und Mittelfinger der linken Hand in die Scheide eingeführt werden. Vierter und fünfter Finger bleiben im Grundgelenk stark gebeugt, der Daumen ist abgespreizt.

a) Nach dem Abtasten der Scheidenwände kommt der Scheidenteil (Pars vaginalis) der Gebärmutter unter die Finger. Seine und des Muttermundes Richtung nach hinten ergibt regelrechte Lage des Gebärmutterkörpers, nämlich Lagerung auf der vorderen Scheidenwand. Der Scheidenteil nach vorn und der Muttermund nach unten und vorn gerichtet, kennzeichnet eine Rückwärtsknickung der Gebärmutter.

b) Die Gestalt des Scheidenteils der Gebärmutter — Portio — (bei Nichtentbundenen kegelförmig, nach Entbindung plump oder durch vernarbte Einrisse in zwei Lippen gespalten) und die Form des Muttermundes (bei Nichtentbundenen grübchenförmig, bei mehrfach Entbundenen quer gespalten) werden geprüft.

c) Ein Geschwür am Muttermunde kann gutartig (Erosio) oder bösartig (Krebsgeschwür) sein. Hier ist der Scheidenspiegel zur genaueren Feststellung der näheren Einzelheiten nicht zu entbehren.

552. Nach dem Betasten des Scheidenteiles durch die eingeführten Finger wird die äußere Hand zur Feststellung der Größe, Form, Lage, Festigkeit, Druckempfindlichkeit und Beweglichkeit des Gebärmutterkörpers herangezogen. Zu diesem Zwecke dringt die rechte Hand von den Bauchdecken her oberhalb der Schamfuge mit leichten Bewegungen ohne Druck in die Tiefe. Um die eintretende Spannung der Bauchdecken zu überwinden, läßt man die Kranke tief ein- und ausatmen oder lenkt die Aufmerksamkeit durch Fragen ab.

a) Maße der gesunden Gebärmutter: Länge ungefähr 8 cm (davon entfallen $^2/_3$ auf den Körper), Breite 5 cm. Leichte schmerzlose Beweglichkeit, derbe Beschaffenheit. Auflockerung des Gebärmutterkörpers und Weichheit des Scheidenteiles kennzeichnen oft beginnende Schwangerschaft. Bei regelmäßiger Menstruation kann die Weichheit auch durch eine Muskelgeschwulst mit Höhlenbildung, durch ein zystisches Myom bedingt sein.

b) Vergrößerung im ganzen und Härte des Gebärmutterkörpers lassen die sehr häufigen Muskelfasergeschwülste dieses Gebildes (Myoma submucosum, intramurale, subserosum uteri) mutmaßen. Die unter dem Bauchfellüberzug sitzenden subserösen Myome bilden größere, knollige, breit oder gestielt aufsitzende und meist harmlose Geschwülste der Gebärmutter.

c) Die Verdrängung der Gebärmutter im ganzen nach vorn durch eine hinter ihr liegende Geschwulst, die die Scheide herabdrängt, legt die Annahme eines Senkungsseiterherdes (Kongestionsabszeß) vom Wurmfortsatze aus, einer Beckenblutgeschwulst (Haematocele retrouterina) nach geplatzter Bauchhöhlenschwangerschaft oder auch eines im kleinen Becken eingekeilten Myoms oder Eierstocksgewächses nahe.

d) Die unbewegliche oder in derbe, harte Massen eingelagerte Gebärmutter weist auf entzündliche Vorgänge in ihren Anhängen (Pyosalpinx, Pyovarium) oder im Beckenbindegewebe (Parametritis) hin. Ähnlich ist der Befund im Beckenzellgewebe bei vorgeschrittenem Gebärmutterhalskrebs. Unterscheidendes Merkmal ist allein der krebsige Krater im Mutterhalskanale.

553. Nach der Betastung der Gebärmutter gehen die Finger der inneren Hand in die seitlichen Scheidengewölbe und unter starkem Vordrängen der Scheidenwand kann nun die äußere Hand die Eileiter an ihrem Abgange von der Gebärmutter fühlen.

In ihrem ganzen Verlaufe gelingt es nur bei mageren Frauen mit schlaffen Bauchdecken die Eileiter als strohhalmdicke, knorpelige Stränge zu fühlen. Noch weiter seitwärts (lateral) an der hinteren seitlichen Beckenwand beiderseits lassen sich die Eierstöcke als reichlich mandelgroße platte Gebilde fest stellen. Diese Betastung der Eierstöcke ist stets etwas schmerzhaft. Ihre Größe wechselt je nach der Füllung oder Entleerung ihrer Drüsengebilde, der Graafschen Follikel. Ihre Lage wechselt sehr; häufig sind Senkungen in den hinteren Douglasraum (Descensus ovariorum).

554. Eine gestielte, größere bewegliche Geschwulst seitlich von der Gebärmutter legt die Annahme einer Nebeneierstocks- (Parovarialzyste) oder einer Eierstocksgeschwulst (Ovarialzyste) nahe.

555. Die Eierstocksgeschwülste können wasserhaltig oder derb (meist bösartig) sein. Der Stiel der Geschwulst läßt sich beim Herabdrücken oder Herabziehen des Gebärmutterkörpers mit der äußeren Hand leicht feststellen.

556. Hat die doppelhändige Untersuchung verdächtige Stellen am Muttermunde, am Scheidenteile der Gebärmutter, an den Scheidenwänden oder im Mutterhalskanal ergeben, oder soll bei vorhandenem Ausfluß die Absonderung des Mutterhalskanals untersucht werden, so muß eine **Scheidenspiegeluntersuchung** mittelst Röhren- oder Rinnenspiegels bei guter Beleuchtung stattfinden.

a) Nach Spreizung der Schamlippen wird der gut eingefettete Spiegel unter leichtem Druck nach hinten eingeführt. Der gesunde Gebärmutterscheidenteil (Portio vaginalis uteri) ist von Scheidenschleimhaut überzogen. Tiefe seitliche vernarbte Einrisse mit klaffendem Muttermund finden sich oft bei Mehrentbundenen, ein weiter Mutterhalskanal mit seichtem flachem Geschwür (Erosio) um den Muttermund bei alten Scheiden- oder Gebärmutterkatarrhen.

b) Aus der Gebärmutter herausragende kleine Polypen sind meist Schleimhautpolypen.

c) Bei zerfallenden, stark blutenden und bröckelnden Geschwüren oder Wucherungen des Scheidenteiles und bei Kraterbildungen des Mutterhalskanals handelt es sich fast immer um Gebärmutterkrebs. Stets ist bei diesen Befunden die mikroskopische Untersuchung eines Gewebsstückchens durch einen erfahrenen Frauenarzt oder Pathologen notwendig.

Blutungen.

557. Die von den geschlechtsreifen Frauen und Mädchen als häufigste Krankheitserscheinung geklagten **Blutungen** können in jedem Teil des Geschlechtsschlauches ihren Ursprung nehmen. Sitz und Ursache sind unter Berücksichtigung der Vorgeschichte durch örtliche Untersuchung festzustellen.

Blutungen der Scham und des Scheideneinganges.

558. Sie beruhen meist auf Verletzungen (Beischlaf, ungewöhnliche Masturbationsversuche, Fall auf scharfe Gegenstände usw.). Zerreißungen der Jungfernhaut sind oft mit starken Blutungen verbunden, desgleichen Kitzlerzerreißungen während der Geburt.

Blutungen aus der Scheide.

559. Bei Schwangerschaft: Krampfaderblutungen am Scheideneingang, seltener in der Scheide selbst während der

Schwangerschaft, häufiger aber bei der Geburt: Spiegelbesichtigung. Scheiden-Dammrisse nach der Geburt: Finger- und Spiegeluntersuchung.

560. Außerhalb der Schwangerschaft: Verletzungen, Rißwunden in der Scheide und im Gewölbe haben meist starke Blutungen im Gefolge. Tripperentzündung der Scheide (Colpitis gonorrhoica): Scheide lebhaft gerötet, geschwollen, körnig rauh (Colpitis verrucosa) mit eitrigen Belegen, schon bei Betupfen mit Watte leicht blutend. Greisenhafte Scheidenentzündung (Colpitis senilis) jenseits der Wechseljahre: Fleckweise dunkle Rötung besonders des Scheidengewölbes, Schrumpfung der Scheidenwand durch Verklebung der gegenüberliegenden Schleimhautflächen, oft des Gebärmutter-Scheidenteils mit der hinteren Scheidenwand, bei Berührungen und Zerrung (Beischlaf) oft stärkere Blutungen. Verdacht auf Krebs wird durch Weichheit (Atrophie) des Gewebes hinfällig. Druckgeschwür (Dekubitus) infolge Tragens schlecht sitzenden oder rauh gewordenen oder eingewachsenen Mutterringes. Nach Herausnahme wird eine blutende Geschwürsfläche sichtbar. **Krebs der Scheide:** Nur bei älteren Frauen, selten primär, meist sekundär von der hinteren Muttermundslippe ausgehend.

a) Krebs bevorzugt das hintere Gewölbe und die hintere Scheidenwand: Unregelmäßige höckrige und bröcklige Hervorragungen, leicht jauchende Geschwüre mit übelriechender, blutdurchsetzter Absonderung.

b) Zur Unterscheidung von Syphilis ist beachtenswert, daß diese in ihrer Anfangsverhärtung (ursprüngliche Ansteckungsstelle; Primäraffekt) am Scheidenteil der Gebärmutter sehr selten, meist dicht hinter dem Scheideneingang an der hinteren Scheidenwand sitzt, zunächst umgrenzt. Frühzeitiger Verfall mit speckigem Belag, aber kein bröckelndes Gewebe. Tuberkulose ist, wenn nicht miliare Knötchen vorhanden, nur durch mikroskopische Untersuchung feststellbar.

c) Entzündliche Abschürfungen (Erosionen) und Krebs des Gebärmutterscheidenteils und der Muttermundslippen kennzeichnen sich folgendermaßen: Erosion: Schleimhaut weich, gleichartig rot, meist beide Muttermundslippen daran gleichzeitig beteiligt, nur mit größerer Gewalt Teilchen des Gewebes lösbar, wenig blutend. Krebs dieser Gegend hart, im Beginn auf eine Stelle beschränkt, aus der Umgebung hervorragend, oft massenhaft wuchernd — „Blumenkohlgewächs" —, bei geringer Kraftaufwendung abbröckelnd, oft von unverhältnismäßig reichlicher Blutung begleitet; sehr frühzeitige Blutungen beim Beischlaf. In zweifelhaften Fällen zwecks mikroskopischer Untersuchung Probeausschnitt: Desinfektion der Scheide, Einführung des Scheidenspiegels, Anhaken der gesunden Muttermundslippe, Hervorziehen der Gebärmutter; Herausschneiden eines Keiles, der auch gesundes Gewebe enthält. Ausstopfung (Tamponade), nur bei stärkerer Nachblutung Umstechung.

Blutungen aus der Gebärmutter und ihren Anhängen.

561. Blutungen während der Schwangerschaft.

α) **Drohende Fehlgeburt:** Länger anhaltende oder öfter wiederkehrende, häufig nur geringe Blutung nach einem oder mehrmaligem Ausbleiben der bis dahin zeitgemäß eingetretenen Regel. Größenzunahme der Gebärmutter bei weicher Beschaffenheit, be-

V. Weibliche Geschlechtswerkzeuge.

sonders des unteren Abschnittes (Hegarsches Zeichen). Gebärmutterhalskanal geschlossen.

β) **Im Gange befindliche Fehlgeburt**: Blutung meist stärker, Kreuz- und krampfartige ziehende Unterleibsschmerzen. Während der Abtastung der vergrößerten und weichen Gebärmutter oft Schwankungen in der Gewebshärte (Resistenz) infolge von Wehen. Gebärmutterhalskanal in der Erweiterung begriffen. Scheidenteil beginnt sich abzuflachen.

γ) **Unvollkommene Fehlgeburt**: Fortdauernde Blutung nach vorausgegangenem ein- oder mehrmonatigem Ausbleiben der Regel. Gebärmutterkanal fast verschlossen. Gebärmutter weich, und kleiner als der berechneten Schwangerschaftsdauer entspräche infolge unvollständiger Ausstoßung des Eies.

δ) **Blasenmole**: Blutungen meist erst im 3.—6. Schwangerschaftsmonate, Gebärmutter größer als der berechneten Schwangerschaftsdauer entspräche, Kindsteile nicht fühlbar, erst durch Abgang von Blasen Krankheitserkennung zweifelsfrei.

ε) **Extrauterinschwangerschaft**: Entwicklung des befruchteten Eies außerhalb der Gebärmutter (**Tubarabort, peritubares Hämatom, Haematoma ligam. lati, Haematocele retrouterina, freier Bluterguß in die Bauchhöhle**):

a) **Eileiterschwangerschaft** (Tubarabort): Einseitige teigige, nicht druckempfindliche Geschwulst neben der Gebärmutter, die weich und dem Schwangerschaftszeitpunkt nicht entsprechend vergrößert fühlbar ist. Bisweilen Abgang von Gebärmutterschleimhaut (Decidua). Vorhandensein sonstiger Schwangerschaftszeichen.

b) **Bluterguß in der Umgebung des Eileiters (peritubares Hämatom)**: Faustgroße, wenig bewegliche, länglichrunde Hohlgeschwulst neben der Gebärmutter.

c) **Bluterguß zwischen den Blättern des breiten Mutterbandes (Haematoma ligamenti lati)**: Nur wenig bewegliche Geschwulst, auf deren oberem Rande der Eileiter verläuft.

d) **Blutgeschwulst hinter der weichen und wenig vergrößerten Gebärmutter (Haematocele retrouterina)**: Gebärmutter vorwärts gebeugt (anteflektiert) und höher stehend, Scheidenteil dicht hinter der Schamfuge; Muttermund nach hinten unten gerichtet.

e) **Freier Bluterguß in die Bauchhöhle**: Rasch zunehmende Blutleere, Kräfteverfall, kleiner beschleunigter Puls, Dämpfung in den abhängigen und seitlichen Abschnitten des meist schmerzhaften Bauches.

f) Allen diesen Vorgängen und Zuständen gemeinsam: Regel mehrmalig, meist 1—3mal ausgeblieben. Unter plötzlich einsetzenden krampfartigen Schmerzen in einer Seite geringer Blutabgang aus Scheide, schneidender Schmerz in der Magengegend, bisweilen Schwindelgefühl und Ohnmacht.

ζ) **Vorliegender Mutterkuchen (Placenta praevia)**: Blutungen in den letzten Monaten der Schwangerschaft oder zu Beginn der Geburt von wechselnder Stärke bei auffallender Weichheit der Portio und Hochstand des vorliegenden Kindesteiles, nur undeutlich durch die weiche Masse des Mutterkuchens vom Scheidengewölbe aus fühlbar. Verwechselung mit Krebs des Scheidenteils und Halses der Gebärmutter durch Vorgeschichte und Tastbefund (Härte des Halses!) vermeidbar.

562. Blutungen bei und nach der Geburt.

α) **Vorzeitige Lösung des richtig sitzenden Mutterkuchens bei der Geburt.** Meist Folge von Nierenentzündung. Ohne Ursache Kräfteverfall, kaum fühlbarer Puls, Atemnot, keine oder nur geringe Blutung nach außen, heftige Leibschmerzen. Gebärmutter prall gespannt, Kindsteile nicht fühlbar, keine Wehen. Nach vorangegangenem Kaiserschnitt und Myomoperation kommt auch der Gebärmutterriß in Frage.

β) **Gebärmutterriß bei der Geburt:** Blutung, Kräfteverfall und Beweglichwerden des vorher im oder überm Becken festgehaltenen vorliegenden Kindesteiles, völliges Aufhören der bis dahin wirksamen Wehen.

γ) **Gebärmutterrißblutungen nach der Geburt:** Meist Folge von künstlich beschleunigten Entbindungen bei mangelhaft erweitertem Muttermund, liegen bei gut zusammengezogener Gebärmutter und beim Fehlen von Scheidenverletzungen vor. Feststellung des Risses durch den Finger, sonst durch Spiegeluntersuchung.

δ) **Verhaltung des Mutterkuchens:** Bei schlaff und stark ausgedehnter Gebärmutter treten plötzlich überaus starke Blutung nach außen oder Zeichen schwerer innerer Blutung ein. Feststellung einer Rißblutung durch Spiegeluntersuchung. Nebenmutterkuchen (Placenta succenturiata) kann durch Prüfung der Nachgeburt und Eihäute ausgeschlossen werden.

ε) **Schlaffheit der Gebärmutter (Atonia uteri post partum):** Nach Ausstoßung des Mutterkuchens bleibt die Gebärmutter trotz Anregung von Zusammenziehungen weich und schlaff. Meist starke Blutung nach außen oder in die Gebärmutterhöhle.

ζ) **Frühblutungen des Wochenbettes:** Infolge Verhaltens von Eiresten oder Blutgerinnseln, die sich als sogenannte Plazentarpolypen auf der Plazentaransatzstelle abgesetzt haben, oder als Folge fehlerhafter Lage, besonders der Rückwärtsbeugung der Gebärmutter (Retroflexio uteri). **Spätblutungen:** infolge verlangsamter Rückbildung. Der Zeit des Wochenbettes nach zu große, schlaffe, nicht zusammenziehungsfähige Gebärmutter.

563. Blutungen außerhalb der Schwangerschaft.

α) **Übermäßige Monatsblutung (Menorrhagie):** Erheblich verstärkte Regel von meist verlängerter Dauer bei sonst regelmäßigem Zwischenraume (Bleichsucht, Herzfehler, Entzündung der Gebärmutterschleimhaut und Gebärmutterwand, Myom, Erkrankungen der Nebengebilde, Wechseljahre).

β) **Zu geringe Monatsblutung (Oligomenorrhöe):** Bei kindlich gebliebener (infantiler) Entwicklung.

γ) **Einfache, gesteigerte Gebärmutterblutung (Metrorrhagie):** Unregelmäßige, unabhängig vom Zeitpunkte der Regel auftretende Blutungen (Fehlgeburt, vorliegender Mutterkuchen, Polypen, Gebärmutterkrebs).

δ) Mit Kreuz- und Leibschmerzen einhergehende Regel (Dysmenorrhöe).

564. Blutungen infolge entzündlicher Vorgänge: Gebärmutterhalskatarrh, Entzündung der Schleimhaut und Wand der Gebärmutter (Endometritis und Metritis), Eileiterentzündung (Salpingitis) und Vereiterung (Pyosalpinx). Wäßriger oder blutiger Erguß in den Eileitern (Hydrosalpinx — Hämatosalpinx), Eierstocksentzündung (Oophoritis). Entzündung des Beckenzellgewebes und Beckenbauchfelles (Para- und Perimetritis).

565. Blutungen infolge von Neubildungen:

α) Myome der Gebärmutter. Unter der Schleimhaut, in der Wand oder unter dem Bauchfellüberzug sitzende Geschwülste (submuköse, interstitielle, subseröse):

Bei submukösen und interstitiellen Myomen ist die Gebärmutter kugelig vergrößert, hart, derb, nicht druckempfindlich, bei subserösen sind an der mehr weichen Gebärmutter harte, mehr oder weniger gegen sie bewegliche Knollen fühlbar. Zur genauen Feststellung (nach Ausschluß von Schwangerschaft) ist oft Sondierung der Gebärmutter und Untersuchung in allgemeiner Betäubung nötig. Subseröse Myome haben nur zeitweilig, submuköse meist starke Blutungen zur Folge. Submuköse sind häufig auch stielartig (polypös) entwickelt und zum Teil in die Scheide hinein geboren. Hier sind unterschiedlich zu beachten Schleimhautpolypen: ihrer Weichheit wegen beim Abtasten oft nicht nachweisbar, im Spiegel hochrot gefärbt, oft zungenförmig aus dem äußeren Muttermunde hervorragend, mit dem Finger leicht zerdrückbar. Fibröse submuköse Polypen sind derb, von glatter Oberfläche und nicht zerdrückbar; Stiel bei geöffnetem Gebärmutterhalskanal bis zur Ansatzstelle verfolgbar.

β) Krebs (Carcinom) und Sarkom der Gebärmutter. Krebs des Gebärmutterhalses: In Beginn kann er von Gebärmutterhalskatarrh nur mikroskopisch unterschieden werden; frühzeitig geschwüriger Zerfall, Kraterbildung, jauchiger und stinkender Ausfluß. Krebs des Gebärmutterkörpers: Ausfluß dünnflüssig, wäßrig-eitrig, fade süßlich riechend, später blutdurchsetzt, auch rein blutig oder fleischwasserähnlich. Nur auf einer Seite der sonst glatten Gebärmutterhöhle lassen sich mittelst Sonde Unregelmäßigkeiten feststellen — Krebsgeschwür — leicht bröckelnd und blutend. Zwingende Notwendigkeit der mikroskopischen Untersuchung auch zur Unterscheidung von dem an sich seltenen Sarkom. Blutungen nach Beischlaf müssen stets Verdacht auf Gebärmutterkrebs erwecken.

γ) Eierstocksgeschwülste, besonders zwischen den breiten Mutterbändern entwickelte und bösartige, bewirken unregelmäßige Blutungen. Die Monatsblutung ist oft abgeschwächt.

Differentialdiagnostisches.

566. Geschwülste, die in entzündliche, teigige Geschwülste, mehr oder weniger pralle, elastische und feste, derbe (harte) zu trennen sind, bieten bezüglich der Unterscheidung häufig große Schwierigkeiten. Stets ist das Lageverhältnis zur Gebärmutter zu klären; solange Umgrenzung und Abgrenzung der Geschwulst gegen letztere durch zweihändige Abtastung möglich, ist Deutung meist einfach; bei gleichzeitigem Bestehen von entzündlichen Verwachsungen oder bei der Entwicklung zwischen den Mutterbändern oder bei Einkeilung im kleinen Becken oft schwierig, so daß Untersuchung in der Betäubung (Sondierung und Austastung der Gebärmutter) erforderlich wird. Am häufigsten stehen zur Unterscheidung sich gegenüber:

567. Eierstocksgeschwulst oder Myom: Die Eierstocksgeschwulst kommt meist nur einseitig vor; sie ist kugelig und sehr häufig nur wasserhaltig. Bei Größenzunahme Verdrängung der Gebärmutter nach der entgegengesetzten Seite, in der Lage dann entweder vor- und hochgedrängt, mit dem Scheidenteil dicht hinter der Schamfuge, oder rückwärts geknickt, herabgestiegen, Scheidenteil der Gebärmutter tief, Muttermund nach vorn gerichtet, Gebärmutterhals schlank fühlbar, Gebärmutter klein, von regelrechter Härte. In fraglichen Fällen muß Lagebestimmung der Gebärmutter durch Sondenuntersuchung ausgeführt werden.

Myom: Meist fest, hart, durch Sondenuntersuchung nachweisbare Größenzunahme der Gebärmutterhöhle, Hals im ganzen verdickt. Bei Bewegungen der Geschwulst Mitbewegung der Gebärmutter oder ihres Scheidenteiles entgegen der fehlenden Mitbewegung bei Eierstocksgeschwulst. Nachweis des Abganges der runden Mutterbänder von der Höhe der Geschwulst zum Leistenkanal ist beweisend für Myom. Bei der Entwicklung sowohl der Eierstocksgeschwulst wie des Myoms zwischen den Blättern der breiten Mutterbänder muß auf die Form des Halses geachtet werden: Verdickt bei Myom, schlank bei Eierstocksgeschwulst.

568. Die Frage nach Schwangerschaft oder Eierstocksgeschwulst setzt die Erhebung einer sehr genauen Vorgeschichte voraus. Mehrmaliges Ausbleiben der Regel im gebärfähigen Alter spricht für Schwangerschaft. Verwechslung mit Eierstocksgeschwulst meist nur in Fällen starker Seitwärtslagerung oder Rückwärtsknickung des Gebärmutterkörpers bei langem Hals. Für Schwangerschaft entscheidet das Mitbewegen der Portio bei digitaler Verschiebung der zweifelhaften Geschwulst.

Außerdem ergibt sich bei Schwangerschaft in den ersten Monaten eine teigige Beschaffenheit des Gebärmuttermuskels, in der zweiten Hälfte der Nachweis von Kindsteilen und Hören der Herztöne, auch Kindsbewegungen, während bei Eierstocksgeschwulst die Gebärmutter dauernd klein und hart bleibt.

569. Entzündung der Gebärmutteranhänge oder Befruchtung des Eies außerhalb der Gebärmutterhöhle (Extrauteringravidität):

Da bei krankhaften Zuständen der Gebärmutteranhänge Menstruationsstörungen häufig sind (oft mehrwöchige Verzögerung), hat das Verhalten der Regel für die Krankheitsunterscheidung nichts Beweiskräftiges. Tastbefund spricht auch nur bei Doppelseitigkeit der Geschwulst für entzündliche Eileitererkrankung.

Wichtig ist auch Berücksichtigung des Verlaufs: Bei entzündlichen Krankheitszuständen meist schon längeres Bestehen der Beschwerden im Unterleibe mit eitrigem Ausfluß, oft Fieber und Druckempfindlichkeit bei der Untersuchung. Bei Schwangerschaft Einseitigkeit der Geschwulst, stärkere Auflockerung der Gebärmuttermuskulatur, keine Schmerzen im Unterleibe, auch bei Abtastung nicht schmerzempfindlich. In zweifelhaften Fällen ist Untersuchung in Betäubung nötig.

570. Rückwärtsknickung der schwangeren Gebärmutter, Retroflexio uteri gravidi und Blutgeschwulst hinter der Gebärmutter, Haematocele retrouterina.

a) Erhebung einer genauen Vorgeschichte: Hämatocele setzt meist innerhalb der ersten 6—8 Wochen nach Ausbleiben der Regel ein mit Kräfteverfall und nachfolgendem Druckschmerz im Kreuz. Rückwärtsknickung der schwangeren Gebärmutter verursacht erst nach dreimonatigem Bestande Beschwerden; dann ist der Scheidenteil stark nach oben gedrängt, Muttermund nach vorn gerichtet, vom hinteren Scheidengewölbe ist der teigige und vergrößerte Gebärmutterkörper fühlbar.

b) Bei Haematocele retrouterina ist die Gebärmutter vornüber gelagert, mehr oder weniger nach oben gedrängt, der Scheidenteil hinter der Schamfuge, Muttermund nach schräg unten gerichtet. Im hinteren Douglas eine Hohlgeschwulst fühlbar, die nach längerem Bestande zuerst im untersten Abschnitt etwas härter und knollig sich anfühlt.

571. Differentialdiagnose zwischen Beckenzellgewebsentzündung mit Ausschwitzung, Beckenbauchfellentzündung, Eileitervereiterung, krebsiger Durchsetzung, Beckensarkom, Mastdarmkrebs, Abszeß am Wurmfortsatze ergibt folgendes:

a) Beckenzellgewebsentzündung (Parametritis): bei kleinen Ausschwitzungen meist keine Verdrängung der Gebärmutter; neben ihr druckempfindliche Schwellung des breiten Mutterbandes von anfangs teigiger Beschaffenheit, bei größeren: Gebärmutter zur Seite gedrängt, bis an die Beckenwand reichend, schwer abgrenzbar, unverschieblich.

b) Beckenbauchfellentzündung (Pelveoperitonitis) mit Ausschwitzung: In der Mitte im hinteren Douglas gelegen, nach unten hervorgewölbt, das hintere Scheidengewölbe abflachend, bei Mastdarmuntersuchung meist noch gegen die Beckenwand abgrenzbar, Gebärmutter nach vorn gedrängt.

c) Eileitervereiterung (Pyosalpinx): Meist doppelseitig, spindel- oder wurstförmig, bei Berührung äußerst schmerzhaft, bei gleichzeitiger doppelseitiger Beckenzellgewebsentzündung Krankheitsbezeichnung nur vermutungsweise, mit größerer Wahrscheinlichkeit erst nach Aufsaugung der Ausschwitzung möglich.

d) Krebsige Durchwachsung: Frühzeitig Lymphbahnen neben der Gebärmutter verdickt, zuerst vom Mastdarm aus fühlbar, bald als breite Geschwulst mit der Gebärmutter eng verbunden, übergreifend auf das seitliche Becken. Beweglichkeit der Gebärmutter herabgesetzt. Gleichzeitiges Vorhandensein der Früherscheinungen des Gebärmutterkrebses.

e) Beckensarkom: Harte, meist unebene Beschaffenheit, an der Beckenwand fest haftend und von hier sich auf das Beckenzellgewebe erstreckend. Gebärmutter meist deutlich begrenzbar und gegen die Geschwulst verschieblich.

f) **Mastdarmkrebs**: Eine vom hinteren Scheidengewölbe fühlbare harte, nicht verschiebliche oder druckempfindliche flache Geschwulst nach links hin, gegen die die Gebärmutter frei beweglich. Durch Mastdarmuntersuchung erkennbarer Zusammenhang mit dem Darm.

g) Möglichkeit der Feststellung eines Senkungsabszesses vom Wurmfortsatze her nur dann, wenn Vorgeschichte und Verlauf auf ursprüngliche Erkrankung des Wurmfortsatzes hinweisen.

572. Bemerkungen über Erscheinungen von Blasenschwäche: Wenn nach der Geburt aufgetreten, könnte an Zerreißung des Blasenschließmuskels gedacht werden, sonst Folgezustand von Senkung oder Vorfall der vorderen Scheidenwand, von Rückwärtsknickung der Gebärmutter (örtliche Untersuchung) oder von Geschwulstdruck auf den Blasenhals. Hierdurch wird häufig Harnverhaltung im ganzen bei unfreiwilligem Abgang einzelner Tropfen (Ischuria paradoxa) bedingt. Andauernde unwillkürliche Harnentleerung aus der Scheide bei Fistelbildung. **Blasenscheidenfisteln:** Nachweis durch Spiegeluntersuchung oder Abtastung. Zur Feststellung der Fistelöffnung in der Scheide ist Einspritzung von Milch oder gefärbten Flüssigkeiten in die Blase zweckdienlich. Bei **Blasen-Gebärmutterhalsfisteln:** Abgang des Harns aus dem Muttermunde. Bei unwillkürlichem Harnabfluß trotz kräftiger Blasenmuskeln handelt es sich um Harnleiterfisteln nach dem Gebärmutterhalse oder der Scheide.

VI. Bakteriologische und serologische Untersuchungs-Arten.

573. Unterleibstyphus (Typhus abdominalis). In den ersten Krankheitstagen ist der Typhusbazillus häufig im strömenden Blut oder im ausgeschnittenen Roseolaflecke nachweisbar.

Zur **Typhusdiagnose** werden 2 ccm Blut in 5—10 ccm steriler Galle oder abgekochten Leitungswassers aufgefangen oder es wird der abgesetzte Blutkuchen in ein Gallerörchen[1]) aufgenommen. Wachsen nach 1 bis spätestens 2 Tagen darin bewegliche Stäbchen, so ist die Typhusdiagnose so gut wie sicher, da Verunreinigungen höchstens durch Hautstaphylokokken zu befürchten sind. Die Sicherstellung erfolgt durch Agglutination und Überimpfung auf Spezialnährböden (Lackmusmolke u. a.). Die bakteriologische Blutuntersuchung darf in keinem typhusverdächtigen Falle unterlassen werden, da sie allein die Diagnose in den ersten Wochen zu sichern vermag, wenn die Widalsche Reaktion und die Stuhluntersuchung noch ergebnislos sind. Die Galleröhrchen lassen sich bequem verschicken, und im Notfalle genügt irgend ein Röhrchen (z. B. ein Diphtherieabstrichröhrchen) mit einigen Kubikzentimetern abgekochten Leitungswassers.

574. Der Nachweis der Typhusbazillen im strömenden Blut ist der sicherste Beweis für das Vorhandensein des Typhus abdominalis. Die Stuhluntersuchung ergibt in der ersten Krankheits-

---

[1]) Zu beziehen von Merck-Darmstadt, F. u. M. Lautenschläger-Berlin oder vom nächsten Untersuchungsamt.

woche nur selten Bazillenbefunde, kann daher bei abgesonderten Kranken unterbleiben. Dagegen ist sie bei Genesenden vor der Entlassung zur Feststellung von Bazillenträgern unbedingt erforderlich.

575. Die Gruber-Widalsche Probe auf Typhus-Agglutination verspricht in der Regel von der zweiten Krankheitswoche ab Erfolg. Agglutination (Zusammenballung, Zusammenklumpung) der Typhusbazillen durch 1:100 verdünntes Krankenserum ist beweisend für Typhus, wenn nicht einige Monate vorher gegen Typhus geimpft worden war. Auch zur Feststellung von Personen, die als Bazillenträger verdächtig sind, kann die Gruber-Widalsche Probe dienen. Zur Anstellung der Probe genügt Einsendung von 1—2 ccm geronnenen Blutes in den in Apotheken erhältlichen Versandgefäßen an die bakteriologische Untersuchungsstelle.

576. Paratyphus und Fleischvergiftung.

Die Bakterien werden auf der Höhe der Darmerscheinungen reichlich ausgeschieden. Daher ist möglichst frühzeitige Stuhluntersuchung erforderlich.

Die Gruber-Widalsche Probe dient in der Regel nur zur nachträglichen Feststellung der schon abgelaufenen Krankheit. Zusammenklumpung durch Serumverdünnung 1 : 100 ist beweisend.

577. Übertragbare Ruhr. Zur Feststellung der Ruhrbazillen muß der frisch entleerte Stuhlgang möglichst schnell zur Untersuchungsstelle geschafft werden. Daher in allen wichtigen Fällen Übersendung durch Boten. Innerhalb 24 Stunden stirbt die Mehrzahl der Ruhrbazillen ab. Bei der Unmöglichkeit schneller Einsendung empfiehlt sich der Verzicht auf die bakteriologische Untersuchung. Die Ruhrkrankheit wird am schnellsten und sichersten durch Krankenhausbeobachtung festgestellt. Die Überweisung dorthin darf durch das Abwarten des bakteriologischen Untersuchungsergebnisses nicht verzögert werden.

Von den 3 am häufigsten gefundenen Ruhrbazillenarten ist die Art „Shiga-Kruse" als giftig anerkannt; die Abarten Flexner und Y sind als giftarm zu bezeichnen. Alle drei aber ergeben typische Ruhr.

Die Gruber-Widalsche Probe ist bei Ruhr nur dann von Bedeutung, wenn das Serum des Kranken die Art Shiga mindestens in 1:100 Verdünnung zusammenballt (agglutiniert). Zusammenklumpung (Agglutination) der beiden anderen Abarten hat keine krankheitsbeweisende Bedeutung.

578. Cholera (Asiatische — Brechruhr). Die akute Krankheit wird durch den Nachweis des Choleravibrio, des Kommabazillus (Brechruhrerreger) im Stuhlgang und im Erbrochenen des Lebenden oder aus einer abgebundenen Darmschlinge der Leiche sichergestellt. Die Untersuchung darf nur von besonders zugelassenen Untersuchungsstellen ausgeführt werden.

Nachträgliche Feststellung kann erfolgen durch den Nachweis von Choleraagglutininen oder durch den bakteriziden Versuch. Bluteinsendung wie bei der Gruber-Widalschen Probe.

579. Amöben-Ruhr. Die Krankheit wird durch den mikroskopischen Nachweis des Erregers aus dem frisch entleerten Stuhlgang sichergestellt. Mikroskopische Untersuchung nur am Krankenbett oder Übersendung in das Untersuchungsamt ohne Zeitverlust notwendig.

580. Fleckfieber, Typhus exanthematicus. Für eine sichere Krankheitsunterscheidung (Diagnose) hat sich die **Weil-Felixsche Agglutinationsprobe** bewährt.

Sie wird mit einem unspezifischen Proteusbazillus (Fäulniserreger) aus dem Harn Fleckfieberkranker angesetzt. Sie erscheint am 4.—6. Krankheitstage, erreicht ihren Höhepunkt um den 12. Krankheitstag und klingt dann im Laufe einiger Wochen ab. Zusammenklumpung in der Serumverdünnung von 1 : 200 spricht für Fleckfieber.

581. Pocken. Pustelinhalt verdächtiger Fälle wird in möglichst dicker Schicht ohne Erwärmen und Festmachen auf den Vorlageträger (Objektträger) angetrocknet und der Untersuchungsstelle — für Preußen Pockenlaboratorium im Kgl. Institut für Infektionskrankheiten „Robert Koch", für die anderen Bundesstaaten Kaiserliches Gesundheitsamt — eingeschickt.

a) Die Entnahme geschieht am besten in der frühen Zeit der Pustelbildung. Einsendung in besonderen Versandkästchen des Pockenlaboratoriums oder behelfsmäßig folgendermaßen: Zwei mit Pustelinhalt beschickte Objektträger werden Schicht gegen Schicht gelegt, aber durch zwei Zündholzstückchen voneinander getrennt, Umwickelung mit dünnem Bindfaden, Einschlagen in kräftiges Papier, Versand in einem gegen Zertrümmerung widerstandsfähigen Holz- oder Blechkästchen.

b) Ergebnisreicher Ausfall des Tierversuches nach 48 Stunden ist beweisend für Pocken, ebenso negativer darf den bei der Beobachtung erhobenen Pockenverdacht nicht erschüttern.

c) Neuerdings hat sich der Nachweis der Paschenschen **Vakzinekörperchen** im Pustelausstrichpräparat diagnostisch bewährt (Leschke). Die lufttrockenen Objektträgerausstriche werden ¼ Stunde in eine Schale Wasser gelegt, durch senkrechtes Aufstellen auf Fließpapier an der Luft wieder getrocknet, 10 Minuten in absolutem Äthyl- oder Methylalkohol fixiert, mit gut filtrierter Löfflerbeize übergossen und einige Minuten lang erwärmt, gründlich abgespült, dann mit gründlich filtrierter Karbolfuchsinlösung übergossen und wieder einige Minuten lang erwärmt, mit Wasser abgespült, durch Fließpapier getrocknet und mit starker Vergrößerung (Ölimmersion, Kompensationsokular 4—8) betrachtet. Der Lymphausstrich ist von den Körperchen übersät. Sie finden sich auch intrazellulär in den Basalzellen der Pockenpustel.

582. Diphtherie. Die Krankheit wird durch den Nachweis des Diphtheriebazillus sichergestellt. Entnahme des Untersuchungsstoffes durch Abstrich der Rachen- oder Nasenschleimhaut mit einem auf Stäbchen befestigten Wattebausch. Bei Verdacht auf Diphtherie darf mit der Heilserumbehandlung nicht bis zum Ergebnis der bakteriologischen Untersuchung gewartet werden. Wichtig: **Feststellung der Bazillenträger in der Umgebung Kranker!** In Kasernen und ähnlichen Anstalten ist daher bei Feststellung eines Diphtheriefalles die Untersuchung mindestens der Stubengenossen notwendig. Dreimaliger Abstrich im Abstande von 48 Stunden. Absonderung von Bazillenträgern bis zur bakteriologischen Heilung.

Zur mikroskopischen Feststellung der Diphtheriebazillen aus

dem Belag ist die Neissersche Doppelfärbung mit der Abänderung von Gins gut geeignet.
1. Färbung der trocken festgemachten Ausstrichvorlage mit der Farblösung Neisser I 3—5 Sekunden lang.
Neisser I:
a) Methylenblau medic. Höchst 1,0
Alcohol absol. 20,0
Aqu. dest. 100,0
Acid. acet. glaciale 50,0
b) Kristallviolett Höchst 1,0
Alcohol absol. 10,0
Aqu. dest. 300,0

2 Teile Lösung a mit 1 Teil Lösung b mischen! Mischung ist öfters zu erneuern. 2. Abspülen in Wasser. 3. 2 Sekunden Lugolsche Lösung mit 1%/₀ Milchsäurezusatz. 4. Gut abspülen in Wasser. 5. Nachfärben mit Chrysoidin (2 g in 300 ccm Wasser heiß gelöst und filtriert), etwa 3—5 Sekunden. 6. Abspülen in Wasser. 7. Trocknen zwischen Fließpapier. Die Diphtheriebazillen zeigen deutliche dunkelblaue Polkörnchen in dem bräunlichen Leibe.

583. Übertragbare Genickstarre (Epidemische Cerebrospinalmeningitis). Der sicherste Weg zum bakteriologischen Nachweis: Entnahme von Hirn-Rückenmarksflüssigkeit (Lumbalpunktion) und schnellste Übermittlung der warm gehaltenen Flüssigkeit an die Untersuchungsstelle. Feststellung der Genickstarreerreger (Meningokokken) durch Züchtung oder mikroskopisch im Bodensatze — Sediment — der Hirn-Rückenmarksflüssigkeit. Für die Feststellung von gesunden Kokkenträgern ist die Untersuchung von Rachen- oder Nasenabstrich stets wertlos. Aussicht auf Erfolg bietet lediglich die Untersuchung der Schleimhautabsonderung aus den oberen Teilen des Nasen-Rachenraumes. Stoffentnahme mit umgebogenem Diphtherieentnahmegerät. Schnelle Übersendung zur Untersuchungsstelle ist erforderlich, da die Meningokokken sehr wenig widerstandsfähig sind.

584. Tripper (Gonorrhöe). Im Eiter der akut erkrankten Harnröhrenschleimhaut ist der Gonococcus innerhalb der weißen Blutkörperchen (intrazellulär) nachweisbar. Seine kennzeichnende Form und Lagerung — Semmelform, in Gruppen angeordnete Kokkenpaare innerhalb weißer Blutkörperchen — ist mit allen Anilinfarben leicht darstellbar.

a) Zur Sicherung der Erkennung ist die Gramfärbung heranzuziehen. Der Gonococcus wird ebenso wie der Meningococcus nach der Gramschen Methode entfärbt; dagegen nimmt er die Gegenfärbung mit verdünntem Fuchsin oder Bismarckbraun an. Zur Feststellung des eindeutigen frischen Trippers ist die Einsendung an die Untersuchungsstelle meistens nicht notwendig, dagegen zur Feststellung in älteren Fällen, ob noch Gonokokken vorhanden sind.

b) Für die Gramsche Färbung ist folgende Untersuchungsart bewährt: 1. Färben 2 Minuten lang in Anilinwasser-Gentiana- oder Methylviolettlösung. (5 ccm helles Anilinöl mit 95 ccm Wasser sehr gründlich durchschütteln. Durchseihen durch angefeuchtetes Fließpapier. Das Durchgeseihte muß klar sein. Zusatz von gesättigter (konzentrierter), alkoholischer Gentiana- oder Methylviolettlösung bis die Lösung in etwa 1¹/₂ cm dicker Schicht eben noch durchsichtig ist. Vor Gebrauch jedesmal durchzuseihen. Die Farblösung ist nur beschränkt haltbar.) 2. Ohne Abspülen Einwirkenlassen Lugolscher Lösung während 2 Minuten. 3. Ohne Abspülen trocknen zwischen Fließpapier. 4. Entfärben mit 96% Alkohol bis keine Farbreste mehr abgehen. 5. Trocknen. 6. Nachfärben mit ¹/₁₀ Ziehlscher Karbolfuchsinlösung 2—3 Sekunden.

585. Tuberkulose. Untersuchung des Auswurfs auf Tuberkelbazillen kann von jedem im Mikroskopieren leidlich geübten Arzte vorgenommen werden.

a) Auswurf auf einem Objektträger durch einen zweiten bedeckt. Durch kräftiges Zusammendrücken beider wird der Auswurf in dünnen Schichten auf beiden Objektträgern recht gleichmäßig ausgebreitet. (Also 2 untersuchungsfertige Objektträger.)

b) Der auf Objektträger nicht zu dick aufgestrichene Auswurf wird nach dem Trocknen vermittelst Durchziehens durch die Flamme festgemacht. Färben mit Ziehlscher Karbol-Fuchsinlösung einige Minuten unter kräftigem Erwärmen; selbst kurzes Kochen ist zulässig. Entfärben in 5%igem Salzsäure-Alkohol, Nachfärben mit Loefflerschem Methylenblau.

c) Beim Vorhandensein nur vereinzelter säurefester Stäbchen ist das Anreicherungsverfahren nach Uhlenhut, Loeffler oder Ellermann-Erlandsen heranzuziehen (nur in der Untersuchungsstelle anwendbar!).

Mikroskopische Feststellung der Tuberkelbazillen im Harne womöglich nach keimfreier Entnahme, da sonst mit Smegmabazillen Verwechslungen möglich werden. Feststellung von Tuberkelbazillen aus keimfrei entnommenen Proben am sichersten durch Tierversuch. Der Tierversuch dauert 3—6 Wochen.

586. Miliartuberkulose. Die Diagnose der Miliartuberkulose gelingt wohl in jedem Fall durch Auffangen von 10—20 ccm Blut in gleichen Mengen 3%iger Essigsäure, Ausschleudern, Auflösen des Bodensatzes in 5%igen Antiformin, neuem Ausschleudern und Färbung des Bodensatzes auf Tuberkelbazillen.

587. Sepsis. Die bakteriologische Blutuntersuchung ist bei allen fieberhaften Allgemeinerkrankungen, deren Ursache nicht in einer bestimmten Organerkrankung gefunden werden kann, unerläßlich.

Zur Sicherung der Diagnose der Sepsis erfolgt die Untersuchung durch Aufsaugen von 5—10 ccm Blut aus der Ellbeugenvene nach Desinfektion der Haut mit Jodtinktur in eine gründlich ausgekochte oder trocken sterilisierte Spritze und Übertragung in 100—200 ccm des Nährbodens. Wo kein Brutschrank zur Verfügung steht, wird das Blut in ein Fläschchen mit 100—200 ccm Bouillon (mit Korkstopfen) getan und an das nächste Untersuchungsamt geschickt. Sonst werden außerdem 5 ccm Blut mit 70—100 ccm Nähragar vermischt, der verflüssigt und auf 45° abgekühlt ist, die Mischung in mehrere Petrischalen oder eine Kolleschale gegossen und 3—6 Tage lang bebrütet.

Die meisten Keime (Streptokokken, Staphylokokken, Pneumokokken, Kolibazillen, Gonokokken u. a.) wachsen schon nach 1—2 Tagen, während andere (z. B. Streptococcus viridans) bisweilen längere Zeit gebrauchen.

Die Feststellung der Art der gewachsenen Keime ist häufig schon auf den ersten Blick möglich, namentlich bei den hämolytischen Streptokokken, die in 80% aller Sepsisfälle als Erreger gefunden werden und durch den die Kolonie umgebenden hellen Hof aufgelösten Blutfarbstoffs kenntlich sind. Zur Unterscheidung der anderen Keime macht man Ausstriche auf die Oberfläche der Blutagarplatte und eine Aussaat in Bouillon, wobei sich der Streptococcus viridans und der Pneumococcus durch die grüne Farbstoffbildung auf Blutagar und das Wachstum in Ketten bzw. lanzettförmigen Diplokokken in Bouillon, der Staphylococcus aureus durch die gelbliche Pigmentbildung, Hämolyse und gleichmäßige Trübung der Bouillon, der Gonococcus durch die tautropfenähnlichen Kolonien (mit Spermageruch) aus gramnegativen Semmelkokken kennzeichnen. Zur Unterscheidung der Bakterien aus der Koli-Typhusgruppe ist die Übertragung auf Sondernährböden (Lackmusmolke, Milch, Peptonwasser u. a. nach Schottmüller) erforderlich.

Die Untersuchung auf anaërobe Bakterien, die zuweilen als Erreger puerperaler und otogener Sepsis sowie septischer Pfortaderentzündung gefunden werden, geschieht gleichfalls durch Einsaat von Blut in frisch aufgekochte Bouillon, die mit Paraffinum liquidum überschichtet wird, oder durch Vermischen von 5 ccm Blut mit 80 ccm 2%igem Traubenzuckeragar in einem weiten Glase (Schottmüllerkolben) und Erstarrenlassen in hoher Schicht. Die Anaërobier zersetzen den Traubenzucker sowie das Bluteiweiß und bilden kleine Gasbläschen um die Kolonien herum. Mit einem ausgeglühten Glasstabe löst man den Agarzylinder aus dem Glase heraus, läßt ihn in eine größere Schale gleiten, zerschneidet ihn mit einem sterilen Messer in dünne Scheiben und kann dann die einzelnen Kolonien untersuchen und weiterverimpfen.

Die Einsendung geronnenen oder durch Schütteln defibrinierten Blutes zur bakteriologischen Untersuchung bleibt meist ergebnislos, weil die Keime durch die starke bakterientötende Wirkung des Blutes gewöhnlich schon in wenigen Stunden vernichtet werden.

588. Syphilis. An der ursprünglichen Ansteckungsstelle (Primäraffekt) in bereits vorhandenen Papeln oder Kondylomen wird die Krankheit durch Nachweis der Spirochaeta pallida gesichert. Objektträger mit lufttrockenem Reizserumausstrich (Flüssigkeit, welche nach trockenem Abtupfen des Schankergeschwürs aus diesem hervorsickert) sind an die Untersuchungsstelle einzusenden, wenn nicht Untersuchung des frischen Stoffes im Dunkelfeld oder in Tusche möglich ist (vgl. Ziff. 481). Beim Verdacht auf schlummernde (latente) Syphilis oder in älteren Fällen wird durch Blutaderanstich 10 ccm Blut entnommen und zur Anstellung der Wassermannschen Probe an die Untersuchungsstelle eingeschickt. Positives Ergebnis der Wassermannschen Probe spricht für Syphilis.

Beim Verdacht auf Rückenmarksdarre (Tabes dorsalis) oder fortschreitende Gehirnlähmung (Paralyse) ist die Wassermannsche Probe erforderlichenfalls mit der Hirn-Rückenmarksflüssigkeit anzustellen, weil diese Probe noch erfolgreich ist, wo die Blutserumprobe im Stiche läßt (vgl. Ziff. 456).

589. Wechselfieber (Malaria). Das schlummernde Wechselfieber wird mikroskopisch aus dem Blute durch den Nachweis der Wechselfiebererreger, der Malariaplasmodien, festgestellt.

a) Für die Feststellung, ob Malariaplasmodien vorhanden sind, genügen „dicke Tropfen": 3—4 große Tropfen aus dem Ohrläppchen oder der Fingerbeere werden auf einem Vorlageglas (Objektträger) auf 10 Pfennigstückgröße ausgebreitet und angetrocknet. Sicherung gegen Fliegen! Einsenden an die Untersuchungsstelle.

b) Zur Feststellung, welche Art von Malaria vorliegt, sind Ausstriche nötig. Ein kleiner Blutstropfen wird auf die eine Schmalseite eines Objektträgers gebracht und mit der Kante eines in einem Winkel von etwa 30—45° zu ihm gehaltenen zweiten Objektträgers in der Pfeilrichtung ausgestrichen (siehe Abb. 47!).

c) Die schnell lufttrocken gemachten dünnen Ausstriche werden 2—3 Minuten in Methylalkohol festgemacht und zwischen Fließpapier getrocknet. In einer Glasschale Übergießen mit eben frisch hergestellter Giemsalösung[1]) 1:20. (Zur Verdünnung darf nur sicher säurefreies destilliertes Wasser verwendet werden!) Nach 30 Minuten ist die Farblösung zu erneuern. Färbungszeit 2—4 Stunden. Gut abspülen in übergedampftem oder abgedampftem Wasser.

d) Da die Malariaplasmodien selten sind, ist gründliches Durchsuchen der mit Mansonschen Methylenblau oder mit Giemsalösung gefärbten Vorlage, unter Umständen aber auch mehrmalige Untersuchung notwendig. Die Untersuchung wird am besten in einem Untersuchungsamte vorgenommen.

e) Zum Auffinden spärlicher Plasmodien empfiehlt Leschke das Auflegen einer Eisblase auf die Milz, um die Parasiten durch Zusammenziehung des Organes in den Kreislauf zu schwemmen. Hierauf erfolgt die Entnahme von einigen Kubikzentimetern Blut, die in gleichen Teilen 3%iger Essigsäure aufgelöst und ausgeschleudert werden. Die Malariaplasmodien finden sich sodann im Bodensatz und werden nach den genannten Verfahren nachgewiesen.

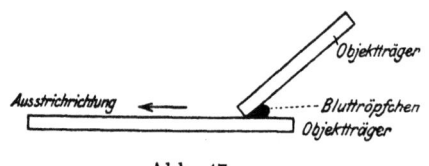

Abb. 47.

590. Rückfallfieber. Der Nachweis der Obermeyerschen Spirochäte sichert die Diagnose. Feststellung durch Untersuchung im Dunkelfeld oder in gefärbter Vorlage wie bei Malaria. In den nicht frischen Krankheitsfällen ist der Nachweis wegen der Spärlichkeit der Spirochäten nicht leicht. Am geeignetsten ist Färbung mit Giemsas Farblösung (Grübler) $^1/_{20}$ 1—3 Stunden bei 37°. Es muß gut mit destilliertem Wasser abgespült werden.

VII. Mikroskopische Technik.

Vorbemerkung.

591. Ein brauchbares Mikroskop gehört zur notwendigen Ausrüstung eines jeden Arztes, bei dem auch die Befähigung zu seiner Anwendung wenigstens für einfachere Untersuchungen vorausgesetzt werden muß. Nimmt er für schwierigere Feststellungen einen Mikroskopiker in Anspruch, so empfiehlt es sich stets eine Belegvorlage (Präparat) zur Ermöglichung eines eigenen Urteils einzufordern.

---

[1]) Giemsalösung für die Romanovskyfärbung von Grübler-Leipzig beziehbar.

592. Die mikroskopische Vorlage (das mikroskopische Präparat). Zur Herstellung einer mikroskopischen Vorlage wird der zu untersuchende Gegenstand in einer durchsichtigen Schicht innerhalb einer durchsichtigen Flüssigkeit auf dem Objektträger ausgebreitet und mit einem „Deckgläschen" zugedeckt. Die Maßnahmen sind verschieden, je nachdem es sich um die Untersuchung „frischen" oder „gehärteten" — in härtenden Flüssigkeiten aufbewahrten — Stoffes handelt.

Die frischen Vorlagen.

593. Die Untersuchung frischer Vorlagen ist in neuerer Zeit vielfach vernachlässigt worden. Als einer der Hauptgründe dieses unberechtigten Versäumnisses könnte der gelten, daß gerade bei den neueren Mikroskopen mit ihren vervollkommneten Vorderlinsen (Objektiven) und Beleuchtungsvorrichtungen die frischen Vorlagen weniger klare Bilder geben als die gehärteten und gefärbten. Der Mikroskopiker, der sich um die Kenntnis und Anwendung der Blendenvorrichtung seines Mikroskops bemüht hat, wird sich leicht überzeugen können, daß die frische Vorlage auch heute noch ebenso lehrreich ist wie früher, als die alten Mikroskopiker die feinsten Entdeckungen an ihr machten, und daß man an ihr mit viel Zeit- und Arbeitsersparnis vieles restlos aufklären kann, wozu im allgemeinen langdauernde und umständliche Untersuchungsarten für nötig befunden werden.

Die Untersuchung von Flüssigkeiten.

594. Jede in einer durchsichtigen Schicht zwischen Objektträger und Deckglas ausgebreitete Flüssigkeit ist eine fertige mikroskopische Vorlage.

Sie wird zum Zwecke einer längeren Beobachtung und zur Verhütung des Eintrocknens mit einem Rande von Vaseline mittelst eines Pinsels oder mit Paraffin mittelst eines erhitzten Metallstäbchens umzogen. Zu dichte und an Formbestandteilen zu reiche Flüssigkeit wird mit einer 0,6%igen Kochsalzlösung verdünnt. An Formbestandteilen arme werden durchgeseiht (Fließpapier). Untersucht wird der Trichterrückstand, oder die Flüssigkeit wird nach längerem Stehen im Spitzglase behufs Bildung eines Bodensatzes (Sedimentierung) bis auf diesen vorsichtig abgegossen, und der Rückstand mittelst einer Pipette auf den Objektträger gebracht, oder der Bodensatz wird durch Ausschleudern gewonnen (Zentrifuge). Zur Sichtbarmachung der Zellkerne setzt man einen Tropfen 30%ige Essigsäure hinzu. Eine Färbung der Zellkerne gelingt durch Zusatz eines Tropfens dünner wäßriger Lösung von Neutralrot oder Methylenblau.

595. Einen besonderen kleinen Kunstgriff erfordert die Untersuchung frischen Blutes, weil es darauf ankommt, es ungeronnen auszubreiten. Nach sorgfältiger Reinigung des Objektträgers und Deckglases durch Abseifen oder Abspülen in einem Gemische von Äther und Alkohol zu gleichen Teilen wird der frisch austretende Blutstropfen mit der Unterseite des Deckgläschen aufgefangen, das ohne Zeitverlust auf den Objektträger gelegt wird: einige Übung erfordert nur die Abschätzung der richtigen Tropfengröße, um genug für eine gleichmäßige Ausbreitung des Tropfens unter dem ganzen Deckglas und nicht zu viel für eine dünne, durchsichtige Schicht zu erhalten. Bei zähen, schleimigen Flüssigkeiten darf ein vorsichtiger Druck — unter Vermeidung von Reiben — auf die Mitte des Deckgläschens ausgeübt werden.

Untersuchung weicher Gewebe.

596. Von manchen Geweben — Milz, Knochenmark, bösartigen Geschwülsten — kann der Untersuchungsstoff in Gestalt von Gewebssaft durch Abstreichen mit einem Messer von einer frischen Schnittfläche leicht erlangt werden. Davon wird ein Teil in 0,6%iger Kochsalzlösung mittelst einer Nadel ausgebreitet.

a) Jedoch ist hierbei zu beachten, daß beim Abstreichen immer in erster Linie der blutige Inhalt der Gefäße heraustritt und somit häufig in den so gewonnenen Vorlagen die Gewebsteile an Masse überragt. Es empfiehlt sich daher auch bei diesen, für das Abstreichverfahren geeigneten Gebilden lieber einen kleinen Gewebsbröckel mit der Schere abzutragen, und durch Zerklopfen mittelst der Nadel in Kochsalzlösung zu verteilen.

b) Größere zusammenhaftende Stückchen müssen entfernt werden, dürfen nicht durch Aufquetschen des Deckglases dünnschichtig, d. h. durchsichtig gemacht werden: denn manche Gewebsteile sind gegen das Quetschen außerordentlich empfindlich. Von dieser Vorschrift machen nur Hirn und Rückenmark eine Ausnahme, von denen man durch vorsichtiges Quetschen eines kleinen Bröckels sehr beweiskräftige Vorlagen erhält.

597. Andere Fälle, besonders faserige Gewebe (Muskeln, Nerven) bedingen das Zupfverfahren:

a) Ein Bröckel des Gewebes, der mit der Schere in der Faserrichtung abgetragen wird, wird mit zwei spitzen Zupfnadeln in einem Tropfen Kochsalzlösung derartig bearbeitet, daß die Fasern möglichst lang auseinander gezerrt und nebeneinander ausgebreitet werden.

b) Das Zupfverfahren gibt auch bei manchen gehärteten Geweben lehrreichere Vorlagen als das Schnittverfahren, weil jenes bei gelungener Ausführung die Übersicht über die ganze Längsausdehnung faseriger Gebilde ermöglicht, die auf Schnitten nicht zu erreichen ist, sobald diese Längsausdehnung nicht in einer Ebene verläuft, z. B. bei verzweigten, zottigen Bildungen. Seine Ausführung kann noch durch Aufweichen (Mazeration) unterstützt werden. Hierdurch werden die Kittmassen aufgelöst und die Herausarbeitung der Fasern erleichtert.

Die Untersuchung derber Gewebe.

598. Hierfür müssen Feinschnitte angewandt werden. Es stehen bei frischem Gewebe folgende Wege zur Verfügung:

α) Der Scherenfeinschnitt:

Diese einfachste und sicherste Art von frischem Gewebe feine Schnitte zu erlangen, die zwar klein, aber für die mikroskopische Untersuchung vollkommen geeignet sind, ist viel zu wenig gekannt und geübt, obgleich sie Ergebnisse erzielt, die nicht einmal von dem vollendetsten Mikrotomschnitt erreicht werden können. Ermöglicht sie es doch, unmittelbar vom lebenden Gewebe mikroskopische Schnitte zu gewinnen, so z. B. eine ganze Haut mit lebenden Flimmerzellen unter dem Mikroskop zu beobachten.

Zur Ausführung wird die zu untersuchende Fläche — entweder eine freie Oberfläche oder eine frische Schnittfläche — mit der linken Hand über einem Finger oder einem Kork straff gespannt und alsdann mit der rechten Hand eine gerade Mikroskopierschere unter leichtem Druck flach aufgelegt und kräftig zugeknipst. Sobald der richtige Druck ausgeprobt ist, erhält man feinste Schnittchen, die in Kochsalzlösung ausgebreitet werden und zum mindesten an den Rändern, oft aber auch in ganzer Ausdehnung hinreichende Durchsichtigkeit zum mikroskopischen Betrachten besitzen.

β) Der Rasiermesserschnitt:

Diese vormals mit der größten Kunstfertigkeit gehandhabte Untersuchungsart ist nahezu vergessen und auch wirklich meist entbehrlich. Bei Geweben von der Derbheit des Knorpels gelingt es aber doch ohne Schwierigkeit mit einem Rasiermesser und selbst mit einem scharfen chirurgischen Messer (Skalpell) ausreichende Vorlagen für eine Übersicht über die vorliegenden Veränderungen zu erhalten.

Man legt das angefeuchtete Messer flach auf die Oberfläche oder eine frische Schnittfläche und zieht es mit leichtem Druck darüber hinweg. Von weicheren Geweben werden durch Einklemmen der zu schneidenden Stückchen in Holundermark oder in gehärtete Speckleber in gleicher Weise Schnitte hergestellt.

γ) Der Doppelmesserschnitt:

Wo reichliche Gewebsmengen zur Verfügung stehen, leistet das Doppelmesser vorzügliche Dienste.

Die verschiedenen Arten beruhen alle auf dem gleichen Grundsatz. Es sind zwei nebeneinander gestellte Klingen, die durch zwei Schrauben, nämlich eine Klemm- und eine Sperrschraube, so in gleichgerichtete (parallele) Stellung gebracht werden, daß ihr Zwischenraum einer geeigneten Schnittdicke entspricht. Bei hinreichender Derbheit (Konsistenz) des zu untersuchenden Stückes (etwa nach Art der gesunden Leber oder Niere) liefert ein gut geschliffenes Messer umfangreiche durchsichtige Schnitte, wenn die Messerführung mit einem kurzen ruckartigen Zug etwas eingeübt ist.

δ) Der Schnitt mit dem Gefriermikrotom:

Die Erwerbung eines Gefriermikrotoms kann dem Arzte, welcher etwas mikroskopieren will, nur dringend angeraten werden. Das Beckersche Kohlensäuremikrotom (etwa M. 160.— im Preise) bewährt sich sehr gut.

Aber so wertvoll der Besitz dieses Werkzeuges ist, so muß doch an dieser Stelle hervorgehoben werden, daß seine Leistungsfähigkeit bei der Untersuchung frischen Gewebes nicht unbegrenzt ist und hinter der Erwartung zurückbleiben wird. Es liefert zwar auch von jedem frischen Gewebe die herrlichsten, feinsten Schnitte. Aber diese sind außerordentlich schwer zu behandeln, besonders aus dem Grunde, weil das Gefrieren auf viele frische Gewebe zerstörend (aufweichend) einwirkt und manche Teile aus den Schnitten bei der Behandlung herausfallen. Es wird später erst auf die Würdigung dieser Untersuchungsart bei veränderten Bedingungen zurückgekommen werden (Ziff. 602).

599. Die weitere Behandlung der frischen Vorlagen schließt sich ganz an, was oben von den frischen Flüssigkeiten gesagt worden ist.

a) Die Untersuchung geht in 0,6%iger Kochsalzlösung vor sich. Für Darstellung der Kerne dient ein Zusatz von 30%iger Essigsäure. Nötigenfalls kann eine Färbung mit Neutralrot oder Methylenblau erreicht werden.

b) Zur besseren Sichtbarmachung des in den Vorlagen enthaltenen Fettes, der elastischen Fasern, der Farbstoffe und Krankheitskeime (Bakterien) dient ein Zusatz von 1%iger Kali- oder Natronlauge, die alles außer den genannten Gebilden verquillt.

c) Färbung speckartig (amyloid) veränderter Teile mit Lugolscher Lösung, Auflösung von Kalksalzen durch 10%ige Salzsäure oder deren Überführung in Gipskristalle durch 10%ige Schwefelsäure, Untersuchung der Fettkristalle mit dem Polarisationsapparate sind an frischen Vorlagen ausführbar.

d) Durch Zusatz von Osmiumsäure oder Formalin lassen sich frische Vorlagen auch in Dauervorlagen umarbeiten, die in Glycerin oder Gelatine aufbewahrt werden können. Doch lohnt sich die Mühe kaum, da man zur Erzielung von Dauervorlagen lieber auf gehärtete Gewebe zurückgreift und die Untersuchung frischer Stoffe nur zur vorläufigen Übersicht und Krankheitsbezeichnung verwertet.

Die Untersuchung von Hartgebilden.

600. Zur Untersuchung von Knochen, Zähnen, Verknöcherungen oder Verkalkungen wird die Schleifmethode angewendet, falls es nicht vorgezogen wird, das Gewebe durch Lösung seiner Kalksalze in Säuren schnittfähig zu machen. Von Knochen und Verkalkungen, nicht aber von Zähnen, lassen sich durch Schrappen der Oberflächen mittelst eines derben Messers kleine, sich zusammenrollende Spänchen erzielen, die sich beim Einbringen in Wasser oder Kochsalzlösung flach ausbreiten und recht lehrreiche mikroskopische Bilder ergeben. Es läßt sich an ihnen, z. B. hinreichend sicher entscheiden, ob ein Hartgebilde Knochen oder nur eine Kalkablagerung ist, eine Frage, an deren unmittelbarer Entscheidung während einer Operation bisweilen viel gelegen sein kann.

Die Untersuchung aufbewahrter Gewebstücke.

Härtung:

601. Jedes zur mikroskopischen Untersuchung bestimmte Gewebe, das nicht baldigst frisch bearbeitet werden kann, sollte schleunigst in eine Aufbewahrungs- oder Härtungsflüssigkeit gebracht werden.

a) Es gibt keine größere Verschlechterung des Untersuchungsstoffes als Eintrocknung und Fäulnis.

b) Zwischen Erhaltungs- (Konservierungs-) und Härtungsverfahren besteht kein großer Unterschied.

Jede Erhaltung (Konservierung) ist mit einer Gerinnung (Koagulation) des Eiweißes, einer Gerbung des Bindegewebes und einer Wasserentziehung verbunden und vermehrt dadurch die Derbheit des Gewebes. Die meisten Härtungen beruhen auf Anwendung chemischer Stoffe, die entweder an sich oder durch geeignete Zusätze zugleich fäulniswidrig wirken, so daß sie die Zersetzung des behandelten Gewebes durch Fäulniskeime verhindern.

602. Härtungsverfahren: Als reine Härtungsverfahren sind nur α) das Gefrieren, β) das Kochen, γ) die Wasserentziehung durch Trocknen zu bezeichnen.

α) Das Gefrieren ist, wie schon erwähnt, am frischen Gewebe zwar wohl ausführbar, gibt aber keine einwandfreien Vorlagen. Dagegen ist es eines unserer wichtigsten Mittel zur Bearbeitung aufbewahrten Gewebes. Es wird dadurch ermöglicht, auf das schnellste und ohne weitere chemische Eingriffe die geeignete Derbheit zur Gewinnung der besten Schnitte zu erzielen.

Das Gefrierverfahren wird unter Zuhilfenahme des unter Ziff. 598 δ erwähnten Beckerschen Gefriermikrotoms angewandt, bei dem durch Zuströmen von zusammengepreßter Kohlensäure Kälte erzeugt wird. Mit einiger Übung gelingt es, wenn man die Kohlensäure ruckweise zuläßt, den Härtegrad zu erreichen, der ein Schneiden ohne Splittern der Schnitte ermöglicht, welches sonst bei zu stark und plötzlich gefrorenen Gewebsteilen eintritt. Als wichtig muß auch beachtet werden, daß das Gewebe, welches entweder mit 10%igem Formalin behandelt sein muß, oder falls es in einer anderen Flüssigkeit aufbewahrt worden ist, vor dem Gefrierschneiden in 10%iges Formalin gebracht werden muß, nicht vor dem Schneiden durch Auswässern völlig vom Formalin befreit wird. Das reine Wassereis ist erheblich spröder als das Formaleis. Die Schnitte werden am besten, ehe sie ganz aufgetaut sind, mit der Fingerkuppe vom Messer abgestrichen und in Wasser gebracht, dann in Wasser oder Glycerin untersucht oder gefärbt.

β) Kurzes Kochen bewirkt durch Gerinnung des Eiweißes eine Härtung der tierischen Gewebe. Es darf natürlich nicht so lange fortgesetzt werden, bis durch Leimbildung des Bindegewebes wieder Erweichung und Zerfall erfolgt. Die Gewebsdichtigkeit (Konsistenz) wird aber durch Kochen nicht so derb, daß unmittelbare Schnittfähigkeit erreicht wird. Dagegen ist das Kochen namentlich unter Anwendung von Formalinlösung sehr wichtig, da es für das Gefrierschneiden rasch vorbereitet.

Für eine ganz eilige Untersuchung, etwa im Verlaufe einer Operation, gibt es folgendes Verfahren:

Ein kleines Stück des Gewebes wird in kochende Formalinlösung geworfen. Darin muß es für 3—5 Minuten brodeln und darauf in frischem Formalin (10%) schnell erkalten. Dann kann man es sofort mit dem Gefriermikrotom schneiden und die Schnitte ungefärbt oder nach beliebiger Färbung untersuchen.

γ) Das Trocknen, welches früher auch gelegentlich zur Härtung für derberes Gewebe, z. B. Sehnengewebe verwandt wurde, ist jetzt nur noch in einer Form in Brauch, nämlich zur Aufbewahrung dünnster Schichten von Flüssigkeiten oder Abstrichen auf Objektträger oder Deckglas, besonders für Untersuchung von Blut und kleinsten Lebewesen (diese vgl. Ziff. 589).

a) Für die Blutuntersuchung ist die gleichmäßige dünne Verteilung des Stoffes von grundlegender Bedeutung. Die zu benutzenden Glasflächen müssen auf das Sorgfältigste gereinigt und von Fett befreit werden (s. Ziff. 595). Der auf das Gläschen gebrachte Blutstropfen wird schnell mit dem Rande eines geschliffenen Objektträgers ausgebreitet. Oder man läßt ihn sich zwischen zwei aufeinander gelegten Gläschen ausbreiten und zieht sie dann mit gleichmäßigem seitlichem Zuge schnell voneinander ab. Ein Haupterfordernis für das Verfahren ist Schnelligkeit, weil die Ausbreitung erfolgt sein muß, ehe die Gerinnung des Blutes eintritt.

b) Unter diesen Bedingungen tritt dann die Trocknung der Schicht schnell ein und verläuft ohne gröbere Gestaltsveränderungen der einzelnen Teile. Doch genügt die Trocknung für die weitere Behandlung allein nicht. Es muß noch ein Festwerden durch Erhitzen auf 110° oder durch chemische Stoffe, am besten durch Methylalkohol folgen, ehe die Vorlagen für weitere Färbungen (Ziff. 619) vorbereitet sind.

603. Das chemische Aufbewahrungs- und Festhaltungsverfahren.

Da die einzelnen Gewebe des menschlichen Körpers sich Chemikalien gegenüber äußerst verschieden verhalten, so leuchtet es eigentlich ein, daß es kein für alle Gewebe passendes Aufbewahrungsverfahren gibt. Die Arbeitsstätten für mikroskopische Untersuchungen beschäftigen sich daher mit einer ganzen Reihe von solchen Stoffen, die teils einzeln, teils in Mischungen oder in mannigfaltiger Reihenfolge (Kombination) auf die Gewebe angewandt werden, um eine möglichst vollkommene Darstellung ihrer Struktureinzelheiten zu erreichen. Wenn im Rahmen dieser Anleitung aber ein möglichst einfaches Verfahren empfohlen werden soll, das bei wenigem Gerät befriedigende Ergebnisse erzielt, so ist in erster Linie

604. *a*) das **Formalin** zu nennen. Es kommt einem Allhärtungsmittel darum am nächsten, weil es jedenfalls bei kurzer Anwendung keinen Gewebsbestandteil schädigt und eine Nachbehandlung mit eigenartig wirkenden (spezifischen) Härtungsmitteln für empfindliche Gewebsbestandteile gestattet, und weil es ferner für alle gewöhnlichen Untersuchungen durchaus ausreichende mikroskopische Bilder gibt.

a) Das Formalin ist die 35—40%ige wäßrige Lösung des Formaldehyds. Es wird vorwiegend in 10%iger Verdünnung, also 10 Rauminhalt Formalin auf 90 Rauminhalt Wasser (Aqu. comm.) angewandt, so daß die Lösung 3,5 bis 4% Formaldehyd enthält.

b) Bei der Härtung sind folgende Vorschriften zu beachten:

Es sollen nur Stücke von $^1/_2$—1 cm Dicke zur Aufbewahrung eingelegt werden.

Es soll mindestens der 10fache Raumgehalt von Flüssigkeit auf die gesamte Gewebsmenge verwendet werden.

Es ist zu beachten, daß die Gewebsstücke nicht untereinander und an der Flaschenwand kleben, sondern frei in der Flüssigkeit schwimmen; daher muß diese zuerst öfters geschüttelt werden.

Die Flüssigkeit muß, falls sie sich trübt, einmal erneuert werden.

c) Unter diesen Bedingungen ist die Durchhärtung in 24—48 Stunden vollendet. Längeres Verweilen in der Flüssigkeit schadet nichts, sobald sie klar bleibt.

605. *β*) Auf den **Alkohol** muß in Ermangelung von Formalin zurückgegriffen werden, der auch wenigstens für viele Zwecke genügt. Ihm haftet der Übelstand an, daß er die Fette löst. Außerdem ist seine Anwendung viel schwieriger, weil er schlechter die Gewebe durchdringt.

Es wird solcher von 90—96% verwendet. Die darin aufzubewahrenden Gewebsstücke müssen noch kleiner, die zu verwendende Flüssigkeitsmenge noch größer bemessen und häufiger erneuert werden, als beim Formalin. Unter diesen Vorsichtsmaßregeln kann ebenfalls eine Härtung in 24—48 Stunden erwartet werden.

606. Wichtige Härtungsmittel sind ferner die **Chromsalze** (Kalium bichromicum) in Form der Müllerschen Flüssigkeit oder als Gemisch dieser mit reinem Formalin im Verhältnis von 9 : 1 (Orthsche Lösung), Quecksilbersublimat in wäßriger Lösung oder mit Alkohol gemischt oder in Mischung mit Kalium bichromicum

(Zenkersche Lösung), Chromsäure in wäßriger Lösung oder mit Essig und Osmiumsäure (Flemmingsche Lösung) usw.

Schneiden.

607. Die Verarbeitung des aufbewahrten Gewebes zu mikroskopischen Vorlagen erfolgt

a) durch Zupfen mit Nadeln (Ziff. 597) durch Rasiermesserschnitte (Ziff. 598 β) durch Mikrotomschnitte.

608. Für das letzte Verfahren ist in erster Linie das Gefriermikrotom zu empfehlen, womit man in den meisten Fällen auskommt. 2—3 mm dicke Scheiben des durch Formalin gehärteten Gewebsstückes oder, sofern eine andere Härtung angewandt wurde, nach einer einhalbstündigen Durchtränkung mit Formalin ($10^0/_0$) werden flüchtig in Wasser abgespült und sind dann für das Gefriermikrotom schnittfertig. Es werden von kleineren Stücken Schnitte von 15 μ Dicke erzielt. Jedoch genügen durchaus meist auch solche von 25—30 μ, die gleichmäßiger ausfallen.

609. Für manche Zwecke ist die Paraffindurchtränkung als Vorbereitung für das Mikrotomschneiden notwendig, nämlich wenn es sich um sehr kleine Gewebsstücke, besonders um kleine Probeausschnittstücke handelt, ferner wenn eine größere Menge kleiner Gewebsstücke zu durchmustern ist (sog. Blockdurchtränkung), endlich wenn eine fortlaufende Reihe von Schnitten desselben Gewebsstückes gemustert werden soll (Serien- oder Stufenschnitte).

Verfahren der Paraffindurchtränkung: Entwässern der Schnitte durch Alkohol in steigender Sättigung, zuletzt 24 Stunden in unverdünntem Alkohol. Einlage in Chloroform (an Stelle des jetzt nicht erhältlichen Xylols) für 24 Stunden. Chloroform-Paraffin zu gleichen Teilen 24 Stunden bei Zimmerwärme, dann 3 Stunden im Brutofen bei etwa 50°.

Weiches Paraffin (Schmelzpunkt 40°) und hartes Paraffin (Schmelzpunkt 54°) je 3 Stunden im Brutofen.

Alsdann werden die Stückchen in Glasschälchen oder Pappkästchen (Deckglasschachteldeckel) mit hartem Paraffin umgossen und die Blöcke nach dem Erkalten ausgeschnitten.

Eine Beschleunigung der Durchtränkung zur Beendigung in wenigen Stunden wird durch Verwendung reichlicher Flüssigkeiten in den einzelnen Abschnitten des Verfahrens und durch Ersatz des unverdünnten (absoluten) Alkohols durch Aceton erreicht.

Die Blöcke werden auf Metalltischchen oder Holzklötzchen mit heißem Messer aufgeschmolzen und mit dem geeigneten Mikrotom (Jung, Schantze, Leitz, Becker u. a.) geschnitten.

Die Schnitte werden mit Eiweißglycerin auf den Objektträger oder das Deckglas oder eine Glimmerplatte aufgeklebt. Sie müssen durch Benzol vom Paraffin befreit und zunächst durch unverdünnten (absoluten), weiterhin durch $96^0/_0$igen Alkohol und schließlich durch Wasser für die Färbungen vorbereitet werden.

610. Zu erwähnen ist noch die wichtige Durchtränkung mit Zelloidin, die für viele feinere Untersuchungen das Paraffinverfahren übertrifft, aber viel zeitraubender und schwieriger auszuführen ist.

Färbung.

611. Die verschiedene chemische und physikalische Verwandtschaft der einzelnen Gewebsbestandteile zu Farbstoffen ermöglicht, sie in ihren Einzelheiten durch Färbung besser sichtbar zu machen. Nur eine kleine Reihe von Färbungen gelingen an den lebenden oder frischen Geweben (vitale Färbungen). Die Mehrzahl hat die härtende Behandlung der Gewebe zur Bedingung.

Die meisten Gewebsbestandteile lassen sich durch ganze Gruppen von verschiedenartigen Farbstoffen, von denen zum Teil eine Verwandtschaft der chemischen Zusammensetzung entdeckt worden ist, färben. Durch geeignete Kombination von Farbstoffen aus verschiedenen Gruppen können in demselben Präparate mehrere Gewebsbestandteile in verschiedenen Farben dargestellt werden (Doppel- und Mehrfachfärbungen).

612. Für die praktische Ausführung der Färbung gibt es im allgemeinen zwei Wege: Unmittelbare Färbung: Die Vorlage wird der Einwirkung einer Farblösung ausgesetzt und diese Einwirkung nach dem Sichtbarwerden der eigenartigen Färbung des betreffenden Gewebsbestandteiles unterbrochen. Mittelbare Färbung: Nach starker Überfärbung der Vorlage wird sie mit einem Lösungsmittel des Farbstoffes behandelt, bis der zu färbende Bestandteil allein gefärbt bleibt.

a) Die Farbstoffe werden im allgemeinen in wäßrigen Lösungen angewandt, nur einzelne in alkoholischen.

b) Die wichtigsten Gruppen von Färbungen sind folgende: Für
α) Zellkerne: Hämatoxylinlacke, Karmin, basische Anilinfarben (rote: Diamantfuchsin, Safranin, Neutralrot, Azur; blaue: Viktoriablau, Methylenblau, Toluidinblau, Thionin; violette: Methylviolett, Gentiana, Kristallviolett; braun: Vesuvin, Bismarckbraun; grüne: Methylgrün). Die basischen Anilinfarbstoffe sind gleichzeitig Farbstoffe für Krankheitskeime (Bakterien) und Urtierchen (Protozoon).

β) Zellenleib und Bindesubstanzen: Saure Anilinfarben (rote: Eosin, Säurefuchsin, Erythrosin; blaue: Anilinblau; grüne: Lichtgrün; rote: Orange G); ferner Pikrinsäure.

γ) Elastische Fasern: Orcein, Resorcinlösungen basischer Anilinfarben (Fuchselin, Safranelin); Säurefuchsin.

δ) Fette und Lipoide: Alkoholische Lösungen von Sudan III, Scharlach, Chlorophyl, Nilblau; wäßrige Lösung von Überosmiumsäure.

ε) Fettsäuren: Kupfersalze, Hämatoxylinlacke.

δ und ε nur an Gefrierschnitten zu empfehlen.

ζ) Achsenzylinder der Nerven: Gold- und Silbersalze, z. T. als Färbungen lebenden oder frisch abgestorbenen Gewebes, Methylenblau als Färbung frischen (vitalen) Gewebes, Karmin.

η) Markscheiden der Nerven: Hämatoxylinlacke und vieles andere.

613. Doppel- und Mehrfachfärbungen werden durch gemeinsame Einwirkung von Farbstoffen der Gruppe 1 untereinander oder mit Farbstoffen der anderen Gruppen erzielt.

a) Die Farbstofflösungen, deren Herstellung vielfach zeitraubend ist und sich für den kleinen Bedarf des Praktikers kaum lohnt, sind in gebrauchsfertiger Form bei Grübler in Leipzig, Leitz, Altmann, Kloenne und Müller in Berlin und anderen käuflich zu beziehen.

b) Für die Ausübung der sehr verwickelten Färbekunst muß auf die

Sonderlehrbücher (Schmorl, Herxheimer, Kahlden-Gierke, Rawitz, Encyklopädie der Mikrotechnik von C. Weigert u. a.) sowie auf Übungskurse verwiesen werden.

614. An dieser Stelle soll nur diejenige Schnittfärbung besprochen werden, die zur vorläufigen Übersicht über den Gewebsbau und die krankhaften Veränderungen am meisten eingebürgert und sicher am besten geeignet ist, die Hämatoxylin-Eosinfärbung.

a) Sie wird an Gefrierschnitten von in Formalin oder Alkohol behandelten Stücken oder an Paraffinschnitten, nachdem diese vom Paraffin befreit (Ziff. 609) und durch Alkohol in Wasser übergeführt worden sind, oder an Zelloidinschnitten nach Übertragung in Wasser ausgeführt.

α) Übertragen der Schnitte in frisch durch Fließpapier geseihte Hämatoxylinlösung (Böhmersche oder Ehrlichsche oder Hansensche Lösung oder Mayers Hämalaunlösung).

β) Färben 5—15 Minuten.

γ) Gründliches Wässern in destilliertem Wasser.

δ) Übertragen in dünne (etwa $1/4\%$ige) wäßrig-alkoholische Lösung von Eosin für $1/2$ Minute.

ε) Kurze Spülung in gewöhnlichem Wasser.

b) Bei zu dunkler Färbung (Überfärbung) oder nach Benutzung zu alter — ausgereifter — Hämatoxylinlösung ist eine kurze Waschung in Salzsäurealkohol (1 Raumgehalt Salzsäure auf 100 Alkohol [70 %]), und danach eine solche in gewöhnlichem Wasser erforderlich. Nachbehandlung dann nach dem Verfahren zu δ und γ. Die weitere Behandlung ist verschieden, je nachdem es sich um freie oder aufgeklebte Schnitte handelt.

615. Freischwimmende Schnitte:

α) Auffangen auf einem Hornspatel, β) Aufträufeln von Alkohol (90%) mit einem breiten Haarpinsel, γ) Einsenken in eine Schale mit Alkohol (90%), δ) Auffangen mit dem Hornspatel, ε) Aufträufeln von unverdünntem Alcohol absol., ζ) Einsenken in unverdünnten Alcohol absol., η) Übertragen mittelst Spatels in eine Schale mit Kreosot oder Origanumöl oder Bergamotteöl oder Cajeputöl, ϑ) Übertragen mittelst Spatels auf den Objektträger, ι) Abtropfen und dann Abtrocknen des Öls mit Fließpapier, $\varkappa$) Überspülen von Xylol oder Benzol, λ) Zudecken mit einem Deckgläschen, worauf vorher ein Tropfen Kanadabalsam gesetzt ist.

616. Die drei letzten Maßnahmen ($\iota - \lambda$) müssen in der Ausführung beschleunigt, besonders aber muß das Eintrocknen oder eine Trübung vermieden werden, wie dies durch den Wasserdampf der feuchten Atemluft bewirkt wird.

617. Aufgeklebte Schnitte:

α) Eintauchen in Alkohol (70%) $1/2$ Minute, β) Eintauchen in Alkohol (90%), 1 Minute, γ) Eintauchen in Alcohol absolutus $1/2$ Minute, δ) Eintauchen in Xylol oder Benzol $1/2$ Minute, ε) Schnelles Zudecken mit einem vorher mit Kanadabalsam beschickten Deckgläschen, oder, wenn der Schnitt auf dem Deckglase aufgeklebt ist, Überdecken auf einen vorher mit Balsam beschickten Objektträger.

618. In den Hämatoxylin-Eosinpräparaten zeigen sich die Zellkerne violett bis blau, die Zelleiber, das Bindegewebe, die Muskelfasern in verschiedenen Tönen hellrot, Kalk dunkelblau, Leimgewebe blauviolett, Mastzellenkörnchen blau, eosinophile Körnchen leuchtend rot, ebenso die roten Blutkörperchen. Fett ist ungefärbt und nur durch die scharf begrenzten hellen rundlichen

Lücken, in denen es vordem eingelagert war bzw. durch die wabige Beschaffenheit der Zelleiber erkennbar. Dickere elastische Fasern und Scheiben sind bei leicht roter Färbung durch ihre starke Lichtbrechung noch festzustellen, abgestorbene Gewebsabschnitte sind gleichmäßiger hellrot getönt.

a) An Stelle des Eosins wird die Hämatoxylinfärbung besonders gern mit einer Färbung durch ein Gemisch von Pikrinsäure und Säurefuchsin (aus der Farbgruppe Ziff. 612β zusammen benutzt, wobei noch mannigfaltigere Unterscheidungen des Zwischenzellgewebes erreicht werden.

b) Bei Vereinigung mit Farben aus Gruppe Ziff. 612γ u. δ wird zuerst die Färbung der elastischen Fasern, dann die Hämatoxylinfärbung, schließlich die Fettfärbung ausgeführt. Die Schnitte müssen alsdann statt in Balsam in Glycerin oder Gelatine aufgesetzt werden. Hierdurch tritt an Stelle der ganzen Maßnahmen von Ziff. 615 (α—ε) die Übertragung aus Wasser in Glycerin oder Glycerin-Gelatine auf den Objektträger und das Abdecken der Vorlage mit dem Deckglase.

c) Die Färbungen der Zellkerne mit basischen Anilinfarben erzielen den Vorteil einer gleichzeitigen Färbung der Krankheitskeime (Bakterien), so die Pfeiffersche Färbung mit Karbolfuchsin, einer Lösung von Diamantfuchsin in 5%iger Karbolsäure. Die Schnitte kommen auf 5 Minuten in die stark verdünnte Lösung, werden dann mit Wasser, dem ein Tropfen Eisessig zugesetzt ist, abgespült, in Wasser gewaschen und dann entweder nach Ziff. 615 u. 616 oder Ziff. 617 in Balsam übergeführt.

619. Wichtigste Färbung der Blutpräparate und Schnitte von Blutdrüsen: Ihre Ausführung geschieht nach den Grundsätzen von P. Ehrlich unter Benutzung von Farbstoffen der Gruppe 1 und 2, und sie besteht in einer gleichzeitigen Färbung mit Methylenblau, Azur und Eosin. Unter den einschlägigen Gemischen wird das Giemsasche am meisten angewandt.

a) Verfahren bei Trockenvorlagen des Blutes (Ziff. 602γ):
α) Härten des getrockneten Blutausstrichs in Methylalkohol 5 Minuten, dann Abtrocknen mit Fließpapier, β) Färben in verdünnter Giemsascher Lösung (je ein Tropfen auf jeden Kubikzentimeter Wasser) $^1/_2$ Stunde, γ) Abspülen in destilliertem Wasser, δ) Abtrocknen mit Fließpapier, dann völliges Austrocknen an der Luft, ε) Zudecken mit einem Tropfen Zedernöl.

b) Wenn sich aus der Giemsalösung Farbniederschläge auf der Vorlage abgesetzt haben, können diese mit Aceton nach dem Trocknen gelöst werden; danach wieder Trocknen und Zedernöldecke.

c) Die Schnittfärbung (an aufgeklebten Gefrierschnitten oder Paraffinschnitten) beginnt mit einer 24 stündigen Färbung wie unter a, β, dann Waschen in Wasser, dem ein Tropfen Eisessig zugesetzt ist und Wässern. Für die Dauereinbettung der Schnitte ist die Alkoholbehandlung möglichst zu vermeiden. Folgendes Verfahren empfiehlt sich: Abtrocknen des Schnittes mit Fließpapier (vor dem gänzlichen Trockenwerden Eintauchen in Aceton für $^1/_2$ Minute. Eintauchen in Benzol oder Xylol. Zudecken mit Zedernöl.

620. In diesen Vorlagen sind die Zellkerne burgunderrot oder blau, der Zelleib bläulich, besonders Plasmazellen stark blau, Mastzellenkörner burgunderrot, rote Blutkörperchen leuchtend gelbrot. Gleichzeitig sind etwa vorhandene Bluturtierchen (Protozoen) lebhaft gefärbt.

Die Beschreibung aller dieser ganz einfachen, für das Mikroskopieren aber notwendigen Maßnahmen erscheint umständlicher als ihre Ausführung. Wer erst einmal einige Verfahren beherrscht, wird sich auch leicht auf weitere einarbeiten, da schließlich alle auf den gleichen Grundlagen beruhen.

VIII. Krankheitsbezeichnung (Diagnose).

621. Ärztliches Urteil und ärztliches Handeln sind durchaus abhängig von einer sorglichen und erschöpfenden Untersuchung, jenes um so mehr, wenn es nur auf Grund einer einmaligen Untersuchung abgegeben werden muß. Stets muß daran gedacht werden, daß selbst scheinbar belanglose Einzelheiten bestimmenden Wert für die Zusammenfassung der Untersuchungsergebnisse haben können, wenn sie nicht schon bis dahin die Untersuchung selbst beeinflußt haben.

Ruhige Abwägung der gewonnenen Unterlagen und die daraus gezogenen folgerichtigen Schlüsse werden den Untersucher vor Irrtümern und Trugschlüssen bewahren. Bei wiederholten Untersuchungen (z. B. im Laufe einer Krankenbehandlung) muß die Richtigkeit der ursprünglichen Anschauung über den körperlichen Zustand und über die krankhaften Vorgänge ständig nachgeprüft werden und dies nicht so sehr an den grob sinnfälligen Krankheitszeichen, als vielmehr gerade an solchen „nebensächlichen", „bedeutungslosen" Einzelheiten, die neben dem „typischen Krankheitsbilde einhergehen" oder gelegentlich auftreten.

622. Die erste — vorläufige — Krankheitsbezeichnung (Diagnose) ist häufig das Ergebnis einer voreiligen Schlußfolgerung und ein Urteil auf unvollständiger Grundlage, weil die Krankheit, das „Leben unter anderen Bedingungen", zu einem „typischen Krankheitsbilde" zeitlich sich noch nicht hat entwickelt, diese „anderen Bedingungen" auf das Zellenleben ihre volle Wirkung noch nicht haben entfalten können und die Wehr- und Schutzmittel des Körpers in ihrer eigenartigen Wirkung und in ihrer Leistungsfähigkeit noch nicht erkennbar in die Erscheinung getreten sind.

Hier gewinnt besonders das Wort Bedeutung „Πάντα ῥεῖ". Es gilt daher weiter zu untersuchen, d. h. zu beobachten, nachzuprüfen, zu vervollständigen, abzuwägen, zunächst aber keineswegs zu urteilen.

623. Durch die Zusammenfassung und genaueste Abwägung aller durch die Untersuchung gesicherten oder wahrscheinlich gemachten Einzelheiten und durch die Einreihung aller gefühlsmäßigen (subjektiven) und für andere sinnfälligen (objektiven) Krankheitserscheinungen in bekannte Krankheitsbilder unter sorglichster Berücksichtigung der Familien- und der Vorgeschichte kommt die ärztliche Diagnose (Krankheitsbezeichnung) zustande.

624. Jeder, den obigen Anforderungen entsprechende Untersuchungsgang und die darauf gerichteten Vorsichtsmaßregeln führen von selbst auf dem Wege der Differentialdiagnose zur endgültigen Diagnose.

625. Krankheitsbezeichnungen, die nur einzelne Krankheitserscheinungen berücksichtigen, „symptomatische Diagnosen", haben bei der Vieldeutigkeit vieler dieser Symptome keinen Wert, weil sie, aus dem Gesamtkrankheitsbilde herausgerissen, keine Vorstellung von dem eigentlichen Krankheitszustande oder von den sich abspielenden krankhaften Vorgängen geben (Kopfschmerzen, Leibschmerzen, Schwindelanfälle, Stiche, Reißen, Rheumatismus usw.).

In den meisten Fällen können diese „symptomatischen Diagnosen" nicht anders als „Verlegenheitsdiagnosen" bewertet werden.

626. Die Krankheitsbezeichnungen, welche nur einen Ausfall oder eine Veränderung in der Tätigkeit einzelner Körperbestandteile wiedergeben (funktionelle Diagnosen) sind nur zulässig beim Fehlen oder nicht gelungenen Nachweise körperlicher Unterlagen. Sie erfordern besonders häufige und sorgliche Nachprüfung der organischen Betätigung des Körpers (Herzangst, Lähmungen, allgemeine Körperschwäche).

627. Wichtig und wertvoll sind nur diejenigen Krankheitsbezeichnungen, welche sich aus nachweisbaren körperlichen Veränderungen — aus einem objektiven organischen Befunde—, also auf anatomischer Grundlage ergeben.

628. Die häufige Anwendung unvollkommener oder nichtssagender Krankheitsbezeichnungen hat zur Aufstellung eines „Systems der Krankheiten und Todesursachen" geführt, das für die im Statistischen Amte der Stadt Berlin zu bearbeitenden Mortalitäts- und Morbiditätsstatistik in Anlehnung an das bisher im Gebrauch gewesene System der Todesursachen nach Rudolf Virchow jetzt als Grundlage dient (siehe unten).

a) Soll der Untersuchungsbefund und die Diagnosenstellung nebst Schlüssen daraus in einem Zeugnis zusammengefaßt werden, so dürfen darin auch Ort und Zeit der Ausstellung, Benennung der die Untersuchung und Zeugnisausstellung veranlassenden Person oder Behörde, Zeit der Ausführung und Zweck der Untersuchung sowie kurze Personenangabe über den Untersuchten nicht fehlen. In dieser Beziehung wird von den Ärzten sehr häufig gefehlt und daher über diese Mängel namentlich von Behörden lebhaft geklagt.

Im übrigen wird auf den militärärztlichen Teil verwiesen, wo diese Anforderungen eingehend behandelt sind.

System der Krankheiten und Todesursachen.

Die wesentlich als Krankheiten und nur für außergewöhnliche Komplikationen als Todesursachen vorkommenden Bezeichnungen sind *kursiv* gedruckt.

I. Infektionskrankheiten.

1. a) **Masern**, Morbilli.
   b) **Röteln.**
2. a) **Scharlach**, Scarlatina.
   b) *Scharlach-Nierenentzündung.*
   c) *Scharlach-Bräune.*
   d) *Scharlach-Sepsis.*
3. **Frieseln.**
4. **Pocken, Variola, Variolois**; natürliche, modifizierte, blutige Menschenblattern.
5. **Windpocken, Varicellae.**
6. **Rose, Erysipelas**; Wander-, Blatter-, Haut-, Kopfrose; Rotlauf, Blasenrotlauf, phlegmonöses, brandiges Erysipel.
7. a) **Diphtherie**, Diphtheria, diphtherische Geschwüre; diphtherische Bräune; *brandige Bräune; brandige Rachenentzündung; brandige Entzündung der Mundschleimhaut;* Diphtherie des Rachens, der

VIII. Krankheitsbezeichnung (Diagnose). 191

Mandeln, der Nase, der Augen. Croup, häutige Bräune, Angina membranacea; Laryngitis fibrinosa, Kehlkopfbräune; Luftröhrenbräune.
b) Diphtherie der Haut. Genitalien.
c) Diphtherische Laryngostenose.
d) Diphtherische Lähmungen.
e) Diphtherische Sepsis.

8. **Keuchhusten,** Stickhusten, Tussis convulsiva.
9. **Grippe,** Influenza.
10. *Schnupfenfieber.*
11. a) **Blutvergiftung,** Wundfieber, Eitervergiftung, Eiterfieber, Pyaemia, Septhämie, Septikämie.
    b) Hospitalbrand, Gangraena nosocomialis.
12. **Akute infektiöse Knochenmarkvereiterung** (Osteomyelitis acuta infectiosa).
13. **Wasserkrebs,** Noma, Cancer aquaticus.
14. a) **Starrkrampf,** Tetanus und Trismus; Kinnbackenkrampf; Mundklemme. Wundstarrkrampf, Tetanus und Trismus traumaticus.
    b) Tetanus neonatorum.
    c) Tetanus puerperalis.
15. **Kindbettfieber,** Febris puerperalis, Wochenbettfieber; Pyämie im Wochenbett; Endometritis puerperalis; Gebärmutterdiphtherie; Entbindungsfieber, einschl. Unterleibsentzündung während und nach der Geburt, Peritonitis puerperalis, Pelviperitonitis puerperalis.
16. **Karbunkel,** Anthrax vulgaris.
17. **Abdominaltyphus,** Typhus abdominalis, Typhoidfieber; Unterleibstyphus; Nervenfieber, typhöses Fieber.
18. **Flecktyphus,** Typhus exanthematicus, Typhus petechialis; Ausschlagtyphus; Hungertyphus.
19. **Rückfallfieber,** Febris recurrens, Rückfalltyphus.
20. **Ruhr,** Dysenteria, rote, weiße; Darmdiphtherie.
21. **Epidemische Cholera,** Cholera asiatica s. epidemica.
22. *Mumps, Parotitis epidemica s. maligna; Ziegenpeter; epidemische, bösartige Ohrspeicheldrüsenentzündung.*
23. **Epidemische Genickstarre,** Epidemische Hirnhautentzündung. Meningitis (Arachnitis) cerebrospinalis epidemica.
24. **Kaltes Fieber,** Febris intermittens, Wechselfieber; Malaria.
25. **Akuter Gelenkrheumatismus,** Rheumatismus articulorum acutus; Polyarthritis acuta.
26. Syphilis, Lues.
    a) *Primäre Syphilis (harter Schanker).*
    b) *Sekundäre (Roseola, Papulae madidantes, breite Kondylome, syph. Halsaffektionen).*
    c) Tertiäre (Gummata, Hautausschläge, Syphilide usw.). Knochenaffektionen, syphilitische Exostosen, Tophi.
    d) Hereditäre (kongenitale).
    e) Ohne Bezeichnung der Grade. Insbesondere Gehirnsyphilis.
27. *Weicher Schanker.*
28. **Gonorrhöe, Tripper.**
29. *Bubo, Leistenbubo.*
30. **Tuberkulose.**
    a) Lungenschwindsucht, Phthisis pulmonum; Schwindsucht; Tuberkulose; Lungenabzehrung; hektisches Fieber, Zehrfieber, galoppierende Schwindsucht.
    b) Miliartuberkulose.
    c) Halsschwindsucht, Kehlkopf-, Luftröhrenschwindsucht, Phthisis laryngea.
    d) Drüsentuberkulose.
    e) Hauttuberkulose; Lupus; fressende Flechte.
    f) Knochen-, Gelenktuberkulose, kalter Abszeß, Tumor albus.
    g) Tuberkulöse Hirnhautentzündung, Meningitis (Arachnitis) tuberculosa s. granulosa; akuter Hydrocephalus.
    h) Solitärer Gehirntuberkel.
    i) Unterleibschwindsucht, Phthisis intestinalis; Darmschwindsucht; Darmgeschwüre (ohne nähere Bezeichnung); Darmtuberkeln; tuberkulöse Bauchfellentzündung.
    k) Gekrösschwindsucht, Phthisis mesenterica.
    l) Nierentuberkulose; Nephrophthisis.
    m) Blasentuberkulose.
    n) Tuberkulose der männlichen Geschlechtsorgane.
    o) Tuberkulose der weiblichen Geschlechtsorgane.

Das kombinierte Vorkommen von Bezeichnungen zu a bis o wird ebenfalls unterschieden.
31. **Lepra.**
32. **Pest.**

II. Zoonosen.

33. a) **Hundswut,** Hydrophobia.
    b) **Milzbrand,** Pustula maligna (Anthrax contagiosus).
    c) **Rotzkrankheit,** Malleus humidus.
    d) **Strahlenpilzkrankheit,** Actinomycosis.
    e) *Maul- und Klauenseuche, Aphthae epizooticae.*

III. Parasiten.

34. **Trichinenkrankheit,** Trichinosis.
35. **Wurmkrankheiten.**
    a) **Blasenwürmer,** Cystica: Cysticercus (Finnen), Echinococcus. Insbesondere:
       α) Blasenwürmer des Gehirns,
       β) Blasenwürmer der Leber, des Auges.
    b) Nematoden: *Fadenwurm, Oxyuris vermicularis; Ascaris lumbricoides, Spulwurm;* Anchylostoma duodenale, Strongylus duodenalis, Anguillula intestinalis (stercoralis), Trichocephalus dispar.
    c) *Cestoden: Bandwurm. Taenia (mediocanellata, solium). Bothriocephalus latus.*
    d) *Sonstige Würmer. Helminthiasis.*
36. **Schwämmchen,** Aphthae; Soor, Stomatitis aphthosa s. mycotica.
37. *Krätze, Scabies, Räude.*
38. *Läusesucht, Phthiriasis. Kopfläuse, Kleiderläuse, Filzläuse (Pediculi pubis).*
39. a) *Favus.*
    b) *Pityriasis.*
    c) *Herpes tonsurans.*

IV. Vergiftungen.

(Angegebene Selbstmorde und Verunglückungen werden als solche unterschieden.)
40. a) **Tierische Gifte.** Schlangenbiß, Morsus serpentis. Fleischgift, Wurstgift, Muschelgift. Insektenstich.
    b) **Pflanzliche Gifte.** Pilze, Schwämme; Tollkirsche; Mutterkorn (Ergotismus; Kriebelkrankheit); Stechapfel; Schierling; Nikotin usw.
    c) **Mineralische Gifte.**
       α) Akute Vergiftung: Brechweinstein, Säuren (Vitriol), Ätzlauge (Ammoniak), Arsenik; Bleiessig, Bleizucker, Cyankalium, Blausäure usw.
       β) ChronischeVergiftung: Blei, Phosphor, Quecksilber, Arsenik usw.
    d) **Medikamentöse** Vergiftung: Morphium; Strychnin; Äther; Chloroform; Lachgas; Coffein, Atropin; Cocain, Nitrobenzol, Anilin, Karbolsäure, Sublimat usw.
    e) **Giftige Gase:** Kohlendunst, Kohlenoxyd, Rauchvergiftung; Leuchtgas; Schwefelwasserstoffgas, Kloakengase usw.
41. **Alkoholvergiftung.**
    a) Akute.
    b) Chronische; Trunksucht.
    c) Delirium tremens; Säuferwahnsinn.

V. Äußere Einwirkungen.

(Angegebene Selbstmorde und Verunglückungen werden als solche unterschieden.)
42. a) **Verbrennung und Verbrühung;** Brandwunden.
    b) **Erfrieren.**
    c) **Ertrinken.**
    d) **Erhängen,** Erdrosseln, Strangulation.
    e) **Ersticken,** Asphyxia.
    f) **Hitzschlag,** Sonnenstich, Insolatio.
    g) **Blitzschlag.**
    h) **Elektrischer Schlag.**
    i) **Explosion.**
    k) **Überfahren.**
    l) **Verletzung** durch Maschinen.
    m) **Verschüttung.**
    n) **Sturz,** Schlag, Wurf, Stoß; Schädelbruch, Schädelverletzung; Gehirnerschütterung; Wirbelsäulenbruch.
    o) **Schuß.**
    p) **Stich.**
    q) **Schnitt.**
    r) **Biß.**

VIII. Krankheitsbezeichnung (Diagnose).

s) **Fremdkörper** mit Bezeichnung des Organs.
t) **Folgen der Operation** (bei Nichtangabe des operierten Organs), Verblutung usw.
u) **Hinrichtung.**

VI. Störungen der Entwicklung und Ernährung.

(Entwicklungskrankheiten, konstitutionelle Krankheiten.)

43. **Lebensschwäche der Neugeborenen** Debilitas et Asphyxia neonatorum (Mangel an Atembewegung).
44. **Bildungsfehler**, Vitia primae formationis, z. B. angeborener Darmverschluß (Atresia ani), Gehirnbruch, Hasenscharte, Wolfsrachen, Spina bifida, gespaltenes Rückgrat, Rückenmarkswassersucht, andere Spaltbildungen usw., Doppelmißbildungen usw., Teratome, Steißgeschwulst usw.
45. **Zahnen**, Dentitio; Zahndurchbruch, Zahnkrampf, Zahnfieber.
46. **Englische Krankheit**, Rhachitis; weicher Hinterkopf, Craniotabes.
47. **Osteomalacia, Knochenerweichung**
48. a) **Skrofeln**, Scrofulosis; Drüsenleiden, Drüsenkrankheit; Drüsenanschwellung, Drüsenverhärtung, Drüsenfieber.
    b) **Drüsenentzündung**, Lymphdrüsenentzündung, Adenitis, Lymphadenitis, Drüsenvereiterung, Lymphdrüsenvereiterung, Lymphdrüsenabszeß.
49. a) **Abzehrung der Kinder**, Atrophia infantum.
    b) **Erschöpfung, Entkräftung,** Inanitio.
    c) **Hungertod.**
50. **Altersschwäche**, Marasmus senilis.
51. **Brand**, Gangraena.
    a) **Brandgeschwür**, Ulcus gangraenosum.
    b) **Druckbrand**, Dekubitus, brandiges Durchliegen.
52. **Neubildungen** (Geschwülste, Tumores);
    A. der **äußeren Bedeckungen** (Haut mit Schweißdrüsen und Talgdrüsen, Unterhautzellgewebe):
       a) *gutartige (Fibrom, Lipom, Angiom, Myxom, Atherom, (Grützbeutel), Adenom, Warze (Verruca), Molluscum contagiosum usw.),*
       b) bösartige (Karzinom [Kankroid], Sarkom, Melanom, Endotheliom);
    B. der **Mamma** (Milchdrüse, Brustdrüse):
       a) *gutartige (Fibrom, Adenom, Lipom usw.),*
       b) bösartige (Karzinom, Skirrhus, Sarkom, Endotheliom);
    C. der **Knochen und Muskeln**:
       a) *gutartige (Fibrom, Chondrom, Enchondrom, Osteom, Exostose, Myxom usw.),*
       b) bösartige (Sarkom, Endotheliom, Myelom, Epulis);
    D. der **Augen** (Karzinom, Gliom, Melanom, Sarkom, Endotheliom, Warzen usw.);
    E. der **Ohren** (Polypen, Fibrom, Myxom, Adenom, Karzinom);
    F. der **Verdauungsorgane** (Mund, Rachen, Speicheldrüsen, Speiseröhre, Magen, Darm, Leber mit Gallenblase und Gallenwegen, Pankreas):
       a) gutartige (Polypen [des Rachens, des Magens, des Darms], *Lipom, Warzen, Myom, Fibrom, Adenom, Angiom, Myxom usw.*),
       b) bösartige (Karzinom, Sarkom, Endotheliom),
          α) Speiseröhrenkrebs,
          β) Magenkrebs,
          γ) Gallenblasenkrebs,
          δ) Mastdarmkrebs;
    G. der **Atmungswege** (Nase sowie Nebenhöhlen, Schilddrüse, Luftröhre, Bronchen, Lunge):
       a) gutartige *(Polypen [der Nase, des Kehlkopfes], Warzen, Fibrome usw.),*
       b) bösartige (Karzinom, Sarkom);
    H. der **Nieren, Nebennieren, Harnblase mit Harnleiter und Harnröhre:**
       a) *gutartige (Fibrom, Lipom, Polyp, Struma [der Nebenniere], Kystom, Angiom).*
       b) bösartige (Karzinom, Sarkom, Hypernephrom, Misch-

geschwülste, Kystoma papillare, Endotheliom);
J. der Geschlechtsorgane:
  a) der männlichen (Hoden, Samenblasen, Prostata und ihre Ausführungsgänge),
    α) *gutartige (Adenom, Myom, Fibrom, Lipom, Kystom)*,
    β) bösartige (Karzinom, Sarkom, Endotheliom, Mischgeschwülste),
  b) der weiblichen (Ovarien, Tuben, Uterus, Vagina, Bartholinische und Cowpersche Drüsen),
    α) *gutartige* (Myom, Fibrom, Kystom, Polyp, Adenomyom, Blasenmole usw.),
    β) bösartige (Karzinom, Sarkom, malignes Adenomyom, Endotheliom, Kystoma papillare, Chorionepitheliom, [Syncytiom, Deciduom], Mischgeschwülste),
    1. Uteruskrebs,
    2. Ovarialkrebs;
K. der Lymphdrüsen und Thymus:
  a) *gutartige (Lymphom)*,
  b) bösartige (Sarkom, Endotheliom);
L. des Nervensystems (Gehirn, Rückenmark, Ganglien, Nerven):
  a) gutartige (Neurom, Gangliom, Gliom, Endotheliom, Psammom, Myxom),
  b) bösartige (Sarkom, Gliosarkom);
M. sonstige Geschwülste und Geschwülste ohne besondere Bezeichnung.
Das kombinierte Vorkommen der Neubildungen zu A bis M wird ebenfalls unterschieden.
53. **Kropf**, Struma.
54. **Basedowsche Krankheit.**
55. a) **Myxödem.** Kachexia strumipriva. Kachexia thyreopriva.
    b) **Kretinismus.**
56. a) **Skorbut**, Scharbock, Scorbutus.
    b) **Barlowsche Krankheit.**
    c) **Blutfleckenkrankheit**, Morbus maculosus Werlhofii; Purpura (haemorrhagica).
57. **Hämoglobinurie**, Blutstoffharnen.

58. **Bluterkrankheit**, Hämophilie.
59. **Tod durch Verblutung**, ohne weitere Angabe.
60. a) **Blutmangel**, Anaemia; *Bleichsucht, Chlorosis.*
    b) **Anaemia perniciosa.**
61. a) **Weißblütigkeit**, Leukaemia.
    b) **Pseudoleukämie**, Hodgkinsche Krankheit; Anaemia splenica, Bantische Krankheit.
62. **Wassersucht.**
    a) **Hydrops**; Anasarca.
    b) **Bauchwassersucht**, Ascites.
63. **Zuckerkrankheit.**
    a) **Diabetes mellitus**, Melliturie, Zuckerruhr, Harnruhr.
    b) **Diabetes insipidus**, zuckerlose Harnruhr.
64. **Gicht**, Arthritis urica.
65. **Bronzekrankheit**, Addisonsche Krankheit.
66. **Fettsucht**, Polysarcia.
67. **Amyloide Entartung** ohne nähere Angabe.
68. *Akromegalie.*
69. *Riesenwuchs.*

VII. Krankheiten der Organe.

A. Krankheiten der Haut und des Zellgewebes.

70. a) **Ekzem**, nässende Flechte.
    b) *Psoriasis.*
    c) *Miliaria, Schweißfriesel.*
    d) **Pemphigus**, Blasenausschlag.
    e) *Herpes.*
    f) *Herpes zoster.*
    g) *Urticaria.*
    h) *Grind, Seborrhöe.*
    i) *Sonstige Hautausschläge, Dermatitis, Erythem, Prurigo, Pruritus, Lichen, Impetigo usw.*
    k) *Haarschwund, Alopecia.*
    l) *Akne (Finnen)*,
    m) *Ichthyosis.*
    n) *Muttermal, Naevus.*
    o) *Blutschwamm, Naevus vasculosus.*
    p) *Hühneraugen, Schwielen.*
    q) *Hyperhidrosis, Schweißfuß.*
71. **Furunculosis**, Blutgeschwür, Eiterbeule.
72. a) **Zellgewebsentzündung**, Phlegmone, Abszeß, Geschwür, Zellgewebsvereiterung, Eitergeschwulst; Lymphgefäßentzündung, Lymphangitis, Zellhautentzündung.
    b) *Panaritium, Akelei, infektiöses Fingergeschwür.*

VIII. Krankheitsbezeichnung (Diagnose).

c) *Eingewachsener Nagel, Entzündung des Nagelbettes.*
73. a) **Zellgewebeverhärtung der Neugeborenen,** Induratio telae cellulosae, Sclerema neonatorum; Bindegewebeverhärtung.
    b) **Sclerema adultorum;** Sclerodermia.
74. a) **Nabelentzündung,** Omphalitis, Nabelvereiterung; Nabelbrand, Nabeldiphtherie, Nabelgefäßentzündung; Nabelarterienentzündung.
    b) **Nabelblutungen,** Haemorrhagia umbilicalis.
75. *Ulcus cruris, Fußgeschwür.*
76. **Elephantiasis.**

B. Krankheiten der Muskeln und Sehnen.

77. *Muskelentzündung, Myositis, Psoitis.*
78. *Muskelrheumatismus; Lumbago, Hüftweh; Hexenschuß; Reißen; Kreuzschmerzen. Rheumatismus ohne nähere Bezeichnung.*
79. **Muskelentartung,** Muskelatrophie; Muskelhypertrophie; progressive Muskelentartung (Duchennesche Krankheit).
80. a) *Sehnenscheidenentzündung, Tendovaginitis, Tendosynovitis. Überbein, Ganglion, Hygroma. Bursitis praepatellaris.*
    b) *Dupuytrensche Krankheit, Handsehnenschrumpfung, Sehnenkontraktur.*
    c) *Sehnenverkürzung, Torticollis usw.*

C. Krankheiten der Knochen, Knorpel und Gelenke.

81. a) **Knochenverletzung.** Knochenbrüche, *Knocheneinknickungen, schief geheilter Knochenbruch, falsches Gelenk, Pseudarthrose.*
    b) **Knochenentzündung,** Ostitis, Periostitis (Knochenhautentzündung), Osteomyelitis (Knochenmarkentzündung), Knocheneiterung, Knochenfraß, Caries, Knochenbrand, Nekrosis.
    c) *Exostose (nicht syphilitische).*
82. **Knorpelentzündung,** Chondritis, Perichondritis.
83. a) **Gelenkverletzung, Gelenkverrenkung, Luxatio;** *Verstauchung, Distorsio;* Bluterguß in die Gelenke; Gelenkversteifung, Gelenkkontraktur, Ankylose.
    b) **Gelenkentzündung,** Gliedwasser, Hydarthros, Gelenkeiterung, Pyarthros-Pyarthrosis.
84. **Tripperrheumatismus** (Rheumatismus gonorrhoicus).
85. a) **Chronischer Gelenkrheumatismus.**
    b) **Arthritis deformans,** deformierende Gelenkentzündung.
86. a) *Verkrümmung der Wirbelsäule, Kyphose, Skoliose, Lordose.*
    b) *Plattfuß usw., Klumpfuß, Genu valgum, Bäckerbein usw.*

D. Krankheiten des Gefäßsystems.

87. a) **Akute Endokarditis** (Herzklappenentzündung).
    b) **Herzbeutelentzündung,** Perikarditis.
    c) **Herzbeutelwassersucht,** Hydroperikardium.
88. **Herzvergrößerung,** Hypertrophia et Dilatatio cordis; Herzerweiterung.
89. **Herzfehler,** Vitia cordis, Herzleiden, Herzklappenfehler.
    b) *Angeborener Herzfehler* (angeborene Blausucht, Cyanosis).
90. a) **Herzmuskelentartung** (Herzmuskelentzündung), Myokarditis.
    b) **Herzverfettung,** Fettherz.
91. **Zerreißung des Herzens,** Ruptura cordis.
92. a) **Herzschlag,** Apoplexia cordis; Herzlähmung, Paralysis cordis.
    b) **Herzschwäche.**
93. a) **Herzkrampf; Angina pectoris.**
    b) *Herzneurosen (Herzklopfen, Palpitationen, Tachykardie).*
94. **Arterienkrankheiten,** Arteriarum morbi.
    a) *Aneurysma,* Schlagadererweiterung; Aortenerweiterung; Pulsadergeschwulst.
    b) **Schlagaderriß,** Bersten eines Blutgefäßes.
    c) **Arterienverstopfung,** Embolia.
    d) **Arterienverkalkung;** Arteriosklerose, Arterienverhärtung; Gefäßverkalkung, Atheromatose der Arterien, der Gehirngefäße.
    e) **Brand der Alten,** Gangraena senilis, arteriosklerotischer Brand.

95. **Venenkrankheiten,** Venarum morbi.
    a) Aderbruch;Krampfaderbruch; Krampfadern, Varix, Krampfaderblutung.
    b) Venenentzündung, Phlebitis, Periphlebitis.
    c) Blutgefäßverstopfung; Venenverstopfung, Thrombosis; Sinusthrombose.

E. **Krankheiten des Nervensystems.**

96. **Hirnhautentzündung, Gehirnentzündung** (sofern Hirnhautentzündung und nicht Encephalitis gemeint ist), Meningitis; Entzündung der weichen Hirnhaut, Arachnitis.
97. **Gehirnhöhlenwassersucht,** Hydrocephalus internus s. chronicus; Gehirnwassersucht; Wasserkopf.
98. a) **Akute Encephalitis.**
    b) Gehirneiterung, Gehirnabszeß.
99. **Gehirnschlag,** Apoplexia s. Haemorrhagia cerebri, Apoplexia sanguinea, Schlaganfall, Schlagfluß; Gehirnblutung; Bluterguß in die Schädelhöhle, Hemiplegie.
100. **Gehirnerweichung, Gehirnlähmung,** Paralysis cerebri.
101. a) **Kongestionen,** Blutandrang nach dem Gehirn, Gehirnödem.
    b) Gehirnanämie.
102. **Gehirnleiden** ohne nähere Bezeichnung.
103. **Geisteskrankheit.**
    a) Mania.
    b) Melancholie.
    c) Paranoia.
    d) Progressive Paralyse.
    e) Dementia, Blödsinn, Idiotie, Dementia senilis, Dementia juvenilis.
104. **Paralysis agitans,** Schüttellähmung.
105. a) **Rückenmarkentzündung,** Myelitis.
    b) Rückenmarkhautentzündung, Meningitis spinalis.
106. **Kompressionsmyelitis,** Druckschwund des Rückenmarks durch Geschwülste, Fraktur.
107. a) **Rückenmarkschwindsucht,** Tabes dorsalis, Rückenmarkdarre.
    b) Friedreichsche Krankheit.
108. a) **Rückenmarklähmung,** Paralysis spinalis, Syringomyelie, Rückenmarkerweichung;

Paraplegie ohne nähere Bezeichnung.
    b) **Kinderlähmung** (essentielle).
109. **Apoplexia spinalis.**
110. **Rückenmarksklerose.**
111. **Multiple Neuritis.**
112. *Neuralgie (Ischias usw.).*
113. *Lähmungen der peripheren Nerven.*
114. **Raynaudsche Krankheit.**
115. *Migräne Hemikranie.*
116. a) **Fallsucht,** Epilepsie.
    b) *Veitstanz,* Chorea.
    c) Sonstige Krämpfe, Spasmi et Convulsiones; Tetanie, Eklampsie der Kinder.
117. a) **Neurasthenie, Hysterie.**
    b) **Traumatische Neurosen.**
    c) *Beschäftigungsneurose (z. B. Schreibkrampf).*

F. *Krankheiten des Ohres.*

118. a) *Erkrankungen des äußeren Ohres: Entzündung des Ohrknorpels (Perichondritis auriculae), Othämatom, Ohrblutgeschwulst, nässende Flechte (Ekzem) der Ohrmuschel und des äußeren Gehörgangs, Entzündung des äußeren Gehörgangs, Otitis externa, Furunkel im Gehörgang, Ceruminalpfropf.*
    b) *Erkrankungen des mittleren Ohres: Katarrh der Eustachischen Trompete, Katarrh der Paukenhöhle,* Entzündung der Paukenhöhle, Otitis media, Otorrhoea, Ohrenlaufen, Entzündung, Vereiterung des Warzenfortsatzes, Cholesteatom, Ohrenentzündung ohne nähere Angabe.
    c) *Erkrankungen des inneren Ohres:* Hyperämie; Anämie; Entzündung, Otitis interna, Labyrinthblutung, Menièresche Krankheit.

G. **Krankheiten des Auges.**

119. a) *Erkrankungen der Augenlider; Blepharoadenitis, Blepharitis, Gerstenkorn (Hordeolum).*
    b) *Ektropion, Entropion.*
    c) *Erkrankungen der Bindehaut: Conjunctivitis; Blenorrhöe der Augen; Conjunctivitis granulosa s. Trachoma; Ophthalmia militaris s. aegyptiaca.*

VIII. Krankheitsbezeichnung (Diagnose). 197

d) *Erkrankungen der Lederhaut und der Hornhaut: Skleritis, Episkleritis; Hornhautentzündung, Keratitis. Eitrige Keratitis; Hornhautgeschwür; Keratitis interstitialis, Hornhauttrübungen, Leukoma corneae. Staphyloma corneae.*
e) *Erkrankungen d. Regenbogenhaut: Iritis idiopathica, rheumatica.*
f) *Erkrankungen der Linse und des Glaskörpers: Trübungen, grauer Star, Katarakt.*
g) *Erkrankungen der Gefäßhaut (Aderhaut), Chorioiditis. Blutungen in die Chorioidea. Glaukom, grüner Star.*
h) *Erkrankungen der Netzhaut: Netzhautablösung, Amotio s. Sublatio retinae; Entzündung der Netzhaut, Retinitis.*
i) *Erkrankungen des Nervus opticus: Neuritis. Sehnervatrophie, Amaurose, schwarzer Star.*
k) *Refraktionsanomalien: Hypermetropie (Weitsichtigkeit), Myopie (Kurzsichtigkeit), Astigmatismus.*
l) *Lähmungen d. Augenmuskeln, der Lider; Schielen, Strabismus, Ptosis, Lagophthalmus.*
m) *Erkrankungen des Tränensacks, Dakryocystitis.*

H. Krankheiten der Respirationsorgane.

120. **Krankheit der Nase.**
 a) *Nasenkatarrh, Rhinitis.*
 b) *Ozaena, Stinknase.*
 c) *Epistaxis, Nasenbluten.*
 d) *Erkrankungen der Nasen-, Rachen-Mandeln, Schwellung, Wucherung.*
 e) *Erkrankungen der knöchernen Nase.*
 f) Erkrankungen der Nasen-Nebenhöhlen (Stirnhöhle, Kieferhöhle, Keilbeinhöhle usw.)
121. *Kehlkopfentzündung, Laryngitis simplex; Pseudocroup.*
122. a) *Oedema glottidis.*
 b) **Stimmritzenkrampf,** Laryngospasmus.
123. **Kehlkopfverengung,** Luftröhrenverengung.
124. *Luftröhrenkatarrh; Entzündung der Luftröhre, Tracheitis.*
125. **Akute Bronchitis,** Kapillarbronchitis; Bronchiolitis; Katarrhalfieber.
126. **Heufieber.**
127. a) **Chronischer Bronchialkatarrh,** Bronchitis chronica (chron. Katarrh); Lungenverschleimung, Peribronchitis; Luftröhrenverschleimung, Luftröhrenerweiterung, Bronchiektasie; putride, fibrinöse Bronchitis (nicht diphtherische).
 b) **Staubkrankheiten,** Pneumonokoniosen, Anthrakose, Siderose usw.
128. **Lungenentzündung.**
 a) Fibrinöse oder genuine (lobäre, kruppöse).
 b) Katarrhalische (lobuläre) Lungenentzündung, Bronchopneumonie.
 c) Hypostatische Lungenentzündung.
 d) Lungenentzündung ohne nähere Angabe.
129. **Lungenkrankheit,** Lungenleiden ohne nähere Bezeichnung, Lungenkatarrh.
130. **Lungenblutsturz,** Hämoptoe; Bluthusten, Blutsturz, Lungenblutung, Lungeninfarkt.
131. **Lungenemphysem,** Emphysema pulmonum; Lungenerweiterung; Lungenblähung, Lungenkrampf, Brustkrampf, **Asthma.**
132. a) **Lungenabszeß.**
 b) **Lungenbrand,** Gangraena pulmonum.
133. **Lungenlähmung,** Paralysis pulmonum; Lungenödem, Oedema pulmonum; Lungenschlag, Apoplexia pulmonum.
134. a) **Brustfellentzündung,** Rippenfellentzündung, Pleuritis.
 b) **Eiterbrust,** Empyem, Brustfistel.
 c) **Brustwassersucht,** Hydrothorax.
 d) **Luftaustritt in die Brusthöhle,** Pneumothorax.

J. Krankheiten des Verdauungsapparats.

135. **Krankheiten der Mundhöhle.**
 a) Mundentzündung, Stomatitis; Mundfäule; Stomatitis ulcerosa; Stomakace; *Ranula, Fröschleingeschwulst; Staphylitis, Entzündung der Uvula, des Zäpfchens.*

b) *Zahnkrankheiten: Zahncaries. Entzündung der Zähne; Gingivitis,Wurzelhautentzündung, Pulpitis, Zahngeschwür, Parulis, Zahnfistel.*
c) Erkrankungen der Zunge; Glossitis. *Leukoma linguae, Leukoplakie der Zunge;* Phlegmonöse Glossitis. Zungenblutung.

136. **Halsentzündung;** *Pharyngitis, Rachenkatarrh; Tonsillitis, Mandelentzündung; Angina;* Halsabszeß; Mandelabszeß. Retropharyngealabszeß; Phlegmone colli profunda (Angina Ludovici).

137. **Krankheiten der Ohrspeicheldrüse,** Morbi parotidis; *Ohrspeicheldrüsenentzündung, Parotitis;* Ohrspeicheldrüsenvereiterung; *Speichelfistel.*

138. **Krankheiten der Speiseröhre,** Morbi oesophagi. Speiseröhrenentzündung; Speiseröhrenverengerung (nicht krebsig), Speiseröhrenerweiterung (auch Divertikel).

139. **Magenkrankheiten.**
a) Magenkatarrh, Catarrhus ventriculi; Magenleiden, Dyspepsie, Magenentzündung, Gastritis; chronisches Erbrechen, Vomitus chronicus.
b) Gastrisches Fieber, fieberhafter Magenkatarrh; Febris gastrica; Magenfieber.
c) *Magenkrampf; Magenschmerzen.*
d) Magengeschwür, Ulcus ventriculi; Magendurchbohrung, Magenperforation.
e) Magenblutung, Blutbrechen, Hämatemesis.
f) Magenfistel.
g) Magenverengerung, Stenosis pylori.
h) Magenverhärtung (organisch. Magenleiden).
i) Magenerweiterung.

140. **Darmkrankheiten.**
a) Darmkatarrh; Magendarmkatarrh, Gastroenteritis.
b) *Darmkrampf, Spasmus intestinorum; Darmkolik, Kolik;* Trommelsucht, Flatulenz, Meteorismus, Tympanie, Blähsucht.
c) *Durchfall, Diarrhoea, Sommerdurchfall; Darmkatarrh;* Kinderdurchfall, Diarrhoea infantum; Zahnruhr, Zahndurchfall; Verdauungsschwäche der Neugeborenen.
d) Brechdurchfall, Cholera nostras s. sporadica, Brechruhr, Cholerine.
e) *Darmträgheit, Verstopfung (Obstipatio).*
f) Ulcus duodenale.

141. **Darmblutung,** Haemorrhagia intestinorum; Melaena.

142. a) **Darmentzündung,** Enteritis; Magendarmentzündung, Gastroenteritis.
b) **Blinddarmentzündung,** Perityphlitis.

143. **Darmverschluß** (nicht krebsig). Ileus; Darmverengerung, Darmerweiterung; Darmverschiebung; innere Einklemmung, Incarceratio interna; Darmeinschiebung, Intussusceptio; Darmachsendrehung, Darmverschlingung, Volvulus; Darmverschließung, Enterostenosis; Koterbrechen, Miserere.

144. **Darmzerreißung,** Ruptura intestinorum; Darmdurchbohrung, Perforatio intestini.

145. a) **Brüche,** Unterleibsbrüche, Herniae; Bauchbruch, Nabelbruch, Leistenbruch, Hernia inguinalis, Schenkelbruch, Hernia cruralis, Hernia obturatoria, Zwerchfellhernie usw., Netzbruch, entzündeter Bruch, Brucheinklemmung, Darmeinklemmung, Hernia incarcerata; brandiger Bruch, Darmbrand.
b) **Darmfistel;** widernatürlicher After, Anus praeternaturalis.

146. **Mastdarmerkrankungen.**
a) Proktitis, Periproktitis, Mastdarmentzündung.
b) *Mastdarmvorfall, Prolapsus recti.*
c) *Hämorrhoidalknoten.*
d) *Mastdarmblutung;* Hämorrhoidalblutung.
e) *Mastdarmfistel; Mastdarmfissur.*
f) Mastdarmverengerung (nicht krebsige).

147. a) **Unterleibsentzündung,** Bauchfellentzündung, Peritonitis; Vereiterung im Unterleib; Unterleibsabszeß; Bauchhöhlenabszeß.
b) **Beckenabszeß;** Wirbelabszeß; Senkungsabszeß.

VIII. Krankheitsbezeichnung (Diagnose).

148. **Sonstige Unterleibskrankheiten,** Intestinorum morbi; Unterleibsleiden.
149. a) **Leberentzündung, Hepatitis;** Leberabszeß, Leberverschwärung.
    b) **Pylephlebitis und Pfortaderthrombose.**
    c) **Akute Leberatrophie.**
    d) **Chronische Leberatrophie,** Atrophia hepatis chronica, Leberverhärtung, Leberschrumpfung; Leberzirrhose: Lebervergrößerung; Leberleiden ohne nähere Bezeichnung.
150. *Gelbsucht, Ikterus;* Gallenfieber: Gelbsucht der Neugeborenen: Choledochusverschluß ohne nähere Angabe der Ursache.
151. **Weilsche Krankheit.**
152. **Gallensteine,** Cholelithiasis; Gallensteinkolik;Cholecystitis acuta.
153. **Erkrankungen des Pankreas** (Bauchspeicheldrüse).
154. **Milzkrankheiten,** Morbi lienis; Milzvergrößerung; Milzverhärtung; Milzanschwellung; Tumor lienis; Milzentzündung, Splenitis, Milzinfarkt.

K. Krankheiten der Harnorgane.

155. **Nierenentzündung,** Nephritis; Brightsche Krankheit, Morbus Brightii;Nephritisalbuminosa,Eiweißkrankheit; Nierenschrumpfung, Nierenatrophie; Granularatrophie.
156. a) *Pyelitis, Pyelonephritis,* Nierenbeckenentzündung.
    b) **Hydronephrose.**
    c) **Nierenvereiterung, Nephritis purulenta.**
157. **Steinkrankheit,** Lithiasis; Nierensteine; Harnleitersteine; Blasensteine.
158. *Wanderniere.*
159. **Harnvergiftung,** Uraemia.
160. **Entzündungen und Lähmungen der Harnwege.**
    a) Cystitis; *Blasenkatarrh;* Blasenvereiterung; Blasenbrand; *Blasenkrampf;* Urinverhaltung, *Incontinentia urinae, Harnträufeln.*
    b) *Urethritis.*
    c) Sonstige Krankheiten der Harnwege beim männlichen Geschlecht:
    α) Harninfiltration.
    β) Harnröhrenverengerung;

Harnröhrenabszeß, Harnröhrenfistel.
γ) **Erkrankungen der Prostata,** Entzündung, Vereiterung, Vergrößerung.

L. Krankheiten der Geschlechtsorgane.

Männliche:
161. *Phimose, Paraphimose, Balanitis, Eicheltripper.*
162. *Epispadie, Hypospadie.*
163. *Pollutionen, Spermatorrhöe.*
164. a) *Hodenentzündung, Orchitis:* Hodenabszeß, Hodenvereiterung.
    b) *Kryptorchismus.*
165. *Hydrocele, Wasserbruch.*
166. *Epididymitis, Nebenhodenentzündung.*

Weibliche:
167. a) *Krankheiten der Vulva: Vulvitis; Pruritus; Entzündung der Bartholinischen (Duverneyschen) Drüsen.*
    b) *Krankheiten der Scheide: Vaginitis, Kolpitis; Fluor albus, Blennorrhöe, Vaginismus; Atresie der Vagina und Vulva.*
    c) Scheidenfistel, Blasenscheidenfistel, Mastdarmscheidenfistel.
    d) *Vorfall der Scheide.*
168. a) *Dysmenorrhöe; Amenorrhöe; Menses nimii.*
    b) Parametritis.
    - c) Adnexerkrankungen.
169. *Beschwerden der Wechseljahre, des Klimakterium.*
170. **Gebärmutterentzündung** u. sonstige Gebärmutterleiden außerhalb der Geburt und des Wochenbettes: Metritis non puerperalis; Gebärmuttervereiterung, Gebärmutterleiden.
171. **Gebärmutterblutung** außerhalb der Geburt und des Wochenbettes, *Metrorrhagia non puerperalis.*
172. *Lageveränderung der Gebärmutter.*
173. a) *Eierstockentzündung, Oophoritis.*
    b) *Tubenentzündung, Eileiterentzündung, Salpingitis,* Tubenabszeß.
174. **Eierstockwassersucht,** Hydrops ovarii.
175. *Schwangerschaft ohne weitere Angabe.*
176. a) **Bauchschwangerschaft,** Graviditas extrauterina;

abnorme Schwangerschaft; Schwangerschaft am unrechten Ort, ektopische Schwangerschaft; Tubenschwangerschaft.
b) **Zufälle der Schwangerschaft,** Morbi gravidarum: Blutungen in der Schwangerschaft; Placenta praevia, unstillbares Erbrechen.
c) **Eklampsie der Schwangeren.**
d) **Eklampsie der Gebärenden und Wöchnerinnen.**

177. **Folgen der Entbindung,** Sequelae puerperii (mit Ausnahme von Kindbettfieber):
a) Blutungen während der Geburt und im Wochenbett, Metrorrhagia, Haemorrhagia puerperalis.
b) Phlegmasia alba dolens, Thrombosis puerperalis, Phlebitis puerperalis.
c) Zurückbleiben, Retention der Nachgeburt usw.

178. **Gebärmutterriß,** Ruptura uteri, Gebärmutterdurchreibung.
179. **Frühgeburt,**
180. **Fehlgeburt,** Abortus.
181. **Erkrankungen der Brüste,** *Schrunden, Rhagaden der Brustwarzen, Brustdrüsenentzündung und -vereiterung, Mastitis und Mastitis apostematosa.*

VIII. Unbestimmte und nicht angegebene Krankheiten.

182. usw. besonders aufzuführen.

C. Fachärztlicher Teil.

I. Kauwerkzeuge.

629. Krankheiten der Mundschleimhaut vgl. Ziff. 717.

630. Regelrechte (normale) Kieferbildung. Die Zähne stecken mit ihren Zahnwurzeln in den knöchernen Zahnfächern (Alveolen) der Kiefer. Das gesunde menschliche Gebiß besteht aus 32 Zähnen. Die Formel ist:

$$\frac{3\ 2\ 1\ 2\ .\ 2\ 1\ 2\ 3}{3\ 2\ 1\ 2\ .\ 2\ 1\ 2\ 3}$$

a) Bei richtigem Zahnreihenschluß (Okklusion) stehen die unteren Schneidezähne hinter den oberen. Da die oberen Schneidezähne breiter sind als die unteren, so deckt beim Zusammenbeißen nicht ein Zahn im Oberkiefer den entsprechenden unteren, sondern die oberen treffen zwei untere. Außerdem wird beobachtet, daß die Schlußlinie nicht eine Ebene, sondern eine sanft aufsteigende Kurve darstellt. Diese Anordnung ermöglicht es, daß die Schneidezähne bei der Abbeißbewegung nicht zu stark überlastet werden, sondern der Druck auf die Backenzähne verteilt wird. Ferner ist zu erwähnen, daß bei den kleinen und den großen Backenzähnen die Wangenhöcker der oberen Zähne über die unteren greifen.

b) Bei den Kaubewegungen greifen infolge dieser Anordnung die Höcker der Zähne so innig ineinander, daß sie das Musterbild einer Quetschund Mahlvorrichtung sind. Schon durch das Fehlen eines Zahnes wird durch Auseinanderrücken der übrigen und Hineinwachsen der Gegenzähne (der Antagonisten) in die Lücke diese vollkommene Anordnung gestört. Deshalb muß ein unnützes Opfern auch nur eines Zahnes möglichst vermieden werden.

631. Regelwidrige Kieferbildung. Von angeborenen Mißbildungen des Oberkiefers sind die Spaltbildungen am wichtigsten, die als Hemmungsbildungen angesehen werden müssen. Sie zeigen sich in den verschiedensten Graden von der einfachsten Form des Lippenspalts, der Hasenscharte, bis zur ausgedehntesten Form des vollständigen Spalts der Lippe, sowie des harten und des weichen Gaumens, dem sogenannten Wolfsrachen.

In manchen Fällen setzt sich der Spalt der Lippe nur bis zur Mitte des harten Gaumens fort, oder es ist nur hinten ein Spalt des weichen Gaumens vorhanden, der wiederum nach vorn bis zur Mitte des harten Gaumens reichen kann, ohne daß der vordere Teil des harten Gaumens gespalten ist. Alle diese Mißbildungen treten einseitig oder doppelseitig zutage.

632. Die zweite Gruppe der angeborenen Mißbildungen ist die der Bißunregelmäßigkeiten, die einer fehlerhaften Stellung des ganzen Zahnbogens ihren Ursprung verdanken. Je nach der Stellung der Zähne wird unterschieden:

α) Der offene Biß: nur die Mahlzähne treffen sich, während zwischen den Schneiden der Vorderzähne ein mehr oder weniger großer Zwischenraum bleibt.

β) Der gerade Biß: die oberen Vorderzähne beißen auf die unteren statt über dieselben.

γ) Der Kreuzbiß: die beiden Zahnreihen greifen durcheinander, und zwar so, daß einige Zähne oder Zahngruppen anstatt vor, hinter die unteren Zähne beißen, während die anderen richtig beißen.

δ) Das Vorstehen (die Prognathie) des Oberkiefers: Es ist zwischen einem natürlichen und einem krankhaften Zustande zu unterscheiden.

a) Bei dem natürlichen Vorstehen treffen sich die Zähne zwar in regelrechtem Biß, aber die Vorderzähne stehen nicht senkrecht zu einander, sondern in einem spitzen Winkel.

b) Das krankhafte Vorstehen des Oberkiefers hat eine bedeutende Verschlechterung des Gesichtsausdrucks zur Folge, da die oberen Schneidezähne weit vorstehen, während die unteren den Gaumen berühren.

ε) Das Hervortreten des Kinns (Progenie des Unterkiefers): Hierbei stehen die unteren Vorderzähne vor den oberen, das Kinn ragt weit hervor.

633. Anzuführen sind ferner noch die Veränderungen der Form des Oberkiefers, die durch Daumenlutschen der Kinder, sowie bei der Mundatmung entstehen.

a) Bei den Daumenlutschern sind die oberen Vorderzähne weit nach vorn gedrängt, und berühren die unteren nicht. Die scherenartige Wirkung des Abschneidens durch die Schneidezähne ist daher bei der Nahrungsaufnahme ausgeschaltet.

b) Bei der Mundatmung, die durch Wucherungen im Nasenrachenraume veranlaßt wird, ist durch Überwiegen des Lippen- und Wangendrucks der Oberkiefer seitlich zusammengedrückt und die Schneidezähne nach vorn gedrängt (V-förmig).

634. Die erworbenen Kieferveränderungen sind durch Verletzungen (Traumen) oder durch Krankheiten bedingt. Durch Verletzung herbeigeführte Verbildungen, deren häufigste Veranlassung die unmittelbare Gewalteinwirkung ist, werden sowohl am Oberkiefer als auch am Unterkiefer angetroffen.

635. Brüche des Unterkiefers sind am häufigsten: sie treten am Kieferkörper, an den aufsteigenden Ästen und am Zahnfortsatz auf.

Am wichtigsten ist neben der Gebrauchsstörung die Verschiebung der Bruchenden infolge der Zugwirkung der zugehörigen Muskeln. Beim Bruche der Gelenkfortsätze wird der Unterkiefer nach hinten, beim doppelten Bruch des Kieferkörpers durch die Muskulatur des Bodens der Mundhöhle nach unten gezogen. Beim Bruche der aufsteigenden Äste kann der Muskelzug so stark werden, daß ein Öffnen und Schließen des Mundes unmöglich wird. Nur durch die Feststellung der einzelnen Bruchstücke in ihrer richtigen Lage — durch Anlegen von Draht- und Bandschienen erreichbar — lassen sich die Verschiebungen beseitigen und die Heilung einleiten.

636. Die Brüche des Oberkiefers sind seltener, eine Tatsache, die der geschützten Lage des Knochens zugeschrieben werden kann

a) Von dem leichten Bruche der Zahnfortsätze bis zur gewaltsamen Trennung des Oberkieferkörpers von dem Schädelgrunde findet sich der Bruch in allen Formen. Die nach Kieferbrüchen zurückbleibenden Stellungsmißbildungen, also **erworbene Mißbildungen**, gleichen häufig den **angeborenen Kiefermißbildungen**.

b) Die Verletzungen führen zu erheblichen **Funktionsstörungen**, so eine Verletzung des Zahnfortsatzes des Oberkiefers zur Erschwerung des Essens und Sprechens. Eine Verletzung des harten Gaumens, der zugleich den Boden der Nasenhöhle bildet, ermöglicht das Sprechen, Essen und Trinken erst nach Schließung der Öffnung durch Watte, Gazebausch oder Gaumenplatte.

c) Wenn der Oberkiefer ganz oder geteilt abgeschlagen ist, so bewirkt der Lippen- und Wangendruck eine Verschiebung der abgeschlagenen Teile nach innen.

687. Infolge nicht erfolgter knöcherner Vereinigung der Bruchenden kommt es zur Bildung eines **falschen Gelenks (Pseudarthrose)**, welche durch Knochenplastik geheilt werden kann.

a) Je nach ihrer Form und Ausdehnung besteht nur leichte Federung oder stärkere Beweglichkeit der Bruchstücke untereinander.

b) Wenn auch das Kauen durch Bildung einer Pseudarthrose wesentlich erschwert ist, so lehrt doch die Erfahrung, daß Kranke nach erfolgloser oder nicht ausgeführter Knochenplastik sowohl den Kieferschluß, als auch eine leidliche Kaufähigkeit erreichen können, obgleich nur eine bindegewebige Vereinigung stattgefunden hat.

638. Die **Zerstörungen im Oberkiefer** durch **Syphilis** treten erst im sogenannten tertiären Zeitabschnitte der Krankheit auf. Es kommt meist zu Knochenlücken ohne und mit Geschwürsbildung. Im letzteren Falle sind Verwachsungen vom weichen Gaumen mit der hinteren Rachenwand häufig. Ähnliche Zerstörungen kommen auch auf **tuberkulöser Grundlage** vor.

639. Das Kiefergelenk: Das Unterkiefergelenk gestattet den Menschen nicht nur eine Auf- und Abwärtsbewegung, sondern läßt auch seitliche Verschiebung des Unterkiefers gegen den Oberkiefer zu.

640. Die **Krankheiten des Kiefergelenks** kommen in drei Hauptgruppen vor, als:

α) **Entzündungen des Gelenkes.** In ihrer akuten wie chronischen Form sind sie ganz ähnlich den Entzündungen anderer Gelenke, sowohl ihren Ursachen, als auch ihrem Verlaufe nach.

β) Bei der **Verrenkung des Unterkiefers** — ein- oder doppelseitige — ist das Gelenkköpfchen aus seiner Gelenkvertiefung über den hinteren Gelenkhöcker des Jochbeines herausgeglitten und kann nicht wieder in dieses zurücktreten.

a) Ursache: Zu weites Öffnen des Mundes oder äußere Gewalteinwirkungen. Bei angeborener oder durch Krankheit verursachter Erschlaffung des Bandapparates tritt eine Verrenkung sehr leicht ein (gewohnheitsmäßige Verrenkung, habituelle Luxation). Auch kommt sie leicht bei der durch Chloroformbetäubung künstlich herbeigeführten Erschlaffung der Muskeln zustande.

b) Zeichen der Verrenkung: Übermäßige Öffnung des Mundes bei Unfähigkeit des Mundschlusses (Zwangsöffnung). Verschiebung des Unterkiefers nach der gesunden Seite bei einseitiger Verrenkung, bei doppelseitiger nach vorn; fühlbare Grube an Stelle des Gelenkköpfchens, starke Erhöhung der Speichelabsonderung; häufig Schwellung der Gelenkgegend.

γ) Die **Kieferklemme** (Ankylose) kennzeichnet sich dadurch, daß der Unterkiefer nur wenig oder gar nicht vom Oberkiefer entfernt werden kann. Es wird unterschieden:

a) Die **knöcherne Versteifung** (Ankylose), verursacht durch Verwachsungen im Gelenke. In schwersten Fällen verwächst sogar der Kronenfortsatz mit dem Jochbogen.

b) Die **bindegewebige Versteifung**, wobei es sich um derbe bindegewebige Verwachsungen in der Gelenkkapsel handelt.

c) Die **muskulöse Kieferfeststellung** als Folge einer regelwidrig abgelaufenen Heilung der geschwürig zerfallenen Wangenschleimhaut und Muskulatur zwischen Ober- und Unterkiefer, die zu einer **Verkürzung** dieser Gewebe durch Bildung von Narbensträngen, in ungünstigen Fällen von Verknöcherungen (Ossifikationen — Myositis ossificans —), geführt hat.

d) Die **nervöse oder krampfartige Kieferklemme** entsteht durch krampfartige Zusammenziehung (Kontraktur) der Kaumuskeln. Bei Wundstarrkrampf (Tetanus) wird diese Klemme als **Trismus**, Kinnbackenkrampf, beobachtet.

e) Hierher gehört auch die Folgeerscheinung beim erschwerten Durchbruch der unteren Weisheitszähne.

641. Zähne: Die 32 Zähne des Erwachsenen bei vollständigem Gebiß bestehen aus 8 Schneidezähnen, 4 Eckzähnen, 8 kleinen oder zweihöckrigen Backenzähnen (Prämolaren) und 12 großen oder mehrhöckrigen Backenzähnen (Molaren). Die äußeren Zahnformen werden als bekannt vorausgesetzt. Wichtig ist aber die Anzahl der Wurzeln zu kennen. Die Schneide- und Eckzähne haben eine Wurzel, ebenso die kleinen Backenzähne, die ersten kleinen Backenzähne im Oberkiefer jedoch in 60% zwei Wurzeln oder wenigstens eine Andeutung zur Zweiteilung. Die oberen ersten und zweiten großen Backenzähne haben in der Regel 3 Wurzeln, und zwar 2 nach der Wange und 1 nach dem Gaumen gerichtet, die unteren 2 ersten großen Backenzähne 2 Wurzeln, eine vordere und eine hintere. Die dritten großen Backenzähne oder Weisheitszähne zeigen die meisten Verschiedenheiten in der Wurzelbildung. Es sind bei den oberen bis zu 5 beobachtet worden. In der Regel sind im Oberkiefer 3, im Unterkiefer 2 Wurzeln, zuweilen können diese zu einer verschmolzen sein. Knickungen und Verbiegungen der Wurzeln sind eine Eigenart der Weisheitszähne.

a) Die Zähne bestehen aus **harter und weicher Zahnmasse**. Der harte Teil wird aus drei verschiedenen Geweben zusammengesetzt, nämlich dem Zahnbein, dem Schmelz und dem Zement. Die Weichteile beschränken sich auf das innerhalb der Zahnhöhle gelegene Zahnmark (Pulpa) und auf die Knochenhaut (Periodont) als Wurzelumkleidung. An den Zähnen wird unterschieden: Krone, Zahnhals und Wurzel, diese mit einer kleinen Öffnung, wodurch das Zahnmark in das Innere des Zahnes eintritt. Die Zahnwurzelhaut geht von der Zahnwurzel in die Knochenhaut des Zahnfaches über. Erkrankungen des Schmelzes und des Zahnbeins, die sich bis auf das Zahnmark ausdehnen, können auf diesem Wege auf Zahnwurzel- und Knochenhaut des Kieferknochens übergreifen.

642. Der **Zahnfraß** (Caries) der Zähne besteht in einer chemisch-bakteriellen Zersetzung des Zahnbeins. Die im Munde gebildete Säure führt zur Entkalkung des Schmelzes unter Zerfall der Schmelzprismen. Dadurch wird eine Eingangspforte und ein

Angriffspunkt für die Bakterien geschaffen, die nunmehr in den inneren Zahnbestandteilen eine auf Fäulnisvorgängen beruhende Erweichung des Zahnbeins herbeiführen. Man erkennt den Zahnfraß durch eine Mißfärbung oder durch eine Aushöhlung im Zahne.

a) Besonders für Caries anfällig sind Zähne, welche infolge von Ernährungsstörungen (Rhachitis) zur Zeit der Verkalkung mangelhaft ausgebildet sind. Man sieht im Schmelz dieser Zähne gleichlaufend mit der Schneidekante Vertiefungen, die bis an das Zahnbein reichen.

b) Als Berufskrankheit kann die Caries bei Bäckern aufgefaßt werden. Es bilden sich Defekte, die ringförmig den Zahnhals umfassen. Ähnliche zirkumskripte Caries findet sich im Kindesalter bei Milchzähnen.

c) Besonders zu erwähnen sind noch am Schmelz fehlerhaft entwickelte Zähne: die Schneidekante ist halbmondförmig ausgebuchtet, die sogenannten Hutchinsonschen Zähne. Trotz ihrer schlechten Verkalkung sind diese Zähne der Caries gegenüber besonders widerstandsfähig.

d) Der durch Caries erkrankte Zahn ist beim Beklopfen unempfindlich. Es besteht geringe oder gar keine Empfindlichkeit gegen Kälte und Wärme, von selbst auftretende (spontane) Schmerzen sind nicht vorhanden; Berührung mit der Sonde ist etwas schmerzhaft.

643. Pulpitis, die Entzündung des Zahnmarks, tritt durch fortschreitende Zerstörung des Zahnbeins infolge nicht rechtzeitiger Beseitigung des Caries durch Füllung ein.

Beklopfung meist nicht empfindlich, Berührung mit der Sonde häufig schmerzhaft; Schmerzauslösung, besonders durch Kälte-, aber auch durch Wärmeeinwirkung; (spontane) Schmerzen besonders bei Nacht.

644. Nur durch Wärme, nicht aber durch Kälte erzeugter Schmerz weist auf eine umfangreiche Zerstörung des Zahnmarks, d. h. auf beschränkte (partielle) oder gänzliche Vereiterung oder auf brandigen Zerfall hin. Als häufige Folge beteiligt sich die Zahnwurzelhaut an den Entzündungsvorgängen durch Infektion: akute Zahnwurzelhautentzündung (Periodontitis).

Krankheitszeichen: Hohe Empfindlichkeit der Zähne beim Beklopfen, Schmerzhaftigkeit beim Ausspritzen der Zahnhöhle mit warmem Wasser, Schmerzempfindungen unter Einwirkung von Wärme, daher auch die nächtlichen Schmerzanfälle durch Bettwärme und gesteigerte Blutzufuhr zum Kopfe, dagegen wohltuende Wirkung der Kälte.

645. Auf den akuten Anfall folgt die chronische Zahnwurzelhautentzündung.

Schmerzlose Beklopfung, keine Wirkung von Kälte und Wärme, leichte Lockerung und Verfärbung des Zahnes.

646. Bei heftigem Verlaufe der chronischen Zahnwurzelhautentzündung bilden sich meist unter stürmischen Erscheinungen Eiterherde mit lebhafter Empfindlichkeit und starker Lockerung des Zahnes (Parulis). Starke Rötung und Schwellung des Zahnfleisches, Schwappen (Fluktuation) des Eiterherdes (meist im späteren Verlauf) oder auch bretthart Beschaffenheit, meist auch Verdickung und Schwellung der sich heiß anfühlenden Wange bis nach dem Auge bzw. dem Halse. Starke Schwellung, Verdickung und bläuliche Verfärbung des unteren Augenlides, nicht selten Verschluß der Lidspalte. Empfindlichkeit und Schwellung der Unterkinn- und Unterkieferdrüsen, Fieber, Schüttelfrost und

Appetitlosigkeit, alle Erscheinungen einer starken und akuten entzündlich wassersüchtigen (ödematösen) Schwellung. Bei der Entzündung im Unterkiefer, besonders am 2. und 3. großen Backenzahn, Schluckbeschwerden, auch bisweilen Kieferklemme, zuweilen Senkungseiterherde (Kongestionsabszesse) unterhalb der Halsmuskelfascie im Brustraum mit tödlichem Ausgang. Auch aufsteigende Eiterungen durch die Oberkieferhöhle oder das Siebbein ins Schädelinnere sind beobachtet worden.

647. Bei günstigem Verlaufe der Eiterung und Nichtbeseitigung der Ursachen, d. h. bei Nichtentfernung oder Behandlung der kranken Zähne oder Wurzeln sucht der Eiter sich einen Weg durch **Fistelbildung**, und zwar in den für den Kranken günstigen Fällen durch das Zahnfleisch, in ungünstigen Fällen durch die Weichteile der Wange bzw. des Kinns.

648. Durch Reizungen an der Wurzelspitze, durch jauchiges Zahnmark oder nach Ablauf akuter Knochenhautentzündung kommt es häufig zu einer **Abkapselung der erkrankten Wurzelabschnitte**. Es bildet sich eine sackartig abgehobene verdickte Wurzelhaut und Einschmelzung des umgebenden Knochens.

649. Bindegewebswucherung an der Wurzelspitze (Granulombildung): Feststellung: hauptsächlich durch das Röntgenbild. Langsamer, schmerzloser, chronischer Verlauf.

650. Aus noch nicht aufgeklärter Ursache kann sich aus einem Granulom durch weiteres Wachstum und durch fortschreitende Einschmelzung des Kieferknochens eine **Hohlgeschwulst (Zyste)** von Erbsen- bis Hühnereigröße im Knochen entwickeln. Der Knochen ist papierdünn, und bei der Betastung wird manchmal deutliches Knistern (Pergamentknittern) gefühlt.

Schmerzloser chronischer Verlauf. Der Inhalt der Hohlgeschwulst ist eine wäßrige Flüssigkeit; es besteht keine Drüsenschwellung. Genaue Feststellung durch das Röntgenbild.

651. Höhlenbildung mit gleichen Erscheinungen tritt auf auch infolge zurückgehaltener Zähne, wahrscheinlich durch Druckwirkung.

652. Starke Eiterung und Kieferklemme können häufig durch **erschwerten Durchbruch der Weisheitszähne**, besonders im Unterkiefer dadurch entstehen, daß beim Zahnreihenschluß die Gegenzähne auf den Zahnfleischlappen über dem noch nicht ganz durchgebrochenen Weisheitszahn beißen und diesen zur Entzündung reizen, oder bei den Kaubewegungen Speisereste unter diesen in die Zahnfleischtasche treiben. Die Entzündung kann auf den Rachen, das Kiefergelenk, die Muskeln und den Hals übergreifen.

Erscheinungen: Fieber, Schluckbeschwerden, Ohrenbeschwerden, Drüsenschwellung und Kieferklemme sind häufige Begleiterscheinungen.

653. Im Oberkiefer kann es durch Eiterung, Bindegewebswucherung an der Wurzelspitze oder Höhlenbildung zum Einschmelzen der dünnen unteren Wand der Oberkieferhöhle und zu deren Infektion führen. Durch Übergreifen der Entzündung, namentlich der Zahnmarkentzündung (Pulpitis), auf die benachbarten Nerven kann es zu heftigen Schmerzen (Neuralgien) des zweiten und dritten Astes des dreigeteilten Kopfnerven (N. trigeminus) kommen.

654. Als Krankheiten des Zahnfleisches und des Zahnfortsatzes sind aufzuführen:

α) **Epulis:** Gutartige Wucherung des Zahnfleisches meist zwischen zwei Zähnen, breit aufsitzend oder gestielt, häufig verursacht durch Wurzeln oder scharfe Zahnränder.

β) **Stomatitis simplex:** Katarrhalische Krankheitszustände der Mundschleimhaut, Schwellung und Rötung des Zahnfleisches, Ulceration an der Umschlagfalte der Wange und Lippe, Fieber, schmerzhafte Drüsenschwellung, übler Geruch aus dem Munde (Foetor ex ore).

γ) **Stomakace:** Beginn wie bei Stomatitis catarrhalis, nach einigen Tagen erweicht das Zahnfleisch, bildet eine gelbe, stinkende Masse, bei weiterem Verlaufe tiefe Geschwüre mit graugelbem Eiter, schließlich Gangrän, Schwellung der Lymphdrüsen des Unterkiefers, hochgradiger Schmerz, starker Foetor ex ore.

δ) **Alveolarpyorrhöe:** Eiterung des Zahnfleisches und Eiterung aus den Zahnfleischtaschen. Die Ursache ist häufig Überlastung von Zähnen, welche eintritt, wenn der Kaudruck nicht auf ein vollzähliges, sondern lückenhaftes Gebiß verteilt wird. Es werden die Zähne in den Zahnfächern gelockert, und die Zahnsteinansammlung (Ablagerung von Kalksalzen) wird begünstigt. Durch den ständigen Druck des Zahnsteins auf die Alveole schwindet diese, es kommt zu einer Entblößung der Wurzeln, zur fortschreitenden Lockerung der Zähne, zum Zurücktreten des Zahnfleisches, zum Schwunde der Zahnfleischpapillen und zur Eiterbildung in den Zahnfleischtaschen.

Alveolarpyorrhöe wird auch bei Diabetes, Urämie, Gicht, Nephritis und Tabes beobachtet, ohne daß eine besonders starke Zahnsteinablagerung vorhanden wäre.

II. Nase, Mund, Rachen, Hals.

Vorbemerkung: Zur Familien- und Vorgeschichte vgl. Ziff. 281.

Vorkrankheiten.

655. Akute Infektionskrankheiten, ebenso wiederholte selbständige Entzündungen in den oberen Luft- und Speisewegen sowie Skrofulose und exsudative Diathese führen oft zur Entartung der Gebilde des lymphatischen Rachenringes (Vergrößerung der Rachen- und Gaumenmandeln), jene auch zu akuten und chronischen Entzündungen der Nasennebenhöhlen.

656. Diphtherie und Keuchhusten hinterlassen nicht selten Muskelschwäche der Stimmbänder mit dauernder Heiserkeit. Englische Krankheit (Rhachitis) und angeborene Syphilis verursachen Störungen der Zahnbildung, diese auch Sattelnase durch Abstoßung des Pflugscharbeins.

657. Fallsuchtähnliche (epileptiforme) Anfälle sind bisweilen durch Rachen- und Gaumenmandelvergrößerung bedingt, aus gleicher Ursache nicht selten auch Veitstanz, Asthma, Schilddrüsenschwellung, Bettnässen, nächtliches Aufschrecken, Zurückbleiben der geistigen und körperlichen Entwicklung und ungünstige Beeinflussung der Charakterbildung.

658. Tuberkulose, fressende Flechte (Lupus) und Syphilis führen außerordentlich oft zu schweren Erkrankungen der oberen Luft- und Speisewege.

Von selteneren Infektionen sei erinnert an verhärtende Schleimhautentzündung (Sklerom), Aussatz (Lepra), Rotz (Malleus), Milzbrand (Anthrax), Maul- und Klauenseuche, Strahlenpilzerkrankung (Aktinomykose).

659. Gicht (Arthritis urica) kann Kehlkopfstörungen durch Ablagerungen in den Kehlkopfgelenken hervorrufen. Auch bei akutem Gelenkrheumatismus und bei Tripper sind Entzündungen an diesen Stellen beobachtet. Blutarmut und Bleichsucht schaffen Neigung zu Schleimhauterkrankungen und trockenem Katarrh. Weißblütigkeit (Leukämie) kann Verdickungen, Blutungen, selten Geschwüre und Angina necrotica hervorrufen.

660. Von Hautkrankheiten treten Blasenausschlag (Pemphigus) und rote Knötchenflechte (Lichen ruber) auch auf den Schleimhäuten besonders der Mundhöhle auf. Metalle wie Brom, Jod, Quecksilber, Arsenik, Blei, Phosphor, Kupfer, Antimon können Schleimhautveränderungen hervorrufen.

661. Störungen des Kreislaufs bedingen Stauungen und Gefäßerweiterung oder auch Blutungen in den oberen Schleimhäuten.

662. Geschwülste können unmittelbar oder durch Druck von der Nachbarschaft aus Verengerungen im ganzen Verlaufe der oberen Luftwege erzeugen, sowie im Mittelfellraum durch Druck auf die Bewegungsnerven des Kehlkopfes Lähmungen hervorrufen, was auch durch Aortenausbuchtungen (Aneurysmen) geschehen kann.

663. Unfälle können zur Eröffnung von Nebenhöhlen mit anschließender Eiterung, zu Brüchen des knöchernen und knorpeligen Nasengerüstes mit nachfolgender Verengerung der Nasenhöhlen, Verbrennungen und Verletzungen des Gesichts zu Gewebsverlusten oder narbiger Verengerung an Lippen und Nasenlöchern führen. Kehlkopfsverengerungen schließen sich an **Verletzungen** durch scharfe (auch bei Selbstmordversuchen) und stumpfe Gewalt (z. B. als Bruch des Kehlkopfgerüstes durch Zusammendrücken) an. Auch als Folgezustände früherer Eingriffe sind sie nicht allzu selten.

664. **Verschlucken ätzender Flüssigkeiten** kann Narbenverengerung in den Speisewegen, gelegentlich auch im Kehlkopf zur Folge haben.

665. **Organische Nervenleiden** können verschiedenartige Störungen der Sprache, Stimme, des Schluckens usw. durch Lähmung wichtiger Teile hervorrufen.

666. Als **Folgen von seelischen Unfällen**, wie Schreck, und bei Hysterie treten Störungen der Stimme und Sprache bis zur vollständigen (seelischen) **Stummheit** auf.

667. Auf der anderen Seite sind manche Allgemeinkrankheiten **Folgezustände** örtlicher Erkrankungen der oberen Luftwege: Chronische eitrige Krankheitszustände der Mundhöhle, eitrige, von den Zähnen ausgehende Entzündungen, und chronische eitrige Entzündung der Rachen- und Gaumenmandeln sowie der Nasennebenhöhlen können, abgesehen von den Magen-Darmstörungen durch Verschlucken des Eiters und von chronischer Infektion der gesamten Luftwege, auch durch die fortgesetzte Aufsaugung von Eitergiften (Sepsis) Herzleiden, akute und chronische Nierenentzündung sowie akuten und chronischen Gelenk- und Muskelrheumatismus zur Folge haben, nach Ansicht mancher Forscher auch Entzündung des Wurmfortsatzes.

668. **Bronchialasthma** und **Reizhusten** sind nicht selten eine **Reflexstörung** von irgend einem Punkte der oberen Luftwege, zuweilen auch ohne sichtbare Erkrankung der betreffenden Stelle.

Beruf und Lebensweise.

669. Dauernder **Aufenthalt in staubiger**, rauchiger, überhitzter sowie gashaltiger **Luft** (Laboratorien) erzeugt Neigung zu chronischen Katarrhen der Luftwege. **Überanstrengung der Stimme** führt zu Kehlkopfkatarrh und Heiserkeit.

670. Schädlich wirken **Mißbrauch von Tabak und Alkohol**, gewohnheitsmäßiger Genuß von zu **heißen und scharf gewürzten** Speisen und Getränken, Verweichlichung wegen der dadurch bedingten Neigung zu Erkältungen, ungünstige Witterungseinflüsse und starke plötzliche Wärmeunterschiede.

Klagen und Beschwerden.

671. **Kopfschmerzen** kommen bei allen Arten von Nasenleiden vor, besonders häufig bei Nebenhöhlenerkrankungen, oft einseitig, der Seite der Erkrankung entsprechend; zuweilen unter dem Bilde der Migräne. Der Sitz der Kopfschmerzen gestattet keine bestimmten Schlüsse. Bei akuten Stirnhöhlenentzündungen treten die Schmerzen oft zu bestimmten Tageszeiten auf. Schwindelanfälle von der Nase aus sind bei Borkenbildung und Fremdkörpern beobachtet worden.

672. Schmerzen (Neuralgien) im I. Ast des dreigeteilten Kopfnerven (des N. trigeminus) machen sich bei Stirnhöhlen-, Siebbein-, solche im II. Ast bei Kieferhöhlenerkrankungen geltend.

673. Sehstörungen können durch sich anschließende Sehnervenentzündung bei Siebbein-Keilbeinhöhlenentzündungen sowie durch Stauung infolge von Schwellungszuständen in der Nase entstehen. Tränenträufeln und Reizzustände an den Lidern und der Bindehaut sind nicht selten Folgen eines Nasenleidens.

674. Klagen über Luftmangel machen die Unterscheidung notwendig, ob ein Atmungshindernis in der Nase oder in tieferen Abschnitten der oberen Luftwege (s. u.) vorhanden, oder ob die Ursache in anderen Allgemeinerkrankungen der Lungen, des Herzens, der Leber, Nieren, Schlagaderwandverhärtung (Arteriosklerose), Blähsucht (Meteorismus) oder Neurasthenie zu suchen ist.

675. Schnupfen: Anfallsweise bei völligem Wohlbefinden tritt öfters ein nervöser Schnupfen auf.

a) Heuschnupfen befällt die Kranken jährlich regelmäßig etwa gegen Ende Mai; Begleiterscheinungen sind bisweilen Fieber, Bindehautkatarrh, Husten, Katarrh der gesamten Luftwege, Asthma. Ähnlich der sogenannte Herbstkatarrh.

b) Abgesehen von dem akuten Schnupfen wird bei fast allen chronischen Nasenleiden über ,,Schnupfen" geklagt, oft auch als ,,Stockschnupfen" bezeichnet. Zu unterscheiden ist dabei zwischen der Verlegung der Nase und der regelwidrigen Absonderung, die einzeln oder zusammen vorhanden sein können. Ursachen der Verlegung der Nase s. bei Durchgängigkeit der Nase Ziff. 702.

676. Wechselnde Verlegung der Nase wird durch Schwellungszustände besonders der unteren Muscheln infolge Vergrößerung oder chronischer Entzündung der Rachen-, bisweilen auch der Gaumenmandeln, chronischer Eiterungen der Nase, der Nebenhöhlen und des Nasenrachenraums bedingt. Bei der Seitenlage des Kranken verlegt sich dabei infolge hypostatischer Füllung der Muschelschwellkörper oft die Seite, worauf er liegt.

Als Folgen der Mundatmung wird über Schnarchen und unruhigen Schlaf (Albdrücken), Trockenheit des Mundes und Halses und über Neigung zu Katarrhen geklagt.

677. Die Absonderung der Nase ist regelrechterweise spärlich und klar-schleimig. Regelwidrige Trockenheit findet sich bei ungewöhnlicher Weite der Nasenhöhlen sowie bei Zuckerharnruhr, Blutarmut und Schleimhautschwund (Rhinitis atrophicans).

678. Die vermehrte Absonderung kann rein-wäßrig sein, sehr selten bedingt durch Abtropfen von Hirn-Rückenmarksflüssigkeit, meist durch nervöse stärkere Absonderung (Hydrorrhoea nasalis); plötzlicher schubweise eintretender Abfluß beim Bücken kommt vor bei Hydrops der Kieferhöhlen; **schleimig und schleimigeitrig** ist die Absonderung bei Katarrhen der Nase und der Nebenhöhlen, oft auch als Begleiterscheinung anderer Nasenleiden; **rein eitrig** bei Nebenhöhleneiterungen, Knochenerkrankungen, brandiger Zerstörung besonders durch Syphilis und infolge von Fremdkörpern, Nasensteinen und tierischen Schmarotzern; **zu Borken eintrocknende Absonderung** bei nässender Flechte (Ekzem) und Bartfinne (Sykosis staphylogenes) des Naseneinganges, bei manchen Nebenhöhleneiterungen, Stinknase, geschwürigen Vorgängen in der Nase und bei größeren Löchern in der Nasenscheidewand. Fließt das Nasensekret mehr nach hinten ab, so wird vorzugsweise über Verschleimung des Halses geklagt. Es ist daher stets zu fragen, ob der Schleim etwa „von oben" komme.

Bei Borkenbildung im Nasenrachenraume werden harte Stücke durch starkes „Hochziehen" und Würgen herausgebracht. Sonstige Absonderungen stammen aus Rachen, Kehlkopf oder den tieferen Luftwegen.

679. Von den Hustenarten ist der **Kehlkopfhusten** zuweilen eigentümlich **bellend** bei Schwellungen unterhalb der Stimmbänder, **heiser oder tonlos** bei Erkrankung oder Lähmung der Stimmbänder; **trotz Stimmlosigkeit klangvoll** bei Hysterie; **fast ununterbrochen** bei sog. nervösem Husten; **anfallsweise** mit Erstickungserscheinungen durch Stimmritzenkrampf bei Rückenmarksdarre (Larynxkrisen).

680. Nasenbluten: gewohnheitsmäßig meist aus kleinen Blutaderweiterungen, deren Sitz später beschrieben ist, bei älteren Personen mit Schlagaderwandverhärtung, zuweilen im Verlaufe akuter Infektionskrankheiten und der Schwangerschaft, bei Geschwürsbildung, Geschwülsten, Knochenerkrankungen, akuten und chronischen Nierenentzündungen, vor allem bei Schrumpfniere, und bei Leukämie, auch anstatt der Regelblutung (**vikariierende Menstruation**). Blutige Beimengungen im Nasenschleim zeigen sich oft im Beginn akuter Nebenhöhlenentzündungen.

681. Blutauswurf, oft fälschlich für Lungenblutung gehalten, kann von allen Punkten der oberen Luft- und Speisewege ausgehen, deren genaue fachärztliche Untersuchung in allen zweifelhaften Fällen erforderlich ist; zuweilen von Hysterischen und Betrügern durch willkürliche Verletzungen in der Nase usw. oder durch Saugen vom Zahnfleisch aus hervorgerufen.

682. Übler — fötider — Geruch aus der Nase wird meist verursacht durch Stinknase, Knochenerkrankungen (tertiäre Syphilis), Eiterung durch Fremdkörper oder Nebenhöhleneiterungen. Er wird oft auch vom Kranken selbst wahrgenommen.

Daneben kommen nur vom Kranken wahrgenommene (subjektive) Geruchsstörungen vor auf hysterischer oder neurasthenischer Grundlage, Geruchstäuschung und überempfindlicher Geruch (Parosmie, Hyperosmie) auch während der Regel und Schwangerschaft. Verminderung oder

Fehlen des Geruchsvermögens (Hyposmie und Anosmie) beobachtet man bei Verlegung der Nase aus den verschiedensten Ursachen, bei anderen Nasenleiden, nach Infektionskrankheiten, bei Hirnleiden (Geruchs- und Geschmacksprüfung vgl. Ziff. 359 u. 371).

683. Übler Mundgeruch — Foetor ex ore — ist, abgesehen von Krankheiten der Zähne und des Zahnfleisches (s. Ziff. 642. u. 654), eine Begleiterscheinung von Mandelpfröpfen, fauligen Zuständen im ganzen Bereiche der Mundhöhle und der oberen Luftwege, der jauchigen Luftröhrenentzündung, — der putriden Tracheïtis und Bronchitis —, Luftröhrenerweiterung und geschwürig zerfallener Geschwülste. Ein fade-süßlicher Geruch der Ausatmungsluft zeigt sich zuweilen bei Tuberkulose, der bekannte säuerliche apfelartige Geruch bei Aceton im Harn.

684. Drücken, Kratzen, Brennen, Stechen im Halse ist, abgesehen von akuten Entzündungen, sehr häufig ein Zeichen von chronischem Katarrh der Rachenschleimhaut. Beschwerden dieser Art sind auch nicht selten durch Pilzpfröpfe, Steine oder andere Krankheitszustände der Gaumenmandeln bedingt.

685. Druckgefühl im Halse beruht in manchen Fällen auf Neurasthenie oder Hysterie (Globus hystericus).

Halsschmerzen ohne tatsächlichen Befund an den inneren Halsorganen bei rheumatischen Erkrankungen der Halsmuskeln (Abtastung dieser).

686. Über Trockenheit der Schleimhäute wird bei Mundatmung und bei der sog. Pharyngitis sicca geklagt.

Ursache: Zuckerharnruhr, chronische Eiterungen in der Nase und dem Nasenrachenraum oder Stinknase. Zuweilen ist das Gefühl der Trockenheit dem Kranken allein wahrnehmbar (subjektiv) bei Blutarmut, Bleichsucht.

687. Schmerzen im Halse besonders beim Schlucken, zuweilen zum Ohr ausstrahlend, entstehen an Mandeln, Zungengrund, Gaumensegel, Gaumenbögen, Kehldeckel und Kehlkopfeingang bei den weiter unten beschriebenen Erkrankungen dieser Stellen.

688. Störungen der Stimme. Stimmschwäche ist die Folge zu schwachen Anblaseluftstroms bei mangelhafter Ausatmung infolge allgemeiner Schwächlichkeit oder Behinderung der Zwerchfell- und Brustkorbbewegung durch entzündliche Vorgänge oder deren Folgezustände.

689. Die Ursachen von Heiserkeit, von leichtem Belegtsein der Stimme bis zur völligen Stimmlosigkeit, sind nur mit dem Kehlkopfspiegel festzustellen.

a) Auch ohne Heiserkeit kann ein schweres Leiden des Kehlkopfes oberhalb der Stimmbänder bestehen, andererseits völlige Stimmlosigkeit (Aphonie) bei vollkommen gesundem Kehlkopf rein hysterisch sein. Abgesehen hiervon ist allmählich entstandene Stimmlosigkeit im allgemeinen ein Zeichen schwerer Kehlkopferkrankung oder Stimmbandlähmung.

b) Eigentümlich rauhe und schnarrende Stimmbildung entsteht, wenn beim Anlauten die Taschenbänder (falschen Stimmbänder) aneinandergepreßt werden, sei es als rein funktionelle Störung, sei es zum Ersatz der gelähmten oder zerstörten Stimmbänder.

690. Doppeltonbildung (Diphthongie) entsteht bei einseitiger Lähmung des rückläufigen Kehlkopfsnerven (N. recurrens) und bei manchen Polypen des Stimmlippenrandes. Die Fistelstimme ist eine durch keine organische Veränderung hervorgerufene, rein funktionelle Störung.

691. Kehlkopflähmungen sind häufig der Ausdruck einer Krankheit des Hirn-Rückenmarkes.

Andere Ursachen vgl. Ziff. 238 und Ziff. 662.

Rein funktionell sind die nach Stärke und der Persönlichkeit sehr verschiedenen Bewegungsstörungen des Kehlkopfes bei Hysterie, oft plötzlich einsetzend bei starken Erregungen durch geschlechtliche Vorgänge, Ärger, Schrecken, Freude und Unfälle; sonst auch noch im Anschluß an organische Erkrankungen der oberen Luftwege.

692. Störungen der Stimme: α) Offene Nasenstimme (Rhinolalia aperta) entsteht bei Störung des Abschlusses zwischen Nasenhöhle und Mundrachenhöhle.

Beim Schlucken von Flüssigkeiten fließen diese zur Nase heraus. Ursachen sind Gaumenlücken, teils angeboren (Gaumenspalte, Wolfsrachen), teils erworben (meist durch syphilitische Zerstörungen am harten oder weichen Gaumen, seltener durch Verletzungen, Geschwülste u. a.), ferner Lähmungen des weichen Gaumens häufig nach Diphtherie, aber auch bei Hirnleiden, gelegentlich narbige Verkürzung oder Anwachsung des Gaumensegels (Syphilis), Verletzungen oder anderweitige Bewegungsbehinderung desselben durch entzündliche Vorgänge oder Geschwülste, besonders der Mandelgegend. Kennzeichnender kloßiger Stimmklang bei Eiterherden oberhalb der Mandeln.

β) Gestopfte Nasenstimme (Rhinolalia clausa) tritt auf bei Verlegung der Nasenhöhle (Ursachen s. u.), die sog. „tote Sprache" bei erheblicher Vergrößerung der Rachen- und Gaumenmandeln.

Häufig findet sich eine Mischform der offenen und gestopften Nasenstimme, wenn die Verbindung zwischen Mundrachen und Nasenrachen verengt ist bei gleichzeitigem Fehlen des Abschlusses durch das Gaumensegel (Entzündungen, Geschwülste, beschränkte Verwachsungen).

Störungen der Sprache sind unter Ziff. 378ff. eingehend abgehandelt.

Besonderer Teil.
Äußere Untersuchung.

Die äußeren Veränderungen an Kopf und Hals sind unter Ziff. 1095 bis 1097 eingehend erörtert. Hier sei nur auf folgendes aufmerksam gemacht.

693. Bei Wirbeltuberkulose findet sich steife Haltung des Kopfes bei regelwidriger Stellung, Schmerzhaftigkeit mindestens eines Dornfortsatzes, der manchmal auch stärker vorspringt, Schwellung durch Eiterherde in den Weichteilen und Reizung der zugehörigen Empfindungsrückenmarksnerven (der sensiblen Wurzeln der Spinalnerven).

694. Bei der Rustschen Krankheit (Tuberkulose der obersten Halswirbel) ist die Drehbewegung aufgehoben, Nickbewegung aber möglich; der Kopf wird bei Bewegungen mit den Händen gestützt.

695. Bei Eiterungen zwischen Wirbelsäule und Rachenwand (Retropharyngealabszeß) wird der Kopf nach vorn gebeugt gehalten, bei Eiterung oberhalb der Mandeln zugleich etwas nach der gesunden Seite gedreht, bei Verengerung der Luftwege meist zurückgebeugt, bei Mundbodenzellgewebsentzündung (Angina Ludovici) hoch und vorgestreckt.

696. Die Geschwülste des Halses sind schon anderweitig erörtert. Es sei nur hingewiesen auf die Schleimbeutel am Zungenbein und vor dem Schildknorpel und auf vorkommende Vorwölbung in der Kehlkopfgegend durch Knorpelhautentzündung (schmerzhaft!) oder durch einen den Knorpel durchbrechenden Kehlkopfkrebs.

697. Fisteln am Halse vgl. Ziff. 948.

698. Verengerung (Stenose) der Atmungswege wird gekennzeichnet durch pfeifende Atmung (Stridor), in schweren Fällen auch durch gleichzeitige Einziehung der Drossel- und Magengrube (Fossa jugularis und epigastrica) und der Zwischenrippenräume beim Einatmen. Ursachen: Fremdkörper (plötzliches Einsetzen!); Geschwülste, Stimmbandlähmungen; Druck von außen; narbige Verengerungen.

Nase.

699. Regelwidrige Form, Schiefstand, Höckerbildung u. a. für die Verrichtung gleichgültig; Schiefstand meist bei gleichzeitiger stärkerer Verbiegung der Nasenscheidewand. Sattelnase bei schrumpfender Nasenentzündung (Rhinitis atrophicans) und Syphilis. Verbreiterung der Nase findet sich bei Geschwülsten der Nasenhöhlen, auch bei starker Polypenentwicklung. Vorwölbung der Oberkiefergegend (Fossa canina) ist fast immer durch feste oder hohle Geschwülste des Oberkiefers bedingt. Abtastung vom Munde aus (Pergamentknittern).

700. Auftreibungen an den Knochen der äußeren Nase sowie an den Gesichtsknochen überhaupt beruhen oft auf syphilitischer Knochenhautentzündung (Periostitis gummosa).

Alle folgenden Untersuchungen werden mit Hilfe eines in der Mitte durchlöcherten Hohlspiegels (Reflektors) unter Benutzung künstlicher Beleuchtung ausgeführt.

701. Naseneingang. Untersuchung ohne Nasenspiegel bei leicht erhobenem Kopfe.

Zu achten ist auf Narbenbildungen (auch aus äußeren Ursachen, nach Verbrennungen, Verletzungen) und auf Geschwüre (fressende Flechte, Syphilis, Krebs), ferner auf Risse, Flechten, Bartfinne und Lupusknötchen. Kantiges Vorspringen (Verrenkung) des Scheidewandknorpels. Breite Vorwölbung der Nasenscheidewand durch Verbiegung oder Knorpelhautentzündung (Abszeß).

Kennzeichnender Gesichtsausdruck und eigenartige Gesichtsform der Dauermundatmer: offener, hängender Mund, Abplattung der Wangengegend; hoher spitzbogenförmiger schmaler Gaumen; nasale Sprache (vgl. Ziff. 692).

702. Durchgängigkeit der Nase. Prüfung der Durchgängigkeit geschieht am einfachsten durch das Gehör, zunächst beider Nasenseiten zusammen (Gesamtdurchgängigkeit), dann jeder Nasenhälfte für sich durch Verschluß des anderen Nasenloches mit dem Finger unter der Aufforderung, möglichst geräuschlos zu atmen. Starke einseitige Behinderung der Nasenatmung bedingt oft chronischen Katarrh der Nase. Selbst starke Verbiegungen oder Vorsprünge der Nasenscheidewand sind für die Verrichtung gleichgültig und erfordern keinen Eingriff, solange beide Nasenseiten genügend durchgängig sind.

Untersuchung des Naseninnern (Rhinoscopia anterior).

703. Das Nasenloch wird mit einem Nasenspiegel (empfehlenswert der Hartmannsche oder Beckmannsche), am besten in senkrechter Richtung aufgespreizt.

Der Spiegel wird für beide Nasenseiten mit der linken Hand geführt, die rechte auf den Kopf des zu Untersuchenden gelegt, um ihm die entsprechende Stellung zu geben. Gleichzeitig mit dem Aufspreizen des Nasenlochs wird die Nasenspitze nach oben gedrängt. Es darf nicht mit dem Spiegel gegen die Schleimhaut der Nasenscheidewand gestoßen werden; Blutung!

a) **Erste Stellung:** Stirn (Gesicht) senkrecht. Betrachtung der Innenfläche der Nasenflügel, des unteren Teiles der Scheidewand, des Nasenbodens, der unteren Muschel, des unteren Nasenganges, bei genügender Weite desselben auch des hinteren Endes der unteren Muschel (warzenartige Verdickung [papilläre Hypertrophie]), der Ohrtrompeten-(Tuben-)wulstes, der Gaumenbewegung beim Anlauten und der hinteren Wand des Nasenrachenraumes (Adenoide Wucherungen, Borken).

b) **Zweite Stellung:** Gesicht leicht erhoben. Betrachtung des oberen Teils der Nasenhöhlen: oberer Teil der Scheidewand, mittlere Muschel, mittlerer Nasengang, Riechspalte (zwischen mittlerer Muschel und Scheidewand).

704. Im Nasenvorhof (Vestibulum) finden sich, abgesehen von dem unter Ziff. 701 erwähnten Verdickungen oder Geschwüre bei Syphilis und Krebs. Zuweilen ragen Polypen oder andere Geschwülste der Nasenhöhle in den Vorhof hinein.

Bei der allgemeinen Besichtigung der Schleimhaut muß auf Durchblutung, Schwellung, Verdickungen, Schrumpfung, warzige oder gestielte Wucherungen, Geschwülste, Auflagerungen (Borken, Fibrin), Abschürfungen und Geschwüre geachtet werden; ferner auf Verwachsungen zwischen Scheidewand und äußerer Nasenwand, auf verschließende Häute (Atresie), auf die Weite der beiden Nasenseiten, auf Stellung der Scheidewand und auf Ansammlungen von Absonderungsmassen.

705. Die Weite der Nasenhöhlen ist abhängig: α) von der Schädelform, β) von der Stellung der Scheidewand, die im ganzen nach einer Seite ausgebuchtet sein oder begrenzte Vorsprünge (Leisten, Stacheln) aufweisen kann und γ) von dem Verhalten der Nasenmuscheln.

Bei der Verbiegung der Nasenscheidewand nach einer Seite ist meist eine ausgleichende Vergrößerung der unteren und mittleren Nasenmuschel auf der anderen vorhanden. Bei den Vergrößerungen der unteren Muschel ist zu unterscheiden zwischen gewucherter Verdickung der Schleimhaut und ihrer Schwellung durch Blutfülle des Schwellkörpers; diese verschwindet nach Kokainisierung. Dies gilt auch für regelwidrige Schwellkörper der Scheidewand vorn oben. Allgemeine Verdickung der Nasenschleimhaut, besonders an der unteren Muschel, und chronische Schwellung dieser bei chronischer Nasenentzündung, zuweilen wegen versteckter Nebenhöhlenerkrankung; Verdickungen der Schleimhaut an der mittleren Muschel im mittleren Nasengang und am vorderen oberen Teil der Scheidewand sind oft Zeichen chronischer Nebenhöhlenentzündung, ebenso Nasenpolypen. Umfangreiche Verdickung der Nasenschleimhaut tritt bei verhärtender Schleimhautentzündung (Sklerom) auf.

706. Bei akuten Nebenhöhlenentzündungen findet sich oft glasige Schleimhautschwellung, besonders im mittleren Nasengange.

707. Regelwidrige Weite der Nasenhöhlen ist zuweilen angeboren, meist aber Folge der schrumpfenden Nasenschleimhautentzündung, gekennzeichnet durch Schrumpfung der Schleimhaut und Verkleinerung der Muscheln, bei Stinknase außerdem mit Gestank und Borkenbildung verbunden.

708. Die Nasenscheidewand zeigt vorn unten oft Abschürfungen und kleine Blutadererweiterungen als Quelle häufigen Nasenblutens (Locus Kieselbachii). Auch fressende Flechte (Lupus) entsteht hier oft zuerst (Fingerimpfung!).

709. Durchbruchlöcher dieser Gegend sind meist klein, bis bohnengroß infolge durchgebrochener Scheidewandgeschwüre (Ulcus septi perforans) im Anschluß an Schleimhautverletzungen oder Ätzungen (Berufsleiden der Chromarbeiter), auch als Behandlungsfolge. Syphilitische Durchlöcherungen sind meist größer, reichen weiter nach hinten und umfassen zuweilen die ganze Scheidewand. Man denke auch an Gewebsverluste nach Operationen!

710. Geschwüre beruhen meist auf Syphilis, seltener auf fressender Flechte oder Rotz. Geschwülste sind selten. Auftreibungen entstehen durch Knochen- und Knorpelhautentzündung (Abszeß oder Syphilis).

711. Starke Ausbuchtungen und starke Entwicklung der Nasenscheidewandhöcker (Tubercula septi) vorn oben können den Einblick erschweren oder verhindern. Druck eines Tuberculum septi gegen die mittlere Muschel kann Ursache von Kopfschmerz sein.

712. Der Nasenboden ist zuweilen durch Kieferhohlgeschwülste emporgewölbt.

Über Verstopfung und Absonderung der Nase und ihre Bedeutung vgl. Ziff. 678. Zu beachten ist, daß die Ansammlung von Ausscheidungen im unteren Nasengange sich zuweilen der Beobachtung bei schüsselförmiger Vertiefung des Nasenbodens entzieht. Man wische diesen daher bei der Untersuchung auf Absonderung mit katheterförmiger, watteumwickelter Sonde aus.

713. Absonderung aus dem mittleren Nasengange (zwischen mittlerer Muschel und äußerer Nasenwand) stammt aus der Stirnhöhle, den vorderen Siebbeinzellen oder aus der Kieferhöhle, Absonderung aus der Riechspalte (Ziff. 702b), von den hinteren Siebbeinzellen oder der Keilbeinhöhle (s. Untersuchung des Nasenrachenraumes Ziff. 725). Umschriebene Borkenbildung besonders an der mittleren Muschel weist ebenfalls auf Nebenhöhleneiterung hin.

714. Die Untersuchung auf Nebenhöhleneiterung geschieht zweckmäßig am Morgen bei ungereinigter Nase. Für die genauere Untersuchung des sehr wichtigen mittleren Nasenganges, zur Unterscheidung der Nebenhöhleneiterungen oder Feststellung des Ausgangspunktes von Polypen und Geschwülsten wird nach vorheriger Kokainisierung ein langblättriger (Killianscher) Spiegel geschlossen zwischen äußere Nasenwand und mittlere Muschel eingeführt und diese gegen die Nasenscheidewand hin abgespreizt (Rhinoscopia media).

Der Erkennung der Nebenhöhlenerkrankungen dient ferner die Durchleuchtung dieser Höhlen mit kleinen elektrischen Glühlampen, jedoch ist diese Untersuchungsart zur Zeit fast verdrängt durch die Röntgenphotographie (vgl. Ziff. 1210). Die Feststellung der Nebenhöhlenkrankheiten ist stets Sache des Facharztes.

715. Zur Untersuchung auf reflektorische Störungen von der Nase oder anderen Stellen der oberen Luftwege aus sucht man durch Sondenreizung der Schleimhaut die betreffende Störung (Husten, Asthma) hervorzurufen oder die vorhandene durch Kokainisierung verdächtiger Stellen zu unterbrechen.

Mundhöhle.

716. Lippen: Hasenscharte siehe Ziff. 631. Bewegungsstörungen bei Narben, bei Lähmung des mimischen Gesichtsnerven (Facialis) und bei Hirnleiden (Speichelfluß).

Äußerliche Geschwüre bei Krebs, Syphilis, Tuberkulose und Lupus; in den Mundwinkeln häufig Einrisse, zuweilen mundschwammartige (aphthöse) tuberkulöse Geschwüre.

Erschwerte Öffnung des Mundes (Kieferklemme) vgl. Ziff. 640.

Narbige Verengerung des Mundes durch fressende Flechte (Lupus) und nach Verletzungen oder Verbrennungen (Ziff. 658 u. 663).

717. Mundschleimhaut: Geschwüre bei Skorbut, Mundfäule (Druckbrandgeschwüre), Syphilis aller Grade, Tuberkulose, Mundschwamm (Aphthen); Herpes- und Typhusgeschwüre besonders in der Gaumengegend; bei Rückenmarksdarre und Höhlenbildung im Rückenmark.

Flecken finden sich, nach Form und Größe wechselnd, flach, bläulich weiß, bei Weißfleckenkrankheit — Leukoplakia (Psoriasis) buccalis et lingualis —, bei chronischen Reizzuständen der Mundschleimhaut (Raucher) sowie auch als parasyphilitische Erscheinung, besonders nach Quecksilberkuren.

Schleimhautflecken „Plaques muqueuses" bei sekundärer Syphilis. Blutige Flecken bei Skorbut, Werlhofscher Fleckenkrankheit (Morbus maculosus Werlhofii) und Blutflecken (Petechien, Ekchymosen) unter der Knochenhaut (Barlowsche Krankheit) bei echter und scheinbarer Weißblütigkeit (Leukämie und Pseudoleukämie). Die rote Knötchenflechte (Lichen ruber planus) zeigt bis linsengroße harte weiße Knötchen. Schnell zergehende Blasen (Pemphigus bullosus und vegetans). Erythema exsudativum multiforme Hebrae, hellrote bis bläuliche, in der Form verschiedenartige (daher multiforme) Papeln. Schwämmchen (Mehlmund, Soor): massenhafte fleckige festhaftende milchige Auflagerungen mit starker Rötung der Umgebung, besonders in der Gaumengegend. Über Pharyngomykosis leptothricia vgl. Ziff. 7241.)

Zahnfleisch und Zahnfortsätze der Kiefer vgl. Ziff. 654.

718. Neubildungen der Mundhöhle: Lymphgefäßgeschwülste (Lymphangiome) erscheinen als breite warzige Knotenbildung besonders am Zungengrunde oder ausgebreitet als Vergrößerung der ganzen Zunge (auch der Lippen), sehr selten als Hohlgeschwülste. Drüsengeschwülste (Adenome), feste oder Hohlgeschwülste, diese oft zahlreich als kleine Bläschen bis Erbsengröße in der Schleimhaut, größere von den Speicheldrüsen ausgehend, bekannt am Mundboden als Froschgeschwulst (Ranu'a).

719. Eine andere bläuliche Vorwölbung unter der Zunge beobachtet man bei der Mundbodenzellgewebsentzündung, Angina Ludovici. Bei dieser ist jedoch im Gegensatze zur Entzündung der Umgebung der Zungenmandel die Zunge selbst nicht entzündlich geschwollen.

720. Zunge: Vergrößerung der Zunge (Makroglossie), angeboren und bei frischer Zungenentzündung (Glossitis acuta). Bißnarben sieht man bei Fallsüchtigen, vernarbte Gewebslücken als Folgen von tertiärer Syphilis und von Verletzungen, Schrumpfungen und Bewegungsstörungen bei Hirnerkrankungen (Ziff. 375 „Stimmbandlähmungen") und bei Erkrankungen der Zungenbewegungsnerven (377) verbunden mit Störung des Sprechens und des Schlingens. Tiefe Spaltung der Zungenoberfläche (Lingua dissecata) durch angeborene Längs- und Querfurchen. Blutadererweiterungen am Zungengrunde älterer Leute, häufig bei allgemeiner Stauung. Blutungen sind selten. Die Zungenmandel unterliegt denselben Veränderungen wie die Gaumenmandeln.

721. Chronische Zungenentzündung (Glossitis chron.) zeigt Verdickung, Trübung, schmutzige Färbung des Epithels, Zungenbelag, Schrundenbildung und Schwellung der Schleimhaut mit Eindrücken der Zähne an den Zungenrändern. Eine besondere Abart ist die **schwarze Haarzunge** (Lingua nigra), durch Wucherung, Verhornung und Farbstoffablagerung in den fadenförmigen Zungenwarzen (Papillae filiformes), ferner die **Lingua geographica**, mit gerötetem unregelmäßigem Oberhautschwund und scharfem weißlichem Rande der Flecken.

a) Zungenflechte (Psoriasis linguae) vgl. Ziff. 717.

b) Die syphilitischen Schleimhautflecken (Plaques muqueuses) unterscheiden sich von der Zungenflechte durch Rötung der Umgebung und schärfere Abgrenzung, abgesehen von dem gleichzeitigen Auftreten anderer syphilitischer Erscheinungen.

c) Geschwüre an der Zunge sieht man bei Syphilis, Tuberkulose, Geschwülsten, besonders bei Krebs (bei Vorhandensein harter Halsdrüsen Zungengrund untersuchen!) sowie auch nach Verletzungen.

d) Knotenbildungen beruhen auf Eiterherden (schmerzhaft), Gummiknoten, Krebs, Tuberkulose, Strahlenpilzerkrankung, Fett- oder Bindegewebsgeschwülsten, selten auf Balggeschwülsten.

Rachen.

722. Die **Untersuchung des Rachens** erfordert Anwendung eines Zungenspatels, am besten mit nicht zu breitem, flachem Mundteil, mit oder ohne Griff.

Zur Vermeidung des störenden Würgens muß dabei α) der zu Untersuchende ruhig und gleichmäßig, ohne Unterbrechung atmen, β) der Untersucher vermeiden, den besonders empfindlichen hinteren Teil der Zunge mit dem Spatel zu berühren, γ) diesen stets mit gleichmäßigem, langsam zunehmendem Drucke niederdrücken, am besten unter Aufstützung des Spatels auf die unteren Schneidezähne als Hebeldrehpunkt, und Stützung des eigenen spatelführenden Hand gegen das Kinn des Kranken, um ein tiefes Hineingleiten des Spatels zu verhüten. In günstigen Fällen kann man den ganzen unteren Rachenabschnitt samt dem Kehldeckel und mit übersehen, wenn man die Zunge zugleich etwas nach vorn drückt, am besten, wenn der Untersucher dabei steht.

723. Gaumen und Gaumenbögen: Von angeborenen Veränderungen sind zu erwähnen Gaumenspalten (Wolfsrachen), Lücken in den Gaumenbögen und gespaltene Zäpfchen (Uvula bifida). Lücken in den Gaumenbögen entstehen auch durch geschwürige Vorgänge und Scharlachbrand, im harten Gaumen meist durch tertiäre Syphilis.

Störungen der Gaumenbewegungen werden verursacht durch Narben, Entzündungen, Geschwülste, durch chronische Verdickungen infolge von Lupus und verhärtende Schleimhautentzündung (Sklerom), sowie durch Hirn- und Nervenerkrankungen, besonders häufig nach Diphtherie.

724. Gaumenmandeln: In der Größe stark schwankend, sind sie zuweilen vollkommen durch die vorderen Gaumenbögen verdeckt, die in solchen Fällen zur Untersuchung der Mandeln mit stumpfem Häkchen beiseite gezogen werden müssen.

a) Akute Entzündungen der Gaumenmandeln (Angina catarrhalis). Einfache Rötung und Schwellung, zuweilen Begleiterscheinung von Scharlach und Typhus!

b) Bläschenflechte (Angina herpetica). Rötung und Schwellung der Rachenschleimhaut und Mandeln, bis linsengroße Bläschen mit rotem Hof, nach ihrem rasch erfolgenden Platzen bleiben weiß belegte Stellen zurück.

c) Blasenausschlag (Pemphigus) unterscheidet sich von dem vorigen

Leiden durch größere Blasen, gleichzeitiges Auftreten an anderen Schleimhäuten (Bindehaut, Scheide, Mittelohr) und schleppenden Verlauf.
d) **Mandelgrubenentzündung** (Angina lacunaris). Rötung, Schwellung, kleine Beläge (Pfröpfe) an den Öffnungen der Mandelgruben (Lakunen).
e) **Häutige Mandelentzündung** (Angina fibrinosa) mit zusammenfließendem Belag, der sich auf die Mandeloberfläche beschränkt und leicht und ohne Blutung abstreifen läßt im Gegensatze zur **Diphtherie**, deren Beläge sich auf Gaumen, Gaumenbögen und hintere Rachenwand ausdehnen und nicht ohne Blutung zu entfernen sind, oft auch schmieriger aussehen.

f) Ähnlicher häutiger, schmieriger Belag auf einem unregelmäßigen, nicht selten auch auf die Gaumenbögen übergreifenden Geschwüre findet sich bei der **Vincentischen Angina** (Angina ulceromembranacea) sowie bei syphilitischen Verschwärungen. Die Unterscheidung wird oft nur durch den Facharzt erfolgen können. **Brand (Gangrän)** bei Scharlach und Diphtherie — **Phlegmone gangraenosa faucium** —.

g) **Mandelvereiterung** (Mandelabszeß, Tonsillitis phlegmonosa). Rötung, starke kugelige Schwellung, Flüssigkeitsschwappen (Fluktuation), auch bisweilen rotgelbliche Vorwölbung der Mandel.

h) **Zellgewebseiterung in der Mandelumgebung** (Peritonsillitis phlegmonosa). Krankheitsbild wird als bekannt vorausgesetzt.

i) **Rose des Rachens** (Erysipel). Schwere Allgemeinerscheinungen, Schleimhaut tiefrot, lackartig glänzend, entzündlich und wassersüchtig geschwollen.

k) **Chronische Entzündungen der Gaumenmandeln.**

l) **Haarpilzrachenentzündung** (Pharyngomycosis benigna). Auf den Mandeln, besonders in deren Gruben (Lakunen), weißgelbliche, meist etwas zugespitzte, fest haftende Pfröpfe (bestehend aus abgestoßenen Epithelien und Haarpilz, Leptothrix buccalis), oft gleichzeitig auch auf der übrigen Rachenschleimhaut, am Zungengrunde, im Kehlkopf bis in die Luftröhre hinunter, im Nasenrachenraum und (selten) auch auf der Nasenschleimhaut sichtbar. Die Krankheit ist harmlos. Zum Unterschiede von der gewöhnlichen Mandelgrubenentzündung (Angina lacunaris) ist die Umgebung reizlos.

m) **Gewöhnliche chronische Mandelentzündung (Tonsillitis chronica simplex)**: Sie ist gekennzeichnet durch Bildung von gelblichen reiskorngroßen übelriechenden Mandelpfröpfchen, bisweilen auch von Mandelsteinen in den Mandelgängen, sehr oft auch in der Obermandelgrube (Fossa supratonsillaris); nicht selten auch bei äußerlich anscheinend nicht veränderten, auch sehr kleinen Mandeln, dann erst bei Sondierung oder Ausdrücken der Mandelgänge erkennbar. Dies geschieht mit einem Mandelquetscher oder mit dem Finger durch Druck auf den vorderen Gaumenbogen in der Richtung auf die Wirbelsäule zu.

n) **Chronische eitrige Mandelentzündung** (Tonsillitis chronica purulenta) tritt in Verbindung mit Mandelpfröpfen oder ohne solche auf; beim Auspressen fließt Eiter aus den Mandelgruben aus.

Die Kranken haben oft keine Ahnung von dem Bestehen dieses Krankheitszustands, leiden auch nicht an Beschwerden oder häufigen Mandelentzündungen. Trotzdem ist sie als chronische Infektionsquelle von besonderer Wichtigkeit (vgl. Ziff. 86).

o) Die **Vergrößerung (Hyperplasie) der Mandeln** betrifft entweder mehr das Drüsengewebe (weiche Form) oder das Bindegewebe (derbe Form). Die weiche Form stellt als Eingangspforte für Infektionen eine Gefahr für den ganzen Körper dar. Die vergrößerten Mandeln springen nur in einem Teile der Fälle stark hervor; in anderen stecken sie tief zwischen den Gaumenbögen. Wird jedoch in solchem Fall der zu Untersuchende durch tiefe Einführung des Zungenspatels zum Würgen gebracht, so werden sie dabei deutlich erkennbar.

Nasenrachenraum.

725. Die Untersuchung des Nasenrachenraumes ist technisch noch schwieriger als die Untersuchung des Kehlkopfes wegen der stärkeren Auslösung der Zungen- und Rachenreflexe und des verwickelten Untersuchungsbildes, das nicht mit einem Mal erfaßt, sondern aus zahlreichen Einzelbildern zusammengesetzt werden muß. Sie verlangt fortgesetzte technische Übung und wird daher meist dem Facharzte vorbehalten bleiben müssen. Es wird deshalb von ihrer Beschreibung abgesehen. Durch diese Untersuchung, die Rhinoscopia posterior, läßt sich feststellen:

726. Beschaffenheit der Schleimhaut: Rötung, Schwellung bei Entzündungen; Trockenheit bei trockenen Rachenentzündungen, Verdickungen und Verschwärungen bei Syphilis, Tuberkulose und verhärtender Schleimhautentzündung (Sklerom).

727. Verhalten des Rachendachs. Regelrechterweise ist dieses glatt oder zeigt die niedrigen längsgestellten roten Balken der Rachenmandel. Ist diese vergrößert, so verdeckt sie bei hohem Sitze geschwulstförmig die oberen Ränder der hinteren Nasenöffnungen und den Ursprung der Nasenscheidewand; bei tieferem Sitz erscheint das sonst flachnischenförmige Rachendach mehr gleichmäßig vorgewölbt. Oft ist auch die vergrößerte Rachenmandel stark zerklüftet. Bei deren chronischer Eiterung sieht man darauf Absonderung oder Borken). Dabei kann die Rachenmandel selbst geschrumpft und kaum sichtbar sein. Sonstige Vorwölbungen am Rachendach entstehen durch Zellgewebsentzündung der Rachenmandel, Gummi- oder andere Geschwülste. Unter diesen sind am häufigsten die Nasenrachenbindegewebsgeschwülste, meist mehr seitlich entspringend.

728. Verhalten der hinteren Nasenöffnungen (Choanen). Auf ihre Weite ist zu achten. Völliger oder unvollständiger häutiger Verschluß kann angeboren, einseitig oder doppelseitig sein.

729. Größe der hinteren Muschelenden. Verdickung des hinteren Endes der mittleren Muschel ist zuweilen Folge chronischer Nebenhöhlenentzündung. Umschriebene glatte oder warzige Verdickung der hinteren Enden der unteren Muscheln, zuweilen fast die ganze hintere Nasenöffnung ausfüllend, ist die häufige Ursache von Nasenverstopfung.

730. Nasenpolypen werden oft in den hinteren Nasenöffnungen sichtbar besonders bei chronischer Siebbeinentzündung (Ethmoiditis). Vereinzelte große gestielte Hohlgeschwülste (Nasenrachenpolypen) hängen gelegentlich weit in den Nasenrachenraum hinab, besonders aus dem mittleren Nasengange von der Kieferhöhle ausgehend.

731. Die Absonderungsflüssigkeit aus den Nebenhöhlen erscheint im hinteren Teile des mittleren Nasenganges bei Krankheiten der Kieferhöhle, Stirnhöhle und der vorderen Siebbeinzellen, im oberen Nasengange bei Krankheiten der hinteren Siebbeinzellen, am oberen Rande der hinteren Nasenöffnung bei solchen der Keilbeinhöhlen.

Zungengrund, unterer Rachenabschnitt und Kehlkopf.

732. Die Untersuchung geschieht mit dem Kehlkopfspiegel. Seine Handhabung wird als bekannt vorausgesetzt. Wem es an Übung in der Kehlkopfuntersuchung fehlt, muß diese durch den Facharzt vornehmen lassen.

Bei leicht erhobenem Kopfe des Kranken wird zunächst der Zungengrund mit den wallförmigen Wärzchen (Papillae circumvallatae), dem Blutadernetz und der Zungenmandel besichtigt, die in vergrößertem Zustande bisweilen die Zungenfläche des Kehldeckels berührt (Ursache von Reizhusten). Dieser ist mit dem Zungengrunde verbunden durch die 3 Zungenkehldeckelfalten (Plicae glosso-epiglotticae media und laterales). Zwischen ihnen liegen zwei kleine Gruben — Valleculae —. Bei etwas mehr wagerecht gestelltem Spiegel werden sichtbar: Kehldeckel, die Spitzen der Gießbeckenknorpel und zwischen beiden die den Kehlkopfeingang umfassenden Gießbecken-Kehldeckelfalten (Plicae ary-epiglotticae), nach außen von ihnen die birnförmigen Buchten — die Sinus piriformes —. In den Gießbecken-Kehldeckelfalten liegen einige Knorpel (Cartilagines Santorini und cuneiformes). Zwischen den Gießbeckenknorpeln befindet sich die Membrana interarytaenoidea.

733. Beim Anlauten (Hääh) hebt sich der Kehldeckel, und das Innere des Kehlkopfes wird sichtbar. Die Gießbecken-Kehldeckelfalten setzen sich nach unten fort in die roten Taschenbänder oder falschen Stimmbänder. Unter diesen treten als weiß sehnig glänzende, zuweilen jedoch auch im gesunden Zustande als rötliche Stränge die Stimmlippen oder wahren Stimmbänder hervor; zwischen diesen und den Taschenbändern sieht man den spaltförmigen Eingang des Ventriculus Morgagni. Beim Anlauten legen sich die freien Ränder der Stimmbänder aneinander — Glottisschluß. Bei der Atmung weichen sie hinten auseinander und bilden einen spitzen Winkel, dessen Scheitelpunkt (vordere Kommissur) vorn unterhalb des wulstförmig vortretenden Kehldeckelstiels liegt und den die hintere Kehlkopfwand zu einem Dreieck abschließt (Glottis respiratoria). Unterhalb der Stimmlippen überblickt man bei ruhiger Atmung den subglottischen Raum und den oberen, in günstigen Fällen auch den unteren Teil der großen Luftröhre mit ihren weißlich durchschimmernden Knorpelringen bis hinunter zur gabelförmigen Teilung mit ihrem Sporn und der vom Aortenbogen mitgeteilten Pulsation, namentlich bei der Killianschen Stellung (s. u.).

a) Das Spiegelbild des Kehlkopfes ist in der Richtung vorn-hinten umgekehrt; rechts und links im Spiegelbild entspricht der betr. Seite des Kranken (also rechts vom Untersucher entspricht der linken Körperhälfte des Untersuchten).

b) Ist der Kehldeckel stark überhängend und überdies auch von den Seiten her zusammengefaltet (jugendliche Form), läßt man zur besseren Aufrichtung „iih" sagen oder seufzend einatmen. Nötigenfalls muß er nach Kokainisierung instrumentell aufgerichtet werden. Solche schwierigen Untersuchungen werden meist Sache des Facharztes sein, ebenso wie alle sonstigen Untersuchungsarten der oberen Luftwege, wie die unmittelbare Besichtigung — Autoskopie — des Kehlkopfes und der Luftröhre und die Bronchoskopie, die hier nicht weiter besprochen werden können. Zur besseren Besichtigung des vorderen Kehlkopfabschnittes wird der Kopf des sitzenden Kranken stark hintenübergeneigt und der Spiegel tief nach unten hinter den Zungengrund geführt, während der Untersucher selbst steht und steil von oben hineinblickt.

c) Die hintere Kehlkopfwand usw., sowie die tieferen Teile der Luftröhre werden bei der umgekehrten Stellung (Killiansche Stellung) besser sichtbar, wobei der Untersuchte mit auf die Brust gebeugtem Kopfe aufrecht steht, während der Untersucher vor ihm auf einem niedrigen Schemel sitzt oder kniet und den wagerecht gehaltenen Spiegel stark nach oben gegen den weichen Gaumen drängt.

d) Die seitlichen Flächen des Kehlkopfes treten besser hervor, wenn man den Kranken den Kopf nach der entgegengesetzten Seite neigen läßt und den Spiegel in die der Neigung entsprechende Seite einsetzt (Avellissche Stellung). Die Gesamtheit des Kehlkopfbildes kann nur durch nach einander folgende Einstellung der einzelnen Teile gewonnen werden.

734. Die Stimmritze steht gewöhnlich in der Mittellinie, zuweilen jedoch schräg, entweder infolge angeborenen Schiefstandes oder infolge Verdrängung oder Drehung des Kehlkopfes z. B. durch Geschwülste. Schiefstand der Stimmritze kann leicht zu Verwechslung mit Stimmbandlähmungen führen.

735. Die Farbe der Kehlkopfschleimhaut ist zartrosa, wird jedoch durch Würgen dunkler. Außer der Färbung ist auf Absonderungen, Trockenheit, Abschürfungen, Geschwüre, Schwellungen, Geschwülste, Stimmritzenschluß, sowie auf Beweglichkeit der Stimmbänder und der Gießbeckenknorpel zu achten.

Die Entzündungen sind auch hier durch Rötung und Schwellung der Schleimhaut gekennzeichnet, besonders deutlich an den sonst weißen Stimmbändern. Bei schwerer Entzündung kann es zu Oberhautabstoßung (Epithelnekrose) kommen. Das abgestoßene undurchsichtige Epithel der Stimmbänder erscheint dann kreidig weiß und kann die Stimmbänder fälschlich gesund erscheinen lassen, besonders wenn die Abstoßung die Stimmbänder im ganzen befallen hat. Bei schweren Katarrhen kommt es auch zu Abschürfungen und Geschwüren.

Bei allen geschwürigen und mit chronischer Verdickung einhergehenden Zuständen wird man stets in erster Linie an Tuberkulose, Syphilis und Krebs denken müssen. Die Beurteilung sollte ausnahmslos dem Facharzte überlassen bleiben, ebenso wie aller Bewegungsstörungen im Kehlkopf, seien sie nun Folgezustände entzündlicher Vorgänge, von Gelenkerkrankungen der Gießbeckenknorpel, beginnender Geschwülste (Krebs), Nerven- oder Hirnlähmungen oder rein funktioneller Natur. Auch hinsichtlich der scheinbar harmlosen Geschwülste, besonders der Papillome sei darauf hingewiesen, daß sich dahinter zuweilen Tuberkulose verbirgt.

III. Augen.

Vorbemerkungen.

Zur Vorgeschichte hinsichtlich ererbter und angeborener Augenkrankheiten vgl. Ziffer 20 ff.

Das Wichtigste über erworbene Augenleiden ist in bezug auf die Vorgeschichte bei den einzelnen Augenkrankheiten besprochen.

736. Lebensweise und Beruf in ihrer augenschädigenden Wirkung: Schläfenseitige (temporale) Abblassung der Sehnervenscheibe nach Alkohol- und Tabaksmißbrauch, Kurzsichtigkeit (Myopie) bei Schriftsetzern (häufiger) und bei Uhrmachern (seltener). Hornhautverletzungen und ihre Folgen (Hornhautgeschwüre und Hornhautnarben) bei Schmieden, Schlossern und Steinhauern (Eisensplitter, Hammerschlag), frühzeitige Starbildung bei Glasmachern, Augenzittern (Nystagmus) und Netzhautblutungen, diese infolge von Wurmkrankheit (Anchylostomiasis), bei Bergarbeitern, Schwachsichtigkeit bei Schwefelarbeitern infolge von Dunkelflecken in der Mitte des Gesichtsfeldes.

737. Die eigentliche, sowie auch die Jacksonsche Epilepsie zeigen nur im Anfall Augenerscheinungen (Weite und Starre der Pupillen, bisweilen Abweichung der Augäpfel nach einer Seite — konjugierte Deviation —).

738. Augenstörungen bei vielen Infektionskrankheiten sind meist vorübergehender Art. Wird in der Vorgeschichte das Überstehen von Diphtherie vor 1—2 Monaten angegeben, so ist auf das Vorhandensein von Lähmungen der Augenbewegungs- wie Einstellungsmuskeln zu achten! Bei jenen besteht Doppeltsehen, worüber in der Regel der Kranke ohne weiteres Angaben machen wird. Diese bedingen Schwachsichtigkeit häufiger beim Nahesehen, für Übersichtige auch beim Fernsehen. Erst der Ausgleich durch Gläser ermöglicht richtiges Urteil.

739. Überstandene Rhachitis läßt vielfach Spuren an den Augen zurück, die von großem Einfluß auf die Dienstfähigkeit sein können. Es handelt sich um den sog. „Schichtstar".

In ausgesprochener Form leicht erkennbar, besonders nach Pupillenerweiterung, durch rotes Aufleuchten der Linsenrandteile bei durchfallendem (Augenspiegel-) Licht, während in der Mitte eine linsenförmige, undurchsichtige Stelle auffällt. Wesentlich schwieriger ist die Feststellung der Anfangsformen, welche nur eine schattenartige, fast durchsichtige Scheibe erkennen lassen, die aber durch Erzeugung von Linsenstabsichtigkeit (Linsenastigmatismus) ernste Sehstörungen bewirkt.

740. Bei mangelhaften oder schlechten Fortschritten in der Schule muß an Augenbildungsfehler, vor allem an stärkere Stabsichtigkeit (Astigmatismus), an Über- und Kurzsichtigkeit, Sichel (Conus) nach unten von dem Sehnervenkopf (Papille), Aderhautlücken (Kolobome) und auch an zentrale Aderhaut-Netzhautveränderungen gedacht werden, die Fern- und Nahesehen er-

schweren. Auch bei einem Teil der Schüler der Hilfsschulen finden sich hohe Grade derartiger Sehstörungen.

Untersuchung der Augen und ihre Schutzgebilde.

Die Augenuntersuchungsarten werden so geschildert werden, daß sie sich mit den in Händen des praktischen Arztes befindlichen Hilfsmitteln ausführen lassen. Bei ihrer Eigenart erlangt der Untersucher aber nur die erforderliche Sicherheit in der Beurteilung des Befundes, wenn eine dauernde Übung im Gebrauche der Untersuchungsarten die Kenntnis dieser ergänzt.

741. Die Untersuchung der **Augenhöhle** geschieht durch einfache Betrachtung und Betastung. Diese läßt beim Verdacht auf ein Leiden, das an den knöchernen Wänden der Augenhöhle vermutet wird, nach Beiseitedrängen des Augapfels solche krankhaften Veränderungen bis zu einem gewissen Umfange fühlen. Es ist zu achten auf:

742. Entzündungen. Ihr Ursprung läßt sich zum großen Teil auf Krankheitszustände in den an die Augenhöhlen angrenzenden Nebenhöhlen der Nase zurückführen, daher deren genaue Untersuchung vor jeder Entscheidung durchaus geboten ist.

a) Knochenhautentzündung (Periostitis), besonders der Ränder (Orbitalränder), zeigt in frischen Fällen örtlich beschränkte Schwellung, Rötung und Schmerzhaftigkeit.

b) Knochenentzündung (Ostitis). Als selbständige Krankheit hauptsächlich bei tuberkulösen Kindern vorkommend, läßt sie jene bekannten tief eingezogenen Narben, besonders der unteren Ränder zurück, welche zur Auswärtskehrung des Unterlids (Ektropion) führen können.

c) Zellgewebsentzündung der Augenhöhle (Phlegmone orbitalis), meist fortgeleitet von Krankheitsherden der Nachbarschaft, ist durch eine beträchtliche Schwellung und Vortreibung des ganzen Augenhöhleninhaltes und heftigste Schmerzerscheinungen gekennzeichnet. Die allmähliche Verdrängung des Augapfels nach einer Richtung verursacht Doppelbilder. An umschriebener Stelle kommt es zur Vorwölbung eines Eiterherds, der sich schließlich im günstigsten Falle von selbst öffnet. Aber Durchbruch nach der Schädelhöhle ist ebenfalls möglich. Die Ursache ist öfters Wundrose. Die Krankheit kann zur Erblindung durch Sehnervenentzündung mit nachfolgendem Sehnervenschwund führen.

d) Entzündung der Faserkapsel des Augapfels (Tenonsche Kapsel). Schwellung durch wäßrige (seröse) Ausschwitzung um den Augapfel herum, öfter unter blasiger Abhebung der Bindehaut (Chemosis). Zunächst Einschränkung der Augapfelbewegung unter allmählicher gänzlicher Aufhebung der Bewegungsmöglichkeit des Augapfels. Doppelbilder. Keine Vereiterung, sondern Rückbildung.

743. Glotzauge (Exophthalmus) bei der Basedowschen Krankheit. Der Augapfel tritt unter Klaffen der Lidspalte weiter heraus, so daß ober- und unterhalb des Hornhautrandes ein Streifen der weißen Lederhaut sichtbar wird. Die unwillkürlichen Lidbewegungen, die Blinzeltätigkeit der Lider ist vermindert (vgl. Ziff. 950, Basedowsche Krankheit).

744. Geschwülste der Augenhöhle. Sie treiben entweder den Augapfel in der ihrem Sitze entgegengesetzten Richtung vor oder dehnen sich unter den Lidern nach außen aus: Es kommen vor:

a) Balggeschwülste, sowohl Hautsäcke (Dermoide), wie Grützbeutel (Atherome) häufig.

b) **Gefäßgeschwülste.** Die einfachen Gefäßgeschwülste lassen sich wegdrücken und unterscheiden sich von den Schlagaderausbuchtungen (Aneurysmen) durch fehlende Pulsation.

c) **Bösartige Geschwülste:** Krebse — Karzinome — und Fleischgeschwülste — Sarkome —.

d) **Hirnbrüche** (Cephalocelen mit Gehirnwasser oder Gehirnmasse als Inhalt). Sie sind in gewissem Umfang wegdrückbar und dadurch von den Balggeschwülsten zu unterscheiden (vgl. Ziff. 942 b).

e) **Knochengeschwülste** (Exostosen) von Elfenbeinhärte und an Umfang bis zu den ungeheuerlichsten Bildungen. Sie gehen besonders von der inneren und oberen Augenhöhlenwand aus.

745. Verletzungen.

a) **Brüche der knöchernen Augenhöhlenränder,** einfache und offene (komplizierte), entstehen oft durch schwere Gewalteinwirkungen (Hufschläge, Kuhhornstöße) und sind meist mit schwerster Blutdurchtränkung des Augenhöhlenzellgewebes verbunden. Nach Rückgang der stürmischen Erscheinungen zuweilen Rücklagerung des Augapfels (Enophthalmus).

b) **Schädelgrundbrüche** (Basisfrakturen) setzen sich in die zarten Knochen der Augenhöhle fort und erzeugen den bereits erwähnten Sehnervenschwund (Ziff. 742 c).

c) **Pulsierendes Glotzauge.** Durch Stichverletzung kann in der Augenhöhle ein falscher Blutsack (Aneurysma spurium) entstehen, der eine Vortreibung des Augapfels bewirkt. Das Betasten ergibt Pulsation und das Behorchen mittelst Hörrohrs ein mit dem Schlagaderpuls gleichzeitiges Blasen.

d) **Schußverletzungen** (Lähmungen einzelner Zweige der Augenbewegungsmuskeln) infolge Eindringens **kleinerer** (Schrot, Tesching-) Geschosse in die Augenhöhle. Wird der Sehnerv getroffen, kann es zu Beeinträchtigung des Sehvermögens bis zu seiner Aufhebung kommen (Gesichtsfeldprüfung!).

Bei den ungemein zahlreichen Verletzungen der Augen durch Gewehrgeschosse und Granatsplitter im jetzigen Kriege muß auf folgende Punkte hingewiesen werden: Bei häufigem Zusammentreffen von Verletzungen der Augenhöhlen und der Schädelkapsel besteht durch Beteiligung der hinteren Wand der Stirnhöhle die Gefahr der Bildung von Eiterherden (Abszessen) im Gehirn bis zu fester narbiger Abgrenzung beider Gebiete gegeneinander. **Röntgenaufnahmen bei jedem Verdachte auf eingedrungene Geschoßteile, auch Röntgentiefenbestimmungen sind unerläßliche Forderungen der Untersuchung.** Auch vorsichtige **keimfreie (aseptische) Sondierungen** sind nicht zu umgehen. Nach Schüssen in die unteren Teile der Augenhöhle kann es zu Narbenwucherungen kommen, die den Sehnerv umfassen, ihn zusammenschnüren und schließlich zu seiner Entartung führen. Wiederholte Gesichtsfeldprüfungen und Farbenbestimmungen zur Beurteilung dieses Zustandes sind erforderlich.

e) Nach scheinbar vollständigem Herausreißen des Augapfels durch Geschoßwirkung können zurückgebliebene Teile der Lederhaut und der inneren Augenhäute — sympathische — Entzündung des unverletzten Auges erregen. Alle derartige frische Verletzungen müssen aufs sorgfältigste darauf untersucht werden.

f) **Fremdkörper.** Das Eindringen mehr oder weniger stabförmiger Fremdkörper ist häufig. Abgesehen von den örtlichen Störungen der Bewegung (Doppelbilder) und der Verdrängung des Augapfels, woraus auf die Lage eines verborgenen Fremdkörpers geschlossen werden kann, ist **Röntgenaufnahme unerläßlich.**

Die Duldsamkeit (Toleranz) der Augenhöhle gegen Fremdkörper ist sehr groß.

g) Die Gefahr des **Wundstarrkrampfes** (Tetanus) ist bei allen mit Erde oder Stallinhalt möglicherweise beschmutzten Fremdkörpern sehr groß und bei der Übernahme solcher Fälle in die Behandlung stets zu berücksichtigen.

746. Die Untersuchung der Lider erstreckt sich auf die Betrachtung: α) der Oberfläche, β) der Lidränder, γ) der Stellungs- und Lageänderungen, δ) Beschaffenheit der Lidknorpel, ε) auf Verletzungen und ζ) angeborene Fehler der Lider.

a) Sämtliche frische (akute) und alte (chronische) Krankheitszustände der allgemeinen Körperdecke — sowohl selbständige als auch durch Infektionskrankheiten bedingte – können sich auch auf der Oberlidhaut vorfinden. Besonders bemerkenswert sind starke Blutungen (Sugillation, Hämatom), Verletzungen durch stumpfe Gewalteinwirkung (das „blaue Auge"), wäßrige Schwellung (Ödem) sowohl als Begleiterscheinung benachbarter entzündlicher Herde, als auch häufig als erstes Zeichen von Kreislaufstörungen und Nierenentzündungen. Die Flechte (Ekzem), sowohl in trockener (E. squamosum) wie in nässender (E. madidans), zu starken Borkenbildungen führender Form, ebenso die Eiterflechte (Impetigo) kommen als selbständige Krankheit und als Nebenerscheinung vor, greifen auch häufig auf den Lidrand über. Selten ist die Augengürtelrose (Herpes zoster ophthalmicus). Im frischen Zustande kennzeichnet sich dies Leiden durch den auf der Lidhaut verstreuten, die Mittellinie des Körpers nicht überschreitenden, gewöhnlich einseitigen Bläschenausschlag, später durch entsprechende aus dem Zusammenfließen der Bläschen entstandene Borken. Meist besteht das gleiche Bild in Stirn- und Augenbrauengegend.

b) Fressende Flechte (Lupus) kommt in allen sonst vorkommenden Arten auch auf der Lidhaut vor, am häufigsten in der Form des Geschwürs mit scharfen unregelmäßigen Rändern und graurotem Fleischwärzchengrund (Granulationsgrund). Nach Vernarbungen besteht öfter Auswärtskehrung (Ektropion) des Lides. Das ganz ähnliche tuberkulöse Hautgeschwür unterscheidet sich von der fressenden Flechte (Lupus) durch seinen Sitz am Lidrande.

c) Der Lidschanker zeigt sich frisch als eine erbsengroße dunkelrote Papel, die mit Vorliebe am Lidrande sitzt, rasch oberflächlich zerfällt und danach ein nässendes Geschwür bildet. Die Drüsen vor dem Ohr und unter dem Unterkiefer sind geschwollen. Im Zweifelfalle entscheidet die Wassermannsche Probe. Alle anderen sekundären syphilitischen Hauterscheinungen können auch auf der Lidhaut vorkommen.

d) Die Elephantiasis, die wulstartige derbe Verdickung der Oberlidhaut, die über das Unterlied herabhängt, kommt nach häufig wiederkehrenden Roseanfällen (Erysipelas) vor.

e) Von Farbstoffänderungen der Lidhaut ist der fleckige Schwund der natürlichen Hautfarbe (Vitiligo) (weiße, unscharf begrenzte, strichförmige, dem Lidrand entlang laufende Flecke) nicht ganz selten.

f) Geschwülste der Lider sind häufig. Es kommen angeborene, wie erworbene Balggeschwülste vor. Warzenartige, behaarte sogenannte Male (Naevi) finden sich nicht ganz selten. Wesentlich häufiger sind Gefäßgeschwülste verschiedener Form — einfache, flächenhafte und schwellkörperähnliche Gefäßgeschwülste (kavernöse Angiome), durch Druck zu entleeren — von blauroter Farbe und gelappter Gestalt. Lymphgeschwülste in gleichen Formen, von den Blutgeschwülsten durch ihre blasse, halb durchsichtige Farbe unterschieden.

Seltener sind die netzartigen Nervenfleischgeschwülste, das Fibroma molluscum und das Molluscum contagiosum.

g) Der Krebs der Lidhaut befällt beide Lider. Abgesehen von der ersten Entwicklungsstufe — der Bildung kleiner, etwas erhabener Knötchen — stellt sich der Lidkrebs in der Regel als ein flaches, reizloses, mit leichten Borken unregelmäßig bedecktes Geschwür mit ziemlich scharfen, nicht geröteten Rändern dar. Durch die natürliche Faltenbildung der Lidhaut tritt bei nicht weit vorgeschrittenen Fällen das beschriebene Aussehen nicht recht hervor. Daher müssen durch Ziehen am Lidrande die Hautfalten ausgeglichen werden. Nach der Betrachtung werden mit Zeigefinger und Daumen die Ränder zusammengedrückt und es wird in der Tiefe die harte Verdickung des Gewebes fühlbar. Vorgeschrittene Fälle greifen auf die benachbarte Gesichtshaut, die Knochen der Augenhöhle und auf den Augenhöhleninhalt über.

h) Von den an sich viel selteneren Sarkomen ist verhältnismäßig häufig das schwarzgefärbte (Melanosarkom), manchmal aus einer Warze entstanden. Es bildet braune bis schwarze, manchmal gestielte Knoten.

i) Bei allgemeiner Lymphdrüsengeschwulstbildung (Lymphomatose) finden sich solche auch unter der Lidhaut.

k) Eine bei Frauen wesentlich häufiger auftretende — nur als Schönheitsfehler wirkende — Geschwulst ist die gelbliche Hautverdickung (das Xanthelasma).

l) Ebenso auffallend wie selten sind die Hauthörner (Keratome) der Lidhaut. Häufig findet man mehr an den Lidrändern kleine, halbdurchsichtige Hohlgeschwülste mit wasserklarem Inhalt, die von den Schweißdrüsen ausgehen.

747. Krankheiten der Lidränder: Die Lidrandentzündung (Blepharitis) zeigt sich hauptsächlich in zwei Formen, der schuppenden und der geschwürigen.

a) Bei der schuppenden ist die Haut des Lidrands zwischen den Wimperhaaren mit kleinen, trockenen, kleieartigen Schüppchen bedeckt, die sich leicht entfernen lassen, wonach die natürliche, mehr oder weniger gerötete Lidhaut zum Vorschein kommt. Stärkere Beschwerden, wie Jucken, Brennen, Lichtscheu, führen häufig erst bei seitlicher Beleuchtung zur Feststellung der Schüppchenbildung an den oft nur unmerklich geröteten Lidrändern.

b) Die geschwürige Form ist gekennzeichnet durch Vereiterung von Haarbalgdrüsen und daraus entstandenen Eiterherden. Aus dem Eiter bilden sich harte gelbe Borken, die, den ganzen Lidrand bedeckend, die Wimperhaare untereinander verkleben. Nach Abhebung dieser Borken mittels einer breiten Pinzette oder nach Erweichung treten sowohl mehr oder weniger ausgedehnte geschwürige Zerstörungen der Haut, als auch kleine Eiterbläschen in die Erscheinung, woraus ein Haar hervorwächst. Es folgt leicht dem Zuge der Pinzette; es ist abgestorben. Vorgeschrittene Krankheitsfälle zeigen nur noch ganz wenige verklebte Wimperhaare. Schließlich kommt es wohl auch zum völligen Verluste der Wimpern (Madarosis). Zwischen den Geschwüren finden sich auch vernarbte Stellen, wo die Haare fehlen.

c) Die Nisse der Filzläuse sitzen zwischen den Wimperhaaren, wo sie die eigentümliche dunkle Färbung der Brauen verursachen (Phthiriasis).

d) Während die geschwürige Lidrandentzündung die meisten Haarbalgdrüsen befällt, entsteht aus der akuten Vereiterung einer einzelnen — als ein Blutschwär (Furunkel) des Lidrandes — das Gerstenkorn (Hordeolum), meist mit einer erheblichen Schwellung des ganzen befallenen Lids der Augapfelbindehaut, oft auch der Lymphdrüse vor dem Ohre verbunden.

748. Die fehlerhaften Stellungen der Wimperhaare, die Trichiasis und Distichiasis[1]) sind häufige Krankheitszustände.

a) Die Trichiasis besteht in einer fehlerhaften Stellung aller oder eines Teils der Haare dergestalt, daß sie statt nach unten außen nach unten stehen und durch Reiben auf der Augäpfeloberfläche deren dauernde Entzündung und Reizung verursachen. So einfach die Erkennung in ausgesprochenen Fällen in der Weise möglich ist, daß man dem Aufheben des Lides den Unterschied der falsch stehenden, meist halb abgebrochenen von den regelrecht stehenden Wimpern wahrnehmen kann, so schwierig kann sie werden, wenn es sich nur um ganz vereinzelte Wollhaare ohne Farbstoff handelt. Bei sonst unerklärlichen Reizungen des Auges ist dringend zu raten, nach dem Umkippen des Lides (Ziff. 752) und unter seitlicher Beleuchtung mit einer Aufsetzlupe den Lidrand sorgfältig nach solchen Härchen abzusuchen. In jedem Fall von älterer

---

[1]) δίς zwiefach, doppelt; στίχος Reihe.

granulöser Bindehautentzündung mit Veränderungen des Lidknorpels als der häufigsten Ursache der Trichiasis ist so zu verfahren.

b) Die Distichiasis, wesentlich seltener, ist ein angeborener Fehler der Haarstellung, wobei die Haare regelmäßig in zwei Reihen angeordnet sind, von denen die obere regelrecht nach vorn unten, die untere nach hinten steht und die Hornhaut scheuert.

c) Ein nicht selten bei Leuten mit langen Wimpern das Auge reizender Fehler besteht in dem Einschlagen der äußersten Haare des Oberlids nach innen. Reizerscheinungen wie bei Trichiasis.

749. Stellungsänderungen der Lider dauernder und vorübergehender Art. Die Einrollung (Entropium) der Lider unterscheidet sich von vorstehend beschriebenen Leiden dadurch, daß nicht nur die Wimpern, sondern der ganze Lidrand nach innen umgebogen ist.

a) Die Folgen für das Auge sind die gleichen. Die Wimperhaare verschwinden ganz und sind erst durch Anziehen des Lids nach oben oder auch nach unten sichtbar zu machen.

b) Die krampfhafte Einrollung durch übermäßige Wirkung des Ringschließmuskels (M. orbicularis) bei älteren Leuten mit schlaffer Lidhaut und die narbige, in erster Linie durch Verkrümmungen des Lidknorpels (häufigste Ursache: Körnerkrankheit), weiter infolge narbiger Verkürzungen der Bindehaut verursacht, häufig auch unter Verbänden eintretend.

750. Die Auswärtsrollung (Ectropium) zeigt in ausgesprochenen Fällen die Lidschleimhaut nach außen gekehrt; im Beginne stellt sie nur ein Abstehen des Lidrandes und damit des Tränenpunktes vom Augapfel (Eversio puncti lacrymalis) dar.

Die lähmungsartige Auswärtsrollung des Unterlides nach außen (Ectropium paralyticum) kommt bei alten Leuten infolge Nachlassens der Muskelspannung des Ringschließmuskels häufig zustande. Narbenzug jeder Art bewirkt häufig die Auswärtskehrung. Es gehört zu dieser Form auch die Folge der Verkürzung der Lidhaut nach Lidrandentzündung (Blepharitis-Ectropium).

751. Weitere Stellungsänderungen sind das nach Verletzungen, besonders nach Verbrennungen eintretende Verwachsen beider Lidränder miteinander (Ankyloblepharon), die Verwachsung eines oder beider Lider mit dem Augapfel oder mit der leeren Augenhöhle (Symblepharon), die Verengerung der Lidspalte (Blepharophimosis), deren Offenstehen (Hasenauge — Lagophthalmus —) verursacht durch narbige Verkürzung der Lider, Gesichtsnervenlähmung, Vortreibung des Augapfels usw.

a) Folgen sind bei schweren Fällen Zerstörung oder Vertrocknung (Xerosis) der Hornhaut.

b) Angeboren oder erworben durch Lähmung des Lidhebers, findet sich das Herabhängen des Oberlides (Ptosis) in allen Graden bis zur völligen Verdeckung des Augapfels. Bei doppelseitigen Fällen werfen die Kranken den Kopf in den Nacken, um sehen zu können.

c) Bei Lähmung des Halsteils des sympathischen Nerven tritt eine Verschmälerung der Lidspalte verbunden mit Pupillenverengerung und Rücksinken des Augapfels, bei Reizung ein Klaffen der Lidspalte verbunden mit Pupillenerweiterung und Vortreten des Augapfels ein (jetzt häufig nach Schußverletzungen des Halses). Auch das Klaffen der Lidspalte, das die weiße Lederhaut über und unter dem Augapfel sehen läßt, bei Basedowscher Krankheit, gehört hierher.

d) Vorübergehende Stellungsänderungen werden durch krampfhafte Zuckungen (klonische Krämpfe) des Ringmuskels hervorgerufen, die sich bei Hysterie zu völligem, zeitweiligem Verschluß des Auges steigern können. Häufig sind jene eine Teilerscheinung des mimischen Gesichtskrampfes.

752. Krankheiten des Lidknorpels. Zu deren Feststellung bedarf es des Umstülpens des Oberlides, einer Maßnahme, die bei Kindern und ängstlichen Kranken dem nicht Geübten oft große Schwierigkeiten bereitet.

Das Wesentlichste ist, daß nicht die Haare allein erfaßt werden, sondern auch der Lidrand mit ergriffen wird, während der Kranke scharf nach unten sehen muß. Das tief herabgezogene Lid wird entweder ohne oder mit Zuhilfenahme eines aufgelegten Glasstäbchens umgestülpt. Zugleich zieht man das auch weiter stark gespannte Lid nach oben, worauf die innere Auskleidung des Oberlides dem Auge des Untersuchers zugänglich wird. Ohne krankhafte Veränderung läßt die fast durchsichtige Bindehaut den Lidknorpel leicht rosagefärbt hindurchscheinen und auch die senkrecht zum unteren Rande verlaufenden Wimperdrüsen (Meibomschen Drüsen) erkennen.

753. Die hauptsächlichsten Krankheiten des Lidknorpels sind: α) Das Hagelkorn (Chalazion), β) der Lidabszeß (Chalazion acutum), γ) die Veränderungen durch Körnerkrankheit (Granulose) und δ) die Syphilis.

α) Das Hagelkorn ist eine von den Meibomschen Drüsen ausgehende, den Lidknorpel nach außen und innen ausdehnende, von einer Kapsel umgebene Fleischwärzchen-(Granulations-)Geschwulst.

Bei stärkerer Entwicklung sieht man eine oder mehrere härtlichen Buckel die Oberlidhaut vorwölben. Dies kann in Ausnahmefällen zu einer schweren Verunstaltung des Lids führen und das Umkippen erschweren. In gewöhnlichen Fällen erscheint nach dem Umstülpen unter der Knorpelbindehaut, diese nur leicht vorwölbend, eine graubraune Verfärbung. In weit vorgeschrittenen Fällen ist die Bindehaut durchbrochen und aus der Öffnung ein breit gestielter Fleischwärzchenknoten herausgetreten (Polyp).

β) Der Lidabszeß ist die akute Vereiterung einer Meibomschen Drüse, wölbt die Bindehaut weit vor und läßt in genügend entwickelten Fällen den Eiter durchschimmern.

γ) Die Körnerkrankheit (Trachom, Granulose), ägyptische Augenkrankheit (Ophthalmia aegyptiaca s. militaris s. bellica s. contagiosa) bedingt in frischen Fällen eine stark entzündliche Verdickung, bei alten (chronischen) — narbigen — krankhaften Veränderungen eine Verkrümmung und Verdünnung des Lidknorpels, die Hauptursache der Einrollung (Entropium) und Wimperhaarverstellung (Trichiasis).

δ) Bei starker alter (chronischer) Schwellung des Lidknorpels ohne Zeichen von Körnerkrankheit liegt Annahme von Syphilis nahe, ganz selten Amyloid.

754. Ein praktisch wichtiger häufiger Krankheitszustand des Lidknorpels ist noch die Ausfüllung einzelner Meibomscher Drüsen mit Kalk, die, durch die Bindehaut schimmernd, sich als gelber Fleck zeigt. Der Kalk kann die Bindehaut durchbohren und durch Kratzen auf der Hornhaut zu Reizungen und zu deren Verletzung Veranlassung geben.

755. Verletzungen der Lider: Sie können alle Grade der Zerstörung darstellen. Bei der Besichtigung muß die Schlaffheit der Haut berücksichtigt und diese daher sorgfältig auseinander gezogen werden, damit dem Beobachter nichts Wichtiges entgeht.

Bei Beteiligung der Nebenhöhlen der Nase durch Sprünge in den knöchernen Wänden der Augenhöhle kann es zum Lufteintritt in das lockere Gewebe zwischen Haut und Lidknorpel kommen — das sogenannte Hautemphysem, leicht erkennbar durch Betasten des geschwollenen Lides: Knistergefühl.

756. Angeborene Fehler der Lider. Außer den schon unter Ziff. 746 erwähnten findet sich — selten — eine dreieckige Spalte, das Kolobom, häufiger eine den inneren Lidwinkel überlagernde Hautfalte, der Epicanthus.

757. Untersuchung der Tränenorgane. Das dauernde Tränen eines Auges führt bei sorgfältiger Ausschließung aller sonstigen Ursachen zu der Annahme einer Tränenkanalverengerung.

Ein völlig sicheres äußeres Zeichen dafür gibt es nicht. Solche Sicherheit gibt nur der Ausfall der Sondierung, nötigenfalls nach Schlitzung des Tränenröhrchens, eine nur annähernde Sicherheit, die Fluoreszinprüfung:

Nach Einführung eines feuchten Wattebausches in den unteren Nasengang wird in den Bindehautsack ein Tropfen Fluoreszinlösung (1%) geträufelt. Das Vorhandensein einer grünen Stelle im Wattebausch nach 10—15 Minuten ergibt die Durchgängigkeit des Tränenkanals wenigstens in gewissem Umfange.

758. Die Tränensackschleimhauteiterung (Dakryozystoblennorrhöe) wird durch einen Druck auf die Umgebung des Tränensacks sichtbar gemacht, der bei Vorhandensein der Krankheit Eiter, Schleim oder eine wasserklare Flüssigkeit aus den Tränenpunkten austreten läßt.

a) Diese einfache Maßnahme muß bei jeder Entzündung der Bindehaut angewendet werden, um zunächst diese, besonders bei älteren Landleuten sehr häufige Ursache schwerer, chronischer Bindehautkatarrhe auszuschließen.

b) Bei stärkerer Entwicklung der Krankheit fällt oft bis zur Bohnengröße eine Vorwölbung — die Ektasie — der Tränensackgegend auf. In der herausgedrückten Absonderung finden sich Lungenentzündungserreger (Pneumokokken).

c) Diese Krankheit kommt auch angeboren vor. Die Absonderung bei dieser Form ist zunächst keimfrei; es wandern aber bald Pneumokokken ein, wenn die Krankheit nicht beseitigt wird.

759. Die akute **Tränensackentzündung (Dakryozystitis)** ist bei gesicherter Anwesenheit von Eiter im Tränenkanal eine unter starken Schmerzen rasch einsetzende, schwer entzündliche Schwellung der Tränensackgegend, die rasch durch wäßrige Schwellung beider Lider einen völligen Verschluß des Auges herbeiführt. Man lasse sich durch die bei den Kranken sehr verbreitete Bezeichnung „Rose" für die ganz unverkennbare Krankheit nicht irre führen.

760. Die **Tränenfistel** gibt sich durch eine rundliche Träne kund, die unterhalb des untern Tränenpunktes zwischen dem inneren Lidwinkel und dem Unteraugenhöhlenrande steht. Beim Auseinanderziehen der Haut tritt eine feine, weiß besäumte Öffnung hervor. Die Sondierung bestätigt den Verdacht.

Tränenfisteln kommen angeboren oder als Folge von Nichtverschluß eines Eiterdurchbruchs nach akuter Tränensackentzündung vor.

761. Von den beiden Tränendrüsen ist die **Lidtränendrüse** der Betrachtung zugänglich.

Nach dem Umkippen des oberen Lides und nach dessen scharfem Anziehen nach oben außen gleichzeitig mit dem der Schläfenhaut wird bei vielen Leuten unterhalb des oberen, jetzt untenstehenden Lidknorpelrandes, ein an ihm entlang laufendes wurstförmiges Gebilde — die Lidtränendrüse — sichtbar.

Akute Entzündungen derselben sind nicht so sehr selten und künden sich durch eine wäßrige Schwellung des äußeren Oberlidabschnitts an, die stets zu dem oben beschriebenen Untersuchungsverfahren nötigt. Bei zu starker Schwellung wird das Oberlid durch einen breiten Haken abgezogen. Dann erscheint der Eiterherd der Drüse von unten her als Vorwölbung.

762. Untersuchung der Bindehaut. Die **Bindehaut** überkleidet den Augapfel und beide innern Liderflächen. Die Umschlagsstelle der genannten Schleimhautabschnitte heißt Übergangsfalte. Ihre genaue Untersuchung erfordert die Sichtbarmachung aller ihrer Teile und ist schon bei vernünftigen erwachsenen Menschen für den Ungeübten schwierig, besonders aber bei Kindern unter Umständen derart, daß eine Betäubung manchmal kaum zu vermeiden ist. Bei jenen ist die Betrachtung der **Augapfel**bindehaut (Conjunctiva bulbi) nach dem Emporziehen des oberen und nach dem Herabziehen des unteren Lids im allgemeinen einfach, ebenso die des Unterlids und der unteren Übergangsfalte. Es braucht nur das Lid herabgezogen zu werden, um die ganze Unterlidbindehaut entfaltet vor sich zu haben. Schwieriger ist die Betrachtung der **oberen Übergangsfalte** und **der Lidknorpelschleimhaut** des Oberlids, die erst durch dessen völlige Umstülpung (Ziff. 752) ermöglicht wird.

a) Diese Maßnahme allein gestattet aber noch nicht die Besichtigung der Übergangsfalte, da der Lidknorpel sie verdeckt. Es bedarf dazu der doppelten Umstülpung, die entweder dadurch bewirkt wird, daß nach der einfachen Umstülpung der untere, jetzt oben stehende Lidknorpelrand weit nach hinten gedrückt wird, so daß der obere sich nach vorn dreht und den Anblick der Übergangsfalte frei gibt, oder daß nach der einfachen Umstülpung mittelst eines stumpfen Hilfsmittels, z. B. eines Schielhakens der obere jetzt unten stehende Lidknorpelrand in die Höhe gehoben wird. Auch hiermit sind noch nicht alle Schwierigkeiten beseitigt; denn die obere Übergangsfalte bildet zahlreiche Längsfalten, die nunmehr noch durchforscht werden müssen. Es sind weniger Krankheiten, die diese umständlichen Maßnahmen bedingen, als **Fremdkörper** und unter diesen ganz besonders die abgebrochenen Getreidegrannen, die sich in jene Falten einbohren und in ihnen verschwinden. Bei heftigen, plötzlich eingetretenen, sonst unerklärlichen Reizerscheinungen von Leuten, die jener Gefahr ausgesetzt sind, sind die beschriebenen Maßnahmen ganz unerläßlich.

b) Es ergeben sich aber für den Ungeübten daraus ganz außerordentliche Schwierigkeiten, wenn es sich um ungebärdige Kinder handelt. Bei solchen mittleren Alters wird man nur einen Erfolg haben, wenn 3 Leute zum Halten der Beine, des Oberkörpers, der Hände und des Kopfes zur Stelle sind und die Untersuchung am liegenden Kinde vorgenommen wird.

763. Bei den schweren unten zu schildernden **übertragungsfähigen Krankheiten** (Tripper, Diphtherie) muß der

Untersucher unbedingt seine Augen durch eine Brille mit großen muschelförmigen Gläsern gegen das Einspritzen des Infektionsstoffes schützen. Bei stärkerer Schleimabsonderung der Bindehäute, ist eine sorgfältige mikroskopische Prüfung des Schleims nach Gram unerläßlich, da eine erfolgreiche Behandlung von der richtigen Erkenntnis der Erreger der Krankheit im weitesten Maße abhängt.

Erkrankungen der Bindehaut.

Akute Entzündungen.

764. Die **einfache akute katarrhalische Bindehautentzündung** (Conjunctivitis catarrhalis) zeigt sich durch Rötung, Auflockerung und Blutfülle, bei geringerer Stärke nur der Lidschleimhaut, bei erheblicherer auch der Augapfelschleimhaut an. Dazu kommt Schleimabsonderung, Tränenfluß und Lidkrampf. Morgens sind die Lider mehr oder weniger verklebt. In heftigen Fällen kommt es zu Blutaustritten (Schwellungskatarrh). Die Absonderung zeigt bei der mikroskopischen Untersuchung keine kennzeichnenden Keime. Die Kranken klagen über Drücken (Fremdkörpergefühl), Lichtscheu und Tränenfluß.

a) Ein ganz ähnliches Bild bietet gelegentlich die durch Lungenentzündungserreger (Pneumokokken) bedingte Bindehautentzündung, leicht durch Gramfärbung von jener zu unterscheiden. Sie ist im hohen Grade ansteckend und wird vielfach mit der akuten Körnerkrankheit bei Schulseuchen verwechselt.

b) Die durch Morax-Axenfeldsche Doppelstäbchen (Diplobazillen) bedingte Bindehautentzündung zeigt eine auffallende Rötung der Lidränder bis in die Lidhaut hinein. Sicherung der Diagnose wie bei der vorigen Form durch mikroskopische Untersuchung.

c) Die **Tripperbindehautentzündung** (Blennorrhöe) bedingt stärkste bis zu hahnenkammähnlichen Wucherungen gesteigerte Schwellung der Schleimhaut, wäßrige Schwellung der Lider, hochgradige strömende Eiterung; in dem Grampräparate Tripperrerreger (Gonokokken). Sehr frühzeitige Beteiligung der Hornhaut unter dem Bilde geschwüriger Zerstörung; dies bei Erwachsenen noch häufiger als bei Neugeborenen.

d) Die **einfache häutige Bindehautentzündung** (Conj. fibrinosa) zeigt bei stärkster Reizung und wäßriger Schwellung der Oberlider Drüsenschwellung, manchmal Fieber, einen glasigen fibrinösen Überzug der gesamten Schleimhaut, nach dessen mechanischer Entfernung die vom Epithel entblößte Schleimhaut leicht blutet. Nur ganz ausnahmsweise sind Kettenpilze (Streptokokken) oder Lungenentzündungserreger (Pneumokokken) in der Absonderung vorhanden.

e) Die **Diphtherie der Bindehaut** ist die schwerste Steigerung der vorigen Krankheitsform. Brettharte Schwellung der Lider; Verwandlung der Schleimhaut in dicke Diphtheriehäute; rascheste Zerstörung der ganzen Hornhaut.

f) Die Bindehautentzündung, die das **Heufieber** begleitet, ist gekennzeichnet durch ein vom inneren Lidwinkel ausgehendes heftiges Jucken, dem sich Tränenfluß und Niesen, sowie Reizerscheinungen der Nase, des Rachens und der Luftröhre anschließen.

g) Die Beteiligung der Bindehaut an den **Entzündungen in der Nachbarschaft** (Gerstenkörner, Tränendrüsenentzündung, grüner Star (Glaukom) zeigt sich durch blasenartige Auftreibung bis zu den stärksten Graden (Chemosis).

Chronische Entzündungen.

765. Knötchenbindehautentzündung (Conjunctivitis phlyctaenulosa) tritt in verschiedenen Formen auf. Die Bildung der am Hornhautlederhautrande sitzenden eigenartigen Knötchen kann mit allen Graden der Entzündung der Augapfelschleimhaut von der weißen regelrechten bis zur dunkelblauroten Farbe verbunden sein. Vereinzelte breit aus der Augapfelbindehaut entstehende und mehr spitz zum Hornhautlederrande verlaufende oberflächliche blutreiche Stellen sind phlyktänulären Ursprungs. Auch vollständig die Augapfelbindehaut einnehmende entzündliche Rötungen von verschiedener Dichte erkennt der Erfahrene als phlyktänuläre.

a) Eine Eigentümlichkeit der Krankheit liegt in der Neigung der am Rande sitzenden Phlyktänen auf die Hornhaut überzugreifen, indem sie die Hornhaut mit entzündlichen Zellen (Infiltraten) durchsetzen, die rasch eine Gefäßbildung aus dem Randschlingennetze zur Folge haben.

b) Die Phlyctaena lata ist die seltenere Form, eine linsengroße kreisrunde, rasch zu einem oberflächlichen Geschwür zerfallende Bildung. Bösartig ist die ursprünglich gleichartig, wie erstere, erscheinende, dicht am Rande sitzende Phlyctaena maligna oder pustulosa, die sehr rasch zu tiefen, zum Durchbruch neigenden Hornhauteiterungen führt.

766. Der Follikelkatarrh kennzeichnet sich durch das Auftreten von zahlreichen 1—3 mm langen länglich eirunden Knötchen auf der nur wenig geröteten, nicht geschwollenen Schleimhaut, mehr auf der unteren Übergangsfalte, als auf der oberen.

767. Die Körnerkrankheit (Conj. granulosa) unterscheidet sich in ihren ersten Anfängen nicht von einer einfachen frischen Bindehautentzündung. Es tritt aber rasch eine viel festere entzündliche Verdickung der Lid- und Lidknorpelschleimhaut besonders an der oberen Übergangsfalte auf, als bei den einfachen Konjunktivitiden.

a) Unter starker Absonderung entwickeln sich gleichgerichtete Wülste in der Schleimhaut, zwischen denen dann graurötliche glasige Knötchen, die Granula, aufsprießen. Gleichzeitig tritt eine starke Schwellung des Lidknorpels ein. Dies ist das Bild der reinen Schleimhautgranulose. Die Knötchen haben keinen langen Bestand. Bei langsamerm Verschwinden der Knötchen kommt es zur Entwicklung von gleichgerichteten, nach unten laufenden Blutgefäßen der obersten Hornhautschichten, sowie von feinsten entzündlichen Durchtränkungen (Infiltrate, Ziff. 765a). Unbeeinflußt kann dieser sogenannte Pannus die ganze Hornhaut überziehen und Erblindung herbeiführen.

b) Auf den Zerfall und die Aufsaugung der Körner folgt die Narbenbildung, in milden Fällen als feine weiße Striche, in schwereren als breite weiße Flächen erkennbar, die ein dauerndes Zeichen überstandener Körnerkrankheit bilden (Narbentrachom). Nach Rückgang der entzündlichen Schwellung auch an dem Lidknorpel tritt die Vernarbung häufig in Form von Knorpelverkrümmungen ein, die im Vereine mit der vernarbenden und dadurch sich verkürzenden Schleimhaut den Lidrand nach innen ziehen und die Einrollung (Entropium) bedingen (Ziff. 749).

768. Der Frühjahrskatarrh (Conjunctivitis vernalis) hat seinen Namen von der Eigentümlichkeit, daß die Reizerscheinungen wie auch die anatomische Veränderung sich im Frühjahr und Sommer steigern und im Herbst und Winter nachlassen.

Die leichten Fälle zeigen beim Umstülpen des Oberlids die Bindehaut bläulichweiß, wie mit Milch übergossen. Bei Zunahme der Krankheit entwickelt sich eine eigenartige Zerklüftung der Lidknorpelschleimhaut, wie wenn im Sommer eine Schlammstelle unter dem Einfluß der Sonne austrocknet und zahlreiche Sprünge zeigt. Am Hornhautlederhautrand entwickeln sich gelbe feste Wucherungen, die so dick werden können, daß sie wohl gar mit der Schere abgetragen werden müssen. Endlich tritt eine dichte Trübung der Hornhaut von oben nach unten ein, die aber das Pupillengebiet in der Regel frei läßt. Nach vieljähriger Wiederkehr kann die Krankheit verschwinden. Jene Hornhautveränderungen, die jedoch von allen Krankheitserscheinungen am seltensten auftreten, bleiben bestehen.

769. Die Vertrocknung (Schrumpfung der Bindehaut, Xerosis conjunctivae) wird in ihrer oberflächlichen Form durch eine im ganzen trockene und fettige Beschaffenheit der Schleimhaut gekennzeichnet, wozu sich zu beiden Seiten der Hornhaut dreieckige mit der Grundlinie dem Hornhautlederhautrande zugeneigte, aus einzelnen Schüppchen bestehende Auflagerungen — die nach dem Entdecker genannten Bitotschen Flecke — gesellen.

Diese Krankheit ist ein äußeres Zeichen der durch Entbehrungen, Alkoholismus und schwere Krankheit bewirkten Nachtblindheit (Hemeralopie). Auch mit der Hornhautzerstörung (Keratomalazie) schwerkranker Kinder verbindet sich diese Krankheitsform.

770. Die Tuberkulose der Bindehaut tritt entweder in Form von Tuberkelknötchen, ähnlich den Körnern, oder als eine Art leichtblutender Fleischwärzchenwucherung (Granulationen) auf, aus der in vorgeschrittenen Fällen ein Geschwür mit überhängenden Rändern wird. Die mit einer Verdickung des Lides und einer Schwellung der Drüse vor dem Ohre verbundene Krankheit kann auch Gefäßbildung in der Hornhaut zur Folge haben.

a) Feststellung im Zweifelfalle durch Tuberkulinimpfung oder Einpflanzen eines Stücks in die Vorderkammer eines Kaninchens.

b) Auf die seltenere Raupenhaarbindehautentzündung sei nur aufmerksam gemacht.

Geschwülste der Augenbindehaut.

771. Die weichen polypenähnlichen Bindegewebsgeschwülste haben praktische Bedeutung, weil sie in ganz ungewöhnlicher Weise bluten können, ebenso die vom Hornhautlederhautrand ausgehenden sog. „epibulbären" Karzinome und Sarkome. Diese können bei ihrem Wachstum die ganze Hornhaut verdecken und Erblindung herbeiführen.

Verletzungen der Bindehaut.

772. Die Verletzungen der Bindehaut haben die größte praktische Bedeutung, wenn es sich um das Eindringen von ätzenden oder verbrennenden Massen (Laugen und Säuren, flüssigem Metall oder kochenden Flüssigkeiten) handelt. Bei starken Kalkverbrennungen ist die Bindehaut glasig aufgequollen und die Hornhaut in eine porzellanartige Masse verwandelt. Folgen sind Verwachsungen der Lider mit dem Augapfel (Ziff. 751).

Bei Säureeinwirkung entstehen feste Ätzschorfe, nach deren Abstoßung die genannten Folgezustände eintreten können.

Glühendflüssige Metalle erzeugen tiefe Gewebsverluste.

In seltenen Fällen kommt es zu einem völligen Abguß der ganzen Augapfeloberfläche, ohne daß überhaupt eine Verletzung eintritt, weil im Augenblicke des Eindringens aus der Erhitzung der Tränenflüssigkeit entstehende Dampfhülle das Auge schützt (häufiger beim Einspritzen von **Weißmetall** — Antimon —).

Krankheitszustände des Gewebes zwischen Binde- und Lederhaut und dieser selbst.

773. Blutungen unter die Bindehaut können bis zu den stärksten Graden zustande kommen, so daß blaurote Wülste um die ganze Hornhaut herumliegen.

Sie sind die Folge mechanischer Zerreißungen der unter der Bindehaut gelegenen Blutadern (bei hartem Stuhlgang, Keuchhusten, Quetschung des Brustkorbs, Fortsetzung von Blutungen bei Schädelbrüchen). Wiederholtes Auftreten der Blutungen bei älteren Leuten gibt zur Untersuchung des Harns auf Zucker Anlaß.

774. Die Entzündung der Zwischenschicht (Episkleritis) ist bei ihrem ersten Auftreten häufig einer einzelnen Phlyktäne (Ziff. 765) mit anschließender Blutfülle so ähnlich, daß oft genug selbst Erfahrene im Zweifel sind. Bald zeigt es sich aber, daß eine Erhebung über die Bindehautoberfläche nicht eintritt, und die Farbe immer blauroter wird.

a) Durch Einträufeln von Adrenalinlösung in den Bindehautsack zu dieser Zeit wird die in der Bindehaut vorhandene Blutfülle gänzlich beseitigt. Bleibt aber die blaurote Verfärbung unverändert bestehen, so handelt es sich sicher um eine **Episkleritis**. Schon die Unmöglichkeit, durch einen Fingerdruck die Blutfülle zum Verschwinden zu bringen, was bei einer Bindehauterkrankung immer gelingt, spricht für den tiefer liegenden Krankheitszustand.

b) Bei längerer Dauer kommt es zur Bildung von blauroten Buckeln, die nach mehrmonatigem Bestehen unter häufiger Zurücklassung einer **schiefergrauen Schwiele** wieder von selber verschwinden. Die Krankheit ist zwar langwierig und rückfällig, aber harmlos, mit Ausnahme der durch Tuberkulose bedingten Fälle.

775. Entzündung der Lederhaut selbst (Skleritis): Sie kann unter derselben Form einsetzen, wie die eben beschriebene. Indes ist sie durch Erregung schwerer chronischer Entzündungen in der Nachbarschaft sowie durch eine starke Verdünnung der von den Buckeln befallenen Stellen gefährlich.

a) Jene Entzündungen erstrecken sich auf die **Hornhaut** durch Bildung einer vom Rande aus nach der Mitte fortkriechenden tiefliegenden Entzündung (der sklerosierenden Keratitis), die dichte Trübungen zurückläßt. Weiter beteiligen sich auch die **Regenbogenhaut** durch Bildung von **Ausschwitzungen** und **Verwachsungen**, endlich auch die **Aderhaut** und der **Strahlenkörper** (Corpus ciliare), indem sie Ausschwitzungen in den **Glaskörper** herbeiführen.

b) Die Verdünnung der **Lederhaut** an Stelle der Buckel gibt durch den natürlichen Innendruck Anlaß zur Bildung von Ausbuchtungen (**Ektasien**). Andererseits kann eine lange Zeit andauernde Steigerung des Innendrucks eine Lockerung der Lederhautfasern bewirken, so daß die dunkle Aderhaut durchschimmert. (Befund bei grünem Star — Glaukom —).

776. Die Verletzungen der Lederhaut sind für die Erhaltung des Auges von der größten Wichtigkeit. Die scharfen, durchbohrenden Verletzungen zeigen sich durch tastbare Druckerniedrigung an und lassen je nach ihrem Umfange innere Augenhäute, fast immer aber Glaskörper vorfallen, jene an der dunklen Farbe der Aderhaut, dieser an dem Vorliegen einer glasklaren Perle kenntlich. Je näher sie der Hornhaut liegen, um so gefährlicher sind die Durchbohrungen wegen Beteiligung des Strahlenkörpers.

Niemals darf die Feststellung mit allen Hilfsmitteln verabsäumt werden, ob Fremdkörper eingedrungen sind. Kommen Eisensplitter in Frage, durch das Sideroskop oder den Magneten, bei allen übrigen durch Röntgenaufnahme und sorgfältigste Prüfung des Herganges der Verletzung. Glassplitter geben im Röntgenbilde keinen Schatten, wenn sie nicht bleihaltig sind. Bei jedem Verdachte auf Fremdkörper ist die sofortige Überweisung in eine Augenheilanstalt nötig.

Verletzungen durch stumpfe Gewalteinwirkung.

777. Quetschungen haben schlimmsten Falles eine Berstung der Lederhaut zur Folge, die sich durch eine Abflachung des Augapfels anzeigt, aber die leicht verschiebliche Bindehaut nicht in Mitleidenschaft zu ziehen braucht.

a) Die Augenspiegeluntersuchung ergibt Blutung im Glaskörper, vielfach auch Netzhautablösung. Daher sorgfältige Prüfung des Gesichtsfeldes und der Lichtempfindlichkeit.

b) In weniger schweren Fällen kommt es zum Auseinanderweichen der Fasern um die Hornhaut herum mit Einlagerung von Aderhautfarbstoff, so daß dieser bläulich durchschimmert. Das Auseinanderweichen kann in fortlaufender Form oder durch Bildung einzelner rundlicher blasenartiger Vorwölbungen (Skleralstaphylome) eintreten.

Untersuchung der Hornhaut.

778. Unter Hinweis auf Ziff. 762b hinsichtlich der Untersuchung widerspenstiger Kinder ist folgendes zu bemerken:

Nach sorgfältiger Betrachtung bei Tageslicht, bei feinen Trübungen unter Anwendung der Placidoschen Scheibe (siehe unregelmäßige Stabsichtigkeit — Astigmatismus — Ziff. 866 u. 867) die sicherere Ergebnisse erzielt, als die vielfach geübte Beobachtung der Reflexbilder des Fensters, erfolgt die Untersuchung bei seitlicher Beleuchtung im Dunkelzimmer. Die schwierige und für viele Krankheitsbestimmungen allein entscheidende Untersuchung, in welcher Schicht der Hornhaut etwaige Veränderungen liegen, ist durch Änderung der Richtung des Lichtkegels, oberflächlicher und tiefer, zu bewirken.

a) Zur sicheren Erkennung feinerer Hornhautveränderungen ist die Anwendung einer Lupe vor dem Auge des Untersuchers unerläßlich. Die Bedeutung oberflächlicher Trübungen der Hornhaut für das Sehvermögen wird außer durch die Placidosche Scheibe auch durch den Augenspiegel erkannt, indem man den Grad der Verschleierung des Augenhintergrundes im Vergleiche mit der Deutlichkeit am gesunden Auge schätzt.

b) Die **Empfindlichkeit der Hornhaut** prüft man durch Berühren ihrer Oberfläche mit einigen an ein Stäbchen gedrehten Wattefasern.

Selbständige Gestaltsveränderungen.

779. Der **Hornhautkegel** (**Keratokonus**) besteht in einer Umwandlung der regelrechten Wölbung in eine der Kegelform sich nähernde zugespitzte.

In der Mehrzahl der Fälle ist die Klarheit und Durchsichtigkeit der Hornhaut erhalten; weniger häufig läßt sich auf der Spitze des meist nach unten gerichteten Kegels eine Trübung erkennen. In ausgesprochenen Fällen wird die Abweichung mit bloßem Auge am besten folgendermaßen wahrgenommen. Der Kranke wird vor das Fenster gestellt, so daß er auf die dazu senkrechte Wand sieht. Der Untersucher steht senkrecht zu dem Kranken und kann so die Abweichung der Hornhautwölbung von oben nach unten verfolgen. Mit der Placidoschen Scheibe sieht man die Kreise völlig längs verzogen.

780. Der **Keratoglobus ist nur eine erhebliche Vergrößerung und Ausdehnung der Hornhaut unter Erhaltung ihrer regelrechten Wölbung.** (Die sekundären Formen [Staphylome] bei Geschwüren und Verletzungen.)

Entzündungen der Hornhaut.

781. **Bläschenbildungen**, bestehend aus **Abhebungen nur des Oberhäutchens**, sind häufig und in der Form und im Umfange recht verschieden.

a) Daß sie als wirkliche „Bläschen" erscheinen, ist die Ausnahme; wesentlich häufiger werden nur die feinen, vom Oberhäutchen entblößten Stellen der freiliegenden Bowmanschen Haut, auch bei größeren die Fetzen des zerrissenen Oberhäutchens wahrgenommen.

b) Abgesehen von den oben geschilderten Untersuchungsarten bietet hierbei wie bei allen Erkrankungen der oberflächlichsten Hornhautschichten die **Färbung mit Fluoreszinlösung** (0,2 : 10,0) eine ungemeine Erleichterung. Nach Eintröpfelung und Entfernung der gefärbten Tränen durch Abtupfen sieht man alle vom Oberhäutchen entblößten Stellen schön grün.

c) Das Muster für alle diese Krankheitszustände ist die **Bläschenflechte, der Herpes**. Es hat die auch in der Augenheilkunde noch schwankende Abgrenzung der einzelnen Formen hier keinen Zweck. Das Gemeinsame an ihnen ist die Annahme eines Einflusses der Ernährungsnerven, der trophischen Störungen nervösen Ursprungs, die leichte Abziehbarkeit des Oberhäutchens und vor allem die Herabsetzung der Empfindlichkeit der Hornhaut.

d) Häufig liegt eine allgemeine Infektionskrankheit, z. B. Grippe mit Nasenerscheinungen dem Leiden zugrunde. Große Blasen kommen auch als Zeichen einer Ernährungsstörung der an grünem Star (Glaukom) erblindeten Augen vor.

782. Die nahe beieinander liegenden entblößten Stellen können sowohl zu **oberflächlichen Geschwüren** nicht kennzeichnender Art, besonders aber zu der häufigen und ernsten **Form der astförmig verzweigten Entzündung** (**Keratitis dendritica**) zusammenfließen. Sie besteht aus tiefer in das Hornhautgewebe greifenden infiltrierten, sich astförmig verzweigenden Furchen und zeigt große Hartnäckigkeit.

Alle Formen der Bläschenbildung können zu den denkbar heftigsten

Reizerscheinungen und Schmerzen führen, so daß die Untersuchung vielfach erst nach Kokainanwendung möglich ist. Die Regenbogenhaut ist zum mindesten sehr blutreich, neigt aber bei länger bestehenden Formen auch zu entzündlichen Verwachsungen.

783. Infiltrate sind Anhäufungen von entzündlichen Zellen in den Schichten der eigentlichen Hornhaut. Sie sehen weiß aus und sind zuerst noch vom Oberhäutchen überzogen. In ihrer näheren Umgebung ist die Hornhautoberfläche matt.

Sehr häufig sind sie durch Fortsetzung von Randphlyktänen in die Hornhaut hinein bedingt, ohne daß immer ein sichtbarer Zusammenhang zwischen beiden vorhanden sein muß. Die Ausgänge des örtlichen Leidens sind sehr verschieden. Sie schwanken von dem spurlosen Verschwinden bis zur Geschwürsbildung mit ihren schwersten Folgezuständen. Der erste Ausgang ist entgegen der allgemeinen Annahme seltener, da bei leichten Fällen die wesentlich häufigere Geschwürsbildung vielfach übersehen wird.

784. Das einfache Hornhautgeschwür (Ulcus corneae simplex) beginnt in dem Augenblicke, wo sich die entzündlichen Massen der Infiltrate dem Oberhäutchen so weit genähert haben, daß es einschmilzt. Das einfache Geschwür hat die Neigung sich in die Tiefe auszudehnen, verbindet sich mit Regenbogenhautentzündung (Iritis) und Eiterung in die Vorkammer (Hypopyon).

a) Im allgemeinen sind in dem Geschwürsinhalt Keime nicht enthalten. Wenn nicht früher Stillstand eintritt, ist das Ende ein Durchbruch der Hornhaut unter Abfluß des Kammerwassers. Liegt das Geschwür näher dem Rande, tritt Regenbogenhautvorfall (Prolapsus iridis) ein, erkennbar an dem Vorliegen einer dunklen Blase.

b) Das Geschwür steht nach dem Durchbruch meist sofort still und reinigt sich rasch. Ist die Regenbogenhaut nicht vorgefallen, überzieht sich die durch Abstoßung des toten Gewebes entstandene Grube mit spiegelndem Oberhäutchen. Dieser Zustand wird als Facette bezeichnet.

c) Bei langsamerem Verlauf nähern sich dem Geschwür aus dem Randschlingennetz entspringende, in der sonst gefäßlosen Hornhaut neugebildete oberflächliche und daher frisch rot erscheinende Blutgefäße, die erst mit der durch vollständigen Ersatz des abgestoßenen entzündlichen Gewebes vollendeten Heilung verschwinden.

785. Der Hornhautfleck (Macula corneae) ist der Endausgang jedes Geschwürs, dessen Narbe, die unmittelbar unter dem Oberhäutchen gelegen und von diesem überzogen ist.

Die Dichtigkeit des Flecks schwankt in den Grenzen zwischen der hauchfeinsten, nur durch starke Vergrößerung oder die Placidosche Scheibe erkennbaren bis zu der völlig undurchsichtigen schneeweißen, die Hornhaut bis zu ihrer Hinterfläche durchsetzenden Trübung (Leukom), an die oft genug ein Zipfel der Regenbogenhaut angeheilt ist (vordere Synechie).

786. Die rückfällige Gefäßhornhautentzündung (Pannus scrophulosus) ist eine weitere Folge wiederholter Geschwürsbildung. Das geschilderte Verschwinden der Blutgefäße ist nur scheinbar, denn es verschwindet zwar das Blut selbst, aber nicht die Gefäßschläuche. Bei neuem Reiz, besonders durch neues Auftreten von Infiltraten, schießt das Blut wieder in die alten Schläuche und so kann bei mehrfacher Wiederholung solcher Geschehnisse die ganze Hornhaut von oberflächlichen Gefäßen untermischt mit den von den kleinen Geschwürsbildungen zurückgebliebenen Narben

(Hornhautflecken) kreuz und quer ohne jede Gesetzmäßigkeit durchzogen sein.

a) Bei seitlicher Beleuchtung wird der unmittelbare Zusammenhang der Gefäßbildung mit den oberflächlichen Bindehautgefäßen festgestellt.

b) Der Zustand bedingt besonders bei Kindern die schwersten Reizzustände bis zu einem, nur mit Haken zu überwindenden Lidkrampf von monatelanger Dauer, nach dessen endlichem Aufhören und Zurückziehen der Hornhautgefäße in selteneren Fällen eine scheinbare Blindheit zurückbleibt d. h. eine Art Verlernen des Sehens trotz regelrechten Verhaltens der dazu nötigen Augengebilde.

787. Die granulöse Gefäßhornhautentzündung (Pannus granulosus) unterscheidet sich in ihren reinen ursprünglichen Formen durch die Gesetzmäßigkeit des Verlaufes der Gefäße von dem soeben beschriebenen Zustand, indem die ebenfalls ganz oberflächlichen, sogar in einem durchsichtigen, dem Oberhäutchen aufgelagerten Gewebe gelegenen Gefäße stets vom oberen Hornhautrande ausgehend nach unten verlaufen.

a) Diese Gesetzmäßigkeit wird erst gestört, wenn Einrollung des Oberlids und das Schleifen der Haare auf der Hornhaut (Ziff. 749) hier oberflächliche Entzündungen bewirken, die zu einem, dem unter Ziff. 786 geschilderten ganz ähnlichen Krankheitsbilde führen.

b) In schweren Fällen tritt auch ohne das oben geschilderte Entropium eine völlige Durchsetzung der Hornhautoberfläche mit Gefäßen ein, so daß das Auge bis auf richtige Lichtempfindung erblindet. Die Unterscheidung eines solchen Zustandes gegen den zu Ziff. 767 a geschieht durch die Feststellung der granulösen Bindehautnarben (Ziff. 767 b).

788. Geschwülste der obersten Hornhautschichten sind nicht selbständige Krankheitszustände, sondern gehen von dem Bindehautüberzug (Limbus) aus. (Siehe Ziffer 771.)

789. Sekundäre, zunächst oberflächliche Hornhautentzündungen sind: der Zerfall des Hornhautgewebes infolge Vertrocknung bei dauernd offenstehendem („Hasen-") Auge (Lagophthalmus), sei es durch Lähmungen der Lider oder deren Offenstehen bei schweren, mit Bewußtlosigkeit verbundenen Krankheiten bedingt. Weiter infolge von Lähmung des Augenastes des dreigeteilten Nerven, wahrscheinlich als Folge von Ernährungsstörungen (Keratitis neuroparalytica), endlich als weitere Folge der bereits beschriebenen Xerosis der Bindehaut (Keratomalazie) (Ziff. 769).

Bei allen drei Grundkrankheiten muß mit dem möglichen Eintritt der völligen Hornhauteinschmelzung gerechnet werden.

790. Die Keratitis parenchymatosa ist als die Hauptform der tiefliegenden Gewebsentzündung der Hornhaut anzusehen und beruht in ihrer Ursache in erster Linie auf angeborener Syphilis, seltener auf Tuberkulose. Ausnahmsweise entsteht sie nach Verletzungen bei verborgener Syphilis oder Tuberkulose.

a) In der Regel tritt ohne nennenswerte Reizerscheinungen eine Anzahl von verstreuten Fleckchen in den tieferen Hornhautschichten auf, die sich langsam vermehren und zu dichteren Massen zusammenballen — sei es mit entzündlicher Beteiligung der Regenbogenhaut (Iritis) oder ohne diese —, so daß schließlich Erblindung eintritt.

b) Bei der Mehrzahl der Fälle kommt es nach einiger Zeit zu einer **Gefäßbildung in den tieferen Schichten der Hornhaut**, die aus der Lederhaut ihren Ursprung nehmen und daher in der Bindehaut nicht sichtbar sind. Am ehesten erkennt man sie durch Hineinleuchten mit dem Augenspiegel, hinter dem ein Vergrößerungsglas (Konvexglas) von 12,0 bis 15,0 D eingeschaltet ist. Sie erscheinen wesentlich dunkler als die in Ziff. 786 beschriebenen oberflächlichen, und sind so gleichmäßig angeordnet, daß sie als „besenreiserartig" bezeichnet werden.

c) Allmählich kann die ganze Hornhaut davon durchzogen werden. Nach einem Verlaufe, der zwischen 2 Monaten und 2 Jahren schwankt, verlieren sich allmählich die Gefäße und mit ihnen die Trübungen. Reste von letzteren können bei nicht mit Gefäßbildung einhergehendem Verlauf, sog. „avaskuläre" Formen, noch viele Jahre bis zum völligen Verschwinden zurückbleiben.

d) Nach Wiederaufhellung der Hornhaut sieht man häufig noch helle und dunkle Herde in den peripheren (randständigen) Schichten der **Aderhaut** als Folgen der Krankheit zurückbleiben.

e) Die Krankheit ist der Jugend eigentümlich, doch kann sie noch Leute bis Ende der dreißiger Jahre befallen. Auch Rückfälle kommen nach jahrelanger Pause, wenn auch selten, vor. Fast immer werden beide Augen befallen, wenn auch zwischen der Erkrankung des einen und der des anderen Auges Jahre liegen können.

791. Umschriebene, tiefliegende Infiltrate, vielfach als Folge schwerer innerer Augenentzündungen, kommen im Gegensatze zu der eben beschriebenen verbreiteten (diffusen) Form vor, zu denen auch tiefliegende Gefäße, wenn gleich nicht in jener ausgesprochenen Besenreiserform, wie bei der Keratitis parenchymatosa, ziehen.

Die umschriebenen Infiltrate können zunächst den Eindruck von eitrigen Einlagerungen machen, zerfallen aber meist nicht, sondern werden langsam unter Hinterlassung entsprechender Trübungen aufgesaugt.

Verletzungen der Hornhaut.

792. Sie haben wegen ihrer Häufigkeit und ihrer etwaigen schweren Folgen für das Sehen und den Bestand des Auges die größte praktische Bedeutung.

Oberflächliche, scharfe, reine Verletzungen.

793. Das Eindringen kleinster Splitter verursacht die häufigste derartige Verletzung (Drehspänchen, Schmiedefunken, Pulverkörner, Steinsplitterchen, Sand- und Kohlestäubchen, Insektenflügel u. dgl.).

Bei jeder Klage eines Kranken über plötzlich entstandene Reizungsempfindungen muß auf das Sorgfältigste die ganze Hornhaut bei seitlicher Beleuchtung mit der Lupe abgesucht werden. Es muß aber ganz besonders beachtet werden, daß kleine unauffällig gefärbte Fremdkörper, wenn sie nicht zentral, d. h. im Sehlochgebiete sitzen, sich von der dahinter gelegenen Regenbogenhaut schwer abheben und von weniger Geübten oft übersehen werden. Zur Vermeidung einer Fehluntersuchung muß das Auge nach allen Richtungen bis zur äußersten Grenze gedreht werden, wobei sich der Fremdkörper bei irgend einer Stellung gegen die dunkle Pupille abheben wird.

794. Die Abschürfung. Der begrenzte Verlust des Oberhäutchens (Erosio corneae) verursacht starke Reizerscheinungen.

Sie entsteht sehr häufig durch leicht schabende (arrodierende) Einwirkungen, durch Eindringen von Zweigen, Fingernägeln kleiner auf dem Arme getragener Kinder und ähnlichem). Gelingt es nicht, bei schiefer Beleuchtung die Unterbrechung der glatten Hornhautoberfläche zu sehen, so ist die **Fluorescinprobe** (Ziff. 781b) ein sicheres Mittel für die Sichtbarmachung.

795. Aus der soeben geschilderten Verletzung kann sich das merkwürdige Krankheitsbild der „rückfälligen Hornhautabschürfung" (Erosio corneae recidiva) entwickeln.

Wochen bis Monate nach einer, manchmal sehr rasch geheilten, daher gar nicht beachteten Abschürfung stellt sich ein heftigster Reizzustand ein. Eine sorgfältige Durchsuchung der Oberfläche läßt an Stelle der ursprünglichen Verletzung ein Bläschen oder die Reste eines solchen entdecken. Weiteres Befragen ergibt, daß Kranker schon längere Zeit über einen leichten Schmerz beim Öffnen des Auges nach dem Schlafen klagte. Der geschilderte Reizzustand kann sich längere Zeit hindurch wiederholen; es kann sich auch ausnahmsweise eine schulgerechte Bläschenflechte der Hornhaut daran anschließen.

796. Tiefe, das Hornhautgewebe durchsetzende Riß- oder Schnittwunden bereiten der Erkennung durch einfache Betrachtung keine Schwierigkeit.

Oberflächliche, scharfe, infizierte Verletzungen.

797. An jede oberflächliche Verletzung kann sich eine Infiltrierung der nächst gelegenen Hornhautabschnitte und einfache Geschwürsbildung anschließen, das sich in Aussehen und Verlauf nicht von den in Ziff. 784 geschilderten unterscheidet.

798. Das **kriechende Geschwür** (Ulcus serpens) ist die wichtigste Infektionsform einer oberflächlichen Hornhautverletzung. Es findet deswegen hier seinen Platz, weil die Tatsache, daß nur eine voraufgegangene oberflächliche Verletzung die Entstehung des verderblichen Leidens ermöglicht, jetzt wohl keinem Widerspruch mehr begegnet.

a) Die ausgeprägte Form stellt sich als ein gelbes Geschwür dar, das an einer Seite eine halbmondförmige, etwas erhabene wallartige Verdickung, den Bügel, zeigt.

b) Es bestehen Reiz- und Entzündungserscheinungen, besonders aber starke Schmerzen. Die Regenbogenhaut ist stark entzündet und sondert reichlichen, in die Vorderkammer sich senkenden Eiter ab. So leicht es für jeden, der nur einmal das beschriebene Krankheitsbild in dieser Form gesehen hat, ist, es wieder zu erkennen, so schwierig kann es sein, wenn es sich um die Frühform (ohne Bügelbildung) handelt. Da kann zunächst nur das Mißverhältnis zwischen einem anscheinend unbedeutenden stecknadelkopfgroßen Geschwür oder Infiltrat und den schweren Reiz- und Entzündungserscheinungen auf die Vermutung führen.

c) Eine sichere Entscheidung gibt dann die Entnahme von etwas entzündlichem Gewebe und Untersuchung nach Gram. Das kriechende Geschwür wird fast ausnahmslos durch Lungenentzündungserreger (Pneumokokken) erzeugt, die sich in den meisten Fällen in der seit langem bestehenden Tränensackeiterung finden.

d) Die einzige, der Behandlung wegen in Frage kommende Ausnahme ist die Entstehung durch die Doppelstäbchen Morax-Axenfeld.

e) Ausgang: Der Ersatz des durch das Geschwür zerstörten Hornhautgewebes erfolgt in schweren Fällen mit schneeweißer oder durchaus undurchsichtiger Narbe — Leukom —. Bei stärkerer Zerstörung des Hornhautgewebes kann dieses Narbengewebe dem Binnendruck des Auges nicht genügend Widerstand leisten; die Hornhaut dehnt sich dem Innendrucke folgend aus, so daß es zu einer Vergrößerung des vorderen Augenabschnitts kommt — Keratektasie.

799. Folgen eines Hornhautdurchbruchs: Der Hornhautbruch (Keratocele), wenn die die Hinterfläche der Hornhaut bekleidende zarte Descemetische Haut unversehrt geblieben ist und sich nun in die Öffnung blasenförmig hineinlegt; die Hornhautfistel, wenn bei geringem Umfange des Durchbruchs auch die Descemetische Haut zerstört ist; das Staphylom, wenn bei größerem Umfange der Zerstörung die Regenbogenhaut durch den Innendruck in die Öffnung hineingepreßt wird. Sie überzieht sich mit einem dünnen Gewebe, kann aber naturgemäß dem Innendruck nur wenig Widerstand leisten, so daß es allmählich zu einer starken Ausdehnung des ganzen Augapfels (Ochsenauge) kommt. Eine Eiterinfektion des Glaskörpers und im Anschluß daran eine völlige Vereiterung des ganzen Augeninhaltes (Panophthalmie) können endlich nach dem Herausschlüpfen der Linse durch die Durchbruchsöffnung eintreten.

Tiefere, scharfe Verletzungen.

800. Bei tieferen, scharfen Verletzungen der Hornhaut ist auf mehrere ernste Begleiterscheinungen zu achten. Je ungleichmäßiger die Wunde ist, desto größeren Einfluß hat sie auf die Hornhautwölbung (unregelmäßige Stabsichtigkeit) (Ziff. 867).

801. Die mehr nach dem Hornhautrande zu liegenden tiefen Verletzungen ziehen bei Durchbrechung (Perforation) der Hornhaut Regenbogenhautvorfall nach sich. In der Regenbogenhaut wird eine Lücke und vor der Wunde eine dunkle Blase sichtbar (vorgefallene Regenbogenhaut, Irisprolaps). Längere Einklemmung der Regenbogenhaut kann eine fortgeleitete (sympathische) Entzündung des anderen Auges (Ziff. 811) zur Folge haben. Die Linsenkapsel wird sehr häufig von dem eindringenden Fremdkörper zerrissen und es entsteht der Wundstar (Ziff. 819).

Tiefere, infizierte Verletzungen.

802. Die tieferen infizierten Hornhautverletzungen geben auch bei der Anwesenheit von Lungenentzündungserregern (Pneumokokken) merkwürdigerweise nicht das Bild des kriechenden Geschwürs (Ulcus serpens). Die Wundränder sind vielmehr geschwollen und gelb infiltriert und die Regenbogenhaut unter Eiterabsonderung aufs schwerste entzündet. Beim Übergreifen der Wunde auf den Glaskörperraum entsteht dort ein Eiterherd, was schließlich Vereiterung des ganzen Augeninhalts (Panophthalmie) zur Folge hat.

Stumpfe Verletzungen.

803. Die Hornhautverletzungen durch stumpfe Gewalt (Quetschungen) bringen oberflächlich eine Zerknitterung des Oberhäutchens mit und ohne Erzeugung von Fehlstellen, in den tieferen Schichten Infiltrate zustande. Endlich kann es ausnahmsweise auch zu einer vollständigen Blutdurchsetzung der sämtlichen Hornhautschichten kommen, der sog. „Durchblutung". Häufiger kommt es zu umschriebenen Bluteinlagerungen, wenn die Hornhaut im Augenblicke der Verletzung schon von alten stärkeren Gefäßen durchzogen war.

Untersuchung der Regenbogenhaut.

804. 1. Die Prüfung erstreckt sich zunächst auf Beweglichkeit der Sehlöcher — Zusammenziehung auf Lichteinfall oder durch Einstellung auf einen augennahen Gegenstand (Konvergenz) — und 2. auf die Beschaffenheit des Gewebes der Regenbogenhaut.

a) Die einseitige Untersuchung muß stets bei dicht mit der Hand verdecktem anderem Auge erfolgen, da infolge der Sehnervenfaserkreuzung ein in das eine Auge gelangter zentripetaler Lichtreiz an der Umschaltestelle im Gehirn auch den zentrifugalen Ast des Augenbewegungsnerven für das Sehloch des anderen Auges erreicht (konsensuelle Reaktion). Diese würde z. B. in einem, durch scheinbar regelrechte Zusammenziehung völlig erblindeten Auge mit an sich starrem Sehloch den Untersucher täuschen.

b) Prüfung der Lichtwirkung mit Tageslicht: der Untersucher sitzt mit dem Rücken gegen das Fenster, der Untersuchte ihm gegenüber. Der Untersucher schließt und öffnet das zu untersuchende Auge selbst. Ist die Zusammenziehung rasch und vollständig, so wird sie durch Wechsel des Verschlusses mit der des anderen Auges verglichen. Ist sie bei beiden Augen gleich regelrecht, erübrigt sich alles Weitere. Bei ungenügendem Ausfall ist die Untersuchung mit seitlicher Beleuchtung (Ziff. 778) im Dunkelzimmer unter Benutzung einer Lupe unerläßlich.

c) Die Konvergenzzusammenziehung wird nur bei Tageslicht in oben geschilderter Weise geprüft: der Untersuchte blickt in die Ferne und dann auf ein plötzliches Befehlswort auf den in etwa 20 cm Abstand oder näher gehaltenen Finger des Untersuchers. Die Zusammenziehung ist nicht so auffallend, wie bei Lichtreaktion.

d) Die durchschnittliche Weite des Sehlochs beim Gesunden ist in der Jugend größer als im Alter; übersichtige Augen haben oft enge, kurzsichtige weite Sehlöcher.

805. Bei ungleicher Weite der Sehlöcher (bisweilen angeboren) ist zunächst festzustellen, ob etwa ein erweiterndes oder verengerndes Mittel eingeträufelt wurde (Atropin, Kokain bzw. Eserin). Sonst ist an beginnende Erkrankung des Hirnrückenmarks, bisweilen auch an Wurst-, Fleisch- oder Fischvergiftung zu denken. Bei ungewöhnlicher Enge der Sehlöcher besteht Verdacht auf Rückenmarksleiden oder Morphinismus. (Unregelmäßige Entrundung der sonst runden Sehlöcher kann die Folge hinterer Verwachsungen nach Regenbogenhautentzündung oder von stumpfen Verletzungen sein, eiförmige wird bei fortschreitender Gehirnlähmung und Rückenmarksdarre beobachtet. Mangelnde Zusammenziehung auf Licht, aber nicht auf Konvergenz („reflektorische Pupillenstarre") ist ein sehr wichtiges Zeichen sich entwickelnder Rückenmarksdarre (Tabes), kommt auch bisweilen rein einseitig vor. Fehlen beider Reaktionen („absolute Pupillenstarre") beweist bei erhaltener Einstellungsfähigkeit den Beginn eines ernsten Hirnrückenmarksleidens. Ist die Einstellung auch mehr oder weniger aufgehoben, so kann es sich um eine Einstellungs-(Akkommodations-)lähmung (Ziff. 869) handeln. Reizung der Empfindungsnerven und seelische Erregung (Schreck, Angst, Zorn) können das Sehloch erweitern, kräftiger Lidschluß es verengern. Auch bei plötzlich angeregter Aufmerksamkeit tritt eine Zusammenziehung des Sehlochs ein (Haabscher Hirnrindenreflex).

806. Die Farbe wechselt je nach dem größeren oder geringem Farbstoffreichtum des Grundgewebes von hellem Blau bis zum dunklen Braun. Angeborene Verschiedenheit der Regenbogenhautfarbe des einen oder anderen Auges kommt vor (Heterochromie). Nach Blutungen oder bei längerer Anwesenheit von Eisensplittern im Augeninneren kann sich die Regenbogenhaut des betreffenden Auges grünlich-gelblich verfärben. Genaue Betrachtung der Regenbogenhaut läßt eine zierliche Zeichnung erkennen, welche durch Erhabenheiten und Vertiefungen gebildet wird. Verwaschensein dieser Zeichnung ist krankhaft.

807. Strahlig von der Regenbogenhautwurzel zum Sehloch ziehende Leisten verflechten sich an der Grenze zwischen mittlerem und innerem Drittel mit ringförmigen Leisten („Iriskrause"), die die Regenbogenhaut in einen Sehloch-(Pupillar-) und einen Strahlenkörper-(Ciliar)abschnitt scheiden. In diesem werden noch seichte Gruben in der Regenbogenhaut sichtbar.

808. Ein gewisser Glanz besonders an heller Regenbogenhaut fällt auf. Bei fehlender oder verlagerter Linse macht die ihrer Unterlage beraubte Regenbogenhaut zumal bei Drehungen des Augapfels lebhafte schlotternde Bewegungen.

809. Lücken in der Regenbogenhaut kommen entweder nach operativen Eingriffen (infolge von Iridektomie) vor, oder es besteht — angeboren — ein Kolobom. Dies ist meist nach unten gelegen und oft mit anderen Mißbildungen des Augapfels verbunden. Durch stumpfe Gewalteinwirkungen auf den Augapfel kann die Regenbogenhaut von ihrer Wurzel am Strahlenkörper abreißen oder nach innen umschlagen. Unterschied gegen eine operativ angelegte Lücke: wie unten bei den Rissen.

Bei der Abreißung sieht man ein dunkles, im durchfallenden Lichte rot aufleuchtendes Loch am Ansatze der Regenbogenhaut. Auch entstehen Risse verschiedener Länge des Zusammenziehers (Sphincter), die den Anschein einer angelegten Lücke (Iridektomie) erwecken. Irrtümer werden durch sorgfältiges Aufsuchen der bei der Iridektomielücke vorhandenen scharf abgeschnittenen Sphincterecken vermieden.

810. Frische (akute) Entzündungen der Regenbogenhaut (Iritis) können durch Krankheitszustände in anderen Augenteilen (sekundäre Entzündungen) oder ursprünglich als Ausdruck eines Allgemeinleidens des Körpers (Lues, Tuberkulose, Gicht,

Tripper, Zuckerharnruhr, Rheumatismus u. a.) bedingt werden, weshalb stets eine genaue Untersuchung des Körpers erforderlich ist. Das Bild einer akuten Regenbogenhautentzündung gestattet im allgemeinen keinen Schluß auf die Art des ihr zugrunde liegenden Allgemeinleidens. Ihre Zeichen sind die Folge:

a) Der Blutüberfüllung — Hyperaemie —: stärkere Füllung der oberflächlichen und tiefen Bindehautgefäße, grünliche Verfärbung der Regenbogenhaut, Auftreten neugebildeter, als feine rote Streifen sichtbarer Gefäße, Blutungen auf die Regenbogenhaut oder in den unteren Abschnitt der vorderen Kammer (Hyphaema) und Verengerung des Sehlochs (Myosis);

b) Der Ausschwitzung — Exsudat —: Verwaschenheit der regelrechten Zeichnung, auch ein die Sehvermögen vorübergehend oder dauernd stark herabsetzende feines Häutchen im Sehloch.

Die Ausschwitzungen auf der Hinterfläche der Regenbogenhaut führen zu Verklebungen mit der vorderen Linsenkapsel. Verklebt nur der mit braunem Farbstoff bedeckte Teil der Hinterfläche, so bleibt dieser Farbstoff, wenn sich das Sehloch erweitert, in Form brauner Punkte oder Flecken auf der Linsenoberfläche liegen. Ist die Verwachsung so fest, daß die Regenbogenhaut sich nicht mehr zurückziehen kann, so springen aus dem sonst runden Sehloch spitze Zacken oder breitere Säume (Synechien) vor, besonders deutlich nach Atropineinwirkung.

c) Verwachsung des ganzen Pupillarrandes (Seclusio pupillae) führt zu Drucksteigerung und dadurch zur Erblindung und Entartung des Augapfels. Mitunter findet sich am Boden der Vorderkammer eine gelbliche, nach oben wagerecht begrenzte Ausschwitzung (Hypopyon).

d) Meist ist an der Entzündung der Regenbogenhaut auch der Strahlenkörper (Corpus ciliare) beteiligt, was sich zunächst durch lebhafte Schmerzhaftigkeit besonders bei Druck auf den Augapfel und durch mehr oder weniger zahlreiche punktförmige, in Form eines Dreiecks angeordnete graue oder braune Beschläge auf dem unteren Teil der Hornhauthinterfläche und durch Glaskörpertrübungen (Ziff. 821) ankündigt.

811. Die schleichende Entzündung der Regenbogenhaut und des Strahlenkörpers entwickelt sich nach durchbohrenden (perforierenden) Augapfelverletzungen, zumal der Gegend des Strahlenkörpers, viel seltener nach eröffnenden Operationen oder nach Geschwulstdurchbruch, mit starken Ausschwitzungen und Neigung zu allmählicher Schrumpfung des Augapfels. Sie kann auch nach verschieden langer — von wenigen Wochen bis zu mehreren Jahrzehnten — währender Pause auf dem gesunden Auge eine Entzündung der Regenbogenhaut und des Strahlenkörpers, die sog. sympathische Augenentzündung auslösen.

812. Jede frische, durch Rötung, umschriebenen Druckschmerz und neue Ausschwitzungen gekennzeichnete Reizung eines verletzten Augapfels kann auch noch nach Jahren oder Jahrzehnten das andere Auge bedrohen.

Die sympathische Entzündung hat einen meist schleichenden Beginn: Leichte Rötung, mit der Lupe bei seitlicher Beleuchtung erkennbare Beschläge auf der Hinterfläche der Hornhaut, hintere Verwachsungen (Synechien) und staubförmige Glaskörpertrübungen. Die hinteren Verwachsungen werden schließlich ringförmig, Ausschwitzungen in das Pupillargebiet und den Glaskörper führen zu Schrumpfung und Erblindung.

813. Von Geschwülsten kommen vor: Hohlgeschwülste

(Zysten), Sarkome, Tuberkelknoten und syphilitische Papeln. Die beiden letzteren sind äußerlich einander sehr ähnlich und oft nur durch Tuberkulinimpfung bzw. Wassermann zu unterscheiden.

Untersuchung der Linse.

814. Zur Feststellung des Vorhandenseins der Linse wird vor dem zu untersuchenden Auge eine Kerzenflamme auf und niederbewegt. Ihr aufrechtes gleichlaufendes glänzendes Bild wird von der Hornhaut und ein umgekehrtes schwaches entgegengesetzt laufendes, von der hinteren Linsenfläche erzeugt. Sieht man beide Lichtbilder, so ist die Linse vorhanden.

Diese Untersuchung verspricht nur bei durchsichtiger Linse Erfolg. Bei seitlicher Beleuchtung sieht man bei vorhandener Linse einen feinen graulichen, mit zunehmendem Alter immer stärker werdenden Widerschein (Reflex), der so stark werden kann, daß er Linsentrübung, also Star — Katarakt — vortäuscht. Stets ist die Durchsichtigkeit der Linse im durchfallenden Lichte festzustellen. Fehlt die Linse und ihre Kapsel, so ist das Sehloch tief schwarz. Ist die Kapsel, wie nach der Staroperation vorhanden, sieht man graue unregelmäßige häutige Bildungen im Pupillengebiete.

815. Lageveränderungen. Sie sind durch Lockerung oder beschränkte Zerreißung des Aufhängebändchens (Zonula Zinnii) bedingt und durch ungleichmäßige Tiefe der Vorderkammer gekennzeichnet.

Ihr Vorkommen kann bei hochgradiger Kurzsichtigkeit angeboren oder erworben, die Folge einer Verletzung sein. Entweder ist die Linse in die vordere Kammer, oder was viel häufiger ist, in den Glaskörper verlagert. Liegt sie noch teilweise in dem Gebiete des Sehlochs, so erscheint ihr Rand bei seitlicher Beleuchtung als goldgelbe, bei der Durchleuchtung als dunkle Kreislinie. Der linsenlose Teil des Sehlochs ist dann wie das staroperierte Auge stark übersichtig. Daher bedeutende Sehstörungen bei Linsenverlagerung.

816. Veränderungen der äußeren oder inneren Beschaffenheit der Linse: Die genaue Prüfung der Linsentrübungen erfordert Erweiterung (Mydriasis) des Sehlochs (Kokain, Homatropin), seitliche Beleuchtung für die Veränderungen der Vorderkapsel und zur Beurteilung der Trübungen der vorderen Schichten den Augenspiegel für die Feststellung vereinzelter Trübungen und ihrer Lage.

817. Der Schichtstar (Catarakta perinuclearis s. zonularis) ist die häufigste Linsenerkrankung des jugendlichen Alters. Er tritt fast stets doppelseitig auf und entwickelt sich nur selten bis zu vollkommener Trübung der Linse.

Bei seitlicher Beleuchtung wird eine kreisförmig begrenzte Trübung in der Mitte des Sehlochs, umgeben von durchsichtigen, schwarz erscheinenden Randteilen der Linse sichtbar (getrübte Stelle ist am Rande am dichtesten, wird aber nach der Mitte zu allmählich durchsichtiger). Beim Durchleuchten (Homatropin!) hebt sich der Schichtstar von den regelrecht aufleuchtenden Randteilen der Linse als dunkle Scheibe ab, deren Mitte durchsichtiger ist, als die Randgegend. Auf dem Rande der Scheibe sieht man oft kurze, strahlenartig angeordnete kolbige Trübungen reiten: „Reiterchen". Je größer und dichter die Schichtstartrübung ist, um so mehr beeinträchtigt sie das Sehvermögen.

Ihr Zusammenhang mit der englischen Krankheit erfordert genaue Allgemeinuntersuchung (Zustand der Zähne, Fragen nach Krämpfen im Kindesalter usw.).

818. Der Altersstar (Cataracta senilis) ist die häufigste der allmählich zu völliger Trübung fortschreitenden Starformen.

a) Im Anfange des Leidens treten beim Durchleuchten des Auges mit dem Planspiegel oder mit dem Lupenspiegel (+ 10 D hinter den Spiegel geschaltet), sowie bei fokaler Beleuchtung in den äußersten Randschichten der Linse strahlenartig angeordnete Trübungen („Speichen") mit dem vorderen Linsenpol zugewandter Spitze hervor. Je weiter sie in das Sehlochgebiet vorrücken, desto stärker beeinträchtigen sie das Sehvermögen.

b) Mit dem Fortschreiten des Stars wird die vordere Augenkammer deutlich flacher. Ist die Linse vollkommen getrübt, so erscheint das ganze Sehloch grauweiß, oft atlasartig glänzend, die Vorderkammer wieder regelrecht tief und das Sehvermögen ist auf das richtige Erkennen des Ortes einer bewegten Lichtflamme herabgesetzt (qualitatives Sehen). Prüfung (Ziff. 856). Bei ergebnislosem Ausfall der Untersuchung sind die infolge der Linsentrübung mit dem Augenspiegel nicht untersuchbaren tieferen Gebilde des Auges, die lichtempfindende Netzhaut und der lichtleitende Sehnerv erkrankt. Eine Staroperation ist daher zwecklos.

819. Von Allgemeinkrankheiten, die mit Vorliebe zur Starbildung Anlaß geben, ist die häufigste und wichtigste die Zuckerharnruhr (Cataracta diabetica).

Alle durchbohrenden Verletzungen, die die Linsenkapsel eröffnen, führen infolge des Eindringens von Kammerwasser in diese zur Quellung und Trübung der Linse, die sehr schnell vollkommen wird (Wundstar, Cataracta traumatica). Sehr stürmische Linsenquellung kann zu Drucksteigerung im Augeninnern führen.

820. Linsentrübungen kommen auch nach Aderhautentzündungen (Chorioiditis) und Netzhautablösung vor.

Bei mangelhafter Pupillenzusammenziehung ist sorgfältigste Prüfung der Lichtempfindlichkeit erforderlich.

Die zahlreichen seltenen Starformen haben nur fachärztliche Bedeutung.

Untersuchung des Glaskörpers.

821. Untersuchungen auf Glaskörpertrübungen geschehen am besten bei künstlich erweiterter Pupille mit dem Lupenspiegel, wobei das Auge zunächst lebhafte Bewegungen machen und dann seitlich am Ohr des Untersuchers vorbeiblicken muß, als wolle man den Sehnervenkopf untersuchen.

a) Während Linsentrübungen bei ruhig stehendem Auge sich nicht mehr bewegen, fliegen Glaskörpertrübungen auch bei Stillstand des Auges noch hin und her und heben sich in ihren mannigfachen Gestalten (feine oder grobe Fäden, staubförmige Punkte, Klumpen usw.) von der weiß aufleuchtenden Sehnervenscheibe besonders deutlich ab. Sie kommen hauptsächlich vor bei starker Kurzsichtigkeit, bei Entzündungen des Strahlenkörpers und der tieferen Gebilde des Augapfels. Je dichter sie sind, um so mehr beeinträchtigen sie die Sehkraft.

b) Blutungen in dem Glaskörper treten auf nach durchbohrenden und stumpfen Verletzungen, ferner im Verlaufe gewisser Allgemeinleiden

(Bleichsucht, Blutarmut und Zuckerharnruhr). Wenn sie im vorderen Abschnitte des Glaskörpers liegen, lassen sie sich mitunter schon bei seitlicher Beleuchtung als dunkelrote Massen erkennen. In dem hinteren Teile des Glaskörpers erscheinen sie beim Durchleuchten als mehr oder weniger ausgedehnte bewegliche dunkle Massen, die entsprechend ihrer Dichtigkeit und Größe das Sehvermögen schädigen.

c) In den Glaskörper eingedrungene Fremdkörper lassen sich mit dem Spiegel bei genügender Klarheit des Glaskörpers genau erkennen.

Untersuchung der Netzhaut.

822. Für die Untersuchung der Netzhaut, der Aderhaut und des Sehnerven ist nicht nur das Vertrautsein mit der Handhabung des Augenspiegels (Untersuchung im umgekehrten, möglichst auch im aufrechten Bilde), sondern auch eine dauernde Übung dieser Untersuchungsart unerläßlich.

823. Bei Netzhautleiden sind die Klagen über — subjektive — Lichterscheinungen (Sehen von feurigen Ringen, Blitzen u. a.), Verzerrtsehen, Auftreten dunkler Flecke im Gesichtsfeld und über Nachtblindheit (auffallende Abnahme der Sehkraft im Dämmerlicht und im Dunkeln) häufig.

824. Der krankhafte Zustand der Netzhaut, dessen hervorstechendstes Zeichen die Nachtblindheit, d. h. eine Schädigung des Lichtsinns mit Herabsetzung der Sehfähigkeit im Dunkeln (Hemeralopie) ist, ist die Farbstoffentartung der Netzhaut (Retinitis pigmentosa):

a) Kennzeichen: Hochgradige gleichmäßige Einengung des Gesichtsfeldes bei verhältnismäßig guter zentraler Sehschärfe, wachsfarbene Abblassung der Sehnervenscheibe (Augenspiegelbild), hochgradige Verengerung der Netzhautgefäße, vom Rande nach der Netzhautmitte vorrückende, vielfach den Gefäßen angelagerte kleine schwarze Herde, in der Form dem mikroskopischen Bilde der Knochenkörperchen ähnlich. Feststellung der Herabsetzung des Lichtsinns durch Prüfung der Sehschärfe und des Gesichtsfeldes bei hellem Tageslicht und danach bei herabgesetzter Beleuchtung (bei heruntergelassenen Fenstervorhängen). In diesem Falle fällt dann eine stärkere Verminderung bzw. Einengung des Gesichtsfeldes als bei Gesunden auf.

b) Die Nachtblindheit wird auch bei hochgradiger Kurzsichtigkeit, allgemeinen Schwächezuständen, nach Infektionskrankheiten usw. beobachtet. Eine selbständige Krankheit (z.B. in Form der neuerdings oft erörterten Kriegshemeralopie) stellt sie nicht dar (siehe dazu Ziffer 1495 d).

825. Netzhautblutungen haben verschiedene Gestalt, sie sind entweder länglich, bandförmig oder rund, aber auch flächenhaft. Liegen sie im Gebiete der Netzhautmitte, so setzen sie die Sehkraft bedeutend herab.

Stets muß der ganze Körper untersucht werden, da ihre Ursache in einer Gefäßkrankheit liegt, die auf Schlagaderwandverkalkung (Arteriosklerose), chronischer Nierenentzündung oder Schrumpfniere, bösartiger Blutarmut, Syphilis oder Zuckerharnruhr beruhen kann. Blutungen in der Netzhautmitte oder in ihrer Umgebung sieht man häufig bei hochgradiger Kurzsichtigkeit.

826. Bei Verstopfung der mittleren Netzhautblutader (Thrombose), die durch atheromatöse Entartung ihrer Innenhaut bedingt ist, sind die Netzhautblutadern mit Blut überfüllt und geschlängelt, die Schlagadern verengt und die Netzhaut mit flächenhaften Blutungen übersät. Die Sehkraft ist stets stark herabgesetzt und geht schließlich vielfach ganz zugrunde.

827. Plötzliche Erblindung hat ihre Ursache oft in Verschluß der mittleren Netzhautschlagader durch Blutpfropf (Embolie). Die ganze Netzhaut ist milchweiß getrübt, nur der gelbe Fleck (Macula lutea) erscheint kirschrot. Die Schlagadern sind fadendünn, die Sehnervenscheibe blaß. Das Sehvermögen kann ausnahmsweise ganz oder teilweise wiederkehren.

828. In der Netzhaut gelegene weiße Herde, die die Gegend der Netzhautmitte bevorzugen, weisen vor allem auf Nierenleiden (Retinitis albuminurica) und Zuckerharnruhr (Retinitis diabetica) hin. Sie kommen fast stets im Verein mit Blutungen vor. Bei der Ret. albuminurica sind sie vielfach sternförmig um die Netzhautmitte angeordnet.

Ein weiteres Zeichen der Netzhautentzündung ist die Verschleierung der Grenzen der Sehnervenscheibe.

Bedeutungslos sind die markhaltigen Nervenfasern, vom Sehnervenrand ausgehende, am Rande aufgefaserte, schneeweiße Gebilde, die die Gefäße teilweise verdecken.

829. Die Netzhautablösung kommt dadurch zustande, daß Blut oder seröse Flüssigkeit zwischen Netz- und Aderhaut austritt. Die Netzhaut liegt auf ihrer Unterlage lose auf, und nur am Sehnerveneintritt und am Strahlenkörper besteht eine festere Verbindung. Daher muß jeder Flüssigkeitserguß zwischen den beiden Häuten die Netzhaut von ihrer Unterlage abdrängen.

a) Beschwerden des Kranken (subjektive Zeichen): Einschränkung des Gesichtsfeldes, Klagen über einen Vorhang oder eine Wolke vor den Augen. Herabsetzung des Sehvermögens und zwar um so stärker, je näher die Ablösung der Netzhautmitte liegt. Bei Ablösung der ganzen Netzhaut tritt Erblindung und völlige Entartung des inneren Auges ein.

b) Augenspiegelbefund: Eine graue, aus dem Augenhintergrund in den Glaskörper vorspringende Masse, die man beim Hineinleuchten sofort am Gegensatz zu dem regelrechten roten Scheine des gesunden Augenhintergrundes, sowie an der schwarzen Farbe der Gefäße erkennt.

830. Die Netzhautablösung ist die gefürchtetste Nebenerscheinung bei hochgradiger Kurzsichtigkeit. Sie tritt auch häufig nach stumpfen Verletzungen des Auges entweder sofort oder nach Wochen (Spätablösung) und als Folge von Aderhautgeschwülsten (Ziff. 842) auf.

831. Geschwülste der Netzhaut: Gliom — eine Erkrankung des frühen Kindesalters.

Man sieht schon mit bloßem Auge einen goldgelben Reflex aus dem Sehloch, den man bei seitlicher Beleuchtung Blutgefäße und eine wellige Beschaffenheit des Augenhintergrundes erkennt. In vorgeschrittenen Fällen Durchbruch nach außen. Tod durch Verschleppung von Geschwulstkeimen (Metastasen der Geschwulst) in innere Körperteile.

832. Verletzungen der Netzhaut: Risse nach Augapfelquetschungen, leicht dadurch erkennbar, daß an ihrer Stelle der rosafarbene Ton des Augenhintergrundes in den dunkelroten der Aderhaut übergeht.

Weiße und farbige Wucherungen und Farbstoffeinwanderungen können sich daran anschließen.

Untersuchung des Sehnervs (Nervus opticus).

833. Bei Sehnervenentzündung (Neuritis n. optici) ist die Sehnervenscheibe (Papilla n. optici) gerötet, ihre Grenzen verschwommen, und die umgebende Netzhaut getrübt, die grauen Tüpfel der Siebplatte (Lamina cribrosa) unsichtbar, die Blutadern erweitert und geschlängelt. Neben den Gefäßen liegen vereinzelte Blutaustritte und weiße Flecke. Nach dem Abklingen der Entzündung ist die Sehnervenscheibe grauweiß, ihre Grenzen sind unscharf, das Gewebe verschleiert, die Gefäße vielfach von zarten, weißen Streifen eingefaßt (neuritische Atrophie).

a) Die während der frischen Entzündung verminderte oder erloschene Sehkraft kann sich bessern oder sie bleibt dauernd geschwächt bzw. erloschen. Ungleichmäßige Einengung des Gesichtsfeldes.

b) Ursachen: Entzündungen der Augenhöhle oder der Nasennebenhöhlen; besonders bei einseitigem Auftreten, Stoffwechselkrankheiten (Nierenleiden, Zuckerkrankheit), Infektionskrankheiten (besonders Syphilis) und am häufigsten Krankheiten des Gehirns und seiner Häute.

834. Bei gesteigertem Hirndruck (bei Geschwülsten und Eiterherden im Hirn — Hirnabszessen —), ist der Sehnervenkopf stark geschwollen, graurot verfärbt, ebenso wie die umgebende Netzhaut getrübt, die Schlagadern verengt, die Blutadern geschlängelt, dunkelrot, verbreitert und streckenweise durch das getrübte Gewebe verdeckt (Stauungspapille). Feststellung am besten mittelst des aufrechten Bildes durch den Brechungsunterschied zwischen Sehnervenoberfläche und Netzhaut.

835. Ist der in der Augenhöhle verlaufende Teil des Sehnerven erkrankt (Neuritis retrobulbaris), so fehlen zunächst mit dem Augenspiegel sichtbare Erscheinungen. Es besteht eine meist plötzlich aufgetretene, mitunter bis zur Erblindung gesteigerte Sehstörung und in der Mitte des Gesichtsfeldes ein (meist eiförmiger) Ausfall für Weiß und Farben.

Nach einiger Zeit erscheint die Schläfenseite der Sehnervenscheibe weiß verfärbt, während der rötliche Ton ihrer Innenhälfte erhalten geblieben ist. Die Sehkraft kehrt bei den akuten Fällen meist zu ihrer früheren Schärfe zurück, bei den chronischen jedoch nicht. Ursachen: Chronische Alkohol- und Nikotinvergiftung, vielfache Herdentzündung des Hirn- und Rückenmarkes, Erkrankungen der Nebenhöhlen der Nase.

836. Schwund des Sehnerven (Atrophia nervi optici) ist ein häufiges und wichtiges Zeichen von Hirn- und Rückenmarkserkrankungen (Rückenmarksdarre, Gehirnerweichung). Auch nach Schädelbrüchen wird sie beobachtet, wenn die knöcherne Wand des Sehnervenloches eingebrochen ist.

Die Sehnervenscheibe ist hellweiß, grünlich — oder bläulichweiß verfärbt, scharf begrenzt und flach ausgehöhlt, die Gefäße ohne Veränderungen. Die Sehkraft sinkt langsam und das Gesichtsfeld wird mehr und mehr eingeengt. Frühzeitig ist das Erkennen von rot und grün, später auch von blau erloschen. **Unaufhaltbarer Endausgang ist die Erblindung** (neuritische Atrophie, Ziff. 833).

837. Krankheitsvorgänge oder Verletzungen des hinter der Sehnervenkreuzung gelegenen Teiles der Sehbahn haben halbseitige Erblindung (Ausfalls der rechten oder der linken Gesichtsfeldhälften) zur Folge. Hieran ist besonders bei Hinterhauptschüssen zu denken.

Untersuchung der Aderhaut (Chorioidea).

888. Wie bei den Entzündungen der Netzhaut (Retinitis) ist bei nichteiternder Aderhaut das Auge äußerlich regelrecht. Nur die Sehstörung verrät sie dem Kranken, der Augenspiegelbefund dem Arzt. Ergreift die Aderhautentzündung den benachbarten Strahlenkörper und die Regenbogenhaut, so bestehen neben den Veränderungen am Augenhintergrunde die Zeichen einer Iridozyklitis (Ziff. 810).

889. Frische Aderhautentzündung (Chorioiditis acuta): Kleine gelbliche oder rötliche Herde mit unscharfen Grenzen, worüber die Gefäße der leicht getrübten Netzhaut hinwegziehen. Nach dem Abklingen der Entzündung bleiben hellweiße, scharf abgegrenzte, von schwarzem Farbstoff umgebene oder durchzogene Flecke an Stelle der frischen Herde zurück. Die Netzhaut ist an der Entzündung mitbeteiligt und der Glaskörper getrübt, die Herabsetzung der Sehschärfe daher leicht erklärlich. Da wo die Herde bzw. ihre Narben sitzen, sind bei größeren Herden inselförmige Ausfälle im Gesichtsfeld nachweisbar.

Ursache: Sehr häufig Tuberkulose, seltener erworbene und angeborene Syphilis.

840. Zerstreute fleckenartige Aderhautentzündung (Chorioiditis disseminata): Die Herde sind meist über den ganzen Augenhintergrund verstreut. Die Störung des Sehvermögens ist so lange gering, als nicht die hinter der Netzhautmitte liegenden Teile stark angegriffen sind. Bei hochgradiger Kurzsichtigkeit findet man fast stets mehr oder weniger ausgedehnte **weiße Aderhautherde** in der Netzhautmitte, die vielfach die Sehschärfe schwer schädigen.

841. Eitrige Aderhautentzündung (Chorioiditis purulenta) ist fast immer mit **gleichzeitiger Entzündung der Regenbogenhaut und des Strahlenkörpers und mit Eiteransammlung im Glaskörper verbunden** (Panophthalmie). Der Augapfel ist vorgetrieben und in seiner Beweglichkeit gehemmt, Lider geschwollen und gerötet, ebenso die Bindehaut.

Aus dem Glaskörper dringt ein schon bei Tageslicht sichtbarer, anfangs weißlicher, später gelblicher Schein. Verlust der Lichtempfindung weist auf Beteiligung der Netzhaut und Aderhaut hin (wegen Trübung der brechenden

Teile nicht sichtbar). Dabei besteht heftiger Schmerz. Allgemeinbefinden wesentlich gestört (Fieber, Erbrechen). Entweder kommt es unter langsamem Rückgang der Erscheinungen zu Schrumpfung des Augapfels oder der Eiter durchbricht Lederhaut und Bindehaut, worauf der Augapfel schneller schrumpft. Die Keime stammen entweder von außen (Verletzungen, Hornhautgeschwüre, infizierte Vorfälle der Regenbogenhaut) oder aus dem Körperinnern (metastatische Ophthalmie nach Sepsis, Vereiterung des Zellgewebes der Augenhöhle oder Hirnhautentzündung).

Aderhautgeschwülste (Sarcoma chorioideae).

842. Bei Aderhautgeschwülsten: Steil aufragende Netzhautabhebung, die sich mehr und mehr vergrößert und schließlich vollständig wird; dementsprechend verfällt das Sehvermögen. Weiterhin steigt der Innendruck des Auges (sekundäres Glaukom). Wird das Auge nicht entfernt, so durchbricht die Geschwulst die Hüllen des Augapfels und schließlich geht der Kranke infolge der Verschleppung von Geschwulstkeimen in innere Gebilde (Leber) zugrunde.

Glaukom (grüner Star).

843. Das Wesen des Glaukoms ist eine Erhöhung des Augenbinnendruckes. Feststellung: Bei leichtem Lidschluß wird der eine Zeigefinger auf die innere, der andere auf die äußere Hälfte des Oberlids gelegt, die wechselweise einen leichten Druck auf das Auge ausüben. Dann geschieht das gleiche am gesunden Auge, um aus dem Unterschied die Drucksteigerung des kranken festzustellen.

a) Dies Verfahren muß oft an einem gesunden (auch am eigenen) Auge geübt werden.

b) Die Augen dürfen nicht krampfhaft zugekniffen werden, weil der fest zusammengezogene Lidschließmuskel leicht eine Erhöhung des Augendruckes vortäuschen kann. Prüfung mit dem Tonometer (Schiötz) bleibt dem Facharzt überlassen.

844. Die Drucksteigerung entsteht entweder ohne das Vorhandensein eines anderen Augenleidens (primäres Glaukom), oder sie ist sekundär, d. h. die Folgeerscheinung anderer Augenleiden (ringförmige Verwachsung des Sehlochrandes der Regenbogenhaut, Geschwülste im Augeninnern, quellender Wundstar u. a.) — sekundäres Glaukom —.

845. Das Glaukom tritt entweder unter entzündlichen Erscheinungen auf (Glaucoma inflammatorium) oder ohne solche (Glaucoma simplex).

a) Das entzündliche Glaukom kündigt sich meist durch jahrelang einsetzende Vorboten an: Anfallsweise auftretendes Nebelsehen, das Wahrnehmen von Regenbogenfarben um eine Lichtflamme, flache vordere Kammer, auffallend frühes Nachlassen der Einstellungsfähigkeit (Akkommodation). Dann plötzlicher Glaukomanfall unter heftigen Schmerzen und folgenden sinnfälligen Erscheinungen: Augenrötung, Unebenheit der getrübten Hornhautoberfläche, Lichtstarrheit der weiten Pupillen, Härte des Augapfels, starke Herabsetzung des Sehvermögens, schwere Allgemeinerscheinungen (Erbrechen, Fieber).

b) Bei Wiederkehr der Anfälle dauernde Herabsetzung des Sehvermögens, Aushöhlung der weiß erscheinenden Sehnervenscheibe (Papille), scharfe Abknickung der über ihren Rand ziehenden Gefäße, Einengung des Gesichtsfeldes von der Nasenseite beginnend, Fortschreiten der Verschlechterung des Sehvermögens bei jedem Anfall und bei Unterlassung des geeigneten operativen Eingriffs, schließlich Erblindung. Diesen Zustand nennt man **Glaucoma absolutum**.

c) Zeichen eines überstandenen Glaukomanfalles: dauernde Überfüllung der dicken Bindehautblutadern, Abflachung der vorderen Kammer, Verschmälerung und schiefergraue Verfärbung der Regenbogenhaut, erweiterte und auf Lichteinfall sich träge oder gar nicht zusammenziehende Sehlöcher.

846. Beim **Glaucoma simplex** („einfache Drucksteigerung") fehlen die sog. entzündlichen Anfälle und die sichtbaren Erscheinungen des entzündlichen Glaukoms, dagegen tritt die Sehnervenaushöhlung besonders hervor.

847. Auch im **Kindesalter** kann Drucksteigerung (**Hydrophthalmus**) auftreten. Hervorstechendstes Zeichen: Vergrößerung des Auges und Vertiefung der vorderen Kammer. Die Sehnervenscheibe zeigt bei längerer Dauer der Krankheit tiefe Aushöhlung.

Die sichere Unterscheidung einer glaukomatösen von anderen Augenentzündungen ist wegen Behandlung und Vorhersage von größter Wichtigkeit und im Zweifelsfall dem Facharzt zu überlassen.

Untersuchung der Brechkraft und der Sehschärfe des Auges

848. Normalsichtig (emmetropisch) ist ein Auge, das aus der Unendlichkeit kommende, also gleichgerichtet (parallel) auf die Hornhaut treffende Strahlen in der Art bricht, daß sie sich in der Netzhaut vereinigen.

849. Im **übersichtigen** (**hypermetropischen**) **Auge** werden nur gegeneinander zusammenlaufende (konvergente) die Hornhaut treffende Strahlen in der Netzhaut vereinigt, gleichgerichtete Strahlen also hinter ihr.

850. Kurzsichtig (myopisch) ist dasjenige Auge, welches aus **endlicher** Entfernung kommende, also auseinander laufende (divergente), die Hornhaut treffende Strahlen in der Netzhaut vereinigt, gleichgerichtete (parallele) Strahlen schneiden sich also vor der Netzhaut.

a) Das normalsichtige Auge sieht in unendlicher, d. h. sehr großer Entfernung befindliche Gegenstände scharf, das übersichtige erhält ohne Anspannung der Akkommodation oder optische Hilfsmittel von keinem im Raum vorhandenen Gegenstande deutliche Netzhautbilder. Das kurzsichtige sieht nur scharf bis zu seinem Fernpunkt.

b) Um gleichgerichtete Strahlen so auseinanderlaufen zu lassen (divergent zu machen), daß sie sich auf der Netzhaut des kurzsichtigen Auges schneiden, bedarf es **hohl geschliffener** (konkaver) (—) Brillengläser, während **gewölbt geschliffene** (konvexe) (+) Gläser die gleichgerichteten Strahlen so brechen, daß sie sich auf der Netzhaut des übersichtigen Auges treffen.

851. Die Bewertung der Brechkraft der in einem Brillenkasten vereinigten Gläser erfolgt nach Brechkrafteinheiten (B.K.E.) oder Dioptrien (D). Eine Dioptrie ist die Brechkraft einer Linse, deren

Fernpunkt in 1 m liegt, bei 2 D liegt er in $^1/_2$ m usf. Die alten Brillenkästen rechneten nach Zoll: 1 D = $^1/_{40}$ (genauer $^1/_{38}$) (Nr. 40), 2 D = $^1/_{20}$ (Nr. 20) usf. Umrechnung x = $^{40}/_n$ (x = neue, n = alte Brillennummer).

Den fehlenden Brillenkasten ersetzt die Kunowsche Brillenleiter, worauf Linsen von — 1,0, —.2,0, — 3,0, + 4,0, + 5,0, + 6,0 D vereinigt sind, vor denen eine verschiebliche Linse von — 3,0 D angebracht ist. Durch vereinte Wirkung je zweier Gläser lassen sich, zumal, wenn man noch — 6,5 D und —.7,0 D in Einzelfassung zur Hand hat, alle kugelförmig geschliffenen (sphärischen) Gläser zusammensetzen, die der Arzt zur Untersuchung kurz- und übersichtiger Augen gebraucht.

852. Lesetafeln ermöglichen die Prüfung der Sehschärfe. Sie enthalten Buchstaben oder Zahlen zeilenweise in der Anordnung, daß die Größe der Schriftzeilen nach unten oder oben zu abnimmt. Jede Zeile enthält Schriftzeichen gleicher Größe. Davor steht eine Zahl, die die Entfernung angibt, in der ein rechtsichtiges (emmetropisches) Auge die betreffende Zeile liest.

a) Für des Lesens Unkundige gibt es Tafeln mit Haken oder unterbrochenen Ringen, bei denen die Seite anzugeben ist, nach der die Striche des Hakens bzw. die Lücken der Ringe zeigen.

b) Als Sehproben für Heereszwecke sind die von Kern und Scholz angegebenen vorgeschrieben. Sie werden so aufgehängt, daß sie hell beleuchtet sind, am besten also gegenüber der Fensterwand. Vorzuziehen ist wegen ihrer Gleichmäßigkeit künstliche Beleuchtung. Die Lichtquelle soll nach dem zu Untersuchenden abgeblendet sein. Man läßt von jeder Zeile einige Schriftzeichen, die gelesen werden sollen, mit dem Finger oder einem Stabe zeigen. Die Reihenfolge der Buchstaben, die gezeigt werden, muß gewechselt werden, weil der Untersuchte sie leicht auswendig lernen kann. Der Gang der Untersuchung erfordert die Prüfung erst des einen und dann des anderen Auges. Der Abstand des Untersuchten von der Lesetafel muß mindestens 5 Meter betragen. Verschluß des an der Untersuchung nicht beteiligten Auges durch eine gut abschließende Binde oder besser noch durch eine Probierbrille mit gut deckender Metallscheibe. (Das Auge darf nicht an der Scheibe vorbeisehen.)

853. Die Sehschärfe (= S) wird durch einen Bruch ausgedrückt, dessen Zähler die Entfernung angibt, in der die Prüfung vorgenommen wird, während der Nenner die der abgelesenen Zeile vorgedruckte Entfernung ist, in der ein normalsichtiges Auge die betreffende Reihe lesen soll. Es werden nur die ungekürzten Brüche gebraucht zur Kenntlichmachung der Entfernung, in der untersucht wurde.

854. Die ohne Gläser erzielte Sehschärfe nennt man „Sehleistung" (= V). Ist sie regelrecht (= $^6/_6$), so setzt man gewölbt (konvex) geschliffene Gläser (+ Gläser) mit 0,5 D beginnend vor. Ein normalsichtiges Auge sieht selbst mit dem schwächsten + Glase schlechter (trübe, verschleiert), als ohne Glas. Bei regelwidriger Sehleistung werden gleichfalls zunächst + Gläser vorgesetzt. Bessern diese, so besteht Übersichtigkeit. Jedesmal um $^1/_2$ D steigend werden immer stärkere Gläser genommen, bis zur merklichen Verschlechterung der Sehleistung. Das stärkste + Glas, womit der Untersuchte noch deutlich sieht, entspricht dem Grade seiner „offenkundigen" Übersichtigkeit. In Wirklichkeit kann die Gesamtübersichtigkeit höher sein, da ein Teil der vorhandenen durch die Anspannung des Einstellungsmuskels (durch die Akkommodation) ausgeglichen wird.

Werden + Gläser von vornherein abgelehnt, so wird in gleicher Weise durch Vorsetzen von hohl (konkav) geschliffenen Gläsern (-—Gläsern) die Sehprüfung vorgenommen.

Das schwächste — Glas, das die beste Sehschärfe erzielt, bestimmt dann den Grad der vorhandenen Kurzsichtigkeit. Zur Ausschaltung der häufig durch krankhafte Anspannung Kurzsichtigkeit vortäuschenden Einstellung (Akkommodation s. u.) empfiehlt sich besonders bei der Myopie höheren Grades junger Leute die Anwendung von 2 Tropfen einer Homatropinlösung (1 $^0/_0$) während der Sehprüfung. Dadurch Lähmung der Akkommodation. Nach der Untersuchung jedes einzelnen Auges werden beide Augen gleichzeitig durch Vorsetzen der ermittelten — Gläser und mit dem Versuche geprüft, ob vielleicht auch mit etwas schwächeren — Gläsern die vorher festgestellte Sehschärfe noch erzielt werden kann.

855. Die Kurzsichtigen — besonders höheren Grades — neigen zu übermäßiger Anspannung ihrer Akkommodation und nehmen oft stärkere Gläser an, als dem wirklichen Grade ihres Brechungsfehlers entspricht. Dies ergibt sich, wenn das mit dem starken, vom Untersuchten als bestes angenommenen Glase bewaffnete Auge einige Augenblicke verdeckt wird, und dann die eben entzifferten Schriftzeichen nochmals abgelesen werden. Unklarheit der Buchstaben besagt, daß das Glas zu scharf ist.

a) Bei jüngeren Leuten muß auch die Unmöglichkeit, mit der Fernbrille in der Nähe lesen zu können, den Verdacht erwecken, daß die Gläser zu stark sind. Indes kann auch ausnahmsweise bei durchaus richtigen Gläsern höherer Grade dieser Zustand vorkommen.

b) Zu beachten ist, daß bei starker Übersichtigkeit und starker Kurzsichtigkeit mit verbessernden Gläsern häufig nicht volle Sehschärfe erreicht wird.

856. Wenn mit keinem Glase so viel erreicht wird, daß der Untersuchte die größten Schriftzeichen der Leseproben in 6 m entziffert, so wird durch Annäherung an die Lesetafel Schritt für Schritt bis auf 1 m die Sehprüfung vorgenommen. Wird auch in dieser kurzen Entfernung nichts gelesen, so wird sie durch Vorhalten der gespreizten Finger auf dunklem Hintergrund und in zunehmenden Abständen und Angabe der gezählten Finger ausgeführt.

Beim Versagen auch dieser Prüfung wird versucht, ob wenigstens Handbewegungen erkannt werden. Handbewegungen müssen auch in den äußeren Teilen des Gesichtsfeldes ausgeführt werden, weil möglicherweise hier noch kleine Inseln aufnahmefähiger Netzhaut vorhanden sein können.

857. Versagt auch dies, ist also jedes „qualitative" Sehen geschwunden, so muß das „quantitative" Sehen — die einfache Lichtempfindung — geprüft werden.

Das unbeschäftigte Auge wird durch einen lichtundurchlässigen, überall anliegenden Verband abgeschlossen. Im Dunkelzimmer wird in 2—3 m Entfernung eine brennende Kerze vor den Kranken gehalten. Bei wechselweise ausgeführter Zwischenschaltung der vorgehaltenen Hand zwischen der Kerze und dem freien Auge hat der Untersuchte anzugeben, wann es „hell" oder „dunkel" vor seinem Auge ist. Bei richtigen Angaben wird die größte Entfernung festgestellt, wo noch Lichtschein wahrgenommen wird. Indem das Licht noch in 1—2 m Abstand nach oben, unten rechts und links bewegt wird, muß angegeben werden, von welcher Seite der Lichtschein kommt (Projektion). (Vgl. Ziff. 818 b.)

858. Erreicht man weder durch +- noch durch —-Gläser eine Besserung oder regelrechte Sehschärfe, so liegt entweder angeborene Schwachsichtigkeit oder Stabsichtigkeit (Astigmatismus) vor. Entscheidung sowie Nachprüfung, ob die Angaben richtig waren, wird durch die objektive Feststellung der Brechkraft (aufrechtes Bild, Schattenprobe) herbeigeführt.

859. Während die Bestimmung des Brechungsvermögens im aufrechten Bilde dem Facharzte vorbehalten bleiben muß, ist die Schattenprobe (Skiaskopie) ein so einfaches und leicht erlernbares Verfahren, daß sie jedem Arzte, der Sehprüfungen vorzunehmen hat, geläufig sein sollte. Um die Einstellungsfähigkeit (Akkommodation) auszuschalten, empfiehlt es sich, die Schattenprobe am homatropinisierten Auge vorzunehmen.

a) Der Untersuchte (U) sitzt $1/_2$ m vom Arzte (A) entfernt im Dunkelzimmer und blickt am Auge des Arztes vorbei ruhig in die Ferne. Der nicht normalsichtige Arzt bedient sich dabei seines Glases. A wirft das Licht einer neben und etwas vor ihm stehenden Lampe mit einem Planspiegel in das Auge von U, das alsbald rot aufleuchtet. Dreht A nun den Spiegel um dessen senkrechte Achse, etwa wie man eine Zigarette rollt, so erscheint am Rande des Sehlochs ein dunkler Schatten, der bei stärkerer Drehung über das ganze Sehloch wandert, bis es vollkommen dunkel ist. Die Richtung, aus welcher der Schatten über das Sehloch zieht, ist bestimmend für die Brechkraft des untersuchten Auges.

b) Bewegt sich der Schatten in derselben Richtung, wie der Lichtschein, auf dem Gesichte von U — „mitläufiger" Schatten" —, so muß der Fernpunkt des untersuchten Auges hinter dem Spiegel liegen, U muß also übersichtig sein.

c) Ist dagegen der Schatten „gegenläufig" zur Spiegeldrehung, so liegt der Fernpunkt des untersuchten Auges zwischen dem Spiegel und dem Auge von U selbst; es besteht also Kurzsichtigkeit mit einem Fernpunkte von weniger als $1/_2$ m.

d) Bleibt der Schatten, während A langsam sich auf 40, 30, 20 cm nähert, gegenläufig, so muß auch der Fernpunkt des Auges von U in diesen Entfernungen liegen. Wird er aber mitläufig, so ist mit diesem Schattenwechsel die Lage des Fernpunktes und damit die Stärke des erforderlichen Glases ungefähr festgelegt.

e) Nach der Feststellung, daß z. B. Kurzsichtigkeit vorliegt, muß der Untersuchte durch eins der Gläser der Brillenleiter (Ziff. 851) sehen, wobei der Schatten geprüft wird. Ist er gegenläufig, so läßt man der Reihe nach so lange die Gläser vor dem Auge des Untersuchten vorübergehen, bis der Schatten mitläufig wird. Zieht man 0,5 D von der Stärke des gefundenen Glases ab, bei dem der Schattenwechsel eintrat, so hat man die vorhandene Kurzsichtigkeit. Umgekehrt wird bei sonst gleichem Verfahren bei Übersichtigkeit dem gefundenen Glase 0,5 D zugesetzt.

860. Eine Ergänzung der geschilderten Bestimmung der Sehschärfe ist die Nachprüfung mit einer der von Jaeger, Snellen, Nieden u. a. herausgegebenen Schriftproben für die Nähe. Man mißt die Entfernung, in der der Untersuchte die feinste Druckschrift noch lesen kann. Dieser Abstand ist der Fernpunkt des untersuchten Auges. Handelt es sich um Kurzsichtigkeit, so findet man das nahezu ausgleichende — Glas, wenn man 100 durch die Zahl der Zentimeter des gemessenen Abstandes teilt. Bei Über- oder Alterssichtigkeit setzt man so lange + Gläser vor, bis feinste Schrift in Leseentfernung erkannt wird.

Stabsichtigkeit (Astigmatismus).

861. Diese im Heere eingeführte Bezeichnung für den Brechungsfehler bedeutet, daß die von einem in unendlicher Entfernung befindlichen Punkt herkommenden Strahlen in der Netzhaut unter bestimmten Verhältnissen nicht wieder in Form eines Punktes, sondern in der eines Striches (Stabes) vereinigt werden.

a) Folgerichtig dürfte damit nur der regelmäßige Astigmatismus bezeichnet werden, da die von einem Punkte herkommenden Strahlen beim unregelmäßigen Astigmatismus undeutlich verzerrte Bilder geben.

b) Das Wesentliche bei diesem Zustande ist, daß die verschiedenen Längskreise der Hornhaut verschiedenstarke Krümmung und infolgedessen eine mehr oder minder ungleichförmige Brechkraft haben.

862. Regelmäßige Stabsichtigkeit (Astigmatismus) liegt vor, wenn die Krümmung der brechenden Medien in jedem Längskreise (Meridian), für sich genommen, regelmäßig ist, die einzelnen Längskreise aber untereinander sich durch verschiedene Krümmung unterscheiden. Zum Ausgleich werden Zylindergläser gebraucht.

a) Denkt man sich von einem stehenden Zylinder ein Segment heruntergeschnitten, so stellt dieses eine konvexe Zylinderlinse (Konvexzylinderglas) dar.

b) Konkavzylindergläser bilden gleichsam den Abguß der Konvexzylindergläser. Jedes Zylinderglas hat eine sogenannte Achse (im Brillenkasten an zwei einander gegenüberliegenden Marken kenntlich). Die stärkste Brechung findet in der zur Achse senkrechten Linie statt. Die Achse kann beim Ausgleich je nach der Art der Brechung vertikal, horizontal oder schräg stehen.

863. Wir sprechen je nach der Art der Brechung des nicht emmetropischen Längskreises von kurzsichtigem — myopischen — oder weitsichtigem — hypermetropischen — Astigmatismus. Liegt außerdem noch reine Kurz- oder Weitsichtigkeit vor, so haben wir sog. regelmäßigen zusammengesetzten Astigmatismus.

864. Schließlich ist noch ein sog. gemischter Astigmatismus zu erwähnen, bei dem die aufeinander senkrecht stehenden Längskreise übersichtige und kurzsichtige Brechkraft (Refraktion) zeigen.

865. Erhebliche Grade von Astigmatismus — ganz besonders bei schräger Achsenstellung — sind häufig mit Schwachsichtigkeit verbunden; d. h. der Gläserausgleich erzielt nur eine erheblich geringere Sehschärfe als beim Normalsichtigen.

866. Die Feststellung, daß jemand astigmatisch ist, erfolgt entweder auf Grund seiner Klagen, daß er alles verzerrt sähe (z. B. den Mond eiförmig, die Probebuchstaben teils gedehnt, teils zusammengeschoben und mit Schwänzen versehen) oder im häufigeren Falle dadurch, daß die an den Probebuchstaben geprüfte Sehschärfe bei sonst regelrechtem Auge durch kugelförmig geschliffene Gläser gar nicht oder nur wenig gebessert wird.

a) Zur Feststellung, ob Astigmatismus vorliegt, dient die Placidosche Ringscheibe — eine kreisrunde mit abwechselnd weißen und schwarzen Ringen gleichen Mittelpunkts bemalte Scheibe, mit einem in der Mitte gelegenen Loch zum Durchsehen —.

b) Diese Scheibe, genau senkrecht vor das zu untersuchende Auge gehalten, spiegelt ihre Ringe auf der regelrechten Hornhaut verkleinert, aber genau kreisrund, wieder. Bei unregelmäßiger Hornhautwölbung, also bei Stabsichtigkeit von mehr als 1 D, erscheint das Bild der Ringe meistens wagerecht eiförmig, ausnahmsweise senkrecht eiförmig, bei schrägen Achsen entsprechend schräg.

c) Der Ungeübte setzt, nachdem er vorher durch Schattenprobe die Art der Stabsichtigkeit festgestellt hat, bei kurzsichtiger — Zylinder mit wagerechter, bei übersichtiger + Zylinder mit senkrechter Achse in die mit Gradeinteilung versehene Probierbrille so lange mit in den Nummern steigend, bis eine wesentliche Besserung des Sehvermögens eintritt, versucht auch durch vorsichtiges Drehen der Achse nach beiden Seiten das Ergebnis zu verbessern.

Alle schwierigeren Fälle sind dem Facharzte zu überlassen.

a) Dasselbe gilt für die Verordnung der Nahegläser bei Stabsichtigen.

867. Unregelmäßige Stabsichtigkeit. Dieser Zustand entsteht nach gewaltsamer Unterbrechung der richtigen Wölbung der Hornhaut durch Vernarbung von Verletzungen und Entzündungen oder Schiefstellung (Subluxation) der Linse.

Er ist sofort mittels der Ringscheibe durch mehr oder weniger starke unregelmäßige Verzerrung des Spiegelbildes zu erkennen und nur in Ausnahmefällen durch Zylindergläser zu verbessern.

Einstellung (Akkommodation).

868. Akkommodation ist die Fähigkeit des Auges, sich auf eine beliebige Entfernung einzustellen. Der Einstellungsmuskel (Musculus ciliaris) vermag die Brechkraft der Linse so zu ändern, daß nicht nur aus der Unendlichkeit, sondern auch aus der Endlichkeit die Hornhaut treffende, auseinanderlaufende (divergente) Strahlen in der Netzhaut zu einem scharfen Bilde vereinigt werden. Je stärker diese Strahlen beim Durchgange durch die Hornhaut auseinanderweichen, desto stärker muß sich die Linse wölben, wenn ein scharfes Bild entstehen soll. Daher braucht das normalsichtige Auge nur beim Nahesehen, das übersichtige sowohl beim Fern- wie auch beim Nahesehen sich anzupassen, während das kurzsichtige beim Nahesehen sich nur wenig oder gar nicht anzupassen nötig hat.

Die Anpassungsfähigkeit ist keine durch das ganze Leben unveränderliche Größe, sondern sie nimmt schon von früher Jugend an langsam und stetig ab. Ist der Punkt, in dem feinste Probeschrift noch gelesen werden kann (Nahepunkt) auf $^1/_4$ m vom Auge weggerückt, was zwischen dem 42. und 50. Lebensjahre der Fall ist, so haben wir den Zustand der Alterssichtigkeit

(Presbyopie). Um in der Nähe scharf zu sehen, muß der Alterssichtige den Verlust seiner Akkommodation durch Vorsetzen eines Konvexglases ausgleichen.

Prüfung: Nach genauer Fernprüfung der Brechkraft und Sehschärfe läßt man die oben (Ziff. 860) erwähnten Naheproben in 30 cm mit dem dem Alter des Untersuchten und seinem Brechzustand entsprechenden +-Glase lesen und verstärkt oder schwächt je nach dem Bedürfnis des Untersuchten dieses ab.

Lähmungen der Einstellung, also völliges Unvermögen in der Nähe scharf zu sehen bei völlig unverändertem Fernsehen kommen im Anschluß an einige Infektionskrankheiten (Diphtherie) und Vergiftungen (Wurst-, Fisch-, Fleischgift), Darreichung gewisser Arzneimittel (Atropin, Skopolamin), bei Syphilis, Zuckerharnruhr und einigen Erkrankungen des Hirnrückenmarks, Rückenmarksschwindsucht, fortschreitende Gehirnlähmung vor. Äußerlich sind die Augen unverändert, Weite und Lichtreaktion der Sehlöcher meist regelrecht. Der Kranke kann in der Nähe nicht den größesten Probedruck lesen. Beim Vorhalten von Konvex 3 D (bei Alters- und Übersichtigen mehr, bei Kurzsichtigen weniger), liest er feinsten Probedruck. Die Stärke des nötigen Glases zeigt den Grad der Lähmung an.

869. Sehr häufig ist die Verbindung einer Akkommodationslähmung mit einer solchen des Pupillenverengerers (Ast des Augenbewegungsnerven), gekennzeichnet durch mehr oder weniger vollständige Pupillenstarre (Ziff. 805). Wenn nicht äußere Ursachen (z. B. stumpfe Verletzungen, Gifte) diesen Zustand herbeigeführt haben, handelt es sich um eine Kernlähmung im Gehirn.

870. Bei jungen Menschen, besonders bei Kurzsichtigen, aber auch bei Recht- und Übersichtigen, führt übermäßige Anstrengung der Augen zu einem Akkommodationskrampf. Er täuscht Kurzsichtigkeit, wo keine vorhanden ist, bzw. eine höhere als die tatsächlich bestehende vor, und wird durch die Bestimmung der wirklichen Brechkraft des Auges festgestellt (Atropinisierung nötig).

Gesichtsfeldprüfung.

871. Die Prüfung des Gesichtsfeldes, d. h. des Sehens in den nicht zur Netzhautmitte gehörigen Netzhautabschnitten (indirektes oder peripheres Sehen) erfolgt für jedes Auge besonders.

Am besten ist die Untersuchung an eigens hierfür eingerichteten Geräten, sog. Perimetern. Ein annäherndes Bild der Ausdehnung des Gesichtsfeldes gibt die Hand als Prüfungsgegenstand. Der Untersucher läßt in etwa 30 cm Entfernung sein gegenüberstehendes Auge oder einen Zeigefinger scharf ansehen und stellt fest, in welcher Entfernung seine von außen nach der Mitte zu bewegte Hand zuerst wahrgenommen wird. Der Ausfall gegenüber dem normalsichtigen Auge ergibt den Grad der Gesichtsfeldeinschränkung.

Ausfälle innerhalb des Gesichtsfeldes, Skotome, lassen sich nur am Perimeter nachweisen. (Facharzt.)

872. Allseitige (konzentrische) Gesichtsfeldeinengungen: bei allgemeinen (funktionellen) Nervenkrankheiten (traumatischer oder selbständiger Hysterie), reizbarer Nervenschwäche, Pigmententartung der Netzhaut, Sehnervenentzündung und -entartung, bei Glaukom und bei Netzhautablösung (Ziff. 829).

873. Farbensinn: Farbenblindheit ist angeboren oder erworben.

874. Zur Prüfung angeborener Störungen des Farbensinnes dienen die für Heer, Marine und Eisenbahn vorgeschriebenen Nagelschen Farbentafeln. Die ihnen beigefügte Gebrauchsanweisung ergibt eindeutig die Art ihrer Anwendung.

<small>Sie erfordern ein nicht unerhebliches Maß von Einsicht des zu Untersuchenden.</small>

875. Einfacher und ebenso zuverlässig sind die Stillingschen pseudo-isochromatischen Tafeln. Die früher viel verwendeten Holmgreenschen bunten Wollproben führen zu ungenauen Ergebnissen.

876. Erworbene Farbensinnstörungen werden am Perimeter ermittelt. Einengung des Farbengesichtsfeldes (beim Gesunden für blau am weitesten, für rot enger, für grün am engsten) und Farbenskotome. Im allgemeinen sprechen Störungen der Blau-Gelb-Empfindung für Erkrankungen der Netzhaut und Störungen der Rot-Grün-Empfindung für Sehnervenleiden.

877. Halbseitige Ausfälle, die entsprechende Hälften des Gesichtsfeldes beider Augen betroffen haben, also z. B. die Schläfenhälfte des rechten und die Nasenhälfte des linken Auges, bezeichnet man als Hemianopsie oder Halbblindheit. Zerstörung des „optischen Rindenfeldes" (der „Sehsphäre") im Hinterhauptslappen, Verletzung des Sehstreifens (Tractus opticus), Durchtrennung der Sehnervenkreuzung (Chiasma) sind die Ursachen.

Beweglichkeits- und Gleichgewichtsstörungen der Augen.

<small>Vorbemerkung: Eine eingehendere Darstellung der genannten Störungen würde den Rahmen dieses Buches weit überschreiten. Es werden daher nur die nötigsten praktischen Hinweise gegeben.</small>

878. Augenmuskellähmungen. Die Beweglichkeit der Augen durch die sechs Muskeln ist bei regelrechtem Verhalten eine vollständig gleichmäßige und vor allem eine sog. konkomitierende, d. h. jede Bewegung eines Muskels wird von der genau gleichen des entsprechenden gleichwirkenden des anderen Auges begleitet. Die geringste Störung in der Bewegungsfähigkeit eines Muskels bewirkt dadurch, daß unbewußt eine größere Anstrengung als die gewöhnliche gemacht wird, um die regelrechte Wirkung zu erzielen, ein fehlerhaftes Zurechtfinden im Raume und Doppeltsehen.

<small>a) Während höhere Grade Klagen über Doppeltsehen veranlassen, ist dies bei geringeren nicht ohne weiteres der Fall; die Klagen sind vielmehr unbestimmt und bestehen in leichtem Schwindel, Undeutlichsehen usw.

b) Zur Prüfung wird vor ein Auge, bei etwaiger starker Verschiedenheit beider Augen vor das bessere, ein rotes Glas gesetzt und eine Kerzenflamme, die etwa in der Verlängerung der Nase 1 m entfernt steht, betrachtet. Meist tritt sofort außer dem natürlichen Bilde der Kerze ein zweites rotgefärbtes auf,</small>

das neben, über oder unter dem natürlichen steht. Die Entfernung der Bilder voneinander ändert sich mit der Bewegung der Flamme in wagerechter und senkrechter Richtung. Bei Störungen der Auswärtswender sieht der Untersuchte das rote Licht auf derselben Seite, wie das mit dem roten Glase bewaffnete Auge (gleichnamige Doppelbilder), bei solchen der Einwärtswender auf der Seite des nichtbewaffneten Auges (gekreuzte Doppelbilder).

c) Gelingt es nicht, zuverlässige Angaben zu erzielen, so ergibt das Vorsetzen eines starken Prismas vor das freie Auge mit Sicherheit Doppelbilder, worauf der Kranke auch nach Weglassen des Prismas Doppelbilder angeben wird.

d) Das Zurückbleiben des Auges bei Bewegung in der Richtung des gelähmten Muskels ist nur in stärkeren Fällen unmittelbar zu sehen, daher die Untersuchung der Doppelbilder das wichtigere. Weiteres darüber beim Schielen.

879. Ursachen der Lähmungen sind: Druck durch wachsende Geschwülste in der Augenhöhle oder Eiterungen der Augenhöhle, Hirnschädigungen, Rückenmarksdarre, Zuckerkrankheit, Blutungen im Kerngebiete der Augenmuskelnerven, Schlagaderwandverkalkung, Verletzungen.

880. An Schwäche (Insuffizienz) der inneren geraden Muskeln ist bei Klagen über mangelnde Ausdauer beim Nahesehen nach Ausschließung etwaiger Sehfehler (Über-, Alters- und Stabsichtigkeit) zu denken.

a) Die Feststellung ist am besten dem Facharzte zu überlassen.

b) Die Insuffizienz kommt sehr oft bei mittleren und stärkeren Graden von Kurzsichtigkeit, dann auch nach erschöpfenden Krankheiten vor.

881. Das Schielen (Strabismus) bedeutet, wie die ausgeprägte Lähmung eines Augenmuskels, einen Fehler in der Augenstellung. Daher ist die Unterscheidung beider Zustände auch für den Nichtfacharzt sehr wichtig. Sie geschieht mit dem von Graefeschen Gleichgewichtsversuche.

a) Der Unterschied beider Zustände besteht darin, daß beim Schielen das Konkomitieren, d. h. die vollständige Gleichmäßigkeit in den Bewegungen der nach gleicher Richtung (rechts, links, oben, unten) wirkenden Muskeln beider Augen unbeschränkt erhalten, bei der Lähmung im Gebiete des betroffenen Muskels aufgehoben ist.

b) Wird beim Schielenden das nicht schielende Auge verdeckt, so stellt sich das bisher schielende in die regelrechte Stellung; das verdeckte nicht schielende Auge tritt dabei genau in dieselbe Schielablenkung, wie vorher das schielende, macht also genau dieselbe Drehung nach innen oder außen, wie sonst das schielende. Man bezeichnet diesen Umstand so, daß primäre und sekundäre Ablenkung vollkommen gleich sind.

c) Derselbe Versuch bei Bestehen einer Augenmuskellähmung zeigt, daß das gesunde Auge viel stärker abweicht als das gelähmte, primäre und sekundäre Ablenkung also ganz ungleich sind. Der Grund für dies Verhalten liegt darin, daß die unbewußte stärkere Muskelanstrengung zur Überwindung der Lähmung des kranken Muskels beim gesunden eine viel stärkere Wirkung hat und dadurch die Mehrleistung erzeugt.

d) Das Schielauge ist in der Regel viel sehschwächer, als das nicht schielende, ohne daß krankhafte Veränderungen vorliegen.

882. Das Augenzittern (Nystagmus): besteht in kurzen ruckweisen dem Willen nicht unterworfenen Bewegungen meist beider Augen (ganz ausnahmsweise auch nur eines Auges). Die Bewegungen sind häufiger wagerechte, seltener drehende, ausnahmsweise senkrechte.

Ursachen: Schwachsichtigkeit, Steinkohlenbergarbeit, zerstreute Hirn- und Rückenmarksverhärtung (multiple Sklerose), Störungen der nervösen Ohrenteile („kalorischer Nystagmus") (siehe Ziff. 915, Gehörorgane).

888. Doppeläugiger Sehakt (körperliches Sehen). Das regelrechte Zusammenwirken beider Augen, so daß die Bilder jedes einzelnen Auges in eins verschmelzen, ist keine angeborene, sondern eine durch die Erfahrung erworbene menschliche Eigenschaft. Ihre Störung ist vom wesentlichsten Einfluß auf gewerbliche und Heerestätigkeit und daher auch von dem Nichtfacharzte zu prüfen.

a) Praktisch ist eine Kenntnis über die Leistungsfähigkeit des doppeläugigen Sehakts dadurch zu gewinnen, daß man den Untersuchten auffordert, einen kleinen vorgehaltenen Gegenstand sehr rasch mit der Spitze eines Bleistiftes zu treffen. Sticht er vorbei, ist der Verdacht auf Mangel im stereoskopischen Einfachsehen begründet.

b) Im allgemeinen ist körperliches Sehen anzunehmen, wenn kein nachweisbares Schielen vorliegt und die Refraktion wie die Sehschärfe beider Augen nicht erheblich verschieden ist.

c) Feinere Untersuchungsarten (Stereoskop, Heringscher Fallversuch, Stereoskoptometer usw.) bleiben dem Facharzte vorbehalten.

884. Simulation (Vortäuschung von Augenleiden).

Vorbemerkung: Bei allen Prüfungen vermeide der Arzt, auch wenn er den Verdacht der Vortäuschung hat, den Anschein, als mißtraue er den Angaben des zu Untersuchenden. Erst bei voller Sicherheit, daß er betrogen wird, sage er es jenem unvermutet auf den Kopf zu.

885. Vortäuschung einseitiger Blindheit.

a) Nachweisbare Lichtreaktion des Sehlochs (Pupille) des angeblich blinden Auges stützt den Verdacht auf Vortäuschung.

b) Einstellbewegungen bei starker Annäherung eines fest stehenden Gegenstandes oder nach Vorsetzen und alsbald erfolgender rascher Entfernung eines Prismas von 3—4° schließen einseitige Erblindung aus, da sie nur bei doppeläugiger Einstellung erfolgen können.

c) Liest der Untersuchte beim Lesen an der Lesetafel mit beiden Augen trotz Vorhaltens von zunächst schwachem, dann plötzlich + 20,0 D Glase vor das sehende Auge ruhig weiter, so geschieht es mit dem angeblich blinden Auge.

d) Beim Vorsetzen eines roten Glases vor das eine Auge, eines grünen vor das andere, können nur sehtüchtige Augen rote und grüne Buchstaben auf dunklem Grunde lesen, da das rote Glas die grünen Buchstaben auslöscht und umgekehrt.

e) Prismenversuch: Nach Verschluß des angeblich blinden Auges wird dem Untersuchten gezeigt, daß ein bis vor die Mitte des Sehlochs des anderen Auges geschobenes starkes Prisma Doppeltsehen erzeugt. Nachdem das Prisma nun ganz vor das Sehloch des sehenden Auges geschoben ist, wird das angeblich blinde Auge freigegeben. Wird dann noch doppelt gesehen, so handelt es sich um beidäugige Doppelbilder; der angebliche Blinde muß also mit beiden Augen sehen.

f) Stereoskopversuch: Man bietet im Stereoskop für jedes Auge verschiedene Bilder, die der mit beiden Augen Sehende zu einem Bilde verschmilzt, während der einseitig Blinde nur das seinem sehtüchtigen Auge entsprechende Bild erkennt.

886. Entlarvung ein- oder doppelseitiger Schwachsichtigkeit und die Entlarvung der Übertreibung tatsächlich vorhandener Schwachsichtigkeit.

a) Zunächst Prüfung der Sehschärfe jedes Auges an der Lesetafel bei verschiedenen Entfernungen, wobei die die Sehschärfe ausdrückenden Brüche annähernd immer gleich sein müssen, und dann möglichst Prüfung auch im Spiegel, in dem sich die Entfernung der Buchstaben vom Auge verdoppelt. Erkennt der Untersuchte im Spiegel Buchstaben gleicher Größe wie vorher bei unmittelbarer Betrachtung, so macht er falsche Angaben.

b) Stets wende man verschiedene Verfahren an und versäume nie eine sehr genaue Untersuchung aller Teile des Auges. Wenn diese regelrecht sind, sage man dem Untersuchten auf den Kopf zu, daß er unwahre Angaben macht. Von der Kenntnis des Arztes überrascht, wird er meist nunmehr richtigere Angaben machen.

IV. Gehörorgane.

Familien- und Vorgeschichte.

Erblichkeit: siehe Ziffer 28k.

887. In der Kindheit überstandene ansteckende Krankheiten (wie Scharlach, Masern, Diphtherie), bedingen häufig schwere Mittelohrerkrankungen dadurch, daß die Krankheitserreger auf dem Blutwege oder durch die Ohrtrompete von den oberen Luftwegen aus in die Paukenhöhle gelangen.

888. Angeborene oder in der frühesten Kindheit erworbene Taubheit bedingt Stummheit (Taubstummheit) und macht die Erziehung in Taubstummenschulen erforderlich, wo die Sprache auf dem Wege des Gefühls und Absehens erlernt wird.

889. Hochgradige Schwerhörigkeit macht es ebenfalls unmöglich, dem gewöhnlichen Schulunterricht zu folgen. Hochgradig schwerhörige Kinder bleiben in der Schule zurück und werden, wenn die Schwerhörigkeit nicht heilbar ist, am besten in Schwerhörigenschulen unterrichtet. Sie lernen hier das nicht Gehörte so gut vom Munde ablesen, daß der Hörmangel dem nicht Erfahrenen vollkommen entgehen kann, und auch ihre geistige Ausbildung keinerlei Einbuße erleidet.

Alle sonstigen Krankheitszustände können auch Schädigungen der Gehörwerkzeuge bedingen. Es braucht sich nicht immer um Mittelohrentzündungen zu handeln. Häufig genug kommen Erkrankungen des Hörnerven infolge von Giftwirkung oder verschleppter Nervenentzündung bei Grippe, Halsentzündung, Gicht, Zuckerkrankheit, Typhus, Fleckfieber, Nierenentzündung, Schwindsucht, Syphilis usw. vor.

890. Ebenso wie Unfälle durch eine einmalige Gewalteinwirkung können auch berufliche Dauerschädigungen Schwerhörigkeit hervorrufen.

Schlag, Fall auf den Kopf oder Kopfverletzungen (Kopfschuß), starke Luftdruckschwankungen (Ohrfeige, Entladungen, Explosionen), Aufenthalt in Druckluft (Caisson) oder im Flugapparate, starke Schalleinwirkungen (Geschützdonner, Knall), Arbeiten im starken Lärm, wie in Schlossereien, Kesselschmieden oder auf Werften, können Blutungen oder feinste Gewebsveränderungen in den häutigen Teilen des inneren Ohres und eine dauernde Schwerhörigkeit (nervöse Schwerhörigkeit) erzeugen.

891. Erkältungskrankheiten der oberen Luftwege gefährden ständig das Mittelohr, so daß es verständlich ist, daß die Witterungseinflüssen besonders ausgesetzten Berufsklassen zu entzündlichen Mittelohrleiden neigen.

892. Die Lebensweise kommt für die Entwicklung der Schwerhörigkeit ursächlich ebenfalls in Betracht. Gerade der Hörnerv ist außerordentlich empfindlich gegen Gifte aller Art. Nicht selten kommt daher die durch Alkohol- und Tabakmißbrauch bedingte nervöse Schwerhörigkeit vor.

Arzneiliche Einwirkungen wie Chinin (gewohnheitsgemäßer Gebrauch bei Tropenkrankheiten) und Salicylarzneikörper schädigen leicht den Hörnerven.

Krankheitszeichen, die dem Befragten besonders aufgefallen und häufiger aufgetreten sind.

893. Ohrenschmerzen treten meist nur bei frischen (akuten) Entzündungen des äußeren Gehörganges (Blutschwär, Furunkel oder allgemeiner Entzündung) oder des Mittelohres (Otitis media acuta) auf. Bei alten Mittelohreiterungen und selbst bei ausgedehnten Knochenerkrankungen (Otitis media chronica) fehlen Schmerzen oft vollkommen, und dies ist gerade der Grund, daß die Kranken sich häufig gar nicht um ihr Leiden kümmern oder anscheinend überhaupt nichts davon wissen.

Zu einer vollständigen Untersuchung des Körpers gehört daher auch regelmäßig die Ohruntersuchung. Ihre Unterlassung kann ernste Folgen für Leib und Leben, aber auch in sozialrechtlicher Beziehung nach sich ziehen (Rentenfrage!).

894. Kopfschmerzen werden bei frischen Ohrenerkrankungen häufig geklagt. Sie sind bei verschleppten Eiterungen mitunter Vorläufer schwerer Krankheitsvorgänge im Schädelinnern. Der Mangel örtlicher Beschwerden bei manchen Eiterungen (z. B. bei den sehr gefährlichen Kuppelraumeiterungen mit randständiger Durchlöcherung der Shrapnellschen Membran) bedingt öfters die völlige Nichtbeachtung einer einseitigen Schwerhörigkeit, ebenso wie die einer geringgradigen Absonderung. In solchen Fällen sind Kopfschmerzen öfters das einzige Krankheitszeichen, das eine Untersuchung der Ohren erforderlich macht. Aber auch bei der durch Steigbügelverknöcherung bedingten Schwerhörigkeit, der Otosklerose und der nervösen Schwerhörigkeit (Syphilis, Gefäßverkalkung), bestehen häufig Kopfschmerzen.

895. Ohrenlaufen — Ohrenfluß — auch nur zeitweilig. Bei Mittelohreiterungen mit reichlicher Absonderung wird über Ohrenlaufen geklagt.

Bei alten Eiterungen ist die eitrige Absonderung oftmals übelriechend. Meist stammt sie aus dem Mittelohre; nur selten geht sie von der entzündeten

Gehörgangshaut aus; in diesem Falle pflegt das Gehör nicht stark herabgesetzt zu sein.

896. Bei noch bestehender oder abgelaufener Eiterung klagen die Kranken öfters darüber, daß sie beim Schnauben Zischen im Ohre verspüren (Entweichen von Luft).

Valsalvascher Versuch: Beim Aufblasen der Backen bei geschlossenem Mund und zugehaltener Nase dringt Luft aus dem Nasenrachenraume durch die Ohrtrompeten in die Mittelohren und entweicht aus ihnen bei dem Vorhandensein eines Loches im Trommelfell mit zischendem Geräusche.

897. Hörstörungen. Der Doppeltätigkeit des Hörnerven entsprechend — der Schneckenast des Hörnerven (Nervus cochlearis) vermittelt das Hören, der Vorhofsnerv (Nerv. vestibularis) regelt das Körpergleichgewicht — sind die von ihm ausgehenden Hörstörungen oftmals mit Ohrgeräuschen und Gleichgewichtsstörungen verbunden. Einseitige Schwerhörigkeit und selbst vollkommene Taubheit auf einem Ohre wird auch von Gebildeten oftmals nicht bemerkt. Beiderseitige Schwerhörigkeit fällt gewöhnlich dem Kranken erst dann auf, wenn die Hörfähigkeit für Umgangssprache unter eine Entfernung von 4 m herabgesetzt ist.

Die Angaben über die Entstehungszeit der Schwerhörigkeit lassen daher oftmals im Stiche; die Anfangsstufen der Otosklerose und der nervösen Schwerhörigkeit kommen dem Kranken kaum zum Bewußtsein und dem Arzte nur selten zur Beobachtung. Einseitige Schwerhörigkeit erschwert das Erkennen der Schallrichtung (Parakusis loci). Mittelohrkranke hören mitunter im Lärm besser als in der Ruhe (Parakusis Willisii). Menschen mit nervöser Schwerhörigkeit klagen nicht selten über Überempfindlichkeit, Falsch- oder Doppelhören oder Diskanttaubheit (Nichthören der S-Laute, der Telephonklingel und des Vogelgesanges).

898. Ohrgeräusche. Bei allen Erkrankungen des Gehörorganes, gleichgültig, welcher Teil betroffen ist, kann es zu Ohrgeräuschen, Ohrensausen und Ohrenklingen oder zu knackenden Geräuschen beim Schlucken und Gähnen kommen (Muskel- und Blutgeräusche). Jedoch kann auch bei vollkommen gesunden Gehörwerkzeugen infolge von Allgemeinerkrankungen (Herzfehler, beginnende Gefäßverkalkung, Verdauungsstörung, allgemeine Nervenschwäche, Bleichsucht) über Ohrensausen geklagt werden (nervöses Ohrensausen).

899. Schwindel. Nicht selten klagen Ohrenkranke über Schwindel. Dieser kann anfallsweise mit Erbrechen, Übelkeit, Ohnmacht, verstärktem Ohrensausen und Taumeln auftreten (Menièrescher Symptomenkomplex). Schwindel kann durch alle Krankheitszustände der Gehörgebilde ausgelöst werden (Otosklerose, nervöse Schwerhörigkeit, Mittelohreiterungen). Bei Ohrschwindel ist oftmals als äußerlich wahrnehmbares, unwillkürliches Zeichen ein gleichmäßiges, aus einer langsamen Hin- und schnellen Rückbewegung beider Augen bestehendes, je nach seiner Richtung wagerechtes, senkrechtes oder mit Drehungen verbundenes rhythmisches Augenzittern vorhanden (horizontaler, vertikaler, rotatorischer Nystagmus).

900. Das Augenzittern (Nystagmus) verursacht falsche Bewegungs- und Raumvorstellungen (Drehschwindel) und vom Vorhof ausgehende (vestibuläre) Gleichgewichtsstörungen (Kopf- und Körperschwankungen, Gangstörung, Abweichen beim Zeigen und Neigung zum Fallen in der zur schnellen Augenzuckung entgegengesetzten Richtung). Schwindelerscheinungen und Augenzittern beim Blicke nach der gesunden Seite bei Taubheit auf einem eiternden Ohre sind gewöhnlich als Zeichen einer Labyrintheiterung aufzufassen. Nicht selten ist dann gleichzeitig eine Lähmung des Gesichtsnerven vorhanden.

Untersuchung der Gehörorgane.

901. Die Untersuchung der Gehörgebilde gehört zu jeder Aufgabe, welche den Zweck hat, den genauen Gesundheits- oder Krankheitszustand eines Menschen festzustellen. Da Ohrkrankheiten sich oftmals schleichend entwickeln, wissen die Kranken gar nicht, daß sie ein Ohrenleiden haben. Gerade bei der Feststellung von Entschädigungsansprüchen aller Art (z. B. zur Klärung von Rentenansprüchen bei Friedens- und besonders aber bei Kriegsdienstbeschädigungen) ist es wichtig, daß ein Aufnahme- oder Einstellungsbefund vorhanden ist.

Wenn auch ein nicht ohrenärztlich ausgebildeter Arzt am besten fachärztliche Begutachtungen ablehnt, so ist doch jeder Arzt wenigstens durch Prüfung der Hörweite für Flüstersprache imstande, eine für die Zukunft wertvolle Tatsache festzulegen. Wird z. B. bei der Aushebung oder Einstellung eines Mannes zum Heere für das rechte Ohr eine Hörweite von 6 m, für das linke von 1 m Flüstersprache festgestellt, so ist es angezeigt, eine genaue ohrenärztliche Untersuchung vornehmen zu lassen, um die Ursache der Gehörherabsetzung zu ermitteln. Wenn es aus äußeren Gründen nicht möglich sein sollte, einen Facharzt hinzuzuziehen, so bietet doch die bei der Einstellung festgestellte Herabsetzung der Hörfähigkeit für Flüstersprache bei einer späteren etwaigen Begutachtung, ob es sich um ein frisches, altes oder verschlimmertes Leiden handelt, einen immerhin wichtigen Anhaltspunkt. Es muß also unter allen Umständen die Untersuchung durch Flüstersprache für jedes Ohr in der unten angegebenen Weise (Ziff. 909) gefordert werden. Wird berücksichtigt, daß gewöhnlich nur ein gesundes Sinneswerkzeug eine regelrechte Tätigkeit ausüben kann, so wird die sichere Feststellung des Hörvermögens für Flüstersprache für jedes einzelne Ohr auf mindestens 6 m Entfernung eine wesentliche Erkrankung irgend eines Teiles des Gehörganges so gut wie ausschließen. Eine weitere Untersuchung des Ohres dürfte sich damit in eiligen Fällen erübrigen.

902. Bei der Untersuchung Schwerhöriger fällt oftmals ein teilnahmloser Gesichtsausdruck, eine eintönige Sprache und das Hängen am Munde des Sprechers auf. Stimmlos gesprochene Flüstersprache kann gewöhnlich nur von hochgradig Schwerhörigen, die einen Absehunterricht genossen haben, vom Munde abgelesen werden. Verständigung mit Taubstummen wird durch langsames und deutliches Sprechen erzielt, wobei der Taubstumme die beleuchteten Gesichtszüge des Sprechers beobachten muß.

Untersuchung mit dem Ohrenspiegel.

903. Nach dem Betrachten und Befühlen der Ohrgegend wird das Ohr durch einen 7—10 cm großen Hohlspiegel (Reflektor) beleuchtet, der das Licht einer in Höhe des Ohres (dicht hinter dem Kopfe des zu Untersuchenden) aufgestellten Petroleum-, Gas- oder elektrischen Lampe auf die Ohrgegend zurückwirft.

a) Am besten ist der Spiegel mit einem Stirnband am Kopf des Untersuchers befestigt. Er wird dicht vor das untersuchende Auge in einer Entfernung von ca. 10 cm vor dem zur Untersuchung bestimmten Ohre gehalten. Bei möglichst heller Beleuchtung der Ohrmuschel wird der Gehörgang zunächst ohne Ohrtrichter (unter einem Zuge an der Ohrmuschel nach hinten, oben und außen) betrachtet. Es kann dann häufig schon (bei freiem Gehörgang) in der Tiefe auch das Trommelfell gesehen werden. Ohrschmalzpfröpfe (schwarz oder braun) oder rote gestielte Geschwülste (Ohrpolypen) hindern oft den freien Einblick. Zur Beseitigung kleiner Hindernisse durch Beiseiteschieben wird ein möglichst weiter, auskochbarer, röhrenförmiger Ohrtrichter in den durch Ziehen der Ohrmuschel gestreckten Gehörgang eingeführt.

b) Der Ohrtrichter darf niemals zu tief in den Gehörgang eingeführt werden, weil er sonst an den knöchernen Gehörgang anstößt und Schmerzen und Blutungen verursacht.

c) Bei gesunden Gehörwerkzeugen wird als Abschluß des Gehörganges vorn unten das Trommelfell sichtbar. Bei Mittelohreiterungen zeigt sich dagegen schmutzig-graue oder graugelbliche Flüssigkeit, und in ihr sind oftmals Luftblasen wahrzunehmen (beim Valsalvaschen Versuche [vgl. Ziff. 896] brodelt die Flüssigkeit auf).

d) Bei frischer Eiterung bewegt sich der Eiter öfters mit dem Herzschlage hin und her; bei einer alten ist er überriechend. Bei geringer Absonderung trocknet er zu Krusten ein, die gelegentlich die überaus gefährlichen Löcher im oberen Trommelfellabschnitte verdecken können. Nicht selten werden gerade solche Kranken als Leute mit scheinbar gesundem Ohr ins Heer eingestellt.

d) Ohrenschmalzpfröpfe werden aus dem Gehörgange durch Ausspritzen mittelst einer Ohrenstempelspritze mit abgekochtem Wasser von 37° entfernt.

904. Will der Untersuchte früher an Mittelohreiterung gelitten haben, so verbietet sich das Ausspritzen, weil bei einem etwa vorhandenen trockenen Loche eine Ansteckung des Mittelohres und neue Eiterung hervorgerufen werden kann.

905. Jede überflüssige Ausspülung des Ohres ist zu vermeiden. An sich ist es gefahrlos, Ohrenschmalz und Fremdkörper bei unversehrtem Trommelfell herauszuspritzen oder Eiter bei reichlicher Absonderung herauszuspülen. Sehr gefährlich aber ist es bei trockenen Durchlöcherungen nach abgelaufenen Ohreiterungen oder Trommelfellverletzungen (Ohrfeige, Kopfschuß, Entladungen [Explosion], Schädelbruch nach Fall oder Schlag auf den Kopf) Ohrspülungen vorzunehmen. Die Ansteckung des Mittelohres kann durch Übergang des Eiters in die Schädelhöhle den Tod des Untersuchten herbeiführen. In allen solchen Fällen muß daher unter Verzicht auf die Reinigung des Gehörganges und die Besichtigung des Trommelfelles zunächst die Feststellung des Hörvermögens genügen. Überweisung an einen Facharzt ist unbedingt notwendig.

906. Am regelrechten grauen, trichterförmig eingezogenen, durchsichtigen, perlmutterartig glänzenden Trommelfelle macht sich vorn oben (also rechts oben im rechten, links oben im linken Trommelfell) ein gelbes Höckerchen (kurzer Fortsatz des Hammers) kenntlich. Vom kurzen Fortsatze nach hinten unten zieht ein gelblich-weißer Strich (Hammergriff) bis etwas unterhalb der Mitte des Trommelfelles (tiefste Stelle des Trommelfelles — Nabel —). Nach vorn und unten vom Nabel liegt ein dreieckiger Widerschein (Lichtreflex) und über dem kurzen Fortsatz eine kleine eingesunkene, rundliche Haut (Shrapnellsche Membran). Die — gedachte — Verlängerung des Hammergriffes nach unten teilt das Trommelfell in eine vordere und hintere Hälfte; eine dazugedachte durch den Nabel gelegte Wagerechte ergibt dann die Einteilung der Trommelfellfläche in 4 Viertel (Quadranten).

907. Bei verändertem Trommelfell ist auf folgendes zu achten:

α) Bei durchsichtigem Trommelfell, besonders wenn es verdünnt ist (Narbe, Schwund), scheint der Inhalt der Paukenhöhle durch, z. B. im hinteren oberen Viertel das Amboßsteigbügelgelenk.

β) Oftmals ist das Trommelfell undurchsichtig, milchig getrübt oder scharfrandig-fleckig weiß verfärbt (Verkalkung).

γ) Bei frischen Entzündungen des Mittelohres wird das Trommelfell durch starke Schwellung undurchsichtig, gerötet und nach außen vorgewölbt.

δ) Löcher im Trommelfell (Perforationen) grenzen sich durch scharfe Ränder gegen den Rest des Trommelfelles ab. Sie gewähren oft Einblick in die Paukenhöhle, deren Schleimhaut beim Fehlen von Entzündungserscheinungen dünn und blaß, bei bestehender Eiterung jedoch stark geschwollen und gerötet erscheint.

Je nach Lage des Loches wird auch der Inhalt der Paukenhöhle erkennbar, z. B. bei einem Loche hinten oben Fleischwärzchenbildung (Granulationen) am Amboßsteigbügelgelenk usw. Ganz kleine Löcher erscheinen als schwarze Punkte. Ragt bei größeren Löchern das Ende des Hammergriffes frei in sie hinein, entstehen Nierenformen. Liegt das Loch mitten im Trommelfell, heißt es „zentral" (Zeichen der Schleimhauteiterung); erreicht es die Ansatzstelle des Trommelfells am knöchernen Gehörgangsrande, heißt es „randständig" (Zeichen der Knocheneiterung). Wächst bei randständigen Löchern die Gehörgangshaut über die Mittelohrschleimhaut in die Räume des Mittelohres hinein, so entsteht die Perlgeschwulst — das

Cholesteatom —. Nach abgelaufener Eiterung bleibt entweder das Loch bestehen oder es schließt sich durch Narbengewebe.

ε) **Trommelfellnarben** behalten meist die Form der früheren Löcher bei und bilden dünne, eingesunkene, durch scharfe Ränder begrenzte, dunklere Flecke.

908. Wenn infolge von **dauernder Druckverminderung in der Paukenhöhle** (Entzündungen in der Ohrtrompete) der Luftdruck im äußeren Gehörgange überwiegt, und das **Trommelfell einwärts sinkt, so erscheint der Hammergriff verkürzt und die Trommelfellfarbe ist häufig gelbbraun verändert.**

a) Der mit Luftdruck verbundene (pneumatische) Sieglesche Ohrtrichter bildet bei den Untersuchungen des Trommelfelles ein unentbehrliches Hilfsmittel. Er stellt einen an seinem weiten Ende durch ein Glasfenster geschlossenen Ohrtrichter dar, an welchem seitlich ein mit einem Gummiball versehener Schlauch mündet. Eine geringe Verdichtung oder Verdünnung der Luft genügt, um das Trommelfell nach innen oder nach außen zu bewegen. Durch die Glasplatte wird die Beweglichkeit beobachtet. Sie ist erhöht bei Verdünnung (Narbe), verringert bei Verwachsungen (infolge chronischen Mittelohrkatarrhs) und aufgehoben bei größeren Löchern.

b) Trotz der Wichtigkeit der Trommelfellbesichtigung kann dem Trommelfellbilde allein nicht immer eine entscheidende Bedeutung beigemessen werden. Nicht selten sind vollkommen regelrechte Trommelfellbefunde bei Tauben und hochgradig veränderte bei regelrechtem Gehör nachzuweisen. Vor allem wäre es falsch bei getrübtem, verkalktem oder eingezogenem Trommelfell ohne genaue Hörprüfung eine Krankheitsbestimmung (etwa Otosklerose, chronischer Katarrh oder dgl.) zu treffen.

c) Genaue Hörprüfungen sind Sache des Facharztes. Die Fehlerquellen bei der Tonprüfung sind zu zahlreich, als daß der ungeübte Untersucher sie vermeiden könnte.

Hörprüfung.

909. Die Prüfung auf regelrechte Tätigkeit des Hörnerven zerfällt in die **Prüfung des Schneckenastes** (N. cochlearis) — die eigentliche Hörprüfung — **und die des Vorhofsnerven** (N. vestibularis) — die Gleichgewichts - (statische) Prüfung —.

a) Da die gewöhnliche Umgangssprache ungefähr 50 m weit gehört wird, wird zur Feststellung des Hörgrades zunächst nur die Flüstersprache benutzt, welche ungefähr 20 m weit gehört wird. Der Prüfling wird möglichst weit von dem Untersucher so aufgestellt, daß er nicht das Gesicht des Arztes sehen kann, während das zu prüfende Ohr ihm zugewandt ist. Der Gehörgang des anderen Ohres wird von einem Wärter luftdicht mit dem Finger verschlossen. Besser ist es, besonders bei der Entscheidung wichtiger Fälle von einseitiger Schwerhörigkeit, das nicht geprüfte Ohr vorübergehend künstlich taub zu machen, indem die Ohrmuschel mit der Handfläche kräftig gerieben oder der Gehörgang mit einer weckeruhrähnlichen Lärmtrommel (Barany) verschlossen wird. So gelingt es mit Sicherheit jedes Ohr einzeln auf sein Hörvermögen zu prüfen. Ein nur mit dem Finger verschlossenes Ohr hört nämlich Flüstern noch ca. $^1/_4$ m und Umgangssprache mehrere Meter weit.

b) Entsprechend der schon beim Gesunden vorhandenen verschiedenen Hörweite für die einzelnen Laute und Worte genügt es nicht, daß nur ein beliebiges Wort oder eine Zahl flüsternd zugesprochen wird. Es müssen vielmehr eine Anzahl von Worten, nach ihrer Tonhöhe geordnet, angewendet werden. Es gibt Schwerhörige, welche hohe Worte weiter hören als tiefe (Schallleitungserkrankungen) und umgekehrt solche, die tiefe besser hören als hohe (Nervenerkrankungen).

c) Hohe Prüfungsworte sind 20, 30, 6, 7, Schwester, Schweiz, Eis, Fleiß, Sense usw.; tiefe: 9, 100, Robert, Bruder, Orgel, Hund, Pumpe, Mund, Gurke. Man prüft z. B. das rechte Ohr, während die linke Ohrmuschel von einem Wärter gerieben wird, indem man aus einer Entfernung von 6 m (mindestens aber 4 m) vorflüstert: 20, 30, 100, Bruder. Werden diese Worte glatt nachgesprochen, so macht der Untersuchte kehrt, und es wird, während jetzt die rechte Ohrmuschel durch Reiben vom Hören ausgeschlossen wird, mit anderen Prüfungsworten, z. B. Schweiz, Eis, neun, Mund, die Hörweite für das linke Ohr festgestellt; die nicht verstandenen Worte werden aus immer geringerer Nähe wiederholt, bis alle in eine Gruppe gehörenden Worte verstanden werden.

d) Kranke mit Mittelohreiterungen hören hohe Worte besser als tiefe. Es ist möglich, daß ein derartig Kranker das Wort 20 = 3 m und die Zahl 9 nur einen $1/_2$ m weit hört. Für gewöhnliche Zwecke ist es daher immer zweckmäßiger, diejenige Entfernung als Hörweite anzugeben, aus welcher am schlechtesten gehört wird. Wird Flüstersprache gar nicht gehört, so wird mit der gewöhnlichen oder lauten Umgangssprache geprüft.

910. Für einen später fachärztlich zu begutachtenden, in das Heer eingestellten Mann mit alter Ohreiterung, die sich nach seiner Angabe durch den Dienst im Felde verschlimmert haben soll, ist es ein sehr wichtiger Anhaltspunkt, wenn bei der Einstellung die Hörweite für das kranke Ohr festgestellt worden ist. Dagegen ist es sehr mißlich, wenn keine oder eine falsche, zu weite Hörbestimmung erfolgt ist. Sehr häufig behaupten gerade Kranke mit chronischer Ohreiterung, wenn aus irgend einem Grunde der Ohrenfluß stärker wird, daß sie früher sehr gut auf dem Ohre gehört haben, während dies schon nach dem Befunde als ausgeschlossen erscheint. Die Schwerhörigkeit ist nur nicht bemerkt worden, weil der Ausfall durch das gut hörende andere Ohr verdeckt wurde. Erst Zufall und Selbstbeobachtung bringt dem Kranken die Hörverschlechterung des einen Ohres zum Bewußtsein und ruft in ihm die irrige Anschauung hervor, daß er früher auf dem Ohre gut gehört habe.

Nach Feststellung des Gehörs für Flüstersprache auf jedem Ohre wird, falls das Hörvermögen stärker (unter 1 m) herabgesetzt ist, das Gehör für Umgangssprache auf beiden Ohren geprüft. Der zu Untersuchende wird in möglichst weiter Entfernung von dem Untersucher mit ihm zugekehrtem Rücken aufgestellt und aufgefordert, alles Gehörte nachzusprechen, auch Fragen zu beantworten oder Befehle auszuführen. Mit einem Schwerhörigen, der auf jedem Ohre Flüstern $1/_2$ m weit hört, ist aus einer Entfernung von 2—3 m bei abgewendetem Gesichte im allgemeinen Unterhaltung möglich.

911. Vortäuschung (Simulation) oder Übertreibung (Aggravation). Spricht ein angeblich Schwerhöriger z. B. aus einer Entfernung von 1 m alle Wörter nach, während er aus einer Entfernung von 6 m keines der vorgesprochenen Prüfungsworte zu verstehen vorgibt, so kann man sich von der Zuverlässigkeit der Angaben dadurch überzeugen, daß man aus dieser Entfernung an den zu Untersuchenden mit gleicher Stimmstärke den Befehl gibt: „Machen sie kehrt; sie können sich hinsetzen!" oder man fragt: „Haben sie gar nichts verstanden?" Die Annahme einer versuchten Täuschung ist sehr wahrscheinlich, wenn der Untersuchte die Befehle befolgt oder richtig auf eine gestellte Frage antwortet.

a) Simulanten kann man auch in folgender Weise überführen: Eine schwingende C′-Gabel wird mitten auf den Scheitel gesetzt und der Untersuchte gefragt, ob er den Ton höre. Bejahendenfalls wird er nach dem Befehle, beide Ohren zuzuhalten, von neuem befragt, ob er nunmehr etwas höre. Der Schwindler verneint dies oftmals, obwohl tatsächlich der Ton bei verschlossenen Ohren lauter gehört wird, als bei unverschlossenen.

b) Bei der Klage über einseitige völlige Taubheit muß der Stimmgabelton vom Scheitel in das gesunde Ohr verlegt werden und beim Fingerverschluß dieses Ohres sogar noch verstärkt gehört werden. Der Täuscher behauptet dann gar nichts zu hören.

c) Bei einem anderen Versuch läßt man das hörende Ohr mit dem Finger verschließen und prüft nun das taube Ohr mit lauter Sprache. Wird nichts nachgesprochen, so macht der Untersuchte falsche Angaben. Denn er muß trotz des Verschlusses des gesunden Ohres mit diesem gehört haben.

d) In allen Fällen eines durch die Hörprüfung mittelst der Sprache rege gewordenen Verdachtes auf Vortäuschung oder Übertreibung muß der Facharzt zu Rate gezogen werden. Denn die Feststellung der Täuschung ist eine schwierige Aufgabe, welcher nur der Geübte gewachsen ist. Niemals ist dem Untersuchten gegenüber von dem Verdachte etwas zu äußern.

912. Hörfähigkeit ist sogar bei angeborenem beiderseitigem Verschluß des Gehörganges — meist mit Verkrüppelung der Ohrmuscheln verbunden — erhalten. Solche Leute hören oftmals Umgangssprache noch 1—2 Meter weit.

913. Wenn auch eine genaue Tonprüfung dem Facharzte überlassen bleiben muß, so kann doch auch der allgemeine Arzt bei Schwerhörigen, bei denen die Trommelfelluntersuchung keine Erklärung für die Hörstörung abgibt, einen Eindruck von der Hörstörung bekommen, wenn er folgende Versuche anwendet:

a) Rinnescher Versuch: Die tönende C′-Stimmgabel wird auf dem Warzenfortsatze des Untersuchten aufgesetzt, und, wenn der Ton von dieser Stelle aus nicht mehr gehört wird, vor das Ohr gehalten. Regelrechtenfalls wird der Ton jetzt wieder gehört (Rinnescher Versuch positiv). Das umgekehrte Verhalten, d. h. also die Stimmgabel wird vom Warzenfortsatz aus länger gehört als durch die Luft (Rinne negativ), findet sich bei Erkrankungen des Mittelohres.

b) Weberscher Versuch. Die auf den Scheitel aufgesetzte C′-Gabel wird bei einseitiger nervöser Schwerhörigkeit im gesunden Ohre, dagegen bei einseitiger Mittelohrerkrankung im kranken Ohre gehört.

c) Schwabachscher Versuch. Die auf den Scheitel aufgesetzte C′-Stimmgabel wird nach stärkstem Anschlage bei regelrechter Hörfähigkeit etwa 20 Sekunden lang gehört; bei nervöser Schwerhörigkeit ist die Hördauer verkürzt, bei Mittelohrkrankheiten verlängert.

d) Die zur Begutachtung von Schwerhörigkeit gebräuchlichen Verfahren der Lufteintreibung in die Ohrtrompete (Politzern, Katheterisieren) geben nur dem Geübten wertvolle Anhaltspunkte und sind daher Sache des Facharztes.

Gleichgewichtsprüfung (statische Prüfung).

914. Bei dieser genügt es für den Allgemeinarzt, wenn er sich an die Tatsache erinnert, daß der Vorhofsast des Hörnerven (Ramus vestibularis nervi acustici) sowohl mit dem

Kleinhirn, als auch mit dem Rückenmark und den Augenmuskelkernen in Verbindung steht. Daraus erklärt sich ohne weiteres das Auftreten von Gleichgewichtsstörungen, Schwindel und Augenzittern bei Labyrintherkrankungen. Sehr wichtig ist es, sich durch Beobachtung der Augenbewegungen beim Blick zur Seite in der Ruhe und nach Kopfdrehen zu überzeugen, ob von selbst Augenzittern (spontaner Nystagmus) auftritt oder nicht. Die Richtung des Augenzitterns wird nach der schnellen Augenzuckung benannt und ist z. B. nach rechts gerichtet, wenn es zur rechten Kopfseite erfolgt und beim Blick nach rechts stärker wird. Bei einseitiger Labyrinthreizung tritt das Augenzittern meist zur kranken Seite, bei frischer einseitiger Labyrinthzerstörung zur gesunden Seite auf.

915. Zur Prüfung der Erregbarkeit des Gleichgewichtsnerven dient vor allem die kalorische Prüfung nach Barany. Beim Berieseln des Gehörganges z. B. des gesunden rechten Ohres mit kaltem Wasser (20 ⁰ C) aus einem Spülgerät (Irrigator), tritt nach kurzer Zeit Augenzittern nach links auf; nach Kaltspülen links Augenzittern nach rechts. Ist bis zum Hervortreten dieser Erscheinung nur sehr wenig Wasser erforderlich und ist sie von starken allgemeinen Reizwirkungen (Schwindel, Übelkeit, Erbrechen, Ohnmacht) begleitet, kann eine Übererregbarkeit des Gleichgewichtsnerven und seiner Bahnen angenommen werden.

a) Diese Erscheinungen finden sich z. B. nicht selten bei Soldaten, die durch Verschüttung schwerhörig geworden sind, ferner auch bei seelischer („psychogener") Ertaubung nach Granatentladungen.

b) In anderen Fällen gelingt es auch bei sehr reichlichem Verbrauche von kaltem Wasser nicht, Augenzittern hervorzurufen. Dann ist der Schluß berechtigt, daß der Gleichgewichtsnerv unerregbar geworden ist. Dieser Befund ist z. B. bei einseitiger Taubheit (oftmals mit gleichzeitiger Gesichtslähmung) bei Geschwülsten des Hörnerven (Kleinhirnbrückenwinkelgeschwülsten) oder bei Schüssen durch das Schläfenbein festzustellen.

c) Die Prüfung des Körpergleichgewichtes geschieht durch Stehenlassen mit geschlossenen Augen, auch durch Vor- und Rückwärtsgehen und Hüpfen auf einem Beine. Bei Labyrintherkrankungen treten dabei meist starke Gleichgewichtsstörungen auf.

916. Ferner ist die Feststellung von Wichtigkeit, ob die durch das Kleinhirn geregelte (tonisierte) Bewegung der Arme gestört sei.

Baranyscher Versuch. Der sitzende Kranke berührt bei festem Augenschluß mit dem Zeigefinger des ausgestreckten Armes den vom Untersucher hingehaltenen Finger, senkt hierauf den Arm gestreckt aufs Knie hinab und hebt ihn wieder zu dem unverrückt gehaltenen Finger des Untersuchers auf.

Wird durch Erkrankung der rechten Kleinhirnhälfte das Gleichgewichtszentrum geschädigt oder durch Reizung des Labyrinthes (Kaltspülung rechts) Augenzittern, z. B. nach links hervorgerufen, so wird nicht mehr richtig, sondern mit beiden Armen nach rechts vorbeigezeigt. Bei Erkrankungen der hinteren Schädelgrube ist unwillkürliches Vorbeizeigen nach rechts oder links auf der kranken Seite eine nicht seltene Erscheinung.

Mehrdeutige Krankheitszeichen

917. Schmerzen. Sowohl Schmerzen wie Geräusche im Ohr treten am häufigsten bei Erkrankungen der Gehörwerkzeuge auf, werden aber oft auch bei vollkommen gesunden Ohren beobachtet.

Ohrenschmerzen bei erkrankten Zähnen und bei Mandelentzündungen mit geschwürigen Vorgängen im Halse sind nicht selten. Ohrgeräusche können bei allen Allgemeinerkrankungen, in welchen der Blutkreislauf im Kopf eine Änderung erfährt, auftreten, ohne daß sich am Gehörwerkzeuge selbst die geringste Regelwidrigkeit feststellen läßt. Eine genaue Körperuntersuchung wird die Ursache in einer Nervenschwäche, Verdauungsstörung, Bleichsucht, oder in einem Herzfehler (und dergleichen mehr) erkennen lassen.

918. Augenzittern. Das vom Ohr ausgehende Augenzittern (vestibulärer Nystagmus) (Ziff. 914) unterscheidet sich von dem angeborenen (optischen Nystagmus) dadurch, daß dieser grobschlägig, gleichmäßig hin und her pendelnd, nicht von Schwindel begleitet ist. Der vom Ohre ausgehende Schwindel hört im Gegensatze zum Augenschwindel bei Verschluß der Augen nicht auf. Bei rein nervösem Schwindel fehlt oftmals das Augenzittern.

919. Der vom Ohr ausgehende Drehschwindel (Vertigo) äußert sich in dem Gefühle des Kranken, als ob er sich selbst oder die Umgebung sich drehte.

920. Das Gefühl des „Schwarzwerdens" vor den Augen und das Schwanken des Bodens unter den Füßen kommt bei Kreislaufstörungen und bei Schwäche- und Ohnmachtsanfällen (Gefäßverkalkung) vor. Wird über Drehschwindel oder Schwindelanfälle geklagt (Ziff. 899), so offenbart vorhandenes Augenzittern (vestibulärer Spontannystagmus) als tatsächliches (objektives) Krankheitszeichen die Wahrheit der Angabe des Untersuchten.

921. Gesichtslähmungen werden oftmals durch Ohrleiden hervorgerufen. Sie gehen dann meist gleichzeitig mit Ohreiterung und Taubheit (Labyrintheiterung) einher. Bei fehlender Eiterung muß bei gleichzeitiger Taubheit und Unerregbarkeit des Vorhofsnerven an eine Gehirngeschwulst gedacht werden. Auch bei Schädelbrüchen können Knochenrisse durch den inneren Gehörgang Zerreißung des Gesichtsnerven und des Hörnerven herbeiführen.

922. Jedoch können auch leichtere Krankheitszustände des Ohres (z. B. einfache Schleimhautentzündungen) Gesichtslähmungen hervorrufen. Regelrechtes Gehör und regelrechter Trommelfellbefund schließen das Ohr als Ursprungsstelle einer vorhandenen Gesichtslähmung aus. Durch Erkältung entstandene oder vom Gehirn ausgehende Gesichtslähmungen kommen dann in Frage.

923. Gutachten über Ohrenkrankheiten und Ohrenverletzungen fallen dem ohrenärztlich geschulten Arzte zu.

924. Bei allen Kopfverletzungen müssen auch die Ohren möglichst bald nach dem Unfall untersucht werden. Verspätete Untersuchungen erschweren die Entscheidung, ob das Ohrleiden durch den Unfall entstanden ist oder nicht.

Entscheidend für eine frische Verletzung des Ohres ist nur der Nachweis einer Blutung. Eine Zerreißung (traumatische Ruptur) des Trommelfells unterscheidet sich von einem alten trockenen Loche durch die Blutung, die blutige Durchtränkung oder Umsäumung der Ränder. Die Feststellung alter Veränderungen in den Ohren sofort nach dem Unfall oder nach der Verwundung, oder die auf Befragen sogleich gegebene Auskunft, daß schon vor dem Unfall schlecht gehört wurde, ist für eine spätere Entscheidung sehr wichtig. Die Untersuchung des nicht verletzten Ohres gibt mitunter Anhaltspunkte für die Beurteilung auch des verwundeten Ohres. Wird z. B. behauptet, daß das nicht verletzte Ohr ganz gesund sei, und finden sich dann in ihm alte Veränderungen und Schwerhörigkeit, so ist auch für das verletzte Ohr die Wahrscheinlichkeit eines früheren, aber nicht beachteten Krankheitszustandes gegeben.

925. Oft wird auch ein schon ganz altes Leiden ursächlich auf einen Unfall oder eine Verwundung bezogen. Tatsächlich kann aber auch Verschlimmerung eines alten Leidens durch den Unfall herbeigeführt worden sein.

926. Bei regelrechtem Trommelfellbefunde werden öfters die Aussagen von Zeugen herangezogen werden müssen. Ist eine Eiterung vorhanden, so ist die Entscheidung, ob sie eine Folge der Verletzung sei, meist nicht mehr möglich. Steigbügelunbeweglichkeit (Stapesankylosen), Perlgeschwülste (Cholesteatome), große Löcher (Totaldefekte) im Trommelfell können im allgemeinen natürlich nicht aus jüngster Zeit stammen und plötzlich durch einen Unfall oder eine Verwundung entstanden sein. Eine genaue Hörprüfung unter Berücksichtigung des Berufes und des Allgemeinzustandes des Kranken wird oft ein sicheres Urteil ermöglichen.

927. Die Erwerbsunfähigkeit, durch Unfall oder Verletzung bedingt, kann erst nach dem Abklingen aller frischen Erscheinungen und nach Ausheilung der Verletzungsfolgen (etwa $1/4$ Jahr nach der Verwundung) beurteilt werden.

928. Einbuße an Verdienst infolge einer Ohrverletzung führt zur Entschädigung (Rente), deren Höhe nach dem Grade der Schwerhörigkeit und nach der Berufsart des Verletzten festzusetzen ist. Bei lediglich subjektiven Erscheinungen (z. B. Schwindel, Sausen, Gleichgewichtsstörung) ist ihre Festlegung oft erst nach einer Krankenhausbeobachtung möglich.

929. Die Berufsart muß bei dem Grade der durch den Unfall hervorgerufenen Erwerbsunfähigkeit an erster Stelle berücksichtigt werden.

Ein Musiker wird z. B. anders durch Schwerhörigkeit geschädigt, wie ein Schneider, ein Maurer durch Schwindelerscheinungen in höherem Grade, als ein Gärtner. Die Abschätzung nach Graden kann nicht gleichartig (schematisch) geschehen. Es müssen alle in Betracht kommenden Punkte erwogen werden (Passow).

	Einseitig	Beiderseitig
Taubheit	20%	ca. 50—100%
Hochgradige Schwerhörigkeit (Flüstern unter 1 m)	10%	„ 40—50%
Mittelgradige Schwerhörigkeit (Flüstern 1—4 m)	0%	„ 20—40%

930. Gleichzeitig bestehende Schwindelerscheinungen beeinträchtigen die Erwerbsfähigkeit noch um 10% mehr, können aber auch völlige Erwerbsunfähigkeit bedingen. Entstellung durch Verlust oder Verkrüppelung der Ohrmuschel, Gesichtslähmung und langdauernde Ohreiterung schädigen die Erwerbsfähigkeit um 10—33$^1/_3$%. Meist dauert die Erwerbsunfähigkeit durch organische Taubheit für die Lebenszeit an.

931. Bis zur endgültigen Beurteilung einer Verletzung oder des sich daran anschließenden Ohrleidens muß man mitunter einige Monate vorübergehen lassen.

a) Risse (traumatische Rupturen) des Trommelfelles können heilen, Labyrintherschütterungen können verschwinden, allerdings aber auch erst nachträglich zu Gehörsverschlechterungen führen.

b) Besondere Schwierigkeiten für die Begutachtung liefern die Kranken, welche mit oder ohne wesentlichen Befund über starke Kopfschmerzen, Schwindelerscheinungen und Ohrensausen klagen (Krankheitserscheinungen von seiten des Vorhofsnerven nach Labyrintherschütterungen), oder angeben, daß eine vorhandene Schwerhörigkeit durch den Unfall oder die Verwundung verschlechtert worden sei. In solchen Fällen haben wir in dem Vorhandensein von Augenzittern (Spontannystagmus) während der Schwindelanfälle, in dem Auftreten von Augenzittern (besonders nach der kranken Seite) beim Bücken, bei Kopfbewegungen und in dem Nachweis erhöhter oder verminderter kalorischer Reizbarkeit des Gleichgewichtsnerven auf dem verletzten Ohr Anhaltspunkte für die Nachprüfung der gemachten Angaben. Je nach dem Ausfalle dieser Prüfungen werden auch die Klagen über Ohrensausen bewertet werden müssen, wofür ja gar keine Prüfungsmöglichkeit besteht.

932. Bei völliger Taubheit (nach Schädelbrüchen, Felsenbeinschüssen) wird auch öfters völlige Unerregbarkeit des Gleichgewichtsnerven nachweisbar sein. In diesen Fällen hören jedoch die Schwindelerscheinungen allmählich auf.

933. Erschwert wird die Beurteilung durch die bei Schwerhörigen und Tauben häufig gleichzeitig vorhandene allgemeine Nervenschwäche (sog. traumatische Neurose). Notwendig ist dann unbedingt die Prüfung des gesamten Nervengebietes, des Gleichgewichtsvermögens, der Schmerzempfindlichkeit der Haut, der Ohrmuschel und des Gehörganges auf etwaige Empfindlichkeitsstörungen.

934. Störungen der Gefäßnerven im inneren Ohre können mit Schwindelerscheinungen und Anfällen verbunden sein. Es findet sich dann öfters eine Blutüberfüllung im knöchernen Gehörgange. Bei der sog. traumatischen Neurose kommt es auch ohne Labyrinthverletzung zu starker Erregung (Zittern, Übelkeit, Schweißausbruch) während der calorischen Prüfung der Gleichgewichtsstörungen (Ziff. 915).

a) Bei plötzlich im Felde Ertaubten ohne schwere Gewalteinwirkung (z. B. Verschüttungen nach Minen- und Granatexplosionen) muß immer an seelisch bedingte — psychogene — Taubheit, also an eine lediglich funktionelle Störung gedacht werden.

b) Auch bei solchen Leuten findet sich eine mitunter sehr starke scheinbare Übererregbarkeit des Gleichgewichtsnerven. Die Kopfknochenleitung ist meist stark verkürzt; Herzstörungen sind nicht selten.

935. Risse des Trommelfelles ohne Labyrintherschütterungen und Ohrmuschelwunden gelten als leichte Verletzungen. Unter dem Begriff der schweren Körperverletzung fallen dagegen Verlust oder Verkrüppelung der Ohrmuschel, beiderseitige Taubheit und Verletzungen, die Knocheneiterungen" verursacht haben.

936. Eine Infektion nach Verletzungen (z. B. nach Entfernungsversuchen von Fremdkörpern) kann den Tod durch Hirnhautentzündung, Blutvergiftung oder Gehirnabszeß herbeiführen.

V. Chirurgisches.

Allgemeiner Teil.

Über Erblichkeit s. Ziff. 24.

937. Von Allgemeinkrankheiten kommen hauptsächlich die Tuberkulose, die Syphilis und die englische Krankheit (Rachitis) in Frage.

Eingehende Erhebungen über Unfälle aller Art haben für den Chirurgen eine sehr wesentliche Bedeutung. Angaben über Ort und Zeit des erlittenen Unfalls müssen auf das Sorgfältigste nachgeprüft werden. Nicht nur nach den Angaben des Kranken selbst, sondern womöglich auch durch Befragen etwaiger Zeugen des Vorfalls ist die Zeit des Unfalls und die Art der Gewalteinwirkung festzustellen. Die unmittelbaren Folgen des Unfalls sind dabei nicht zu vergessen. Erfahrungsgemäß wird manchmal versucht, alte Verletzungsfolgen (z. B. Knochenbrüche, Eingeweidebrüche) als neue Verletzungen hinzustellen. In vielen Fällen durchaus notwendig ist die genaue Durchsicht der Akten und Krankengeschichten, sowie die Einforderung etwa vorhandener ärztlicher Zeugnisse.

938. Auf Vortäuschung und Verheimlichung ist dabei besonders zu achten. Diese, die Dissimulation kommt vor bei Aufnahme in eine Lebensversicherung oder bei Soldaten, die, obwohl krank, ins Feld wollen, bei Beamten, die ihren Beruf nicht aufgeben wollen, bei Leuten, die Anstellung suchen usw.

Vortäuschung und Übertreibung kommt bei Soldaten, Kassenkranken und Unfallrentenempfängern in Frage.

Unter welchen Umständen Geschwülste und Eingeweidebrüche als Unfallfolgen und bei der Heeresverwaltung als Dienstbeschädigung zu gelten haben, kann hier nicht eingehend erörtert werden. Dies ist in Fachschriften nachzulesen.

939. Der Verletzungsgefahr sind namentlich ausgesetzt: Maschinenarbeiter, Bergarbeiter, Bauarbeiter usw. — Als Berufskrankheiten sind eine Reihe von Krankheitszuständen chirurgischer Natur aufzufassen.

Dahin gehören u. a. die Speicheldrüsenentzündungen der Gasbläser, das Absterben (Nekrose) der Unterkiefer bei Perlmutter- und Phosphorarbeitern, die Schleimbeutelentzündungen der Steinträger, gewisse Veränderungen an Daumen- und Handgelenk bei Webern und Schustern, die Sehnenscheidenentzündungen am Vorderarm bei Wäscherinnen und Klavierspielern; außerdem der Hautkrebs am Hodensack (Skrotum) der Schornsteinfeger und der Blasenkrebs bei Anilinarbeitern.

940. An erster Stelle unter den chirurgischen Berufskrankheiten stehen aber die krankhaften Veränderungen der Gelenke an den unteren Gliedmaßen, die durch andauerndes Stehen namentlich in den Entwicklungsjahren verursacht werden und im orthopädischen Teil besprochen sind.

941. Die Art und Weise der Untersuchung muß als bekannt vorausgesetzt werden, ebenso die Notwendigkeit der Untersuchung des ganzen Körpers in allen seinen Teilen und von allen Seiten nach vollständiger Entkleidung. Auch bei lediglich örtlichen Verletzungen darf Herz- und Lungenuntersuchung und Harnprüfung nicht unterbleiben. Zu berücksichtigen ist weiterhin die Möglichkeit der Beeinflussung des Verlaufs von Knochen- und Gelenkverletzungen durch Rückenmarksleiden. (Bemerkungen über Knochenbrüchigkeit und Gelenkverbildungen s. Ziff. 1053, 1142, 1163 u. 1174.)

Daß im übrigen die Untersuchung sich auf die Besichtigung, Betastung, Beklopfung, Messung, Bewegungsprüfung usw. erstrecken und durch bakteriologische und Röntgenuntersuchungen ergänzt werden muß, ist in anderen Abschnitten (B I, II, VI u. C VII) bereits eingehend hervorgehoben worden. Ein kurzer Hinweis darauf mag hier genügen.

Ebenso hat die Besichtigung von Kopf, Gesicht und Hals, Brust und Gliedmaßen bereits in anderen Abschnitten (B I, II u. C VI Ziff. 1095—1100 u. 1118—1194) eingehende Erwähnung gefunden.

Besonderer Teil.

942. Blutergüsse am Schädel können bei der Untersuchung zu Irrtümern führen, wenn sich nach ihrer unvollständigen Aufsaugung eine randständige Knochenauflagerung bildet, während die weich gebliebene Mitte eine Lücke im Knochen vortäuscht. Die Grützbeutel (Atherome) und andere Hautsäcke, Zysten oder Balggeschwülste (z. B. Dermoide) sind die häufigsten Neubildungen an der Kopfhaut.

a) Diese unterscheiden sich von den unechten Geschwülsten durch ihre Lage unter der Kopfschwarte und ihr Vorkommen an ganz bestimmten Stellen (am inneren und äußeren Augenlide, an der Nasenwurzel, am Warzenfortsatze und an den Schädelnähten).

b) Auf die Möglichkeit der Verwechslung mit Hirnbrüchen (Cephalocelen) muß ausdrücklich hingewiesen werden. Sie haben ihren Sitz entweder am Hinterhaupte oder zwischen den Augenbrauen, an der sog. Stirnglatze (Glabella) und an der Nasenwurzel.

c) Die ebenfalls ziemlich häufigen Gefäßgeschwülste (Angiome) sind meist leicht zu erkennen. Die Erweiterungen der Pulsadern (Aneurysmen) sind hier fast immer auf eine Verletzung zurückzuführen.

d) Bösartige Geschwülste, insbesondere die Krebsgeschwülste der Schädeldecken, sind nicht häufig. In ihrem späteren Verlaufe sind sie leicht mit zerfallenen und durch die Weichteile durchgebrochenen Gummiknoten der Schädelknochen zu verwechseln. Im Zweifelsfalle entscheidet die mikroskopische Untersuchung und die Wassermannsche Reaktion.

943. Brüche der Schädelknochen sind als Kriegs- und Friedensverletzungen häufig. Bei frischen Brüchen ist die Unterscheidung, ob es sich um einfache Spaltbrüche oder um Splitterbrüche mit oder ohne Eindruck (Impression) handelt, unter Umständen nur durch die Röntgenuntersuchung zu treffen. Bei Splitter- und Lochbrüchen wird erfahrungsgemäß die innere Glastafel (Lamina vitrea) in größerem Umfange zerbrochen, als die äußere. Über den Grad und Umfang der Zertrümmerung gibt, wenn nicht die Knochenwunde durch ausgiebige Weichteilverletzungen freiliegt, nur das Röntgenbild Auskunft. Die Brüche des Schädelgrundes (Basisfrakturen) lassen sich im allgemeinen schwerer feststellen als die des Schädeldaches.

Als sicherstes Zeichen eines Schädelgrundbruches sind das Hervorquellen von Hirnmasse oder das Ausfließen von Hirnrückenmarksflüssigkeit (Liquor cerebrospinalis) aus Nase und Gehörgang, ferner Blutungen in die Augenhöhlen, Blutungen aus dem Gehörgang, aus der Nase und Störungen in der Verrichtung der Hirnnerven anzusehen. Als Spätfolgen der Schädelbrüche sind besonders wichtig die Lücken in der Schädelkapsel, die durch Verlust größerer Knochenstücke entstehen. Sie können infolge mangelhaften Schutzes des Gehirns die Erwerbsfähigkeit herabsetzen und zum Heeresdienste untauglich machen.

944. Was die Krankheiten des Gehirns anbelangt, so kann hier nur auf die Verletzungen und ihre Folgen hingewiesen werden. Über das Vorhandensein eingedrungener Fremdkörper, Geschosse, Knochensplitter usw. gibt in vielen Fällen nur die Röntgenuntersuchung Aufschluß. Seltener gelingt es, ihr Vorhandensein, ihren Sitz und ihre Größe aus den Herderscheinungen, aus Reiz- und Ausfallszeichen zu schließen.

a) In jedem Falle muß die Anwesenheit eines Fremdkörpers, auch wenn er ohne Erscheinungen eingeheilt ist, sehr ernst beurteilt werden, da er später Fallsucht, Späteiterungen und Hirnhautentzündungen verursachen kann.

b) Diese Art der Fallsucht, die traumatische Epilepsie, kann durch die Vorgeschichte und eine längere Beobachtung festgestellt werden. Das Bestehen von Schädelnarben, besonders als Folge einer schweren Verletzung mit Hinterlassung von Schädellücken kann als tatsächliches (objektives) Krankheitszeichen für die Differentialdiagnose von Wert sein.

945. Eine wirkliche Druckempfindlichkeit von Kopfnarben kann durch die Beschleunigung des Pulses beim Druck auf die Narben wahrscheinlich gemacht werden. Auch ist Wert zu legen auf die Pupillenerweiterung und die Erhöhung des Blutdrucks. Wird diese bei wiederholten Untersuchungen, auch bei abgelenkter Aufmerksamkeit, regelmäßig gefunden, dann sind die Angaben des Untersuchten glaubhaft.

946. Die Krankheitszustände und Verletzungen des Gesichtes sind bei den Mund-, Zahn-, Ohren- und Augenkrankheiten so eingehend besprochen, daß hier nur wieder chirurgische Einzelheiten erwähnt zu werden brauchen.

947. Verletzungen der Speicheldrüsen und ihrer Ausführungsgänge führen gelegentlich zu Speichelfisteln. Zu unterscheiden sind Fisteln der Drüsen und Fisteln der Speichelgänge.

a) Diese (die Speichelgangfisteln) sind wichtiger, weil sie unter Umständen jeder Behandlung trotzen.

b) Die nicht gerade seltenen, aber im allgemeinen gutartigen Mischgeschwülste der Speicheldrüsen verursachen erhebliche Beschwerden nur dann, wenn sie durch ihre Größe das Kauen, Sprechen und Schlucken behindern. Auch den Gesichtsnerv (N. facialis) können sie schädigen und das Gehör beeinträchtigen. An die Möglichkeit ihrer Umwandlung in bösartige Geschwülste, die dann wie die schlimmsten Sarkome verlaufen können, ist zu denken.

948. Angeborene Fisteln am Halse rühren entweder von mangelndem Verschluß der zweiten Kiemenspalte her (seitliche Fisteln) oder vom Offenbleiben des Zungenschilddrüsenganges (Ductus thyreoglossus; Fistel in der Mittellinie).

a) Die äußere Fistelöffnung findet sich bei den seitlichen Halsfisteln in der Regel vor dem vorderen Kopfnickerrande, die innere Öffnung im Bereiche der Mandeln oder der seitlichen Rachenwand. — Bei den mittleren Fisteln liegt die äußere Öffnung in der Mittellinie zwischen Zungenbein und Drosselgrube und mündet am Zungenbein oder geht durch das Zungenbein hindurch zum blinden Loch (Foramen coecum) der Zunge.

b) Die Fistelgänge verursachen meistens nur geringe Beschwerden; selten kommt es in ihnen zur Erweiterung und Höhlenbildung; noch seltener werden sie Ausgangspunkt für Krebsgeschwülste (branchiogene Karzinome).

c) Die Feststellung erfolgt durch Sondierung und nötigenfalls durch mikroskopische Untersuchung des Epithels.

949. Vergrößerung oder Geschwülste der Schilddrüse (Kröpfe) kennzeichnen sich außer ihrer Lage durch Hebung und Senkung der Geschwulst mit dem Kehlkopfe beim Schlucken, eine Erscheinung, die nur bei bösartigen, mit der Umgebung fest verwachsenen Kröpfen zu fehlen pflegt.

Bei diesen tritt auch schon frühzeitig, vor Erreichung einer besonderen Größe, deutliche Heiserkeit durch Druck und Verwachsung des rückläufigen Kehlkopfnerven (Nervus recurrens) mit der Neubildung ein.

950. Die Basedowsche Krankheit hat ihre Ursache in einer krankhaften Veränderung der Schilddrüse. Freilich wollen manche Forscher diesen Krankheitszustand nur als Folgeerscheinung und nervöse Störungen als die eigentliche Krankheitsursache gelten lassen. Die erfolgreiche Entfernung von Schilddrüsenteilen bestätigt, daß es sich dabei um eine krankhafte Steigerung der

Schilddrüsenbetätigung, um Hyperthyreosis handelt, die gewöhnlich mit Schilddrüsenvergrößerung — Kropfbildung — und Pulsbeschleunigung einhergeht. Kennzeichnende Erscheinungen für Basedow sind:

Das Graefesche Zeichen, das Zurückbleiben des oberen Augenlides beim Blick nach oben; das Möbiussche Zeichen, das Abweichen eines oder beider Augäpfel beim Gegeneinanderneigen (Konvergenz) der Augenachsen; das Stellwagsche Zeichen, der seltene Lidschlag; die auffälligste Erscheinung ist aber das Glotzauge (Exophthalmus), das Hervortreten der Augäpfel. Die Engländer nennen die Basedowsche Krankheit deshalb exophthalmic goitre.

951. Den Gegensatz zu dieser übermäßigen Schilddrüsenbetätigung bildet die krankhafte Herabsetzung, die Hypothyreosis. Sie verursacht die allgemeine Schleimsucht, das Myxödem, eine starke harte Anschwellung der Gesichtshaut, bei jugendlichen Menschen Wachstumsbehinderung und Beeinträchtigung der geistigen Entwicklung bis zur Verblödung (Cretinismus.)

Für die Entstehungsursache dieser Krankheit ist die Tatsache beachtenswert, daß sie sowohl infolge schwerer Krankheitszustände, als auch nach gänzlicher Entfernung der Schilddrüse (operatives Myxödem) entstehen kann.

952. Die häufigen Lymphdrüsenschwellungen am Halse sind entweder tuberkulöser (skrofulöser) Art mit Neigung zu langsamer Erweichung und Fistelbildung, oder sie sind rein entzündlicher Natur, von kranken Zähnen oder Mandel- und Rachenentzündungen abhängige Schwellungen, in diesem Falle meist vorübergehend oder durch die übliche Behandlung gut zu beeinflussen; oder endlich sind es richtige Geschwülste, Neubildungen, als Sarkome der Lymphdrüsen und als Tochtergeschwülste bei bösartigen Neubildungen am Gesicht, am Unterkiefer, an der Zunge, oder im Schlunde.

Sie bieten der Beurteilung kaum Schwierigkeiten, weil die gutartigen Lymphdrüsengeschwülste (Lymphome) auf die Drüsen beschränkt bleiben und auch im Wachstum die rundliche Drüsenform beibehalten, während die bösartigen früher oder später in ihre Umgebung hineinwuchern, sie in sich aufnehmen und zu ganz unregelmäßigen, knolligen, umfangreichen Geschwülsten anwachsen (Lymphosarkome).

953. Schiefhals (Caput obstipum) wird in auffallendem Grade immer durch die strangartige Verhärtung und Verkürzung der Muskulatur, besonders des Kopfnickers auf der kranken Seite, leicht zu erkennen sein.

954. Untersuchung der Brustkorbgebilde im allgemeinen s. Ziff. 75ff. Krankheiten der weiblichen Brustdrüse Ziff. 528ff. Die männliche Brustdrüse wird gelegentlich Sitz einer Entzündung, ja einer Neubildung. Eine Brustdrüsenentzündung (Mastitis) kann durch einen von einer kranken Rippe herrührenden Eiterherd vorgetäuscht werden. Aufklärung bringt erst ein operativer Eingriff.

Bei den gewöhnlichen tuberkulösen (kalten), von erkrankten Rippen herrührenden Eiterherden muß aufmerksam nach anderen Zeichen von Tuberkulose gefahndet werden.

a) Das gleiche gilt von den schleichend sich entwickelnden Eiterungen neben der Wirbelsäule. Gewöhnlich liegt auch bei ihnen häufig rein örtliche Tuberkulose zugrunde. Nach ihrer Ausheilung erinnert nur noch die Versteifung des krank gewesenen Wirbelsäulenabschnittes an die überstandene Krankheit.
b) Schwerer und für die Form und Ausdehnungsfähigkeit der betreffenden Brusthälfte schädlicher pflegen die Folgen der sog. Eiterbrust (Empyem) zu sein. Mit und ohne die dabei sehr oft unvermeidliche Entfernung eines oder mehrerer Rippenstücke zur freien Entleerung des Eiters rücken die benachbarten Rippen zusammen, verwachsen auch wohl miteinander; die erkrankte Brusthälfte sinkt ein, verliert an Ausdehnungsfähigkeit; die Wirbelsäule erleidet eine entsprechende Verbiegung.

955. Die Brüche des Brustbeins gelten unter den Verletzungen des Brustkorbs, weil häufig durch schwere Verletzungen (Sturz, Quetschung usw.) hervorgerufen, stets als schwer. Die Erkennung ist meistens leicht durch die begrenzte Schmerzhaftigkeit und das Knochenreiben (Krepitieren) auch beim Fehlen von Verschiebungen der Bruchenden.

Bei der Heilung kann die knöcherne Vereinigung ausbleiben oder sie erfolgt unter Umständen mit starker Verschiebung der Bruchenden. Beide Folgezustände können erhebliche dauernde Beschwerden verschulden.

956. Die einfachen Brüche einzelner Rippen machen meistens keine schweren Erscheinungen. Anders ist es, wenn durch schwere Gewalt mehrere oder gar sämtliche Rippen einer Seite gebrochen sind. In diesem Falle pflegt allerdings die Verletzung der Brusteingeweide im Vordergrunde zu stehen. Heftiger Hustenreiz und Atemnot sind häufige Begleiterscheinungen.

Bei der Heilung kann es gelegentlich durch Knochenkittbildung (Callus) zur Verwachsung zwischen den benachbarten Rippen kommen, was namentlich nach mehrfachen Brüchen beobachtet wurde. In solchem Falle kann die Beweglichkeit der Brustwand leiden.

957. Über Brüche, Verrenkungen, Mißbildungen an Rumpf, Brustkorb und Wirbelsäule s. Ziff. 1098 ff. Hier seien nur die besonderen Schwierigkeiten für den Arzt erwähnt, wenn es sich um Behandlung und Begutachtung angeblicher Wirbelsäulenverletzungen handelt, die durch Verschüttung verursacht sein sollen.

958. Krankheitszustände der Bauchgebildes. Ziff. 284 ff. Berücksichtigt werden hier nur einige chirurgisch wichtige Leiden und die Eingeweidebrüche. Besondere Beachtung erfordern Beschwerden in der rechten unteren Bauchgegend. Bei bestehender Dämpfung und vermehrter Härte muß bei Männern stets an eine Entzündung des Wurmfortsatzes (Appendizitis, Perityphlitis usw.) gedacht werden. Von geringem Belang sind die akuten, unter heftigen örtlichen und allgemeinen Erscheinungen auftretenden Entzündungen; sie sind Gegenstand des operativen Eingriffs. Dagegen muß die Untersuchung auf chronische Entzündungen mit ihren unbestimmten Schmerzen, wenig ausgeprägter Dämpfung und undeutlichem Tastwiderstande (Resistenz) und bei fehlender, fast bei allen entzündlichen Vorgängen in der Bauchhöhle nachweisbarer Starre der Bauchmuskulatur sehr gründlich und peinlich genau sein.

Es handelt sich dabei oft um eine chronische Wurmfortsatzentzündung, bei der selbst dem geübten Chirurgen oft genug Irrtümer unterlaufen können. Die verschiedensten Geschwulstbildungen, die tuberkulöse Bauchfellentzündung, Erkrankungen der Gallenblase auch der rechten Niere können hier in Betracht kommen. Überraschungen im Operationsfelde sind dabei nicht selten. Der Hinweis möge genügen, daß alle nachweisbaren Krankheitszustände in der rechten unteren Bauchgegend (Regio hypogastrica dextra — Ileozökalgegend —) stärkere körperliche Anstrengungen unmöglich machen.

959. Der Vollständigkeit halber sei auch noch auf die Schwellungen an und oberhalb der Leistenbänder hingewiesen, die weich und schwappend (fluktuierend) bei der Betastung als sog. kalte Abszesse, Senkungs (Kongestions-)abszesse infolge tuberkulöser Einschmelzung einzelner Wirbelkörper oder der Beckenknochen entstehen. Sie verursachen dieselben Störungen wie jene Schwellungen in der Blinddarmgegend.

960. Auf Blutaderknoten (Hämorrhoiden) am After, auf Mastdarmfisteln oder Mastdarmvorfall ist eingehend zu untersuchen.

Bei den Blutaderknoten, die durch Jucken und Brennen, durch Schleimabfluß und Blutung sehr lästig fallen können, ist an die mögliche Verwechslung mit den häufig vorkommenden derben Hautfalten am After (Plicae ani hypertrophicae) zu denken. — Deutliche Blutaderknoten am After (Hämorrhoidalknoten) erfordern stets eine tiefere Untersuchung wenigstens durch Einführung des Fingers; nach langer Behandlung an „Hämorrhoiden" wird dann schließlich durch eine genauere Untersuchung, vielleicht zu spät, eine bösartige Neubildung festgestellt.

961. Mastdarmfisteln, die durch ihre Hartnäckigkeit gegen jede Behandlung und durch ihre Rückfälligkeit trotz wiederholter Spaltung auffallen, müssen den Verdacht tuberkulösen oder syphilitischen Ursprungs erregen. Sie gehen dann von Geschwüren im Mastdarme aus oder stammen von kranken Knochen am Steiß-, Kreuz-, oder Sitzbein.

962. Der dauernde Mastdarmvorfall (Prolapsus recti) entsteht nicht selten bei lange bestehenden Hämorrhoiden durch die Erschlaffung der Afteröffnung und ihrer Schließmuskulatur und ist trotz aller Sorgfalt, Reinlichkeit, Regelung des Stuhlgangs usw. ohne Operation nicht heilbar.

963. Die Fissur am After (Fissura ani) ist ein kleines rißförmiges Geschwür am Übergange der äußeren Haut in die Schleimhaut. Gewöhnlich sehr lästig, verursacht sie besonders beim Stuhlgang so heftige Schmerzen, daß die Angst vor der Stuhlentleerung oft den Grund einer hartnäckigen Verstopfung bildet.

Sie findet sich übrigens nicht selten zwischen einzelnen Blutaderknoten in der Tiefe und ist dann mit diesen zugleich zu behandeln.

Eingeweidebrüche [1]), Bauchdeckenkrankheiten und Hodengeschwülste.

964. Die Brüche der Mittellinie (Hernia lineae albae) ent-

---

[1]) Nur die häufigsten Eingeweidebrüche sind besprochen; die selteneren, wie die Abarten der Schenkelbrüche, die Brüche des eirunden Hüftloches, die

stehen nur äußerst selten durch gewaltsame Überanstrengung des Rumpfes oder unmittelbar durch Quetschung; wohl aber können sie dadurch vergrößert oder verschlimmert werden.

Häufiger als die Unterhautverletzungen heilen die offenen Wunden der Bauchdecken, mögen sie nun durch Unfall, Verletzungen oder operative Eingriffe veranlaßt sein, mit Hinterlassung eines Bauchwand- oder Bauchnarbenbruches. Ganz besonders häufig sind Bauchwandbrüche als Folge von Gallenblasen- und Blinddarmoperationen; sie durch ein Bruchband zurückzuhalten, ist schwierig, oft unmöglich.

965. Fistelgänge am Nabel kommen als angeborene Bildungsfehler vor, von denen die Dottergangfisteln wohl nur in der Kindheit beobachtet werden, während die Harngang(Urachus-)-fisteln häufig erst im höheren Alter hervortreten.

Sie kennzeichnen sich durch eine schmerzhafte Anschwellung unterhalb des Nabels, die schließlich aufbricht und aus der sich Harn entleert. Der Fistelgang führt vom Nabel zum Blasenscheitel. In praktischer Beziehung kommt es darauf an, ob sich viel oder wenig Harn entleert und ob gleichzeitig eine Blasenentzündung besteht.

966. Die bei kleinen Kindern häufigen Nabelbrüche sind bei Erwachsenen selten. Während aber die Nabelbrüche bei kleinen Kindern klein bleiben und bei geeigneter Behandlung leicht ausheilen, haben die Nabelbrüche bei Erwachsenen die Neigung zu ständiger Vergrößerung.

a) Die Erkennung ist meist leicht. Kann der Bruchsackinhalt in die Bauchhöhle zurückgedrängt werden, dann wird der scharfe Rand der Bruchpforte mit dem Finger deutlich fühlbar, so daß ihre Größe genauer festgestellt werden kann. Aber auch dann, wenn der Bruch, wie so häufig bei größeren Nabelbrüchen, sich infolge bestehender Entzündungen und Verwachsungen nicht zurückdrängen läßt, wird aus dem Sitz der Geschwulst und durch das Abtasten von Netz- oder Darmgewebe die Feststellung der Krankheitsbezeichnung leicht geschehen können.

b) Nabelbrüche sind bei einigermaßen erheblicher Größe, bei der Schwierigkeit, sie durch ein Bruchband zurückzuhalten, bei ihrer Neigung zu fortwährender Vergrößerung und zur Einklemmung immer ein bedenkliches Leiden.

967. Die Unterleibsbrüche in engerem Sinne sind: die Leistenbrüche, die oberhalb des Leistenbandes (Ligamentum Poupartii, Lig. inguinale, früher auch Lig. Fallopiae, Lig. ileopubicum oder Arcus cruralis) durch den Leistenkanal die Bauchhöhle verlassen, und die Schenkelbrüche, die unterhalb des Leistenbandes durch den Schenkelkanal einwärts und abwärts von den großen Schenkelgefäßen heraustreten.

a) Die Leistenbrüche sind weitaus die häufigeren und kommen naturgemäß beim männlichen Geschlecht viel häufiger vor als beim weiblichen. Bei der Untersuchung eines Leistenbruches ist in erster Linie Wert auf die Vorgeschichte zu legen. Entgegen der sehr häufigen Angabe, der Bruch sei infolge einer anstrengenden Körperleistung aufgetreten, muß daran festgehalten werden, daß nur außergewöhnlich starke Gewalteinwirkung oder Umstände, die eine besonders heftige Wirkung der Bauchpresse bedingten, ein plötzliches Ent-

---

Lendenbrüche, Dammbrüche usw. sind nicht berücksichtigt. — Zwerchfellbrüche s. Ziff. 1255.

stehen wahrscheinlich macht. Vielmehr pflegen gewöhnlich die Leistenbrüche allmählich auf Grund angeborener örtlicher Verhältnisse aufzutreten.

b) Die Erkennung eines Leistenbruches ist meist nicht schwierig. Das wichtigste Zeichen ist das Auftreten einer geschwulstartigen Auftreibung vor dem Leistenringe. Jedoch tritt ein Bruch nicht immer durch den Leistenkanal und vor dem äußeren Leistenringe heraus. Häufig tritt er beim Liegen in die Bauchhöhle zurück und kommt nur bei Anstrengungen, Husten und Pressen zum Vorschein. In diesen Fällen wird häufig mit dem durch die Bruchpforte in den Leistenkanal eingeführten Finger der Anstoß der Eingeweide beim Husten und Pressen gefühlt. Liegt der Bruch dauernd vor der Bruchpforte, so läßt er sich entweder zurückdrücken (reponieren), d. h. es gelingt durch äußeren Druck den Bruchinhalt durch die Bruchpforte in die Bauchhöhle zurückzubringen oder es gelingt dies nicht (irreponibler Bruch).

968. Ein eingeklemmter Bruch kann durch plötzliche starke Einwirkung der Bauchpresse entstehen, wenn eine Darmschlinge durch eine enge Bruchpforte herausgepreßt und beim Nachlassen des Druckes von der Bruchpforte umklammert wird. Oder die Einklemmung tritt dadurch ein, daß eine größere Menge von flüssigem oder gasförmigem Inhalt in die im Bruchsacke liegende Darmschlinge hineingepreßt wird und nach Aufhören des Druckes nicht mehr zurückgelangen kann. Schließlich kann es zur Einklemmung kommen, wenn der Bruchinhalt aus Netz besteht und in diesem Blutkreislaufstörungen oder Entzündungen auftreten. Noch häufiger beruht die Unmöglichkeit des Zurückbringens auf Verwachsungen zwischen Bruchsack und Bruchinhalt. Solche Verwachsungen sind besonders bei Netzbrüchen häufig.

a) Verwechslungen der Leistenbrüche können zunächst mit angeschwollenen Leistendrüsen vorkommen. Jedoch sind diese durch ihre Lage auf der Außenseite des Leistenrandes von dem vor oder innerhalb des Kanals liegenden Bruche leicht zu unterscheiden. Schwieriger kann ihre Unterscheidung von einem Wasserbruche sein, namentlich wenn es sich um einen solchen des Samenstranges handelt.

b) Den gewöhnlichen Wasserbruch kann man dadurch unterscheiden, daß er sich nicht in den Leistenkanal fortsetzt, daß sein Inhalt durchscheinend (Ziff. 495) ist und daß er beim Beklopfen leeren Schall gibt. In einigen Fällen aber kann das Durchscheinen des Inhaltes fehlen und die Flüssigkeitsansammlung bis weit hinauf in den Leistenkanal reichen. In noch anderen Fällen sind Leisten- und Wasserbrüche nebeneinander vorhanden, so daß für die Unterscheidung die allergrößte Schwierigkeit entstehen kann.

969. Wasserbrüche sind Ansammlungen wäßriger (seröser) Flüssigkeit in den Überresten des Bauchfellscheidenfortsatzes — Processus vaginalis peritonei —. Tritt die Flüssigkeitsansammlung innerhalb des Leistenkanals in der Umgebung des Samenstranges ein, so entsteht ein Wasserbruch des Samenstranges (Hydrocele funiculi spermatici), während der eigentliche Wasserbruch innerhalb der Scheidenhaut des Hodens (Tunica vaginalis testis) liegt und dementsprechend die Vorderseite des Hodens umgibt. Bleibt der ganze Scheidentrichter offen, so tritt die Flüssigkeitsansammlung nur beim Aufrechtstehen in die Erscheinung und kann in der Rückenlage oder durch Druck auf die Geschwulst wieder in die Bauchhöhle zurückgehen (H. communicans).

a) Beim Wasserbruch des Samenstranges liegt eine Verwechslung mit einem Leistenbruche sehr nahe (s. o.). Unterscheiden läßt er sich von diesem durch die prallelastische Beschaffenheit, die gleichmäßige Oberfläche und das Gefühl des Schwappens (Fluktuation). Schwierig wird die Erkennung, wenn sich gleichzeitig ein Leistenbruch in den Wasserbruchfortsatz einstülpt.

b) Wasserbrüche werden im allgemeinen nur durch ihre Größe beschwerlich. Für ihre Entstehung ist bemerkenswert, daß sie nicht selten infolge von Verletzungen auftreten. In anderen Fällen sind sie Begleiterscheinung einer Erkrankung des Hodens oder Nebenhodens.

970. Während regelrechterweise der Hoden im Verlaufe von 3 bis 7 Monaten des Lebens im Mutterleibe von seinem ursprünglichen Sitz in der Höhe des 3. Lendenwirbels durch Verkürzung des Hunterschen Leitstranges auf den Grund des Hodensackes herabtritt, kann er gelegentlich an irgend einer Stelle dieses Weges stehen bleiben. Er kann also innerhalb der Bauchhöhle, innerhalb des Leistenkanals oder vor dem äußeren Leistenringe sich befinden.

a) Fehlen des Hodens im Hodensacke ist ohne weiteres zu erkennen. Schwieriger ist schon der Nachweis, an welcher Stelle er sich befindet. Auch ist er bei der Lage nach innen vom Leistenringe oder im Leistenkanal oft wegen seiner Kleinheit und geringen Entwicklung nicht leicht zu fühlen.

b) Das Zurückbleiben des Hodens in der Bauchhöhle macht kaum Beschwerden; dagegen können bei der Lage vor dem Leistenringe oder im Leistenkanal ziemlich erhebliche Beschwerden, namentlich bei stärkeren Anstrengungen durch Druck auf den Hoden auftreten.

971. Das Zurückbleiben der Hoden in der Bauchhöhle (Kryptorchismus) darf nicht mit dem völligen Fehlen der Hoden verwechselt werden. Während in ersterem Falle der Untersuchte ausgesprochene männliche Beschaffenheit zeigt und auch Samen entwickelt, ist bei völligem Fehlen der Hoden ein mehr weibliches Aussehen vorhanden und auch das männliche Glied entwickelt sich nur kümmerlich.

Gutartige Geschwülste der Hoden sind selten. Am häufigsten sind noch die Zystenbildungen im Nebenhoden, während Fasergeschwülste (Fibrome), Fettgeschwülste (Lipome), Knorpelgeschwülste (Chondrome, Enchondrome) und Muskelgeschwülste (Myome) seltener vorkommen. Auch bösartige Geschwülste, Krebse (Karzinome), Fleischgeschwülste (Sarkome), diese mitunter nach Verletzungen, sind nicht häufig. Tuberkulöse und syphilitische Krankheitszustände der Hoden und Nebenhoden treten dagegen häufiger auf. Da beide ebenfalls zu geschwulstartiger Anschwellung des Hodens führen, kann die Unterscheidung von bösartigen Geschwülsten unter Umständen schwierig werden. Differentialdiagnostisch zwischen Tuberkulose und Syphilis kommt in Betracht, daß jene fast immer zunächst den Nebenhoden befällt und diese den Hoden selbst; für diese kann die Wassermannsche Probe, für jene die Tuberkulinprobe ausschlaggebende Bedeutung haben.

972. Verlust eines oder beider Hoden kann Folge einer Verletzung sein. Häufiger ist die operative Entfernung der Hoden durch Tuberkulose, Syphilis oder bösartige Krankheitszustände bedingt. Schwund der Hoden ist nicht selten die Folge chronischer Nebenhodenentzündung (Epididymitis) und schwerer Formen der Hodenentzündung (Orchitis). Diese kann zum völligen Verluste des Hodens durch Brand (Gangrän) führen.

973. Der Krampfaderbruch (Varicocele) läßt sich durch Betastung leicht erkennen. Die erweiterten und geschlängelten

Blutadern am Samenstrange sind als wurmartige weiche Gebilde durch die Haut zu fühlen. Zu beachten ist der dabei vorkommende Hodenschwund.

974. Verletzungen des männlichen Gliedes sind im Frieden nicht gerade häufig. Dazu gehören die vollständige Abtrennung des Gliedes bei Geisteskranken, Abreißungen durch Maschinenverletzungen und Quetschungen bei Fall auf den Damm; im Kriege auch durch Schußverletzung. Bei jeder Verletzung kann es zu narbiger Verengerung der Harnröhre und zu Harnverhaltung auch zu weit fortschreitenden Entzündungen und Eiterungen, (Urinphlegmone) kommen.

Untersuchung der Gliedmaßen.

Allgemeines.

975. Die selbsttätigen (aktiven) und fremdtätigen (passiven) Bewegungen in den Gelenken, die Straffheit der Muskulatur, Gelenkgeräusche, größere Narben und ihre Bedeutung für die Gebrauchsfähigkeit sind zu prüfen. Dabei darf niemals der Vergleich zwischen rechts und links fehlen.

a) Die Feststellung, daß ein Glied einen geringeren Umfang habe, als das der anderen Seite, genügt nicht; eine solche Angabe ist für spätere Untersuchungen unbrauchbar. Es müssen vielmehr die Einzelmaße genau angegeben werden; für den Arm z. B. der Umfang der Mittelhand, der größte Umfang des Vorderarmes und für den Oberarm am besten zwei Maße, erstens die Mitte des hängenden Oberarms und die Mitte des stark gebeugten Oberarms, wobei die Muskelbeschaffenheit und die Muskeltätigkeit der Oberarmmuskulatur, besonders die des zweiköpfigen Armbeugers am besten erkannt werden kann.

b) Bei Gelenkgeräuschen ist zu bedenken, daß sie sich sehr oft auch bei gesunden leistungsfähigen Gelenken finden. Als wirkliche Zeichen einer Gelenkkrankheit gehen sie mit einer Beeinträchtigung der Muskulatur der betreffenden Seite einher.

c) Die fremdtätige (passive) Beweglichkeit eines Schultergelenks ist bei der gewöhnlichen Prüfung wegen des heftigen Muskelwiderstandes zuweilen schwer feststellbar. Sie läßt sich leicht dadurch prüfen, daß der vor dem Untersuchten stehende Arzt sich beide Hände reichen läßt mit der Aufforderung, eine tiefe Verbeugung zu machen, während die Hände festgehalten werden. Stehen dabei beide Hände gleichmäßig am Kopfe, dann ist die Beweglichkeit sicher regelrecht; im anderen Falle weicht der kranke Arm deutlich nach der Seite ab.

d) Narben, welche die Beweglichkeit eines Gliedes, besonders der Finger beschränken, dürfen nicht oberflächlich — nicht auf der Unterlage verschieblich — sein. Nur die in der Tiefe verwachsenen Narben können diese hemmende Wirkung haben und zeigen dies immer dadurch an, daß sie sich bei Bewegungsversuchen deutlich anspannen.

976. Das traumatische Ödem des Handrückens verdient trotz seiner Seltenheit besondere Berücksichtigung. Es bleibt zuweilen nach stumpfen Verletzungen zurück, findet sich aber zuweilen auch bei der „Hängehand" nach Lähmung des Speichennerven.

Es ist eigentlich kein „Ödem", weil Fingerdruck keine Delle hinterläßt, und weil es beim Zusammendrücken und nach Hochlagerung nicht zurückgeht. Es handelt sich dabei vielmehr um eine chronisch-entzündliche Durchsetzung der Gewebe in der Umgebung der Strecksehnen des Handrückens. Bei rechtzeitiger richtiger Behandlung geht dieser Zustand zurück, kann aber bei längerem Bestehen zu schweren Störungen der Gebrauchsfähigkeit von Hand und Fingern führen.

977. Bei der Untersuchung der unteren Gliedmaßen wird von Paalzow darauf hingewiesen, daß sich aus Gelenkgeräuschen allein keine bindenden Schlüsse ziehen lassen, weil sich knarrende, knackende, knisternde Geräusche bei Bewegungen besonders größerer Gelenke sehr häufig auch bei Gesunden finden.

a) Oft treten diese Geräusche auch nur bei bestimmten oder nur bei ausgiebigen Bewegungen, z. B. im Kniegelenk erst bei ganz spitzwinkliger Beugung auf.

b) Sehr oft fühlt die aufgelegte Hand das knirschende Geräusch dicht unter der Oberfläche, dicht unter der Haut. Dann kann es als sicher gelten, daß nicht das Kniegelenk selbst, sondern der Schleimbeutel vor der Kniescheibe, die Bursa praepatellaris, Ausgangsort des Geräusches ist.

978. Die selbsttätige Beweglichkeit des Knie- und Hüftgelenks wird durch die Kniebeuge (Hocke), besser noch in der Weise geprüft, daß der auf einem Beine stehende Untersuchte das andere Bein beugt und wieder vorwärts streckt.

Die Feststellung der Beweglichkeit des Fußgelenks setzt Erschlaffung der Achillessehne voraus. Dazu wird das in Hüftgelenk und Knie stark gebeugte Bein (in Rückenlage) mit einer Hand festgehalten, während die andere Streckung Beugung und Drehung im Fuß- und den Fußwurzelgelenken ausführt oder auszuführen sucht.

979. Maßgebend für ein erschöpfendes und sicheres Ergebnis ist immer wieder der richtige Gang der Untersuchung, die mit der allgemeinen Besichtigung der unteren Gliedmaßen anfängt, dabei Unterschiede in der Form, in der Entwicklung der Beine und der Beschaffenheit der Haut (Geschwüre, Narben, Erweiterung der Blutadern, Verfärbungen); in der Stellung der Gelenke, in der Fußform (Platt-, Senk-, Spitz-, Klump- und Hohlfuß) würdigt.

a) Verkürzung eines Beines zeigt sich durch entsprechende Beckensenkung auf der verkürzten Seite beim Auftreten mit beiden Füßen.

b) Verdickungen an den Knochen können, soweit sie nicht frisch entzündlicher Natur sind, Folgen früherer Knochenbrüche oder wirklicher Knochenneubildungen sein.

c) Eine nicht selten beobachtete Art derselben, die „kartilaginären Exostosen" treten in der Regel an vielen Stellen des Körpers auf, mit Vorliebe an den langen Röhrenknochen und hier wieder an der Knorpelfuge (Epiphysenlinie). Sie stören die Gebrauchsfähigkeit eigentlich nie. Natürlich kann ein Knochenauswuchs an der Innenseite des Schienbeins in der Nähe des Kniegelenks beim Reiten hinderlich sein, weil es beim kräftigen Schenkelschluß zu stark gedrückt wird. Doch wird auch dieser Nachteil gewöhnlich dadurch aufgehoben, daß durch eine andere Beinhaltung die Stelle vom Druck befreit wird.

980. Messungsverfahren (Ziff. 975a). An den Unterschenkeln genügt die Feststellung des größten Wadenumfanges beiderseits. Dabei ist aber darauf zu achten, ob ein einseitiger größerer Umfang nicht durch stärkere Krampfadern bedingt ist. Die Umfangsmaße lassen einen zutreffenden Schluß auf die

Leistungsfähigkeit der Muskulatur nur unter gleichzeitiger Berücksichtigung der Derbheit und Härte des schlaffen und des kontrahierten Muskels zu, was durch Umgreifen und Betasten festgestellt wird.

a) Wenn bei mäßigem Längenunterschiede die Verkürzung des einen Beines Ober- und Unterschenkel gleichmäßig betrifft, wenn außerdem auch der Fuß derselben Gliedmaße (vom Hacken bis zur Großzehenspitze gemessen) kleiner ist, dann muß auch bei angeblich voraufgegangenen Verletzungen an das nicht ganz seltene geringere Wachstum des einen (gewöhnlich des linken) Beines gedacht werden.

b) Ein Erguß im Kniegelenk wird gewöhnlich schon durch den Augenschein erkannt; die natürlichen Gruben und Furchen beiderseits der Kniescheibe sind verstrichen und an ihrem Oberrande wölbt sich ein Querwulst auf, entsprechend der Ausdehnung der mit dem Gelenk unmittelbar in Verbindung stehenden Schleimbeuteltasche (Recessus) unter der großen Strecksehne. Die ungewöhnliche Beweglichkeit der Kniescheibe wird durch Druck auf sie gegen das Gelenk geprüft; beim Aufhören des Druckes schnellt sie sofort wieder empor; sie „tanzt" oder „ballottiert".

c) Auch ein Erguß im Fußgelenke, der übrigens in frischem (akutem) Zustande selten ist, zeigt sich gewöhnlich durch das Verstrichensein der Furchen vor und hinter den Knöcheln (Malleolen). Eine auf die Furche hinter dem äußeren Knöchel beschränkte Schwellung kann auch durch eine Schwellung der Sehnenscheiden der Wadenbeinmuskeln (M. peronei) bedingt sein, die hinter diesem Knöchel herum zur Fußsohle ziehen.

d) Schwellungen auf dem Fußrücken können Zeichen eines Bruches der Mittelfußknochen sein; sie können aber auch, ähnlich den Schwellungen auf dem Handrücken (Ziff. 976) beim „Hängefuß", der Fußstellung bei Lähmung des Wadenbeinnerven (N. peroneus), auftreten. Der schleudernde Gang, die Unfähigkeit, den Fuß zu erheben und die gekrümmten Zehen zu strecken, sind dabei so auffallend, daß ein differentialdiagnostischer Irrtum unmöglich ist.

Verletzungen der oberen Gliedmaßen und ihre Folgen.

981. Weichteilbeschädigungen werden als Hautablösungen und Hautabreißungen durch Maschinenverletzungen, durch Verbrennungen und Verätzungen, durch Schüsse, namentlich durch Artilleriegeschoß usw. verursacht. Bei größeren Gewebsverlusten kommt es zu ausgedehnten Narbenbildungen.

a) Große Gewebsverluste über dem Schulter-, Ellenbogen- und Handgelenk beeinträchtigen nicht selten die freie Beweglichkeit der betroffenen Gelenke unter Umständen so hochgradig, daß das Gelenk in einer bestimmten Haltung vollständig festgestellt wird.

b) Die Untersuchung hat die Aufgabe, den Grad der Bewegungsstörung festzusetzen. Sie kann, wenn die Feststellung (Ankylose) in der Schulter oder im Ellenbogen in ungünstiger Stellung eingetreten ist, so groß werden, daß sie zur völligen Gebrauchsunfähigkeit des betreffenden Armes führt, woran sich auch die Hand durch Versteifung sämtlicher oder der meisten Finger beteiligen kann.

982. Eine besonders wichtige Rolle spielt eine Ernährungsstörung der Haut, die infolge zu langer Ruhigstellung oder zu fester Verbände nach Verletzungen beobachtet wird, die sog. „Glanzhaut". Die Haut erscheint glatt, gespannt, blaurot verfärbt und fühlt sich auffallend kalt an. Ursachen hierfür sind Entartung der Hautschlagadern und Schwund des Fettgewebes. Die Kranken haben ein starkes Kältegefühl in der Hand. Die Haut selbst ist außerordentlich empfindlich.

Die Beweglichkeit der darunter gelegenen Gelenke wird durch die straffe Spannung der Glanzhaut stark beeinträchtigt und der Gebrauch der Hand z. B. erheblich gestört. Eine Besserung kann eintreten, ist aber immer erst nach längerer Zeit zu erwarten. Namentlich geht die gesteigerte Empfindlichkeit der Haut sehr langsam zurück und in schwereren Fällen bleibt überhaupt jede Besserung aus.

983. Verletzungen der Muskeln: Sie können ohne äußere Körperbeschädigung Einrisse bei übergroßer Anstrengung oder plötzlicher Überdehnung des gespannten Muskels erleiden. Ist nur die Muskelbinde (Muskelfaszie) eingerissen, so entsteht ein Muskelbruch (Hernia muscularis); bei gespanntem Muskel tritt durch die Lücke in der Faszie oft eine weiche, Fluktuation vortäuschende Geschwulst, während bei kontrahiertem Muskel die womöglich noch weiter heraustretende Geschwulst eine harte Beschaffenheit annimmt.

a) Verwechslungen mit einem Abszeß und dadurch veranlaßte irrtümliche chirurgische Eingriffe sind vorgekommen. Also Vorsicht!

b) Der Muskelbruch trifft am häufigsten den dreieckigen Schulter- und den zwei- und dreiköpfigen Armmuskel. Die Störung pflegt unerheblich zu sein.

984. Abgerissene Muskeln heilen unter starker Zurückziehung (Retraktion) der Muskelenden. An der Stelle der Zerreißung besteht eine Vertiefung. In schweren Fällen zeigt der Muskel eine deutliche Sanduhrform, dabei kann die Beeinträchtigung der Leistungsfähigkeit erheblich sein. Ebenso wie die Muskeln können gelegentlich auch die Sehnen ohne äußere Verletzung abreißen; jedoch sind diese Verletzungen am Arm und an der Hand selten.

985. Bei Durchtrennung von Muskeln und Sehnen in offener Wunde kann nach glatter Verletzung und nach sachgemäßer Vereinigung der getrennten Teile durch die Naht eine Gebrauchsstörung ausbleiben oder sehr gering sein. Nach umfangreichen Verlusten von Muskel- und Sehnenteilen etwa infolge von Unfällen an Maschinen und infolge von Schußverletzungen oder im Krankheitsverlaufe durch Vereiterung der Wunde können schwere Gebrauchsstörungen zurückbleiben.

Im einzelnen Falle wird der Verlust an Muskelmasse dem Umfange nach, die durchtrennten Sehnen nach der Schädigung der Gebrauchsfähigkeit des geschädigten Körperteiles dem Grade nach festgestellt werden müssen.

986. Nervenverletzungen s. Ziff. 1060ff.

Gefäßverletzungen.

987. Offene Verletzungen der großen Schlagadern an den oberen Gliedmaßen kommen im Frieden (Messerstiche, Maschinenverletzungen) sowie im Kriege (Säbelhiebe, Bajonettstiche, Schußverletzungen) häufig vor. Nicht ganz so häufig sind die Gefäßverletzungen ohne offene Wunde (Gewebsblutungen) infolge von Quetschungen, Zerreißungen bei Schulter- und Ellenbogenverrenkungen oder Anspießung durch Knochensplitter bei Knochenbrüchen.

988. Die Haupterscheinung bei offener Verletzung ist die starke spritzende Blutung aus der Wunde. Sie ist am häufigsten bei querer oder bei unvollständiger Durchtrennung durch schneidende Werkzeuge. Bei Stichverletzungen kann sie zunächst fehlen, ebenso bei Schußverletzungen und Abreißungen, wo sie durch das Einrollen der Gefäßwand zunächst verhindert wird. In diesem Falle bildet sich häufig in der Wunde oder unter der Haut eine Blutgeschwulst (Hämatom) und es kommt nach einigen Tagen zum Durchbruch nach außen oder es tritt, wenn die Wunde nicht keimfrei blieb, eine Vereiterung der Gefäßwand und damit eine heftige Blutung (Spätblutung) auf.

989. Ein weiteres Zeichen der Schlagaderverletzung ist das Aufhören des Pulses unterhalb der Verletzung und das hauchende Geräusch, das bei unvollständiger Durchtrennung des Gefäßes mit dem Hörrohr und zuweilen durch die aufgelegte Hand (Schwirren) wahrgenommen werden kann. Schließlich wird bei Durchtrennung des Hauptstammes das Glied unterhalb der Verletzung blaß und kühl und unter Umständen brandig (gangränös); es stirbt ab.

990. Bei unvollständiger Durchtrennung eines großen Gefäßstammes kann sich das in die Gewebe ergossene Blut in eine pulsierende Geschwulst verwandeln, deren sackartige Wandung aus den in Bindegewebe umgewandelten äußeren Schichten des Blutgerinnsels besteht und deren flüssiger Inhalt mit der Öffnung des Gefäßes in Verbindung steht (falsche Schlagadergeschwulst, Aneurysma traumaticum s. spurium; arterielles Hämatom). In anderen Fällen kommt es nach der Zerreißung der inneren Gefäßwandbekleidung durch eine auf die Schlagader einwirkende stumpfe Gewalt oder nach vorläufigem Verschluß der Gefäßwunde durch ein Blutgerinnsel unter der ständigen Einwirkung des Blutdrucks auf die verletzte Stelle zu einer Ausbuchtung der Gefäßwand, die sich allmählich in eine pulsierende Geschwulst umwandelt (wahre Schlagadergeschwulst, Aneurysma verum).

991. Kommt es bei gleichzeitiger Verletzung von Schlag- und Blutader zu einer Verbindung zwischen beiden Gefäßen, so wird die Blutader durch den Druck des Schlagaderblutes erweitert und es entsteht wieder eine pulsierende Geschwulst (Aneurysma arterio-venosum — Varix aneurysmaticus).

a) Die Unterscheidung zwischen wahren und falschen Pulsadergeschwülsten und dem Aneurysma arterio-venosum kann sehr schwierig sein. Bei der wahren Schlagadergeschwulst fühlt man über der Geschwulst eine mit dem Herzschlage zusammenfallende Pulsation und hört darüber ein lautes blasendes Geräusch. Beide Zeichen verschwinden bei Druck auf das Gefäß der Stromrichtung nach oberhalb des Aneurysma verum oder spurium. Das arteriellvenöse Aneurysma läßt über der Geschwulst ein lautes Blasen und Schwirren hören, das durch das Eindringen des Schlagaderblutes durch die enge Öffnung in die Blutader erzeugt wird.

b) Schlagadergeschwülste kommen an den oberen Gliedmaßen am häufigsten in der Schlüsselbeingrube, in der Achselhöhle, an der Innenseite des Oberarms und in der Ellenbeuge vor.

c) **Größere Geschwülste** verursachen durch Druck auf die Nerven **Unterbrechung der Nervenleitung und Nervenschmerzen**; durch Behinderung des Blutrücklaufs **Anschwellung** und unter Umständen **völliges Absterben** des Armes und der Hand. Außerdem droht der **Verblutungstod** durch gelegentliches Bersten des Sacks.

d) Die Pulsadergeschwülste geben bei ihrer Neigung zum Wachstum, bei der Seltenheit ihrer Heilung ohne Eingriff und bei der Gefahr des Gliedbrandes immer eine bedenkliche Vorhersage. Ähnliches gilt für die operative Beseitigung eines solchen krankhaften Gefäßzustandes.

Die Knochenbrüche der oberen Gliedmaßen[1]). Schlüsselbeinbruch.

992. Der Schlüsselbeinbruch ist der häufigste aller Knochenbrüche (18,7 v. H. nach Pitha). Er wird am häufigsten durch Fall auf die ausgestreckte Hand verursacht; seltener entsteht er durch Muskelzug oder durch unmittelbare (direkte) Gewalteinwirkung. Die Schußbrüche sind in der Regel offene Brüche mit mehr oder weniger starker Splitterung. Es können damit noch Verletzungen der Gefäße, der Nerven, der Rippen oder der Lungenspitze verbunden sein.

Brüche des äußeren, mittleren und inneren Drittels.

a) Die Brüche des mittleren Drittels sind die häufigsten. Bei ihnen wird das äußere Bruchstück durch die Schwere des Armes nach unten, das innere durch den Zug des Kopfnickers nach oben gezogen. Dadurch entsteht gewöhnlich eine winklige Verschiebung der Bruchstücke. Erscheinungen: Örtlicher Schmerz, Reibegeräusch bei Bewegungen, Senkung der Schulter und Neigung des Kopfes nach der kranken Seite, Unmöglichkeit des Armhebens über die Wagerechte hinaus. Die Bruchenden sind durch die dünne bedeckende Haut leicht fühlbar, infolgedessen Erkennung der Beschädigung nicht schwer.

b) Brüche im äußeren Drittel zeigen meist geringe Verschiebung der Bruchenden. Die Verletzung ist an dem örtlichen Druckschmerz, dem Reibegeräusch bei Bewegungen und der Gebrauchsstörung des Armes leicht zu erkennen.

c) Auch bei Brüchen des inneren Drittels ist die Verschiebung meist gering. Auch hier sichert der örtliche Druckschmerz und das Reibegeräusch die Diagnose.

d) Der Schlüsselbeinbruch kann mit Schulterverrenkung verwechselt werden. Aber die Anwesenheit des Oberarmkopfes in seiner Gelenkpfanne und die Erhaltung der Schulterwölbung läßt eine Luxation ausschließen.

e) Die Vorhersage ist meist gut. Auch wenn die Bruchstücke mit einiger Verschiebung zusammenheilen, bleibt gewöhnlich keine erhebliche Gebrauchsstörung zurück. Nur bei sehr starker Verschiebung der Bruchenden, bei Verwachsung der Bruchstücke mit dem Rabenschnabelfortsatz oder bei Druck der Bruchenden auf das Oberarmnervengeflecht können die Folgen erheblich sein: Unmöglichkeit den Arm zu heben, Nervenschmerzen, Muskelschwund.

f) Bei Schußbrüchen kann selbst nach starker Splitterung die Gebrauchsfähigkeit des Armes gut werden, wenn keine Wundeiterung hinzukam. In vielen Fällen ist bei den Schulterschüssen der Schlüsselbeinbruch der weniger wichtige Befund. Im Vordergrunde stehen die Nerven-, Gefäß- und Lungenverletzungen.

---

[1]) Der folgende Abschnitt soll nicht etwa die Benutzung eines Lehrbuches überflüssig machen, sondern nur eine Übersicht über die wesentlichen und häufigsten Bruchformen bringen.

Schulterblattbrüche.

993. Schulterblattbrüche entstehen meist durch äußere (direkte) Gewalteinwirkung; Schußbrüche sind häufig und oft mit Lungenverletzungen verbunden. Gewehrschüsse verursachen bisweilen Loch-, meistens jedoch Splitterbrüche. Granatverletzungen kennzeichnen sich durch schwere Zersplitterungen und Zerreißungen. Die Schulterblattbrüche lassen sich einteilen in Brüche des Körpers, des Gelenkfortsatzes, der Schultergräte mit Schulterhöhe (Akromion) und des Rabenschnabelfortsatzes.

a) Die Brüche des Körpers lassen sich für gewöhnlich aus dem erheblichen Bluterguß, den örtlichen Schmerzen, der Veränderung der äußeren Umrisse des Schulterblatts und der regelwidrigen Beweglichkeit der Bruchstücke leicht erkennen. Mitunter jedoch sind die einzelnen Zeichen wenig ausgeprägt oder fehlen ganz, so daß Sicherung des Befundes durch Röntgenaufnahme nötig wird.

b) Brüche des Gelenkteils sind leicht mit der Verrenkung des Oberarms zu verwechseln: der Arm ist herabgesunken und verlängert, die Schulterwölbung ist verschwunden, der Oberarm steht in Abspreizung (Abduktion). Jedoch läßt sich die Verschiebung sofort ausgleichen, wenn man den Arm anhebt, auch läßt sich der Arm leicht der Brustwand nähern, und man fühlt das Reibegeräusch des verletzten Knochens.

c) Brüche des Schulterblatthalses lassen sich ebenfalls leicht mit den Verrenkungen des Schultergelenkes verwechseln. Jedoch fühlt man bei Brüchen in der Achselhöhle statt des Oberarmkopfes den unregelmäßigen Bruchrand und das Mitgehen des Rabenschnabelfortsatzes bei Armbewegungen. Eine sichere Feststellung der Brüche der Gelenkteile und der Brüche des Schulterblatthalses wird meistens nur mit Hilfe der Röntgenaufnahme ermöglicht.

d) Die Brüche der Schultergräte und des Schulterdaches (Akromion) entstehen ebenfalls fast stets durch unmittelbare Gewalt. Die Verschiebung der Bruchstücke ist meistens unerheblich. Die Diagnose ergibt sich bei nicht allzu starker Schwellung aus dem örtlichen Bruchschmerz, dem Reibegeräusche und der Unmöglichkeit des selbsttätigen Armhebens.

e) Brüche des Rabenschnabelfortsatzes entstehen meistens dadurch, daß ein Schlag oder Stoß den Knochen unmittelbar trifft und abschlägt. Wenn, wie es gewöhnlich der Fall ist, ein starker Bluterguß besteht, und man die regelwidrige Beweglichkeit des Rabenschnabelfortsatzes nicht nachweisen kann, so läßt sich die Feststellung nur durch die Röntgenaufnahme ermöglichen.

f) Die Heilungsaussichten sind bei den einfachen Brüchen des Schulterblatts gut. Auch dann, wenn die Bruchstücke nicht in ganz regelrechter Stellung zusammenheilen, pflegt die Gebrauchsstörung nur unerheblich zu sein. Weniger gut sind die Heilungsaussichten bei Brüchen des Gelenkteils und des Halses. Bei ihnen bleibt auch zuweilen die knöcherne Verheilung aus. In allen Fällen wird mit längerer, oft mit dauernder Gebrauchsstörung des Schultergelenkes gerechnet werden müssen.

g) Brüche des Rabenschnabelfortsatzes geben im allgemeinen günstige Aussichten. Die Schußbrüche des Schulterblattes sind in den meisten Fällen als schwere Verletzungen anzusehen. Glatte Durchschüsse kommen zwar öfters ohne Zwischenfälle und ohne Gebrauchsstörungen zur Heilung. Dagegen führen die Schußbrüche des Halses und des Gelenkteils, wenn sie nicht keimfrei bleiben, häufig zur Versteifung des Schultergelenks. Das gleiche gilt von den schweren, mit ausgedehnter Weichteilbeschädigung verbundenen Splitterbrüchen.

Oberarmbrüche.

994. Oberarmbrüche sind häufig — nach v. Bruns 7 v. H. aller Brüche. Man unterscheidet Brüche des oberen Gelenkendes, des Schaftes und des unteren Gelenkendes, Epiphysen- und Diaphysenbrüche.

Brüche des oberen Endes haben ihren Sitz entweder innerhalb der Kapsel (Brüche des Gelenkkopfes, des anatomischen Halses) oder außerhalb der Kapsel (extrakapsuläre Frakturen), Brüche des chirurgischen Halses. Sie kommen, mit Ausnahme der Knorpelfugentrennung (Epiphysenlösung) meist in vorgeschrittenem Alter vor. Die Ursache ist größtenteils unmittelbare Gewalt. Schußbrüche sind verhältnismäßig häufig.

995. Die Gefahr der Verwechslung mit Schulterverrenkungen liegt nahe. Von diesen sind sie unterschieden durch das Vorhandensein des Kopfes in der Pfanne, durch die leichte fremdtätige (passive) Beweglichkeit und durch Reibegeräusche bei Bewegungen. Die genaue Feststellung ist meist nur mit Hilfe des Röntgenbildes möglich und geboten.

Die Heilungsaussichten sind im allgemeinen gut. Nur bei Knochenknorpelfugenlösung tritt oft Verkürzung des Arms und bei Schußbrüchen Versteifung des Schultergelenks ein.

996. Die Brüche des Schaftes (Diaphysenfrakturen) entstehen meist durch unmittelbare Gewalt. Man findet einfache Quer-, häufiger aber Schrägbrüche; es kommen auch noch schraubenförmige Brüche (Spiralbrüche) vor. Schußbrüche zeigen oft starke Splitterung. Häufig Verletzung des N. radialis.

a) Erscheinungen: schlaffes Herunterhängen des Arms, winklige Abweichung der Längsachse, regelwidrige Beweglichkeit (falsches Gelenk), Reibegeräusch und Verkürzung.

b) Einfache Brüche heilen bei geeigneter Behandlung mit geringer Verkürzung und Gebrauchsstörung. Bei offenen Brüchen kommt es, namentlich bei infizierten Schußbrüchen, aber auch infolge Zwischenlagerung von Weichteilen zwischen die Bruchenden verhältnismäßig oft zur Bildung eines falschen Gelenks (Pseudarthrose).

c) Dauer der Heilung bei einfachem Bruch 4—5 Wochen, Wiederherstellung voller Gebrauchsfähigkeit 3—6 Monate. Bei offenen (komplizierten) Brüchen dauert es natürlich viel länger.

997. Brüche des unteren Endes (Epiphysenfrakturen), Brüche oberhalb und innerhalb des Oberarmknorrens (Fract. epicondyli ext. oder int.) und Brüche der Gelenkenden (Fract. condyli int. oder ext.). Darunter befinden sich Längsbrüche zwischen den Gelenkfortsätzen, sowie T- und Y-förmige Brüche.

998. Die Brüche oberhalb der Gelenkknorren (Fract. supracondylica) entstehen meist durch Fall auf die ausgestreckte Hand, die eigentlichen Gelenkbrüche dagegen meist durch unmittelbare Gewalteinwirkung.

a) Brüche oberhalb des Gelenks sind durch die Verschiebung des unteren Bruchstücks nach hinten und oben beim Stande des oberen Bruchstücks in der Ellenbeuge leicht zu erkennen. Vor Verwechslung mit Ellenbogenverrenkung schützt die Leichtigkeit, womit die Verschiebung ausgeglichen werden kann und die richtige Lage der Knorrenspitzen (Epikondylen) zur Spitze des Ellenbogenknorrens (Olekranon).

b) Bei den Gelenkbrüchen ist die nähere Feststellung wegen der großen Verschiedenheit des Verlaufs der Bruchlinie schwerer. Die große Schmerzhaftigkeit macht häufig die Untersuchung in Allgemeinnarkose nötig. Aus der Beweglichkeit und Verschieblichkeit der Bruchstücke und der Abweichung der Stellung des Vorderarms muß man die Beschädigung herleiten. Eine Durchleuchtung oder Röntgenaufnahme ist immer wünschenswert.

c) Die Vorhersage ist bei den Brüchen am unteren Oberarmende nicht besonders günstig. Namentlich bei den T- und Y-Brüchen kommt es oft zu beschränkter oder vollständiger Gelenkversteifung. Das gleiche gilt von den Durchstichsbrüchen und namentlich von den Schußbrüchen.

Brüche der Vorderarmknochen.

999. Brüche der Elle (Ulnarfrakturen). Der Bruch des Ellenbogenfortsatzes (Olekranon) entsteht meist durch unmittelbare äußere Gewalteinwirkung. Aus der Verschieblichkeit der Bruchstücke und aus der Unmöglichkeit der selbsttätigen Streckung des Armes im Ellenbogengelenk läßt er sich leicht feststellen. Die Vorhersage ist gut, wenn nicht das obere Bruchstück durch den dreiköpfigen Streckmuskel zu hoch gezogen wird. In diesem Falle ist Knochennaht nötig.

1000. Brüche des Ellenschaftes entstehen durch Schlag auf den erhobenen Arm (Abwehrbruch). Die Erkennung ist bei der Lage des Knochens dicht unter der Haut leicht. Die Vorhersage ist günstig.

Es kommt vor, daß bei Verrenkung des Speichenköpfchens aus seinem Gelenk die Elle im oberen Drittel bricht, weil ohne diesen Bruch, den das Ringband (Lig. annulare) hält, das Speichenköpfchen das Gelenk nicht verlassen kann.

Speichenbruch (Radiusfraktur).

1001. Der Bruch des Speichenköpfchens entsteht gewöhnlich durch Fall auf die ausgestreckte Hand. Läßt sich das bewegliche Bruchstück infolge starken Blutergusses nicht fühlen und Reibegeräusch nicht nachweisen (auch nicht bei Drehung, Pronation und Supination der Hand), dann muß die Durchleuchtung den Bruch feststellen.

1002. Brüche des Speichenschaftes entstehen durch unmittelbare Gewalteinwirkung oder durch Fall auf die Hand. Sie verlaufen meistens quer und sind bei der Möglichkeit ungehinderter Abtastung der Knochen leicht zu erkennen. Heilung erfolgt bei guter Einrichtung in 3—4 Wochen ohne wesentliche Gebrauchsstörung.

1003. Am häufigsten und praktisch am wichtigsten ist der Querbruch dicht über dem unteren Speichenende (die „typische" Radiusfraktur). Er entsteht fast immer durch Fall auf die Handfläche der ausgestreckten Hand.

a) Erscheinungen: Örtliche Schwellung und Druckschmerz, Aufhebung der Bewegungen im Handgelenk, bajonettförmige Stellung der Hand zum Handgelenk unter Verschiebung der Hand nach der Daumenseite und mit vorspringendem unterem Ellenende, Vorspringen des unteren Bruchstücks auf der Streckseite oberhalb des Handgelenks.

b) Heilung bei guter Einrichtung 3—4 Wochen. Wiederherstellung der Gebrauchsfähigkeit des Handgelenks nicht vor 6—8 Wochen; bei alten Leuten oft dauernde Einschränkung.

1004. Quergerichtete Brüche beider Vorderarmknochen erfolgen meist durch unmittelbare Gewalteinwirkung in ungleicher Höhe.

a) Sie sind an der regelwidrigen Beweglichkeit, der aufgehobenen Gebrauchsfähigkeit und an der winkligen Abknickung an der Bruchstelle leicht zu erkennen.

b) Bei guter Einrichtung Heilung ohne Gebrauchsstörung. Bei starker Verschiebung der Bruchstücke kommt es leicht zur Verwachsung der Bruchenden unter sich und damit zur Aufhebung der Drehbewegungen des Vorderarmes.

Schußbrüche des Vorderarmes.

1005. Bei Verletzung des mittleren Vorderarmabschnittes werden meist beide Knochen getroffen. Ihre häufig starke Splitterung hat oft Heilung mit erheblicher Verbildung oder mit knöcherner Verwachsung sämtlicher Bruchenden unter sich zur Folge. Ein häufiger Zwischenfall ist die Verletzung des Mittelnerven (N. medianus). Schußbrüche in der Nähe des Handgelenks und Ellbogens führen oft zur Versteifung dieser Gelenke.

Brüche der Handwurzelknochen.

1006. Die meisten Brüche der Handwurzelknochen entstehen durch unmittelbare Gewalt (Quetschungen, Überfahrungen, Maschinen- und Schußverletzung). Häufig ist starke Weichteilverletzung damit verbunden. Genauere Feststellungen sind wegen starken Blutergusses ohne Röntgenaufnahme anfänglich kaum möglich. Als Abrißbrüche kommen beim Fall auf die überstreckte Hand am häufigsten Brüche des Erbsenbeins und Kahnbeins vor.

Die Vorhersage ist in allen Fällen nicht gerade günstig. Es kommt sehr leicht zu dauernder Versteifung des Handgelenks, namentlich wenn frühzeitig Massage und Bewegungsübungen versäumt wurden.

Brüche der Mittelhandknochen.

1007. Die Ursache ist meist unmittelbare Gewalt. Trifft sie die Knochen quer zur Längsachse, so entstehen Querbrüche; Stöße und Schläge in der Richtung der Längsachse verursachen Schräg- und Längsbrüche, Abbrüche oder Zertrümmerung der Gelenkköpfchen sind nicht selten.

1008. Oft sind die Erscheinungen nur geringfügig. Die Verschiebung kann ganz fehlen und die Bewegungsstörung wenig ausgesprochen sein. Druckschmerz, fremdtätige Bewegungsmöglichkeit an ungewöhnlicher Stelle in Verbindung mit Reibegeräuschen lassen jedoch den Knochenbruch ohne Schwierigkeit feststellen.

Die Vorhersage ist im allgemeinen gut. Eine Wiederherstellung der vollen Kraftleistung der Hand dauert aber oft Monate lang.

1009. Brüche der Fingerglieder — Die häufigste Ursache ist unmittelbare Gewalt (Quetschung), daher sind offene (komplizierte)

Brüche nicht selten. — Verkürzung des Fingers infolge winkliger Abknickung an der Bruchstelle durch Zug der Beuge- oder Strecksehnen, regelwidrige Beweglichkeit, Reibegeräusche werden leicht nachzuweisen sein. Stärkere Verschiebung der Bruchenden ist selten.

Die Prognose (Voraussage) ist bei sachgemäßer Einrichtung des Bruches gut. Gelegentlich kommt es aber zu Sehnenverwachsungen und Gelenkversteifungen, namentlich am Daumen und besonders bei älteren Leuten. Bei Schußbrüchen hängt alles von der Ausdehnung der Knochenzertrümmerung und der Weichteilverletzung, sowie vom Wundverlaufe ab.

Untersuchung der unteren Gliedmaßen.

1010. Gang der Untersuchung (vgl. Ziff. 1144). Bei der Untersuchung der unteren Gliedmaßen ist an erster Stelle auf Krampfadern (Varizen) zu achten, die an Ober- und Unterschenkel hauptsächlich im Stromgebiete der Rosenblutader (Vena saphena), besonders der linken, auftreten, andauerndes Stehen und Gehen, besonders unter Belastung des Oberkörpers (Soldatenmarsch), auch Reiten und Bergsteigen erheblich erschweren, auch wohl einmal zum Platzen eines Krampfaderknotens führen. Auch die Beziehungen zwischen Krampfadern, Unterschenkelgeschwüren, Plattfuß und Schweißfuß, X- und O-Beinen sind zu beachten.

Beckenbrüche.

1011. Unterschieden werden: *a)* Abbrüche einzelner Teile der Beckenknochen (isolierte Brüche), *β)* Brüche des Beckenringes, *γ)* Schußbrüche.

1012. Abbrüche einzelner Teile der Beckenknochen entstehen wohl ausnahmslos durch unmittelbare Gewalt: Stoß gegen den Darmbeinkamm, Fall auf das Beckenende.

Abbrüche des Darmbeinkamms und der Schaufel sind selten. Die Feststellung ergibt sich aus der Beweglichkeit des abgebrochenen Stückes und gelegentlich auch aus der Verschiebung durch Muskelzug. Die praktische Bedeutung ist gering.

Brüche des Sitzknorrens sind ebenfalls selten. Ursache: Fall auf das Beckenende. Die Verschieblichkeit wird am besten durch Untersuchung vom Mastdarm aus festgestellt. Es kommt nicht immer zur knöchernen Vereinigung.

Brüche des unteren Kreuzbeinendes sind öfters mit Verrenkung des Steißbeins verbunden. Ursache: Fall auf das Beckenende.

Man erkennt sie aus der örtlichen Schmerzhaftigkeit und der Verschiebung des unteren Bruchstücks nach vorn, vom Mastdarm aus deutlich fühlbar. Heilung in guter Stellung ist wegen der Schwierigkeit, das untere Bruchstück in richtiger Lage festzuhalten, selten. Die Beschwerden sind nicht unerheblich; namentlich bleibt der Schmerz bei der Stuhlentleerung oft lange bestehen (Coccygodynie).

1013. Brüche des Beckenringes. Sie entstehen infolge gewaltsamen Zusammenpressens des knöchernen Beckenringes. Häufigste Ursachen: Überfahrenwerden, Verschüttung, Quetschung zwischen Eisenbahnpuffern.

Die Brüche sind als Quetschungs- und Zerreißungsbrüche anzusehen. An der einen Seite des Beckenringes bricht der Knochen infolge des unmittelbaren Druckes, an der gegenüberliegenden Seite reißt der Knochen oder die Gelenkverbindung (Synchondrose) durch die entstehende Querspannung durch. Es handelt sich infolgedessen häufig um mehrfache und oft beiderseitige Brüche. Im vorderen Beckenumfange brechen die wagerechten und absteigenden Äste des Schambeins durch, im hinteren Umfange reißen die Darmbeine vom Kreuzbein in oder neben der Gelenklinie (Kreuz-Hüftbeinfuge) ab. Daneben kommen Brüche der Hüftgelenkpfanne durch Hineinpressen des Gelenkkopfes (sog. Luxatio centralis) vor.

a) Brüche des Beckenrings sind oft mit erheblichen Verletzungen der im Becken liegenden Organe verbunden. In erster Linie kommen Zerreißungen der Harnblase und des hintersten Teils der Harnröhre (Urethra poster.) in Betracht.

b) Die Erkennung der Beckenringbrüche ist nicht immer leicht. Am leichtesten sind noch die Schambeinbrüche aus der Verschieblichkeit der Bruchstücke und dem Reibegeräusche, sowie die Abrißbrüche der Darmbeine vom Kreuzbein aus dem ungleichen Stande der Darmbeinkämme zu erkennen. Röntgenaufnahme geboten.

c) Die Vorhersage hängt weniger von dem Knochenbruch, als von den begleitenden Weichteilverletzungen ab (Blasen-, Harnröhren-, Leberzerreißung, Zerreißung des Hüftnerven (N. ischiadicus) und des Hüftlochnerven (N. obturatorius). Ein großer Teil endet durch innere Blutung oder Harndurchtränkung (Urininfiltration) tödlich. In leichteren Fällen tritt meistens knöcherne Verheilung der Bruchstücke in guter Stellung ein, falls die Verschiebung von vornherein nicht sehr erheblich war. Dagegen gelingt es schwer, erhebliche Verschiebungen einzurichten. Auch haben die Zerreißungen im Bereiche der Gelenklinien wenig Neigung zu fester Vereinigung. Es können bedeutende Formveränderungen des Beckens, Störungen der Harnentleerung, scheinbare Verkürzungen eines Beins oder Muskellähmungen (Hüftnervenverletzung) dauernd zurückbleiben. Auch in günstigen Fällen vergehen Monate bis zur leidlichen Gehfähigkeit.

1014. Schußbrüche des Beckens. Die Schußverletzungen der Beckenknochen bieten naturgemäß kein einheitliches Bild. Von dem glatten Durchschuß des Infanteriegeschosses bis zu den schwersten Zertrümmerungen durch Granatsplitter und Sprengstücke kommen alle Grade der Knochenverletzungen vor. Dazu kommen die meist im Vordergrunde stehenden Verletzungen der Beckeneingeweide und der Bauchhöhle, der Muskeln, Nerven und Gefäße.

1015. Lochbrüche findet man am häufigsten an der Darmbeinschaufel und am Kreuzbeine. Schußbrüche des Schambeins, des Sitzbeins und der Gelenkpfanne zeigen meist erhebliche Splitterung. Eine genaue Feststellung von Einzelheiten ist bei der verdeckten Lage der in Betracht kommenden Knochen nur durch Röntgenaufnahmen möglich.

Die Vorhersage ist fast ausschließlich von der Beschaffenheit der Weichteilverletzungen abhängig.

Oberschenkelbrüche.

1016. Es werden unterschieden: *a)* Brüche des Schenkelhalses, *β)* Brüche des Oberschenkelschaftes, *γ)* Brüche des unteren Gelenkendes.

1017. Brüche des Schenkelhalses sind am häufigsten jenseits des 50. Lebensjahres. Im hohen Alter sind sie überhaupt die häufigsten aller Knochenbrüche: Die Bruchlinie liegt entweder innerhalb der Gelenkkapsel am Übergange des Halses in den Kopf oder außerhalb der Gelenkkapsel in der Linie zwischen den beiden Rollhügeln oder endlich teils innerhalb, teils außerhalb der Kapsel, und zwar vorn, wo sie weiter herunterreicht, innerhalb und hinten außerhalb der Kapsel. In manchen Fällen kommt es zur Einkeilung der Bruchenden, und zwar dringt bei den Brüchen innerhalb der Kapsel der Schenkelhals in das weiche Gewebe des Gelenkkopfes, bei den Brüchen außerhalb der Kapsel bohrt sich dagegen das untere Ende des Schenkelhalses in das Knochengewebe zwischen beiden Rollhügeln.

a) Verursacht werden die Brüche innerhalb der Kapsel meistens durch mittelbare Gewalteinwirkung (Fall auf den großen Rollhügel). Die Brüche außerhalb der Kapsel entstehen ebenfalls meistens durch mittelbare Gewalt, durch Fall auf den Fuß, auf das gebeugte Knie oder auch einmal durch Muskelzug, wenn der Kranke bei einem Fehltritt den Rumpf gewaltsam nach rückwärts beugt, um sich aufrecht zu erhalten.

b) Zeichen des Schenkelhalsbruches: Örtlicher Schmerz an der vorderen und äußeren Seite des Hüftgelenks, besonders heftig bei Versuchen, das Bein im Hüftgelenk zu bewegen. Gebrauchsstörung: die selbsttätige Bewegung im Hüftgelenk ist meistens ganz aufgehoben. Nur bei eingekeiltem Bruch kann eine geringe Beweglichkeit, zuweilen sogar noch eine gewisse Gehfähigkeit vorhanden sein.

Schwellung der Hüftgegend; Leisten- und Gefäßfalte sind verstrichen.

Lageveränderung: Das Bein liegt nach außen gerollt schlaff auf der Unterlage.

Längenunterschied: Der Oberschenkel ist verkürzt, die Verkürzung ist erheblicher bei losen (bis zu 8 cm), geringer (2—3 cm) bei eingekeilten Brüchen.

Sonstige Merkmale: Oberhalb des großen Rollhügels lassen sich die Weichteile tief eindrücken (Nachlassen des Zuges des Spanners der breiten Oberschenkelfaszie — Tensor fasciae latae —), der große Rollhügel steht oberhalb der Verbindungslinie des Sitzknorrens mit dem vorderen oberen Hüftbeinstachel (Roser-Nélatonsche Linie). Sonst nachweisbare Beweglichkeit an ungewöhnlicher Stelle und Reibegeräusche bei Drehbewegungen fehlen bei eingekeilten Brüchen.

c) An die Möglichkeit einer Verwechslung zwischen Schenkelhalsbruch und Hüftgelenksverrenkung (Luxatio femoris) nach vorn muß gedacht werden. Bei dieser fehlt aber das falsche Gelenk und der Gelenkkopf ist am vorderen Pfannenende fühlbar.

d) Die Vorhersage ist bei Schenkelhalsbrüchen im allgemeinen ungünstig. Alte Leute sind der Gefahr der Lungenentzündung (atelektatische Pneumonie) und des Druckbrandes am Kreuzbein ausgesetzt.

Knöcherne Heilung ist bei Brüchen innerhalb der Kapsel selten. In der Regel kommt es zu bindegewebiger Vereinigung oder zur Bildung eines falschen Gelenkes, da es nicht gelingt, die Bruchstellen gegeneinander festzustellen und der abgelöste Kopfteil zu schlecht ernährt wird. Brüche außerhalb der Kapsel geben, namentlich im Falle der Einkeilung bessere Aussichten auf knöcherne Heilung. Hierbei ist aber starke Calluswucherung nicht selten.

e) Die Heilung erfordert auch in günstigen Fällen lange Zeit, meist 4 bis

6 Monate. Bleibende Störungen in der Beweglichkeit des Beins sind sehr häufig. Die Ursachen sind in einigen Fällen Bildung eines falschen Gelenks, in anderen Schwund der Hüftmuskulatur und Verkürzung des Beins, in noch anderen Fällen deformierende Entzündung des Hüftgelenks (Coxitis deformans).

Coxa vara siehe Ziff. 1157.

1018. Brüche des Oberschenkelschaftes sind am häufigsten bei Kindern und bei Männern im mittleren Alter. Veranlassung:

α) Unmittelbare Gewalt (Verschüttung, Überfahrenwerden, starke Stöße), β) mittelbare Gewalt (Fall auf die Füße), γ) Muskelzug (bei Fußballspielern, beim Kegelschieben, infolge plötzlicher gewaltsamer Drehung des Oberkörpers bei feststehenden Füßen).

Bei Brüchen, die durch auffallend geringe Gewalt entstanden sind, muß auf Tabes geprüft werden, da die Knochenbrüchigkeit zu den ersten Zeichen dieser Krankheit gehört.

1019. Reine Querbrüche sind selten. Häufiger sind Schrägbrüche, die oft als perforierende (komplizierte) Brüche auftreten. Spiralbrüche kommen öfter vor, wenn Muskelzug die Ursache war. Splitterbrüche entstehen meistens infolge sehr starker unmittelbarer Gewalteinwirkung.

a) Die Diagnose ist leicht. Hervorstechende Merkmale: Druckschmerz, winklige Abknickung an der Bruchstelle, Verkürzung des Beins, Reibegeräusch bei Bewegungen der Bruchenden, regelwidrige Beweglichkeit, Unmöglichkeit des Beinhebens von der Unterlage. Die Feststellung des Bruches an sich genügt aber nicht; es bedarf vielmehr genauer Klarstellung der Art des Bruchs und der Bruchlinie zur Einleitung richtiger Behandlungsmaßnahmen.

b) Bei Brüchen im oberen Drittel des Schenkelknochens wird das obere Bruchstück nach vorn und außen, das untere nach oben und innen verzogen. Bei Brüchen in der Mitte steht das obere vor und nach einwärts von dem unteren; das untere wird hinter dem oberen in die Höhe gezogen. Bei Brüchen unterhalb der Mitte steht das obere Bruchstück vorn mitunter unmittelbar unter der Haut, das untere wird ebenfalls hinter dem oberen in die Höhe gezogen.

c) Für die genaue Ortsbestimmung des Bruches, für die Erkennung des Verlaufes der Bruchlinie und für den Nachweis etwa vorhandener Splitter ist eine Röntgenaufnahme unbedingt notwendig.

d) Die Vorhersage der Oberschenkelbrüche ist insofern nicht ungünstig, als tödlicher Ausgang selten vorkommt, außer bei Fetteindringen in das Blut mit Verschleppung in die Lungen oder in das Herz (Fettembolie). Lungenentzündung und Druckbrand, wie bei Schenkelhalsbrüchen, sind wegen der langen Bettruhe für alte Leute gefährlich. — Auch die Bildung falscher Gelenke infolge von zwischengelagerten Weichteilen, besonders Muskelgewebe ist nicht sehr häufig. Dagegen ist auf eine Heilung in guter Stellung und ohne erhebliche Verkürzung nur bei sorgfältigster Behandlung und unter fortgesetzter Nachprüfung durch Röntgenaufnahmen zu rechnen. Heilungen in schlechter Stellung mit starker Verkürzung sind immer noch häufig. Außerdem kommen Muskelschwund und Kniegelenksversteifungen häufig vor. Eine nachträgliche Zunahme der Verkürzung infolge zu frühen Gehens wird gelegentlich beobachtet.

e) Völlige Wiederherstellung der Erwerbsfähigkeit trat nach den Erfahrungen Thiems nur in 37 vom Hundert, in 24 v. H. der im Hause behandelten Kranken ein.

1020. Schußbrüche des Oberschenkelschaftes sind sehr häufig Splitterbrüche. Bei infektionsfreiem Heilungsverlaufe sind die Aussichten nicht wesentlich schlechter, als bei gewöhnlichen geschlossenen Brüchen. Wundeiterung steigert die Gefahren für das Leben infolge des Eiterfiebers und der drohenden Nachblutung sehr erheblich.

Die knöcherne Vereinigung kann durch Abstoßung von Knochensplittern und Absterben der Bruchenden in Frage gestellt werden, und das schließliche Heilungsergebnis wird durch Auftreten starker Verkürzung, narbiger Verwachsung der Weichteile und Gelenkversteifung ungünstig.

1021. Brüche der Gelenkenden. Man unterscheidet Querbrüche über den Gelenkknorren und Schräg- oder T-Brüche im Bereiche der Gelenkknorren oder der Gelenkfortsätze.

Die Ursache ist meistens Fall auf die Füße oder auf das gebeugte Knie. Zu erkennen sind die Brüche des unteren Endes an der völligen Gebrauchsunfähigkeit, der regelwidrigen Beweglichkeit der Bruchstücke zueinander und an der veränderten Stellung des Gliedes.

a) Bei Querbrüchen tritt das untere Bruchstück nach oben hinter das obere; das Bein ist verkürzt. Bei Abbruch des äußeren Gelenkknorrens ist der Unterschenkel zum Oberschenkel nach außen geknickt, weil der abgebrochene Knochen nach oben rückt. Beim Abbruch des inneren Gelenkknorrens ist das Umgekehrte der Fall. Statt der X-Bein- kommt es zu einer O-Beinstellung. Erschwert wird die Feststellung der näheren örtlichen Verhältnisse durch den stets vorhandenen Bluterguß im Kniegelenk. Die Röntgenaufnahme beseitigt diese Schwierigkeit.

b) Die Aussichten auf eine Heilung mit vollständiger Wiederherstellung der Gebrauchsfähigkeit sind schlecht. Es ist schwer, die Bruchstücke gut einzurichten und sie in guter Stellung zu erhalten. Gelenkversteifungen, Störungen der Gelenkbeweglichkeit und Knochenneubildung im Bereiche der Gelenkfläche, sowie späteres Auftreten von verbildender Gelenkentzündung (Arthritis deformans) sind häufig.

1022. Kniescheibenbrüche. Am häufigsten sind Querbrüche. Doch sind auch T- und Y-Brüche und Sternbrüche nicht selten. Die häufigste Ursache ist ein Fall auf das Knie. Die früher als Hauptursache angesehene Zerreißung durch Muskelzug scheint nach neueren Forschungen ziemlich selten zu sein. Kniescheibenbrüche sind leicht durch die fühlbare Furche zwischen den gegeneinander verschieblichen Bruchstücken festzustellen. Die Erzeugung des Reibegeräusches ist unmöglich, wenn die Bruchstücke durch Muskelzug zu einem weit klaffenden Spalt auseinander gezogen werden, wozu auch der gewöhnlich recht starke Bluterguß im Kniegelenk beiträgt. Die Streckfähigkeit des Beines im Kniegelenk ist aufgehoben. Die Heilung hängt von dem Gelingen der völligen Annäherung der Bruchflächen und der knöchernen Vereinigung ab. Das Mißlingen dieses Heilungsversuches bei starkem Einriß der Gelenkkapsel und der seitlichen Verstärkungsbänder hat später die Unmöglichkeit der kraftvollen selbsttätigen Streckung und damit eine verminderte Tragfähigkeit des Beins zur Folge. Deshalb ist für viele Fälle von Kniescheibenbruch die Knochennaht zu empfehlen.

Unterschenkelbrüche.

1023. Brüche des Schienbeines am oberen Ende, am Kopf des Schienbeines sind selten. Sie kommen gelegentlich einmal dadurch zustande, daß bei einem Fall aus großer Höhe der Kopfe des Schienbeins durch das Gelenkende des Oberschenkels eingedrückt wird.

1024. Die Brüche des Schienbeinschaftes entstehen meistens durch unmittelbare, seltener durch mittelbare Gewalt, z. B. beim Umfallen, wenn der Fuß irgendwo festsitzt. Die Bruchstelle findet sich meist etwas unterhalb der Mitte. Ein Schienbeinbruch geht gewöhnlich mit dem Bruche des Wadenbeines einher, das die Körperlast nicht allein zu tragen vermag.

a) Die häufigste Form des Schienbeinbruchs ist der Schrägbruch (Flötenschnabelbruch). Die Bruchlinie verläuft gewöhnlich von hinten oben nach unten vorn und das spitze Knochenende durchbohrt häufig die dünnen bedeckenden Weichteile. Bei Brüchen durch unmittelbare Gewalteinwirkung ist starke Splitterung nicht selten; bei den Schußbrüchen ist sie die Regel.

b) Die Feststellung der Schienbeinbrüche ist bei der Zugänglichkeit des Knochens für die Betastung in seinem ganzen Verlaufe im allgemeinen leicht: Abknickung an der Bruchstelle, Fühlbarkeit der beweglichen Bruchenden durch die Haut, Reibegeräusch und regelwidrige Beweglichkeit. Die Verschiebung der Bruchenden gegeneinander in der Längsrichtung ist meist nicht sehr erheblich. Jedoch hängt von ihrer Beseitigung durch die Behandlung in erster Linie die Aussicht auf günstige Heilung ab.

c) Bei guter Einrichtung besteht im allgemeinen begründete Aussicht auf völlige Wiederherstellung der Gebrauchsfähigkeit.

d) Bei der Bruchheilung unter stärkerer Verschiebung tritt infolge der Durchbiegung des Unterschenkels nach hinten oder nach der Seite dauernde Störung der Gehfähigkeit ein. Völlige Gebrauchsfähigkeit wird erst nach vielen Monaten, selbst erst nach Jahren erreicht, namentlich nach Splitterbrüchen infolge übermäßiger Knochenneubildung oder nach langer Ruhigstellung durch Fuß- und Kniegelenkversteifung. Die Heilung von Schußbrüchen hängt auch hier von der Vermeidung der Wundeiterung ab. Wenn dies gelingt, kann auf Heilung mit guter Gebrauchsfähigkeit gerechnet werden.

1025. Wadenbeinbrüche. Durch unmittelbare Gewalt kann das Wadenbein an jeder Stelle des Schaftes gebrochen werden. Am häufigsten sind 3 Bruchformen: a) Das Abbrechen des Wadenbeinköpfchens durch Muskelzug des zweiköpfigen Muskels. Bei dieser Bruchform wird häufig der Wadenbeinnerv geschädigt. β) Bruch im unteren Drittel, etwa 3 Querfinger breit über dem äußeren Knöchel infolge Umknickens des Fußes und γ) der Bruch in der Wadenbeinmitte oder auch etwas oberhalb, der beim Schienbeinbruch (s. o.) bei dem Versuche, zustande kommt, wieder auf die Beine zu kommen. Das Wadenbein kann auch an mehreren Stellen zugleich brechen.

a) Beim Abrißbruch des Wadenbeinköpfchens richtet sich das abgerissene Knochenstück bei selbsttätiger Beugung des Knies durch den Zug des zweiköpfigen Muskels nach außen auf. Beim Bruch im unteren Drittel stehen die beiden Bruchstücke, wie durch die dünne bedeckende Hautschicht leicht erkennbar, in einem nach außen offenen Winkel. Der Fuß steht dabei in Plattfußstellung.

b) Die Heilungsaussichten der Wadenbrüche sind im allgemeinen günstig. Verschlechtert werden sie durch die Verletzung des Wadenbeinnerven bei

Brüchen des Wadenbeinköpfchens und bei den Brüchen im unteren Drittel gelegentlich dadurch, daß der Bruch übersehen wird und unter Verschiebung der Bruchstücke heilt, wodurch dauernde Platt- und Knickfußstellung entsteht.

1026. Brüche am unteren Ende der Unterschenkelknochen. Die häufigste Form der Knöchelbrüche ist der Abrißbruch des inneren Knöchels, verbunden mit einem Bruche des Wadenbeins, etwas höher dicht oberhalb des Gelenks. Er entsteht dadurch, daß bei festgehaltenem Fuße der Körper nach außen umfällt (gewaltsame Pronation des Fußes). Dabei wird der innere Knöchel durch das innere Seitenband abgerissen, der äußere durch Sprung- und Fersenbein nach außen gedrängt, während die Körperschwere das Wadenbein nach innen einbiegt; dabei knickt es oberhalb der Gelenkbänder ab.

a) Merkzeichen: Unmöglichkeit aufzutreten, Bluterguß im Gelenk, Stellung des Fußes in Plattfußstellung, Vorspringen des oberen Schienbeinbruchstücks unter der Haut in der Gegend des inneren Knöchels, Einbiegung auf der Außenseite dicht über dem äußeren Knöchel.

b) Die Untersuchung wird erschwert durch die große Schmerzhaftigkeit und starken Bluterguß.

c) Differentialdiagnostisch sind Verwechslungen mit einfacher Verstauchung oder Verrenkung im Fußgelenke leicht möglich; Narkose und Röntgenuntersuchung sind deshalb notwendig. In Zweifelsfällen ist die Behandlung so einzurichten, als ob ein Bruch vorhanden wäre.

1027. Brüche des äußeren Knöchels allein sind ebenfalls häufig Folge des Umknickens des Fußes nach innen, wobei die Bänder, die vom Sprung- und Fersenbeine zum Knöchel ziehen, diesen dicht oberhalb der Spitze abreißen.

a) Die Erkennung des Bruches ist nicht immer leicht, da stärkere Verschiebung und regelwidrige Beweglichkeit der Bruchstücke fehlen und auch die Gehfähigkeit mitunter noch erhalten sein kann. Bei nicht zu starkem Bluterguß sind aber Bruchlinie und Reibegeräusch fühlbar. Anderenfalls wird das Röntgenbild vor Verwechslung mit einfacher Verstauchung schützen.

b) Die Vorhersage ist bei Knöchelbrüchen von der Behandlung abhängig. Bei guter Einrichtung tritt meistens, allerdings erst nach längerer Zeit, völlige Gebrauchsfähigkeit ein. Bei ungenügender Einrichtung kommt es zur Ausbildung der gefürchteten traumatischen Plattfußstellung, durch die dauernde Schmerzen, verbildende Entzündung des Fußgelenks und erhebliche Verminderung der Tragfähigkeit des Fußes verschuldet werden.

1028. Brüche der Fußwurzelknochen. — Brüche des Sprungbeins entstehen durch unmittelbare Quetschung des Fußgelenks oder durch Fall auf die Füße aus großer Höhe. Am häufigsten bricht der Hals des Sprungbeins.

a) Kennzeichen: Völlige Aufhebung der Gehfähigkeit, starker Schmerz an der Bruchstelle beim Versuche der Beugung des Fußes fußrückenwärts (Dorsalflexion); Schwellung und Bluterguß über dem Fußgelenk. Regelwidrige Beweglichkeit und Reibegeräusch sind nicht immer nachzuweisen. Sichere Erkennung ist oft nur von der Röntgenaufnahme abhängig.

b) Die Vorhersage ist ungünstig. Versteifung des Fußgelenks nicht selten; ebenso die Beschränkung der Beweglichkeit durch überreiche Knochenneubildung.

1029. Fersenbeinbrüche. Brüche des Fersenbeinhöckers entstehen am häufigsten durch Abreißen des Knochens durch die Wadenmuskulatur. Die Brüche sind aus der Beweglichkeit des abgerissenen Knochenstückes, dem Reibegeräusch und der Unmöglichkeit des Auftretens und Gehens leicht sicher zu stellen.

Brüche des Fersenbeinkörpers entstehen durch Sturz auf den Fuß, wobei das Sprungbein den Körper des Fersenbeins zersprengt.

a) Beim Fall mit den Füßen auf weichen Boden gräbt sich das Fersenbein in diesen ein und wird zum Amboß, auf welchem das Sprungbein zerschellt; bei Fall auf härterem Boden zerquetscht das härtere Sprungbein das weichere Fersenbein. Diese Brüche sind ohne Röntgenaufnahme nicht leicht zu erkennen.

b) Kennzeichen: Außer dem örtlichen Schmerz Verbreiterung und Abflachung der Fersengegend, geringerer Abstand der Knöchelspitzen vom Fußsohlenrande, als auf der gesunden Seite.

c) Die Prognose ist nicht günstig; Heilung in Plattfußstellung häufig. Die Schmerzhaftigkeit beim Gehen pflegt ungemein lange anzuhalten.

1030. Brüche der Mittelfußknochen können durch unmittelbare Gewalteinwirkung zustande kommen. Viel häufiger entstehen sie aus geringfügiger Ursache oder auch ohne nachweisbare äußere Gewalteinwirkung nach stärkeren Anstrengungen, z. B. langen Märschen. Beteiligt sind gewöhnlich der 2. und 3. Mittelfußknochen.

a) Die Haupterscheinung ist die schmerzhafte Anschwellung des Fußrückens, die sog. Fußgeschwulst, die man in früheren Zeiten irrtümlich als Folge von Sehnenscheidenentzündungen und ähnlichen Krankheitszuständen z. B. als „Syndesmitis metatarsea" deutete. Erst die Röntgendurchleuchtung hat die große Mehrzahl der „Schwellfüße" als Mittelfußknochenbrüche festgestellt.

b) Die Aussichten auf glatte Heilung kann man bei den Brüchen der letzteren Art als günstig hinstellen, während sie selbstverständlich bei den durch schwere Gewalt hervorgerufenen Zertrümmerungsbrüchen (Comminutivbrüchen) schon wegen der gleichzeitigen Weichteilverletzungen viel geringer sind.

1031. Brüche der Zehenglieder werden meistens durch Quetschung verursacht. Sie sind für gewöhnlich ohne Schwierigkeit aus dem Druckschmerz, der regelwidrigen Beweglichkeit und dem Reibegeräusche zu erkennen.

Am häufigsten wird das erste Glied der großen Zehe betroffen. Die Heilung pflegt, wenn nicht erhebliche Weichteilverletzungen vorliegen, ohne bleibende Gebrauchsstörung zu erfolgen.

1032. Die Heilung der Knochenbrüche an den Gliedmaßen muß im allgemeinen nach zwei Gesichtspunkten beurteilt werden: nach der knöchernen Vereinigung der Bruchenden (anatomische Heilung) und nach der Wiederherstellung der Gebrauchsfähigkeit (funktionelle Heilung) des verletzten Gliedes. Zwischen beiden besteht ein erheblicher Unterschied in der Zeitdauer. Während bei den kleineren Röhrenknochen in 4—6, bei den größeren in 8—10 Wochen eine anatomische Heilung des Bruches unter günstigen Verhältnissen zu erwarten ist, dauert die völlige Wiederherstellung in letzterer Beziehung sehr viel länger, oft Jahre lang und wird in vielen Fällen überhaupt nicht erreicht, so daß mit jedem Bruch eines größeren Knochens der oberen oder unteren Gliedmaßen eine Schädigung der Erwerbsfähigkeit verbunden ist, die auch in günstigen Fällen monate-, in weniger günstigen jahrelang dauert und die nicht selten gar nicht zu heben ist.

Eine genaue Kenntnis des Heilungsverlaufes bei Knochenbrüchen der Gliedmaßen verdanken wir den vergleichenden Untersuchungen, die Thiem bei seinen reichen Beobachtungen im Kottbuser Krankenhause angestellt und in der Festschrift dieses Krankenhauses (1914) mitgeteilt hat.

Verrenkungen.

Unter Verrenkung (Luxation) versteht man die Entfernung des distalen Gelenkendes vom proximalen, so daß mit wenigen Ausnahmen das distale Gelenkende das Gelenk durch einen Kapselriß verläßt. Die Luxation muß genau unterschieden werden vom Knochenbruch (Fraktur), von der Verstauchung (Distorsion) und von der Quetschung (Kontusion). Die Hauptschwierigkeit der Beurteilung liegt in der Möglichkeit des gleichzeitigen Vorkommens aller vier Zustände, was bei der Diagnosestellung sehr beachtet werden muß.

1033. Die gewaltsamen (traumatischen) Verrenkungen werden im allgemeinen nicht Gegenstand einer Begutachtung sein. Ihre Abgrenzung von den sog. krankhaften (pathologischen) Verrenkungen, den gewohnheitsmäßigen (habituellen), den schlaffen (paralytischen) und den angeborenen wird nicht schwer fallen (vgl. Ziff. 1153, 1159—1161, 1167, 1170 u. 1174).

1034. Häufiger werden die Folgezustände nach gelungenen Einrenkungen und diejenigen Fälle der Beurteilung unterliegen, daran die Einrenkung nicht versucht oder nicht gelungen ist. Schädigungen und Störungen selbst nach sachgemäßen vollständigen Einrenkungen (Repositionen) werden nicht selten beobachtet. Diese Schädigungen beruhen nicht nur auf der vielleicht in einzelnen Fällen unzweckmäßigen Nachbehandlung (zu spätes Einsetzen von Massage, Bewegungen usw.), sondern auf der Tatsache, daß neben dem Vorgange der reinen Auskugelung des Gelenkes noch Verletzungen der Gelenkteile und ihrer Umgebung sich ereignet haben: Kapselrisse und Zerreißungen, Sehnenzerrungen, Bandzerreißungen, Blutergüsse, kleinere Knochen- und Knorpelabsprengungen. Komplizierte Luxationen, d. h. solche, die mit offener Wunde oder großen Knochenbrüchen verbunden und gewöhnlich durch sehr große Gewalteinwirkung verursacht sind, kommen ebenfalls dabei in Betracht.

a) Sehr häufig leidet in dem vom verletzten Gelenke abhängigen Gliedteile die rohe Kraft und die Gewandtheit. Das Maß des Bewegungsausschlages (Exkursion) im betreffenden Gelenke bleibt meistens hinter derjenigen des früheren gesunden Zustandes zurück.

b) Derartige altbeschädigte Gelenke werden mit Vorliebe Ausgangspunkt und Sitz rheumatischer Beschwerden und verbildender Gelenkentzündung. Auch Muskelschwund der das Gelenk betätigenden Muskeln ist häufig, ebenso Störungen der Beweglichkeit und Gebrauchsfähigkeit durch abgesprengte winzige Knochenstückchen, die teils festsitzen, teils wandernd sich in den Gelenkmechanismus einklemmen.

1035. Nicht zurückgebrachte Verrenkungen werden häufig der Beurteilung unterliegen. Im allgemeinen entwickelt sich dabei eine gewisse Beweglichkeit durch Bildung einer neuen Gelenkpfanne und Dehnung der Bänder. Für die genaue Beurteilung aller Verrenkungen, die nennenswerte Störungen hinterlassen haben, sind Röntgenaufnahmen unerläßlich. Nur hierdurch wird in vielen Fällen ein sicheres Urteil über die Stellung des Gelenkkopfes zur Pfanne, über gleichzeitige Knochenverletzungen und Absprengungen ermöglicht.

a) Nachuntersuchungen erfolgreich eingerenkter Verrenkungen ergeben fast immer Bewegungsbeschränkungen und Schmerzen, als deren Ursache das Röntgenbild abgesprengte, teils bewegliche, teils falsch angeheilte Knochenstückchen nachweist. Ihre Feststellung ist für die gerechte Würdigung der Beschwerden nötig.

b) Am Schultergelenk reißen mit Vorliebe der Rand der Gelenkpfanne und der große und kleine Höcker am Oberarmkopf, am Ellenbogengelenk die beiden Knorren (Epikondylen) und Teilchen der Ellengabel an der Längs- und Streckseite (Olecranon und Proc. sigmoideus), am Kniegelenk die Zwischenknorpelscheibe (Meniscus) und andere Stückchen ab, die zu Gelenkmäusen werden. Am Fußgelenke werden bei Behandlung und Begutachtung häufig Abrisse der Knöchelspitzen übersehen.

1036. Bemerkungen über einzelne Verrenkungen des Unterkiefers. Bei unvollkommener Einrenkung auf einer Seite bleibt leicht Neigung zu neuer Ausrenkung oder falscher Biß infolge Schrägstellung der Zahnreihen zurück.

1037. Verrenkung im Schultergelenk (Luxatio humeri). Infolge der geringen Haftfläche der Gelenkpfanne besteht Neigung zu häufigerer Ausrenkung (habituelle Luxation).

Bei der Begutachtung ist auf das Maß der Beweglichkeit (Exkursion), und auf Verletzung des Achselnerven mit Muskelschwund des Deltamuskels, der Oberarmmuskulatur usw. näher einzugehen. Der Achselnerv wird bisweilen erst durch gewaltsame Einrenkungsversuche geschädigt. Daher ist es nötig, vor der Einrenkung festzustellen, ob der Nerv bereits verletzt ist oder nicht.

1038. Verrenkungen im Ellenbogengelenk. Zu ihrer Erzeugung gehört eine erhebliche Gewaltanwendung. Beugung und Streckung im Gelenke bleiben leicht etwas behindert. Man achte auf Zerrung der großen Nervenstränge.

Bei jeder starken, nach Verletzung entstandenen Anschwellung des Ellenbogengelenks, die das Abtasten des Knochens erschwert, muß eine Röntgenaufnahme gemacht werden. Es kommen immer noch uneingerenkte, weil unerkannt gebliebene Luxationen des Ellenbogengelenkes vor.

1039. Angeblich gewaltsame (traumatische) Hüftgelenksverrenkungen müssen vom Gesichtspunkt angeborener und krankhafter (tuberkulöser) Krankheitszustände der Art betrachtet und geprüft werden.

1040. Verrenkungen der Kniescheibe und des Unterschenkels. Bei den letzteren, die meistens Folge schwerer Gewalteinwirkung sind, besteht die Gefahr der Verletzung von Gefäßen und Nerven in der Kniekehle (auch des Wadenbeinnerven). Häufig bleiben Reste von wäßrigen und blutigen Gelenkergüssen im Kniegelenk zurück. Vor allen Dingen ist auf Abmagerung des vierköpfigen Streckmuskels zu achten.

VI. Orthopädisches.

Orthopädische Nervenkrankheiten.

1041. Die zerebralen spastischen Lähmungen. Die drei Krankheitserscheinungen: Muskelkrampf (Spasmus), Lähmung (Parese) und unwillkürliche Bewegung (Athetose) können, miteinander vereinigt, in verschiedenen Graden auftreten mit Überwiegen der einen oder der anderen Erscheinung, z. B. des Krampfoder Lähmungsanteils; daneben können sich gelegentlich ungeordnete (ataktische) Bewegungen beimischen.

Ursache: a) angeboren: Höhlenbildung im Gehirn (Porencephalie), Entwicklungshemmung des Hirns, Verletzung der schwangeren Gebärmutter, Syphilis.

b) Während der Geburt entstanden: Blutungen mit nachfolgender Sklerose, Atrophie, Zysten. Ursachen: Enges Becken, Zange, Nabelschnurvorfall, Asphyxie, Frühgeburt.

c) Erworben: Blutung durch Trauma (Sturz, Schußverletzung), infolge von Arteriosklerose (Hemiplegie der Erwachsenen), Embolie, Meningitis chronica, Hydrocephalus, infektiöse Encephalitis, bei allen Infektionskrankheiten.

1042. Die krampfartige halbseitige Kinderlähmung (spastische infantile Hemiplegie). Sie ist meist nicht angeboren, sondern während der Geburt oder in den ersten Lebensjahren entstanden. Im letzteren Falle manchmal Schüttelfrost, Fieber, dann Lähmung, anfangs schlaff (wie beim Erwachsenen), später mit Muskelkrampf verbunden (spastisch).

a) Typisch: Der Arm ist meist stärker befallen als das Bein. Lähmung im Verhältnis zur Starre stets deutlich erkennbar. Die Gesamtsymptome sind zuweilen so schwach, daß die Krankheit nur bei feineren Bewegungen erkannt wird.

b) Krankheitserscheinungen: Erhöhte Muskelspannung (Hypertonie), Widerstand bei fremdtätigen (passiven) Gelenkbewegungen, weiter Reflexsteigerungen und krankhafte Reflexe (vgl. Ziff. 449 ff.), keine Sensibilitätsstörungen, selten Herabsetzung der Empfindung (Hypästhesie), manchmal Schielen, selten Halbsichtigkeit (Hemianopsie).

c) Typische Körperhaltung: Das gesunde Bein wird als Standbein benutzt, die gelähmte Beckenseite ist angehoben, gelähmtes Bein in der Hüfte leicht herangezogen (adduziert), nach innen gedreht (innenrotiert), gebeugt (flektiert), Knie gebeugt, Fuß nach der Sohle gebeugt mit gebobenem Innenrand (plantarflektiert, supiniert). Kranke Schulter gehoben, Oberarm an den Rumpf gepreßt, nach innen gedreht (rotiert), Ellenbogen rechtwinklig gebeugt, Arm einwärts gewendet (proniert), Hand mit zusammengedrückten Fingerspitzen gebeugt (Pfötchenstellung), Daumen eingeschlagen.

d) Gesichtsausdruck: Gesicht zuweilen verzerrt, wenigstens beim Lachen, Weinen, Sprechen (mimische Auffälligkeiten im Gesichtsausdruck).

e) Gangart: Gang krampfhaft ungeordnet (spastisch-ataktisch) im Gegensatze zum Gange des erwachsenen halbseitig Gelähmten (Hemiplegikers). Bewegungsausschläge in den Gelenken nur ganz gering, so daß das Bein praktisch versteift ist, deshalb Drehung des ganzen Beckens in der Wagerechten um das gesunde Hüftgelenk unter watschelndem Stolpern mit Schleifen und Nachziehen der Fußspitze. Selbsttätige (aktive) Bewegungen in breiten Grenzen schwankend — von leisen Hemmungen bei feineren Bewegungen bis zu stockähnlicher Starre.

f) Folgezustände: Bei mangelnder Behandlung bilden sich Verkrümmungen (Kontrakturen) in allen Gelenken aus, wobei die Beuger stets überwiegen. Diese Kontrakturen sind zunächst muskulär, werden aber bald — und um so schneller, je älter der Kranke ist — starr durch Schrumpfung der Kapsel, Bänder, Faszien, Muskeln und Sehnen.

g) **Zwangshaltungen**: Der Arm steht zuweilen in Streckstellung, zu anderer Zeit in Beugestellung.

h) **Unwillkürliche Bewegungen**: Die Hand, die aktiv nicht gestreckt werden kann, tut dies beim Versuche, die Finger zu beugen.

i) **Athetose**: Am Beine selten ausgeprägt, hier eher ungeordnete (ataktische) Bewegungen. Athetose meist am Arm in wechselnder Stärke von kaum merklicher Unruhe beim Greifen bis zu ruhelosen den Schlaf störenden grotesken Bewegungen.

k) **Fallsucht (Epilepsie)**: Sie tritt in der Hälfte der Fälle, jedoch in leichterer Form, als die selbständige (genuine) auf und verschwindet in der Regel im 5. Jahrzehnt.

l) **Verstand (Intelligenz)** meist erhalten, manchmal gestört bis zur tierischen Verblödung (Idiotie).

m) **Ernährungs- (trophische) Störungen**, als unmittelbare Schädigung der Hirnkerne (Zentren) oder als Folge des Nichtgebrauchs (Inaktivität), erstrecken sich auf Knochen- und Weichteile.

1043. Die **krampfartige doppelseitige Kinderlähmung** (**spastische infantile Diplegie, Littlesche Krankheit**), auch **Tetraplegie** genannt, weil alle vier Gliedmaßen befallen sind. Der Krampf (Spasmus) überwiegt die Lähmung (Paralyse).

a) **Hauptsächlichste Erscheinung**: Die Beine sind stärker befallen als die Arme. Meist angeboren, zuweilen während der Entbindung entstanden, selten erworben.

b) **Das Krankheitsbild** ist das gleiche wie bei der halbseitigen Lähmung, hier nur doppelseitig.

c) **Die Schwere des Leidens** schwankt in weiten Breiten, von der völligen Starre, in welcher die Kinder an den Fersen bis zum Kopf wie ein Stück hochgehoben werden können, bis zu einer leichten doppelseitigen Spitzfußhaltung als einziger Erscheinung, die dem Kranken einen schwebenden Gang gibt.

d) **Kennzeichnend** ist der **Wechsel in der Stärke des Krampf- und Lähmungsanteils**, der von Tag zu Tag, oft von Stunde zu Stunde oder bei Übergang aus der Bettruhe in die Aufrechthaltung in breiten Grenzen schwankt. Die Kontrakturhaltung der Gelenke erinnert an die des kletternden, hüpfenden Affen, ist sonst wie bei der halbseitigen Lähmung und zuweilen von der denkbar schwersten und äußersten Starre.

e) Zuweilen findet sich **Athetose** von der leichtesten Form bis zur schwersten andauernden Unruhe sämtlicher Körpermuskeln einschließlich der des Gesichtes und der Zunge. Durch die fortdauernde Benutzung der Gelenke tritt Lockerung der Gelenkbänder und krankhafte (pathologische) Überstreckbarkeit ein, besonders an den Fingern.

f) Sehr häufig sind **krampfartige Verrenkungen** (spastische Luxationen) der Hüfte und der Speiche durch andauernden einseitigen Muskelzug. Dazu gehört auch der dauernde Hochstand der Kniescheibe. Die Reflexe sind gesteigert (Fußklonus, Babinski, Oppenheim, Patellarreflex, Radius- und Trizepsphänomen).

g) **Verstand (Intelligenz)** schwankt von völliger Ungestörtheit bis zur Verblödung (Idiotie). Fallsucht wie bei der halbseitigen Lähmung.

1044. **Halbseitige Lähmung der Erwachsenen nach Schlaganfall (Hemiplegia apoplectica).** Sie bietet genau dasselbe Bild, wie die erworbene halbseitige Lähmung der Kinder, nur daß schneller Starre und Kontrakturen eintreten.

1045. **Sonstige vom Gehirn ausgehende spastische Lähmungen** infolge von Geschwülsten (Tumoren), Wasserkopf

(Hydrocephalus), Fremdkörpern usw. fallen ins reine Nervengebiet.

Krankheitszustände des Rückenmarks.

1046. Spinale Kinderlähmung (Poliomyelitis acuta anterior). Sie ist eine Infektionskrankheit, deren Erreger dargestellt worden ist, so daß Serumbehandlung vielleicht einmal aussichtsvoll sein wird. Übertragung durch kranke und gesunde Personen (Ärzte, Hebamme, Schule). Anzeigepflicht! Entwicklungszeit (Inkubation) 1—4 Tage. Es werden vorzugsweise Kinder bis zu 8 Jahren, aber auch Erwachsene befallen.

a) Krankheitserscheinungen: Hohes Fieber, Benommenheit (Somnolenz), Fieberwahn (Delirien), meningitische Krankheitszeichen, Erbrechen, Durchfall, akute Mandel- und Luftröhrenentzündung, Lähmung über den ganzen Körper, die allmählich ganz oder teilweise zurückgeht. Zuweilen nur unauffälliger Durchfall oder gar keine Krankheitszeichen außer der über Nacht einsetzenden Lähmung.

b) Durch eine parenchymatöse und interstitielle, den Gefäßgebieten folgende Entzündung des Rückenmarks gehen die Vorderhorn-Ganglienzellen unter. Die Folge ist eine schlaffe Lähmung, welche den Muskel nicht gruppenweise, sondern ganz unregelmäßig, meist sogar so befällt, daß ein Muskel nur teilweise gelähmt ist.

c) Am häufigsten werden befallen: Der vordere Schienbeinmuskel (Tibialis anticus), der gemeinsame Fingerstrecker (Extensor digitorum communis), der vierköpfige Beinstrecker (Quadriceps), die Gesäßmuskeln (Glutäen), seltener Kniebeuger, Lendenhüftmuskel (Ileopsoas), Handbeuger und zweiköpfiger Armbeugemuskel (Bizeps). Die gelähmten Muskeln magern ab (atrophieren), verlieren an Umfang, entarten bindegewebig (fibrös) und fettig, sehen rosa bis weißgelb aus. Die Sehnen werden gelblich, leichter dehnbar und verschmälern sich. Durch Ernährungs- (trophische) Störungen und Nichtgebrauch (Inaktivität) tritt Schwund (Atrophie), weiter Knochenabschnitte ein.

d) Die Reflexe fehlen. Die elektrische Erregbarkeit schwankt in allen Grenzen bis zur Entartungsreaktion. Verrenkungen (Luxationen) sind häufig, besonders in der Hüfte, unvollkommene Verrenkungen (Subluxationen) in Schulter und Knie. Ausdehnung der Lähmung, von einem nur teilweise befallenen einzelnen Muskel bis zur völligen Lähmung aller vier Glieder und des gesamten Rumpfes.

e) Häufigste Krankheitsbilder: Schlaffer — paralytischer — Schiefhals, seitliche Verbiegung der Wirbelsäule (paralytische Skoliose) von leichter Art bis zu denkbar schwersten Formen; Schulterlähmung (Deltamuskel) mit Herabziehen des Kopfes aus der Pfanne, an der Hand lähmungsartige Schwäche (Parese) des Speichennerven mit Hängehand. Am häufigsten sind die Beine befallen, z. B. in folgender Weise: Ein Bein ist völlig gelähmt, am anderen ist noch eine gewisse Kraft im Lendenhüftmuskel (Ileopsoas) vorhanden, der vierköpfige Beinstrecker (Quadrizeps) und die Wadenmuskeln (Peronei) versagen. Am Fuß schlaffer (paralytischer) Spitzfuß durch Überwiegen der Achillessehne über die Zehenstrecker (Extensoren). Schlaffer (paralytischer) Plattfuß durch Überwiegen der Wadenmuskeln (Peronei) und des Zehenstreckers (Extensor digitorum). Schlaffer (paralytischer) Klumpfuß durch Überwiegen der Schienbeinmuskeln (Tibialis) mit Achillessehne. Schlaffer (paralytischer) Hackenfuß durch Überwiegen der Strecker (Extensoren) über den gelähmten Triceps surae. Schlaffer (paralytischer) Hackenhohlfuß bei völliger Lähmung sämtlicher Muskeln.

1047. Myatonia congenita (Oppenheim). Angeborenes Leiden. Sonst der Kinderlähmung sehr ähnlich, nur daß nicht einzelne abgegrenzte Gebiete gelähmt sind, sondern die gesamte

Muskulatur, und daß Entartungsreaktion und degenerative Atrophie fehlen. Ähnlich Vierordts Hemmungslähmung.

1048. Akute Entzündung der grauen Vorderhörner der Erwachsenen (Poliomyelitis acuta anterior adultorum). Befallen werden die Kranken im Alter von 25—30 Jahren nach Infektionskrankheiten unter längeren Fiebererscheinungen. Häufig sind mehrere Gliedmaßen betroffen. Differentialdiagnose ist gegen multiple Neuritis und Landrysche Paralyse geboten.

1049. Subakute und chronische Form der Poliomyelitis im reiferen Alter (Poliomyelitis anterior subacuta et chronica) bei Zuckerharnruhr und Syphilis.

Allmähliche Abnahme der Kraft und des Umfanges der Muskeln. Differentialdiagnostisch kommt die vielfache Nervenentzündung (multiple Neuritis), Seitenstrangentartung mit Muskelschwund (amyotrophische Lateralsklerose), Wucherung des Rückenmarkstützgewebes (Gliosis spinalis) und fortschreitende Muskelabmagerung (progressive Muskelatrophie) in Frage. In vereinzelten Fällen, wenn das Leiden auch Gehirnherde erzeugt, können bei demselben Kranken spastische und schlaffe Lähmungen vorkommen.

1050. Der fortschreitende Muskelschwund (Dystrophia musculorum progressiva) beginnt in der Kindheit und hat fast immer als ererbtes oder familiäres Leiden zu gelten. Die schleichend sich entwickelnde Krankheit gruppiert sich hauptsächlich um den Becken- und Schultergürtel, jedenfalls in den dem Rumpfe näheren (proximalen), selten in den endwärts gelegenen (distalen) Teilen. Hände und Füße bleiben fast immer unberührt.

a) Kennzeichen: Neben schwerer Atrophie findet sich besonders in den Gesäß- und Wadenmuskeln starke Umfangsvermehrung, überwiegend auf Fettansammlung beruhend. Es besteht äußerste Überdehnbarkeit der Gelenke, hochgradige Verschiebung des Schultergürtels bis über die Ohren. Trendelenburgs Zeichen: Unfähigkeit bei erhobenem gesunden Beine die gesunde Beckenhälfte zu erheben.

b) Schwere Einziehung (Lordosierung) der durch Muskelkraft nicht mehr gehaltenen Wirbelsäule. Typische Art des Aufstehens aus der Rücklage durch Herumwälzen auf den Bauch, Aufrichten aus dem Knien, Heraufklettern mit den Händen an den Beinen.

c) Gelenkverkrümmungen (Kontrakturen), völlige und unvollständige Verrenkungen (Luxation und Subluxationen) beim Überwiegen einzelner Muskelgruppen, Knochenschwund (Atrophie) der langen Röhrenknochen, Oberarm- und Oberschenkelknochen werden fingerdick, die Gelenkenden (Epiphysen) dagegen sehr umfangreich. Jahrzehntelange Dauer des Leidens, keine Sensibilitäts- (Gefühls-) Störung; Reflexe herabgesetzt oder erloschen.

d) Ursache des Leidens: selbständige (primäre) Muskelerkrankung bei gesundem Rückenmark.

1051. Im Gegensatze dazu liegt bei der vom Rückenmark ausgehenden (spinalen) Form der progressiven Muskelatrophie die Ursache nicht in den Muskeln, sondern in einer Entartung des Rückenmarks (spinale Degeneration).

Beginn zuweilen in der Kindheit, meist im mittleren Lebensalter an den kleinen Handmuskeln oder am Schultergürtel. Untere Gliedmaßen werden gar nicht oder erst sehr spät befallen. Ererbtes und familiäres Leiden.

1052. Neurotische oder neurale Form der progressiven Muskelatrophie. An den äußersten (distalen) Körperenden, am Fuß und an den kleinen Handmuskeln beginnend.

1053. Rückenmarksdarre (Tabes dorsalis). Krankheitsfeststellung siehe Ziff. 1341. Für die orthopädische Behandlung kommen hinsichtlich der Anwendung von Apparaten die durch Muskelerschlaffung (Hypotonie) herbeigeführte Überstreckung der Gelenke, das Vornüberfallen des Rumpfes, das fehlende Muskelgefühl, die unzweckmäßigen Bewegungen, welche der Apparat einschränken soll, die Veränderungen der Gelenke (Arthropathie) und der Wirbelsäule in Betracht.

Für den Begutachter von Unfallfolgen ist die Kenntnis von der Entstehung und vom Verlaufe der tabischen Spontanfrakturen und Arthropathien von größter Bedeutung. Es kann eine Spontanfraktur im Bett oder beim Ankleiden eintreten. Da sie völlig schmerzlos ist, geht der Kranke damit zur Arbeit, entdeckt sie dort und faßt sie als Arbeitsunfall auf. Das Röntgenbild trifft häufig die Entscheidung.

1054. Die ererbte, vom Kleinhirn ausgehende Unvollkommenheit der geordneten Bewegung (hereditäre und zerebellare Ataxie) zeigt einheitliche Krankheitsbilder, die sich spinal oder zerebellar lokalisieren, und tritt meistens in der Kindheit bei mehreren Geschwistern auf.

a) Bezeichnend ist, daß die ungeordneten ataktischen Bewegungen nicht unähnlich denen der Tabiker sind, jedoch mit einem größeren Anteil von Veitstanz- (Chorea-) oder Athetosebewegungen, Taumeln und Schwanken besonders bei geschlossenen Augen. Schließlich werden auch die Arm- und Nackenmuskeln befallen.

b) Frühzeitige Muskelschwäche, die sich zu lähmungsartiger Schwäche (Parese) und doppelseitiger Lähmung (Paraplegie) mit Gelenkverkrümmungen (Kontrakturen) und bis zur Muskelabmagerung (Atrophie) steigert. Klumpfuß, Hohlfuß, Spitzfuß, Plattfuß. Bei 50 vom Hundert aller daran Leidenden findet sich seitliche Rückgratsverkrümmung (Lordose), manchmal als erstes Krankheitszeichen.

1055. Angeborene Störungen: Wucherung des Stützgewebes und Höhlenbildung im Rückenmarke (Gliosis spinalis und Syringomyelie). Meist erst im 25.—40. Lebensjahre bemerkt, aber auch schon in früher Kindheit vorhanden. Jahrzehntelange Krankheitsdauer. Für die orthopädische Behandlung wichtig: Fortschreitende, von den Händen anfangende Muskelabmagerung (progressive Muskelatrophie) an den oberen Gliedmaßen, krampfartige einseitige und doppelseitige lähmungsartige Schwächezustände, an den unteren Gliedmaßen (spastische Hemi- und Paraparesen), Ernährungs-(trophische)Störungen (Geschwüre), Mangel an Schmerzempfindung (Analgesie) und Verlust des Temperatursinnes bei erhaltener Berührungsempfindlichkeit.

Am wichtigsten sind die weitgreifenden trophischen Störungen an den Knochen und Gelenken, manchmal sogar als erste Krankheitszeichen. Von selbst entstandene Knochenbrüche (Spontanfrakturen). Absterben (Nekrose) ganzer Knochen. Gelenkverbildungen (Arthropathien) bei der Syringomyelie in 80 vom Hundert der Fälle an den oberen, bei Rückenmarksdarre (Tabes) in gleicher Häufigkeit an den unteren Gliedmaßen. Verrenkungen infolge von Gelenkkapselüberdehnungen (Distensionsluxationen) an

Schultern, Ellenbogen, Handwurzel und Fingergliedern (Phalangen). Gewohnheitsmäßige Verrenkungen (habituelle Luxationen) der Schulter. In der Hälfte der Fälle seitliche Rückgratsverbiegungen (Skoliosen), die zuweilen als erste Krankheitszeichen auftreten, meist in Form einer Kyphoskoliose.

1056. Gespaltener Rückgratskanal (Spina bifida). Mangelnder Verschluß der Wirbelbögen. Durch den Spalt kann sich das Rückenmark und seine Häute bruch-(hernien-)artig hervorwölben.

a) Die Rhachischisis[1]) als schwerste Form: Zutageliegen der samtroten granulationsartigen, sehr gefäßreichen Area medullovasculosa (Recklinghausen).

β) Die Myelomeningocele: Vorfall des ganzen Rückenmarks mit allen seinen Häuten.

γ) Die Myelocystocele: Die Flüssigkeit des Rückenmarks treibt nur die hintere Wand des Rückenmarks vor. Meist zieht gesunde Haut über die Geschwulst.

δ) Die Meningocele als leichteste Form: Hervordringen der weichen Hirnhaut (Pia mater) unter der normalen Haut, häufig kein äußeres Zeichen oder nur ein Grübchen oder ein Haarkranz.

ε) Die Spina bifida occulta (verborgener Rückgratsspalt) als Ursache für eine seitliche Rückgratsverbiegung (Skoliose) oder krampfartige doppelseitige Lähmung der Beine (spastische Paraparese) oder für einen Klauen-Hohlfuß, wird häufig erst durch Röntgenbild aufgedeckt.

ζ) Als Mißbildung des Kreuzbeins und des unteren Rückenmarkabschnittes hat Fuchs die Myleodysplasie umgrenzt: Schließmuskel-(Sphincteren-)Schwäche, Finger und Zehenverwachsung (Syndaktylie), Verbildung (Deformierung) des Fußgerüstes, Peroneusschwäche, Veränderung der Haut- und Sehnenreflexe, Ernährungs-(trophische-)Störungen. Grund ist das Offenbleiben des Kreuzbeinkanals (Canalis sacralis).

a) Die Art der Lähmung bei einem Rückgratsspalt — ob schlaff (paralytisch) oder krampfartig (spastisch) — hängt von ihrem Sitz ab. Betrifft sie in der Hals- (Zervikal-) oder Brust- (Dorsal-) Gegend das erste motorische Neuron, so tritt Krampf (Spasmus) auf, weil die Hemmungsbahnen beschädigt sind. Ist dagegen im Lenden- (Lumbal-) oder Kreuz- (Sakrolumbal-) Abschnitte das zweite Neuron betroffen, so muß die Lähmung eine schlaffe sein. In beiden Fällen meist Klumpfußbildung. Schwerste Gefahr auch für das Leben liegt in der Lähmung von Blase und Mastdarm.

b) Häufiges gleichzeitiges Bestehen noch weiterer angeborener Mißbildungen: Dermoide, Fett- und Bindegewebsgeschwülste (Lipome und Fibrome), Wucherungen des Nervenstützgewebes (Gliome), Höhlenbildung im Rückenmark (Syringomyelie), Wasserkopf (Hydrocephalus), Eingeweidebrüche (Hernien), seitliche Rückgratsverbiegungen (Skoliosen) usw.

1057. Die Drucklähmung des Rückenmarks (Kompressionsmyelitis). Häufigste Ursache: tuberkulöse Wirbelentzündung (Spondylitis tuberculosa). Eine Kante des zusammengequetschten Wirbels, ein Sporn oder ein Knochensplitter (Sequester)

---

[1]) ῥάχις (Wirbelsäule) und σχίσις (Spalt).

können unmittelbar das Rückenmark quetschen, was immer allmählich geschieht. Viel häufiger und wichtiger ist die mechanische allmähliche ringförmige Einschnürung und einseitige Abplattung des Rückenmarks durch die Entzündungserzeugnisse der Wirbeleiterung (Spondylitis), Fleischwärzchenwucherungen (Granulationen), Knochengrus, zerfallenes Gewebe (Detritus), Eiter, Verdickung der harten Rückenmarkshaut (Dura mater) durch Pachymeningitis externa. Selten tuberkulöse Rückenmarksentzündung (Myelitis), meistens nur wassersüchtige Durchtränkung (Ödem) des Rückenmarks.

a) Die nervösen Störungen richten sich nach dem Sitze der Wirbelentzündung (Spondylitis). Auch die Nervenwurzeln können in den Wirbelzwischenlöchern (Intervertebrallöchern) gequetscht werden. Krankheitszeichen: Interkostalneuralgien, Gürtelgefühl, Bauchschmerzen, sogenannte gastrische Krisen, Gefühls- (Sensibilitäts-) Störungen.

b) Die Lähmungen, welche auch Blase und Mastdarm befallen, schwanken in allen Breiten.

c) Meist ist das Rückenmark nur mäßig geschädigt und die Leitungsunterbrechung nur unvollständig. Dann überwiegt die motorische (Bewegungs-) Störung stets die sensible (Gefühls-) Störung, weil die sensiblen Bahnen überhaupt weniger verletzlich sind als die Bewegungsbahnen.

d) Auch die Senkungsabszesse können als bretthartes Geschwülste — entfernt von ihrem Ursprungsorte — Nervenschädigungen verursachen, z. B. Lähmung des Armnervengeflechts (Plexus brachialis) durch einen Senkungsabszeß bei tuberkulöser Zerstörung der Halswirbelsäule (zervikaler Karies).

e) Die Geschwülste des Rückenmarks und der Rückenmarkshäute führen zu ähnlichen Erscheinungen.

1058. Druck-(Kompressions-)erscheinungen bei seitlichen Rückgratsverbiegungen (Skoliosen) sind Interkostalneuralgien infolge Quetschung der Wurzeln in den Wirbelzwischen-(Intervertebral-)löchern.

Echte Lähmungen bei einfacher nicht entzündlicher (statischer) Skoliose kommen nicht vor. Werden solche beobachtet, so liegt eine angeborene Mißbildung der Wirbelsäule, z. B. ein verborgener Rückgratsspalt (Spina bifida occulta) vor.

1059. Nervenstörungen infolge Verletzung der Wirbelsäule.

α) Verrenkung (Luxation) der Wirbelsäule durch schwere Gewalteinwirkung, meist verbunden mit Bruch (Fraktur). Auch geburtshilfliche Operationen können Schädigungen des Rückenmarkes bewirken. Die Verrenkungen sitzen meist in der Halswirbelsäule, indem die Gelenkfortsätze sich aufeinanderstellen (aufsitzen) oder übereinander hinwegspringen (verhaken). Im ersteren Falle stehen die Dorn- und Querfortsätze weit auseinander, im letzteren sind der Dorn- und die Querfortsätze des verrenkten Wirbels gegen die anderen in der Sagittalebene verrückt. Bei nur einseitiger Verrenkung sind auch die Erscheinungen einseitig.

β) Die Brüche betreffen Bogen, Dornfortsätze und Körper. Am letzteren sind es meist Quetschungsbrüche (Kompressionsfrakturen), wobei der zertrümmerte Wirbelkörper aufgesaugt wird und die Wirbelsäule zusammensinkt (Kümmelsche Krankheit).

a) Krankheitszeichen sind das Heraustreten eines Dornfortsatzes wie bei einer Wirbelentzündung (Röntgenbild wünschenswert). **Störungen im Gebiete der gequetschten Wurzeln, gelegentlich auch Druck auf das Mark.**

b) Außer durch schwere stumpfe Gewalteinwirkung kann eine Zertrümmerung der Wirbelsäule und des Marks durch Geschoßwirkung erfolgen, sei es, daß ein Geschoß hindurchgeht und unmittelbar das Mark verletzt, sei es, daß ein durch die Schußfraktur erzeugter Span oder Knochengrus oder Knochenkitt (Callus) auf das Mark einwirkt, sei es, daß das Geschoß im Wirbelkanal stecken bleibt und auf das Mark oder die Wurzeln drückt.

c) Die Schädigung kann zu völliger Durchschneidung oder Zerreißung des Marks und völliger Lähmung aller darunter gelegenen Abschnitte oder auch nur zu feineren, den Kranken kaum belästigenden, Bewegungs- (motorischen) oder Gefühls- (Sensibilitäts-) Störungen führen. Röntgenbilder in 2 Ebenen sind für Krankheitsbezeichnung (Diagnose) und Vorhersage (Prognose) unerläßlich. Ob die Lähmung spastisch oder paralytisch ist, hängt vom Sitze der Beschädigung ab (siehe Ziff. 1056 a der Spina bifida).

1060. Krankheiten der Außen-(peripheren)Nerven. Lähmungsbilder der einzelnen Nerven s. Ziff. 386—405. Die Orthopädie kommt nur für bestimmte Folgezustände in Frage.

1061. Lähmungen durch Verletzung der Nerven (traumatische Lähmungen). Der Nerv ist gegen jede äußere Verletzung sehr empfindlich, um so mehr, je oberflächlicher er liegt, so insbesondere der Wadenbeinnerv (Peroneus) am Wadenbeinköpfchen, der Speichen- und der Ellennerv (NN. radialis und ulnaris). Manchmal genügt schon ein Druck von wenigen Sekunden zur Schädigung.

a) Schnell schwindet die Bewegungsfähigkeit (Motilität) stets in Form der schlaffen Lähmung. Es folgen Herabsetzung der Sehnenreflexe, Atrophie der Muskeln und Krümmungen (Kontrakturen) der Glieder.

b) Das Gefühl (Sensibilität) leidet viel weniger; ja selbst wenn die Gefühls- (sensiblen) Bahnen vollständig durchtrennt sind, können sie sich durch das Eintreten der zahlreich vorhandenen Verbindungen mit anderen Nerven (Anastomosen) erholen. Dazu treten Störungen von seiten der Gefäßnerven (vasomotorische): Rötung, Blausucht (Zyanose), wassersüchtige Anschwellungen (Ödeme), Ernährungs-(trophische) Beeinträchtigungen, Bläschenbildung (Herpes), besonders beim Mittelarmnerv.

c) Die traumatischen Schädigungen können von leichtester Druckverletzung bis zur vollständigen Durchtrennung des Nerven sich steigern. Sie entstehen durch jede Art der Gewalteinwirkung.

Ist der Nerv nicht unmittelbar verletzt, so kann eine spätere strang- oder flächenförmige Narbe, eine Callusleiste oder ein Knochensporn, ein an Ort und Stelle liegen gebliebener Fremdkörper (Glasscherbe, Geschoßsplitter, Knochengrus) den Nerv dauernd schädigen.

1062. Entscheidende Bedeutung hat die **Blutversorgung der Nerven**, die ebenso wie das Rückenmark auf Blutumlaufs- (Zirkulations-) und Ernährungsstörungen fein reagieren und einen kräftigen, aber nur vorübergehend einwirkenden Zug besser vertragen, als einen lang anhaltenden, schließlich zur Blutleere führenden.

a) So ist auch die ischämische Kontraktur in erster Linie auf eine Unterbrechung der Schlagaderblutzufuhr (arterielle Anämie) oder auf eine Stauung in den Blutadern (venöse Stase) bei Knochenbrüchen oder festen Verbänden zurückzuführen, sei es, daß der Nerv von der Ernährungsstörung unmittelbar betroffen wird, sei es, daß die nachfolgende entzündliche Muskelschwellung (Myositis) ihn einschnürt.

b) Die Folge ist eine schlaffe Lähmung, am häufigsten beobachtet an den Speichennerven (vgl. Ziff. 397).

c) Sind die Nerven durch Alkoholismus, Bleivergiftung oder Siechtum (Kachexie) von vornherein geschädigt, so kann eine an sich leichte Verletzung, die bei gesundem Nervenzustande in einigen Wochen abheilt, eine unverhältnismäßig schwere und unheilbare Lähmung herbeiführen.

1063. Die Gewohnheitslähmung (habituelle Lähmung) bietet ein besonderes Bild: Schwachsinnige oder Kinder verlieren während der Lähmungsperiode die Erinnerungsbilder, und obwohl später die Leitung anatomisch (materiell) wieder hergestellt ist, bleibt die Funktion aus. Dieser Ausfall wird auch gelegentlich bei Erwachsenen nach Unfällen beobachtet.

1064. Die Nervenverrenkung ist eine besondere Art der Nervenschädigung (Nervenluxation), die sogar gewohnheitsmäßig (habituell) auftreten kann, besonders im Ellennerven (N. ulnaris) und im Wadenbeinnerven (Peroneus) am Wadenbeinköpfchen.

1065. Auf die Krückenlähmung sei noch hingewiesen, die dadurch entsteht, daß die Kranken mit den Achselhöhlen auf den Krücken hängen und sich die großen Armnerven so drücken und schließlich quetschen, daß Gefühlsstörungen und auch leichte Lähmungserscheinungen auftreten, die bei Fortfall der Schädigung stets zurückgehen. Die Krücke soll gegen den unteren Rand des großen Brustmuskels (Pectoralis major) eingesetzt werden.

1066. Die Narkosenlähmung entsteht durch langdauerndes Hochlagern der Arme und Zerrung am Armnervengeflecht, am häufigsten durch Quetschung des Plexus zwischen Schlüsselbein und erster Rippe. Sie betrifft manchmal nur einzelne Nerven. Auch eine Halsrippe kann den Druck ausüben.

Ebenso wirkt eine Geschwulst, Callus, ein spitzes Bruchstück (Fragment) des Schlüsselbeines oder ein harter Bluterguß.

1067. Nach orthopädischen Maßnahmen treten zuweilen bestimmte Lähmungen auf, z. B. bei der unblutigen Einrenkung der angeborenen Hüftverrenkung, selten Lähmungen des Schenkelnerven (N. cruralis), öfter des Hüftnerven (N. ischiadicus), sei es infolge von Zug oder wohl öfter infolge von Druck des Kopfes gegen den Nervenstamm bei den Einrenkungsversuchen.

Örtliche Gefühls- (Sensibilitäts-) oder Bewegungs- (Motilitäts-) Störungen nach der Einrenkung müssen Veranlassung zur sofortigen Beseitigung des Gipsverbandes geben. Dann bilden sich die Lähmungen stets wieder zurück.

1068. Andere Nervenschädigungen sind die im Anschluß an Einrenkungsversuche bei Hüftgelenksverrenkung (Luxatio coxae), Hüft- und Kniekontrakturen, Klumphüfte (Coxa vara), zuweilen mit Fieber und Zuckerharnen (Glykosurie) auftretenden Bewußtlosigkeiten mit Krämpfen, namentlich bei Kindern mit Veranlagung zu Krämpfen.

Streng sind die nach Knochendurchmeißelungen (Osteotomie) und Wieder einrichtungen (Redressements) auftretenden Fettembolien davon zu unterscheiden.

1069. Von den Lähmungen einzelner Nerven sind folgende orthopädisch wichtig: Lähmung des Zwerchfellnerven (N. phrenicus) s. Ziff. 390, ebenso die selten vorkommende des Armnervengeflechtes (Plexus brachialis). Am wichtigsten ist die Erbsche oder obere Plexuslähmung (siehe Ziff. 394).

a) Von dieser echten Nervenverletzung wohl zu unterscheiden ist die bei der Geburt entstandene Lösung der Knochen-Knorpelfuge (Epiphyseolyse) des Oberarmes, bei der später die Diaphyse durch die Innenrotatoren nach innen gedreht wird.

b) Ebenfalls wichtig ist eine sehr häufig bei Entbindung auftretende Verstauchung (Distorsion) des Schultergelenks, die zu lähmungsähnlichen (pseudoparetischen) Erscheinungen führt (fixierte Innenrotationsstellung) infolge Schrumpfung der vorderen Kapsel. Geeignete Behandlung beseitigt sie vollständig.

1070. Für den Orthopäden sind bei allen Nervenverletzungen in erster Linie die Verkrümmungsstellungen (Kontrakturen) wichtig. Die gesunden Gegenmuskeln (Antagonisten) bekommen das Übergewicht und überdehnen die gelähmten Muskeln, die dadurch den letzten Rest ihrer Leistungsfähigkeit (Funktion) verlieren und sich erst wieder erholen können, wenn sie aus der Überdehnung durch geeignete Lagerungsgeräte oder durch manuelle Behandlung (Massage) befreit sind. Einen gelähmten Muskel in Überdehnung zu belassen ist ein Kunstfehler. (Schiene bei Speichen- und Wadenbeinnervenlähmung, gespreizte Stellung (Abduktion) des Oberarmes bei Lähmung des Deltamuskels, Bettkorb u. a. m.)

1071. Örtliche Nervenentzündung (Neuritis) und vielfache Nervenentzündung (Polyneuritis). Die örtliche Nervenentzündung (Neuritis) wird verursacht durch Quetschungen (Kontusionen), Einspritzungen von Arzneistoffen, — Äther —, zuweilen auch durch Erkältungen, Infektionskrankheiten, chronische Vergiftungen, Rheuma, Gicht, Zuckerharnruhr und benachbarte Entzündungen. Die vielfache Nervenentzündung (Polyneuritis) setzt plötzlich ein bei Alkoholismus, Infektionskrankheiten, chronischen Vergiftungen, Siechtum, Greisenhaftigkeit, Syphilis und Beri-Beri. Beide geben dem Orthopäden keine andere Veranlassung zum Eingreifen, als die infolge von Verletzungen entstandenen Lähmungen.

1072. Die Nervenschmerzen (Neuralgien) fallen in das orthopädische Gebiet als Folgeerscheinungen und als Ursachen orthopädischer Leiden. Die Neuralgie ist ein heftiger, anfallartiger Schmerz in einzelnen Nervengebieten. Ihre Erscheinungen gehen fließend in die der Nervenentzündung (Neuritis) über; diese ist akut, jene chronisch. Die Diagnose soll nicht eher gestellt werden, als bis alle Mittel vergeblich aufgewandt sind, die Neuralgie als ein organisches Leiden aufzudecken.

a) Neuralgien entstehen durch Druck der Halsrippen auf das Armnervengeflecht, bei Schiefhals (Caput obstipum) durch Einklemmen der verdickten (hypertrophischen) Muskeln der gesunden Seite, bei seitlicher Rückgratsverbiegung (Skoliose) als Rippenzwischenschmerzen (Interkostalneuralgien) und bei der Wirbelentzündung (Spondylitis) infolge Einklemmung der Wurzeln in den Zwischenwirbel- (Intervertebral-) Löchern.

b) Im Knie heimische Schmerzen sollen stets Veranlassung zur Untersuchung auf Hüftgelenksentzündung (Coxitis) geben.

c) Plattfüßige klagen über Nervenschmerzen, die bis in das Gesäß ausstrahlen.

d) Bei der Mortonschen Krankheit drückt infolge von Spreizfuß das Basalköpfchen des 4. Grundgliedes (Grundphalange) auf einen querverlaufenden Ast des äußeren Sohlennerven.

1073. Orthopädische Leiden entstehen infolge von Neuralgien hauptsächlich dadurch, daß durch reflektorische Muskelspannung und Zwangshaltung Gelenkverkrümmungen (Kontrakturen) sich herausbilden mit Muskelabmagerung, Kapsel-, Bänder-, Muskelfaszienschrumpfung und gelegentlich sogar mit bindegewebigen Verwachsungen (fibröser Ankylose). Dabei ist es gleichgültig, wodurch die Neuralgie entstanden ist: Nervenleiden (Neuropathie), Erschöpfung, Greisenalter, Siechtum (Kachexie), Schlagaderwandverhärtung, Infektionskrankheiten, Rheumatismus, Gicht, Wechselfieber, Zuckerharnruhr, Syphilis, Vergiftungen.

1074. Das Hüftweh (Ischias) ist die häufigste Form der Neuralgie für den Orthopäden. Wichtig ist die Feststellung, ob es sich um eine reine Nervenentzündung handelt oder nicht.

a) Sehr häufig ist dies Leiden auch eine Wurzelneuritis infolge Drucks innerhalb der Kreuzbein- (Sakral-) Löcher, durch Spaltbildungen (Fissuren), Geschwülste (Tumoren), entzündliche Vorgänge, Stauung in dem Blutadergeflechte innerhalb der Kreuzbeinlöcher (im intraforaminalen Venenplexus).

b) Vielfach treten ischiasähnliche Beschwerden bei der verbildenden Hüftgelenksentzündung (Arthritis deformans coxae) oder bei Entzündung des Bauchfellüberzuges der Gebärmutter (Perimetritis), bei Kotstauung, Hämorrhoiden, Rückwärtslagerung der Gebärmutter (Retroflexio uteri), bei schwerem Plattfuß, Hexenschuß (Lumbago) und rheumatischen Leiden der Gesäßmuskulatur auf.

1075. Die Scoliosis ischiadica ist eine häufige Begleiterscheinung der Ischias und bedeutet eine Abwehrhaltung des Rumpfes zur Entlastung der betreffenden Nervenwurzeln. Da der Sitz der Schmerzen verschieden ist und die Entlastung sich ihm anpaßt, so ist die Wirbelsäule einmal nach der kranken (homolog), das andere Mal nach der gesunden Seite (heterolog) gebogen.

1076. Arbeitslähmungen (Arbeitsparesen). Unausgesetzter Druck auf bestimmte Muskeln schädigt diese und ihre Nerven, so daß Atrophien auftreten, namentlich an den kleinen Handmuskeln bei Schlossern, Tischlern, Schmieden, Plätterinnen, Ruderern, Zigarrenwicklern, an den unteren Gliedmaßen bei Landarbeitern, Maschinennäherinnen usw. Sie sind nicht mit den Beschäftigungsneurosen zu verwechseln.

1077. Hysterie; Neurasthenie; Unfallneurosen. Die wichtigsten orthopädischen Erscheinungen des als Hysterie bezeichneten Seelenleidens sind die hysterischen Muskelzusammenziehungen (Kontrakturen) und Lähmungen, die häufig Hand in Hand gehen, sowie die hysterischen Rückgratsverkrümmungen (Skoliosen).

a) Zu verstehen ist hier unter „Kontraktur" nicht der einzelne vorübergehende Anfall, sondern die Gewohnheitshaltung eines Gliedes in falscher Stellung, die bei genauerem Zusehen stets eine Abwehrstellung zur Beseitigung der Schmerzen oder einen Versuch der Entspannung bedeutet. Zuweilen besteht auf einer Körperhälfte Streckung, auf der anderen Beugung. Unter Beteiligung von Überempfindlichkeit (Hyperästhesie) des Tiefengefühls mit Hemmungen vom Großhirn und verkehrter (paradoxer) Innervation der Gegenmuskeln (Antagonisten) findet sich z. B. Spitzfußstellung nach Biß in die Wade, weil dadurch Wadenmuskeln und Wunde entspannt werden, Rückgratseinziehung (Lordose) nach Bruch des Querfortsatzes eines Lendenwirbels usw.

b) Auch hysterischer Krampf des Kappenmuskels (M. cucullaris) mit Schiefhals und Schulterblatthochstand kommt vor.

c) Die hysterische Hüftkrümmung (Kontraktur) ist zweifellos seltener, als sie angenommen (diagnostiziert) wird. Das Leiden läßt sich meist aufdecken: Die Schmerzhaftigkeit sitzt mehr in den Weichteilen als im Gelenke. Der Stoß gegen das Bein ist weniger schmerzhaft als ein Kneifen der Haut. Die Haltung macht häufig den Eindruck des Gewollten.

d) Langandauernde hysterische Verkrümmungen führen zu Abmagerung der überdehnten Muskeln, zur Schrumpfung der Kapsel und selbst zu bindegewebigen (fibrösen) Verwachsungen.

1078. Die hysterische Lähmung befällt niemals einen einzelnen Muskel, sondern immer zusammengehörige Muskelgruppen. Fast nie tritt Abmagerung durch Nichtgebrauch (Inaktivitätsatrophie) ein, und dann nur in mäßigem Umfange. Die Lähmung befällt nur eine Muskelgruppe (Monoplegie) oder tritt halb- oder doppelseitig auf (Hemi- und Paraplegie); sie ist immer auf die Willkürlichkeit der Bewegungen beschränkt, während die gleichen unwillkürlichen (unbewußten) und die Reflexbewegungen namentlich im Alkohol- und Narkosenrausche bei Gemütserregungen und in der Angst vorhanden sind. Die Lähmung ist in der Regel mit Überspannung der Muskeln verbunden (hypertonische) und führt dann zu Kontrakturen. Nur wo die Entspannung den Schmerz beseitigt, wie beim Rheumatismus, ist die Lähmung schlaff. Die Sehnenreflexe sind manchmal gesteigert; doch fehlen die krankhaften Reflexe (Babinski und Oppenheim). Der Patellarreflex fehlt nie. Nicht selten gesellen sich feinschlägiges Zittern, ja heftige Krampf-(klonische)Zuckungen hinzu; in Friedenszeiten in schwerster Form bei den von einem elektrischen Schlage getroffenen Telegraphengehilfen, jetzt in großer Zahl bei den Kriegsneurosen beobachtet als pseudospastische Parese und Tremor (Nonne und Fürstner).

a) Kennzeichnend für den Hysterischen ist sein Gang. Obwohl er eine halbseitige Lähmung (Hemiplegie) vortäuscht, geht er nicht wie ein Hemiplegiker. Während dieser das Bein im Bogen herumführt, schleift der Hysterische mit der ganzen Sohle oder Hacke auf dem Boden. Zuweilen besteht auch ein Torkeln wie bei Kleinhirnerkrankung (zerebellarer Ataxie) oder ein Watscheln wie beim Dystrophiker oder ein sinnloses, gewaltsames und absichtlich wirkendes Umhertaumeln.

b) Die hysterische seitliche Rückgratsverbiegung (Skoliose) ist eine psychisch beeinflußte Schiefstellung der Wirbelsäule, die leicht das Gemachte erkennen läßt. Die Wirbelsäule bleibt im Anfang frei beweglich, und es besteht keine Drehung (Torsion) und kein Rippenbuckel.

c) **Anatomische Veränderungen** können sich natürlich bei genügend langer Dauer wohl einstellen, wie sie der echten Skoliose zukommen.

d) Unfallfolgen oder Schmerzen sind die Veranlassung zur **Kontraktur der Rücken-, häufiger der Lendenmuskeln**.

e) Zuweilen ist die auch als Buckel (Kyphose) auftretende Rückgratsverkrümmung das erste Zeichen der Hysterie.

1079. Die **Neurasthenie (reizbare Nervenschwäche)** ist orthopädisch nur für einige ganz allgemeine Behandlungsarten wichtig.

1080. Die **Unfallneurose**, eine Mischung **hysteriformer** und **neurasthenischer** Erscheinungen (weshalb sehr viele Ärzte den Namen Unfallneurose nicht billigen und sie lieber Rentenkampfneurose oder Neurose nach Unfall nennen wollen), häufig verschlimmert durch Veranlagung zu Nervenleiden (neuropathische Diathese) und Vergiftungen (Alkohol, Nikotin), **unterhalten durch Begehrungsvorstellungen und Selbstbeobachtung**, hat für den Orthopäden Bedeutung nur als Begleiterscheinung mancher, hauptsächlich durch Unfall verursachten orthopädischen Leiden. Sie kann deshalb hier nicht näher erörtert werden.

1081. **Koordinatorische Beschäftigungsneurosen** entstehen in dem Sinne, daß die betreffenden Muskeln zwar für jede andere Bewegung leistungsfähig sind (funktionieren), aber versagen, sobald sie eine bestimmte, unzählige Male gewohnheitsmäßig ausgeführte Beschäftigung verrichten sollen. Die wichtigste ist der **Schreibkrampf**.

a) Die Schrift wird schlechter, die Feder klebt oder schießt zügellos umher. Der die Arbeit der Muskelgruppen regelnde Koordinationsapparat ist ermüdet, erholt sich anfangs schnell, versagt aber beim ausgebildeten Leiden schon beim ersten Versuche wieder. Die Finger krallen sich im Krampfe fest um den Federhalter oder geraten in starre (tonische) Streckung, so daß das Schreibgerät ihnen entfällt. Manchmal besteht auch ein **Zittern der Hand- und Armmuskeln**.

b) Unterschieden werden eine **krampfartige (spastische)**, eine **schlaffe (paralytische)** und eine **zittrige (tremorartige) Form des Schreibkrampfes (Graphospasmus)**. Davon werden in erster Linie nervenschwache Menschen befallen. Die Furcht, nicht schreiben zu können, steigert den Krampf. Schmerzen bestehen meist nicht. Doch können sich solche besonders bei der tonischen Form allmählich einstellen. Auszuscheiden sind alle Fälle, bei denen ein Hirn- oder Rückenmarksleiden (Tabes mit Beteiligung der Arme, Paralyse, Hemiplegie mit Athetose) oder eine örtliche Entzündung der Muskeln (Myositis), der Sehnenscheiden (Tendovaginitis) eine Gelenk- oder Knochenhautentzündung (Arthritis oder Periostitis) die Ursache bilden.

1082. Nahezu ebenso häufig ist die **Beschäftigungsneurose der Klavierspieler und Geiger**, die sehr oft auf traumatischen Entzündungen der Gelenke und Sehnenscheiden beruht. Weitere Berufe, in welchen koordinatorische Beschäftigungsneurosen vorkommen, sind die der **Näherinnen, Zigarrenwickler, Telegraphisten, Melker, Holzsäger, Trompetenbläser** (Schließmuskel des Mundes [M. orbicularis]), **Schneider, Schuhmacher, Schmiede** (Treten des Blasebalges) und der **Tänzerinnen** (Wadenmuskeln).

Orthopädische Krankheiten des Rumpfes und der oberen Gliedmaßen, sowie chronische Gelenkerkrankungen.

Allgemeines.

1083. Vorgeschichte (vgl. Ziff. 31). Auf die Infektionskrankheiten muß besonders eingegangen werden.

1084. Die Tuberkulose spielt unter den Erkrankungen der Kindheit, welche zu Verbildungen des Stammes und der Glieder führen, eine wichtige Rolle.

Sie zeigt sich in der Kindheit mit Vorliebe in den Knochen und Gelenken und führt im Verlaufe ihrer Entwicklung zu schweren Gelenkversteifungen (Ankylosen) und Verbiegungen (Kontrakturen). Aber auch in Fällen der völligen Heilung schon während der Kindheit kann danach eine gewisse Schwäche zurückbleiben, die nach langjähriger, scheinbar völliger Gesundheit und Leistungsfähigkeit schwere Gelenkerkrankungen (wie Arthritis deformans) verursachen kann.

1085. Auch die akute und chronische Knochenmarkentzündung (Osteomyelitis) zieht zuweilen Gestaltsveränderungen und Gebrauchsstörungen der Gliedmaßen nach sich, die sich in unregelmäßigem Längenwachstum und in Verbiegungen äußern.

1086. Unter den übrigen Infektionskrankheiten des Kindesalters führen Masern und Scharlach gelegentlich zu Gelenkerkrankungen, Diphtheritis häufig zu Lähmungen.

1087. Zu den das Kindesalter bevorzugenden Infektionskrankheiten ist auch die Rückenmarks-Kinderlähmung (Poliomyelitis anterior) zu rechnen, die zur schlaffen Lähmung mehr oder minder ausgedehnter Muskelgruppen führt und daher zahlreiche Verbildungen, sogenannte „paralytische Deformität", herbeiführt.

1088. Das als Hirn-Kinderlähmung zusammengefaßte Krankheitsbild beruht zuweilen wahrscheinlich ebenfalls auf einer Infektion (vgl. Ziff. 1042).

1089. Die englische Krankheit (Rhachitis) spielt unter all den Erkrankungen des Kindesalters, welche die folgenschwersten Wachstumsstörungen und Verbildungen hinterlassen, unzweifelhaft die erste Rolle.

a) Sie ist eine Krankheit des frühen Kindesalters und führt zu winkligen oder bogenförmigen Krümmungen der Gliederknochen, zu Einbrechungen oder Einknickungen (Infraktionen) und vollständigen Brüchen (Frakturen), zu Gelenkendenverdickungen und zu einer großen Reihe eigenartiger Verbildungen (O- und X-Beine, Klumphüfte (Coxa vara), Buckelbildung (Gibbus) oder seitlicher Verbiegung der Wirbelsäule (Skoliose), Trichterbrust (Pectus infundibuliforme), Hühnerbrust (Pectus gallinaceum s. carinatum) und dgl.

b) Der Nachweis überstandener englischer Krankheit ist für die Behandlung und Beurteilung der genannten Verbildungen von Wichtigkeit. Gestalt und Art der Verbildung weisen beim Versagen der Vorgeschichte auf rachitischen Ursprung hin.

1090. Mangelhafte körperliche Entwicklung kann ihre Ursache in schweren angeborenen oder erworbenen Krankheiten

(Tuberkulose, Syphilis, Infektionskrankheiten, Ernährungsstörungen, englischer Krankheit) haben, sie kann aber auch scheinbar selbständig als ererbte Erscheinung auftreten.

Bekannt ist der angeborene Zwergwuchs, wobei das Wachstum gleichmäßig beeinträchtigt ist (Erwachsene von weniger als 110 cm Körperlänge sind Zwerge). Ferner kennen wir örtlich beschränkte Entwicklungshemmungen des kindlichen Körpers, wie sie als angeborene Wachstumsstörungen (s. Ziff. 25) erwähnt sind.

1091. Auf der anderen Seite kommt aber auch ein krankhaft **gesteigertes Wachstum** vor, z. B. nach gewissen Infektionskrankheiten, wie Typhus, auffallend lange Finger bei dem als **Spina ventosa** bekannten tuberkulösen Knochenleiden.

1092. Wie für die frühe Kindheit die ersten Jahre mit ihrem gewaltigen Wachstum, so ist auch das Alter der **Geschlechtsreifung** (Pubertät) mit der Steigerung seines Aufbaues und mit der nun schon in die Erscheinung tretenden vermehrten Beanspruchung des Knochengerüstes besonders gefährdet.

In diesen Jahren entwickeln sich eine große Zahl von Verbildungen, die als „Adoleszentenerkrankungen" bezeichnet werden. Ob diese mit einer verschleppten englischen Krankheit, der „Rhachitis tarda" oder mit allgemeiner Körperschwäche und mit Blutkreislaufstörungen im Zusammenhange stehen, ist noch nicht ganz geklärt. Jedenfalls verbiegen sich die Knochen je nach der Wirkung der Belastung. So entstehen seitliche Wirbelsäuleverkrümmungen, X-Beine, Klumphüfte (Coxa vara), Plattfuß (Pes planus) usw.

1093. Bei Gelenk- und Knochenkrankheiten, deren Ursache und Art sich nicht aus der Untersuchung allein feststellen lassen, gelingt häufig aus der Vorgeschichte der Nachweis der Entstehung der Krankheit im Anschluß an eine **Gonorrhöe** oder **syphilitische Ansteckung**. Beim Versagen der Vorgeschichte in dieser Beziehung kann das besonders für die Knochensyphilis bezeichnende Röntgenbild trotzdem die Erkennung der Krankheitsursache ermöglichen.

Bekanntlich können auch besonders unglücklich geheilte **Knochenbrüche des Kindesalters** im Laufe der Zeit wieder zu ganz regelrechter Gliedergestalt führen. Selbst bei Trennungen in der Knorpelknochenfuge (Epiphysenlösungen) tritt meistens völlige Wiederherstellung ohne erhebliche Veränderung des Längenwachstums ein. Freilich kann nach schweren Graden der zuletzt genannten Verletzung auch dauernde und erhebliche Einbuße im Längenwachstum eintreten.

1094. Der Unfall spielt bei **metastatischen Infektionskrankheiten**, z. B. bei Gelenktuberkulose oder Knochenmarkeiterung eine beträchtliche Rolle. Er gilt auch als Entstehungsursache bei den als „**Knochenzysten**" bezeichneten Formen der örtlich begrenzten eigentümlichen, von Miculicz als „**Osteodystrophia cystica**" benannten Knochenleiden.

Die dauernde Einnahme bestimmter Körperhaltungen oder Beinstellungen bei gewissen Berufsklassen führt zu sog. Berufsmißbildungen („**professionellen Deformitäten**"). Die X-Beine und Plattfüße der Kellner und Bäcker, die Buckelbildungen der Lastträger, die Klumphüfte (Coxa vara) beim landwirtschaftlichen Arbeiter gelten als Beispiele.

Der Sport setzt den Körper zahlreichen Verletzungsgefahren aus, die in bestimmten Knochenbrüchen und Verrenkungen (Automobilfraktur, Rodelverletzungen, Ausrenkung der Schulter beim Schleudern usw.) bestehen.

Besonderer Abschnitt.

1095. Kopf und Hals. Die Besichtigung ergibt regelmäßige oder auffällige Gestaltung des Kopfes nach Größe, Form und Ebenmäßigkeit. Vom orthopädischen Standpunkte sind die Abweichungen in der Ebenmäßigkeit entsprechender Schädel- und Gesichtsabschnitte besonders wichtig.

a) Die Erkenntnis in letzterer Beziehung wird durch eine Linie erleichtert, welche durch die Mitte von Kinn, Lippen, Nasenspitze, Nasenwurzel, Stirn gelegt gedacht wird. Sie weicht bei seitlichen Gesichtsverbiegungen („Gesichtsskoliosen") bogenförmig von der Geraden ab, und dieser Bogen hat einen um so kürzeren Halbmesser, je hochgradiger die Verbildung ist.

b) Gewöhnlich ist die Ohrmuschel auf der Buckelseite größer und abstehender als auf der Hohlseite. Das Gesicht erscheint auf dieser Hohlseite kleiner, zusammengedrückter, auf der Buckelseite in die Länge gezogen.

c) Verbindungslinien zwischen den entsprechenden Punkten der Augenbrauen, Augenwinkel, Nasenflügel und Mundwinkel schneiden sich sämtlich nach der Hohlseite hin.

Am Schädel und Hinterhaupte lassen sich Abweichungen der Ebenmäßigkeit nicht so deutlich durch Zeichnung feststellen; hier wird das Augenmaß diese aber leicht erkennen.

1096. Derartige Abweichungen von der Ebenmäßigkeit kommen vor:

α) **Als Schiefkopf oder Gesichts- und Schädelskoliose, selten selbständig.** In diesen Fällen ist die Wirbelsäule, außer bei älteren Kranken gerade oder zeigt nur unbedeutende Abweichungen. Der Kopf kann nach allen Seiten frei gedreht werden.

β) **Als Folgeerscheinung: bei hochsitzenden seitlichen Verkrümmungen der Wirbelsäule.** Zum Unterschiede von dem unter α genannten Krankheitsbilde ist hier die Wirbelsäule schwer, Schädel und Gesicht leicht verändert. Dort war es umgekehrt.

γ) **Da beim angeborenen und erworbenen Schiefhals (Torticollis, Collum obstipum, auch Caput obstipum) die Ebenmäßigkeitsstörung** des Gesichtes sich von Geburt an, häufig schon im Mutterleibe entwickelt, so ist sie um so hochgradiger, in je höherem Alter der Kranke untersucht wird.

a) Ob angeborener oder erworbener Schiefhals besteht, ergibt die Vorgeschichte (der angeborene Schiefhals ist zuweilen erblich; er wird stets mehr oder weniger bald nach der Geburt entdeckt). Auch der Befund gibt zuweilen Aufschluß (begleitende Gestaltsveränderungen der Ohrmuschel).

b) Die Inaugenscheinnahme des Kopfes und Halses läßt erkennen, daß das unebenmäßige Gesicht nach der gesunden Seite gedreht, der Kopf aber nach der Schulter der kranken Seite zu geneigt ist. Dabei erscheint sicht- und fühlbar der Kopfnicker dieser Seite unter der Haut angespannt und derb. Es fällt bald nach der Geburt auch häufig eine derbe knotenähnliche Schwiele auf.

c) Die weitere Prüfung erstreckt sich auf die Feststellung, ob die Beweglichkeit des Kopfes eingeschränkt ist. Die Drehung nach der gesunden Seite ist frei, nach der kranken gehemmt; die Kopfneigung nach der kranken Seite ist unbehindert, nach der gesunden beeinträchtigt.

1097. Die Art und Ursache des erworbenen Schiefhalses wird aus der Vorgeschichte, den Erscheinungen und dem Verlaufe erkannt: so bildet sich der durch Muskelrheumatismus und der durch Muskelentzündung (neben den akuten Infektionskrankheiten) zuweilen entstehende meist völlig zurück.

Der Schiefhals infolge Narbenzuges nach Verbrennungen und Vereiterungen ist als solcher ohne weiteres kenntlich.

Bei dem durch Muskelkrampf bedingten spastischen Schiefhals bestehen krampfartige Zusammenziehungen der Hals- und Nackenmuskeln, woran sich häufig auch die mimischen Gesichtsmuskeln beteiligen.

Bei dem seltenen, durch Muskellähmung bedingten (paralytischen) Schiefhalse ist der krankseitige Kopfnicker überdehnt, der gesunde übermäßig zusammen gezogen; jener ist für den Willensantrieb und den elektrischen Strom unerregbar.

Der Schiefhals als Gewohnheitsverbiegung (habituelle Kontraktur) kommt in seltenen Fällen bei Stabsichtigkeit (Astigmatismus) und bei Augenmuskellähmung vor.

1098. Rumpf und Brustkorb. Bei regelwidriger Gestaltung von Rumpf oder Brustkorb ist zunächst festzustellen, ob diese für sich besteht, oder ob sie von einem Leiden anderer Gebilde, z. B. der Wirbelsäule abhängt. Selbständig tritt die Trichterbrust auf, wobei die mittleren Teile der vorderen Brustwand (Brustbein und Rippen) mehr oder weniger tief eingesunken, d. h. der Wirbelsäule genähert sind.

Der von vorn nach hinten durch die Mitte des Körpers gezogene sagittale Durchmesser des Brustkorbs ist verringert, der Querdurchmesser aber vergrößert (Feststellung durch einen Tasterzirkel). Das Leiden kann mit gewissen Gewerbeverbildungen („Schuster-, Töpferbrust") verwechselt werden, bei denen jedoch die Einsenkung weiter nach unten gelegen ist, etwa in Höhe des Schwertfortsatzes.

1099. Ebenfalls selbständig kommt die Hühnerbrust vor, wobei das Brustbein kielartig vorspringt (daher auch Pectus carinatum), der Durchmesser des Brustkorbes von vorn nach hinten vergrößert, der quere verringert ist. Als Folgeerscheinung (sekundär) finden sich ähnliche Formveränderungen bei Tuberkulose der Brustwirbelsäule.

1100. Unebenmäßige Gestaltung des Brustkorbes als Folgeerscheinung (sekundär) wird ferner bei jeder etwas ausgeprägten seitlichen Verbiegung der Wirbelsäule beobachtet. Bei rechtskonvexer Dorsalverbiegung sehen wir rechts hinten einen Rippenbuckel und links hinten eine Abflachung der Rippen, links vorne dagegen einen Rippenbuckel und rechts vorne eine Abflachung.

1101. Wirbelsäule. Um Abweichungen der Wirbelsäule von der regelrechten Beschaffenheit feststellen zu können, muß beachtet werden, daß die regelrecht gestaltete Wirbelsäule des Erwachsenen drei, von der sagittal durch die Körpermitte gedachte Ebene abweichende, natürliche (physiologische) Krümmungen aufweist, die **Brustvorwölbung** (Kyphose) und die **Hals-** sowie **Lendeneinziehung** (Lordose).

a) Die stärkste Einziehung der letzteren liegt im Bereiche des 3. und 4. Lendenwirbels, die stärkste Vorwölbung der Brustwirbelsäule nach hinten im 4.—6. Brustwirbel. Die nach hinten oben abweichende Wölbung des Kreuzbeines liegt weiter nach hinten als die Brusthervorwölbung.

b) Von diesen regelrechten Verhältnissen gibt es eine Reihe von Abweichungen, die noch nicht in den Bereich des Krankhaften gehören, nämlich die sogenannten **Haltungstypen**, den „hohlrunden Rücken", das „hohle Kreuz" und den „flachen Rücken".

1102. Die regelrechte **Körperachse** geht in ihrem Verlaufe von der Mitte des Scheitels dicht hinter den Kieferwinkeln nach abwärts, schneidet die quere Verbindungslinie der Hüftgelenke und endet etwa in der Höhe des Fußwurzel-Zwischengelenkes (des Chopartschen Gelenkes) in der Mitte des von beiden Füßen begrenzten Raumes.

1103. Die **Beckenstellung** zeigt regelrechterweise eine Winkelstellung des geraden Beckendurchmessers (der Conjugata vera) zur Wagerechten von 50—55 Grad.

a) Sollen gewisse krankhafte Veränderungen am Rumpfe zu der Höhe der einzelnen Wirbelabschnitte in Beziehung gesetzt werden, so müssen die einzelnen Dornfortsätze gezählt werden. Dabei verdient die Tatsache Beachtung, daß infolge des dachziegelförmigen Verlaufes der Brustwirbeldornfortsätze die Höhe einer jeden Dornfortsatzspitze der Höhe des nächstfolgenden, also unter ihr gelegenen Wirbelkörpers entspricht, nicht der Höhe des ihr zugehörigen.

b) Als Anhaltspunkt für die Zählung dient an der Halswirbelsäule der Dorn des 7. Wirbels (Vertebra prominens), von dem auf- und abwärts gezählt wird. Bei beleibten Personen stößt das Abzählen besonders im Bereiche der Einziehung (Lordose) auf Schwierigkeiten. Die Zählung geht in der Rumpfbeuge leichter vonstatten.

c) Als weitere Anhaltspunkte zum Abzählen dienen die Rippen: die 12. Rippe setzt am oberen Rande des 12. Brustwirbels an, der Verlauf der 12. Rippe führt demgemäß zum Dornfortsatze des 11. Brustwirbels hin. Die freie Endigung der 12. Rippe liegt in der Regel in der Höhe des 1. Lendenwirbels. Doch kommen wesentliche Unterschiede gerade in der Länge der letzten Rippe vor.

d) Die Halswirbelsäule ist auch vom Munde aus, die Lendenwirbelsäule bei Mageren vom Bauche aus abzutasten.

e) Neben dem 1. Kreuzbeinwirbel liegt der hintere obere Darmbeinstachel unmittelbar unter der Haut.

f) Die Verbindungslinie beider höchster Punkte der Darmbeinkämme schneidet den Dornfortsatz des 4. Lendenwirbels.

g) Nach Gewinnung genügender Anhaltspunkte zur Feststellung von Abweichungen der Form und Lage empfiehlt sich die Übertragung der festgestellten Knochenvorsprünge mit dem Fettstift auf die Haut. So werden die Dornfortsatzreihe, besonders der 7. Hals- und 12. Brustwirbel, am Schulterblatt der obere und untere Winkel sowie die Schulterdachecken, am Becken die hinteren, vorne die vorderen oberen Darmbeinstachel gekennzeichnet.

1104. Die Besichtigung und Vergleichung der auf die Haut übertragenen Tastergebnisse lassen etwa vorhandene Abweichungen vom Regelmäßigen erkennen.

Soll das Ergebnis der Untersuchung zahlenmäßig festgelegt werden, so wird die Messung angewendet, und zwar am einfachsten mittels des Bandmaßes unter Zuhilfenahme des Lotes, indem der Verlauf der Senkrechten vom 7. Halswirbeldorn nach abwärts oder von der Afterfurche nach aufwärts festgestellt wird.

Zur Erzielung möglichst genauer Meßbefunde bezüglich des Verlaufes der Wirbelsäule und der Rumpfumrisse nach Form und Lage gibt es besondere Meßgeräte (nach Zander, Hübscher, Schenk) oder besser noch, es werden die festgestellten Punkte und Linien des Körpers in besonderen Zeichenapparaten (Schultheß, Lange) nachgezeichnet, und zwar nicht nur in einer, sondern in den drei Ebenen des Raumes, ein Verfahren, das dem Facharzte vorbehalten bleiben muß. Die reine Hervorwölbung (Kyphose) wird bildlich festgelegt durch einen Bleidraht, der dem Rumpf bzw. der Wirbelsäule durch Anbiegen angeschmiegt und in seiner Krümmung auf einem Papierbogen nachgezeichnet wird.

1105. An die Messungen von Rumpf und Wirbelsäule schließt sich die Beweglichkeitsprüfung an: Rumpfbeugen vorwärts und rückwärts, sowie nach rechts und links und Rumpfdrehung nach rechts und links ergeben etwa bestehende Einschränkungen der Beweglichkeit nach irgendeiner Richtung.

1106. Die Wirbelsäule kann im ganzen oder nur in einem bestimmten Abschnitte eine Bewegungseinschränkung erfahren; sie kann nach jeder oder nur nach einer Richtung hin versteift sein.

1107. Außer den genannten Untersuchungsarten kommt für die Wirbelsäule noch das Behorchen (die Auskultation nach Ludloff) in Betracht: Das Hörrohr wird auf die Wirbelsäule aufgesetzt, und nach allen Richtungen hin ausgeführte Bewegungen lassen bei gewissen Krankheitszuständen (Knochenbrüchen, verbildender Wirbelentzündung) dann knackende oder knirschende Geräusche (Krepitation) hervortreten. Oft kann auch schon die aufgelegte Hand diese Geräusche feststellen. Röntgenuntersuchung (vgl. Ziff. 1251 u. 1292).

Die aufgezeichnete Dornfortsatzlinie läßt erkennen, ob und welche Abweichungen in der Wirbelsäulenrichtung vorliegen.

1108. Verschiebungen des Rumpfes nach rechts oder links von der Mittellinie werden daran erkannt, daß die sog. „Taillendreiecke", d. h. die von dem seitlichen Rumpf- und inneren Armumrissen begrenzten freien Räume verändert sind.

Ist der Rumpf nach links verschoben, so ist der linke seitliche Rumpfumriß abgeflacht, das linke Taillendreieck verschwommen und nach unten offen, wogegen das rechte vertieft ist. Noch schärfer tritt die Rumpfverschiebung hervor, wenn vom Dornfortsatze des 7. Halswirbels ein Lot herunter hängt. Ist der Rumpf nach links verschoben, so geht die Lotlinie links neben der Afterfurche vorbei.

Auch die Hals-Nackenumrisse müssen auf ihre Ebenmäßigkeit geprüft werden.

Sie hängt eng mit dem gleichmäßigen Stande der Schulterblätter zusammen.

a) Dieser wird dadurch gemessen, daß der Abstand der Schulterblattecken von der Wirbelsäule vom Bandmaße abgelesen wird. Daraus ergeben sich auch die bei seitlichen Verbiegungen regelmäßig vorhandenen Achsendrehungen des Schulterblattes, sein dadurch bedingtes flügelförmiges Abstehen usw. Zum Vergleiche der Höhe der Schulterblätter werden durch die Eckpunkte mittels der Wasserwage wagerechte Linien gelegt, deren Abstand durch das Bandmaß festgestellt wird.

b) Die Oberflächenunterschiede der entsprechenden Rumpfabschnitte beider Seiten werden nunmehr verglichen. Die seitliche Verbiegung der Wirbelsäule führt zu ihrer Drehung (Torsion), die in Gestalt des — diagonal entgegengesetzten — Rippenbuckels and des Lendenwulstes sichtbar wird. Die Unterschiede treten am deutlichsten hervor, wenn bei Rumpfbeugung die Blickrichtung, wie beim Zielen, über den Rücken entlang eingestellt (visiert) wird. Sie lassen sich aber auch zahlenmäßig unter Anwendung des Nivelliertrapezes von Schultheß feststellen.

1109. Die seitlichen Verbiegungen der Wirbelsäule ergeben sich aus der Abweichung der Dornfortsatzreihe, der Verschiebung des Rumpfes zum Becken, der Unebenmäßigkeit (Asymmetrie) der Hals-Nackenumrisse, der ungleichmäßigen Stellung der Schulterblätter und aus dem Oberflächenunterschied entsprechender Rumpfabschnitte (Drehung, Rippenbuckel und Lendenwulst).

1110. Eine seitliche Verbiegung wird je nach dem Sitze der Krümmung als Hals-, Brust-, Lenden-Verbiegung (Zervikal-, Dorsal-, Lumbal-, Totalskoliose), bei Einbeziehung zweier Wirbelsäulenabschnitte als Brustlenden- (Dorsolumbal-) und Halsbrustverbiegung (Zervikodorsalskoliose) benannt.

1111. Eine steife Verbiegung (fixierte Skoliose) liegt vor, wenn die Verkrümmung bei Abbiegung des Rumpfes nach der Gegenseite sich nicht ausgleicht, oder wenn der Rippenbuckel dann bestehen bleibt.

1112. Nach der Entstehung wird unterschieden: Angeborene Skoliose (das Röntgenbild zeigt dann unter Umständen Schaltwirbel, halbentwickelte Wirbel, Halsrippen u. dgl.) und erworbene Skoliosen. Unter diesen entwickelt sich die rhachitische meist früh. Sie wird durch das Vorhandensein anderer rhachitischer Erscheinungen gesichert.

Als Schaltwirbel werden die infolge regelwidriger Keimanlage nicht zur vollen Entwicklung gekommenen (rudimentären), zum Teil auch überzähligen Wirbel bezeichnet, die unregelmäßig gestaltet, zwischen normalen Wirbeln sich eingeschaltet finden.

1113. Die statische Skoliose hat ihre Ursache in Längenunterschieden beider Beine.

Die gewohnheitsmäßige (habituelle) Skoliose tritt als eine Überlastungsverbiegung des wachsenden Menschen zwischen dem 8. und 16. Jahre auf.

Weitere Skoliosen werden durch Brustkorbschrumpfung infolge von Eiterbrust (Empyem), von Rheumatismus, Muskellähmung, Hüftnervenweh usw. bedingt.

Es muß auch bedacht werden, daß die tuberkulöse Entzündung der Wirbelsäule gelegentlich keine reine Buckelbildung nach hinten, sondern gleichzeitig eine Seitenabweichung (Kyphoskoliose) erzeugen kann.

1114. Abweichungen der Wirbelsäule von der, in der Körpermitte in der Richtung der Pfeilnaht, also von vorn nach hinten gezogenen Ebene (**Sagittalabweichungen**).

Krankhafte Bildungen der Art (**pathologische Formen**) sind:

α) Der **runde Rücken**. Er ist ein Haltungsfehler (Haltungsanomalie). Bei ihm ist die vollkommen regelrecht bewegliche Wirbelsäule bei ebenmäßiger Beschaffenheit des Rumpfes in einen mächtigen, nach hinten vorgebuckelten Bogen verwandelt. Er findet sich besonders bei muskelschwachen Kindern und als Rasseneigentümlichkeit.

β) Der **Altersbuckel** ist eine ähnliche, dem Greisenalter vorbehaltene Rumpfbeschaffenheit, ferner der **Berufsbuckel** (Arbeitsbuckel) bei Lastträgern. Ähnliche Buckelbildung kommt bei krankhafter **Knochenerweichung** (Osteomalazie) vor. Bei dem Alters- und Lastträger-Buckel sind die Wirbelkörper selbst verbildet, so daß ein passiver Ausgleich nicht mehr vollkommen möglich ist, während der seltene Buckel infolge von Lähmung der Rückenstrecker (paralytischer Kyphose) lange passiv ausgleichbar bleibt.

γ) Die **rhachitische Kyphose** zeigt eine starke, oft sogar winklige Vorwölbung der Lendenwirbelsäule nach hinten. Sie bleibt fast ganz passiv ausgleichbar.

δ) Die **tuberkulöse Entzündung** der Wirbelsäule kann im Beginne bei ihrem Sitze im Lendenteile ein ähnliches Bild ergeben. Sie ist im Gegensatze zur rhachitischen Kyphose passiv nicht ausgleichbar, wenigstens nicht im Abschnitte der Ausbiegung, denn sie wird durch Muskelspannung fest (steif) gehalten.

a) Zur Unterscheidung kann der Nachweis oder das Fehlen sonstiger Rhachitiszeichen, die Tuberkulinprobe, vor allem aber das Röntgenbild herangezogen werden, welch letzteres bei dem tuberkulösen Buckel (dem Gibbus), die Zerstörung einzelner Wirbelkörperabschnitte ergibt.

b) Bei höherem Sitze des tuberkulösen Gibbus ist die Erkennung meist nicht zweifelhaft. Im Anfange des Leidens zeigt der tuberkulöse Gibbus ein spitzwinkliges Hervorragen der Dornfortsätze, später einen mehr bogigen Buckel. Senkungseiterherde (Kongestionsabszesse), oft nur röntgologisch wahrnehmbar, und krampfartige Lähmung der unteren Gliedmaßen vervollständigen das Bild der tuberkulösen Wirbelerkrankung.

Bei der **Kümmelschen Krankheit**, der **Spondylitis traumatica**, kommt es zum Unterschiede von der eben besprochenen tuberkulösen Wirbelentzündung nach einer schweren Verletzung der Wirbelsäule zu einer freien Zwischenzeit und zu einer dann einsetzenden, mit Schmerzen verbundenen Buckelbildung.

Es gibt noch eine große Zahl von Wirbelentzündungen, die auch zu, gelegentlich wieder verschwindenden, Buckelbildungen führen können (nach Knochenmarkseiterung, Typhus usw.). Spondylitis oder Spondylarthritis rheumatica, gonorrhoica, syphilitica, die durch die Vorgeschichte und den Verlauf zu unterscheiden sind, nötigenfalls durch die Wassermannsche Probe geklärt werden müssen.

1115. Durch die im Röntgenbilde erkennbaren Knochenauswüchse, Spangen oder Verkalkungen ist die verbildende Wirbelentzündung (Spondylitis deformans) und die Gelenkverbildung der Wirbelsäule nach Rückenmarksdarre, Höhlenbildung im Rückenmark (Syringomyelie) usw., die sogenannte Arthropathie, gekennzeichnet. Ergebnislos ist dagegen der Röntgenbefund meist bei den chronischen Wirbelsäulenversteifungen in ihren verschiedenen Arten (Bechterew und Strümpell-Pierre Marie).

Bei der Bechterewschen Form bleiben die großen Körpergelenke frei, es entwickelt sich eine von oben nach unten fortschreitende Wirbelversteifung mit Buckelbildung; bei der Strümpellschen Art ein Aufsteigen der Krankheit von unten nach oben mit völliger Versteifung und fehlender oder geringer Buckelbildung, dagegen unter Mitbeteiligung der großen Gelenke (Schultern, Hüften).

1116. Im Gegensatze zu den regelwidrigen Vorbuckelungen der Wirbelsäule beobachten wir auch regelwidrige gesteigerte Einziehungen:

Sie kommen vor als Berufslordosen der Hausierer, bei schwangeren Frauen usw., als rhachitische Lordosen (Spondylolisthesis [ὀλίσθησις das Ausgleiten von ὀλισθαίνω], infolge Lähmung der Rückenstrecker und der Bauchmuskeln, infolge gesteigerter Beckenneigung, angeborener und erworbener Hüftgelenkverrenkung, infolge tuberkulöser Hüftgelenkentzündung und sonstiger krankhafter Hüftstellungen.

1117. Schultergürtel. Abweichungen in Gestalt und Lage der Schulterblätter sind meist durch das Augenmaß ohne weiteres zu erkennen.

Genauere Messungen sind leicht ausführbar: die 3 Ecken des Schulterblattes werden, wie früher angegeben, durch Fettstift bezeichnet, ebenso die Dornfortsätze kenntlich gemacht und vom 7. Halswirbel abgezählt. Durch Messung werden nun die Seitenlängen des freien Schulterblattrandes, der Abstand seiner Ecken von der Dornfortsatzlinie bestimmt und festgestellt, zwischen welchen Dornfortsätzen das Schulterblatt gelegen ist. Regelrechterweise liegt es bei ungezwungener Körperhaltung zwischen dem 2. und 7. Brustwirbeldornfortsatz und ist zwischen 4 und 6 cm von der Mittellinie entfernt. Wiederholte Messungen sind nötig bei der Neigung der Untersuchten, eine unnatürlich straffe Haltung bei der Messung anzunehmen.

1118. Obere Gliedmaßen: Zunächst Feststellung durch den Augenschein, ob in bezug auf Gestalt, Umfang, Länge, Gelenkstellung und Farbe eine Abweichung vom regelrechten Verhalten auffällt. Die Betastung soll dann ergeben, ob die Weichteile oder Knochen an ihren zugängigen Teilen irgendwelche Veränderungen aufweisen.

a) Um den Oberarmkopf abtasten zu können, müssen dem Arme des Kranken nacheinander verschiedene Stellungen gegeben werden. Legt der Kranke zunächst den Arm auf seinen Rücken, so springt die vordere Fläche des Gelenkkopfes vor und wird dem tastenden Finger zugänglich, legt er sodann seine krankseitige Hand auf seine gesunde Schulter, so wird der hintere Teil des Gelenkkopfes zugänglich; schließlich läßt sich nach seitlichem Heben des Armes bis zur Wagerechten der untere Teil des Gelenkkopfes von der Achselhöhle aus abtasten.

Vorn und nach innen vom Kopfe ist der Rabenschnabelfortsatz, hinten rückwärts das Schulterdach (Akromion) zu fühlen.

b) Die Furche zwischen beiden Oberarmhöckern (Tubercula), wird durch Führung des Fingers vom oberen äußeren Rande des Schulterdaches nach unten abgetastet. Der Oberarmschaft läßt sich von oben bis unten in den Furchen zu beiden Seiten des zweiköpfigen Armbeugers befühlen. In der Ellbogengegend wird der innere und äußere Oberarmknorren (Condylus medialis et lateralis) mit seinen Vorsprüngen (Epikondylen), hinten der Ellenbogenfortsatz (Olekranon) gefühlt, dessen Spitze bei ziemlich gestrecktem Arme in gleicher Höhe mit der Epikondylenlinie liegt (Huetersche Linie) und bei Beugung etwa 1 cm tiefer tritt.

c) Die Elle (Ulna) ist hinten in ganzer Ausdehnung fühlbar, gleich gut auch die Speiche durch gleichzeitige Abtastung von vorn und hinten. Dem unteren Ende des Griffelfortsatzes der Elle (Processus styloideus ulnae) gegenüber liegt auf der Hand ein Knochenvorsprung, der dem Haken- und Erbsenbein entspricht, dem Griffelfortsatze der Speiche gegenüber der Vorsprung des Kahnbeines und des großen vieleckigen Beines.

d) Zur Vornahme von Messungen des Armes werden mit Fettstift einige der getasteten Knochenvorsprünge, nämlich die Spitze des Schulterdaches, der Vorsprung der Epikondylen und der Olekranonspitze am Ellbogen und die beiden Griffelfortsätze von Elle und Speiche am Handgelenk äußerlich kenntlich gemacht.

Eine gute Art zur Festlegung von Formveränderungen, und Richtungsabweichungen ist die Umrißzeichnung, die für spätere Beobachtung einen wertvollen Beleg gibt.

e) Umfangsmessungen an verschiedenen Stellen des kranken Armes zum Vergleiche mit dem gesunden erfolgen in gleicher, mit dem Bandmaße von einem dieser Knochenvorsprünge aus bestimmter Höhe. Dabei ist zu beachten, daß bei Zwangshaltungen des kranken Armes, z. B. in Beugestellung, der gesunde zunächst in gleiche Haltung gebracht werden muß.

f) Die Längenprüfung wird durch Messung vom Schulterdach zum äußeren oder inneren Oberarmknorrenvorsprung (Epikondylus) und von hier bis zur Griffelfortsatzspitze von Elle oder Speiche vorgenommen.

g) Es folgt die Feststellung der unter b erwähnten richtigen Lage beider Epikondylen zum Olekranon durch das Quermaß. Ferner muß sich der Untersucher, z. B. bei Knochenbrüchen überzeugen, ob Schulterdach, großer Oberarmhöcker (Tub. majus) und äußerer Epikondylus in einer geraden Linie liegen, wie es sein soll.

1119. Beweglichkeitsprüfung der Gelenke und nötigenfalls Messung des Gelenkausschlages.

Krankhafte Veränderungen der Gelenkbewegungen sind oft schon äußerlich durch die regelwidrige Richtung der Gliedabschnitte erkennbar, z. B. bei Winkelstellungen und Versteifungen. Die natürlichen Bewegungen der einzelnen Gelenke müssen nun der Reihe nach geprüft werden, also in der Schulter: Vorwärts-, Seitwärts-, Rückwärtshebung sowie Außen- und Innendrehung; am Ellbogengelenke: Beugung, Streckung; am Vorderarm: Innen- und Außendrehung (Pro- und Supination); am Handgelenke: Beugung, Streckung und Seitwärtsbewegungen (Radial- und Ulnarabduktion); an den Fingern: Beugung, Streckung und Spreizbewegungen.

Unterschieden wird dabei, ob die einzelnen Bewegungen frei oder behindert, ob sie schmerzhaft oder schmerzfrei erfolgen.

1120. Die Messung des Bewegungsausschlages geschieht durch besondere Meßgeräte, gewöhnlich mit Meßzirkeln, deren einer

Schenkel eine halbkreisförmige Gradeinteilung trägt. (Winkelmesser von Thiem [bei Haertel-Breslau], von Riedinger [bei Siedentopf-Würzburg]).

Bei der Prüfung des Schultergelenks ist zu beachten, daß bei Seitenerhebung des Armes unter regelrechten Verhältnissen das Schulterblatt bis zu nahezu 90° Erhebung der Bewegung nicht folgt und erst bei weiterer Erhebung mitgeht.

1121. An die Gebrauchsprüfung der Gelenke schließt sich eng die Prüfung der **Muskelbewegungen** und der **Muskelkraft** an.

1122. Das **Behorchen** (die Auskultation) der Gelenke liefert wertvolle Anhaltspunkte für etwa vorhandene regelwidrige Zustände. Doch genügt zur Feststellung krankhafter Geräusche bei Gelenkbewegungen (Krepitation) in der Regel die Wahrnehmung durch die aufgelegte Hand.

1123. Als **angeborener Hochstand des Schulterblattes (Sprengelsche Deformität)** wird eine Veränderung des Schulterblattstandes infolge angeborener Ursachen bezeichnet.

a) Hierbei steht das Schultergelenk der kranken Seite um etwa 3—5 cm höher, als das der gesunden. Die Wirbelsäule zeigt eine mit dem Buckel nach der kranken Seite gerichtete Seitenverbiegung der Brustwirbelsäule. In seltenen Fällen kommt der angeborene Hochstand des Schulterblattes auch doppelseitig vor.

b) Hochstand des Schulterblattes findet sich auch als Folgeerscheinung der **seitlichen Wirbelverbiegung.**

1124. Angeborene Verrenkung im Schultergelenke wird sehr selten beobachtet. Die meisten Schulterverrenkungen sind **erworben.**

a) Nach einer **gewaltsamen** (traumatischen) **Verrenkung** des Schultergelenks mit großem Kapselriß bleibt häufig eine Neigung zur Wiederausrenkung zurück — gewohnheitsmäßige Verrenkung — (**habituelle Luxation**).

b) Das sogenannte „**Schlottergelenk**" der Schulter entsteht durch Lähmung des Deltamuskels (infolge Kinderlähmung oder peripherer Lähmung des Achselnerven [N. axillaris]).

c) Die „**Entbindungslähmung**" entsteht durch Zerrung oder Zerreißung des Plexus, auch wohl durch einfache Distorsion des Schultergelenkes während der Geburt.

1125. Verkrümmungen (Kontrakturen) und Versteifungen (Ankylosen) des Schultergelenkes stehen meist in Adduktion.

a) Sie entstehen durch Verletzungen (Brüche, Verrenkungen) und durch zu lange angewandte Ruhigstellung des Gelenkes, durch Weichteilnarben (Schußverletzungen, Verbrennungen usw.) und besonders durch Gelenkkrankheiten (seröse, eitrige, granulierende, tuberkulöse Entzündung, Tripper, Gelenkrheumatismus, verbildende Gelenkentzündung oder Schußverletzungen der Gelenkenden).

b) Ein eigenartiger **Kontrakturzustand** wird durch **Schleimbeutelentzündungen** (der Bursa subacromialis und subdeltoidea) hervorgerufen; für ihn ist kennzeichnend, daß die Schulterbewegungen nur im Sinne der Adduktion gehemmt sind. Die Schleimbeutel neigen zur Verkalkung und sind dann röntgologisch nachweisbar.

1126. Wachstumsstörungen und Verkrümmungen am Oberarme kommen gelegentlich infolge von englischer Krankheit, ungünstig geheilten Knochenbrüchen, Lähmungen der Oberarmmuskeln, tuberkulösen und Knochenmarks-Eiterungen vor.

1127. Am **Ellbogengelenke** sind angeborene **Verrenkungen** sehr selten. Nach ungünstig geheilten **Brüchen** der Oberarmknorren, aber auch als angeborene **Mißbildung** finden sich seitliche Abweichungen der Längsachsen am Ober- und Vorderarm, die jenseits der natürlichen Grenzen liegen (X- und O-Arme, Cubitus valgus und varus).

Die Winkelstellungen des Ellenbogengelenks entstehen durch Haut- und Muskelnarben, Muskelrheumatismus und Syphilis, nach Nervenlähmungen und durch Gelenkerkrankung (Verletzungen und Entzündungen). Fast stets besteht Beugestellung.

1128. Angeborene Verwachsungen beider Vorderarmknochen sind nicht selten. Sie werden durch das Röntgenbild entdeckt. **Angeborener Mangel** der Speiche und — seltener — der Elle (ersterer oft, letzterer meist mit Gliedmangel an Hand und Fingern verbunden) kann unvollständig oder vollständig sein. Die Hand steht in Klumphandstellung.

1129. Verkrümmungen der Vorderarme sind angeboren (vielfache Knorpelauswüchse), oder sie sind durch Verletzungen in der Knorpelknochenfuge (Epiphysenlinie), durch Brüche, Knochenmarkeiterung und englische Krankheit verursacht.

1130. Die **Klumphand** ist eine angeborene Verbildung des Handgelenks mit oder ohne begleitenden Knochenmangel. Die **Madelungsche Verbildung** (selten) besteht in einer scheinbaren unvollkommenen Verrenkung nach der Beugeseite: bei jugendlichen Personen. Es handelt sich um eine Wachstumsstörung aus unbekannter Ursache.

1131. An den **Fingern** sind angeborene Verrenkungen sehr selten, angeborene seitliche Verbiegungen etwas häufiger. Angeborene Verkrümmungen sind öfters mit „Schwimmhautbildung" verbunden.

a) Die erworbenen fehlerhaften Stellungen der Finger haben als Ursachen Hautnarben und Faszienschrumpfung infolge von Eiterungen und Schußverletzungen. Die **Dupuytrensche Hohlhandfaszienschrumpfung** nimmt eine gewisse selbständige Stellung ein; meist beiderseitig vorhanden, befällt sie besonders den 4. und 5. Finger. Ferner entstehen Fingerwinkelstellungen (Kontrakturen) durch Verletzungen und Verwachsungen der Beuge- oder Strecksehnen.

b) Der „schnellende Finger" entsteht durch Sehnenknoten (Fibrome) oder durch Sehnenscheidenverengerungen. Durch lange Ruhigstellung der Hand und Finger werden schwere Fingerverkrümmungen bzw. Versteifungen erzeugt.

c) Die **Volkmannsche ischämische Verkrümmung der Finger** ist durch Gefäßzerrungen bzw. -zerreißungen bedingt, oft mit begleitender Schädigung der Nerven infolge von Ellenbogenbruch und Verrenkung, sowie von falsch — zu fest — angelegten Verbänden.

d) Die **Fingergelenkwinkelstellungen (arthrogene Beugestellungen)** verdanken ihre Entstehung dem chronischen Gelenkrheumatismus, der Tripper-, Eiter- und tuberkulösen Infektion und der Gicht. Bei Gicht zeigt das Röntgenbild rundliche und längliche Knochenhöhlen oder -aussparungen, zuweilen mit Kalkeinlagerung, während bei den infektiösen Vorgängen allgemeiner Knochenschwund vorherrscht.

e) Die von **Nervenerkrankungen** herrührenden **Fingerwinkelstellungen** zeigen als Lähmungsverkrümmung bestimmte eigenartige Stellungen der Hand und Finger, je nach dem betroffenen Nerven (vgl. Ziff. 397 ff.): **Krampfartige** Fingerwinkelstellungen treten infolge doppelseitiger und halbseitiger Lähmung und als Schreibkrampf (Berufsneurose) auf.

Chronische Gelenkleiden.

1132. Gelenkentzündungen nach Verletzungen (traumatische). Einmalige heftige oder wiederholte kleinere („chronische") Gewalteinwirkungen (Quetschungen, Verstauchungen, Weichteil- und Knochen-Knorpelverletzungen, Knochen- und Gelenkblutungen) führen oft zur bleibenden Reizung des Gelenkes, zu öfters rückfälligem wäßrigem Gelenkerguß, zu Kapselverdickung, Kapselschrumpfung, zur Krümmung und Versteifung der betroffenen Gelenke.

1133. Die **Gelenkzwischenscheiben- (Meniskus-) Verletzung** oder **Verrenkung** am Kniegelenk ist ein besonders wichtiges Verletzungsbild. Sie führt zu Einklemmungserscheinungen, ähnlich wie die Gelenkmäuse, unterscheidet sich von diesen jedoch durch die Vorgeschichte (die Verletzung entsteht durch eine Drehbewegung im Kniegelenke bei festgestelltem Fuße), allenfalls auch durch das Röntgenbild (bei Meniskus-Verrenkung meist ergebnislos vgl. Ziff. 1307). Bei beiden Krankheiten treten gelegentlich rückfällige Ergüsse auf.

Der **Erguß im Kniegelenk** wird durch Anschwellung und Schwappen (Fluktuation) — Tanzen der Kniescheibe — erkennbar. Die Art des Ergusses (ob wäßrig, blutigwäßrig, eitrig) ergibt die Punktion.

Die Unterscheidung zwischen einfachem und tuberkulösem Erguß kann sehr schwierig sein.

1134. Tuberkulöse Gelenkentzündungen. Entstehung bei oft nachweisbarer Veranlagung allmählich, häufig nach vorangegangener Verletzung.

a) Schmerzen besonders auf Belastung und Druck. Beim Sitz an den unteren Gliedmaßen Hinken, allmähliche Aufhebung der Bewegungsfähigkeit, Muskelabmagerung, Winkelstellung. In der Hüfte anfangs Abduktion, später Adduktion und Flexion; im Kniegelenke Flexion und Subluxation. Beim Sitze in der Schulter Adduktion, im Ellenbogengelenke Flexion. Ferner stellt sich Kapselschwellung, Erguß mit Durchbruch — Fistelbildung — Senkungsabszeß ein. Der Erguß kann auch fehlen oder wieder verschwinden. Bei Beteiligung der Gelenkenden kann die Krankheit außer durch den starken Knochenschwund auch durch Herderscheinungen im Röntgenbilde nachgewiesen werden.

b) Knochenherde in der Umgebung des Gelenkes zeigen anfangs noch völlig freie Beweglichkeit, aber örtlichen von selbst und auf Druck auftretenden Schmerz. Sicherer Nachweis nur durch das Röntgenbild. In Zweifelsfällen kann eine der Tuberkulinreaktionen zu Hilfe genommen werden, obgleich auch diese nicht ausschlaggebend sind (vgl. Ziff. 227 u. 1164e).

1135. Syphilitische Gelenkentzündungen. Bei **angeborener Syphilis** häufig wäßriger Erguß, meist doppelseitig bei mäßiger Schmerzhaftigkeit. Kaum Störung der Bewegungsfähigkeit,

1136. Bei erworbener Syphilis tritt meist einseitige, dem tuberkulösen Gelenkschwamm ähnliche Entzündung bei geringer Schmerzhaftigkeit und sehr unbedeutender Bewegungshinderung auf. Röntgenologisch kein wesentlicher Knochenschwund, dagegen Knochenneubildung von der Beinhaut aus. Zuweilen sind deutliche Herde im Knochen sichtbar. In Zweifelsfällen Wassermannsche Probe.

1137. Gonorrhoische Gelenkentzündungen. Erguß und Kapselschwellung im Anschluß an frischen und alten Tripper. Plötzlicher Beginn mit hoher Schmerzhaftigkeit. Die Entzündung kann abklingen und mit völliger Wiederherstellung des Gelenkes enden, kann aber auch zu schweren Versteifungen und Winkelstellungen führen. Meist erkrankt nur ein Gelenk.

Es gibt jedoch auch einen gonorrhoischen Rheumatismus, ähnlich dem Bilde, welches wir als chronischen Gelenkrheumatismus, besser als selbständige oder abgeleitete (sekundäre) chronische, vielfache Gelenkentzündung (Polyarthritis) bezeichnen.

1138. Chronischer Gelenkrheumatismus. Selbständige (genuine) chronische Polyarthritis entsteht schleichend, ohne Fieber, mit schmerzhafter Schwellung einzelner Gelenke, besonders anfangs in den der Finger und Zehen, häufig in den entsprechenden Gelenken beider Seiten, zwischen Nachlassen (Remissionen) und Steigerungen (Exazerbationen) der Krankheitserscheinungen wechselnd.

a) Nach und nach werden immer mehr Gelenke ergriffen, auch die Kiefer- und Wirbelgelenke, von diesen wieder besonders Hals- und Lendenwirbel. Kapselverdickungen, wäßrige Ergüsse, später Verschwinden der Ergüsse, Kapselschrumpfung und Winkelstellung [in den Fußgelenken Spitz-, Klump- oder Plattfuß, in den Kniegelenken Beugung mit unvollkommener Verrenkung (Subluxation), in den Hüften Adduktions- und Flexionsstellung, in den Schultern Adduktion, in den Ellenbogen Beugung und Innendrehung des Vorderarmes (Pronation), in den Handgelenken Beugung und unvollkommene Verrenkung, an der Hand besonders gerne Verschiebungen nach der Ellenseite und Beugung mit unvollständiger Verrenkung, im Grundgelenk der Finger Überstreckung, im Mittelgelenk und Endgelenk Beugung].

b) Das Herz ist meist frei von Krankheitszeichen. Das Röntgenbild zeigt Knochenschwund, dann Verschwinden der Gelenkspalten. Später erst kommt es zu gröberen Verbildungen der Gelenkenden.

c) Die Krankheit befällt häufiger ältere Leute, ist aber auch bei Kindern öfters beobachtet.

1139. Die abgeleitete (sekundäre) chronische Polyarthritis: Entweder bleiben nach akutem Gelenkrheumatismus einige Gelenke (zuweilen auch nur ein einzelnes) krank, geraten in Verkrümmung oder gar Versteifung oft mit völliger Verödung des Gelenkes, oder es entwickelt sich häufig nach einem Zwischenzeitraume von Wohlbefinden ein dem unter Ziff. 1138 beschriebenen ähnliches Krankheitsbild.

Häufig treten hierbei Herzklappenfehler auf. Der Ausgang des Gelenkleidens ist sehr oft eine fibröse oder knöcherne Versteifung (Ankylose).

1140. Chronischer scheinbarer Gelenkrheumatismus (Pseudorheumatismus — Przibram): Im Anschluß an Infektionskrankheiten entwickeln sich chronische Entzündungen der Gelenke besonders nach Masern, Scharlach, Ruhr und Typhus.

1141. Verbildende Gelenkentzündung (Arthritis deformans): Meist ein Gelenk, zuweilen aber auch mehrere entsprechende Gelenke beider Seiten befallend und die großen Körpergelenke bevorzugend, entwickelt sich nach abgelaufenen Entzündungen, nach Verletzungen, aber auch zuweilen ohne erkennbare Ursache, häufig als Alterserscheinung (Malum coxae senile) eine Verbildung der Gelenkenden, bestehend in Knorpelauffaserung (Krepitation) und Knorpelschwund, ferner in Knochenwucherungen der Gelenkränder, häufig verbunden mit Loslösung von „freien Körpern" (Gelenkmäusen).

a) Im übrigen besteht leichter Schmerz, besonders nach der Ruhe hochgradige Schwerbeweglichkeit, leichte Kapselverdickung, seltener Gelenkerguß. Allmählich entsteht eine Einschränkung der regelrechten Bewegungsbreite.

b) Die Unterscheidung ist gegenüber anderen Krankheitszuständen der Gelenke besonders durch das Röntgenbild zu sichern, das selten allgemeinen, häufiger aber örtlichen Knochenschwund (kleine Höhlen) und selbst die erst beginnende Verbildung an der zackigen Beschaffenheit der freien Gelenkränder erkennen läßt.

c) Es besteht keine Neigung zu Versteifungen, dagegen kommen scheinbare Versteifungen durch Verhakung der Knochenwucherungen vor. An der Wirbelsäule (Spondylitis deformans) können dagegen die Knochenauswüchse zu festen Spangen verschmelzen.

d) Bei der Untersuchung ergibt sich die Krankheit aus der mit Reiben verbundenen erschwerten Bewegung und den eigenartigen Bewegungsbeschränkungen, z. B. an der Hüfte aus der erschwerten Innendrehung bei weit auswärts gedrehtem Oberschenkel und Hochstand des großen Rollhügels.

e) Die verbildende Gelenkentzündung kommt auch bei Jugendlichen besonders an der Hüfte vor. Doch überwiegen hier bloße Gestaltsveränderungen der Knochen gegenüber den Wucherungen.

1142. Gelenkentzündungen infolge von Nervenleiden (neuropathische): Bei Tabes, Syringomyelie und multipler Sklerose des Hirns und Rückenmarks entwickelt sich eine der verbildenden Gelenkentzündung ganz ähnliche Krankheit, nur daß alle Erscheinungen, besonders die Knochenwucherungen überschwengliche Formen annehmen.

Die Differentialdiagnose stößt besonders bei Zuhilfenahme des Röntgenbildes und bei Berücksichtigung der Grundkrankheit, meist auf keine Schwierigkeit.

1143. Dyskrasische Gelenkleiden (Gelenkerkrankungen infolge von Säfteentmischung):

α) Das Blutergelenk: Infolge des dem tuberkulösen Gelenkschwamme (Arthritis tuberculosa fungosa) durchaus ähnlichen anatomischen Bildes zeigt das Blutergelenk auch sonst große Ähnlichkeit mit der Gelenktuberkulose, ebenso wie das Röntgenbild wenig Abweichungen von dem bei letzterer Krankheit erhobenen Befunde aufweist. Da aber der Bluter, zumal die Erblichkeit eine große Rolle spielt (s. Ziff. 28h), sein Leiden meist genau kennt, kann eine Verwechslung mit Tuberkulose kaum vorkommen.

β) Die Gelenkgicht: Der typische Gichtanfall, meist in der

Nacht entstehend, unter Bevorzugung des Großzehengrundgelenks kehrt mehr oder weniger häufig wieder, befällt nach und nach auch andere Gelenke. Er verursacht sehr heftige Schmerzen und führt zu schweren Verbildungen der Gelenke, ja zu deren „Verkrüppelung".

a) In zweifelhaften Fällen ist der Nachweis vermehrter Harnsäure im Blute zu erbringen.

b) Das Röntgenbild sichert häufig die Diagnose. Es fehlt allgemeiner Knochenschwund. Dagegen bestehen örtliche Herde in den Knochen der Zehen und Finger, die, wenn sie im Inneren der Knochen gelegen sind, als förmliche Löcher erscheinen können, während sie an den Rändern als zackige Aussparungen sichtbar werden. Es ist aber zu beachten, daß selbst schwerste Harnsäureablagerungen im Knorpel ohne Knochenherde einen ergebnislosen Röntgenbefund liefern. Zuweilen verkalken die Gichtherde und zeigen dann im Röntgenbilde tiefdunkle körnige und kugelige Schatten (vgl. Ziff. 1301c).

Krankheiten des Beckens und der Beine.

1144. Allgemeiner Untersuchungsgang. Untersuchung des völlig entkleideten Kranken. Beim Vermögen zu stehen genügt meistens die Untersuchung in dieser Körperhaltung. Sind Kontrakturen vorhanden, muß die Untersuchung im Sitzen oder besser im Liegen ausgeführt werden.

a) Besichtigung. Zunächst handelt es sich um eine Besichtigung des Kranken. Hierdurch lassen sich schiefe Haltung, Abweichungen in der Gestalt, grobe Längen- und Dickenunterschiede, falsche Gelenkstellungen, einzelne hervorspringende oder eingezogene Stellen, die Fußhaltung, Hautverfärbungen, Narben usw. feststellen.

b) Betastung. Erst nach genauester Inaugenscheinnahme des Äußeren und aller vorhandener Auffälligkeiten beginnt die Betastung: Beschaffenheit (Konsistenz) der Muskeln, Schmerzpunkte, vorspringende, aber nicht sichtbare Teile (Zwischenscheiben am Kniegelenk), Beschaffenheit von Narben (Verschieblichkeit, Verwachsung, Härte), Temperaturunterschiede. Durch streichendes Herabgleiten mit der Hand oder durch leichte Massage und Vergleich zwischen beiden Seiten können noch besonders feine Unterschiede festgestellt werden: Verdickung der Umschlagstelle der oberen Kniegelenksausbuchtung (Kniegelenksrecessus), Knochencallus, Flüssigkeitsschwappen (Fluktuation), Verdickung des Fettpolsters unterhalb der Kniescheibe (infrapatellar) und Muskelschwielen.

c) Passive Bewegungen der Gelenke stellen etwaige fehlerhafte Winkelstellungen (Kontrakturen), Versteifungen (Ankylose) und Beweglichkeitsbeschränkungen fest.

d) Genaue Messungen klären und sichern das Krankheitsbild weiter. Meßbar ist

α) die Dicke der einzelnen Gliedstellen. Hierbei muß am kranken Glied genau dieselbe Stelle gewählt werden, wie am gesunden, die durch einen Fettstift vorher festzulegen ist. Es genügen am Oberschenkel Maßstellen im oberen, im mittleren und unteren Drittel (hier handbreit über der Kniescheibe), für das Kniegelenk selbe am oberen Rande, in der Mitte und am unteren Rande der Kniescheibe; für den Unterschenkel an der Wadendickung; für den Fußumfang auf der Höhe der Knöchellinie (Malleolusachse) und Spann, wobei das Maß auf dem kürzesten Wege über Ferse und Fußrücken geht, für Fußwurzel auf der Höhe des Fußwurzelzwischengelenkes (des Chopartschen Gelenkes), für Mittelfuß etwa in der Mitte der Mittelfußknochen, für Vorderfuß auf der Höhe der Zehengrundgelenke.

β) Längenbestimmungen. Fußlänge und Breite werden gemessen zwischen zwei Kästen, die man bei aufgesetztem Fuß gegen Hacke und Großzehe, bzw. gegen die beiden Fußränder schiebt, so daß sie gleichgerichtet (parallel) stehen. Der Zwischenraum wird auf der Unterlage bezeichnet und mit dem Bandmaß festgestellt.

γ) Fußhöhe, z. B. bei Hohlfuß, wird so gemessen, daß ein Querstab wagerecht über den Fußrücken gelegt, von ihm auf die Unterlage gelotet und der Unterschied abgelesen wird.

δ) Die Länge des Unterschenkels wird von der Spitze des äußeren Knöchels (Malleolus externus) bis zum äußeren Kniegelenksspalt gemessen, der am besten fingerbreit neben dem äußeren Kniescheibenrande abgetastet wird.

ε) Die Länge des Oberschenkels ergibt sich aus den Maßpunkten: Spitze des großen Rollhügels (Trochanter major) und äußerer Kniegelenksspalt. Dabei ist es gleichgültig, ob das Bein richtig zum Becken steht oder nicht.

ζ) Die ganze Beinlänge wird entweder durch Zusammenzählen beider Einzelmaße von Ober- und Unterschenkel oder durch neue Messung vom vorderen oberen Hüftbeinstachel bis zur Spitze des äußeren Knöchels festgestellt. Dies Maß hat aber einen Vergleichswert unter Berücksichtigung des gesunden Beines nur dann, wenn beide Beine gleichmäßig zum Becken stehen, was bei Versteifungen (Ankylose) und Verkrümmungen (Kontrakturen) usw. nicht durchführbar ist. Außerdem haben diese Messungen überhaupt, namentlich aber, wenn der große Rollhügel bei dicken Menschen durch riesige Fettmassen verdeckt ist und manchmal sich kaum auffinden, geschweige denn als Spitze abtasten läßt, ihre sehr erheblichen Fehlerquellen und gestatten keinesfalls aus geringfügigen Unterschieden weitgehende Schlüsse. Auch mißt jeder Untersucher etwas anderes, so daß unbedingt gültige Maße dabei niemals herauskommen können. Mindestens muß aber gefordert werden, daß mehrmals gemessen wird, und zwar mit geschlossenen Augen.

1145. Abweichungen von der äußeren Form, X- und O-Beine, Winkelstellung bei schief geheiltem Knochenbruch und ähnliches werden am besten in der Weise festgelegt, daß das Glied auf einen Bogen Papier gelegt und dann der äußere Umriß durch einen senkrecht geführten Bleistift unmittelbar aufgezeichnet wird.

1146. Ein Sohlenabdruck wird entweder auf angerußtem Papier hergestellt oder die Sohle wird mit einem Farbstoff beschmiert und dann auf das Papier aufgesetzt, wobei ein guter Abdruck erscheint, woraus in vielen Fällen mancherlei Schlüsse auf das Längs- und Quergewölbe gezogen werden können. Es empfiehlt sich auch trotzdem die äußere Form noch mittels eines senkrecht geführten Bleistifts zu umreißen.

Die einfachste und reinlichste Form des Sohlenabdruckes geschieht durch die von Schuhmachern verwendete Vorrichtung, wobei die Unterseite einer in einen Rahmen gespannten Gummihaut mit einer Druckfarbe versehen wird. Legt man ein Papier darunter und tritt der zu Untersuchende auf die Gummihaut, so erzielt man ein gutes Sohlenbild und kann auch die Umrisse abzeichnen, ohne daß die Sohle schmutzig gemacht wird und gereinigt werden muß.

1147. Wichtig ist die Messung der Gelenkstellungen. Dahin gehört auch die Beckenneigung. Diese wird durch eine Verbindungslinie vom vorderen zum hinteren oberen Hüftbeinstachel (von der Spina iliaca anterior superior zur posterior) festgestellt. Normal bildet sie zur Wagerechten einen Winkel von annähernd 32 Grad.

a) Ist der Winkel kleiner, so ist das Becken vornübergeneigt und die physiologische Lendenlordose bis zu scharfer Abknickung vertieft. Ist er größer, so ist das Becken aufgerichtet und die physiologische Lendenlordose verkleinert oder verstrichen oder zum vorstehenden Buckel (zur Kyphose) umgebildet.

b) Die Roser-Nélatonsche Linie, Verbindung zwischen vorderem oberen Hüftbeinstachel (Spina anterior) und Sitzknorren (Tuber ischii), wird in der Seitenlage durch einen Faden oder Bleidraht festgelegt. Beugt man den Oberschenkel um 45°, so daß seine Achse senkrecht zu dieser Linie steht, so soll der Rollhügel (Trochanter) in ihr liegen. Meist wird diese Beugestellung nicht genau eingehalten; dann liegt der Rollhügel in zahlreichen Fällen nicht in der Linie, ohne daß dies krankhaft wäre. Aber wenn man auch diese Vorschrift beachtet, so liegt er nur in der Hälfte aller Fälle in der Roser-Nélatonschen Linie, wie Preiser nachgewiesen hat; denn die Verlagerung der Pfanne nach vorn oder nach hinten, die bei der Hälfte aller Menschen vorkommt, verhindert die Rollhügelspitze, genau in die Linie zu fallen. Da auch Abweichungen des Schenkelhalses die gleiche Wirkung haben können, so vermindert sich der Wert dieser Messung noch um ein weiteres und sie wird deshalb als wertlos in der Orthopädie nicht mehr in Anwendung gebracht.

1148. Ob ein Rollhügel höher steht als der andere, mißt man am einfachsten in der Weise, daß man die flachen Hände oder den Mittelfinger beiderseits oberhalb der Rollhügelspitze senkrecht zur Körperachse gegen das Becken vordrückt und dann durch Betrachtung von vorn oben aus möglichst weiter Entfernung feststellt, ob beide Hände in derselben wagerechten Ebene liegen. Genauere Messungen kann man in der Weise machen, daß man um die Darmbeinkämme einen Bleidraht legt und von hier aus zur Rollhügelspitze mißt.

1149. Wichtig für die Beurteilung des Rollhügelstandes ist das Lageverhältnis des Schenkelhalses zum Schafte, was meistens nur auf einem guten Röntgenbilde dargestellt werden kann, und zwar ist auf diesem der Schenkelhals in seiner vollen Länge und mit seinem richtigen Winkel nur dann richtig übertragen (projiziert), wenn der kleine Rollhügel gar nicht oder nur noch eben etwas zu sehen ist.

a) Der Neigungswinkel ist der Winkel, welcher von der Achse des Schenkelhalses und der des Schaftes gebildet wird.

b) Der Alsbergsche Richtungswinkel ist ein in der Orthopädie vielgebrauchtes Maß. Er wird dadurch gewonnen, daß durch die Basis der überknorpelten Schenkelkopffläche eine Ebene gelegt und die Längsachse der Diaphyse bis zu dieser verlängert wird. Regelrechterweise beträgt der durchschnittliche Neigungswinkel 128°, der durchschnittliche Richtungswinkel 41°.

c) Steht das Becken seitlich schief, und sind die Hüftgelenke frei, so ist die einfachste Art der Messung die, daß man den stehenden Kranken von vorn betrachtet, beide vorderen oberen Darmbeinstachel mit dem Finger oder durch einen Farbpunkt kennzeichnet und nun unter das verkürzte Bein so lange Brettchen unterlegt, bis beide Darmbeinstachel in einer Wagerechten liegen. Messung der Brettchen, die man sich in der Dicke von 1 oder ½ cm vorrätig hält, ergibt ohne weiteres die Beckensenkung und auch die Beinverkürzung.

d) Bei einer Beugekontraktur der Hüftgelenke, die beim Stehen und Gehen eine stärkere Einziehung des Lendenwirbelteils (Lordose) hervorruft, wird der Kranke auf den Rücken gelegt und das Bein soweit erhoben, bis die Lordose ausgeglichen ist. Der Winkel wird mit irgend einem der zahlreichen Winkelmeßgeräte in der Weise bestimmt, daß man den Drehpunkt auf die Höhe der gedachten (idealen) Gelenkachse, den einen Schenkel auswärts parallel zum Oberschenkelschaft, den anderen zur Wagerechten hält.

e) Ein solches Winkelmeßgerät ist zuweilen mit Tasterzirkel ausgebildet, der dann auch gleich für Dickenmessungen benutzt werden kann, z. B. bei Verbreiterung des Fersenbeines. In gleicher Weise kann man mit einem solchen Winkelmesser auch **Beugekontrakturen am Kniegelenk und Fußgelenk** messen.

1150. Störend für die Vergleichung der Krankheitsbeschreibungen ist es, daß noch keine allgemein gültige Meßmethode vorhanden ist, sondern daß jeder Untersucher willkürlich immer neue Grundsätze aufstellt. Wenn das Hüftgelenk gebeugt wird, so mißt der eine den Winkel zwischen dem Oberschenkel und der Wagerechten durch das Hüftgelenk, der andere zwischen dem Oberschenkel und der Senkrechten durch das Hüftgelenk, und wenn keiner von beiden angibt, wie er den Winkel gemeint hat, so hat dies zur Folge, daß die gleiche Stellung von dem einen als 15^0, von dem anderen als 75^0 bezeichnet wird.

Einfacher ist es stets den Winkel anzugeben, den der Oberschenkel mit dem Rumpf bildet, was nicht mißzuverstehen ist.

1151. Im übrigen kommen zu den Bewegungen in einer oder mehreren Ebenen noch ferner hinzu die **Eigenrotation des Gliedes** um seine Längsachse, die man z. B. beim Beine mit Hilfe eines **Taschenkompasses** gut bestimmen kann.

1152. Schließlich wird auch das **Ohr zur Untersuchung** herangezogen insofern, als man Knacken, Knarren, Quietschen und Reiben der Gelenke oder in den Sehnenscheiden deutlich, zum Teil auf weite Entfernung hört. Feinere Geräusche kann man durch Auflegen des Ohres oder durch Benutzung eines gewöhnlichen **Hörrohres** oder eines **Phonendoskopes** feststellen.

a) Erst nach Erschöpfung aller Untersuchungsarten kommt das **Röntgenbild in Frage**. Es soll den Schluß, keinesfalls den Anfang der Untersuchung bilden.

b) Endlich kommen zur Vervollkommnung der Untersuchung noch andere Arten hinzu. Blutuntersuchung bei Gicht, Untersuchung der Geschlechtsteile bei Verdacht auf Tripper und Syphilis, allgemeine Untersuchung der inneren Körperteile und der Drüsen auf Tuberkulose, allgemeiner Nervenbefund bei Mißbildungen infolge nervöser Erkrankungen usw.

Verbildungen der unteren Gliedmaßen.

1153. Die angeborene **Hüftgelenkverrenkung** entsteht als Fehler in der Keimanlage oder rein mechanisch innerhalb des Mutterleibes. Sie ist häufig schon am Neugeborenen erkennbar durch Verkürzung des Beines und Höherstehen der Gesäßfalte. Bei einem Kinde, das zu gehen beginnt, fällt als erstes Zeichen das Hinken auf oder, wenn das Leiden doppelseitig ist, schwankendes Watscheln mit Hervortreten der Rollhügel bei ausgeprägter Einziehung der Lendenwirbelsäule (Lordose).

a) Klinische Krankheitszeichen: Verkürzung des Beines, Hochstand des Rollhügels und der Gesäßfalte. Positiver Trendelenburg (d. h. das Kind kann bei erhobenem gesunden Bein die gesunde Beckenhälfte nicht heben), vermehrter Rotationsausschlag bei rechtwinklig gebeugtem Oberschenkel.

b) Alle diese Zeichen hat auch die **Klumphüfte (Coxa vara)** mit dem einzigen klinischen Unterschiede, daß bei ihr der Kopf in der Pfanne zu fühlen ist, während er bei der Luxation in ihr fehlt. Deutlich zeigt das Röntgenbild bei der Verrenkung die leere, manchmal verbildete oder sehr flache Pfanne und den zuweilen hoch und weit dahinten stehenden, manchmal ebenfalls verbildeten Gelenkkopf. Beschwerden haben die Kinder nicht. Bei Erwachsenen, namentlich doppelseitig Erkrankten, treten Schmerzen auf, weil die ausgereckte Kapsel durch die Belastung des Körpergewichts schmerzhaft wird.

Zuweilen bildet der Kopf in der Darmbeinschaufel eine neue Pfanne, in der gelegentlich, ebenso wie in der natürlichen Pfanne nach Einrenkung des Kopfes deformierende Gelenkentzündung auftreten kann.

1154. Allgemeines über die Hüftpfanne. Die Pfanne steht normalerweise in der Sagittalebene, während Schenkelhals, Schaft und Querdurchmesser der Oberschenkelknorren (Kondylen) in die Frontalebene fallen. In etwa der Hälfte der Fälle aber steht die Pfanne nicht in der Sagittalebene, sondern schräg nach vorn oder schräg nach hinten gerichtet. In jenem Falle würde der Kopf, wenn der Fuß nach vorn gerichtet ist, nur mit seinem hinteren Quadranten in der Pfanne stehen. Um ihn aber zur Belastung voll auszunutzen, dreht der Mensch den Oberschenkel nach innen und geht dauernd über die große Zehe oder dreht das Bein nur für den Augenblick der Belastung mit einer schlenkernden Bewegung einwärts. Bei einer mehr rückwärts gewendeten Pfanne dreht er, um den Kopf voll in die Pfanne hineinzubringen, das Bein nach außen und geht mit gespreizten Füßen.

1155. Ähnlich wird der Gang durch die Stellung des Schenkelhalses zum Schaft beeinflußt. Ist der Schenkelhals gegen die Achse des Oberschenkelknochens nach vorn gedreht, was bis zu einem Rechten der Fall sein kann und meist mit X-förmiger Hüfte (Coxa valga) verbunden ist, oder bei der Hüftverrenkung vorkommt, so kann er zur vollen Belastung nur herangezogen werden, wenn das Bein stark einwärts gedreht (rotiert) wird: Vorwärtsdrehung (Antetorsion) des Schenkelhalses. Das Gegenteil, die Rückwärtsdrehung (Retrotorsion) des Schenkelhalses, kommt verhältnismäßig selten vor und ist meist mit Klumphüfte (Coxa vara) verbunden.

1156. Klump- und X-Hüfte (Coxa vara und Coxa valga). Klumphüfte (Coxa vara) bedeutet, daß aus irgendeinem Grunde der Schenkelhalswinkel sich verkleinert, X-förmige Hüfte (Coxa valga), daß er sich vergrößert hat. Der Sitz des Leidens erstreckt sich vom Schenkelkopf bis in die oberen Abschnitte des Oberschenkelschaftes hin so zwar, daß die ganze Strecke oder deren einzelne Abschnitte sich verbiegen. Zuweilen ist dann noch eine Verbiegung des Schenkelhalses gegen die Frontalebene damit verbunden.

1157. Unter Klumphüfte (Coxa vara) versteht man sowohl die rein anatomische Bezeichnung für die Verbiegung des Schenkelhalses, wie sie als Zeichen verschiedener Krankheiten auftreten kann, z. B. bei der Knorpelverbildung (Chondrodystrophie), oder auch als selbständiges Leiden.

a) Als letztere tritt sie angeboren auf, in diesem Falle meistens einseitig, zuweilen in Verbindung mit anderen angeborenen Mißbildungen (Hüftluxation an der anderen Seite, seitliche Rückgratsverbiegung) oder erworben. In diesem Falle ist sie rhachitisch oder statisch z. B. durch ungleiche Beinlänge bedingt. Die Krankheit befällt die Entwicklungsjahre, gelegentlich aber auch jüngere Kinder, wobei eine akute schmerzhafte und eine chronische Ablaufzeit unterschieden wird.

b) Häufiger Grund ist eine Verletzung (Trauma) entweder nach einem reinen, aber nicht gut geheilten Schenkelbruch oder bei schon vorhandenen Erweichungsherden im Schenkelhalse.

c) Entzündliche Klumphüfte kommt schließlich auch bei Tuberkulose, Knochenmarkseiterung (Osteomyelitis), verbildender Gelenkentzündung (Arthritis deformans) und bei der Ostitis fibrosa, bei Knochenzysten und bei Höhlenbildung im Rückenmark (Syringomyelie) vor.

d) Abgesehen von feineren Unterschieden zwischen den einzelnen Formen sind die Hauptkrankheitszeichen der Coxa vara: das Bein ist verkürzt, der große Rollhügel steht höher, der Kopf ist in der Pfanne zu fühlen, die Hüftbeugung ist frei, die Hüftspreizung mehr oder minder stark behindert. Trendelenburgs Zeichen ist vorhanden. Der Gang ist namentlich bei doppelseitiger Form dem bei der angeborenen Hüftluxation sehr ähnlich. Es besteht starke Lordose und vorhängender Bauch. Bis hierher gleichen sämtliche Erscheinungen der angeborenen Hüftverrenkung. Der einzige klinische Unterschied ist der, daß bei der Coxa vara der Kopf deutlich in der Pfanne unter der Arterie zu fühlen ist, bei Hüftluxation nicht. Volle Klarheit bringt das Röntgenbild, namentlich auch über die besondere Form der Mißbildung.

1158. Die X-Hüfte (Coxa valga) tritt angeboren auf, für sich oder verbunden mit anderen angeborenen Verbildungen, oder sie wird bei Jugendlichen durch Rhachitis bedingt. Sie ist häufig verbunden mit einer Vorwärtsdrehung (Antetorsion) des Schenkelhalses, d. h. mit einer Drehung des gesamten Schenkelhalses aus der Frontalebene bis in die Sagittalebene nach vorn, oder, wenn man den Kopf als an der Pfanne feststehend betrachtet, mit einer Wanderung des Rollhügels aus der Frontalebene in die Sagittalebene nach hinten.

Die Entscheidung bringt das Röntgenbild, das aber nur dann als beweiskräftig gelten kann, wenn auf ihm der kleine Rollhügel nicht oder nur eben noch sichtbar ist; denn nur dann ist der Schenkelhals richtig projiziert.

1159. Die gewohnheitsmäßige Verrenkung der Kniescheibe (habituelle Patellarluxation) entsteht im Anschluß an eine Verletzung oder an Erkrankungen des Kniegelenks mit Banderschlaffung oder Verbildung des äußeren Oberschenkelknorrens (Kondylus), durch Rhachitis, Tuberkulose, Syphilis, verbildender Gelenkentzündung (Arthritis deformans) oder bei krampfartigen Zuständen der Muskeln infolge einseitigen Muskelzuges z. B. des äußeren großen Schenkelmuskels (Vastus externus). Sie tritt aber auch als Familienleiden auf.

Die Verrenkung ist meist außerordentlich schmerzhaft, erfolgt meistens nach außen, ist manchmal mit einem Gelenkerguß verbunden, im übrigen während ihres Bestehens oder auch nach der Beschreibung des Kranken unverkennbar

1160. Die schnappende Hüfte ist ein Leiden, das — willkürlich oder unwillkürlich — bei jedem Schritt durch Beugung der Hüfte über einen bestimmten Winkel hinaus ein schnappendes

Geräusch dadurch erzeugt, daß der **Tractus cristo-femoralis des Maissiatschen Streifens** oder auch der vordere Rand des großen Gesäßmuskels (Glutaeus maximus) plötzlich über den großen Rollhügel (Trochanter major) schnappend hinwegspringt.

Sie bildet sich als besondere Körperveranlagung oder durch tatsächliche unvollständige Verrenkung des Kopfes aus, wenn der hintere Pfannenrand sich durch Trauma oder Entzündungen verändert hat, oder nach operativer Entfernung des betreffenden Muskelfaszienabschnittes, z. B. zum Zwecke der freien Verpflanzung.

Unter Tractus cristo-femoralis versteht zur Verth einen im Maissiatschen Streifen (einer Verstärkung der breiten Oberschenkelmuskelfaszie (Fascia lata) verlaufenden Strang, der am Darmbeinkamm ansetzt und über den Rollhügel hinwegzieht.

1161. Die schlaffe Verrenkung des Hüftgelenkes (Luxatio coxae paralytica) entsteht da, wo infolge von falscher Lagerung mangels des muskulären Gleichgewichts der Kopf allmählich aus dem Gelenke herausgedrängt wird, während er innerhalb seiner Kapsel bleibt. Am häufigsten ist die Verrenkung auf das Darmbein und auf das Schambein (Luxatio iliaca und pubica).

1162. Verbildende Hüftgelenksentzündung (Arthritis deformans coxae) tritt sowohl in einer jugendlichen (juvenilen) Form als auch besonders im höheren Alter von den 40er Jahren ab auf (senile Form). Die anfängliche leichte Ermüdung steigert sich bald zu Schmerzen und verhindert längeres Gehen und Stehen. Es stellen sich ein gewisser Muskelkrampf und ischiasähnliche Beschwerden ein und dazu eine allmählich immer stärker werdende Bewegungsbeschränkung des Gelenkes. Über das Röntgenbild siehe Ziff. 1141 u. 1307.

Schmerzhafte Perioden wechseln mit Zeiten völliger Schmerzlosigkeit oder wenigstens erträglicher Schmerzen. Im Endstadium der Krankheit besteht entweder völlige Versteifung (Ankylose) oder lediglich eine mäßige Beugemöglichkeit bei fast völliger Aufhebung der Abspreizung und Glieddrehung (Abduktion und Rotation).

1163. Das auf einer Nervenerkrankung beruhende Hüftgelenkleiden (die Neuropathie der Hüfte) tritt meistens bei Rückenmarksdarre auf. Die Knochen zerfallen in Trümmer, der Rollhügel steigt in die Höhe und es bildet sich schließlich ein schmerzloses Schlottergelenk. Die Schmerzlosigkeit neben dem Bestehen des Grundleidens und das Röntgenbild sind für die Diagnose entscheidend.

1164. Tuberkulöse Hüftgelenkentzündung (Coxitis tuberculosa). Früherscheinungen: Schmerzen im Knie, leichtes, manchmal nur zeitweiliges Hinken und bei genauer Untersuchung freie Beweglichkeit, jedoch mit einem gewissen, bei plötzlichen fremdtätigen Bewegungen sich steigerndem Muskelspasmus.

Druck auf das Gelenk oder Schlag gegen die Fußsohle rufen nicht immer Schmerzen hervor.

a) In dem Maße, wie die Krankheit fortschreitet, nimmt Hinken und Schmerzhaftigkeit zu, und das Bein stellt sich zur Entspannung der vorderen Kapsel in eine Beugeadduktionshaltung ein. Kommt die Krankheit zum Stillstande, so kann in dieser Stellung die Hüfte versteift (ankylotisch) werden, aber zum Gehen unbrauchbar sein, weil die Flexion und Adduktion so hochgradig sind, daß nur mit starker Lordosierung der Wirbelsäule und Abduktionsstellung des gesunden Beines das Gehen einigermaßen ermöglicht wird.

b) Bei überwiegender Beteiligung der Pfanne an der Zerstörung kann diese allmählich nach oben hin sich erweitern und der Kopf in ihr unter Verkürzung des Beines nach oben wandern. Betrifft die Zerstörung auch den Kopf, so verschwindet dieser mit einem mehr oder minder großen Anteil des Halses, und es tritt schließlich meist Versteifung (Ankylose) ein.

c) Frühzeitige, in gewissen Abständen wiederholte Röntgenbilder zeigen den Sitz des Leidens, das entweder im Halse oder im Darmbeine beginnt, sowie das Fortschreiten des krankhaften Prozesses.

d) Der sich bildende nach außen drängende Eiter kommt als Senkungseiterbeule (Kongestionsabszeß) vorn oder hinten am Oberschenkel zutage, wo sie zuweilen von selbst aufbricht und eine Fistel bildet.

e) Die Pirquetsche Tuberkulinprobe ist differentialdiagnostisch nur im Kindesalter verwertbar. Bei Erwachsenen können nur aus dem Ausfall der subkutanen Proben (Allgemein- und Herdreaktion) Schlüsse gezogen werden (Ziff. 227).

1165. Die Tripperhüftgelenkentzündung (Coxitis gonorrhoica) zeichnet sich durch plötzliches Einsetzen der Erkrankung und durch überaus heftige Schmerzen aus, namentlich bei Druck auf das Gelenk oder Schlag gegen die Ferse des gestreckten Beines.

Liegt nur eine leichte Gelenkkapselentzündung (Synovitis) vor, so kann die Beweglichkeit zu einem erheblichen Teile erhalten bleiben. Nach Eiterbildung im Gelenk kommt es aber zur knöchernen Versteifung (Ankylose). Das Bein wird meist von vornherein im Gegensatze zur Tuberkulose gestreckt gehalten, weil die Kranken von Anfang an unter schwerem Fieber bettlägerig sind.

1166. Die Kontrakturhaltungen des Hüftgelenks nach Oberschenkelamputationen sind wichtig für die Anfertigung eines Kunstbeines (Prothese). Der an Krücken gehende Kranke hat die Neigung, die dem amputierten Beine entsprechende Beckenhälfte zu senken. Der Stumpf gerät dadurch:

α) in Abduktionsstellung; infolgedessen wird das Bein nicht in der Senkrechten, sondern in einem Abduktionswinkel durchgeschwungen. Außerdem erscheint dem Kranken wegen der Beckensenkung jedes Kunstbein, welches die Länge des gesunden Beines hat, zu lang. Rechtzeitige Übungen der Beckenhebung und Adduktions- (Heranziehungs-)bewegungen des Stumpfes verhindern oder beseitigen diesen Übelstand. Vorbeugend wirkt hier die Anwendung des v. Bayerschen Sitzstockes an Stelle der Krücken: ein an die Außenseite des Oberschenkels geschnalltes, unten stelzenförmig auslaufendes Brett, bei dem die Beckenhälfte des Amputationsstumpfes in einem über den Sitzknorren ziehenden Sitzriemen hängt und der Stumpf durch einen anderen Riemen gegen das Brett geschnallt ist.

β) Eine andere sehr unangenehme Kontrakturstellung ist die Beuge (Flexions-)haltung. Sie entsteht durch die oft viele

Monate hindurch bewirkte Hochlagerung des entzündeten Stumpfe im Bette. Dadurch verkürzt sich der Lendenhüftmuskel (Ileopsoas), die vordere Kapsel schrumpft und beim Aufstehen kann der Mann den Stumpf nicht strecken.

Für einen solchen Stumpf ist der Bau eines Kunstbeines unmöglich. Die Leute gehen dann mit einer Verbeugung bei jedem Schritt und finden nie sicheren Halt. Das Leiden kann oft nur unter größten Schwierigkeiten durch nachträgliche Streckung in der Bauchlage abgestellt werden. Das beste ist, von vornherein die Entstehung der Beugekontraktur durch zweckentsprechende Lagerung und frühzeitige Übungen zu verhindern.

γ) Eine dritte falsche Gelenkstellung ist die Adduktionshaltung des gesunden Beines, die bei Krückengängern entsteht, weil sie stets das gesunde Bein unter die Mitte des Rumpfes stellen und sich dadurch eine Adduktionshaltung angewöhnen, die sie auch nach Erhalten eines Kunstbeines beibehalten. Dann stoßen sie immer mit dem gesunden Beine gegen das Kunstbein an und erst mühselige Übungen beseitigen das Übel. Auch hier wirkt die Anwendung des Sitzstockes vorbeugend.

1167. Das schnellende Kniegelenk. Dem Kranken rutscht bei gewissen Bewegungen, die er schließlich willkürlich vorzunehmen lernt, der Unterschenkel unter dem Oberschenkel ruckartig weg, meist nach vorn und schnellt von selbst wieder zurück. Veranlassung ist der Abriß der Kreuzbänder (Ligamenta cruciata) (meistens des hinteren) durch Verletzung, zuweilen auch angeborene hochgradige Schlaffheit des Bandapparates meist aller Gelenke.

1168. O-Bein und X-Bein (Genu varum und Genu valgum). Beim Genu varum oder O-Bein bilden Ober- und Unterschenkel einen nach außen konvexen Bogen, beide Beine bilden ein O. Der Bogen ist nicht immer gleichmäßig auf beide Gliedabschnitte verteilt, sondern häufig überwiegend nur in einem, vor allem im Unterschenkel vorhanden.

Ursachen: Rhachitis, seltener exsudative Diathese, Knochenerweichung (Osteomalacie), angeborene Syphilis.

Beim Genu valgum oder X-Bein besteht eine nach außen offene Winkelstellung, hervorgerufen durch ein ungleiches Wachstum der Oberschenkelgelenkenden (Femurepiphysen) oder eine regelwidrige abnorme Krümmung des ganzen Epiphysenendes, jedenfalls aber durch Knochenveränderungen im Oberschenkelknochen oder Schienbein.

Ursache: Meistens Rhachitis, ferner exsudative Diathese, bei Heranwachsenden Berufsschädigungen (Bäcker, Tischler). Auch Ostitis fibrosa und angeborene Syphilis können zum X-Bein führen. Bei Beugung des X-Beines verschwindet die Deformität. Sie schwankt zwischen leichtem Abstand der Knöchel von wenigen Zentimetern bis zu einem gegenseitigen Abstande beider Knöchel von 90 cm, wobei nur bei rechtwinklig gebeugtem Knie- und Hüftgelenk Stehen möglich ist.

1169. Das durchgebogene Knie (Genu recurvatum) ist ein überstrecktes Kniegelenk. Es entsteht bei Lähmung der Kniebeuger, namentlich des Semimembranosus, der den Widerhalt für

Überstreckung gibt, nach Muskelatrophien, nach längerer Ruhigstellung des Gelenkes und bei Gelenkverbildung infolge von Rachitis, Tuberkulose, Knochenmarkeiterung, Osteomyelitis oder Gelenkbrüchen und Knochenbrüchen in der Nähe des Kniegelenkes.

1170. Die echte angeborene Verrenkung des Kniegelenkes (kongenitale Kniegelenksluxation), die zuweilen doppelseitig und in Verbindung mit angeborener Hüftverrenkung auftritt, steht ihm sehr nahe. Zu unterscheiden ist auch vom durchgebogenen Knie das zurückgebogene Schienbein (Tibia recurvata), bei welcher die Gelenkflächen regelrecht aufeinanderstehen und nur die Diaphyse des Schienbeins unterhalb der Metaphyse nach vorn abgeknickt ist.

Das unverkennbare Krankheitszeichen ist die Winkelstellung des Kniegelenks mit nach vorne offenem Winkel.

1171. Kniegelenkstuberkulose. Beim Beginn Hinken, Ermüdung, Schmerzhaftigkeit. Dann mangelnde Streckfähigkeit. Druckschmerz. Deutliche Schwellung entweder durch Kapselverdickung oder Erguß. Fieber. Zunehmende Beugestellung des Knies. Unfähigkeit das Gelenk zu belasten.

a) Das Röntgenbild zeigt, wenn es sich um eine reine die Gelenkhaut betreffende (synoviale) oder nur die granulierende Form handelt, keine Veränderungen an den Knochen außer in den Fällen, wo er entweder primär erkrankt oder von der synovialen Eiterung ergriffen ist. Es kann zu beträchtlichen Zerstörungen unter Mitbeteiligung der Epiphysenknorpel und zu Wachstumsstörungen (vermehrtes Längenwachstum des Oberschenkels infolge des Dauerreizes auf den Epiphysenknorpel) aber auch zu starken Verschiebungen im Gelenk (zur unvollkommenen Verrenkung) kommen.

b) Nur bei der leichten synovialen Form ist auf Wiederherstellung des größten Teiles der Beweglichkeit zu rechnen. In den schweren Fällen tritt bindegewebige (fibröse) oder knöcherne Verwachsung (Ankylose) unter Mitbeteiligung der Kniescheibe meist in Beugestellung ein. In dieser kann völlige Ausheilung und Belastungsfähigkeit erfolgen. Fistelbildung läßt sich meist vermeiden.

1172. Verbildende Kniegelenksentzündung (Arthritis deformans). Schmerzen beim Gehen und Stehen. Bald Druckschmerz an bestimmten Stellen, häufig in der Nähe des Gelenkspaltes. Differentialdiagnose gegenüber der Gelenkzwischenscheibenverletzung (Meniskusverletzung). Später allgemeine Entzündung und Kapselverdickung bei leichter Beugestellung und Streckunfähigkeit. (Röntgenbild vgl. Ziff. 1307.)

1173. Tripperentzündung des Kniegelenks (Gonitis gonorrhoica). Akuter Beginn unter äußersten Schmerzen und mit Erguß, Schwellung, Hinken, größtem Druckschmerz und Fieber bei leichter Beugehaltung.

Bei bloßer synovialer Entzündung und in der mehr wäßrigen (serösen) Form kann Beweglichkeit erhalten bleiben. Bei schweren Eiterungen bindegewebige (fibröse) oder knöcherne Ankylose mit guter Belastungsmöglichkeit, manchmal aber in schlechter Stellung.

1174. Neuropathische Gelenkeiterungen. Hauptsächlich als Knie der Rückenmarksdarre (tabisches Knie) bekannt, zuweilen langsame, meist ganz plötzliche Entwicklung: schmerzloser Zerfall der Gelenkflächen, z. B. durch Abriß eines Kondylus. Schwerer Erguß. Schlottergelenk. Starke, zum Teil grotesk aussehende Verbildungen, infolge von unvollkommenen Verrenkungen (Subluxationen). Röntgenbild (vgl. Ziff. 1307).

a) Die Kranken können ohne Schmerzen laufen. Ist nur ein einzelner Knorren abgerissen, so kann er wie ein Knochenbruch glatt heilen.

b) Am Fuße bildet sich unter allgemeiner Anschwellung und vollständigem Verlust der Gewölbe ein hochgradiger Plattfuß mit Senkung des inneren Fußrandes (Pronations- und Abduktionsstellung).

1175. Die Fußverbildungen (Fußdeformitäten). Der Fuß macht 4 Hauptbewegungen, die in ihrer Übertreibung auch zugleich die 4 Hauptmißbildungen darstellen. Die übertriebene Senkung der Fußspitze führt zu Spitzfuß (Pes equinus), die übertriebene Hebung zum Hackenfuß (Pes calcaneus), die Erhebung des äußeren Fußrandes (Pronation) zum Knick- und Plattfuß (Pes valgus und planovalgus), die Erhebung des inneren Fußrandes (Supination) zum Klumpfuß (Pes varus und equino-varus). Jeder Fußmuskel bewegt den Fuß in allen 3 Richtungen des Raumes.

Es sind physiologisch verwandt: Innenrotation, Adduktion, Supination (Varusstellung); Außenrotation, Abduktion, Pronation (Valgusstellung).

1176. Der Plattfuß, die Pronationsdeformität, ist am häufigsten. Der Fuß hat ein Längs- und ein Quergewölbe. Beide können abgeflacht sein. Selten ist es nur das eine, noch seltener ist der reine Plattfuß ohne Erhebung des äußeren Fußrandes (Pronation) zu beobachten. Die Abflachung tritt entweder nur bei der Belastung auf oder kann beim durchgetretenen Plattfuß dauernd sein und auch ohne Belastung bestehen bleiben.

1177. Eine andere Form ist der Knickfuß, d. h. die Fußgewölbe können erhalten sein; bei der Belastung aber, seltener ohne diese, tritt eine Knickung des Fußes mit Erhebung seines äußeren Randes (Pronation) ein, so daß der innere Knöchel hervorspringt und der Fuß wie abgeknickt erscheint. Verbunden ist damit in mehr oder minder starkem Grade die Abduktion, d. h. eine Abweichung sowohl des Vorderfußes als des Hinterfußes nach außen.

1178. Die häufigste Form ist die Verbindung von reinem Plattfuß mit reinem Knickfuß (Pes plano-valgus).

a) Der Plattfuß muß belastet und unbelastet untersucht werden. Beim aufrechten Stehen sieht man die Abweichung, die Abflachung der Gewölbe, von hinten betrachtet den schrägen Verlauf der Achillessehne und die Abweichung von Vorder- und Hinterfuß nach außen. Unbelastet zeigt der Fuß, welche Anteile ((Komponenten) schon dauernd geworden sind. Der Sohlenabdruck auf berußtem Papier oder mit Hilfe von blauem Durchschlagpapier hat höchstens einen ergänzenden, keinen ausschlaggebenden Wert.

b) Den Schwund des vorderen Quergewölbes allein nennt man auch Spreizfuß.

c) Der Plattfuß ist selten angeboren, meist erworben. Als solcher stellt er eine eigenartige Belastungsdeformität dar. Rachitis, Ernährungsstörungen, Bluterguß, Infektionskrankheiten, körperliche Schwäche, zu großes Körpergewicht überernährter Kinder sind Ursachen für den Plattfuß. Besonders wird sein Entstehen begünstigt durch schlechtes Schuhwerk, namentlich durch spitze Stiefel, welche die Großzehe und dann den ganzen Vorderfuß in Abduktion (Ballenbildung) bringen, und durch die unnatürliche (unphysiologische) Gewöhnung zu Gehen mit auswärts gestellten Füßen, was den Kindern von den Eltern angewöhnt wird, weil es schön aussehen soll, obwohl beim natürlichen Gang die Füße gleichgerichtet zueinander aufgesetzt werden.

g) Der Plattfuß kann viele Jahre beweglich (mobil) bleiben, wenigstens soweit, daß sich das Fußgewölbe, wenn schon nicht von selbst, so doch unter Fingerdruck leidlich wieder herstellt. Durch dauernde Überdehnung der nervenreichen Bänder kann aber reflektorisch ein Muskelkrampf des Zehenstreckers (Extensor digitorum) und der Wadenbeinmuskeln (Peronei) eintreten, so daß ihre Sehnen straff gespannt sind und den Fuß in dauernder Pronationsstellung festhalten. Man nennt das einen fixierten oder entzündlichen oder auch kontrakten Plattfuß.

h) Die subjektiven Beschwerden sind von der anatomischen Schwere des Leidens unabhängig.

i) Kennzeichnend sind die 3 Hüterschen Schmerzpunkte am Innenrande der Fußsohle, im Verlaufe des nervenreichen Schienbein-Fersenbein-Kahnbeinbandes (Ligamentum tibio-calcaneo-naviculare), auf dem Fußrücken über dem Sprungbein-Kahnbeingelenk (Talonavikulargelenk) und auf der Außenseite des Fußes vom äußeren Knöchel bis zum Ansatz des kurzen Wadenbeinmuskels (Peroneus brevis). Daneben bestehen Schmerzen im ganzen Fuß, die bis in Unterschenkel und Hüfte ausstrahlen können.

k) Plattfüßige haben alle schwache Muskeln und knicken beim Gehen leicht um. Nach der Ruhe müssen sie sich langsam einlaufen. Wenn sie erst im Gange sind, wird es besser. Bei andauerndem Gehen erneuern sich die Beschwerden. Manche Kranke haben ihre Schmerzpunkte unter der Ferse, auch am Fersenbeinsporn (Kalkaneussporn), andere unter den Mittelfußköpfchen (Metatarsalköpfchen), deren Gelenke beim Spreizfuß dauernd gedrückt werden, namentlich dann, wenn wegen der Längsstreckung des Fußes nach Verlust des Längsgewölbes eine Verkürzung der Strecksehnen mit Hammerzehenbildung auftritt.

l) Durch die Verbildung des Fußes wird das gesamte Gleichgewicht die (Statik) des Beines vom Kniegelenke bis in das Hüftgelenk verändert, so daß verbildende Gelenkentzündungen (Arthritis deformans) auftreten können.

m) Als Meralgia paraesthetica sind eigenartige Schmerzen, wie Kribbeln, bei Plattfuß am vorderen äußeren Oberschenkel im Gebiete des äußeren Hautschenkelnerven (Nervus cutaneus femoris externus) beschrieben.

n) Für die Krankheitserkennung (Diagnose) wichtig ist die Vorgeschichte und die Feststellung, ob die Schmerzen ohne Belastung verschwinden. Fußschmerzen, die nur beim Gehen und Stehen auftreten, sind zu 95 % Plattfußbeschwerden, auch wenn die objektive Veränderung des Fußes zur Zeit noch sehr gering ist. Doch müssen stets andere Ursachen ausgeschaltet werden: wie das zeitweilige (intermittierende) Hinken, Nervenleiden, beginnende Tuberkulose, und Gelenkentzündungen, namentlich gonorrhoischen Ursprungs, die zuweilen eine schmerzhafte Knochenhautentzündung des Fersenbeins bewirkt. Entstehen bei kräftiger passiver Ad- und Abduktion von Vorder- und Hinterfuß Schmerzen, so darf man meist auf Plattfuß, wohl gar auf entzündlichen Plattfuß schließen. Der bei Nervenleiden entstehende Plattfuß ist unter den betreffenden Krankheitsbildern beschrieben.

1179. Wichtig ist der — nach schlecht geheiltem Knöchelbruch — entstandene Knick- oder Plattfuß, wobei der ganze Fuß (der anfangs selbst gesund sein kann) oberhalb des oberen Sprunggelenkes nach außen abgeknickt ist. Natürlich treten bei dieser schiefen Belastung bald auch Veränderungen im Fuße ein.

1180. Tuberkulose des Fußgelenkes und des Fußes.
Schmerzen beim Auftreten, die schließlich zur Unfähigkeit der Belastung führen. Druckschmerz. Hervorquellen der Weichteile vor den beiden Knöcheln, Flüssigkeitsschwappen (Fluktuation). Das Röntgenbild klärt über etwaige Knochenherde auf. Meist Spitzfußhaltung. Bei großen Zerstörungen allgemeine teigige Anschwellung der gesamten Fußweichteile.

1181. Die Köhlersche Krankheit. Bei manchen Kindern, die hinken, zeigt das Röntgenbild eine doppelseitige Verkürzung oder Verbreiterung des Kahnbeins, die wohl durch einen Quetschungsbruch dieses Knochens herbeigeführt ist.

1182. Der Klumpfuß. Der Klumpfuß ist die **Supinationsdeformität des Fußes.** Der ganze Fuß ist so gedreht, daß der innere Rand gehoben erscheint (supiniert). Vorder- und Hinterfuß adduziert, die Fußspitze meistens gesenkt.

a) Er ist in der Hauptsache angeboren, und zwar durch abnormen Druck im Mutterleibe. Es besteht Vererblichkeit, ja durch eine Reihe von Geschlechtern zieht er sich nach dem Mendelschen Gesetze.

b) Durch das Auftreten auf die äußere Fußkante tritt hier Druckentzündung (Dekubitus) oder die Bildung von Schleimbeuteln gelegentlich mit erheblicher Schmerzhaftigkeit ein. Der Fuß wird einwärts gedreht gehalten und das veränderte Gleichgewicht hat Rückwirkungen auf Knie und Hüfte.

c) Erworben kommt der Klumpfuß vor nach schlecht geheilten Knochenbrüchen oder nach Verrenkungen im oberen oder unteren Sprunggelenk, nach Zerstörung durch Knochenmarkseiterung, durch Narbenkontraktur oder Lösung der Knochenknorpelfuge (Epiphysenlösung) des Schien- und Wadenbeins, schließlich bei Rückgratspaltbildung (Spina bifida) und Kinderlähmung, sowie bei Entzündungen oder Verletzungen des Hüftnerven (N. ischiadicus) oder Wadenbeinnerven (N. peroneus).

d) Es besteht merkliche Abmagerung der Wadenmuskeln, die sich auch nach der Einrichtung (Redressement) selten ausgleicht.

1183. Der **Hohlfuß** findet sich sowohl in Verbindung mit dem Klumpfuß, als auch in selteneren Fällen ohne diesen und ist dann meist mit **Fersenfuß** oder **Spitzfuß** vergesellschaftet.

Ursache ist ein verborgener Rückgratsspalt (Spina bifida occulta), ferner Entartung auf nervöser Grundlage, gelegentliche Entzündungen und Lähmungen. Das Wesen ist die Zunahme oder Steigerung der Längswölbung. Meist ist dann eine zum Teil hochgradige Hammerzehenbildung damit verbunden: Klauenhohlfuß. Die Grundglieder der Zehen stehen dann senkrecht nach oben, der Kranke tritt auf die bloßgelegten Mittelfußköpfchen auf und bekommt häufig Entzündungserscheinungen in den Zehengrundgelenken (Metatarsophalangealgelenken).

1184. Der Spitzfuß ist die Verbildung in der Fußsohlenbeugestellung — Deformität der Plantarflexion. Er kann angeboren sein, ist aber meist erworben.

Durch Narben in Wade oder Fußsohle, auch durch Abschnürung der Blutzufuhr (Ischämie), durch Gelenkverbildung, Tuberkulose, Syphilis, vielfache Gelenkentzündung (Polyarthritis), nach Verletzungen, nach Knochenbruch und Nervenleiden, bei spastischen oder schlaffen Lähmungen; in letzterem Falle und bei allgemein geschwächten Personen nach langem Krankenlager ist die Hauptursache das Gewicht der Bettdecke (Bettkorb). Er kann bei schlaffen Lähmungen so hochgradig werden, daß die Kranken auf dem Fußrücken laufen.

1185. Der Hackenfuß ist die Verbildung (Deformität) der Dorsalflexion. Er ist an sich selten, kann angeboren vorkommen, ist aber fast immer als Folge von Narbenzug oder Ausfall der Wadenmuskulatur durch Lähmung erworben.

Die Fußspitze steht nach oben, der Kranke tritt auf die Hinterfläche des Fersenbeinhöckers (Tuber calcanei) und drängt dadurch den Fuß immer mehr in Dorsalflexion, wobei das Fersenbein sich immer steiler stellt und ein starker Hackenhohlfuß (Pes calcaneo-excavatus) entsteht, gelegentlich verbunden mit Senkung des inneren Fußrandes (Pronation) — Pes calcaneoexcavatus valgus —.

1186. Der Pes adductus oder Metatarsus varus, Klumpmittelfuß, oft mit Zusammenwachsen (Syndaktylie), mit Überzahl der Zehen (Polydaktylie) und mit Großzehenballen (Hallux valgus) vergesellschaftet, zeigt eine Adduktion des 1.—3. Mittelfußknochens und trapezförmige Gestalt des Keilbeines im Röntgenbilde.

Die Verbildung ist entweder angeboren, oft auch vererbt, oder wie der Klauenhohlfuß im Kindesalter oder in der Zeit der Geschlechtsreifung (Pubertät) entstanden. (Spina bifida occulta, Myelodysplasie.)

1187. Der Hallux varus ist selten und zeigt die Großzehe in Adduktionsstellung; meist angeboren oder gelegentlich aber auch selbständig (spontan).

1188. Der Hallux valgus (Großzehenballen) zeigt die Großzehe in Abduktion (kleinzehenwärts gebogen) mit starkem Hervortreten des Mittelfußköpfchens, während der erste Mittelfußknochen selbst adduziert erscheint.

Er ist manchmal angeboren, meist aber durch das Tragen zu spitzer Stiefel erworben. Durch Stiefeldruck entstehen Schleimbeutelbildung, Entzündung und zuweilen hochgradige Beschwerden.

1189. Die Brachydaktylie (Kurzzehigkeit) entsteht durch angeborene Verkürzung des zugehörigen Mittelfußknochens.

1190. Die Hammerzehe kann angeboren sein oder unter Beteiligung aller Zehen entstehen beim Plattfuß, Klauenhohlfuß und verschiedenen Lähmungsbildern. Das Grundglied steht senkrecht nach oben, das Mittel- und Endglied sind stark gebeugt. Die Zehengrund-Gelenke (Metatarso-phalangeal-Gelenke) sind häufig schmerzhaft.

1191. Der Fersenbeinsporn ist eine Wucherung des mittleren Fortsatzes des Fersenbeinhöckers, woran das lange Fußsohlenband (Ligamentum plantare longum) ansetzt.

Im Röntgenbild erscheint er manchmal nadelspitz und erzeugt beim Auftreten heftige umschriebene Druckschmerzen. Auch wo er nicht sehr spitz ist, können sich in dem von straffem Bindegewebe durchzogenen Unterhautfettgewebe der Sohle kleine Zysten bilden, die sich entzünden und das Gehen unmöglich machen.

1192. Angeborene Knochendefekte. Fehlt der Oberschenkel, was meist nur teilweise der Fall ist, so sitzt das Knie dicht unter der Hüfte. Beweglichkeit ist in Form von Schlottern vorhanden, aktiv wie passiv.

Fehlt das Schienbein, so ist der Oberschenkel nach außen

rotiert und adduziert, das Kniegelenk, dessen Kniescheibe häufig fehlt, gebeugt und schlotterig, das Wadenbein nach hinten und außen luxiert, der äußere Knöchel stark hervorspringend.

Beim Fehlen des Wadenbeins ist das Schienbein verkürzt, wadenbeinwärts und nach hinten hohl geschweift, der Fuß aber nach der Außenseite (lateral) verlagert.

Die Volkmannsche Sprunggelenkmißbildung beruht auf dem Fehlen des unteren Wadenbeinendes.

1193. Der Spaltfuß stellt eine scherenförmige Mißbildung dar, bei welcher meist der 3. Mittelfußknochen mit der zugehörigen Zehe fehlt. Häufig ist damit Zehenverwachsung verbunden. Die Mißbildung tritt doppelseitig, zuweilen an Händen und Füßen auf und ist vererblich.

1194. Zehenverwachsung und Zehenvermehrung (Syndaktylie und Polydaktylie). An den Füßen sind beide im allgemeinen ohne praktische Bedeutung. Außer der Betrachtung gibt das Röntgenbild genauen Aufschluß über die verschiedenen Abarten.

VII. Röntgen-Untersuchungen.

Vorbemerkungen.

1195. Röntgenbilder sind flächenhafte Schattenbilder, die alle übereinander liegenden Teile des aufgenommenen Körpers in eine einzige Ebene projizieren. Ein geübtes Auge kann bei guten Bildern dennoch eine gewisse Anschauung von der körperlichen Lage der einzelnen Schichten vor- und hintereinander gewinnen.

Völlig ruhige Körperhaltung im Liegen und Stehen ist für den scharfen Ausfall der Bilder Vorbedingung, d. h. sie dürfen nur einfache, nicht aber mehrfache Randlinien aufweisen.

1196. Aus der verschieden starken Aufsaugung der Röntgenstrahlen durch die einzelnen Körpergewebe ergeben sich die verschiedenen Schattentiefen, woraus sich jedes Röntgenbild zusammensetzt. Diese voneinander abstechenden Schatten möglichst gut herauszuarbeiten, ist Aufgabe des Aufnahme- und Entwicklungsverfahrens. Unscharfe Bilder und solche, die nicht genügende Schattengegensätze (Kontraste) enthalten, sind deshalb unbrauchbar.

1197. Aus dem veränderten Aufsaugungsvermögen ist also auf krankhafte Veränderungen zu schließen, wobei der Vergleich mit der gesunden Seite und mit der auf Erfahrung beruhenden Erkenntnis am gesunden Menschen heranzuziehen ist.

1198. Zur Beurteilung und Feststellung der Krankheit empfiehlt sich fast in allen Fällen die Besichtigung der benutzten Röntgenplatte. Auf ihr stellen sich die Teile, die stark Strahlen aufsaugen, hell dar, da die Silberschicht weniger von den Strahlen getroffen ist. Die Teile dagegen, welche weniger Strahlen oder fast gar keine aufgesaugt haben, sind auf der Platte dunkel.

a) Zu den stark aufsaugenden Teilen gehören die Knochen, das Herz mit den großen Gefäßen und die mit sogenannten Kontrastmitteln gefüllten Teile des Verdauungsschlauches und einige Abscheidungsstoffe hauptsächlich der Harnwerkzeuge.

b) Die gebräuchlichen Kontrastmittel sind Bismutbrei, allein oder mit weißer Tonerde vermischt, Zirkonoxyd und schwefelsaures Barium. Auch gibt es im Handel ein fertiges Mittel ,,Contrastin", das unter anderen Bestandteilen Zirkonoxyd enthält.

c) Die weniger aufsaugungsfähigen Teile sind die lufthaltigen Gebilde (Lungen, Luftröhre, gashaltige Magen- und Darmteile, Nebenhöhlen der Nase und die lufthaltigen Zellen im Warzenfortsatz).

1199. Die Feststellung der krankhaften Veränderung wird also in vielen Fällen gerade die Veränderung des Aufsaugungsvermögens zur Grundlage nehmen und sich darauf stützen müssen, daß dort, wo ein stärkeres Aufsaugevermögen sein sollte, ein geringeres vorhanden oder das Umgekehrte der Fall ist.

Mißbildungen.

1200. Bei der Untersuchung von Kranken mit mehr oder weniger auffallenden Mißbildungen ist das Röntgenverfahren natürlich für den Nachweis außerordentlich geeignet, wie weit sich diese Mißbildungen auch auf das Knochengerüst erstrecken.

In Frage kommen dabei Doppelbildungen an Händen· und Füßen, oder Fehlen von Gliedteilen, das Vorkommen von Schaltknochen (Sesambeinen) an Hand- und Fußwurzel, der Nachweis zurückgebliebenen Knochenwachstums, z. B. als Folge überstandener Kinderlähmung oder sonstiger Krankheitsvorgänge. Auf einzelne Abweichungen von der Regel wird später bei den einzelnen Teilen und Abschnitten des Körpers hingewiesen werden.

Kopf.

1201. Frische Schädelverletzungen sind an Lücken, Sprüngen und Knochensplittern im Schädelinnern zu erkennen. Aber auch bei älteren Knochenbrüchen bleiben infolge der geringen Knochenkittbildung am Schädel deren Anzeichen lange bestehen. Die Deckung von Lücken mit Knochen oder Metallplatten ist deutlich erkennbar, ebenso wie in den Schädel eingedrungene Geschosse und Geschoßsplitter.

a) Kalkablagerungen als Folgen früherer Verletzungen können sich im Gehirne finden, die infolge Gegenstoßwirkung (Contrecoup) auch in der der verletzten Seite gegenüberliegenden vorhanden sein können. Bei Gesunden kommen Verkalkungen in der Zirbeldrüse, an den Adergeflechten (Plexus chorioidei), in den Pacchionischen Körperchen und in der Hirnsichel vor.

b) Verkalkungen können sich aber auch in Hirngeschwülsten finden. Sie sind häufig das einzige Zeichen dafür, da die Geschwülste nur sehr selten gegen ihre Umgebung solchen Dichtigkeitsunterschied aufweisen, daß sie sich auf der Röntgenplatte abzeichnen.

c) Für Schußverletzungen ist das Röntgenverfahren der sicherste Nachweis, ebenso für Anwesenheit von Geschossen oder Geschoßteilen.

1202. Meist gelingt der Geschwulstnachweis nur mittelbar durch Verdünnung der Innenseite der Schädelknochen und durch Zeichen entstehenden Überdrucks. Diese bestehen im stärkeren Ausgeprägtsein der fingerförmigen Eindrücke (Impressiones digitatae) und der den Zwischenfurchen entsprechenden Jochleisten (Juga cerebralia). Bisweilen sind die Nahtstellen verdünnt, was am Schädelgrunde besonders ausgeprägt sein kann. Ebenso ist der Boden des Türkensattels (Sella turcica) verdünnt und vertieft, die seitlichen Fortsätze an der, hinter der Sattellehne gelegenen schiefen Ebene (den Processus clinoidei) sind zugeschärft, die Sattellehne (Clivus) ist verdünnt und der Sattelknopf (Tuberculum sellae) ist abgeflacht.

a) Bei Hirnanhangs-(Hypophysen-)Geschwülsten, deren Folgezustände unter anderem Riesenwuchs der Gliedmaßen (Akromegalie) oder Fettsucht mit Schwund der Geschlechtsteile (Dystrophia adiposogenitalis), auch Sehnervenschwund (Atrophia nervi optici) sein kann, besteht Verbreitung des Satteleinganges und später auch des Bodens.

b) Ähnliche Bilder können aber auch bei Hirndrucksteigerung infolge Hirnhöhlenwassersucht (Syphilis, englische Krankheit) entstehen.

c) Als örtliche Veränderung der Hypophyse ist eine Sattelveränderung dann aufzufassen, wenn sonst keine Zeichen von Druckschwund der Schädelknochen bestehen.

d) Die Sattellehne kann auch bei Kleinhirnbrückengeschwülsten verdünnt sein.

e) Bei Geschwülsten können sich Knochenauftreibungen und Verdickungen der Glastafel an der Schädelinnenfläche finden, ebenso Erweiterung der Blutadern in der Mittelschicht des Schädelknochens (Diploe).

f) Bei Erweiterungen der im Schädelinnern laufenden Schlagadern finden sich in deren Verlaufsrichtung breite Furchen (besonders kenntlich an der mittleren Hirnhautschlagader).

1203. Das Verhalten der Schädelknochen kann gleichfalls für die Diagnose in verschiedener Weise von Wichtigkeit werden, z. B. wenn eine Verdünnung der Schädelknochen durch das verstärkte Hervortreten der fingerförmigen Eindrücke sich bemerkbar macht, eine Erscheinung, die man ebenso, wie stark erweiterte oder verbreiterte Gefäßfurchen, auf einem im Schädelinnern vorhandenen Überdruck beziehen darf.

a) Als Erklärung für den Überdruck sind heranzuziehen: Geschwulstbildungen im Schädelinneren, zu frühes Verknöchern der Schädelnähte, Turmschädel und innerer (Hirnhöhlen-) und äußerer alter — chronischer — und frischer — akuter — Wasserkopf (Hydrocephalus), dieser als Folge von Syphilis oder englischer Krankheit. Es besteht in diesen Fällen ein Mißverhältnis zwischen Schädelinhalt und Fassungsraum, wodurch z. B. oft heftige Kopfschmerzen verursacht werden.

b) In den eben erwähnten Fällen wird sich auch öfters der Nachweis einer Vertiefung des Türkensattels führen lassen, die nicht stets auf die Bildung einer Hypophysengeschwulst zu beziehen ist.

1204. Gut kenntlich sind Geschwülste des knöchernen Schädels oder syphilitische Knochenveränderungen (Ostitis und Periostitis syphilitica), lochartige Lücken, von Gummigeschwülsten herrührend, und Knochenauflockerung (osteoporotische Vorgänge — Osteoporose —). Veränderungen der Schädelknochen treten auch als Folge anderer Krankheitszustände (Tuberkulose) oder als Folgezustand englischer oder sonstiger Knochenerkrankungen auf.

1205. Nicht minder deutlich machen sich im Röntgenbilde Schädelmißbildungen (Turmschädel, Kleinkopf, Dickkopf usw.) kenntlich.

1206. Die Verkleinerung der hinteren Schädelgrube und Verdickung der Hinterhauptknochen kann auf Kleinhirnschrumpfung deuten.

Ähnliche Bilder ergibt die Friedreichsche Krankheit (angeborener schwankender Gang s. Ziff. 439).

1207. Allgemeine Verdünnung der Schädelknochen kann der Ausdruck einer Knochenerweichung (Osteomalacie), des Greisenschwundes (Atrophia senilis) der Knochen, eines durch Hirnleiden verursachten Schwundes (Rückenmarksdarre) oder des akuten Knochenschwundes (Ostitis atrophicans acuta) sein.

1208. Verdickung der Schädelknochen im ganzen weist unter Umständen auf Riesenknochenwuchs und wuchernde Knochenentzündung (Ostitis proliferans hypertrophica) und verbildende Knochenentzündung (Ostitis deformans — Paget) hin.

1209. Umschriebene Knochenauftreibungen (Exostosen) so wie Nachweis einer syphilitischen Knochenhautentzündung (Periostitis syphilitica) an der Schädelaußenseite sind möglich. Bei Fallsucht (Epilepsie) gelingt in manchen Fällen der Nachweis von Verkalkungsstellen in der Gegend, von wo die Anfälle ihren Ausgang nehmen.

1210. Für krankhafte Veränderungen in den Nebenhöhlen der Nase hat das Röntgenverfahren die größte Bedeutung, da sämtliche Nebenhöhlen (Stirnbeinhöhlen, Oberkieferhöhlen, Keilbeinhöhlen und Siebbeinzellen) für Röntgenuntersuchungen recht gut zugängig sind. Es sind bei Veränderungen in ihnen verschiedene Grade von Verdichtungen und Überschattungen im Röntgenbilde möglich.

a) Bei der Schleimhautverdickung wird der Schatten nur leicht sein, während er bei Ansammlung von Flüssigkeit oder Eiter in den betreffenden Höhlen ziemlich stark hervortreten wird.

b) Für die Beurteilung dieser durch Aufnahmen in verschiedenen Richtungen zu gewinnenden Bilder wird hauptsächlich der Unterschied zwischen der rechten und linken Seite auf eine krankhafte Beschaffenheit hinweisen, wobei damit gerechnet werden muß, daß eine mäßige einseitige Knochenverdickung in der betreffenden Gegend unter Umständen ein Fehlurteil herbeiführen kann.

1211. Gerade für diejenigen Krankheitszustände, welche unter Bezeichnung Schmerzen des dreigeteilten Gesichtsnerven (Trigeminus-Neuralgien) jahrelang gehen, wird sich eine Röntgenaufnahme der Nasennebenhöhlen dringend empfehlen, da sie oft den Grund für die ständig bestehenden Kopfschmerzen aufdecken wird.

Für die **Augenuntersuchung** spielt das Röntgenverfahren keine sehr große Rolle, muß aber unbedingt zum Nachweise von Fremdkörpern (Metall, Glas) im Augapfel oder in der Augenhöhle herangezogen werden, soweit sie sich durch das Röntgenverfahren feststellen lassen.

1212. **Verdichtungen des Warzenfortsatzes**, wie sie bei Krankheitszuständen im Mittelohre vorkommen, können unter Umständen auf der Röntgenplatte erkannt werden.

1213. Sehr wichtig ist das Röntgenverfahren für die **Darstellung der Zähne und Zahnleiden**: Zurückgehaltene Zähne, die in richtiger oder falscher Stellung sich noch in den Kiefern befinden, lassen sich ausgezeichnet erkennen. Ferner können mit ziemlicher Sicherheit **Knochenhautentzündungen** an den **Zahnwurzeln (Periodontitis)** sowie Eiterherde (**Zysten und Granulome**) an den Wurzeln und in ihrer Umgebung nachgewiesen werden. Auch eine bestehende **Verbindung erkrankter Zähne mit der Oberkieferhöhle** läßt sich durch Röntgenaufnahmen erkennen, ebenso die Eiterung um die Zahnhälse (**Alveolarpyorrhöe**), sowie auch **Zystenbildung der Kiefer**. Für den Unterkiefer kommt außerdem Kenntlichmachung von **Brüchen** in Frage, und für die Mundhöhle der Nachweis von **Speichelsteinen**.

Hals.

1214. Veränderungen an der Halswirbelsäule kommen an erster Stelle für den Nachweis durch das Röntgenverfahren in Betracht. Diese Veränderungen können in **alten Brüchen und unvollkommenen Verrenkungen** bestehen, aus der gegenseitigen Verschiebung oder Verlagerung der Wirbelkörper usw. bzw. aus vorhandenen Kallusmassen erkennbar. Ferner kommen hauptsächlich die Krankheitsvorgänge infolge der **Knochentuberkulose** und **verbildenden Gelenkentzündung** (Arthritis s. Spondylitis deformans) in Frage.

1215. Die der **Tuberkulose** eigentümliche **Einschmelzung von Knochengewebe** ergibt größere Durchlässigkeit der Röntgenstrahlen. Sie führt auch wohl zu Verschiebungen und Verkleinerungen der einzelnen Wirbel.

a) Bei den deformierenden Entzündungen handelt es sich in der Hauptsache um zwei Formen. Die eine erstreckt sich auf die **Wirbelkörper** und **Wirbelzwischenscheiben** und besteht teils in einer Einschmelzung von Knochengewebe, teils in einer Ausbildung von Knochenzacken und -Zapfen. Die zweite Form beschränkt sich in der Hauptsache auf die gelenkigen Verbindungen der Wirbel und führt oft zu deren Verwachsung. Dadurch völlige **Versteifung der Halswirbelsäule**.

b) Es können an und in den Wirbelkörpern auch Geschwülste und Gummiknoten vorkommen.

1216. Wichtig ist in der Halsgegend der Nachweis sogenannter **Halsrippen**, das heißt solcher Körper oder längerer Spangen in Rippenform, die von den unteren Halswirbeln abgehen und zu sehr lebhaften Beschwerden Anlaß geben können, wenn sie durch den von ihnen ausgehenden Druck auf die Nervenstämme Schmerzen und Gefühlsstörungen aller Art [Taststörungen, innere Reizerscheinungen (Parästhesien)] und Muskelschwund auslösen. Der Nachweis dieser Gebilde ist auf keine andere Weise so sicher, als durch das Röntgenverfahren zu führen.

1217. Kehlkopf- und Luftröhrenuntersuchungen in der Halsgegend durch das Röntgenverfahren sind schwierig auszuführen. Sie lassen aber frühzeitige **Verkalkung der Kehlkopfknorpel**, auch **Bildung von Geschwülsten**, **Verletzungen des Zungenbeines und der Kehlkopfknorpel** erkennen.

Wichtiger ist der Nachweis bestimmter Formen von **Kropf**, der außer den **vor** der Luftröhre liegenden Geschwulstteilen auch **hinter** dieser vorkommen kann und zur Verengerung der Luftwege führt (Struma substernalis s. Ziff. 1234).

a) Auch Verdrängung oder Verziehung der Luftwege durch Geschwülste in der Nachbarschaft, Drüsenpakete usw. lassen sich durch Röntgenuntersuchungen erkennen.

b) Der Fremdkörpernachweis in den Luftwegen gelingt leicht. Sie können durch äußere Verletzungen oder durch Ansaugung in diese hineingelangt sein.

c) Bei Lähmungen im Kehlkopfgebiete (des N. recurrens) kommt das Aufdecken von Veränderungen im Brustkorbe mittelst Röntgenuntersuchung in Frage, auf das später in dem entsprechenden Abschnitte hingewiesen wird.

d) In manchen Fällen erscheint es auch zweckmäßig bei Lymphdrüsenvereiterungen in der Halsgegend auf Verkalkungen, die durch solche Drüsen bedingt sind, durch das Röntgenverfahren zu fahnden.

Brustkorb.

1218. Der Brustkorb und sein Inhalt sind ein **Vorzugsgebiet für das Röntgenverfahren**: Dieser Art der Untersuchung sind Herz, Lungen, Brustfell und Mittelfellräume zugängig. Die röntgenologischen Untersuchungen des **Herzens** können nur dann wirklich verwertbare Bilder und Maße liefern, wenn sie mit dem Umrißverfahren durch einen in der Richtung der senkrechten Strahlen geführten Zeichenstift einhergeht, also durch das von Moritz als **Orthodiagraphie** bezeichnete Verfahren oder als **Fernuntersuchung** vorgenommen worden sind.

a) Der Abstand in diesem Falle muß wenigstens 1,50 m von dem Röhrenbrennpunkt bis zur vorderen Brustkorbfläche betragen. Die Beurteilung der Herzbilder erstreckt sich auf die im Querdurchmesser sich ergebenden Maße und auf das mehr oder weniger starke Hervortreten einzelner Herzabschnitte, sowie auf die an der großen Körperschlagader (der Aorta) sich geltend machenden Verhältnisse.

α) Hierzu gehört die Beurteilung in den sogenannten Schrägdurchmessern, welche ein Urteil über das Verhalten des Herzens zum hinteren und vorderen Mittelfellraum gestatten (Verbreiterung des Herzens im Tiefendurchmesser, nach hinten oder vorn und Verbreiterung der Aorta in den gleichen Richtungen).

b) Berücksichtigt muß werden, daß das Herz kein flächenhaftes, sondern ein körperliches Gebilde ist, bei dem also nicht nur die Schattenbilder in der Richtung von vorne nach hinten, sondern auch die Stärke der

Breitenausdehnung Bedeutung hat. Schließlich ermöglicht gerade die Untersuchung in den schrägen Durchmessern ein gutes Urteil über das Verhalten des rechten Herzens und über die Herzbewegung, besonders auch über die der Herzspitze.

1219. Bei der einfachen Durchleuchtung ist der Hauptwert der Untersuchung auf die Herzmuskelbewegungen und auf die Untersuchung des Herzens in verschiedenen Richtungen zu legen.

1220. Vier Bogenbildungen werden in den von vorn nach hinten aufgenommenen Herzbildern auf der linken Seite unterschieden. Der oberste ist der von der Aorta, darunter folgt der von der Lungenschlagader gebildete, dann kommt die Gegend des linken Vorhofes und endlich die der linken Kammer. Auf der rechten Seite ist in den unteren Abschnitten der rechte Vorhof, darüber die aufsteigende Aorta und manchmal die obere große Hohlblutader (Vena cava superior) sichtbar. Die absteigende Aorta ist auf guten Bildern durch den oberen Herzschatten hindurch zu erkennen. Alle genannten Teile unterliegen nun jeweilig einer Verbreiterung, was auf besondere Krankheitszustände zu beziehen ist.

1221. Es können hier nur die wesentlichsten Gestaltsveränderungen des Herzens kurz besprochen werden. Einen erheblichen Einfluß auf die Gestalt und die Lage des Herzens kommt dem Stande des Zwerchfells zu.

a) Hochstand des Zwerchfells (z. B. bei starkem Gasgehalte des Magens oder Dickdarmes) drängt das Herz in eine bald mehr, bald weniger ausgesprochene Querlage, manchmal sogar in dem Grade, daß die linke Kammer schräg nach oben gerichtet ist.

b) Bei linksseitigem hochgradigem Zwerchfellhochstand kann das Herz nach rechts hinüber verdrängt werden.

c) Bei Tiefstand des Zwerchfells hängt das hauptsächlich an den großen Gefäßen aufgehängte Herz lang nach unten (Tropfenherz), wodurch der Querdurchmesser des Herzens verschmälert, dafür aber der Längsdurchmesser vergrößert erscheint (vgl. auch Ziff. 1228).

1222. Röntgenbilder sind oft in der Stellung der tiefen Einatmung angefertigt und ergeben deshalb einen Unterschied gegen die durch Beklopfung gewonnenen Grenzen, abgesehen von anderen Ursachen, die dadurch bedingt sind, daß die Röntgenstrahlen das Bild eines nicht ebenen, sondern mehr oder weniger gewölbten und noch dazu in einer gewissen Schrägstellung aufgehängten Körpers auf eine Fläche (die Projektionsfläche) werfen und daher auch zu einem anderen Ergebnis als das Beklopfen führen.

1223. Die Breite des Herzens im Querdurchmesser soll bei erwachsenen Männern von der Mittellinie nach rechts 4 cm, nur bei sehr großen und starken Leuten und bei Zwerchfellhochstand kann sie $4^1/_2$ cm betragen. Höhere Werte gelten als krankhaft. Bei kleinen Leuten und Zwerchfelltiefstand beträgt sie $3^1/_2$ cm und darunter.

1224. Der Abstand des äußersten Punktes des linken Herzrandes von der Mittellinie soll 8,5—9 cm, bei kleinen

Leuten und Zwerchfelltiefstand 7—8 cm betragen. Die obere Herzgrenze ist vom Zwerchfellstande ganz besonders abhängig, soll aber den oberen Rand der dritten Rippe nach oben hin nicht überschreiten.

1225. Der **Herzschrägdurchmesser** (von der Einmündung der oberen Hohlblutader in den rechten Vorhof bis zur linken Herzspitze gemessen) wird mit 14—15 cm als regelrecht betrachtet. Er ist größer bei den steil stehenden Herzen. Es kann auch als zutreffend gelten, daß, je weiter sich die Herzgestalt von diesen Maßen entfernt, um so größer die Beschwerden des Kranken anzunehmen sind.

Bei den Ausmessungen der Herzbilder kann zweckmäßigerweise auch das Verhältnis des Herzquerdurchmessers zu dem Querdurchmesser des ganzen Brustraumes in seinen unteren Abschnitten berücksichtigt werden. Die Verhältniszahlen betragen ungefähr 1 : 1,9, d. h. das regelrechte Herz darf in seinem Querdurchmesser ungefähr die Hälfte vom Querdurchmesser des ganzen Brustraumes beanspruchen.

1226. Der linke **Herzschattenrand** soll von der Aorta in steilem Bogen zum Außenrande der linken Kammer abfallen und der Bogen der Lungenschlagader und des linken Vorhofes sollen für gewöhnlich nur wenig vortreten.

1227. **Krankhafte Gestaltungen des Herzens:**

α) Die **Schuhform**, wobei es sich hauptsächlich um Verbreiterung der linken Kammer handelt, eine krankhafte Veränderung, die meistens auf **Aortenveränderung** (Arteriosklerose u. Aortenklappenfehler) hinweist. Angedeutet kommt sie aber auch bei chronischen **Nierenleiden** vor.

β) Die **Kugelform** mit Verbreiterung des linken und des rechten Herzens. An der linksseitigen Verbreiterung ist entweder das ganze Herz oder nur der Vorhof beteiligt. Hierbei handelt es sich in der Hauptsache um **Krankheitszustände an der zweizipfligen Herzklappe.** Im letzteren Falle besteht meist Verengerung, im ersteren Schließunfähigkeit dieses Klappenringes. Doch muß hierbei auch die Möglichkeit einer Kropfwirkung berücksichtigt werden.

a) Beim Vorhandensein mehrfacher (kombinierter) Herzfehler kommen natürlich Übergangs- und Mischformen vor.

b) Stark ausgeprägtes einseitiges Vorspringen der Lungenschlagader kann auf fehlenden Verschluß des fötalen Verbindungsganges zwischen Körper- und Lungenschlagader, des Ductus Botalli, deuten. Weniger stark ausgeprägt kann es auf Stauungsvorgänge im Lungenkreislaufe hinweisen oder das Anzeichen einer gewissen Herzschwäche darstellen.

1228. Das **Tropfenherz** ist häufig als Folge des Zwerchfelltiefstandes anzusehen (s. Ziff. 1221c), sobald dies Zwerchfellverhalten als Dauerzustand nachweisbar ist. Es kommt aber auch beim Hochwuchs mit zurückgebliebener jugendlicher Entwicklung und später Körperreife ohne auffälligen Zwerchfelltiefstand vor. Es handelt sich in solchen Fällen um das „juvenile, hypoplastische Herz" als Teilerscheinung des Habitus asthenicus (Ziff. 18 *β*), das auf eine Leistungsunfähigkeit des Herzmuskels hinweist.

1229. Auch **Herzmuskelentartung ohne Klappenfehler** hat oft Veränderung der Herzgestalt (Verbreiterung) zur Folge. Für die letztgenannten Fälle kommt aber die bei der Röntgendurchleuchtung erkennbare Verminderung der Kammerbewegungsstärke als wichtigstes Ergebnis in Frage.

1230. Auffallend **starke Verbreiterungen des Herzschattens** müssen unter Umständen auf Herzbeutelentzündungen bezogen werden, besonders bei größeren Flüssigkeitsansammlungen.

1231. Verwachsungen des Herzbeutels mit den ihn umgebenden Gebilden und dem Zwerchfell kommen im Röntgenbilde ebenfalls gut zum Ausdruck.

a) **Frische Herzwandüberdehnungen** (akute Dilatationen) ohne besondere Klappenfehler, wie sie nach Erschöpfungskrankheiten und -zuständen (Überanstrengungen) vorkommen, entgehen oft der unterschiedlichen Feststellung, denn es ist nicht immer möglich, mit Sicherheit eine Unterscheidung auf **Wandüberdehnung** oder **Verdickung** des Herzmuskels aus dem Röntgenbilde zu entnehmen oder den Nachweis vom Vorhandensein beider Zustände gleichzeitig zu führen. Wesentlich für die Entscheidung ist die Beobachtung der Herztätigkeit am Leuchtschirm.

b) Vielleicht hilft demnächst ein von Dr. Müller entdecktes photographisches Verfahren der gesonderten Weichteildarstellung der Brusteingeweide weiter.

1232. Verschleierung oder **Verdeckung des Epsteinschen Raumes** (des Herz-Zwerchfellwinkels) durch eine leichte Schatten gebende Masse wird wohl mit Recht auf das Vorhandensein von Fettauflagerung am Herzen (perikardische Lipomatosis) bezogen.

a) Die Lage und Gestalt des Herzens kann durch die Umgebung beeinflußt werden, wie vorher schon für das Zwerchfell geltend gemacht worden ist.

b) Es können im rechten oder linken Brustraume ebenso die am Mittelfell vor sich gehenden oder bestehenden krankhaften Veränderungen eine Gestaltsveränderung oder Verlagerung des Herzens bedingen. Wäßrige, blutige oder eitrige Ergüsse im rechten oder linken Brustraume verdrängen das Herz nach der entgegengesetzten Seite, ebenso wirken Pneumothorax oder Geschwülste.

c) Dagegen verziehen Brustfellschwarten oder Strangbildung, Lungenschrumpfung und Verwachsungen des Mittelfelles das Herz nach der entsprechenden Seite.

1233. Bei der **Aorta** kommt ihre Breite im Querdurchmesser in Betracht, die regelrechterweise vom äußeren Rande des aufsteigenden Teiles bis zum äußeren Rande des absteigenden 5 bis $5^{1}/_{2}$ cm beträgt. Die Breite des Aortenbogens kommt aber an erster Stelle in Frage. Er soll regelrechterweise nur im geringen Maße neben dem linken Brustbeinrande sichtbar sein.

a) Ein stärkeres **Vorspringen** ist meist auf **Arteriosklerose** zu beziehen. Diese kann sogar zu Kalkablagerungen im Aortenbogen führen, die im Röntgenbilde ganz gut in die Erscheinung treten.

b) **Ausbuchtungen (Aneurysmen) der Aorta** lassen sich ganz besonders gut durch das Röntgenverfahren in ihrem Umfange sowohl hinsichtlich der Größe der Ausbuchtung als auch in ihrer Ausdehnung, die sich auf den Aortenbogen oder auf den auf- oder absteigenden Teil der Aorta erstrecken kann, nachweisen. Namentlich ihre Ausdehnung im seitlichen Durchmesser tritt bei der Aufnahme von vorn nach hinten und umgekehrt deutlich hervor, während ihre Ausdehnung von vorn nach hinten besser bei der Untersuchung im schrägen Durchmesser zu erkennen ist.

Die Durchleuchtung erleichtert ganz besonders die Differentialdiagnose gegen andere in dieser Gegend vorkommende Schattenbildungen, wie sie durch Mediastinalgeschwülste, durch die hinter dem Brustbeine liegende Schilddrüsengeschwulst und ähnliche krankhafte Zustände entstehen, weil die Pulsation der gesamten Aorta bei der Herzzusammenziehung gut hervortritt.

Mittelfellraum.

1234. Im Bereiche der Mittelfellräume können mit Hilfe der Röntgendurchleuchtung im vorderen Abschnitte Kröpfe (Struma substernalis) gut dargestellt werden. Sie bilden einen verhältnismäßig starken Schattenbezirk oberhalb des Aortenbogens, überdecken ihn zum Teil sogar. Auch die zurückgebliebene innere Brustdrüse (Thymus) wird unter Umständen auf diese Weise sichtbar gemacht, ferner auch Geschwülste, die sich an oder in diesen Gebilden entwickelt haben.

1235. Im hinteren Mittelfellraume handelt es sich um den röntgenologischen Nachweis von Drüsen- und Geschwulstbildungen, Eiterherden, sowie um die Erkennung von Verziehungen durch Verwachsung, um Fremdkörper usw.

Alle diese Geschwulstbildungen können unter Umständen bei der Untersuchung von vorn nach hinten oder umgekehrt zu Verwechslungen mit Aneurysmen Anlaß geben. Die Untersuchung in den schrägen Durchmessern wird in den meisten Fällen Aufklärung bringen.

1236. Im hinteren Mittelfellraume verläuft die Speiseröhre (Ösophagus). Es können an ihr festgestellt werden:

α) Ausstülpungen (Divertikel) meist im oberen Abschnitte (die Kontrastmahlzeit füllt sie neben der Speiseröhre sackartig aus).

β) Speiseröhrenerweiterungen meist in den unteren Abschnitten infolge von wirklicher oder krampfartiger Verengerung des Magenmundes (Stenose oder Spasmus der Kardia), die oft hochgradig sind und mit keinem anderen Verfahren deutlicher sich darstellen lassen.

γ) Neubildungen der Speiseröhre und narbige Verengerungen, die durch Verätzung oder derartiges entstanden sind. Durch den Kontrastbrei lassen sie sich oft auch im Bilde sehr gut festhalten, da er oberhalb der engen Stelle zurückgehalten wird.

δ) Verschluckte Fremdkörper (Gebisse usw.) lassen sich gleichfalls durch das Röntgenverfahren auf die schonendste Weise und bis zur Erkennung der Natur des Gegenstandes darstellen.

ε) Verziehung oder Verdrängung der Speiseröhre ist gut kenntlich. Jene erfolgt durch gleichzeitige Verziehung des Mediastinums bei Lungen- und Brustfellerkrankungen, diese durch Pneumothorax, Flüssigkeitserguß im Thoraxraum oder durch Erkrankung des Mediastinums selbst.

Ebenso wie Aortenausbuchtungen können strangförmige Verwachsungen und Geschwülste im Mittelfellraume zu Lähmungen des N. recurrens führen, woran bei der Untersuchung gelegentlich gedacht werden muß.

Die Lungen.

1237. Lungenkrankheiten haben das Röntgenverfahren in ausgedehntem Maße anwenden lassen. In vielen Fällen, wo durch anders geartete Untersuchungen eine Entscheidung nicht möglich ist, kann diese durch die Röntgenaufnahme herbeigeführt werden. Es kann hier natürlich nur andeutungsweise auf die Anwendungsmöglichkeiten der Röntgenuntersuchung bei Lungenleiden eingegangen werden.

1238. Ein tieferer Einblick in die **Brustkorbgestaltung** wird ermöglicht. Es läßt sich erkennen, ob es sich um einen breiten, faßförmigen oder einen schmalen, lang gestreckten, nach oben spitz zulaufenden Brustkorb handelt, ob die Rippen bei der Atmung weit auseinander weichen oder eng aneinander gelagert bleiben, ob sie bei mangelhafter Einatmung stark schräg nach unten abfallen, und ob Verkalkungen der Rippenknorpel vorhanden sind, die zu einer gewissen Starrheit des Brustkorbes führen.

1239. Die in der Gegend der Lungenwurzel (Hilus) liegenden Drüsen werden mittelst der Röntgenstrahlen in ihrem Umfange und in ihrer Gestalt festgestellt. In gleicher Weise lassen sich die wichtigen Fragen klären, ob nur einige oder zahlreiche krankhaft veränderte Drüsen vorhanden sind, ob diese teils im Zustande der Verkalkung oder im Zustande markiger Schwellung sich befinden.

a) Die Verkalkung läßt auf einen bereits eingetretenen oder vorgeschrittenen Rückbildungsvorgang schließen, während die markige Schwellung noch auf frische Veränderungen hinweist.

b) Auch die peribronchitische Zeichnung kommt im Röntgenbilde ihrer Ausbreitung und Stärke nach klar zum Ausdruck.

c) Ihre Beurteilung ist nicht ganz einfach, da es schwer hält, eine Regel für den gesunden Menschen aufzustellen; denn auch bei diesem findet sich besonders nach oben und unten zu die peribronchitische Zeichnung im Röntgenbilde. Soviel läßt sich aber wohl heute schon sagen, daß sie als vermehrt anzusehen ist, wenn diese Zeichnung über eine gewisse Stärke der Luftröhrenund Schlagaderverzweigungen hinaus zu verfolgen ist, und daß sie, je weiter sie sich in die äußeren Lungenabschnitte bis in die feinsten Verästelungen verfolgen läßt, um so stärker vermehrt sei.

d) Es handelt sich bei der peribronchitischen Zeichnung wahrscheinlich hauptsächlich um Darstellung der Blutgefäße und der diese umgebenden lymphatischen Saftspalten.

1240. Daneben läßt sich auch jede kleinere Verdichtung des Lungengewebes selbst auf guten Röntgenbildern erkennen, besonders bei der **Lungentuberkulose**. Unter Berücksichtigung des von A. Fränkel aufgestellten einfachen Musters können drei Hauptformen unterschieden werden:

α) Die schrumpfende (zirrhotische) Form, wobei eine streifige krankhafte Veränderung der Lunge (meist in ihrem oberen von der Wurzel ausgehenden Abschnitte) sich findet. Es zeigen sich am Brustkorbe bei dieser Form starke Einziehung, enge Rippenzwischenräume, ausgleichende Aufblähung (kompensatorisches Emphysem) der gesunden Lungenabschnitte und Verziehung des Mittelschattens nach der kranken Seite.

β) Die knotige Form kennzeichnet sich bei der äußeren Betrachtung nicht durch besondere Einziehung. Im Röntgenbilde tritt sie jedoch durch fleckige, teilweise zusammenfließende, weiche kleine Schattengebilde in die Erscheinung.

γ) Die pneumonische Form wird an den flächenhaften großen Schattenbildungen ohne Schrumpfungserscheinungen erkannt.

a) Übergänge zwischen diesen drei Formen werden als die knotigschrumpfende, die knotig-fortschreitende und die knotig-pneumonische Form bezeichnet.

b) Für die Beurteilung dieser drei Formen gilt das Folgende: Bei der schrumpfenden Form handelt es sich meist um ein älteres Leiden bei vorhandener Schallverkürzung, verschärftem Bläschenatmen, abgeschwächtem Stimmfremitus und Einziehung der entsprechenden Brustkorbabschnitte. Bei der knotigen Form kommt subakutes Einsetzen des Leidens in Frage. Vorhandene Krankheitszeichen: Dämpfung, verstärkte Stimmschütterung und Röhrenbläschen- (bronchovesikuläre Geräusche) bis Röhrenatmen (Bronchialatmen) und Nachschleppen der erkrankten Brustkorbabschnitte. Bei der pneumonischen Form mit akutem Krankheitsbeginn, mit Dämpfung größerer Bezirke, verstärktem Stimmfremitus, Röhrenatmen und Nachschleppen der erkrankten Seite.

1241. Die physikalischen Untersuchungsergebnisse müssen natürlich unbedingt der Deutung des Röntgenbildes in ausschlaggebendem Sinne zugrunde gelegt werden. Eine gewisse Unterstützung für das Urteil, ob es sich bei der Tuberkulose um ältere oder frischere Krankheitszustände handelt, gewährt das Röntgenbild insofern, als chronische Knötchenbildungen, sowie peribronchiale und perivaskuläre Veränderungen sich etwas heller auf der Platte darstellen, manchmal auch kleine Verkalkungen aufweisen und sich scharf von der Umgegend abgrenzen. Die frischen akuten und subakuten Krankheitsvorgänge dagegen sind unscharf begrenzt und geben weiche, sich nicht stark abhebende Schatten.

Von dem tuberkulösen Lungenleiden abgesehen, können ähnliche Bilder bei der Eisenlunge (Siderosis) und Kohlenlunge (Anthrakosis), wie sie bei Schmieden, Steinhauern und ähnlichen Berufsvertretern gefunden werden, entstehen.

1242. Höhlen-(Kavernen-)Bildungen, wie sie bei allen den vorher genannten drei Tuberkulosearten vorkommen können, werden durch das Röntgenverfahren in ausgezeichneter Weise kenntlich gemacht. Bei den beiden ersten Arten sind sie meist von geringerer, bei der dritten Form von größerer Ausdehnung. Auch die Syphilis-Lunge gibt manchmal ähnliche Bilder wie die Tuberkulose, wird aber durch anderweitige Untersuchungsverfahren von dieser zu unterscheiden sein.

1243. Akute Lungenentzündungen (Pneumonien) lassen sich im Röntgenbilde gut erkennen. Auch kommen deren Folgekrankheiten: **Lungenvereiterung, Lungenbrand, Brustfelleiterung** in diffuser oder abgekapselter Form und **chronische Lungenentzündung** mit ihren Folgezuständen gut zur Darstellung.

a) Bei Eiterherden in der Lunge findet sich meist eine größere Flüssigkeitsansammlung im unteren Abschnitte des Pleuraraums, die aber auch fehlen kann.

b) Der Lungenbrand stellt sich meist durch eine ungleichmäßige flächenartige Verdichtung dar.

1244. Geschwülste der Lungen (Sarkom oder Krebs) treten im Röntgenbilde recht gut in die Erscheinung. Sie stellen sich entweder als dichte, stark schattengebende, größere oder kleinere Bezirke umfassende Massen dar, können aber auch nach Zerfall als Hohlräume hervortreten. Manche kleineren Tochtergeschwülste (Metastasen) lassen sich aber schwer röntgenologisch darstellen. Auch Blasenwurm (Echinokokkus) der Lunge wird als meist scharf abgegrenztes eiförmiges Gebilde im Röntgenbilde sehr gut sichtbar.

1245. Luftleere Lungenabschnitte (Atelektase) stellen sich im Röntgenbilde als eine mäßige Überschattung der kranken Teile dar. Das wenig oder gar nicht lufthaltige, also dichtere Gewebe läßt die Röntgenstrahlen weniger gut durch.

1246. Für die Stauungslunge gilt ähnliches. Sie hat ihren Grund meist in Herzklappenfehlern oder Herzschwäche oder in Brustkorbverbiegung (Kyphoskoliose).

1247. Die Lungenblähung (Emphysem) zeichnet sich neben der Weite und Tiefe des Brustkorbes, neben dem Zwerchfelltiefstand durch ein helles Lungenfeld usw. aus. Führt die Lungenblähung zu Bronchiektasien, so werden sich unter Umständen kleine, manchmal mit Flüssigkeit gefüllte Hohlräume im Röntgenbilde erkennen lassen. Außerdem fällt hierbei im Röntgenbilde die veränderte Stellung des Herzens auf.

Brustfell.

1248. Krankheitszustände des Brustfelles ergeben bei der Röntgenuntersuchung in vielen Fällen gleichfalls gut erkennbare Bilder, vor allem bei pleuritischen Ergüssen. Die Flüssigkeitsschicht saugt die Röntgenstrahlen in reichlicher Menge auf und stellt deshalb einen starken Schattenbezirk dar, meist stärker als die Schatten, welche vom kranken Lungengewebe ausgehen, sich aber natürlich öfter mit einer solchen vergesellschaftet finden können.

a) Von den Ergüssen kommen einfache wäßrige (seröse), blutige oder eitrige, (nach Verletzungen des Milchbrustganges — des Ductus thoracicus —, aber auch solche von Lymphe) in Frage. Die entzündlichen Ergüsse bieten meist nicht einen wagerechten Flüssigkeitsspiegel dar, sondern einen seitlich schräg nach oben außen ansteigenden. Bei Vereinigung von pleuritischem Exsudat mit Pneumothorax steht der Flüssigkeitsspiegel wagerecht und stellt sich auch beim Übergange des Kranken in eine schräg-seitliche Körperlage wagerecht ein.

b) Der Pneumothorax ist auch ohne Erguß im Röntgenbilde sehr gut zu erkennen. Die Lunge findet sich dann, beim Fehlen strangförmiger Verwachsungen, hinten neben der Wirbelsäule als ein kleines, stark zusammengepreßtes Gebilde. Es fehlt auf der erkrankten Seite die peribronchitische Zeichnung.

1249. Trockene Brustfellentzündung (Pleuritis sicca) läßt sich in frischerem Zustande als eine leichte Überschattung ziemlich gleichförmiger Art erkennen. Ist sie älter und hat sie zu Schwartenbildung geführt, so gibt sie einen starken, die Röntgenstrahlen wenig durchlassenden Schatten. Es ist oft sehr schwierig, durch ihn hindurch etwas von dem Lungengewebe zu erkennen.

1250. Wenig ausgedehnte Brustfellentzündungen in ihren Folgen: Strangbildungen und Verziehungen lassen sich im Röntgenbilde sehr gut nachweisen; z. B. Verwachsungen des Zwerchfells, das sich zipfelförmig nach oben ausgezogen findet, und Verwachsungen mit dem Herzbeutel, die gleichfalls zipfelförmige Ausbuchtungen bieten können. Endlich Brustfellentzündungen zwischen den einzelnen Lungenlappen (interlobäre Pleuritiden), die zu bindegewebigen Strängen zwischen diesen führen, sind im Röntgenbilde gut zu erkennen. Auch Geschwülste des Brustfells geben stärkere Schatten auf dem Bilde.

Daß das Röntgenverfahren eine ausgezeichnete Hilfe zur Feststellung der Umlagerung der Eingeweide (des Situs inversus) ist, ist leicht verständlich. Doch müssen bei der Beurteilung dieser Fälle alle anderen besonders auf Verziehung und Verschiebung des Herzens beruhenden Verlagerungen ausgeschlossen sein und der Aortenbogen muß sich tatsächlich auf der rechten Seite finden.

Die Knochen des Brustkorbes.

1251. Ohne weiteres erkennbar sind bei entsprechender Aufnahmerichtung Verbiegungen der Wirbelsäule (Skoliosen, Kyphosen, Kyphoskoliosen), auch solche leichteren Grades. Zur Zerstörung der Wirbelkörper können Geschwülste (primäre wie auch Tochtergeschwülste [Metastasen], besonders bei Krebs der Vorsteherdrüse) führen. Häufiger ist jedoch ihre Einschmelzung bei Tuberkulose, die in schweren Fällen zur Knickung der Wirbelsäule nach vorn oder hinten mit Buckelbildung (Gibbus) führt. Verletzungen der Brustwirbelsäule sind im Röntgenbilde gut darzustellen und an den Bruchlinien und Verschiebungen der Knochenbruchstücke, die den Wirbelkörpern, den Gelenkfortsätzen, den Wirbelbögen und Dornfortsätzen angehören können, zu erkennen.

1252. Schwerer erkennbar sind Rippenbrüche, solange keine größere Verschiebung der Bruchstücke und stärkere Knochenkittbildung vorhanden ist. Fehlende Teile nach Resektion, Knochengeschwülste und durch Tuberkulose zerstörte Abschnitte der Rippen heben sich gut ab. Dagegen sind am Rippenknorpel keine anderen

Veränderungen erkennbar als Verkalkungen, die für die Starrheit des Brustkorbes der Grund sein können.

1253. Das Brustbein ist einigermaßen deutlich schwer darzustellen; nur in schräg seitlicher oder rein seitlicher (frontaler) Richtung ist es schwach zu erkennen. In dieser Richtung besteht die Möglichkeit, Verdickungen (Syphilis usw), die gern an der Grenze zwischen Handgriff und Körper sich bilden, zu erkennen. Ein gleiches gilt für stärkere Verletzungen und Verbiegungen.

Zwerchfell.

1254. Bei der Durchleuchtung werden die Zwerchfellbewegungen gut sichtbar und die Beobachtung über Stand und Bewegungsausschlag möglich. Beim Einatmen ist die Bewegung nach abwärts, beim Ausatmen nach aufwärts gerichtet, bei Pneumothorax und Verlagerung von Baucheingeweiden in die Brusthöhle (Eventratio diaphragmatica) kommt unter Umständen umgekehrte (paradoxe) Atmung zustande: bei der Einatmung steigt das Zwerchfell nach oben.

a) Bei der genannten Eingeweideverlagerung findet sich erheblicher Hochstand des linken Zwerchfells in den Brustraum hinein, bedingt durch Lähmung des Zwerchfellnerven oder Schwäche des Zwerchfellmuskels. Das Herz ist dabei stark nach oben oder nach rechts gedrängt.

b) Der Zustand kann plötzlich eintreten (Verletzung, Veränderungen des hinteren Mittelfellraumes) oder allmählich (Überdehnung des Zwerchfelles, chronische Nervenveränderung). Die Magenblase findet sich unterhalb des Zwerchfelles.

1255. Die Hernia diaphragmatica: Zum Unterschiede von jener der eigentliche — beschränkte — Zwerchfellbruch. Der obere Magenteil ist durch einen Schlitz des Zwerchfells in den Brustraum getreten (meist Verletzungsfolge).

Er ist unter Umständen nicht leicht von der Eingeweideverlagerung zu unterscheiden.

1256. Der subphrenische Abszeß (rechtsseitiger Eiterherd unterhalb des Zwerchfells) ist im Röntgenbilde zuweilen kenntlich an einer Gasblase unterhalb des Zwerchfells, unter der sich dann ein wagerechter Flüssigkeitsspiegel findet.

Baucheingeweide.

1257. Magendarmschlauch. Die Untersuchung wird meist im Stehen vorgenommen. Das Röntgenverfahren ist für Erkennung von Größe, Gestalt, Lage, Funktion — Bewegung (Peristaltik) und Entleerung — des Magens wichtig. Unterhalb der linken Zwerchfellhälfte findet sich eine mehr oder weniger große Luftblase im oberen Magenpol (Magenblase). Ist sie sehr groß, so wird das Zwerchfell durch sie in die Höhe gehoben und kann Einfluß auf die Herzlage haben.

a) Für die Magen- und Darmuntersuchung sind Kontrastmittel nötig. Beobachtung ihres Eintretens am Leuchtschirme gibt Aufschluß über Spannungszustand der Magenwand (Tonus).

b) Regelrechte Lage des Magens: Oberer Pol liegt unter dem linken Zwerchfell, unterer Pol reicht bis zum linken Beckenkamm (Crista ilei). Der Pförtner ist ungefähr handbreit höher als der tiefste Punkt des unteren Magenpols gelegen und soll die Mittellinie nach rechts nicht überschreiten.

1258. Abweichungen finden sich bei Magensenkungen (Gastroptose; Tiefstand oft vergesellschaftet mit Erschlaffung der Magenmuskeln). Im stärkeren Grade Übergang zur Magenerweiterung. Diese ist meist das Zeichen einer organischen oder spastischen Verengerung des Pförtners oder eines Darmabschnittes hinter diesem. Der Magen kann mit der Pförtnerausbuchtung nach rechts oder links verzogen sein. Nach rechts reicht die Verziehung oft bis unter die Leber oder in die Blinddarmgegend. Der Magen ist dann meist ohne Hubhöhe (d. h. der Pförtner liegt in der Höhe des unteren Magenpols oder tiefer: sogenannte Stierhornform). Der Grund hierfür liegt meist in Verwachsungen oder bindegewebigen Einschnürungen in der Magen- und Gallenblasenumgebung.

1259. Bei geschwürigen Vorgängen im Magen finden sich oft örtliche spastische Zusammenziehungen, bestehend in Einziehung der großen Krümmung nach der kleinen hinüber, meist in der Gegend des Geschwürsitzes. Kommt es nicht zu dieser ausgesprochenen Zusammenziehung, so finden sich zuweilen Andeutungen von Überspannung der Muskeln (Hypertonie), bestehend in Zähnelung der großen Krümmung.

1260. Bei Magengeschwüren, die mehrere oder sämtliche Schichten der Magenwand durchsetzen, entstehen Nischenbildungen, die einen Flüssigkeitsspiegel mit darüber befindlicher Gasblase enthalten. Sie finden sich meist an der kleinen Krümmung, seitlich von der Wirbelsäule oder unmittelbar davor. In diesem Falle sind sie nur bei Aufnahmen im schrägen Durchmesser zu erkennen. Häufig besteht bei diesen die tieferen Magenwandschichten beanspruchenden Geschwüren eine tiefe spastische Einziehung der großen Krümmung. Bei Heilung solcher Geschwüre kommt es infolge der ausgedehnten narbigen Schrumpfung der Magenwand zur Sanduhrform des Magens.

a) Prüfung der Entleerungsfähigkeit des Magens (Motilität) einige Stunden nach der Kontrastbreiaufnahme. Erheblicher Sechsstundenrest ist als krankhaft anzusehen.

b) Gründe: Enge (narbige Stenose oder Spasmus) des Magenausganges oder der hinter diesem liegenden Teile oder Schwäche der austreibenden Kräfte. Meist besteht zuerst Verengerung in der Gegend des Magenausganges, später tritt die sogenannte Schwäche hinzu. Sie führt zur Ausdehnung und Erweiterung des Magens (Ectasia oder Dilatatio ventriculi).

1261. Die Magenbewegung (Peristaltik) wird am besten bei der Durchleuchtung beobachtet. Beim gesunden Magen beschränkt sie sich auf die Ausbuchtung vor dem Pförtner (Antrum). Die Beteiligung des ganzen Magens an der Bewegung (Korpusperistaltik) deutet auf Überwindung eines Hindernisses am Pförtner oder hinter diesem hin.

1262. Außer den örtlichen Zusammenziehungen (Spasmen) gibt es auch solche allgemeiner Art, die sich auf einzelne größere Abschnitte oder auf den gesamten Magen erstrecken können. Dieser Befund ist unter Umständen der Ausdruck von Vergiftungen (Blei, Tabak).

1263. Verdrängung des Magens durch die Nachbargebilde tritt bei Vergrößerung der Milz, Bauchspeicheldrüsengeschwülsten, Lebervergrößerung, Nieren- und Gekrösegeschwülsten usw. ein. Vorhandene Verziehungen nach links werden durch Verwachsungen mit Dickdarm, Dünndarm oder Netz usw. bedingt.

Sie machen sich auf dem Röntgenbilde durch zipfelförmige Verziehungen und bei Durchleuchtungen durch herabgesetzte Beweglichkeitsverschiebungen bei Druck durch die Bauchpresse oder von außen kenntlich.

1264. Bei der Untersuchung in Bauch- oder Rückenlage ist die Gestalt des Magens ähnlich der bei den Leichen sich findenden. Der Magen liegt also mehr quer und ist im Anfangsteile breiter als im Endteile.

1265. Geschwülste am Magen sind meist schwammartige Krebse, kenntlich am Füllungsdefekt: an der entsprechenden Stelle scheint ein Teil des Magens zu fehlen.

Sitz der Krebsgeschwulst können alle möglichen Magenstellen sein, große und kleine Krümmung, kleine Ausbuchtung vor Pförtner und Pförtnergegend sowie der Magenkörper. Beginnende Karzinome sind schwer darzustellen.

1266. Der Faserkrebs (Scirrhus) ist eine andere Art der krebsigen Neubildung. Er durchwächst die Magenwand.

Faserkrebse führen meist zur Verkleinerung (Einrollung), schwammige biswellen zu Erweiterungen des Magens.

1267. Nachweisbar am Magen ist auch vermehrte Absonderung. Sie zeigt sich entweder von vornherein (bei Magenerweiterung, Magenatonie und bei chronischen Reizungszuständen), oder sie tritt erst nach Aufnahme der Kontrastmahlzeit ein. Jene verdeckt anfangs die Umrisse der Magenwandung mehr oder weniger und sammelt sich erst später als Zwischenschicht oberhalb des Kontrastbreies an.

1268. Bei syphilitischen Krankheitszuständen des Magens können ähnliche Bilder wie beim Ulcus oder Karzinom entstehen. Besonders Gummiknotenbildung ist zu beachten.

1269. Bei Männern kaum beobachtet: Der Magen ist mit verschluckten Haaren (Trichobezoar) gefüllt, zwischen welchen Kontrastbrei durchsickert. Meist überragen die Haare den Kontrastbreispiegel. Aussehen des Magens eigentümlich getüpfelt.

Von großer Wichtigkeit ist die Feststellung der Schmerzpunkte während der Durchleuchtung.

Dünndarm.

1270. Zwölffingerdarm (Duodenum): Die Röntgenuntersuchung gibt Aufschluß über Lage, Gestalt, Bewegung (Peristaltik) und

Durchgängigkeit. Geschwürige Vorgänge treten meist durch gesteigerte Magenleistung (Hypertonie, Hyperperistaltik, Hypersekretion usw.) in die Erscheinung. Sie sind also mittelbar erkennbar. Sehr selten sind sie als Nischenbildung durch einen Kontrastfleck gekennzeichnet, der außerhalb der Zwölffingerdarmbegrenzung sichtbar wird.

a) Der Speisebreifortgang (Passage) im Zwölffingerdarm ist sehr verschieden. Stockung im Bulbus und im ersten Abschnitte wird oft rein mechanisch durch Verziehungen, Verwachsungen und steilen Anstieg des ersten Teiles bedingt. Die Fortbewegung durch den zweiten Teil geht regelrechterweise glatt und ziemlich schnell vor sich. Abweichungen finden ihre Erklärung in dem verengten lichten Durchmesser des Darmrohrabschnittes bei spastischer Verengerung oder bei Verziehungen infolge von Verwachsung, Strangbildung usw. Hat der Zwölffingerdarm ungleiche Öffnungsweiten, so handelt es sich entweder um örtlich beschränkte Zusammenziehungen (Spasmen) oder um einschnürende Verziehungen und Verwachsungen.

b) Bei wirklicher (organischer) Verengerung staut sich der Brei sehr erheblich vor der engen Stelle. In allen eben genannten Fällen besteht oft rückläufige und starke, wurmförmig sich krümmende Bewegung (Peristaltik). Diese Vorgänge lassen sich fast ausschließlich nur am Leuchtschirme beobachten, selten aber im Bilde festhalten. Jene Verziehungen und Verwachsungen werden meist durch die Nachbargebilde (Magen, Gallenblase, Verkürzung des Lig. hepatoduodenale) bedingt.

c) Durch den dritten Abschnitt des Zwölffingerdarmes geht Speisebrei meist glatt hindurch. Nur selten werden Spasmen mit rückläufiger Peristaltik beobachtet. Wichtig ist am Zwölffingerdarm die Feststellung der selbständig oder auf Druck auftretenden Schmerzpunkte.

1271. Leerdarm (Jejunum) und Krummdarm (Ileum). Durch den Leerdarm läuft der Brei gewöhnlich ohne Aufenthalt. Kenntlich ist er ebenso wie der Zwölffingerdarm an der gefiederten Zeichnung, bedingt durch die Kerkringschen Schleimhautfalten.

Stockungen im Leerdarm und Krummdarm werden durch Verengerung infolge von Geschwulstbildung, infolge geschwüriger Vorgänge, Einstülpungen, Verwachsungen, durch Druck der Nachbargebilde, Achsendrehung usw. verschuldet. Bei starker Behinderung sieht man girlandenförmiges Verlaufen mit Brei gefüllter Dünndarmschlingen, unter Umständen auch Gasansammlung in den Dünndärmen, die regelrechterweise nicht vorkommt. Der Krummdarm zeigt meist in der Gegend der rechten Beckenschaufel große Bündel von Schlingen ohne Kerkringsche Falten. Im Krummdarm stockt der Brei einige Zeit, doch ist auch dieser nach 6 Stunden meist entleert.

1272. Dickdarm oder Grimmdarm (Colon). Der Blinddarm (Coecum) kann seine Lage in weiten Grenzen verändern. Der wurmförmige Fortsatz (Processus vermiformis, Appendix) wird selten sichtbar, nur bei chronischen Entzündungen ist er längere Zeit gefüllt und dann zu erkennen, ebenso bei den hinter dem Blinddarme sich auf die Kotbeförderung geltend machenden Hindernissen. Der Wurmfortsatz wechselt seine Lage und liegt bald vor, bald hinter dem Blinddarm oder auch seitlich davon. Für die Diagnose sind die Schmerzpunkte in der betreffenden Gegend wichtig.

1273. Regelwidrige Beweglichkeit des Blinddarms (Coecum mobile) wird mittelst der Röntgenuntersuchung am sichersten an der weitgehenden Verschiebungsmöglichkeit erkannt.

1274. Der aufsteigende Dickdarmast (Colon ascendens) zeigt regelrechterweise die als Haustra oder Cellulae benannten, durch Einschnürungen getrennten Ausbuchtungen (Haustrenzeichnung). Die Umbiegung in der Lebergegend (Flexura hepatica) des Colon liegt etwas unterhalb der Leber und geht in den Querdarm über.

1275. Der Querteil des Dickdarms (Colon transversum) zieht sich quer durch die Bauchhöhle, etwas schräg zur oberen Umbiegung in der Milzgegend (Flexura lienalis) ansteigend. Der Querdarm reicht bei regelrechter Lage etwas unter die Beckenkammhöhe (Crista ilei) und zeigt Haustrenzeichnung. Im letzten Viertel finden sich manchmal schon Kotballenschatten.

1276. Der absteigende Dickdarmast (Colon descendens) steigt senkrecht von der Flexura lienalis bis zur Grenze des kleinen Beckens (Linea terminalis sive innominata) herab und geht in die außerordentlich verschieden ausgestaltete S-förmige Krümmung (S romanum) über, welche nach Gestalt, Lage, Breite und Länge bei jedem Menschen anders geartet ist. Der absteigende Dickdarmteil enthält meist Kotballen (Cyballa) und zeigt nur selten gut ausgeprägte Haustrenzeichnung.

1277. Der Mastdarm schließt sich an die S-förmige Krümmung des absteigenden Dickdarmteiles an. Er ist nach Größe und Breite sehr verschieden. Die regelrechte Fortbewegung des Darminhaltes gestaltet sich in den einzelnen Abschnitten folgendermaßen:

a) Blinddarm und aufsteigender Dickdarmast sind nach 6 Stunden gefüllt, nach 12—18 Stunden entleert, der Querdarm nach 8—12 Stunden gefüllt, nach 18—24 Stunden entleert, der absteigende Teil und die S-förmige Krümmung nach 24—30 Stunden gefüllt, nach 48 Stunden entleert. Die Peristaltik wird am Dickdarme nur selten beobachtet.

b) Die Fortbewegung des Inhaltes geschieht durch große Schubbewegungen, die nur in großen Zwischenräumen auftreten.

c) Abweichungen von der regelrechten Fortbewegung treten hauptsächlich bei Verstopfungen ein, und zwar in zwei Formen: die leicht gestörte Fortbewegung (dyskinetische Peristaltik), kenntlich an verzögerter und den Kontrastbrei in einzelnen Abteilungen trennender Fortbewegung des Inhaltes und die stark verzögerte (hypokinetische) Peristaltik. Der Kontrastbrei bleibt in zusammenhängender Säule; Fortbewegung aber ist stark verzögert. In sehr vielen Fällen besteht eine Senkung des Querdarmes (Enteroptose) oft mit Verwachsungen.

1278. Für die Tuberkulose des Ileocoekal-Darmteils ist die Erscheinung eigenartig, daß sich der Kontrastbrei in der genannten Gegend kaum sichtbar zeigt. Infolgedessen ist eine Darstellung dieser Gegend mittelst Röntgenstrahlen mehr oder minder undeutlich, während die anschließenden Darmteile sich gut ausprägen.

1279. Dickdarmkatarrh (Colitis dysenterica) nach Ruhr, wie die häutige Dickdarmentzündung (Colitis membranacea) usw. werden im Röntgenbilde kenntlich an der ziemlich geringen

Darmlichtweite, an der mangelhaften oder mangelnden Haustrenzeichnung und an der eigentümlich gefiederten Darstellung des Darmteiles.

1280. Die Verengerungen, die, entweder im Dickdarme selbst oder durch die Nachbargebilde bedingt, erkennbar werden, ergeben erhebliche Verzögerung der Fortbewegung des Inhaltes und stärkere Erweiterung der vor dem verengten Abschnitte liegenden Teile.

a) Oft ist die Verengerung krebsiger Art, im Bilde unmittelbar als streckenförmige Verengerung der lichten Darmweite kenntlich.

b) Für die Darstellung geringerer Veränderungen und besonders kleiner, beginnender Krebse ist die Füllung vom Mastdarm aus mit Kontrastmitteln sehr zu empfehlen, bedarf aber während des Einfließens unmittelbarer Beobachtung.

1281. Die Hirschsprungsche Krankheit besteht in starker Vergrößerung des Dickdarms. Sie kann zu außerordentlicher Erweiterung des Dickdarms in seiner ganzen Ausdehnung oder in einzelnen Teilen führen.

1282. Der Dickdarm findet sich manchmal in Gestalt luft- oder breigefüllter Schlingen unterhalb des Zwerchfells, und oberhalb der Leber verlagert.

Nieren.

1283. Ihre regelrechte Lage ist die vom 11. Brustwirbel abwärts bis zum 2. und 3. Lendenwirbel. Der Kranke muß vor der Röntgenuntersuchung gründlich abgeführt haben. Dann sind auf guten Bildern die Nieren nach Lage, Gestalt und Größe meist erkennbar, besonders die Randlinie des unteren Nierenpols tritt deutlich hervor. Ausnahmslos gelingt es aber auch bei einwandfreier Aufnahmetechnik nicht, die Nieren hervortreten zu lassen.

1284. Eine tiefere Lage der Nieren (Senkung), an erster Stelle bei Wanderniere, wird auch durch Druck von der Umgebung (vergrößerte Leber, vergrößerte Nebennieren usw.), verursacht. Vergrößerung und Verbreiterung findet sich bei chronischer Nierenentzündung, bei Hydro- und Pyonephrose und bei Eiterherden in der Nierenumgebung (perinephritischen Abszessen). Bei letzteren treten oft mehrere bogenförmige Schattenbildungen am unteren Nierenpol in der Gestalt eines W auf.

1285. Tuberkulose der Niere wird unter Umständen durch verschiedenartige Dichtigkeit des Nierengewebes oder durch Kalkablagerungen an einzelnen Stellen sichtbar (leicht marmoriertes Aussehen). Ein ähnliches Bild können Nierenhohlgeschwülste (Zystenniere) geben.

1286. Steinbildungen in den Harnwerkzeugen sind röntgenologisch sehr wichtig. Verschiedene Dichtigkeit der Steine gibt verschieden deutliche Bilder.

a) Oxalsäuresteine treten am deutlichsten in die Erscheinung. Es folgen Kohlensäurekalk- und Phosphorsäuresteine. Weniger deutlich sichtbar sind Harnsäuresteine; Xanthin- und Cystinsteine sind schlecht darstellbar.

b) Der Lage nach finden sich die Steine in den Nierenbecken, in den Nierenkelchen oder im Nierengewebe und im Verlaufe des Harnleiters von der Niere bis zur Blase. Schattenbildungen in dieser Gegend geben Anlaß zu Fehldiagnosen, z. B. bei reichlicherem Darminhalt (daher die Notwendigkeit vorheriger gründlicher Darmentleerung), bei verkalkten Drüsen, bei Steinen in der Bauchspeicheldrüse und in vielen anderen sonst beschriebenen Fällen. Deshalb ist manchmal mehrfache Nachuntersuchung nötig.

1287. Blasensteine, oft aus reiner Harnsäure zusammengesetzt, lassen sich beim Fehlen im Röntgenbilde mit unbedingter Sicherheit nicht ausschließen. Daher ist Blasenspiegelung zur Nachprüfung wünschenswert.

Rechts und links von der Blasengegend finden sich oft kleine rundliche Schattengebilde, die nicht mit den Harnwerkzeugen zusammenhängen. Es handelt sich dann um sogenannte Beckenflecke, wahrscheinlich kleine Blutadersteine (Phlebolithen). Sie liegen meist perlschnurartig angeordnet an der Grenze zwischen großem und kleinem Becken (Linea innominata). Steine in der Vorsteherdrüse, etwas tiefer gelegen als Blasensteine, und Steine in der Harnröhre lassen sich ebenfalls darstellen.

1288. Fremdkörper in der Blase (aus Metall, auch wohl aus Holz) geben erkennbare Bilder. Für die Harnorgane kommt unter Umständen Füllung mit Kollargol als schattengebendes und den Verlauf aller Teile darstellbares Mittel in Frage.

Milz.

1289. Die Milz wird im Röntgenbilde meist nur bei guter Gasfüllung der in ihrer unmittelbaren Nachbarschaft befindlichen Flexura lienalis schwach sichtbar. Unter Umständen ist sie auch bei starker Vergrößerung nachweisbar.

Leber.

1290. Der obere Leberrand wird durch das rechte Zwerchfell bestimmt, der untere Rand wird am besten bei gasgefülltem Dickdarm sichtbar, ist aber nach Größe und Form auch sonst röntgenologisch kenntlich.

Eiterherde unterhalb des Zwerchfelles (subphrenische Abszesse) treten oft gut hervor (s. Ziff. 1256).

1291. Unter Anwendung verfeinerter Untersuchungsverfahren — Durchleuchtung mit Vorderblende und Aufnahme mit sehr weichen Strahlen — werden in manchen Fällen auch Gallensteine und die stärker gefüllte Gallenblase erkennbar.

a) Gallensteine zeigen meist Siegelringform (dichterer Randbezirk mit Aufhellungsherd in der Mitte). Unter Umständen werden sie als reine Gallenfettsteine (Cholesterin) auf der Platte dunkel, da sie Strahlen weniger aufsaugen als ihre Umgebung.

Unter besonders günstigen Umständen lassen sich auch größere Blasenwurmgeschwülste (Echinokokken) in der Leber darstellen.

Lendenwirbelsäule und Kreuzbein.

1292. Geschwulstbildungen, Tuberkulose und verbildende Gelenkentzündung (Arthritis deformans) sind die häufigsten dort vorkommenden Erkrankungen. Sie lassen sich an Aufhellungen, Unregelmäßigkeiten der Randlinien und Knochenneubildungen erkennen. Ferner gelingt der Nachweis des Wirbelspaltes (Spina bifida), auch der sonst nicht erkennbaren Spina bifida occulta (Bettnässer).

1293. Größere Wichtigkeit besitzt der Nachweis von Verletzungen, die mit Ausnahme der Schußverletzungen an der Lendenwirbelsäule öfter vorkommen, als an den anderen Wirbelsäulenabschnitten. Besonders der 4. und 5. Lendenwirbel sowie der obere Kreuzbeinrand sind davon häufig betroffen.

a) Diese Gegend bereitet der Deutung besondere Schwierigkeiten, da infolge der ventralen Neigung der untersten Wirbel eine Schrägstellung und Deckung einzelner Teile im Röntgenbilde zustande kommen, so daß zahlreiche Randlinien auftreten, einzelne Wirbelteile stark verzeichnet erscheinen und die untere Hälfte des 5. Wirbelschattens mit dem Kreuzbeinschatten verschwimmt.

b) Ein Urteil ist deshalb nur mit großer Vorsicht abzugeben, am besten unter Vergleich mit Normalplatten. Um möglichst klare Bilder zu erhalten, müssen die Untersuchten den Darm gut entleert haben. Der Versuch einer seitlichen (frontalen) Aufnahme ist in Zweifelsfällen stets zu machen, wenn er auch besondere Schwierigkeiten bietet. Beim Kreuzbein ist die große Verschiedenheit und nicht seltene Unregelmäßigkeit seiner Gestaltung zu berücksichtigen, die leicht Verletzungen vortäuschen kann.

1294. Bei stärkeren Knochenbrüchen und Schußverletzungen finden sich größere Abweichungen in der Stellung und Gestalt der einzelnen Wirbel; der Nachweis geringerer Verletzungen ist aber oft außerordentlich schwer. Ergebnisloser Röntgenbefund spricht daher nicht sicher gegen eine Verletzung. In Zweifelsfällen muß stets der Versuch einer seitlichen (frontalen) Aufnahme gemacht werden, obwohl diese sehr schwer anzufertigen sind, aber doch in vielen Fällen gelingen.

1295. Das Steißbein läßt sich röntgenologisch schlecht darstellen. Nur ausnahmsweise gelingt der Nachweis dort seltener Knochenbrüche, Verrenkungen oder Krankheitszustände.

1296. Becken. An den Beckenknochen kommen hauptsächlich Verletzungen (vollständige Brüche, Sprünge, Schußverletzungen) in Frage. Kleinere Verletzungen am Schambein und Sitzbein sind oft schwer zu erkennen, ebenso Verletzungen in der Gegend der Hüftpfanne, da es oft nur zu einer geringen Verschiebung der Bruchstücke gekommen ist.

Bei Beurteilung der Gegend der Kreuzdarmbeinfuge ist große Vorsicht geboten, da hier eine größere Anzahl von Umrißlinien regelrechterweise vorkommt. Auch Krankheitsvorgänge und -zustände sind in dieser Gegend an den Beckenknochen oft schwer erkenntlich (Tuberkulose, beginnende Geschwulstbildung). Lange bestehen bleibende Knochen-Knorpellinie (Epiphysenlinie) am Becken, z. B. am oberen Beckenrande, und Zähnelung der Ränder der Schambeinfuge (Symphyse) dürfen mit Knochenbrüchen nicht verwechselt werden.

Gliedmaßen.

1297. An den **Gliedern** sind röntgenologisch die Knochen das Wichtigste. **Knochenbrüche** machen sich kenntlich durch die Unterbrechung der Knochenumrisse und wohl auch durch Verschiebung der Knochenteile. Schwer zu erkennen sind an kleineren Knochen (Mittelhand, Mittelfußknochen und bei Kindern) unvollkommene Brüche und Knochensprünge, die nur zu einer Einknickung, aber nicht zu einer Trennung des Knochens geführt haben.

a) Wichtig ist die Anfertigung der Gliedmaßenaufnahmen in zwei aufeinander senkrecht stehenden Richtungen. Dies trägt wesentlich zur Erkennung der Bruchendenverschiebungen und der Verrenkungen und zur Aufklärung der Deckungsverhältnisse der einzelnen Knochenteile untereinander bei.

b) Bevorzugte Bruchstellen sind der chirurgische Hals am Oberarm, die Handgelenkgegend des Vorderarmes, Absprengungen und vollkommene Brüche in der Ellenbogengelenksgegend, bei Kindern etwa die Mitte der Unterarmknochen, bei älteren Leuten der Schenkelhals, allgemein die Gegend des **Fußgelenkes**, bei Männern Fersenbein- und Kniescheibenbrüche, sowie Brüche der Mittelfußknochen.

c) Nach unmittelbarer Gewalteinwirkung (**Schußverletzung**) kann aber natürlich jeder einzelne Knochen zerbrochen sein, und zwar besonders bei Schußbrüchen in eine größere Menge von einzelnen Knochenstücken (Comminutivbrüche).

Während der Behandlung ist Überwachung der Bruchendenstellung und der Callusbildung durch das Röntgenverfahren notwendig.

d) Auf die Bildung eines falschen Gelenkes (Pseudarthrose) muß geachtet werden. Mißbildungen und Abweichungen (Varietäten) der Knochenbildung (überzähliges Sesambein usw.) können durch die Röntgenstrahlen leicht festgestellt werden. In letzteren Fällen ist stets auch eine Aufnahme des gesunden Gliedes an entsprechender Stelle notwendig.

e) Fistelgänge müssen nötigenfalls vorher mit Kontrastin gefüllt werden. Bei offenen Brüchen (komplizierten Frakturen), z. B. nach Schußverletzungen lassen sich auch kleinere Splitter nachweisen.

1298. Für **Krankheitsvorgänge an den Knochen** ist die Röntgenuntersuchung wichtig.

Sie werden zweckmäßigerweise in zwei Gruppen geteilt:

α) **Erste Gruppe**: Knochengewebe aufzehrende Vorgänge (konsumierende, resorbierende Krankheitszustände).

β) **Zweite Gruppe**: Knochengewebe anlagernde oder neubildende Vorgänge (appositionelle Krankheitsvorgänge).

1299. Zu den **Aufzehrungskrankheiten** gehört die **Tuberkulose** mit folgenden röntgenologischen Merkmalen:

Sie ist, solange sie die Weichteile (Gelenkkapsel, Muskelgewebe usw.) allein ergriffen hat, nur mittelbar an der Schwellung des Gelenks oder der Knochenumgebung zu erkennen. Sobald sie aber den Knochen ergriffen hat, tritt an ihm in der Regel marmorierte Zeichnung oder getigertes Aussehen in die Erscheinung: zwischen den erkrankten Knochenabschnitten finden sich noch einzelne kalkhaltige Stellen. Die umgebenden Knochenteile zeigen im ganzen bei einzelnen Formen der Tuberkulose starken Schwund (allgemeines Schwinden des Kalkgehaltes). Tuberkulöse Zerstörung meist ohne begleitende Knochenhautentzündung führt zur Sequesterbildung mit Folgen, im Röntgenbilde kenntlich an mangelndem Kalkgehalt in den betreffenden Knochenabschnitten. Die Sequesterbildung unterscheidet sich von derjenigen bei eitriger Knochenmarkentzündung: Tuberkulose zeitigt meist kleine, Knochenmarkeiterung lange und größere Sequester.

1300. Mit der Tuberkulose der Hand- und Fußwurzelknochen und deren Umgebung ist unter Umständen ein ganz ähnliches Bild zu verwechseln, das sich als Folge von Tripper-Gelenkentzündungen findet und sich gerade nach Unfallbeschädigung der Gelenkgegenden öfters zeigt. In diesen Fällen kommt der Vorgeschichte sehr große Bedeutung zu.

Ein meist die Gelenkteile betreffender allgemeiner Schwund muß als Ausdruck eines verminderten Kalkgehaltes aufgefaßt werden; ein Zustand, wie er auch sonst nach vielen Verletzungen (Sudeckscher Knochenschwund) zustande kommt teils infolge der durch das Krankenlager erzwungenen Ruhe (Inaktivität), teils wohl auch unter Einwirkung während des Krankenlagers sich bildender oder fehlender Hormone [1]).

1301. Geschwülste bewirken auch Aufsaugungen, sei es von vornherein (primär), sei es erst später (sekundär). Der Gummiknoten gehört ebenfalls hierher.

a) Knochengeschwülste werden als bösartige und verhältnismäßig gutartige unterschieden. Die bösartigen sind Sarkome, Karzinome, Knochen- und Knorpelsarkomgeschwülste usw. Gutartig sind Zysten und manche Arten von Knorpelgeschwülsten (Enchondrome). Die bösartigen schreiten schnell fort, so daß der Knochen nicht Zeit hat, einen Abwehrwall gegen sie zu bilden. Die gutartigen haben meist einen solchen Wall, der den Knochen gegen die Geschwulst abgrenzt.

b) Am Sitze bösartiger Neubildungen treten leicht von selbst Brüche (Spontanfrakturen) auf. Die Gummata können unter der Knochenhaut mitten im Knochen sitzen. Meist findet sich bei ihnen ein Abgrenzungswall gegen die gesunde Umgebung.

c) Eine Aufbrauchskrankheit ist auch die Gicht, die besonders in der Nähe kleiner Gelenke (Finger und Zehen) scharfe wie mit dem Locheisen geschlagene Knochenlücken bildet. Ein ähnliches Bild in der Nähe der Gelenke oder dicht an ihnen ergibt sich bei der Influenzaknochenentzündung.

1302. Der Blasenwurm (Echinokokkus) gehört ebenfalls zu den regressiven Knochenleiden. In dem befallenen Knochen kommt es zur einfachen oder mehrfachen Höhlenbildung.

1303. Als knochenneubildende Vorgänge sind vor allem die chronischen Knochenhautentzündungen (Periostitiden) zu nennen, die zum Ansatze von Knochengewebe führen, und ferner die akute und chronische Osteomyelitis in ihren Folgezuständen.

---

[1]) Hormone (von ὁρμάω, ich erwecke, errege) sind Reizstoffe, die als Vermittler zwischen verschiedenen Körperorganen tätig sind. Der in den Zwölffingerdarm eintretende saure Speisebrei erzeugt z. B. in den Zellen der Darmschleimhaut einen solchen Reizstoff (Hormon), welcher auf dem Blutwege ohne Nervenvermittelung eine Absonderung von Bauchspeicheldrüsen- und Darmsaft, sowie Galle anregt. Es gibt auch Stoffe, welche nicht anregend, sondern hemmend wirken, die nach E. A. Schäfer Chalone (von χαλάω = schlaff machen) benannt werden.

1304. Bei der Knochenmarkeiterung kommt es zur stärkeren reaktiven Bildung von Knochengewebe, woran sowohl die Knochenhaut als auch die Knochenrindenschicht beteiligt ist.

Auch hier stellt sich der in Vereiterung begriffene Abschnitt im Zeitpunkte der akuten Entzündung auf der Platte dunkel dar (Schwund der Kalkmassen). Lange bestehende oder abgelaufene Knochenmarkeiterung zeigt sich an stärkerer Verdickung des Knochens, bisweilen auch in Ausfüllung des Markraumes durch Knochenneubildung. Die Markhöhle stellt sich in manchen Fällen in späteren Zeiten wieder her.

1305. Auch die **Kallusbildung nach Brüchen** gehört in dies Gebiet.

1306. Allgemeine **Knochenverbildungen** finden sich als Folgezustände der **englischen Krankheit**. Unter Umständen entscheidet die Röntgenaufnahme hinsichtlich der vorzunehmenden Operation (Knochendurchmeißelung, Keilausschneidung). Ferner bestehen starke Knochenveränderungen (Verschmälerung, Verbiegung) bei der „**Knochenbrüchigkeit**" (**Osteopsathyrosis**). Die angeborene **Syphilis** verursacht in der Gegend der Knorpelknochenfuge (Epiphysenlinie) Veränderungen teils aufzehrender, teils anbildender Art — Zackung, Verbreiterung dieser Gegend — unter Störung des allgemeinen Knochenwachstums.

Gelenke.

1307. **Gelenkveränderungen** lassen sich schwer darstellen, soweit sie auf die Knorpel- und Gelenkkapsel sich beziehen. Unter Umständen gelingt es, einen starken Flüssigkeitserguß im Gelenk nachzuweisen, ebenso Folgezustände von Gelenkknorpel-Erkrankungen, wenn sie zur Bildung von Gelenkmäusen (Corpora aliena) geführt haben, und diese etwas kalkhaltig sind.

Solange sie rein knorpelig sind, fallen sie im Röntgenbilde so gut wie aus. Stärkere Kapselverdickungen an gut zugänglichen Gelenken, besonders wenn sie Kalkeinlagerungen zeigen, treten in die Erscheinung. Gut darzustellen sind verbildende Gelenkveränderungen (Arthritis deformans), die sich in Anlagerung von Kalkmassen an die Gelenkflächen zeigen und oft zu einer Verschmälerung des Gelenkspaltes führen, weil die Gelenkknorpel aufgezehrt sind. Ein Beispiel hierfür sind die Verbildungen bei dieser Krankheit am Kniegelenke mit Beteiligung auch der Kniescheibe.

1308. Gelenkerkrankungen durch **Tuberkulose** oder sonstige knochenzehrende Vorgänge stellen sich, soweit sie die Gelenkteile betreffen, ähnlich dar, wie dies bei den Knochen beschrieben ist.

1309. **Gelenkversteifungen** (**Ankylosen**) lassen durch die Röntgenstrahlen ihre Natur erkennen, ob sie knöchern oder bindegewebig sind.

1310. **Schlottergelenke** zeigen die daran beteiligten Knochen in ihrer gegenseitigen Lage und Form.

1311. Auch **Knorpelgewächse** und **Knorpelsarkome** der Gelenkkapsel lassen sich ziemlich frühzeitig nachweisen.

a) Unter Umständen werden in den Gelenken reiskörperähnliche Gebilde als Ausdruck chronischer Entzündungen gefunden, die sich auf der Röntgenplatte nur selten klar und einwandfrei feststellen lassen.
b) Wichtig ist der Befund hinsichtlich sog. Linsen- oder Sesambeine in der Nähe der Kniegelenke, welche nicht mit Gelenkmäusen verwechselt werden dürfen, wo die sogenannten Böhnchen (Fabellae) sich finden. Im Zweifelsfalle ist stets Röntgenuntersuchung der angeblich gesunden Seite notwendig, da Sesambeine in ca. 99%, doppelseitig vorkommen.

1312. Schleimbeutelkrankheiten in der Nähe von Gelenken lassen sich unter Umständen gut darstellen, wenn kleine Verkalkungen sich eingestellt haben.

Bevorzugte Stellen für derartige Verkalkungen: Schultergelenk (Bursitis subacromialis und subdeltoidea), ferner Schleimbeutelerkrankung am unteren Rande des Fersenbeines im Anschluß an dort sich findende Spornbildung. Aus beiden Ursachen können erhebliche Schmerzen entstehen.

1313. An günstigen Stellen der Gliedmaßen (Fuß- und Handgelenkgegend) gelingt der Nachweis verkalkter Schlagadern (Arteriosklerose).

Weichteile.

1314. Veränderungen der Muskulatur werden im Röntgenbilde bei Muskelverknöcherung (Myositis ossificans) nachgewiesen. Hierher gehört auch die Myositis ossificans traumatica et progressiva.

a) Dies Leiden kommt z. B. bei angeborenem Schulterblatthochstande vor, wobei auch Knochenauswüchse (Exostosen) und Verbildungen (Deformitäten) des Schultergelenkes sich finden.
b) Auch größere Zysten und Muskelfasergeschwülste (Myome) werden nachweisbar, ferner eingekapselte Finnen und Trichinen.
c) Die Gasphlegmone läßt sich infolge der in der Muskulatur sich bildenden Lufträume vorzüglich und sehr frühzeitig auch hinsichtlich ihrer Ausbreitung darstellen.

1315. Sonst lassen sich in den Weichteilen auch erweiterte Blutadern und Blutadersteine (Phlebolithen) nachweisen, besonders aber Fremdkörper aus Metall, unter Umständen auch solche aus Glas und Holz. Bei Holz gelingt es allerdings nur selten.

Zur genauen Ortsbestimmung der Lage von Fremdkörpern gibt es eine große Anzahl von Verfahren. Das verbreitetste und meist zum Ziele führende ist das nach Fürstenau-Weski. Es gestattet mit einer Übertragung seines Ergebnisses auf Körperquerschnittbilder in natürlicher Größe eine genaue anatomische Bezeichnung des Fremdkörpersitzes oder zeigt bei der Übertragung des Ergebnisses auf den Kranken dem Chirurgen die Entfernung von einem Hautpunkte, unter dem senkrecht oder wagerecht der Fremdkörper sich findet.

Anwendung des Röntgenverfahrens in der Nervenheilkunde.

1316. Die wichtigsten Hinweise für die Röntgenuntersuchungen des Schädels sind bereits in dem über den Schädel handelnden Teil gegeben worden (Ziff. 1201ff).

a) Hier ist nur noch nachzutragen, daß auch bei Erkrankungen im Schädelinnern sich einige Krankheitszeichen an anderen Knochen im Röntgenbilde finden, so z. B. bei Schlaganfällen (Hemiplegie) und bei Entzündung der grauen Hirnmasse (Polioencephalitis acuta), Knochenschwund. Bei der angeborenen spastischen Lähmung (Littlesche Krankheit) kommen Hochstand der Kniescheibe und bei Rückenmarksdarre Spontanfrakturen vor.

b) Die **Dysostosis cleido-cranialis** (Dysostose cleido-cranienne P. Marie-Sainton) wird durch eine Verbreiterung des Schädels, durch das Offenbleiben der Fontanellen, durch Erhebung des Schädelgrundes, manchmal auch durch Eindrücke daselbst (Basalimpressionen) und durch eine dabei bestehende Verkleinerung und Verschmälerung der Schlüsselbeine gekennzeichnet.

c) Die **Eindrücke am Schädelgrunde** können auch als Ausdruck einer örtlichen Knochenerkrankung (Osteomalacie), als Folgezustand von **englischer Krankheit** und chronischer **Entzündung der Kopfwirbelgelenke** vorkommen (Atlasankylose).

d) Das **Fehlen des obersten Halswirbels** hat meist eine Vorbuckelung (Kyphosis) des Schädelgrundes zur Folge.

e) Die **Turmschädelbildung** führt zu Erscheinungen, wie sie bei vermehrtem Hirndruck vorkommen.

f) Vergrößerung des Schädels kommt vor bei der **Pagetschen Krankheit** (der zystischen Knochenerkrankung der Extremitätenknochen).

g) Bei **Hirnbrüchen (Kephalocelen)** läßt sich die Schädellücke, unter Umständen der Inhalt des Bruchsackes durch die Röntgenstrahlen feststellen.

Rückenmark.

1317. Die **Feststellung und Ortsbestimmung von Fremdkörpern** findet zweckmäßig mittelst **Durchleuchtung** und nach der für die Fremdkörperortsbestimmung angegebenen Untersuchungsart (Fürstenau-Weski) statt.

Die **Rückenmarksdarre** führt in manchen Fällen zu Gelenkserkrankungen, die sich in Schwund der Gelenkenden, Bildung von Knochenauswüchsen und Kalkablagerungen (in Gelenkkapseln und Muskeln) und von Gelenkmäusen (Corpora aliena) äußern. Auch Spontanbrüche sind bei der Rückenmarksdarre (besonders am Kniegelenk und an den Rippen) nicht ganz selten. Als erste Anzeichen von Knochenveränderungen zeigen sich manchmal kleine Stellen von Knochenschwund oder allerkleinste Knochenabsprengungen. Auch Veränderungen der Wirbelsäule (schrumpfende oder wuchernde) kommen bei Rückenmarksdarre vor. In manchen Fällen ist die Zwerchfellwölbung abgeplattet und die mittlere Spannung (Tonus) des Zwerchfells herabgesetzt. Auch Flatterbewegungen zeigen sich gelegentlich an ihm.

1318. Bei der **Höhlenbildung im Rückenmarke (Syringomyelie)** deckt sich in manchen Fällen der Befund an den Gelenken mit dem bei der Rückenmarksdarre. Doch finden sich hier am **Schultergelenke Schrumpfungs-, am Ellenbogengelenk Wucherungs- und an der Hand Zerstörungs-Vorgänge**, die gelegentlich zu Verrenkungen führen.

a) An der Wirbelsäule tritt eine Knochenerkrankung bei Tabes dorsalis meist im Lendenteil, bei der Syringomyelie dagegen im Hals- und Brustteile auf; doch ist sie bei der Höhlenbildung meist geringer.

b) Die **verbildende Gelenkentzündung (Arthritis deformans)** kann zu ähnlichen Bildern führen. Bei den verschiedenen Gelenkverbildungen (Arthropathien) kommt als Begleiterscheinung Muskelverknöcherung (Myositis ossificans) vor.

c) Die **Kinderlähmung** führt oft zu hochgradigem Knochenschwund, welcher zu Verbiegungen und Brüchen Anlaß geben kann. Ebenso kommt hierbei seitliche Wirbelsäulenverbiegung und Lähmung des Zwerchfells vor. Beide Zustände sind gut für die Darstellung durch die Röntgenstrahlen recht gut zugängig.

d) Die **chronische Entartung der grauen Vorderstränge (Poliomyelitis anterior)** zeigt ebenfalls dem Sudeckschen Knochenschwunde ähnliche

Bilder. Der fortschreitende Muskelschwund führt gleichfalls zur Verdünnung der Knochen.

e) Unter Umständen ist das Röntgenverfahren auch für den Nachweis von Rückenmarksgeschwülsten von Wichtigkeit. Über die Krankheitsvorgänge an der Wirbelsäule selbst ist das Nötigste im Allgemeinen Teil über die Wirbelsäule gesagt (Ziff. 1251 u. 1292).

Krankheiten der peripheren Nerven.

1319. Bei Schußverletzungen mit nachfolgender Nervenlähmung oder bei der Anwesenheit von Fremdkörpern und Druck von Knochenkittmassen auf einen Nerven gibt das Röntgenverfahren oft sehr gute Aufschlüsse.

a) In vielen Fällen werden Nerven durch Knochenbrüche und Verrenkungen geschädigt (z. B. häufig bei Speichennervenlähmung). Auch Knochenleiden, besonders tuberkulöse, können zur Schädigung von Nerven führen. Bei der Wadenbeinnervenlähmung kann ebenso wie bei dem anfallsweise auftretenden Hinken (Dysbasia) Schlagaderwandverkalkung als Ursache vorliegen.

b) Als Grund für Schmerzen im Nerv. Trigeminus können alle möglichen Krankheitszustände, die durch Röntgenstrahlen festzustellen sind, in Frage kommen (Nasennebenhöhlenerkrankungen, Zahnwurzeleiterungen, verdrängte oder zurückgehaltene Zähne oder Zahnwurzeln usw.).

c) Für Interkostalneuralgien sind als Ursache manchmal Wirbelerkrankungen, Mittelfellgeschwülste, Aneurysma oder Rippenbrüche anzusprechen.

d) Schmerzen des Hinterhauptsnerven können durch Kropf hervorgerufen werden. An einem hartnäckigen Hüftnervenweh können alle möglichen, durch Röntgenstrahlen nachweisbaren Krankheitsvorgänge und Verletzungen der Wirbelsäule in ihrem Lenden- und Kreuzbeinteile, sowie auch Hüftgelenksleiden die Schuld tragen.

e) Schmerzen in der Mittelfußgegend können durch Druck auf die Nerven hervorgerufen werden, wie das bei unzweckmäßigem Schuhzeug oder bei Senkfuß vorkommt. Der sog. Achillessehnenschmerz (Achillodynie) ist, wie früher erwähnt, oft der Ausdruck einer Schleimbeutelentzündung oder kleiner Knochenauswüchse am Fersenbein und in seiner Ursache durch das Röntgenverfahren gelegentlich kenntlich zu machen.

f) Die Gefühlsstörungen im Armnervengeflechte können durch die Halsrippen bedingt sein. Über Zwerchfell und Kropf siehe Ziff. 1221, 1254, u. 1217.

1320. Beim Aussatz (Lepra) finden sich sogenannte Knochenleprome, scharf sich von der Umgebung abgrenzende Krankheitsherde des Knochens. Bei der nervösen Form des Aussatzes sind Knochenverdünnungen und Schwund des Knochengewebes vorhanden.

a) Bei der Recklinghausenschen Krankheit (Neurofibromatosis generalis) kommt es zu Verbiegungen der Wirbelsäule und Beckenerkrankungen, die wie auch sonstige Knochenveränderungen mit der Knochenerweichung (Osteomalacie) verwandt sind.

b) Bei den sog. funktionellen Neurosen läßt sich durch das Röntgenverfahren in vielen Fällen ein anatomischer Befund erheben, der die Ursache des Leidens aufdeckt oder andererseits durch Mangel eines röntgenologisch-anatomischen Befundes ist die Krankheitsbezeichnung „funktionelle Neurose" gesichert. Zum Beispiel: fehlende Knochenverdünnung bei lang dauernden angeblichen Krankheitszuständen in den Gliedmaßen spricht für Neurose.

c) Hysterische Erscheinungen, die auf Herz, Magen, Speiseröhre und Zwerchfell bezogen werden müssen, lassen sich durch das Röntgenverfahren nachprüfen, ein Befund am Schädel (Knochenauswuchs, eine lochartige Lücke, Gestaltveränderungen des Schädels, Erkrankungen der Schädelknochen, verkalkte Gehirnentzündungsherde, Zeichen gesteigerten Hirndrucks) sprechen mehr für Epilepsie als für Hysterie.

d) Auch für die Migräne kommen mannigfaltige Krankheitszustände der Schädelknochen oder des Gehirnes in Frage, die sich mit den eben angeführten in vielen Fällen decken und durch die Röntgenstrahlen nachweisen lassen.

Nervöse Ernährungsstörungen (Trophoneurosen).

1321. Die Raynaudsche Krankheit führt zu Knochenschwund und Knochenverbiegungen, besonders der Fingerglieder. Es können aber auch Knochenhaut-Auflagerungen und Kalkeinlagerungen im Unterhautzellgewebe vorkommen. Ähnliche Befunde finden sich bei der Pergamenthaut (Sklerodermie).

Krankheiten der Drüsen mit innerer Ausscheidung (Sekretion).

1322. Folgen der Hypophysenerkrankung (s. Ziff. 1202a u. c). Beim anatomischen oder funktionellen Hodenausfall von Jugend auf finden sich keine Abweichungen am Türkensattel.

1322. Die Basedowsche Krankheit, kann zu Knochenveränderungen führen, die an Knochenerweichung (Osteomalacie) erinnern. Jugendliche, an Basedow Erkrankte können ein auffallendes Wachstum zeigen. Die krankhaften Herzbefunde bei Basedow lassen sich manchmal als Ermüdungszustände des Herzmuskels und des Zwerchfells bei der Röntgendurchleuchtung erkennen. Besonders wichtig ist der Nachweis der Herzerweiterung (Kropfherz).

1324. Das Myxödem und die auf Mißbildung beruhende Verblödung (Kretinismus) gehen nachweislich mit Störungen des Knochenwachstums in der Epiphysenlinie einher.

1325. Das regelwidrige Knorpelwachstum (Chondrodystrophie) und die mangelhafte Knorpelentwicklung (Achondroplasie) sind vom Myxödem zu trennen. Sie zeigen sich in verschiedener Weise als Störungen in den Epiphysenlinien und Epiphysenkernen. Außerdem kommt dabei Schädelmißbildung vor (Verkürzung des Schädelgrundes, Verengerung des Hinterhauptslochs, vorzeitige Schädelknochenverwachsung des dreigeteilten Schädelgrundbeines [Os tribasilare] und die wasserkopfähnliche Gestalt des Schädels jedoch ohne Wasserkopf [Hydrocephalus]).

1326. Der sogenannte Mongolismus (angeborener Blödsinn mit mongolenähnlicher — mongoloider — Gesichtsbildung) steht in gewisser Verwandtschaft mit dem Myxödem. Auch dieses zeigt verzögerte Verknöcherung der Knorpelknochenfugen (der Epiphysengegenden).

Differentialdiagnostisch kommen verschiedene Leiden in Frage: die englische Krankheit (Rhachitis), die angeborene Syphilis und die Knochenbrüchigkeit (Osteopsathyrosis), die unter Umständen durch das Röntgenverfahren aufgedeckt werden. Für den Entartungsnachweis kommen verschiedene Bildungen der Gliedmaßenknochen, überzählige Knochen oder Glieder, Halsrippen usw. in Betracht, deren Nachweis am ehesten durch Röntgenstrahlen gelingt.

VIII. Gebiet der Geisteskrankheiten.

Vorbemerkung. Für die in der Lehre von den Geisteskrankeiten noch nicht bewanderten Leser sei über die häufig vorkommenden Fachausdrücke folgendes bemerkt:

Unter **Debilität** ist die geistige Unzulänglichkeit, die leichteste Form des angeborenen Schwachsinns zu verstehen. **Delirium, delirante Zustände** bedeuten rasch verlaufende Bewußtseinstrübungen mit Verworrenheit und lebhaften Sinnestäuschungen. Als **Delirium alcoholicum** wird Säuferwahnsinn, als **Dementia praecox** Jugendirresein, als **Haftpsychose** in der Haft entstandene Geistesstörung, als **Halluzinose** Verfolgungswahn der Trinker mit Gehörstäuschungen ohne Bewußtseinsstörungen, als **Idiotie** angeborener Blödsinn, als **Imbezillität** angeborener Schwachsinn bezeichnet.

Manie bedeutet eine Geistesstörung mit krankhaft heiterer Stimmung, Erleichterung des Vorstellungsablaufes, Ablenkung der Aufmerksamkeit und vermehrten Bewegungsdrang, eine Teilerscheinung des manisch-depressiven Irreseins. **Melancholie** oder Schwermut ist eine Geistesstörung mit trauriger Stimmung, Denkhemmung und Selbstverkleinerungswahn.

Manie wie Melancholie werden als Teilerscheinungen des **manisch-depressiven** oder **manisch-melancholischen Irreseins** aufgefaßt, welches außerdem noch Mischformen zwischen den beiden Krankheitsbildern, Manie und Melancholie, enthält.

Mit **Paralyse** ist stets die progressive Paralyse (Dementia paralytica progressiva) gemeint, amtlich verdeutscht durch fortschreitende allgemeine Lähmung der Irren, auch als fortschreitende Gehirnlähmung bezeichnet.

Paranoia bedeutet Verrücktheit. **Paraphrenie** eine mit Verblödung einhergehende Wahnsinnsform, **pathologischer Rausch** einen krankhaften Rausch. Unter **Psychopathen** sind geistig Minderwertige, unter **Psychopathie** geistige Minderwertigkeit, unter **Psychose** eine Geistesstörung oder Geisteskrankheit zu verstehen.

Der Sinn der meisten Fachausdrücke ergibt sich auch aus der Beschreibung.

Allgemeines.

1327. Familien- und Vorgeschichte. Ihre Berücksichtigung ist für die Feststellung der Geisteskrankheiten von besonderer Bedeutung. In vielen Fällen namentlich von geistiger Schwäche ist eingehende Ermittlung der Entwicklung und des Lebensganges erforderlich. Angaben der Umgebung (von Ortsbehörden, aus Akten, von Angehörigen, Arbeitsgenossen, Vorgesetzten, Lehrern, Geistlichen) müssen unter ständiger Berücksichtigung von Tatsachen und unter Ausschaltung persönlicher Anschauungen scharf von der häufig unzuverlässigen und besonders zu wertenden Eigenschilderung des Kranken (Autoanamnese) getrennt werden.

1328. Erblichkeit (vgl. Ziff. 34). Ihre Bedeutung darf nicht überschätzt werden. Sie muß nicht von Einfluß sein; nur **doppelseitige Belastung von beiden Eltern** her (häufig bei **Blutsverwandtschaft der Eltern**) fällt schwer ins Gewicht. Alkoholismus, häufig in Minderwertigkeit der Anlage begründet und auf Nachkommen vererbbar, ruft oft Debilität, Imbezillität, Idiotie und Fallsucht (Epilepsie) hervor. Syphilis kommt als Ursache der jugendlichen Paralyse, Idiotie und Epilepsie in der Nachkommenschaft in Frage. Selbstmord wird häufig in geistesgestörtem Zustande, bei krankhafter Veranlagung sowie unter Einfluß von Alkoholmißbrauch begangen. Gewohnheitsverbrechen stehen nicht selten mit geistigen Abweichungen im ursächlichen Zusammenhange.

a) Erbliche Belastung wird oft verheimlicht oder verkannt. Beobachtungsergebnisse an den nächsten Angehörigen geben dann den Ausschlag.

b) Der Zustand der Mutter während Schwangerschaft und Geburt ist oft wichtig, ebenso überstandene Infektionskrankheiten (geistige Störung). Vorzeitige Geburt weist manchmal auf Syphilis hin.

c) Als Folgeerscheinungen schwerer Geburt mit den dabei vorkommenden Kopfschädigungen werden oft organische Gehirnerkrankungen, Gehirnentzündung, Imbezillität, Idiotie und späterhin Fallsucht (Epilepsie) beobachtet.

d) Bei unehelicher Geburt ist an Minderwertigkeit, Alkoholismus der Eltern und ungünstige Lebensverhältnisse für derartige Nachkommen zu denken.

1329. Vorkrankheiten oder Störungen der Gesundheit in der Kindheit, Schulzeit und Entwicklungszeit. In Betracht kommen namentlich: Zurückbleiben der geistigen und körperlichen Entwicklung, angeborener oder frühzeitig auftretender Schwächezustand, Idiotie, Imbezillität, Gehirnerkrankung, besonders Gehirnentzündung syphilitischer Natur kann zugrunde liegen.

a) Es ist festzustellen: mit wieviel Jahren das Gehen und Sprechen erlernt wurde. Regelrecht geschieht dies mit einem bzw. eineinhalb Jahren. Beginn des Schulbesuchs. Schulleistungen und erreichtes Ziel, Besuch einer Hilfsklasse, Erziehungsschwierigkeiten sind zu erforschen.

b) Frühzeitig krankhafte Züge: Launenhaftigkeit, Unstetheit, übermäßige Einbildungskraft, Hysterie; mangelhafte Entwicklung der Nächstenliebe (altruistischer Gefühle); Gemütslosigkeit, Unverträglichkeit, Unerziehbarkeit, triebartiges Handeln, und auch verbrecherische Neigungen kommen bei Minderwertigen — Psychopathen — in Frage. Die Neigung fortzulaufen, sich umherzutreiben, hinter die Schule zu gehen, findet sich häufig bei Schwachsinnigen. In diesem Falle sowie bei Bettnässern bis über das vierte Jahr hinaus und bei nächtlichem Aufschreien ist Fallsucht erst anzunehmen, wenn anderweitige Erscheinungen dieses Leidens (zeitweilige Geistesabwesenheit, Krämpfe und Schwindelanfälle) sich erweisen lassen. Krämpfe: bei Fallsucht, Hysterie, zuweilen bei Dämmerzuständen — kurzdauernder Verwirrung —, auch als Begleiterscheinungen oder Folge von Gehirnleiden (Gehirnentzündung, Syphilis).

1330. Den Anzeichen von Schwachsinn und geistiger Minderwertigkeit muß weiter nachgegangen werden. Ergebnisse der Berufsausbildung, z. B. häufiger Berufswechsel sind eingehend zu erforschen. Die Frage, ob im Berufe ausgelernt und Brauchbarkeit erzielt worden ist, auch die wirtschaftliche Leistungsfähigkeit ist zu klären (Auskünfte von Arbeitgebern und Vorgesetzten, Übergang zu gesellschaftlich niederem Berufe).

a) Auffälligkeiten in der Zeit der Geschlechtsreifung. Häufige Selbstbefleckung (Onanie) ist meist Krankheitserscheinung, nicht Ursache. Bestandene Prüfungen, Verhalten im Heeresdienste, gegen Eltern, Geschwister, Kameraden.

b) Als Vorläufer für Psychosen, zuweilen bis in das Ende der Kindheit zurückreichend, kommen in Betracht: Beschränktheit, Kleinlichkeit, Frömmelei, Reizbarkeit, Zanksucht, Klagsüchtigkeit, Prozessiersucht, Epilepsie, Hysterie, übertriebene Ängstlichkeit (bei Neuropathen), Ausgelassenheit, Unternehmungslust einerseits, Niedergeschlagenheit und Entschlußunfähigkeit andererseits bei manisch-depressivem Irresein. Unzugängliches, verschlossenes, abweisendes, unbeeinflußbares Verhalten bei Dementia praecox.

c) Frühere Anfälle von Geisteskrankheit: manisch-depressives Irresein, Fallsucht, Hysterie, gelegentlich bei Dementia praecox schubartiger Verlauf. Eingetretene Genesung spricht für manisch-depressives Irresein, zurückgebliebene Veränderung, besonders des Gemüts- und Willenslebens für Dementia praecox.

d) Krankheitsgeschichten sind von Anstalten und Krankenhäusern einzuholen. Eheverhältnisse: Häufige Fehlgeburten der Frau und Kinderlosigkeit sind verdächtig für Syphilis. Anzahl und Gesundheitszustand der Kinder sind zu erörtern.

Anderweitige Ursachen und Lebensweise.

1881. Hierbei ist folgendes zu berücksichtigen.

a) Alkoholmißbrauch ist häufig von verhängnisvoller Bedeutung. Als Folgen, nach denen zu forschen ist, kommen in Betracht: chronischer Alkoholismus, Alkoholentartung, besonders nach Schnapsgenuß — Art und tägliche Menge des genossenen Alkohols sind zu ermitteln —, weiter Säuferwahnsinn, Trinkerhalluzinose, Trinkerschwachsinn und Fallsucht. Durch gelegentliche Alkoholausschweifungen kann es zur Auslösung von hysterisch-epileptischen Anfällen, krankhaften Rauschzuständen und auch anderweitigen seelischen Ausnahmezuständen (krankhaften Erregungs- und Affektzuständen), namentlich bei Psychopathen, welche Alkohol schlecht vertragen, kommen.

b) Nach Syphilis: progressive Paralyse, Hirnsyphilis, Rückenmarksdarre mit Geistesstörung, neurasthenische, hysterische, epileptische Störungen.

c) Schädelverletzungen: besonders auch Gehirnerschütterungen, geistige Schwächezustände, Fallsucht, Neurasthenie und Hysterie nach Verletzungen.

d) Morphinismus: sittlicher Verfall, Schädigung der geistigen Leistungsfähigkeit, delirante Zustände besonders bei gleichzeitigem Alkoholismus, Kokainismus; Bleivergiftung: geistige Schwäche, Delirien, epileptische Anfälle.

e) Infektionskrankheiten: Fieberdelirien, Verwirrtheits- und geistige Schwächezustände nach Typhus, Gelenkrheumatismus. Septische Delirien.

f) Körperliche Krankheitszustände: Herzleiden sind häufig nicht Ursache, sondern Begleiterscheinungen von Geistesstörungen. Alkoholismus, Paralyse, Schlagaderwandverhärtung, Nierenentzündung, delirienartige epileptische Zustände bei Blutvergiftung durch Harnbestandteile (Urämie).

g) Erschöpfungskrankheiten: Schwäche in Form von Dauerermüdung; vorübergehende ängstlich-delirante Zustände.

h) Zuckerharnruhr: Geistige Schwächezustände mit nervösen Störungen.

i) Basedowsche Krankheit: Verstimmung, Reizbarkeit, Unruhe, Ermüdbarkeit, flüchtige Wahnbildungen.

k) Nach Operationen bei Alkoholismus öfters Säuferwahnsinn.

l) Entbehrungen, Unterernährung, dauernde Gemütserregung mit Schlaflosigkeit können nervöse Erschöpfung, hysterisch-psychogene Geistesstörungen bei entsprechender Veranlagung hervorrufen, sonst meist nur Gelegenheitsursachen.

m) Gefängnishaft: Als häufige Ursache für halluzinatorische oder paranoische Krankheitsbilder psychogener Natur oder eines hysterischen Dämmerzustandes (Ganser).

n) Krieg und Kriegsanstrengungen sind Ursache psychogener oder hysterischer Störungen, zuweilen aber auch lösen sie noch andere Psychosen aus.

Beginn der gegenwärtigen Geistesstörung.

1332. Hier ist nach Zeit und nach Art zu erörtern: Wann? plötzlich? allmählich?

a) Veränderungen im Wesen (Charakter) bei Paralyse und Dementia praecox. Rückgang der geistigen Leistungsfähigkeit, besonders des Gedächtnisses, bei Paralyse, Hirnsyphilis, Schlagaderwandverkalkung und Altersblödsinn. Traurige Verstimmungen finden sich sehr häufig im Beginn verschiedenster Geistesstörungen, besonders bei Paralyse, Altersschwäche und Schwächezuständen überhaupt, infolge von Schlagaderwandverhärtung, bei manisch-depressivem Irresein. Heitere Verstimmung bei Manie, von übertrieben-kindischem Anstrich bei Paralyse. Unbegründete flüchtige Stimmungsanwandlungen bei den verschiedensten Geistes- und Nervenstörungen.

b) Beeinträchtigung der seelischen Kräfte: (Dementia praecox), Nachlaß der Willenskraft (Paralyse, Schlagaderwandhärtung, Altersblödsinn); Aufregungszustände (manisch-depressives Irresein: Paralyse), mit Verwirrtheit (Dementia praecox, Paralyse, Delirium tremens) einhergehend; Hemmungen — Stupor — (Dementia praecox, manisch depressives Irresein. Paralyse — vorübergehend bei Epilepsie, Hysterie, Alkoholismus). Auffällige Handlungen: (Paralyse, Manie). Handlungen mit verschrobenem, verkehrtem Anstrich (Dementia praecox). Sinnestäuschungen (krankhafte Gehörwahrnehmungen, Stimmenhören. Gesichtstäuschungen (Gestalten, Erscheinungen), Geruchs-, Geschmackstäuschungen (Dementia praecox, Delirium tremens, Halluzinose, Gehirnsyphilis, Haftpsychose). Wahnvorstellungen, Beeinträchtigungs-, Verarmungsideen, hypochondrische Wahnvorstellungen (Dementia praecox, manisch-depressives Irresein, Paralyse, Halluzinose, Paranoia, Paraphrenie, Haftpsychose). Krampfanfälle: nächtliche, am Tage mit Bewußtlosigkeit verbunden; eigenartiges Verhalten vorher und nachher (Fallsucht, Hysterie, Paralyse, Alkoholismus, Hirnsyphilis, Schlagaderwandverhärtung, Dementia praecox). Schwindelanfälle mit kurzdauerndem Bewußtseinsverlust (Fallsucht, Schlagaderwandverhärtung, Paralyse).

c) Kopfschmerzen und Schwindelgefühl, häufig bei allen möglichen Psychosen; als Kennzeichen der Hirnsyphilis nächtliche Kopfschmerzen. Lähmungen — vorübergehend — bei Paralyse, Hirnsyphilis; Lähmungen von längerer Dauer bei Schlagaderwandverhärtung, Gehirnblutung; seelisch ausgelöste (psychogene) Lähmungen bei Hysterie. Augenmuskelstörungen, Doppelsehen (Hirnsyphilis), Gliederzuckungen (Veitstanz, Hysterie). Stottern (Imbezillität, Minderwertigkeit, Hysterie). Sprachstörung, Sprachverlust (Paralyse, Arteriosklerose, Hirnsyphilis). Zunehmende Verschlechterung der Sprache (Paralyse). Gangstörung (Paralyse, Hirnsyphilis, Schlagaderwandverhärtung, funktionell bei Neurasthenie, Hysterie). Schreibstörung (Paralyse, Schlagaderwandverhärtung, Hirnsyphilis) — Einsichtnahme in Briefe und sonstige Niederschriften des Kranken ist erforderlich —. Schlafstörungen häufig, namentlich im Beginn der Geistesstörungen. Nahrungsverweigerung (Dementia praecox). Melancholie, paranoische Zustände, dadurch bedingter Kräfteverfall. Störungen der Blasentätigkeit (organische Erkrankungen, Paralyse, Gehirnblutung, Schlagaderwandverhärtung). Einnässen bei Fallsucht während des Anfalles, bei Erregungs-, Hemmungs-, Benommenheitszuständen. Stuhlgangverhaltung (Melancholie, Hemmung, Altersblödsinn). Zeugungsunfähigkeit: Paralyse, Morphinismus, Alkoholismus, Psychopathie. Gesteigerte geschlechtliche Erregbarkeit: Psychopathie, Imbezillität, Idiotie, Manie, Dementia praecox, Altersblödsinn, im Beginn der Paralyse. — Nach Selbstmordneigung, Bedrohungen und gemeingefährlichen Handlungen ist eingehende Befragung notwendig.

Allgemeine Untersuchung.

1333. Größe, Körperbau, Ernährungszustand: Abmagerung als Zeichen der Geisteskrankheit, durch Unruhe, Nahrungsverweigerung, Schlaflosigkeit herbeigeführt, durch Erschöpfung infolge übermäßiger Gemütserregungen oder durch körperliche Erkrankungen bedingt.

1334. Farbe, Beschaffenheit der Haut, Schleimhäute; Alter, ob Aussehen dem Alter entsprechend. Jugendliches Aussehen: hohe Stimme, mangelhafte Entwicklung der Geschlechtswerkzeuge, der Schamhaare, des Bartes im Vereine mit zurückgebliebener geistiger Entwicklung. Vorzeitiges Greisentum: gebückte müde Haltung, ergraute oder weiße Haare, Schlaffheit der Züge.

1335. Anzeichen von angeborener oder erworbener Syphilis: Narben, besonders am Gliede, Drüsenschwellungen, Knochenauftreibungen, Haarausfall, Augen-, Ohren-, Nasenleiden, Hutchinsonsche Zähne: Die Schneidezähne, besonders die oberen mittleren, sind gerieft und am freien Rande sägeförmig oder halbmondförmig ausgebuchtet.

1336. Körperwärme: Fieber bei Gehirnleiden, Eiterherden, Hirnhautentzündung, Hirnentzündung, bei paralytischen Anfällen, epileptischen Zuständen und bei schweren Formen von Säuferwahn. Oft sind begleitende körperliche Krankheitszustände die Ursachen des Leidens.

1337. Mißbildungen, Zwerg- oder Riesenwuchs (Akromegalie).

1338. Entartungszeichen: Verbildungen der Ohren, Spitzohr, Henkelohr, Knötchenohr, verschiedene Färbung der Regenbogenhäute, exzentrische Stellung der Pupille, Hasenscharte, Wolfsrachen, verbildete unregelmäßige Zähne, sehr steiler oder sehr flacher Gaumen, regelwidrige Haar- und Bartentwicklung, überzählige Brustwarzen, Farbstoffmangel der Haut (Albinismus), Hodenverhaltung, untere Harnröhrenspalte (Hypospadie), überzählige Finger und Zehen, Schwimmhautbildung, Klumpfüße, angeborene Verrenkungen. Der Wert dieses Befundes darf nicht überschätzt werden. Abweichende geistige Veranlagung **kann** dabei nur vorhanden sein.

1339. Schädelmessungen (oberhalb der Augenbrauen und über den Hinterhauptshöcker hinweg). Regelrechte Maße bei Männern zwischen 53 und 59 cm, bei Frauen von 51—58 cm. Regelwidrig kleiner Schädel (unter 50 cm) bei Idiotie, ungewöhnlich großer (über 60 cm) bei Wasserkopf (Hydrocephalus), verbunden mit Kleinheit des Gesichtsschädels.

a) Sonstige Bewertung der Schädelformen wie die Entartungszeichen. Hervorzuheben ist der Turmschädel, ein im Verhältnis zur Länge auffallend hoher Schädel. Außerdem kommen keilförmige und viereckige Formen vor. Diese als Caput quadratum bei Rhachitis. Vorspringende Seitenhöcker und eingesunkene Kranz- und Pfeilnaht zugleich mit eingesunkener Nasenwurzel deuten auf angeborene Syphilis.

b) Narben des Schädels, Lage, Ausdehnung (Maße), Druckschmerz, Verschieblichkeit, Knochenveränderung fühlbar. Nötigenfalls Röntgenaufnahme.

c) Druck- und Klopfempfindlichkeit an umschriebenen Schädelstellen: bei Hirngeschwulst, Eiterherd im Hirn, aber auch nach Schädelverletzungen; Druckpunkte auf der Schädelhöhe und am Hinterhaupte (Hysterie, Neurasthenie).

1340. Eingehende Untersuchung der inneren Körperteile darf nicht unterbleiben. Folgendes Zusammentreffen ist zu beachten:

Syphilitische Entzündung der Aorta und deren Ausbuchtung (Aneurysma). Aortenklappenfehler kommen bei Hirnsyphilis und Paralyse vor; Herzinnenhautentzündung (Endokarditis) bei Veitstanz; Lungentuberkulose bei Dementia praecox; nervöse Herzstörungen (Herzneurosen) bei Psychopathie und Hysterie; Pulsbeschleunigung bei Neurasthenie und Basedowscher Erkrankung; Blutdrucksteigerung mit Pulsunregelmäßigkeiten, welche auf Schlagaderwandverhärtung hinweisen, bei arteriosklerotischer Hirnerkrankung; Albuminurie bei Säuferwahn (Delirium tremens) und bei urämisch bedingter Geistesstörung; durch die Nahrung bedingte Zuckerausscheidung (alimentäre Glykosurie) bei Delirium tremens.

Nervenärztliche Untersuchung.

1341. Der Nervenzustand muß eingehend untersucht werden (Ziff. 406—454). Dabei ist besonders zu achten auf:

a) Augenmuskellähmungen (Hirnsyphilis; Paralyse).

b) Glotzauge: Psychopathie und Basedowerscheinungen.

c) Pupillenbefund: Starke Verengerung (Miosis) der Pupillen (Paralyseverdacht, Morphinismus, Alter). Starke Erweiterung (Mydriasis) (Psychopathie, Hysterie, Fallsucht, Angstzustände, Shockwirkung). Größenunterschiede der Pupillen (Paralyseverdacht, Hirnsyphilis aber auch bei Psychopathie, Dementia praecox). Starke Formveränderung der Pupillen (Paralyseverdacht; Hirnsyphilis, aber auch auf Augenleiden zurückzuführen), Trägheit der Pupillenreaktion (Paralyseverdacht, Hirnsyphilis, aber auch Schlagaderwandverhärtung, Altersblödsinn), Aufhebung aller Pupillenreaktion, Pupillenstarre (Paralyse, Hirnsyphilis, Sehnervenschwund). Lichtstarre (Paralyse, Rückenmarksdarre, Sehnervenschwund).

d) Innerer Augenbefund: Sehnervenschwund — Atrophia nervi optici — (Paralyse, Rückenmarksdarre, Hirnsyphilis). Stauungspupille: Hirngeschwulst; Netzhautentzündung (Retinitis), Urämie. Störung des Farbensinns (Psychopathie, Imbezillität). Gesichtsfeld: konzentrische Einengung (Hysterie), Ausfälle (Hirnherde). Bei hysterischer Blindheit sind die auffällig sicheren Bewegungen zu beachten. Augenärztliche Untersuchung darf nicht unterbleiben.

e) Gehörstörungen: Schwerhörigkeit (geistige Entwicklungshemmung; eigenartiger Verfolgungswahn). Labyrintherkrankung (Schädelverletzungen, syphilitische Hörstörungen). Fachärztliche Untersuchung!

f) Schwäche oder Lähmung des mimischen Gesichtsnerven: N. facialis (Paralyse, Schlagaderwandverhärtung). Zu beachten ist aber auch angeborene Ungleichheit. Mitbewegungen nicht in Betracht kommender Gesichtsmuskeln beim Sprechen, Mundöffnen und Herausstrecken der Zunge, Flattern der Gesichtsmuskeln (Paralyse, chronischer Alkoholismus). Zittern der Zunge (Neurasthenie, Alkoholismus, Paralyse). Zungennarben (Fallsucht).

g) Reflexe: Fehlen der Hornhaut-, Bindehaut-, Rachen-Reflexe (Hysterie). Fehlen der Bauchdeckenreflexe (multiple Herderkrankung des Hirns und Rückenmarks), Fehlen der Kniescheiben- und Achillessehnenreflexe, auch einseitig (Paralyse, Rückenmarksdarre, Alkoholneuritis). Die Prüfung besonders dieser Reflexe darf nie unterbleiben. Steigerung der Patellarreflexe bei verschiedenen Geistesstörungen (Hysterie, Alkoholismus, Paralyse, Hirnsyphilis, auch bei Schlagaderwandverhärtung). **Einseitige Steigerung zuweilen bei örtlichen organischen Krankheitszuständen im Gehirn**, namentlich nach Hirnblutung (Schlaganfall, Apoplexia cerebri sanguinolenta). **Kniescheiben-Fußklonus: dauernder Befund bei krankhaften organischen Veränderungen, vorübergehender Befund:** Erschöpfbarkeit bei Neurasthenie, Hysterie; **Zehenreflexe — Babinski,** Oppenheim —: Syphilis des Hirns und Rückenmarks, Gehirnherde (nach Schlaganfällen), vielfache Herderkrankung (multiple Sklerose des Rückenmarks).

h) **Bewegungsstörungen:**

α) **Herabsetzung der groben Kraft** (Schwächezustände organischer und funktioneller Natur).

β) **Zittererscheinungen (Tremor): in der Ruhe, bei Bewegungen: grobschlägig** (Delirium tremens, Hysterie, Neurasthenie [traumatisch]), **gleichförmig** (Altersblödsinn), **feinschlägig** (Alkoholismus, Psychopathie). **Lidflattern bei geschlossenen Augen** (Neurasthenie). **Außerdem Zittern bei Erregungs-, Erschöpfungs- und Angstzuständen, durch Kälteeinwirkung,** hervorgerufen durch Entblößung bei der Untersuchung.

γ) **Koordinationsstörungen: Ungeschicklichkeit der Bewegungen** (Paralyse, Rückenmarksdarre, Rauschzustände). **Unsicherheit der Bewegungen oder Ataxie** (Rückenmarksdarre, Paralyse, Kleinhirnerkrankung). **Ungeschicklichkeit und Unsicherheit** auch bei Idiotie und Imbezillität.

δ) **Lähmungen der Gliedmaßen, entweder krampfhafter** (spastischer) **oder schlaffer** (paralytischer) **Art.**

αα) **Lähmungsartige Schwächen** (Paresen) bei Paralyse, Hirnsyphilis, Schlagaderwandverhärtung.

ββ) **Umschriebene oder halbseitige, meist vorübergehende Lähmungen** bei Paralyse, seltener bei Fallsucht, dauernd wie bei γγ).

γγ) **Halbseitenlähmung — Hemiplegie —** (Schlagaderwandverhärtung, Hirnsyphilis, Hirnentzündung, Hirngeschwulst, Gefäßverstopfung).

δδ) **Psychogene hysterische Lähmungen** von verschiedener örtlicher Ausbreitung, wechselnd beeinflußbar, dem Hirn-Rückenmarksursprung und der Nervenversorgung nicht entsprechend.

ε) **Krampfartige Bewegungen:** unfreiwillige, verwickelte Bewegungen (Veitstanz, Chorea) bei Huntingtonschem (erblichem) fortschreitendem, häufig mit Geistesschwäche einhergehendem Veitstanz; unwillkürliche Muskelzuckungen bei Paralyse, Altersblödsinn, in geringem Grade bei Neurasthenie, einseitig bei Hirnherden.

ζ) **Athetose:** langsame, krampfartige Bewegungen der Finger und Zehen (Hirnlähmung, besonders Kinderlähmung, vgl. Ziff. 1042i u. 1043e).

η) **Gangstörungen: krampfartig-gelähmt** (spastisch-paretisch): kurze steife Schritte, die Fußsohlen werden nicht vom Boden abgewickelt (Paralyse, Hirn-Rückenmarkssyphilis, vielfache Herderkrankung, halbseitig bei Hirnherden, besonders nach Hirnblutung). **Unsicher, stampfend, schleudernd — ataktisch —** (Rückenmarksdarre und Paralyse). **Seelisch ausgelöste** (psychogene) **Gangstörungen** ganz verschiedenen Aussehens, mit erheblichen Stärkeunterschieden, von leichtem Taumeln bis zu heftigem Wanken, Hüpfen, Vorwärtsschießen, zuweilen die sonderbarsten Verdrehungen und Beinbewegungen dabei. — **Astasie, Abasie:** Unfähigkeit zu Stehen und zu Gehen, eine funktionelle Störung, bei Hysterie.

ϑ) **Bewegungsbehinderungen und -Störungen infolge Muskelverkürzungen oder dauernden Anspannungen von Muskeln** (Kontrakturen), die bedingt sein können:

αα) **organisch:** nach Hirnblutung, hier häufig halbseitig, Hirngeschwulst, Hirnsyphilis, Paralyse, Hirnentzündung (Encephalitis), Wasserkopf (Hydrocephalus).

ββ) **funktionell:** hysterischen oder seelischen (psychogenen) Ursprungs. Sie verhalten sich dann ähnlich den entsprechenden Lähmungen, (vgl. oben δ u. δδ). Psychogene Muskelspannungen finden sich auch bei Dementia praecox (Katatonie).

ι) **Rombergsches Zeichen:** Schwanken bei Augen- und Fußschluß bei Taboparalyse, Kleinhirnerkrankung, Schädigungen des inneren Ohres, manchmal auch bei Delirium tremens und epileptischen Verwirrtheitszuständen; funktionell bedingt bei Hysterie und psychogenen Störungen, wird dann häufig übertrieben und ist suggestiv beeinflußbar.

i) **Krampfartige Zustände** bei Hysterie in den verschiedensten Formen (in der Atem- und Schlundmuskulatur in Form von Husten, Aufstoßen, Zuckungen der Glieder, des Kopfes und des Gesichtes. Tic: Wiederholung einförmiger Bewegungen, Nicken, Gesichterschneiden, Schulter-, Armbewegungen, Aufspringen, bei Psychopathie vorkommend.

k) **Schlagartige Anfälle**: Arteriosklerose; Paralyse.

l) **Krämpfe**:

α) **Jacksonscher Anfall** — die Muskeln einer Körperhälfte werden in bestimmter Reihenfolge befallen bei meist erhaltenem Bewußtsein (Rindenherde, Blutung, Erweichung, Gefäßverkalkung, Entzündung, Geschwülste und Verletzungen des Gehirns, aber auch bei Hirnsyphilis, seltener bei Paralyse).

β) **Fallsuchtähnlicher (epileptiformer) Anfall**: Fallsucht, Paralyse, Arteriosklerose, Hirnsyphilis, Vergiftungen, Delirium tremens, Alkoholismus, Encephalitis und Meningitis, Hydrocephalus, Urämie, Eklampsie, Hirnverletzungen, Hirngeschwülste, zuweilen auch bei Dementia praecox.

γ) **Epileptischer Anfall**: Oft eingeleitet durch Vorbotenerscheinungen — Aura — Schwindel, Angst, innere Reizerscheinungen (Parästhesien), Aufschreien: Sturz zu Boden, Bewußtlosigkeit und Leichenblässe des verzerrten Antlitzes, krampfartige (tonische) Muskelspannung mit folgenden allgemeinen kurzen (klonischen) Zuckungen. Erweiterung und Lichtstarrheit der Pupillen; Schaum vor dem Mund, häufig von blutiger Färbung infolge Bißverletzung der Zunge, Blaufärbung (Cyanose) des Gesichts, Einnässen, Dauer des Anfalls bis 2 Minuten mit folgender Benommenheit, Schlafsucht. Oft nachweisbarer Babinskischer Zehenreflex.

δ) **Hysterischer Krampfanfall**: Oft nach äußeren Anlässen und Gemütserregungen; selten von einem Aufschrei eingeleitet. Geringer Gefäßkrampf (Blässe), Vorsicht beim Umfallen, rühreliger, wehleidiger oder leidenschaftlicher Gesichtsausdruck, rote lebhafte Gesichtsfarbe, Starre oder Trägheit der Pupille sehr selten; verschiedene, nur zum Teil krampfartige Bewegungen meist in Form von leidenschaftlichen und schauspielerischen Gebärden und Stellungen, dabei feierliche (pathetische) Äußerungen. Geringe oder keine Bewußtseinstrübung, Anfalldauer eine viertel bis eine halbe Stunde oder noch länger; darauffolgende Erschöpfung, seltener Schlafbedürfnis, Erinnerung häufig erhalten.

Die Unterscheidung von der Epilepsie ist zuweilen sehr schwierig, Feststellung des Geisteszustandes dringend erforderlich, in Zweifelsfällen auch durch Krankenhaus- oder Anstaltsbeobachtung.

Hysterische Anfälle kommen bei den verschiedensten Psychosen, auch bei Dementia praecox, Fallsucht vor.

m) **Gesteigerte mechanische Muskelerregbarkeit**; lebhafte Muskelzuckungen, Wulstbildungen bei Beklopfen der Muskulatur mit Perkussionshammer (nervöse Schwächezustände: Dementia praecox).

n) **Berührungs- und Schmerzempfindlichkeit**. Diese ist häufig bei Paralyse allgemein herabgesetzt, bei Hysterie halbseitig oder gliederweise gestört. Unempfindlichkeit (Anästhesie) der Nasenscheide- und Mundschleimhaut sowie der Fußsohlen gegen Nadelstiche wird bei Hysterie häufig beobachtet.

o) **Druckschmerzhaftigkeit der großen Nervenstämme** (Hüftnerv im oberen Verlaufe), des Schienbeinnervs (Kniekehle), des Wadenbeinnervs (am Wadenbeinköpfchen) verbunden mit **Druckempfindlichkeit der Waden** (Delirium tremens; chronischer Alkoholismus).

p) **Druckpunkte** bei Hysterie am Kopf, an den Brustwarzen und seitlichen Bauchgegenden.

q) **Nachröten der Haut** (Dermographie), längeres Zurückbleiben von Rötung und auch Quaddelbildung nach etwas kräftigem Streichen über die Haut (Neurasthenie, Hysterie und auch bei verschiedenen Psychosen).

r) **Gefäßnerven-Störungen** (Gefäßneurosen): Blausucht; objektives Kältegefühl, Finger- und Zehenödeme bei Paralyse, Dementia praecox.

s) **Arthropathie**: Schmerzlose krankhafte Auftreibungen, besonders der Fuß- und der Kniegelenke (progressive Paralyse mit Erscheinungen der Tabes).

t) **Blasenstörungen**: Harnabgang, Harnträufeln, Harnverhaltung (progressive Paralyse); aber Harnverhaltung auch bei Hysterie, Dementia praecox. Abgang von Harn und Kot bei Bewußtlosigkeit und Verblödung.

u) **Sekretionsstörungen**: Speichelfluß bei katatonischen Zuständen der Dementia praecox, halbseitiges Schwitzen (Hemihydrosis) bei Hysterie, Tabes dorsalis, Hyperhydrosis (z. B. der Achselhöhlen bei der Untersuchung) bei Hysterie, Neurasthenie und Basedow.

v) **Sprachstörungen** vgl. Ziff. 378 ff.

α) **Stottern** (Imbezillität, Psychopathie, Hysterie).

β) **Stammeln** — undeutliche oder mangelhafte Aussprache bestimmter Buchstaben (geistige Entwicklungshemmungen).

γ) **Aphonie** — Tonlosigkeit der Sprache (Stimmbandlähmung, Hysterie).

δ) **Dysarthrie** — Artikulationsstörung infolge Lähmung der Sprechmuskulatur; nasale, undeutliche, verwaschene Sprache (Bulbärparalyse, Paralyse; geringer bei Arteriosklerose, Hirnsyphilis und Dementia praecox).

ε) **Stockende** — häsitierende — **Sprache** (Paralyse).

ζ) **Skandierende Sprache** — langsame, abgehackte Sprache (multiple Herderkrankung, Paralyse).

η) **Silbenstolpern** — eigentliche artikulatorische Störung, verwaschene, undeutliche, langsame, monotone, stockende, selbst lallende Sprache mit Verdoppelung und Auslassen, Versetzen und Umstellen von Silben und Buchstaben verbunden mit Flattern und Mitbewegungen im Gesicht (Paralyse). Prüfungsworte zum Nachsprechen: Flanellappen, Schlittschuhschlüssel, Selterwasserflaschenverschluß, Dampfschiffschleppschiffahrtsgesellschaft, dritte reitende Artilleriebrigade.

ϑ) **Aphasische Störungen** (Aphasie) s. Ziff. 384 (Paralyse, Schlagaderwandverhärtung, Hirnsyphilis). Unvollständige, fehlerhafte Satzbildung (Paralyse, Schlagaderwandverhärtung, Hirnsyphilis; Idiotie, seltener bei Endzuständen der Dementia praecox).

ι) **Logoklonie** — krampfartige, mehrfache Wiederholung der Endsilben (Paralyse, Altersblödsinn).

w) **Schreibstörungen**:

α) Unsichere, zittrige, ungleichmäßige Schrift mit Buchstaben-, Silben-, Wortauslassungen und Umstellungen (Paralyse).

β) Zitterschrift: Altersblödsinn, multiple Herderkrankung; Gefäßsklerose, Alkoholismus.

γ) Wortverdrehungen, sinnentstellende Auslassungen oder Verwechslungen bei Schwachsinn.

δ) Gesuchte Schriftauffälligkeiten: seltsame, verschnörkelte Schriftzeichen bei Dementia praecox.

ε) Flüchtige und kritzliche Schrift bei Manie.

1842. Wassermannsche Blutprobe, falls Syphilisverdacht oder -möglichkeit (besonders bei Paralyse, Hirnsyphilis und Schwachsinnformen). **Lumbalpunktion: Ablassen von Hirn-Rückenmarksflüssigkeit** bleibt dem Facharzte, Krankenhause oder der Anstalt (vgl. Ziff. 456) überlassen.

1843. Feststellung des Geisteszustandes. Zunächst muß der Kranke in seinem Verhalten beobachtet werden. Wie wirkt auf ihn die Anwesenheit des Arztes? Benimmt er sich angemessen oder was fällt in seinem Gebaren auf? Was und wie redet er? Sorgliche und ungesuchte Fragestellung in bezug auf das körperliche Befinden; daran schließt sich eine eingehende körperliche Untersuchung an. Bei deren Ablehnung wird die Unterhaltung zum Zwecke der Aufklärung des Geisteszustandes des Kranken fortgesetzt mit Verlegung der Untersuchung an den Schluß.

a) Der Anschein einer gerichtsähnlichen (inquisitorischen) Vernehmung ist zu vermeiden. Auffällige Äußerungen (dazu Kurzschrift besonders geeignet) müssen sofort niedergeschrieben werden, nur bei sehr mißtrauischen und zurückhaltenden Kranken darf dies erst nach der Unterredung geschehen. Zu beachten ist die größere Zugänglichkeit der Kranken bei der Unterredung unter vier Augen. Sie ist aber nicht bei aufgeregten oder gefährlichen Kranken, sowie bei weiblicher Hysterie angebracht. Eine wesentliche Erleichterung und Abkürzung erfährt die Untersuchung durch voraufgegangene Ermittlungen über die Vorgeschichte.

b) Bei ungleichmäßigem Befallensein der geistigen Gebiete muß Einzelheiten, welche sich als Auffälligkeiten oder Ausfallserscheinungen erweisen (Sinnestäuschungen, Wahnideen und Intelligenzstörungen), besonders nachgegangen werden.

1844. Bei der Untersuchung muß deren Zweck im Auge behalten werden, z. B. hinsichtlich des Verbleibens in der Häuslichkeit? Überführung in eine offene oder geschlossene Heilanstalt? Handelt es sich um Feststellungen und Begutachtung eines Unfalls? der Invalidität? Beamten-, Heerestauglichkeit? in gerichtlichen Angelegenheiten? — Pflegschaft? Entmündigung? Ehescheidung? Zurechnungsfähigkeit? —.

Zunächst werden sogenannte Orientierungsfragen über das Unterrichtetsein des Kranken gestellt: Persönliches, Ort, Zeit. Sodann Erhebung der Vorgeschichte durch Befragen des Kranken selbst: Abstammung, Schulbesuch, frühere Krankheitsvorgänge, Berufstätigkeit, Verdienst, Beurteilung des gegenwärtigen Krankheitszustandes.

1845. Die **drei Hauptgebiete des Seelenlebens,** nämlich:

α) Gemütsleben und Stimmungslage,

β) Willenstätigkeit,

γ) Wahrnehmungsvorgang, Vorstellungsvermögen und Verstandestätigkeit

müssen berücksichtigt und ihre Abweichungen festgestellt werden.

α) Gemütsleben; Stimmungslage.

1846. Es kommen in Frage:

a) Gemütsstumpfheit — Teilnahmlosigkeit — (Paralyse, Dementia praecox, Altersblödsinn, Schlagaderwandverhärtung, Imbezillität, Trunksucht).

b) Traurige Verstimmung (Melancholie, mit Angstzuständen; Gefäßverkalkung; Neurasthenie nach Unfällen; vorübergehend bei Epilepsie, Psychopathie, Paralyse).

c) Angst mit Galgenhumor (Delirium tremens).

d) Ängstlichkeit mit Mangel an Selbstvertrauen (Neurasthenie, Psychopathie).

e) Insuffizienzgefühl — schmerzliches Gefühl der Unfähigkeit zur gewohnten Tätigkeit — (Melancholie).

f) Heitere Verstimmung (Manie, Paralyse, Geistesstörung im höheren Alter [Presbyophrenie]).

g) Läppische Heiterkeit (Dementia praecox).

h) Reizbarkeit, Neigung zu Zornmütigkeit (Manie, Epilepsie, Hysterie, Neurasthenie, Psychopathie, chronischer Alkoholismus); gehobene reizbare Stimmung (Querulanten, Psychopathen).

i) Mißtrauische, verbissene Stimmung mit gesteigertem Selbstbewußtsein (Paranoia).

k) Ratlosigkeit, bedingt durch Verständnislosigkeit gegenüber den einfachsten Vorgängen bei infektiösen Geistesstörungen (Amentia).

l) Stimmungswechsel (manisch-depressives Irresein, Paralyse, Hysterie, Epilepsie, Neurasthenie; Verwirrtheitszustände, Amentia).

m) Rascher, unbegründeter Stimmungswechsel mit grellem Mißverhältnis von Mimik und Verhalten zum Inhalt der Äußerungen (Dementia praecox).
n) Überschwänglichkeit der Gefühle bei Hysterie.

β) Willenstätigkeit.

1847. Zu beachten sind:

a) Fehlen von Willensantrieben (Dementia praecox, Paralyse, Schlagaderwandverhärtung, Altersblödsinn).

α) Hemmung der Bewegungen (Melancholie mit Gemütsspannung, Stupor).

β) Regungslose Gebundenheit, mit wächserner Biegsamkeit der Glieder (Flexibilitas cerea), besonders bei Dementia praecox; vorübergehend bei Paralyse, Hysterie, Fallsucht, manisch-depressivem Irresein.

γ) Willenssperrung — Unterbrechung angefangener Bewegungen oder gegenteilige Ausführung, deren höchster Grad der Negativismus ist — triebartige Ablehnung jeder Beziehung zur Umgebung, hartnäckiger Widerstand beim Versuche der äußeren Einwirkung bei fremdtätigen Bewegungen (besonders bei katatonen Zuständen der Dementia praecox); dort auch Befehlsautomatie: gekennzeichnet durch willenlose Ausführung von Aufträgen, durch Nachmachen von Bewegungen (Echopraxie), desgleichen durch hartnäckige Schweigesucht (Mutismus; Mutacismus).

b) Willenserregung: mit großer Unruhe, lebhaftem Rede- und Bewegungsdrang.

α) in heiter gehobener Stimmung (Manie, Paralyse, im Rausch);
β) unter Angst (Melancholie);
γ) in Gereiztheit und Zornmütigkeit: Pathologischer Rausch, Epilepsie, Hysterie, Paralyse und auf der Höhe der Manie.

c) Beschäftigungsdelirium = traumhaftes Ausführen der Tagesbeschäftigung und der Berufstätigkeit (Delirium tremens).

1848. Impulsive Handlungen, d. h. solche plötzlicher, auffälliger, unbegründeter Art (im Stupor, bei Schwachsinn, Fallsucht und bei Psychopathie). Hierbei kommen die verschiedensten Triebhandlungen in Betracht: Wandertrieb, Stehl-, Kauf-, Sammelsucht, Brandstiftungs- und Vergiftungstrieb (Trunksucht, Morphiumsucht, Hang nach Schlafmitteln, ferner Selbstbeschädigungs- und Selbstmordtrieb (Dementia praecox, Hysterie).

1849. Von Störungen des Trieblebens sind zu erwähnen:

a) Herabsetzung des Ernährungstriebes bei Verstimmungs- und Erregungszuständen (manisch-depressives Irresein, Paralyse, Dementia praecox, Delirium), launisch wechselnd (Hysterie); erhöhte Eßgier (Paralyse, Dementia praecox in der Verblödung, Idiotie).

b) Geschlechtstrieb, Onanie (Dementia praecox, Psychopathie). Exhibitionismus: öffentliche Entblößung der Geschlechtsteile, besonders vor dem anderen Geschlechte zur eigenen geschlechtlichen Erregung (Psychopathie, epileptischer Dämmerzustand, Altersblödsinn). Fetischismus: Erregung des Geschlechtstriebes durch meist dem anderen Geschlechte gehörende Gegenstände. Sadismus: geschlechtliche Erregung durch Verursachen von Schmerz, Masochismus durch Erdulden von körperlichen Mißhandlungen (Psychopathie). Sodomie: Geschlechtsverkehr mit Tieren (Imbezillität).

1850. Mischung von Willenshemmung und Erregung. Kennzeichen: Eigenartige verschrobene, sonderbare Gebärden, Bewegungen, Handlungen und Haltungen mit Neigung zu sinnlosen Wiederholungen und einförmigem Festhalten (Stereotypie, Manieren), Befehlsnegativismus: sinnlose Beantwortung jedes Auftrages durch Ausführung des Gegenteils bei katatonen Formen der Dementia praecox.

γ) **Wahrnehmungsvorgang, Vorstellungsleben, Verstandestätigkeit.**

1851. Störungen des Bewußtseins kommen zunächst in Frage. Die Feststellungen haben sich auf das Sichzurechtfinden (Orientieren), auf die Aufmerksamkeit und auf das Auffassungsvermögen zu erstrecken.

a) Bewußtseinstrübungen kommen bei' schweren Erregungs- und Verwirrtheitszuständen, bei manisch-depressivem Irresein und Paralyse vor.

β) Traumhafte Benommenheit bei Dämmerzuständen (Delirien).

γ) Aufgehobenes Bewußtsein bei epileptischen und paralytischen Anfällen, außerdem bei organischen Hirnerkrankungen (Gehirnerschütterung, Hirngeschwulst, Hirnblutung), Typhus, Vergiftungen (Morphinismus), Urämie und Bewußtlosigkeit der Zuckerkranken (Coma diabeticum).

δ) Rasche Schwankungen des Bewußtseins bei epileptischer Verwirrtheit und bei epileptischen und hysterischen Dämmerzuständen.

ε) Kurz dauernde Bewußtseinspausen (Absenzen) bei Fallsucht.

ζ) Nichterregbarkeit der Aufmerksamkeit bei tiefer Verblödung, Idiotie, Paralyse, Schlagaderwandverhärtung, Altersblödsinn.

η) Verworrenheit in schwerer manischer und paralytischer Erregung bei Negativismus (Ziff. 1347 *γ*) der Dementia praecox.

1852. Sinnestäuschungen, d. h. Fälschungen der Wahrnehmung, treten auf in der Form der Illusionen, d. h. der Verkennung äußerer Eindrücke und der Halluzinationen, d. h. Sinnesempfindungen ohne äußeren Reiz.

a) Gesichtstäuschungen, Sehen von Gestalten, Erscheinungen von Tieren besonders bei Delirium tremens und Kokainismus, bei Dämmerzuständen, Fieberdelirien und Hysterie, seltener bei Dementia praecox und manisch-depressivem Irresein.

β) Gehörtäuschungen durch Wahrnehmungen von Geräuschen, Stimmen, Zurufen und Bemerkungen. Diese lassen sich zuweilen aus dem Verhalten des Kranken vermuten. Sie lächeln, sprechen vor sich hin, verstopfen sich die Ohren, lauschen gespannt namentlich bei Dementia praecox, außerdem bei Halluzinose, Kokainismus, Hirnsyphilis, seltener bei Paralyse und manisch-depressivem Irresein.

γ) Gedankenlautwerden. Es werden die eigenen Gedanken beim Denken, Lesen, Reden, Schreiben gehört (besonders bei Dementia praecox).

δ) Geruchs- und Geschmackstäuschungen führen häufig zu Vergiftungsvorstellungen und Nahrungsverweigerung bei verschiedenen Geistesstörungen.

ε) Gefühlstäuschungen treten in dem Gefühle auf berührt, gestochen, gebissen, vergewaltigt, hypnotisiert oder elektrisiert zu werden und kommen auch in dem Verspüren von Bewegungen und Veränderungen in den Körpergebilden oder in der Außenwelt zum Ausdruck (Herz und Eingeweide drehen sich um; der Fußboden schwankt, hebt sich, Wände drehen sich oder stürzen). Bei Delirium tremens, Dementia praecox, Psychosen und besonders bei nicht paralytischen Geistesstörungen mit Rückenmarksdarre (Tabes).

1353. Störungen des Gedankenganges kennzeichnen sich durch:

α) Rasche Ermüdbarkeit und Mangel an Gedankenzusammenfassung — Konzentration — bei Neurasthenie und Hysterie.

β) Erschwerung des Denkens bei Zuständen von Bewußtseinstrübung, Dämmerzuständen und Delirien.

γ) Die Denkhemmung wird an den langsamen, unterbrochenen Antworten erkannt und tritt stärker hervor beim Lösen von leichten Rechenaufgaben, beim Zusammenzählen von Münzen, Ablesen der Uhr usw., äußert sich aber auch als Entschlußlosigkeit bei einfachen Verrichtungen. Denkhemmung mit ängstlicher Gemütserregung, Gemütsspannung (Ziff. 1347 α) verbunden bei Melancholie. Denkhemmung als Schwerfälligkeit und Einförmigkeit des Denkens bei Verblödungen, Paralyse, Schlagaderwandverhärtung, Fallsucht, Altersblödsinn, angeborenen und erworbenen Schwächezuständen. Denkhemmung als Gedankenleere bei Dementia praecox und als Umständlichkeit in der Ausdrucksweise und in den Schilderungen bei Epilepsie.

δ) Beschleunigung des Gedankenablaufes (meist nur scheinbar); Ideenflucht als oberflächliche, wahl- und ziellose Gedankenverbindungen nach Wortklängen und mit Reimsucht bei Manie, Paralyse und Rauschzuständen, verbunden mit wahlloser Anknüpfung an äußere Eindrücke; Redesucht.

ε) Einförmiges Jammern und Klagen bei Melancholie.

ζ) Sprachverwirrtheit — Fehlen des Wort- und Satzzusammenhanges — bei katatonischen Zuständen der Dementia praecox und epileptischer Geistesstörung.

η) Verworrenheit und Zerfahrenheit der Gedankengänge; Neigung zu Wiederholungen (Verbigeration), zur Neubildung von Worten, zu Verdrehungen mit gezierter Sprechweise bei Dementia praecox.

ϑ) Vorbeireden — bewußt verkehrte Beantwortung von einfachen Fragen — bei Katatonie; als sogenannter Ganserscher

Symptomenkomplex bei hysterischen Dämmerzuständen, besonders bei Untersuchungsgefangenen.

1354. Zwangsvorstellungen bestehen in einem mit Unlustgefühlen einhergehenden Andrängen von Vorstellungen und Befürchtungen (Grübelsucht, Zweifelsucht, Platzangst, Berührungsfurcht, Zwangstrieb, Zwangsreden und Zwangsdenken). Sie treten als Zwangsneurose bei Psychopathen auf. Zeitweise finden sie sich bei Neurasthenie, Hysterie, im Beginn der Dementia praecox, in der Depression des manisch-depressiven Irreseins, seltener bei Fallsucht und bei Arteriosklerose.

Zum Unterschiede von Wahnideen besteht hier ausgesprochenes Gefühl für die krankhafte Natur derartiger Vorstellungen.

1355. Krankhafte Störungen des Gedankeninhalts: Wahnideen — Bedeutung für die Diagnose nebensächlich.

Flüchtige Wahnideen finden sich bei Delirien, besonders beim Delirium tremens, bei Fallsucht, Hysterie, progressiver Paralyse (bei dieser häufig beeinflußbar), Manie. Stärker haftende Wahnideen bei Melancholie. Festsitzende Wahnideen bei den paranoischen Formen der Dementia praecox, Paraphrenie und namentlich bei der chronischen Paranoia.

a) Verfolgungs-, Beeinträchtigungs-, Beziehungs-, Beeinflussungswahn stark ausgesprochen bei chronischer Paranoia, Paraphrenie und bei den paranoischen Formen der Dementia praecox — in diesem Falle häufig als physikalischer Verfolgungswahn (Beeinflussung durch Maschinen, Spiegel, Elektrizität) —, bei Halluzinose der Trinker, Querulanten, psychogenen Störungen der Gefangenen (Haftpsychosen), gelegentlich bei Paralyse, Fallsucht, Hysterie, Altersblödsinn. Bei Melancholie meist mit Versündigungsideen verknüpft.

β) Eifersuchtswahn besonders bei Trinkern, bei Paralyse, seltener bei Dementia praecox und Altersblödsinn.

γ) Größenwahn: bei Paralyse von unsinnigem Inhalte, bei chronischer Paranoia und Paraphrenie; flüchtig bei Manie, Dementia praecox, Haftpsychose.

δ) Versündigungs- und Verarmungsideen besonders bei Melancholie, Altersblödsinn, Paralyse und Dementia praecox im Beginn.

ε) Hypochondrischer Wahn von unsinnigem Inhalt bei Paralyse und Dementia praecox, bei Altersblödsinn, Melancholie, Schlagaderwandverhärtung, gelegentlich und vorübergehend bei Fallsucht, Hysterie, Neurasthenie, Psychopathie.

1356. Gedächtnisstörungen werden bei Schilderung des Lebensganges, der Vorgeschichte durch den Kranken selbst und durch Fragen nach dem Schulwissen festgestellt.

a) Hochgradige Beeinträchtigung bei Altersblödsinn, Paralyse, Schlagaderwandverhärtung, Fallsucht.

β) Häufig ist bei Dementia praecox die Schädigung auffällig gering.

γ) Für die Korsakowsche Krankheit ist der ausgedehnte Gedächtnisausfall für Jüngstvergangenheit bezeichnend. Es besteht Störung der Merkfähigkeit für neue Eindrücke bei gut erhaltenem Erinnerungsvermögen an weiter zurückliegende Ereignisse mit der Neigung, die Lücke in der Kette der Erinnerungen durch scheinbare Erlebnisse zu ersetzen (Erinnerungsfälschung) und bei mangelhaftem Vermögen sich über Ort, Zeit und Personen zu unterrichten: Hysterie. Erinnerungslücken bei epileptischen und hysterischen Dämmerungszuständen.

Merkfähigkeit ist das Vermögen, sich jüngstvergangene Vorfälle einzuprägen. Prüfung s. Ziff. 1365 b.

Starke Störung bei Korsakowscher Krankheit, bei den Geisteskrankheiten im höheren Alter (Presbyophrenie), geringere bei Paralyse, Gefäßsklerose und Hirnsyphilis, Beeinträchtigung der Merkfähigkeit bei Delirien, Dämmerzuständen und manisch-depressivem Irresein.

1857. Unter Erinnerungsfälschungen, Konfabulationen, versteht man völlig erfundene und erdichtete Erlebnisse und Ereignisse, wie sie besonders bei der Korsakowschen Krankheit und bei der Presbyophrenie vorgebracht werden. Erinnerungsfälschungen von wahnartigem Charakter kommen vor bei Alkoholismus, Haftpsychose, bei Querulantenwahn, bei Paralyse und Paraphrenie, in diesem Falle oft mit ganz phantastischem Inhalt.

1858. Pseudologia phantastica — umfaßt das krankhafte Lügen und das Vorschwindeln besonders von phantastischen Begebenheiten (bei Psychopathie, Hysterie, Imbezillität).

Verstandestätigkeit.

1859. Bei der Feststellung der Verstandestätigkeit muß die augenblickliche geistige Verfassung berücksichtigt werden, ob sie nicht durch anderweitige Eigenschaften etwa beeinflußt ist: Schüchternheit, Verzagtheit und Ermüdung bei Neurasthenie, Zerstreutheit bei Hysterie, Unaufmerksamkeit und Unlust bei Dementia praecox und bei Hemmungszuständen.

1860. Der Ausfall von Verstandesleistungen tritt in der geistigen Schwäche hervor, die teils erworben, teils angeboren sein und häufig schon bei der Eigenschilderung hervortreten kann.

Die Intelligenzprüfung muß stets Alter, Herkommen, Bildungsgang und Stand in den Ansprüchen berücksichtigen, die billigerweise gestellt werden dürfen. Hervorzuheben ist, daß über die Intelligenz der ganze Lebensgang des Kranken und seine Stellungnahme dazu oft einen besseren Aufschluß gibt, als eine schematische Prüfung. Die Lebensführung, das dabei bekundete geistige Leistungsvermögen, die Anstelligkeit, das Vorwärtskommen, das Erwerbsvermögen, die wirtschaftliche Brauchbarkeit, die Selbständigkeit, die Interessiertheit, die Fähigkeit, sich in die sozialen Verhältnisse zu schicken, das sittliche Verhalten, etwaige Affektschwankungen, die Art und Weise, wie der Kranke, sebst seinen Lebenslauf schildert, sich über die besonderen Vorkommnisse äußert und dabei zutage getretene seelische Abweichungen beurteilt, werden häufig klaren Einblick in etwaige geistige Mängel gewähren.

a) Das Schulwissen (was übrigens oft regelrechterweise schon in überraschend kurzer Zeit nach Schulabgang in großem Umfange wieder verloren geht), die Kenntnisse in der Geographie, Religion, in der Geschichte und Politik sind zu prüfen. Ausfälle hierin dürfen nur mit Vorsicht bewertet werden. Weiterhin kommen die Dienstzeit im Heere, das Erfahrungswissen — Berufskenntnisse in der Landwirtschaft, im Handel und Gewerbe —, die Einrichtungen der sozialen Fürsorge, Kranken-, Unfall-, Invaliditätsversicherung in Frage.

b) Das geistige Arbeits-, Urteils- und Begriffs- sowie das Kombinationsvermögen wird durch einfache Rechenaufgaben, Unterscheidungsfragen, durch Wiedergabe eines Lesestückes, einer Zeitungsnotiz, durch Erklärung von Sprichwörtern, durch die Kombinationsmethode nach Ebbinghaus und durch den Versuch der Erklärung ethischer Begriffe usw. (vgl. Fragebogen Ziff. 1365) geprüft.

c) Dauernde Schädigung der Urteilsfähigkeit findet sich bei Paralyse, Altersblödsinn, Arteriosklerose, Hirnsyphilis, Dementia praecox, Korsakowscher Krankheit und bei angeborener geistiger Schwäche.

1361. Die Untersuchung nicht sprechender Kranker hat festzustellen, ob der Kranke einfachen Aufforderungen (Handgeben, Zunge herausstrecken, Sichausziehen usw.) nachkommt. Ob er auf Verlangen Gebärden macht oder Worte nachspricht. Ob er Verständnis für das zu ihm Gesprochene zeigt. Ob er zu Äußerungen ermuntert und zum Schreiben veranlaßt werden muß. Aphasische Störungen müssen vorher ausgeschlossen werden. Zu beachten ist, ob nach Ausdruck oder Verhalten Affekt anzunehmen ist. Hierbei würde manisch-depressives Irresein in Frage kommen. Ablehnendes Verhalten gegen äußere Einwirkung und Widerstand (Negativismus) kennzeichnen Dementia praecox.

1362. Vortäuschung (Simulation) kommt seltener vor als die namentlich bei Hysterie, Psychopathie und Neurasthenie nach Unfall häufigen Übertreibungen. Der Versuch der Vortäuschung bezieht sich meist auf Blödsinn mit Gedächtnisschwäche, Tobsucht, Verwirrtheitszustände, Hemmung (Stupor) und Fallsuchts-Anfälle.

a) Genaue Feststellung des körperlichen und geistigen Befundes ist erforderlich. Auffällige Widersprüche des Krankheitsbildes sind verdächtig.

b) Bei vorgeblichem Blödsinn wird neben einzelnen zutreffenden Antworten die Unfähigkeit zur Schau getragen, einfachste Rechenaufgaben zu lösen, drei Zahlen zu behalten. Die Unermüdlichkeit des erregten Kranken oder andauernde Schlaflosigkeit läßt sich nicht vortäuschen. Das Einreden (Suggerieren) weiterer Krankheitserscheinungen durch gelegentliche Bemerkungen kann versucht werden. Stets ist die Frage zu beachten, ob Anlaß zur Vortäuschung vorliegt (Rentenbetreibung? gerichtliche Verwicklung?). Bei dem geringsten Verdacht ist meist Anstaltsbeobachtung nötig.

c) Verheimlichung (Dissimulation) kommt häufig bei Trinkern, bei leichteren Formen des manisch-depressiven Irreseins und bei Paranoikern vor. Besondere Achtsamkeit erfordert in dieser Beziehung die Selbstmordneigung der Melancholischen.

Fragebogen zur Feststellung des Geisteszustandes[1].

1363. 1. Orientierungsfragen. Persönliche:
Name, Beruf, Alter, Geburtstag, Wohnung? verheiratet? seit wann? Mädchenname der Frau? Kinder, wieviel? deren Namen? Laufendes Jahr? Datum?

1364. 2. Feststellung des geistigen Besitzstandes.

a) Schulmäßige, geographische, religiöse, geschichtliche, politische Kenntnisse, Berufs- und Allgemein-Wissen: Wo zur Schule? Wie gelernt? Zu welchem Kreise gehört der Wohnort? Provinz? Staat? Welche Staaten zum Deutschen Reich? Hauptstädte von Preußen, Bayern, Sachsen, Baden, Württemberg? Größte Flüsse, Gebirge in Deutschland? An Deutschland angrenzende Länder? Wer Adam? Kain und Abel? Christus? Luther? Welche Konfessionen gibt es? Unterschied zwischen evangelisch und katholisch? In welche Jahreszeit fällt Weihnachten, Ostern, Pfingsten? Was wird dabei gefeiert? Was bedeutet die Taufe? die Konfirmation? Welche von den zehn Geboten können Sie aufsagen? — Name des Kaisers? Seit wann regiert er? Was war 1870? Wer hat gesiegt? Welches Land fiel durch den Krieg an Deutschland? Wer war Bismarck? Moltke? Napoleon? Wann hat der jetzige Krieg begonnen? Wo ist der große Sieg in Ostpreußen gewonnen worden? Wer war der Feldherr? Namen eroberter Festungen im Westen? im Osten? — Wer wird Soldat? Wozu? Wer sitzt im Reichstag? wo tagt er? Welche Wahlen kennen Sie? Was für Parteien gibt es? Wer gibt die Gesetze? Warum zahlt man Steuern? Wofür? Welchen Zweck haben Gerichte? Standesämter? der Rechtsanwalt? der Staatsanwalt? der Richter? Wozu werden Invalidenkarten geklebt? Geldsorten sind anzugeben. Aus welchem Metall sind sie hergestellt? Gewichtswerte sind zu nennen. Was ist mehr, ein Pfund oder ein Kilo? Wieviel Zentimeter hat der Meter? Wieviel Tage hat das Jahr? Wieviel die Monate? Wieviel Stunden hat der Tag? Welche Jahreszeit haben wir jetzt? Wann wird es Tag und Nacht? Wie heißen die Himmelsrichtungen? Woraus wird Käse, Butter, Wolle gemacht? Welche Briefmarken gibt es? Ihre Farbe? Wieviel Wagenklassen gibt es auf der Eisenbahn? Wieviel Mark und Pfennige hat der Taler? Was sind Zinsen? Frage nach dem Einkommen, nach Stunden-, Tage-, Wochenlohn oder Gehalt? Wieviel wird für Ernährung, Bekleidung und Wohnung aufgewendet? Wieviel Steuern sind zu zahlen? Schilderung des Berufes. Landwirtschaft: Größe des Gutes? Wieviel Pferde, Kühe, Schweine? Was wird angebaut? Getreidesorten? Wann fällt die Roggen-, Weizen-, Hafer- und Kartoffelernte? Wozu verwendet man Roggen, Gerste, Weizen, Hafer, Kartoffeln und Runkelrüben? Wieviel Milch gibt eine Kuh etwa täglich? Woran erkennt man das Alter der Pferde?

b) Für Heeresangehörige: Bei welchem Truppenteil stehen Sie? Zu welcher Brigade, Division, Armeekorps gehört dieser? Wann sind Sie vereidigt? Bedeutung des Fahneneides? Was sagen die Kriegsartikel? Was bestimmt der Kriegsartikel über die Wachvorschriften? Welche Waffengattungen gibt es? Welche Abzeichen trägt der Unteroffizier, Sergeant, Vizefeldwebel, Feldwebel, Leutnant, Oberleutnant, Hauptmann (Rittmeister), Major, Oberstleutnant, Oberst, General? Welche Ehrenbezeugungen gibt es? Vor wem machen Sie Front? Wieviel Löhnung erhalten Sie? Wieviel Putzgeld? Wie heißt Ihr Hauptmann (Rittmeister), Major, Oberst? — Infanterie: Wieviel Kompagnien hat das Bataillon? Regiment? Wieviel Züge hat die Kompagnie? Wodurch unterscheiden sich die Kompagnien? Welche Teile hat das Gewehr? (Lauf, Visiereinrichtung, Verschluß, Schaft, Handschutz, Entladestock und Beschlag). Woraus besteht das Seitengewehr? (Klinge, Griff, Scheide). Artillerie: Wieviel Abteilungen hat das Regiment? Wieviel Batterien die Abteilung? Wieviel Geschütze der Zug? Wie unterscheidet man die Batterien? Welche Teile gehören zum Feldartilleriegerät? (Rohr mit Verschluß, Feldlafette, Protze und Wagen: Beobachtungswagen, Munitionswagen, 2 Vorratswagen, Futterwagen, Lebensmittelwagen). Welche Geschoß-

---

[1] Siehe dazu Anlage 4 der D.-A. Mdf.

arten gibt es? (Granate, Schrapnell). Kavallerie: Wieviel Eskadrons hat das Regiment? Wie unterscheidet man sie? Welche Waffen hat der Kavallerist? (Degen, Lanze, Karabiner). Teile des Degens? (Gefäß, Klinge, Scheide). Woraus besteht die Lanze? (Spitze, Stange, Schubring). Teile des Karabiners? (Lauf, Visiereinrichtung, Verschluß, Schaft, Handschutz, Beschlag). Welche Gangarten unterscheidet man beim Pferde? (Schritt, Trab, Galopp, Karriere). Waren Sie im Felde? Wann? Wo? Welche Kämpfe haben Sie mitgemacht?

1865. 8. Feststellung der geistigen Fähigkeiten.

a) Lösen von Rechenaufgaben: $2 + 4 = ?$, $7 + 8 = ?$, $67 + 48 = ?$, $3 \times 4 = ?$, $7 \times 9 = ?$, $8 \times 18 = ?$, $8 - 3 = ?$, $17 - 9 = ?$, $28 - 19 = ?$, $6 : 2 = ?$, $32 : 4 = ?$, $68 : 7 = ?$, $1/2 + 1/4 = ?$; $3/4$ Mark sind wieviel Pfennige? Wieviel Wochenverdienst bei 2,50 Mark Tagesverdienst? Wenn man von 24 Äpfeln ein Drittel verschenkt, wieviel bleiben übrig? Wenn man für 3,45 Mark einkauft, was bekommt man auf 10 Mark heraus? Wieviel geben 180 Mark zu 4% jährlicher Zinsen?

b) Prüfung der Merkfähigkeit: Vorgesprochenes (73 246 oder Sewastopol oder Prinz Heinrichstraße 128 a) soll nach 1—2 Minuten Pause oder weitergeführter Unterredung wiedergegeben werden.

c) Prüfung des Urteils- und Begriffsvermögens:

α) Unterscheidungsfragen: Welcher Unterschied besteht zwischen Baum und Strauch? zwischen Teich und Fluß? zwischen Katze und Hund? Treppe und Leiter? Wasser und Eis? Glas und Holz? Irrtum und Lüge? Geiz und Sparsamkeit?

β) Bildung von Sätzen aus den nachstehenden Worten: Soldat — König — Vaterland; Soldat — Gewehr — Schlacht — Feind; Jäger — Hase — Feld; Schnee — Winter — Frost.

γ) Erklärung von Bildern in illustrierten Zeitschriften oder von Wandbildern.

δ) Erklärung von Sprichwörtern: „Hunger ist der beste Koch"; „Der Apfel fällt nicht weit vom Stamm"; „Wer feste um sich haut, hat nicht auf Sand gebaut".

ε) Wiedergabe und Deutung von Zeitungsnotizen oder kleinen Erzählungen, die vorgelesen oder vom dem Kranken selbst gelesen werden, z. B. die Haifischerzählung: „Im indischen Ozean wurde der Sohn des Pfarrers Herbig aus Holzengel bei Greußen von einem Haifisch verschlungen. Er war als erster Offizier auf einem Hamburger Dampfer angestellt und wurde durch eine Welle plötzlich über Bord gespült. Da eine Rettung sich als unmöglich erwies, wurde der unglückliche junge Mann vor den Augen der entsetzten Schiffsmannschaft von einem den Dampfer umkreisenden Haifische erfaßt und zum Meeresgrund gezogen, einen dunklen Blutstreifen hinter sich lassend."

ζ) Ebbinghaussche Kombinationsmethode. Ergänzung der Lücken im nachfolgenden Text:

Es schwamm ein Hund durch einen Wasserstrom und hatte ein ..... Fleisch .. Maule. ... er nun das Bild des Flei..... im Was... sah, glaubte er, es ... auch Fleisch, und .... gierig danach. Da er aber das .... auftat, entfiel ihm ... Stück Fleisch, und das .... führte es weg. Also ver... er beides, das Stück .... und den Schatten.

η) Ethische Begriffe und Forderungen: Welche Pflichten haben Sie gegen das Vaterland? Gegen Ihre Vorgesetzten? Gegen Ihre Eltern? Geschwister? Was ist Treue? Frömmigkeit? Bescheidenheit? Was ist das Gegenteil von Tapferkeit? Dankbarkeit? Wann haben Sie zu gehorchen? Warum? — Warum und für wen spart man? Warum darf man ein Tier nicht quälen? Wie nennt man es, wenn jemand einen Schwächeren schlägt, einen Kameraden im Stich läßt? Was ist das Schlechteste, was ein Mann (der Soldat) tun kann?

Allgemeine Gesichtspunkte für die Abgrenzung der verschiedenen Krankheitszustände: Differentialdiagnose.

1866. Es empfiehlt sich, die Art der Erkrankung (Diagnose) durch Ausschließung zu stellen.

a) Zunächst sind organische Krankheitszustände, insbesondere Paralyse und Hirnsyphilis auszuschließen. Dabei ergibt die körperliche Untersuchung zugleich, ob irgend eine andere ausgesprochene Nervenkrankheit (z. B. multiple Herderkrankung oder Basedowsche Krankheit) vorliegt. Bei unsicherer Diagnose zwischen Paralyse und Hirnsyphilis wird man sich wegen der durchaus ungünstigen Vorhersage und dem Versagen einer Behandlung bei Paralyse zunächst für Hirnsyphilis entscheiden.

b) Entsprechend den hauptsächlich vorkommenden äußeren Ursachen wäre in erster Linie zu denken bei vorangegangener Syphilis an Paralyse oder Hirnsyphilis, bei vorliegendem Alkoholmißbrauch an Delirium tremens und die verschiedenen Arten der Alkoholpsychose, bei Unfällen an traumatische Psychosen, bei Erschöpfungszuständen, Infektionskrankheiten an das Vorliegen einer deliriösen Verwirrtheit oder einer Amentia. Nach Ausschluß dieser Formen kämen dann die durch innere Ursachen (endogen) bedingten Geistesstörungen in Frage, von denen man Epilepsie durch die entsprechenden Feststellungen über das Fehlen von Krämpfen oder krampfähnlichen Zuständen wird aussondern können.

c) In bezug auf das Lebensalter wäre differentialdiagnostisch zu berücksichtigen, daß Dementia praecox und manisch-depressives Irresein mit Vorliebe in den Entwicklungsjahren, progressive Paralyse im mittleren Lebensalter, die Melancholie im Rückbildungsalter, arteriosklerotische Hirnstörungen in späteren Lebensjahren aufzutreten pflegen.

d) Praktisch ist die allerdings manchmal recht schwierige Unterscheidung, ob ein Grenzzustand (insbesondere Psychopathie, Debilität) oder eine ausgesprochene Geistesstörung vorliegt, häufig von Wichtigkeit. In den Zweifelsfällen, ob Psychopathie oder Dementia praecox besteht, wird man besser zunächst wegen der meist ungünstigen Aussichten der Dementia praecox die erstere annehmen.

e) Bei Schwachsinnsformen ist die Feststellung, ob angeboren oder erworben, wegen der Voraussage von Bedeutung. Die erstere Form bleibt meist unverändert, während man bei der erworbenen, insbesondere beim Jugendirresein (Dementia praecox) auf ein Fortschreiten gefaßt sein muß.

f) Das Zustandsbild hat für die Krankheitsbezeichnung keine entscheidende Bedeutung. Stets muß die Vorgeschichte, der Lebensgang, die Entstehung und Entwicklung des Leidens und schließlich das ganze Krankheitsbild zu Schlüssen auf den vorliegenden Krankheitszustand herangezogen werden entsprechend den in den Lehrbüchern gegebenen besonderen Gesichtspunkten.

Geistesstörung und Unfall.

1367. Folgende Punkte müssen in diesen Fällen besondere Beachtung finden: Art und Erheblichkeit des Unfalles; Ort der Einwirkung auf den Körper (Schädel), Unversehrtheit des Gehirns, organische (durch Schlagaderwandverhärtung oder Alter bedingte) Veränderungen, Anlage zu geistiger Minderwertigkeit und sonstige krankhafte Veränderungen und Zustände (Lues).

1368. Für die Annahme einer Geistesstörung durch Unfall ist erforderlich: Eine tatsächliche stärkere Verletzung mit unmittelbarer oder mittelbarer Beteiligung des Kopfes oder eine erhebliche seelische Beeinflussung durch die Stärke der Gewalteinwirkung selbst oder die dabei erfolgte seelische Erschütterung (Shock); der damit in näherem zeitlichem Zusammenhange stehende Ausbruch der Geistesstörung und das Vorhandensein eines der ärztlichen Erfahrung entsprechenden Krankheitsbildes.

1369. Der Unfall muß mindestens eine wesentliche, sei es unmittelbare, sei es mittelbare Teilursache und sein Zusammenhang mit der Geistesstörung mit großer Wahrscheinlichkeit anzunehmen sein.

a) Es ist nicht unbedingt erforderlich, daß eine mit den heutigen Hilfsmitteln nachweisbare organische Hirnverletzung vorliegt: es kann sich um eine Quetschung oder Zertrümmerung des Gehirns, sei es mit, sei es ohne Schädelbruch, oft aber auch nur um eine einfache Gehirnerschütterung handeln.

b) Die organischen Gehirnschädigungen können zutage treten in lähmungsartiger Schwäche oder Lähmungen einzelner Glieder oder von Gehirnnerven, in Halbseitenlähmung (Hemiplegie), in Halbsichtigkeit (Hemianopsie), in Unsicherheit der Bewegungen (zerebrale Ataxie), Fallsucht, in Labyrinthschädigungen.

c) Die frischen seelischen (akuten psychischen) Symptome nach derartigen organischen Gehirnschädigungen, insbesondere nach kurzdauernden Gehirnerschütterungen, haben meist eine verhältnismäßig gute Prognose, sie verlaufen als traumatische Delirien in Form von Verwirrtheit mit Sinnestäuschungen, Verkennung der Umgebung, Störungen der Merkfähigkeit, Ungeschicklichkeit der Bewegungen (koordinatorische Störungen), Benommenheits- und Dämmerzuständen und Angstzuständen. Zuweilen liegt eine katatonieähnliche akute Geistesstörung vor. Nach Ablauf besteht häufig Erinnerungsausfall.

1870. Die seelische Beeinflussung durch das Unfallereignis selbst oder die dadurch bedingte Schreckwirkung (Shock) besteht in einem heftigen Affektzustand, wie er durch den Unfall und seine Begleitumstände hervorgerufen wird: Heftiges Erschrecken, Todesangst, Kreislaufstörungen (Blässe, kalter Schweiß, Erstarren, Zusammensinken); dann Auftreten von plötzlichen (akuten) Erregungszuständen, Verwirrtheit, Delirien und Dämmerzuständen.

1871. Chronische Folgezustände nach Hirnschädigung: Störung des Gedächtnisses, der Merkfähigkeit (wird häufig im Gegensatze zum Vorkommen bei Psychoneurosen von den Kranken nicht empfunden); geistige Stumpfheit und Störung des zeitlichen und räumlichen Zurechtfindens (Orientierung). Schwachsinn nach Unfall (traumatische Demenz) ist nur selten. Daher ist eine Nachprüfung erforderlich, ob nicht angeborener Schwachsinn — Imbezillität — vorliegt.

1872. Die sogenannte traumatisch-psychopathische Konstitution stellt sich in verminderter geistiger Leistungsfähigkeit, gesteigerter Reizbarkeit, herabgesetzter Widerstandsfähigkeit (Intoleranz) gegen Alkohol dar. Das Krankheitsbild gleicht der ohne Unfall entstandenen epileptischen und alkoholistischen Degeneration. Eine zweite Form äußert sich in gedrücktem Wesen mit reizbarer Verstimmung, geistiger Hemmung mit grillenhaften (hypochondrischen) Vorstellungen und mit Schädigung des Allgemeinzustandes (Schlaf, Ernährung, Gewichtsabnahme).

1873. Von den Psychoneurosen ist die nach Unfall erworbene Neurasthenie von Bedeutung. Sie zeigt gesteigerte Reizbarkeit, Ängstlichkeit und Ermüdbarkeit, tritt im engsten Zusammenhange mit dem Unfall auf, hat meist eine gute Prognose und klingt längstens ein halbes Jahr nach dem Unfall ab.

Die Verschlimmerung einer schon vor dem Unfall vorhanden gewesenen (endogenen) Neurasthenie durch Unfall ist nur anzunehmen unter Berücksichtigung der Art des Unfalles bei meist heftiger seelischer Einwirkung (Schreck) mit den entsprechenden akuten Begleiterscheinungen, der engen zeitlichen Entwicklung und der nachgewiesenen erheblichen Verstärkung der ursprünglichen Krankheitserscheinungen.

1874. Seelisch ausgelöste (psychogene) hysterische Neurosen mit den verschiedensten Lähmungen oder Reizerscheinungen im Bewegungsgebiete treten meist nur bei Veranlagung zur geistigen Minderwertigkeit auf. Sie werden erzeugt und unterhalten durch die Nachwirkung von Erregungszuständen, durch erhöhte Beeinflußbarkeit (Suggestibilität), durch andauernde Hinlenkung der Aufmerksamkeit auf den Unfall und durch die damit verknüpften Krankheitsvorstellungen. Rentenbegehrungsvorstellungen (Rentensucht) treten nicht selten im weiteren Verlaufe hinzu.

a) **Angst- und Zwangsneurosen** kommen durch die Furcht vor Wiederholung eines Unfalles bei Wiedereintritt in die gleiche Arbeitsgelegenheit zustande.

b) **Renten- oder Entschädigungsneurosen**: Die Entwicklung geht allmählich, längere Zeit nach dem oft auffällig geringfügigen Unfall im Verlaufe des Entschädigungsverfahrens — durch den „Rentenkampf" bedingt — vor sich, und beruht auf hypochondrischen Vorstellungen, Willenlosigkeit, Arbeitsunlust, Suggestionswirkung und Rentenbegehrungsvorstellungen. Sie geht mit Verstimmungen einher und ist mit neurasthenischen Erscheinungen mit querulierendem Anstrich oder von hysterischer Art verknüpft. Sie findet sich häufig bei geistig minderwertig veranlagten Menschen.

1875. Geisteskrankheiten im engeren Sinne geben Veranlassung zur besonderen Prüfung, ob nicht etwa ein ganz beziehungsloses Zusammentreffen von Unfall und Erkrankung vorliegt.

a) Ein Zusammenhang (wesentliche Teilursache) kann bei fortschreitender Gehirnlähmung (progressiver Paralyse) nur angenommen werden, wenn die ersten Anzeichen mehrere Wochen bis spätestens ein Vierteljahr nach dem Unfall auftreten, eine organische Hirnschädigung oder eine Gehirnerschütterung stattgefunden hat und vorausgegangene deutliche Krankheitszeichen, insbesondere Nervenerscheinungen nicht nachgewiesen werden können.

b) Die gleiche Beurteilung hat bei Jugendirresein und Fallsucht zu erfolgen. Bei manisch-depressivem Irresein kann in sehr seltenen Fällen der erste Anfall durch heftige Gewalteinwirkung (Trauma) und damit verbundene starke Erregung (Affekt) herbeigeführt werden.

c) **Säuferwahn — Delirium tremens —** kann durch Unfall ausgelöst werden. Unfall bei arteriosklerotischer oder greisenhafter Geistesstörung kommt als wesentliche Teilursache nur nach schwerer Hirnschädigung bei starken akuten Hirnerscheinungen und bei genügend gesichertem zeitlichem Zusammenhange in Betracht.

d) Die Rentenbemessung bewegt sich innerhalb folgender Grenzen: Bei dauernden organischen Lähmungen und bei der durch Unfall bedingten Fallsucht 10—100%. Durch den Unfall bedingte geistige Minderwertigkeit (Psychopathie), erhebliche Verschlimmerung vorher vorhanden gewesener Nervenschwäche mit Störungen im Ernährungszustande erfordern 30—70%, damit einhergehende tiefgreifende geistige Schwächezustände bis 100%. Bei den eigentlichen Geistesstörungen bis 100%, s. Ziff. 1603. Seelisch entstandene psychogene (hysterische) Lähmungen werden nur halb so hoch eingeschätzt, wie die entsprechenden organischen. Zurückgebliebene nervöse oder hysterische Beschwerden sind, falls überhaupt entschädigungswert, gering (allerhöchstens auf 30%) zu bewerten. Die Wiederaufnahme der Arbeit ist zu betreiben.

e) Die Renten- oder Entschädigungsneurose ist nicht entschädigungspflichtig.

Geistesstörung und Invalidität.

1376. Invalidität im Sinne der Reichsversicherungsordnung, § 1255, Absatz 2, wird bedingt durch die organischen Geistesstörungen, also die progressive Paralyse (Dementia paralytica progressiva), Hirnsyphilis mit stärkeren Nervenerscheinungen oder seelischen Ausfallserscheinungen; Altersblödsinn; geistige Schwäche bei Gefäßverkalkung und bei vielfacher Herderkrankung (multiple Sklerose) und Störungen durch Hirngeschwülste. Das gleiche gilt ferner für die Fallsucht mit häufigen (öfter als 1—2 mal wöchentlich) auftretenden Krämpfen, besonders wenn daneben noch irgendwelche seelische Regelwidrigkeiten bestehen, und für akute Anfälle von Geistesstörung mit zunehmender Verblödung.

1377. Bei ausgesprochener Geisteskrankheit funktionellen Charakters wird die Frage der Invalidität meist zu bejahen sein. Sie fehlt aber, wenn nach einem akuten Anfalle von Geistesstörung (Verwirrtheitszuständen, Verwirrtheit, Dämmerzustände bei manisch-depressivem Irresein) keine wesentlichen krankhaften Veränderungen zurückgeblieben sind. Hingegen wird sie bei manisch-depressivem Irresein in öfters auftretenden Anfällen von geistiger Störung also mit periodischem oder zyklischem Verlaufe anzuerkennen sein.

1378. Bei dem in Schüben oder Anfällen auftretenden Jugendirresein braucht die Erwerbsfähigkeit nicht bis zur Invalidität nach dem Abklingen der akuten Erscheinungen herabgesetzt zu sein. Nicht selten aber bleiben geistige Defektzustände mit Stumpfheit und Willensschwäche zurück, die schließlich doch Invalidität bedingen. Leute mit angeborenem Schwachsinn (Imbezille) sind häufig durchaus erwerbsfähig. Invalidität darf nur bei hochgradiger Geistesschwäche oder anderweitigen geistigen oder körperlichen Krankheitszuständen angenommen werden.

Chronische Alkoholisten müssen durch die Landesversicherungsanstalten Trinkerheilstätten zur Verhinderung des geistigen Verfalles überwiesen werden.

1379. Bei Psychoneurosen darf auf Grund bloßer, eindringlicher persönlicher (subjektiver) Beschwerden nicht Invalidität ausgesprochen werden, besonders nicht bei jüngerem Lebensalter und tatsächlicher körperlicher Leistungsfähigkeit.

1380. Invalidität liegt aber bei gleichzeitigem Bestehen von anderweitigen, die Erwerbsfähigkeit stark beschränkenden körperlichen Krankheitszuständen vor bei frühzeitigem Auftreten ausgeprägter Alterserscheinungen und bei vorliegender ausgesprochener geistiger Minderwertigkeit mit neurasthenischem Anstrich und damit zusammenhängenden körperlichen Begleiterscheinungen (schwächlicher dürftiger Ernährungszustand, Gewichtsabnahme, Blutarmut, Neigung zu häufigen Erkrankungen und besonders zu Dauerermüdung, Widerstandsunfähigkeit, starken Affektschwankungen, Ausbrüchen haltloser Reizbarkeit, nervösen Schmerzanfällen, Willensschwäche und Unfähigkeit zu dauernder Arbeit, die nach öfteren Versuchen immer wieder niedergelegt wird).

1381. Bei Hysterie darf außerdem Invalidität nur angenommen werden bei häufigen Krampfanfällen (namentlich bei der Arbeit), bei Zuständen akuter Geistesstörung, bei ausgesprochener Neigung zu körperlichen Erscheinungen (Lähmungen) und ausgeprägter hysterischer Charakterveränderung (Heftigkeitsausbrüche, große Unverträglichkeit).

Geistesstörung und Krankenversicherung.

1382. Krankheit im Sinne der Reichsversicherungsordnung ist ein regelwidriger Körper- oder Geisteszustand, der in der Notwendigkeit einer Krankenpflege oder in Arbeitsunfähigkeit wahrnehmbar zutage tritt. Bei Grenzzuständen (Neurasthenie, Psychoneurose und Hysterie) liegt sie häufig nicht vor trotz subjektiver Beschwerden. Auf Fortsetzung der Arbeit ist zu drängen besonders bei sonstigem gutem Körperzustande, nicht selten zum Wohle der Kranken. Dagegen muß Arbeitsunfähigkeit angenommen werden beim Unvermögen, eine geeignete Erwerbstätigkeit zu erlangen infolge Gefährlichkeit der Krankheit für den Betrieb oder für die Mitarbeiter, z. B. bei Fallsucht und geistiger Beeinträchtigung, d. h. also bei stärkeren geistigen Regelwidrigkeiten.

Geistesstörung und Lebensversicherung.

1383. Etwaige in Entwicklung begriffene organische Störungen müssen aufgedeckt werden. Dazu gehören fortschreitende Gehirnlähmung (Paralyse), Tabes dorsalis, Hirnsyphilis und multiple Herderkrankung (die Wassermannsche Blutprobe muß bei früherer syphilitischer Ansteckung regelmäßig veranlaßt werden). Der Nachlaß der geistigen Leistungsfähigkeit bei vorzeitiger Schlagaderwandverhärtung (Präsklerose) erfordert Blutdruckfeststellung, Herz- und Gefäßuntersuchung und in zweifelhaften Fällen auch Röntgendurchleuchtung. Bei organischen Befunden ist Ablehnung geboten, ebenso bei Fallsucht, chronischem Alkoholismus (körperlicher Befund, Fettsucht, Art des Berufes, psychischer Eindruck) und sämtlichen ausgeprägten funktionellen Geistesstörungen.

1884. Bei Kropf muß auf Basedowsche Krankheitszeichen und entsprechende psychisch-nervöse Störungen geachtet werden.

1885. Bei überstandener Geisteskrankheit wird sich meist Ablehnung empfehlen, besonders nach Jugendirresein. Nur wenn es sich um einen einmaligen Anfall einer dem manisch-depressiven Irresein oder Erschöpfungsirresein angehörigen Geistesstörung handelt, der etwa 5 Jahre zurückliegt und keinerlei Nachwirkungen hinterlassen hat, käme Versicherung mit entsprechendem Prämienzuschlag in Betracht.

1886. Geringgradige, die Lebensführung nicht beeinträchtigende, angeborene Geistesschwäche und geistige Minderwertigkeiten (Psychopathien), ebenso chronische Neurasthenien ohne erheblichere körperliche Regelwidrigkeiten besonders im Ernährungszustande, Hysterien ohne Krampfanfälle oder Anfälle geistiger Störung können, vielfach unter Alters- bzw. Prämienerhöhung, angenommen werden.

1887. Beim Vorhandensein ausgesprochenerer geistiger Abweichungen aber, bei denen namentlich das Vorhandensein von Morphinismus ins Auge zu fassen ist, bleibt nur Ablehnung übrig.

Bei der Beurteilung ist außer dem zeitigen Befunde stets die Vorgeschichte und die Feststellung der Erblichkeitsverhältnisse von größter Wichtigkeit.

Geistesstörungen und Anstaltspflegebedürftigkeit.

1888. Anstaltsunterbringung ist erforderlich bei Neigung zu Selbstmorden, bedrohlichen, gefährlichen Handlungen, bei der Pflegebedürftigkeit infolge körperlichen und geistigen Siechtums und bei Nahrungsverweigerung mit Gefahr der Erschöpfung.

Abgesehen davon werden für die Notwendigkeit der Unterbringung häufig die häuslichen Verhältnisse — Mangel an Pflege und Aufsicht, fehlendes Verständnis für den Zustand des Kranken und die Verfassung der Angehörigen — entscheidend sein.

1889. Über den Aufnahmeweg gibt die nächste öffentliche Irrenanstalt Auskunft.

1890. Für Nervenheilstätten und offene Sanatorien sind im allgemeinen nur geeignet: Neurasthenische Zustände, Neurosen, leichte Verstimmungszustände, milde Formen des manisch-depressiven Irreseins, geistige Minderwertigkeit, mäßige Defektzustände ohne antisoziale Neigungen, Hysterie ohne Krämpfe und ohne stärkere Charakterabweichungen.

IX. Untersuchungen auf Geisteskrankheit für Gerichtszwecke[1]).

A. Im Bereiche des bürgerlichen Rechtes.

1391. In bürgerlichen Rechtsstreitfällen, in Entmündigungs- und Ehesachen, überhaupt im Bürgerlichen Gesetzbuche (B.G.B.) und in der Zivilprozeßordnung (Z.P.O.) spielt für den Arzt die Frage der Geschäftsfähigkeit eine große Rolle. Es wird bei jedem Menschen Geschäftsfähigkeit vorausgesetzt, bei dem nicht das Gegenteil erwiesen ist. Die Volljährigkeit und somit die Geschäftsfähigkeit tritt mit der Vollendung des 21. Lebensjahres ein (§ 2).

1392. Ausnahmsweise kann auch ein Mensch, der das 18. Lebensjahr vollendet hat, durch Gerichtsbeschluß für volljährig erklärt werden. Diese Volljährigkeitserklärung darf nur erfolgen, wenn sie dem Minderjährigen zum Vorteile gereicht.

1393. Auf der anderen Seite kann aber auch jemandem die Geschäftsfähigkeit entzogen werden.

Entmündigt kann werden nach § 6 B.G.B.:

1. wer infolge von Geisteskrankheit oder von Geistesschwäche seine Angelegenheiten nicht zu besorgen vermag;
2. wer durch Verschwendung sich oder seine Familie der Gefahr des Notstandes aussetzt;
3. wer infolge von Trunksucht seine Angelegenheiten nicht zu besorgen vermag oder sich oder seine Familie der Gefahr des Notstandes aussetzt oder die Sicherheit anderer gefährdet.

Die Entmündigung ist wieder aufzuheben, wenn der Grund der Entmündigung wegfällt."

1394. Die Begriffe Geisteskrankheit und Geistesschwäche sind nur dem Grade nach verschieden. Geisteskrankheit ist die schwerere Geistesstörung, Geistesschwäche die leichtere; aber beide genügen nur dann zur Entmündigung, wenn sie den Kranken hindern, seine Angelegenheiten zu besorgen. Infolgedessen kann nicht jeder Geisteskranke ohne weiteres als geschäftsunfähig angesehen werden. Der Geisteskranke wird erachtet, als ob er sich im Zustande des Kindesalters, der Geistesschwache, als ob er sich im Zustande des Minderjährigen befindet.

---

[1]) Abkürzungen:

B.G.B.	= Bürgerliches Gesetzbuch.
Z.P.O.	= Zivilprozeßordnung.
Str.G.B. oder S.G.B.	= Strafgesetzbuch.
St.P.O.	= Strafprozeßordnung.
M.Str.G.B. oder Mil.St.G.B.	= Militärstrafgesetzbuch.
M.Str.G.O.	= Militärstrafgerichtsordnung.
D.A.Mdf.	= Dienstanweisung zur Beurteilung der Militärdienstfähigkeit und zur Ausstellung von militärärztlichen Zeugnissen.

a) Unter „Besorgung der Angelegenheiten" sind keineswegs nur Vermögensangelegenheiten zu verstehen, sondern hierunter fällt die Gesamtheit aller Beziehungen des Betreffenden zu seiner Umwelt, auch die Sorge für sich selbst.

b) Die Entmündigung muß nicht, sondern sie kann nur ausgesprochen werden, wenn die obigen Bedingungen erfüllt sind.

c) Absatz 2 des § 6 verlangt die Beteiligung des Arztes am Entmündigungsverfahren nicht. Auch bei der Entmündigung wegen Trunksucht ist der Richter nicht verpflichtet, einen Sachverständigen zu hören. Wenn es geschieht, so hat der Arzt die Pflicht die Trunksucht festzustellen.

d) Übermäßiger Genuß geistiger Getränke allein ist nicht entscheidend, auch nicht, wenn er sich öfter wiederholt. Es muß der durch das Wort „Sucht" angedeutete krankhafte Zustand erwiesen werden.

e) Für die Gefährdung der Sicherheit anderer genügt es, wenn auf Grund der vorhandenen Erscheinungen auf eine Gefährdung anderer geschlossen werden kann.

1395. Ist Aussicht auf Besserung der Trinker vorhanden, so gibt das Gesetz dem Richter die Möglichkeit, das Verfahren auszusetzen.

Es bestimmt § 681 Z.P.O.: „Ist die Entmündigung wegen Trunksucht beantragt, so kann das Gericht die Beschlußfassung über die Entmündigung aussetzen, wenn Aussicht besteht, daß der zu Entmündigende sich bessern werde."

1396. Über das Entmündigungsverfahren läßt sich die Zivilprozeßordnung aus; so sagt § 649 Z.P.O.: „Das Gericht kann vor der Einleitung des Verfahrens die Beibringung eines ärztlichen Zeugnisses anordnen." Und ferner heißt es in § 654:

„Der zu Entmündigende ist persönlich unter Zuziehung eines oder mehrerer Sachverständiger zu vernehmen. Zu diesem Zwecke kann die Vorführung des zu Entmündigenden angeordnet werden.

a) Die Vernehmung kann auch durch einen ersuchten Richter erfolgen.

b) Die Vernehmung darf nur unterbleiben, wenn sie mit besonderen Schwierigkeiten verbunden oder nicht ohne Nachteil für den Gesundheitszustand des zu Entmündigenden ausführbar ist.

c) § 655: „Die Entmündigung darf nicht ausgesprochen werden, bevor das Gericht einen oder mehrere Sachverständige über den Geisteszustand des zu Entmündigenden gehört hat."

d) § 656, Absatz 1: „Mit Zustimmung des Antragstellers kann das Gericht anordnen, daß der zu Entmündigende auf die Dauer von höchstens sechs Wochen in eine Heilanstalt gebracht werde, wenn dies nach ärztlichem Gutachten zur Feststellung des Geisteszustandes geboten erscheint und ohne Nachteil für den Gesundheitszustand des zu Entmündigenden ausführbar ist. Vor der Entscheidung sind die im § 646 bezeichneten Personen, soweit tunlich, zu hören."

Hier wird ausdrücklich betont, daß die Überführung in eine Heilanstalt nur geschehen darf, wenn sie ausführbar ist ohne Nachteil für den Gesundheitszustand des zu Entmündigenden, und vorher ist auch der Antragsteller zu hören: Vorsichtsmaßregeln, die in § 81 der Strafprozeßordnung nicht vorgesehen sind.

1397. Zu den Untersuchungen, die der Sachverständige vorzunehmen hat, ordnet ein Ministerialerlaß an, daß sich der Sachverständige durch Besuche des zu Entmündigenden, sowie durch Rücksprache mit den Angehörigen und dem Arzte des Kranken schon vor dem Termine die für Abgabe eines Gutachtens erforderliche Kenntnis zu verschaffen hat.

Vorläufige Vormundschaft.

1898. Da das Entmündigungsverfahren immerhin einige Zeit in Anspruch nimmt, ehe die Entmündigung ausgesprochen wird, und bisweilen Gefahr im Verzuge ist, ordnet § 1906 B.G.B. folgendes an:

„Ein Volljähriger, dessen Entmündigung beantragt ist, kann unter vorläufige Vormundschaft gestellt werden, wenn das Vormundschaftsgericht es zur Abwendung einer erheblichen Gefährdung der Person und des Vermögens des Volljährigen für erforderlich erachtet."

1899. Eine Art beschränkter Entmündigung stellt die Pflegschaft dar; § 1910 des B.G.B. bestimmt:

„Ein Volljähriger, der nicht unter Vormundschaft steht, kann einen Pfleger für seine Person und sein Vermögen erhalten, wenn er infolge körperlicher Gebrechen, insbesondere weil er taub, blind oder stumm ist, seine Angelegenheiten nicht zu besorgen vermag.

Vermag ein Volljähriger, der nicht unter Vormundschaft steht, infolge körperlicher oder geistiger Gebrechen einzelne seiner Angelegenheiten oder einen bestimmten Kreis seiner Angelegenheiten, insbesondere seine Vermögensangelegenheiten, nicht zu besorgen, so kann er für diese Angelegenheiten einen Pfleger erhalten.

Die Pflegschaft darf nur mit Einwilligung des Gebrechlichen angeordnet werden, es sei denn, daß eine Verständigung mit ihm nicht möglich ist."

1400. Wir hätten hier also „geistiges Gebrechen" als die dritte — die mildeste — Form der Geistesstörung. Vor der Stellung eines Pflegers braucht ein Sachverständiger nicht gehört zu werden. Geschieht dies aber doch, dann muß er darauf achten, daß bei dem Pflegling nur die Besorgung eines bestimmten Kreises seiner Angelegenheiten ausfällt. Sobald der ganze Kreis der Angelegenheiten in Frage kommt, handelt es sich nicht mehr um einen geistig Gebrechlichen, sondern zum mindesten um einen Geistesschwachen.

Bedingung für die Pflegschaft ist, daß der geistig Gebrechliche volljährig ist und daß er seine Einwilligung zu der Pflegschaft gibt. Ist eine Verständigung mit ihm nicht möglich, so wird es sich wohl ausnahmslos um schwere geistige Störungen handeln, so daß wir nicht einen geistig Gebrechlichen, sondern zum mindesten einen Geistesschwachen vor uns haben.

1401. Pflegschaft (§ 1920 B.G.B.) sowie Entmündigung können wieder aufgehoben werden. Soll eine Entmündigung in Wegfall kommen, so ist vorher ein Sachverständiger zu hören (§ 685 Z.P.O.).

1402. Über Geschäftsunfähigkeit bestimmt ferner der § 104 B.G.B. folgendes:

„Geschäftsunfähig ist:
1. wer nicht das siebente Lebensjahr vollendet hat;
2. wer sich in einem die freie Willensbestimmung ausschließenden Zustande krankhafter Störung der Geistestätigkeit befindet, sofern nicht der Zustand seiner Natur nach ein vorübergehender ist,
3. wer wegen Geisteskrankheit entmündigt ist."

Die Willenserklärung eines Geschäftsunfähigen ist nichtig (§ 105 B.G.B.).

Ebenso kann dieser auch eine Willenserklärung, wenn sie wirksam sein soll, nicht entgegennehmen (§ 131 B.G.B.).

Nichtig ist ferner eine Willenserklärung, die im Zustande der Bewußtlosigkeit oder **vorübergehender** Störung der Geistestätigkeit abgegeben ist. Hier ist besonderes Gewicht zu legen auf das Wort **vorübergehend**.

Der Minderjährige, der das siebente Lebensjahr überschritten hat, ist in der Geschäftsfähigkeit beschränkt. Ferner bedarf der Minderjährige zu einer Willenserklärung, durch die er nicht lediglich einen rechtlichen Vorteil erlangt, der Einwilligung seines Vertreters, und ein von ihm geschlossener Vertrag wird erst durch die Genehmigung des Vertreters wirksam.

Also nur in Erwerbung von Rechten und in Befreiung von Verbindlichkeiten wird er unbeschränkt sein.

1403. Von den Paragraphen, die die **Eheschließung** usw. betreffen, sind zunächst anzuführen:

§ 1304, Absatz 1: „Wer in der Geschäftsfähigkeit beschränkt ist, bedarf zur Eingehung einer Ehe der Einwilligung seines gesetzlichen Vertreters."

weiter § 1325: „Eine Ehe ist nichtig, wenn einer der Ehegatten zur Zeit der Eheschließung geschäftsunfähig war oder sich im Zustande der Bewußtlosigkeit oder vorübergehender Störung der Geistestätigkeit befand.

Die Ehe ist von Anfang an als gültig anzusehen, wenn der Ehegatte sie nach dem Wegfalle der Geschäftsunfähigkeit, der Bewußtlosigkeit oder der Störung der Geistestätigkeit bestätigt, bevor sie für nichtig erklärt oder aufgelöst worden ist. Die Bestätigung bedarf nicht der für die Eheschließung vorgeschriebenen Form."

§ 1331: „Eine Ehe kann von dem Ehegatten angefochten werden, der zur Zeit der Eheschließung oder im Falle des § 1325 zur Zeit der Bestätigung in der Geschäftsfähigkeit beschränkt war, wenn die Eheschließung oder die Bestätigung ohne Einwilligung seines gesetzlichen Vertreters erfolgt ist."

§ 1333: „Eine Ehe kann von dem Ehegatten angefochten werden, der sich bei der Eheschließung in der Person des anderen Ehegatten oder über solche persönliche Eigenschaften des anderen Ehegatten geirrt hat, die ihn bei Kenntnis der Sachlage und bei verständiger Würdigung des Wesens der Ehe von der Eingehung der Ehe abgehalten haben würden."

§ 1334: „Eine Ehe kann von dem Ehegatten angefochten werden, der zur Eingehung der Ehe durch arglistige Täuschung über solche Umstände bestimmt worden ist, die ihm bei Kenntnis der Sachlage und bei verständiger Würdigung des Wesens der Ehe von der Eingehung der Ehe abgehalten haben würden. Ist die Täuschung nicht von dem anderen Ehegatten verübt worden, so ist die Ehe nur anfechtbar, wenn dieser die Täuschung bei der Eheschließung gekannt hat."

„Auf Grund einer Täuschung über Vermögensverhältnisse findet die Anfechtung nicht statt."

§ 1336: „Die Anfechtung der Ehe kann nicht durch einen Vertreter erfolgen. Ist der anfechtungsberechtigte Ehegatte in der Geschäftsfähigkeit beschränkt, so bedarf er nicht der Zustimmung seines gesetzlichen Vertreters.

Für einen geschäftsunfähigen Ehegatten kann sein gesetzlicher Vertreter mit Genehmigung des Vormundschaftsgerichtes die Ehe anfechten. In den Fällen des § 1331 kann, solange der anfechtungsberechtigte Ehegatte in der Geschäftsfähigkeit beschränkt ist, nur sein gesetzlicher Vertreter die Ehe anfechten."

§ 1337, Absatz 1: „Die Anfechtung der Ehe ist in den Fällen des § 1331 ausgeschlossen, wenn der gesetzliche Vertreter die Ehe genehmigt, oder der anfechtungsberechtigte Ehegatte, nachdem er unbeschränkt geschäftsfähig geworden ist, die Ehe bestätigt. Ist der gesetzliche Vertreter ein Vormund, so kann die Genehmigung, wenn sie von ihm verweigert wird, auf Antrag des Ehegatten durch das Vormundschaftsgericht ersetzt werden. Das Vormundschaftsgericht hat die Genehmigung zu ersetzen, wenn die Aufrechterhaltung der Ehe im Interesse des Ehegatten liegt.

Die §§ 1333 und 1334 sind hier wichtig, weil unter persönlichen Eigenschaften auch geistige Zustände, d. h. regelwidrige Geistesbeschaffenheit verstanden werden müssen, die den anderen Ehegatten von der Schließung der Ehe abgehalten haben würden, wenn er von ihrem Vorhandensein Kenntnis gehabt haben würde."

1404. Bezüglich der Ehescheidung besagt der § 1569:

„Ein Ehegatte kann auf Scheidung klagen, wenn der andere Ehegatte in Geisteskrankheit verfallen ist, die Krankheit während der Ehe mindestens drei Jahre gedauert und einen solchen Grad erreicht hat, daß die geistige Gemeinschaft zwischen den Ehegatten aufgehoben, auch jede Aussicht auf Wiederherstellung dieser Gemeinschaft ausgeschlossen ist."

Die Geisteskrankheit, die zur Ehescheidung führt, muß die genannten drei Eigenschaften haben. Der Schwerpunkt liegt also darin, daß die geistige Gemeinschaft zwischen den Ehegatten durch unheilbare Geisteskrankheit dauernd aufgehoben ist: hierzu sagt die Zivilprozeßordnung, daß die Scheidung einer Ehe wegen Geisteskrankheit nicht eher ausgesprochen werden darf, als nicht ein oder mehrere Sachverständige gehört sind."

1405. Weiter spielt die Testierfähigkeit eine große Rolle. Nur derjenige ist testierunfähig, bei welchem Gründe für diese Unfähigkeit nachzuweisen sind. Hier gilt vor allen Dingen wieder das oben Gesagte: Nicht jeder geistig Erkrankte ist ohne weiteres testierunfähig. Die Testierunfähigkeit ist nachzuweisen."

§ 2229 B.G.B.: „Wer in der Geschäftsfähigkeit beschränkt ist, bedarf zur Errichtung eines Testaments nicht der Zustimmung seines gesetzlichen Vertreters.

Ein Minderjähriger kann ein Testament erst errichten, wenn er das 16. Lebensjahr vollendet hat.

Wer wegen Geistesschwäche, Verschwendung oder Trunksucht entmündigt ist, kann ein Testament nicht errichten. Die Unfähigkeit tritt schon mit der Stellung des Antrages ein, auf Grund dessen die Entmündigung erfolgt."

§ 2230: „Hat ein Entmündigter ein Testament errichtet, bevor der die Entmündigung aussprechende Beschluß unanfechtbar geworden ist, so steht die Entmündigung der Gültigkeit des Testaments nicht entgegen, wenn der Entmündigte noch vor dem Eintritt der Unanfechtbarkeit stirbt.

Das gleiche gilt, wenn der Entmündigte nach der Stellung des Antrags auf Wiederaufhebung der Entmündigung ein Testament errichtet und die Entmündigung dem Antrage gemäß wieder aufgehoben wird.

1406. Auch dem Widerruf eines Testaments steht die Entmündigung wegen Geistesschwäche, Verschwendung oder Trunksucht nicht entgegen, wenn das Testament vor der Entmündigung errichtet war (§ 2253, Absatz 2). —

1407. Schließlich wäre noch zu erwähnen § 827 B.G.B.:

„Wer im Zustande der Bewußtlosigkeit oder in einem die freie Willensbestimmung ausschließenden Zustande krankhafter Störung der Geistestätigkeit einem Andern Schaden zufügt, ist für den Schaden nicht verantwortlich. Hat er sich durch Getränke oder ähnliche Mittel in einen vorübergehenden Zustand dieser Art versetzt, so ist er für einen Schaden, den er in diesem Zustande widerrechtlich verursacht, in gleicher Weise verantwortlich, wie wenn ihm Fahrlässigkeit zur Last fiele: Die Verantwortlichkeit tritt nicht ein, wenn er ohne Verschulden in den Zustand geraten ist."

§ 828 B.G.B.: „Wer nicht das siebente Lebensjahr vollendet hat, ist für einen Schaden, den er einem Andern zufügt, nicht verantwortlich.

Wer das siebente, aber nicht das achtzehnte Lebensjahr vollendet hat, ist für einen Schaden, den er einem Anderen zufügt, nicht verantwortlich, wenn er bei Begehung der schädigenden Handlung nicht die zur Erkenntnis der Verantwortlichkeit erforderliche Einsicht hatte. Das Gleiche gilt von einem Taubstummen."

1408. § 832 hat für den Arzt insoferne Bedeutung, als hier der Anstaltsarzt für diejenigen Schäden, welche von dem in seiner Anstalt befindlichen und seiner Aufsicht unterstehenden Kranken verursacht worden sind, unter Umständen haftbar gemacht werden kann.

§ 832: „Wer kraft des Gesetzes zur Führung der Aufsicht über eine Person verpflichtet ist, die wegen Minderjährigkeit oder wegen ihres geistigen oder körperlichen Zustandes der Beaufsichtigung bedarf, ist zum Ersatze des Schadens verpflichtet, den diese Person einem Dritten widerrechtlich zufügt. Die Ersatzpflicht tritt nicht ein, wenn er seiner Aufsichtspflicht genügt oder wenn der Schaden auch bei gehöriger Aufsichtsführung entstanden sein würde.

Die gleiche Verantwortlichkeit trifft denjenigen, welcher die Führung der Aufsicht durch Vertrag übernimmt."

B. Im Bereiche des Strafrechts.

1409. I. Reichsstrafgesetzbuch. Gründe, welche die Strafe ausschließen oder mildern. Für den ärztlichen Sachverständigen kommen in Betracht: § 51, § 56, § 58 R.Str.G.B.

§ 51: Eine strafbare Handlung ist nicht vorhanden, wenn der Täter zur Zeit der Begehung der Handlung sich in einem Zustande von Bewußtlosigkeit oder krankhafter Störung der Geistestätigkeit befand, durch welchen seine freie Willensbestimmung ausgeschlossen war.

1410. Allgemeines. Nicht jeder Zustand von Bewußtlosigkeit oder krankhafter Störung der Geistestätigkeit macht unzurechnungsfähig. Die „normale Bestimmbarkeit durch normale Motive" muß fehlen, d. i. die Möglichkeit, denjenigen des Durchschnittsmenschen entsprechende Beweggründe des Tuns und Lassens zu bilden bzw. danach zu handeln. Nur zeitliches Zusammenfallen von Bewußtlosigkeit bzw. Geistesstörung und strafbarer Handlung ist nachzuweisen, nicht ein ursächlicher Zusammenhang.

Zustände von Bewußtlosigkeit.

1411. Mit „Bewußtlosigkeit" im Sinne des § 51 Str.G.B. (desgleichen auch des § 105 und § 827 B.G.B., zum Teil auch des § 176 Str.G.B. Abs. 2) sind Bewußtseinstrübungen (in totaler Bewußtlosigkeit ist ja jede Handlung ausgeschlossen) gemeint, also **Störungen des Selbstbewußtseins,** des regelrechten Zusammenhanges der seelischen Gebilde. Diese Störungen müssen eine gewisse Erheblichkeit haben, um „die freie Willensbestimmung" auszuschließen. Im Gegensatze zu den Störungen der Geistestätigkeit (s. Ziff. 1424), wovon § 51 Str.G.B. nur die krankhaften (also beispielsweise nicht den sinnlosen Aberglauben) als Strafausschließungsgrund gelten läßt, schließen unter Umständen auch Bewußtseinsstörungen nicht krankhafter Entstehungsart die Strafbarkeit aus.

a) Bewußtlosigkeitszustände im Sinne des § 51 sind: Die auf dem Boden von Epilepsie, Hysterie und nervöser Erschöpfung erwachsenden, durch Schädel- und Hirnverletzungen, durch Gifteinwirkungen herbeigeführten bzw. ausgelösten **Dämmerzustände** (nicht aber der einfache Alkoholrausch, s. Ziff. 1418). Ferner gehören hierher das **Schlafwandeln**, die **Fieberdelirien** (Fieberwahn), der Zustand der **Hypnose** und die **außergewöhnlichen Zustände bei Gebärenden.**

Vorübergehende Bewußtlosigkeit **ohne krankhafte Grundlage** haben wir zutreffendenfalls 1. bei **Schlaftrunkenheit** und 2. bei **manchen hochgradigen Erregungen**.

1412. Schlaftrunkenheit in ihren schweren Formen tritt allerdings meist nur auf, wenn körperliche und geistige Überanstrengung, Alkoholgenuß etc. den Schlaf sehr tief werden lassen oder ihn mit Angstträumen erfüllen. Besonders bei plötzlichem Gewecktwerden; dann gegebenenfalls **schwerste Gewalttaten** gegen die verkannte Umgebung, seltener andere Verstöße, **Unterlassungsvergehen** (Abgabe falscher Befehle bei Alarm, Nichtschließen von Schranken u. s. f.).

1413. Zustände „gänzlichen von Sinnen-Seins", völligen Besonnenheitsverlustes und von Verwirrung kommen infolge hochgradigen Schrecks, von Angst und Bestürzung bei Nervengesunden selten, häufiger bei nervös-geistig Minderwertigen vor.

1414. Außergewöhnlicher Zustand der Gebärenden: Erhebliche Bewußtseinsstörungen, in denen es gegebenenfalls zum **Kindsmorde** kommt, können unter dem Einfluß der Geburtsblutungen, der Schmerzen, des Gefühls der Verlassenheit, der Furcht vor Schande etc. besonders bei hysterischen, geistig minderwertigen, schwachsinnigen unehelich Gebärenden sich einstellen. Nicht selten deutet das ganze Verhalten der Täterin und die Unzweckmäßigkeit der dem Kinde beigebrachten Verletzungen auf den seelischen Ausnahmezustand zur Tatzeit hin oder legt wenigstens berechtigte Zweifel an der Zurechnungsfähigkeit nahe. Anderenfalls ist nur mildere Beurteilung im Sinne des nachstehenden Paragraphen am Platze.

§ 217. Eine Mutter, welche ihr uneheliches Kind in oder gleich nach der Geburt vorsätzlich tötet, wird mit Zuchthaus nicht unter drei Jahren bestraft.

Sind mildernde Umstände vorhanden, so tritt Gefängnisstrafe nicht unter zwei Jahren ein.

1415. Schlafwandeln (Somnambulismus): Vornehmlich bei Epilepsie, aber auch bei anderen Minderwertigkeitszuständen des Nervensystems, und zwar dauernden wie vorübergehenden (während und nach ansteckenden Krankheiten und in den Entwicklungsjahren). Strafrechtlich fast bedeutungslos (Verdacht des Diebstahlsversuchs, geschlechtlicher Angriffe). Stärkere Sinneseindrücke führen meist Erwachen herbei, leichtere können verwertet werden. Die Erinnerung ist bald traumhaft, bald fällt sie ganz aus. Der Nachweis der Grundkrankheit und Nachforschung nach früheren Anfällen bringen oft Klärung.

1416. Zustand der Hypnose: Theoretisch ist es denkbar, daß insbesondere leicht lenksame Minderwertige und Hysterische hypnotisiert oder infolge einer die Hypnose überdauernden Beeinflussung (posthypnotischer Termin-Suggestion) Verbrechen begehen können. Doch ist bisher kein hierher gehöriger Fall sicher nachgewiesen.

1417. Dämmerzustände im engeren Sinne: Ihre strafrechtliche Bedeutung ist weitaus größer, als die der bisher genannten (insbesondere gilt dies von den epileptischen).

Die Bewußtseinstrübung kann alle Stärkegrade aufweisen, auch im einzelnen Anfall auf- und abschwanken (an Tiefe erheblich wechseln).

a) Dementsprechend kommen alle möglichen Vergehen von Handlungen sinnlosester Brutalität (Totschlag, Lustmord, Körperverletzung), von harmloseren Zerstörungen (Sachbeschädigungen) bis zu verschlagensten Diebstahls- und Betrugs-Unternehmungen vor. Namentlich die epileptischen Dämmerzustände, die mit hochgradiger Bewußtseinstrübung, mit Sinnestäuschungen und Angst einhergehen, begünstigen plötzliche Gewalttaten gegen Leben und Gesundheit der Umgebung.

b) Im epileptischen und hysterischen Ausnahmezustande sind auch das Verlassen der Dienststellen (beim Militär: unerlaubte Entfernung), Vergehen gegen die Unterordnung, Beleidigungen und — seltener — Brandstiftungen (siehe auch Ziff. 1430) nicht seltene Geschehnisse.

c) Das Verhalten der Erinnerung entspricht, wie bei den zuerst genannten Zuständen „forensischer Bewußtlosigkeit" auch hier im allgemeinen, doch nicht stets, dem Grade der Bewußtseinstrübung. Die Erinnerung kann nachträglich ganz fehlen (Amnesie), nur summarisch, für Einzelheiten vorhanden, aber auch ganz leidlich erhalten sein. Ein Wissen von strafbaren Handlungen spricht daher nicht durchaus gegen eine „Bewußtlosigkeit" zur Tatzeit. Selbstverständlich kann eine solche aber auch nicht allein durch einen vom Beschuldigten behaupteten Erinnerungsausfall eindeutig erwiesen werden, zumal sich auch nach gewöhnlichen Räuschen nicht selten erhebliche Gedächtnislücken (Amnesie) nachweisen lassen.

1418. Trunkenheit, Volltrunkenheit, krankhafter Rausch. Der einfache Rausch wird, wie erwähnt, vom Gesetze nicht als Strafausschließungsgrund (Bewußtlosigkeit etc.) angesehen und zwar aus Zweckmäßigkeitsgründen. Denn medizinisch betrachtet, ist natürlich die Trunkenheit mit ihrer mehr oder minder starken Schädigung (Ausschaltung) der verstandes- und gefühlsmäßigen (moralischen) Hemmungen, der erleichterten Auslösung von Bewegungen und Handlungen, der Veränderung (Wechsel [Variabilität]) und Schwankung (Labilität) der Stimmung durchaus eine Geistesstörung und zwar, da der größte Teil (bis 50%) aller Rechtsverstöße unter Alkoholeinfluß begangen wird, zugleich die gemeingefährlichste Geistesstörung. Sie wird aber gegebenenfalls als mildernder Umstand berücksichtigt.

1419. Erst wenn die Berauschung bis zu denjenigen Stärkegraden gediehen ist, die man als sinnlos oder Volltrunkenheit bezeichnet, und wobei die Denkstörung in auffallender Weise neben Reflexstörungen und schweren Störungen der Bewegungstätigkeit (aber gegebenenfalls auch ohne solche) hervortritt, wird gemeinhin Unzurechnungsfähigkeit anerkannt.

1420. Als Bewußtlosigkeit im Sinne des Strafgesetzes oder als krankhafte Störung der Geistestätigkeit (eine scharfe Grenze zwischen beiden Zuständen gibt es nicht) ist ferner auch der sogenannte krankhafte (komplizierte) Rausch anzusehen. Ihn kennzeichnet neben anderem (Eigenheiten der Stimmung und leichten Orientierungsstörungen) das Auftreten von krankhaften Vorstellungen (Beziehungswahn), von spärlichen oder gehäuften Sinnestäuschungen (delirante Form des krankhaften Rausches) oder aber eine schwere Bewußtseinstrübung mit Verfolgungsideen, Angst und heftigen Entladungen (Schreien, Toben, blinden Angriffen auf die Umgebung, Krämpfen): die epileptoide Form des krankhaften Rausches.

1421. Bei krankhaften und sonstigen „bewußtlosen" Räuschen (Volltrunkenheit) werden bisweilen erhebliche Störungen der Reflexvorgänge (Fehlen der Kniesehnenzeichen, maximale Weite, Bewegungsträgheit oder Lichtstarre der Pupillen, auch unfreiwilliger Stuhl- und Harnabgang) als den Rausch mitunter 6—8 Stunden überdauernde Zeichen der schweren Hirnvergiftung bei meist völligem Erinnerungsmangel beobachtet.

1422. Widerstandsschwäche (Intoleranz) gegenüber dem Alkohol: Sinnlose Volltrunkenheit und krankhafte Räusche treten vielfach schon nach verhältnismäßig kleinen Alkoholgaben auf, wenn dauernde oder vorübergehende Widerstandsschwäche gegenüber diesem Gifte (Alkoholintoleranz) besteht. Sie findet sich angeboren insbesondere bei Fallsucht, Schwachsinn, bei den zu Geisteskrankheit Veranlagten, ferner erworben beim chronischen Alkoholismus, nach Verletzungen, besonders des Kopfes, nach Blitzschlag, Sonnenstich und bei sonstigen schwächenden Einwirkungen (Not, geistiger Überanstrengung, schwerer Erkrankung, Aufenthalt in den Tropen etc.).

a) Die Alkoholintoleranz ist bei ein und demselben Menschen großen Schwankungen unterworfen. Ort, Tageszeit, Stimmung, ungleiche Aufsaugegeschwindigkeit, augenblickliche körperliche Besonderheiten, Magendarmstörungen und vorausgegangene längere Enthaltsamkeit sind für diese Schwankungen ursächlich bedeutsam.

b) Von großem Einfluß sind auch vor, während oder nach dem Trunke auftretende stärkere Gemütsbewegungen — Verhaftung, Erscheinen eines Polizeibeamten (Blaukoller), scharfer Tadel durch militärische Vorgesetzte —, wodurch nicht selten auch bei bis dahin nicht auffällig betrunken erscheinenden Menschen plötzlich eine Volltrunkenheit oder eine sonstige schwere (krankhafte) Wirkung des genossenen Alkohols herbeigeführt werden.

c) Diese plötzlichen Steigerungen der Alkoholwirkung können mitunter rasch vorübergehen. Daher ist, wenn irgend möglich, eine sofortige Untersuchung von Personen, die sich in angetrunkenem Zustande strafbar gemacht haben, geboten, damit gegebenenfalls auch noch die eben genannten körperlichen Begleiterscheinungen des „bewußtlosen" Rausches festgestellt werden können.

d) Einfache Angetrunkenheit, wie die schweren Formen der Berauschung veranlagen (disponieren) infolge der mit ihnen gegebenen Steigerung des Selbstgefühls, der Ausschaltung vieler, selbst aller Hemmungen usw. zu den meisten Straftaten: zu Unfugshandlungen, Eigentumsvergehen aller Art, Sittlichkeitsverbrechen und Gewalttaten; beim Militär zu Vorstößen gegen die Unterordnung, Gehorsamsverweigerung, Versäumen des Dienstes, Urlaubsüberschreitung und Fahnenflucht, aber auch zu Mißhandlungen und unsittlichen Berührungen Untergebener.

e) Im bewußtlosen Rausche kommt es nicht selten zu den schwersten Bedrohungen, Körperverletzungen oder Totschlag. Namentlich der Schwachsinnige, der Epileptiker, der entartete Säufer, manche Psychopathen (die erregbaren, nervös geschwächten, epileptoiden Kranken — Tropenkoller —) werden nach Genuß kleinerer oder größerer Alkoholmengen ganz haltlos, oft sinnlos trunken und damit äußerst gefährlich.

1423. Für die Trunkenheit kommen der § 51 Str.G.B. sowie die §§ 49, 85, 151 M.Str.G.B. in Betracht.

M.Str.G.B. § 49 Abs. 2.: Bei strafbaren Handlungen gegen die Pflichten der militärischen Unterordnung, sowie bei allen in Ausübung des Dienstes begangenen strafbaren Handlungen bildet die selbstverschuldete Trunkenheit des Täters keinen Strafmilderungsgrund.

„Selbstverschuldete Trunkenheit." Es ist hier ein Grad der Trunkenheit vorausgesetzt, der die Zurechnungsfähigkeit noch nicht ausschließt. Sinnlose Berauschtheit entspricht auch hier der Bewußtlosigkeit im Sinne des § 51, hebt also die Verantwortlichkeit auf. Unter Umständen, d. h. wenn der Täter den eingetretenen Erfolg vorauszusehen vermochte, kann die strafbare Handlung oder Unterlassung die Kennzeichnung eines Fahrlässigkeitsvergehens darstellen.

M.Str.G.B. § 85. Mit Zuchthaus bis zu 5 Jahren wird bestraft, wer aus Feigheit . . . .
. . . . oder durch absichtlich veranlaßte Trunkenheit sich dem Gefechte oder vor dem Feinde einer sonstigen, mit Gefahr für seine Person verbundenen Dienstleistung zu entziehen sucht.

In minder schweren Fällen tritt Gefängnis von einem Jahre bis zu fünf Jahren und Versetzung in die zweite Klasse des Soldatenstandes ein.

M.Str.G.B. § 151. Wer im Dienste, oder nachdem er zum Dienst befehligt worden ist, sich durch Trunkenheit zur Ausführung seiner Dienstverrichtung untauglich macht, wird mit mittlerem oder strengem Arrest oder mit Gefängnis oder Festungshaft bis zu einem Jahre bestraft; zugleich kann auf Dienstentlassung erkannt werden.

Zustände krankhafter Störung der Geistestätigkeit.

1424. Zu den Zuständen krankhafter Störung der Geistestätigkeit im Sinne des § 51 Str.G.B. rechnen:

α) Die Geisteskrankheiten (Psychosen) im engeren Sinne — gekennzeichnet durch Verlauf und Erscheinungsform —, wie auch die rasch ablaufenden, durch Gifte oder Infektionen bewirkten Störungen der Hirntätigkeit (Fieber-, Infektionsdelirien etc.);

β) die angeborenen und erworbenen geistigen Schwächezustände höheren Grades.

1425. Leicht Schwachsinnige fallen gemeinhin nicht mehr unter den § 51 Str.G.B. Ebensowenig die vielen anderen, das Grenzgebiet zwischen geistiger Gesundheit und Krankheit bevölkernden nervös und geistig Minderwertigen: die seelisch Kränklichen aller Art (psychopathischen Konstitutionen), die Unfallnervenkranken (Unfallneurotiker), die chronisch

Vergifteten leichterer Grade (Alkoholisten, Morphinisten und Kokainisten); desgleichen die Nervösen, Hysterischen, Fallsüchtigen mit nur mäßigen, dauernden geistigen Abwegigkeiten. — Da das Gesetz eine verminderte Zurechnungsfähigkeit nicht kennt, kann der Richter bisher nur durch die Strafabmessung dem geringeren Verschulden der Minderwertigen etwas gerecht werden. Der Sachverständige hat im Gutachten — nicht im Endurteil (siehe Ziff. 1459) — die bestehenden Abweichungen vom seelisch regelrechten Verhalten und ihren Einfluß auf das strafbare Handeln genau darzulegen.

Unter Umständen können auch Minderwertige unter den Strafausschließungsgrund des § 51 Str.G.B. fallen, und zwar dann, wenn sich häufende oder besonders starke Schädlichkeiten [Alkohol, Kopfschläge, Infektionskrankheiten, Hitzeeinwirkungen, lebhafteste Gemütsbewegungen (Affekte)], oder wenn der körperlich-seelisch erschöpfende Einfluß der Kriegserlebnisse im allgemeinen oder besondere Vorfälle (Verschüttung, Granatsprengwirkungen, Kampfgaseinatmung) zur Tatzeit eine plötzliche (akute) Verschlimmerung des gewöhnlichen Zustandes oder andere Ausnahmezustände (Benommenheit, völligen Verlust der Besonnenheit, Sinnesverwirrung, krankhafte Erregungssteigerungen usw.) herbeigeführt hatten — zeitweilige (temporäre) Unzurechnungsfähigkeit —.

Besonderes.

1426. Für eine bestimmte Geistesstörung spezifische (nur ihr eigene) Verbrechen gibt es nicht. In den meisten Krankheitszuständen sind die Vorbedingungen für alle möglichen Verstöße gegen Sitte und Gesetz gegeben, und etwaige Besonderheiten lassen sich bei Kenntnis der einzelnen Krankheitsbilder ohne weiteres aus den vorherrschenden Erscheinungen (Bewußtseinsstörungen, krankhaften Vorstellungen (Ideen), Urteils-, Gedächtnisschwäche, Gemütsstumpfheit, Reizbarkeit usw.) ableiten. Daher genügt ein kurzer Hinweis auf die bei den verschiedenen Leiden vornehmlich vorkommenden bzw. besonders beachtenswerten Straftaten.

1427. Geistige Entwicklungshemmungen: bei angeborenem Blödsinn (Idiotie usw.): besteht Unzurechnungsfähigkeit, ebenso bei angeborenem Schwachsinn höheren und mittleren Grades (Imbezillität). — Es kommen namentlich Eigentumsvergehen vor, ferner Gewalttätigkeiten (Körperverletzung, Sachbeschädigung), geschlechtliche Verstöße und Vergehen, — sexuelle Delikte —, Brandstiftung, Disziplinwidrigkeiten, Urlaubsüberschreitung und Fahnenflucht.

Für Handlungen im Zornaffekt ist gegebenenfalls auch der (krankhaft reizbare) leicht Schwachsinnige (Debile), der sonst (siehe Ziff. 1425) nur milder beurteilt wird, nicht verantwortlich zu machen.

1428. Verblödungsprozesse (endogene Verblödungen: Dementia praecox, paranoide Verblödungen): Es werden hierbei alle möglichen Vergehen im Heeresdienste insbesondere Verstöße gegen die Unterordnung beobachtet.

Nur bei den nach leichtesten Anfällen dieser Krankheiten zurück- und oft zeitlebens auf derselben Stufe bleibenden geringgradigen Schwäche- zuständen kommt allenfalls mildere Beurteilung in Frage; sonst stets § 51 Str.G.B.

1429. Manisch-depressives Irresein: Im Krankheitsanfall kommt der § 51 in Betracht, während in den anfallsfreien Zwischen- zeiten Zurechnungsfähigkeit besteht. Sind aber krankhafte Dauer- erscheinungen (Intervallsymptome, depressiver, manischer usw. Grundzustand) auch außerhalb der eigentlichen Anfälle deutlich, so ist mildere Beurteilung am Platze.

In der manischen Erregung kommt es vorzugsweise zu Eigentums- und Affektverbrechen, in der Depression (wie auch während der Verstimmungs- zustände bei anderen Seelenstörungen) zu Unterlassungsvergehen, oft zum Selbstmord, auch zum mittelbaren — indirekten — (durch Anzünden der eige- nen Wohnung, oder des Hauses!). Auch Selbstmord nach Tötung der nächsten Angehörigen (Kinder, Ehegatten — Familienmord) ist nicht selten.

1430. Epileptisches Irresein: Es muß zwischen Dauer- zustand und Ausnahmezuständen unterschieden werden. In letz- teren (den Dämmerzuständen, in den Krampfanfällen oft vorher- gehenden bzw. nachfolgenden Benommenheits-, Verwirrtheits- oder Angstzuständen, in den ausgesprochenen Verstimmungszuständen und bei der epileptischen Dipsomanie) besteht Unzurechnungs- fähigkeit.

Der Dauerzustand muß je nach dem Fehlen oder Vorhandensein epilepti- scher Charakterentartung bzw. Verblödung beurteilt werden. Im gewöhnlichen Zustande kommt es zu allen möglichen Vergehen, in den Dämmerzuständen besonders zu Gewaltakten usw. (siehe Ziff. 1417).

1431. Hysterie: Wie bei Fallsucht ist die Dauerzustands- beurteilung abhängig von Art und Umfang der für gewöhnlich zu- tage tretenden (habituellen) Abwegigkeiten. Strafrechtlich bedeut- sam wird sie insbesondere durch Verleumdungen (anonyme Brief- schreiberei), Beleidigungen, falsche Anschuldigungen (angeblich erlittene geschlechtliche Attentate) und Diebstahl. Für Ausnahme- (Dämmer-)Zustand trifft § 51 zu.

1432. Die psychogenen (seelisch ausgelösten, bedingten) Krankheitszustände (bei Gefangenen usw., das induzierte — durch geistige Ansteckung herbeigeführte — Irresein und der Querulantenwahn in ausgebildeten Formen) gehen mit Un- zurechnungsfähigkeit einher, ebenso die Verrücktheit (Paranoia).

Bei den Querulanten kommen vornehmlich Beleidigungen, aber auch wie bei manchen Verrückten, gerne Tätlichkeiten, Angriffe auf die Prozeßgegner und die vermeintlichen Verfolger in Frage.

1433. Organisch bedingte Seelenstörungen: Zweifellos festgestellte progressive Paralyse (Dementia paralytica pro- gressiva; fortschreitende Gehirnlähmung) hat auf jeder Ent- wicklungsstufe § 51 auf ihrer Seite.

1434. Ausgebildete, durch Syphilis, krankhafte Schlagader- veränderungen und sonstige herdförmige Hirnveränderungen bedingte Geistesstörungen haben Unzurechnungsfähigkeit zur

Folge, ebenso **Altersblödsinn** (Dementia senilis) und vorzeitige **Alterserkrankungen** (präseniles Irresein).

Bei progressiver Paralyse und Altersblödsinn kommt es neben Fahrlässigkeits- und Eigentums-Vergehen besonders auch zu sexuellen Rechtsverletzungen (Unzucht mit Kindern usw. siehe Ziff. 1445).

1435. Irresein bei ansteckenden Krankheiten und akuten Vergiftungen (mit Ausnahme des einfachen Alkoholrausches, siehe Ziff. 1418): fällt unter § 51.

1436. Chronische Vergiftungszustände sind verschieden zu beurteilen je nach dem Grade der durch die ständige Giftzufuhr (Alkohol, Morphium, Kokain usw.) herbeigeführten dauernden seelischen Veränderungen und je nach Art und nach den besonderen Umständen des Vergehens.

Beispielsweise kann ein stark Morphiumsüchtiger, obwohl sonst (gemindert) zurechnungsfähig, für eine im Morphiumhunger zum Zwecke der Beschaffung des Mittels begangene Rezeptfälschung unzurechnungsfähig erachtet werden. Einem stark Trunksüchtigen, der bei einem Gelage nicht rechtzeitig mit Trinken aufhört, sich durch Berauschung zu seinem Dienst (als Soldat usw.) unfähig macht, kann gegebenenfalls der Rausch nicht als selbstverschuldet angerechnet werden.

1437. Alcoholismus chronicus. Die auf dem Boden der chronischen Alkoholvergiftung entstandenen schweren Störungen (Delirium tremens — Säuferwahnsinn —, die Korsakowsche Psychose, der halluzinatorische Wahnsinn der Trinker, die alkoholische Pseudo-Paralyse, die alkohol-epileptischen Dämmerzustände usw.) bedingen Unzurechnungsfähigkeit.

1438. Desgleichen ist § 51 anwendbar in den vorgeschrittenen Erscheinungsformen des chronischen Alkoholismus (bei alkoholischem Schwachsinn), d. i. wenn **erhebliche** Urteils-, Gedächtnis- und Willensschwäche und Gemütsstumpfheit nachweisbar, bisweilen sogar schon ausgeprägt sind, ehe gröbere körperliche Folgeerscheinungen der Trunksucht festgestellt werden können.

1439. Auch ausgesprochener **Eifersuchtswahn** der Trunksüchtigen rechtfertigt Annahme von Unzurechnungsfähigkeit. Er führt häufig zu Mordversuchen oder zum Morde der Ehefrau; die alkoholischen morgendlichen Verstimmungen entarteter Trinker bedingen oft auch Gewalttaten gegen die eigene Person.

Die nicht selten verhältnismäßig früh eintretende Alkoholintoleranz (Ziff. 1422) hat mitunter unvermutet krankhafte Reaktion des Trinkers auf sonst unschädliche Mengen des Giftes (komplizierte Räusche, rasch auftretende sinnlose Trunkenheit) zur Folge. In der Berauschtheit, aber auch sonst (infolge der erheblichen Reizbarkeit und Haltlosigkeit) kommt es oft zu Gewalttaten, Körperverletzungen, Bedrohung, Widerstand, beim Militär zu Achtungsverletzungen und Gehorsamsverweigerung, infolge der moralischen Entartung zu Eigentumsvergehen, Belügen der Vorgesetzten, Nörgeln, Hetzen u. a. m.

1440. Selbständige — originäre — **Krankheitszustände** (Nervosität, Zwangsneurose, impulsives Irresein, geschlechtliche Verirrungen) und **psychopathische** (seelisch-kränkliche) **Persönlichkeiten** der verschiedenen Art stellen Grenzzustände dar.

a) Für sie alle gilt das anderwärts Gesagte: Im allgemeinen besteht geminderte Zurechnungsfähigkeit und § 51 ist nur anwendbar, wenn der vorhandenen seelisch-nervösen Abwegigkeiten so viele sind, daß „eine normale Bestimmbarkeit durch normale Motive" nicht mehr gut anzunehmen ist, oder wenn zur Tatzeit besondere Schädlichkeiten, (namentlich starke Gemütsbewegungen, erheblicher Alkoholgenuß kommen in Frage), verwirrend oder erregend eingewirkt haben, die zum Verluste der Besonnenheit führten. Gegebenenfalls darf sich der ärztliche Gutachter nicht abhalten lassen, seine „erheblichen Zweifel" an der Zurechnungsfähigkeit auszusprechen.

b) Ausgeschlossen ist diese natürlich auch, wo die strafbare Handlung nachweislich eine Folge echter, von lebhafter Aufregung und von Angstgefühlen begleiteter Zwangsantriebe war, vielleicht gar noch andere Merkmale der geistigen Entartung, auf beginnende chronische Seelenstörung verdächtige Erscheinungen, Verstandesschwäche neben den typischen Zwangsvorgängen nachweisbar sind oder zur Tatzeit erschöpfende Einflüsse mitgewirkt haben.

c) Bei diesen Minderwertigen kommen alle möglichen Straftaten vor, wofür zumeist eine der mehr minder dauernd vorhandenen Abwegigkeiten (die krankhafte Erregbarkeit, die Haltlosigkeit, Unstätigkeit, die wechselnden oder regelwidrigen oder ungewöhnlich starken inneren Antriebe usw.) oder aber eine nur zeitweise besonders ausgeprägte Widerstandslosigkeit gegen Alkohol, körperliche Beschwerden oder seelische Reizungen, oder gelegentliche plötzliche Verstimmungen (krankhaftes Heimweh) ursächlich bestimmend sind.

d) Die Straffälligkeit der „krankhaften Persönlichkeiten" ist daher besonders groß, wenn ungewöhnliche Ansprüche gestellt und strenge Zucht und Ordnung von ihnen verlangt werden. Im Heere sind deshalb Ungehorsam, Achtungsverletzung, Beleidigung von Vorgesetzten, Aufhetzen der Kameraden, Urlaubsüberschreitung, unerlaubte Entfernung u. dgl. häufig.

1441. Strafunmündigkeit und bedingte (relative) Strafunmündigkeit.

§ 55 Str.G.B. Wer bei Begehung der Handlung das 12. Lebensjahr nicht vollendet hat, kann deswegen strafrechtlich nicht verfolgt werden.

Dagegen können aber nach Maßgabe der landesgesetzlichen Vorschriften die zur Besserung und Beaufsichtigung geeigneten Maßregeln getroffen werden. Die Unterbringung in eine Familie, Erziehungs- oder Besserungsanstalt kann nur erfolgen, nachdem durch Beschluß des Vormundschaftsgerichts die Begehung der Handlung festgestellt und die Unterbringung für zulässig erklärt ist.

§ 56 Str.G.B. Ein Angeschuldigter, welcher zu einer Zeit, als er das 12., aber nicht das 18. Lebensjahr vollendet hatte, eine strafbare Handlung begangen hat, ist freizusprechen, wenn er bei deren Begehung die zur Erkenntnis ihrer Strafbarkeit erforderliche Einsicht nicht besaß.

In dem Urteil ist zu bestimmen, ob der Angeschuldigte seiner Familie überwiesen oder in eine Erziehungs- oder Besserungsanstalt gebracht werden soll. In der Anstalt ist er so lange zu behalten, als die der Anstalt vorgesetzte Verwaltungsbehörde solches für erforderlich erachtet, jedoch nicht über das vollendete 20. Lebensjahr hinaus.

§ 57 Str.G.B. Wenn ein Angeschuldigter, welcher zur Zeit, als er das 12., aber nicht das 18. Lebensjahr vollendet hatte, eine strafbare Handlung begangen hat, bei deren Begehung die zur Erkenntnis ihrer Strafbarkeit erforderliche Einsicht besaß, so kommen gegen ihn folgende Bestimmungen zur Anwendung:

1. ist die Handlung mit dem Tode oder mit lebenslänglichem Zuchthaus bedroht, so ist auf Gefängnis von drei bis zu 15 Jahren zu erkennen;
2. ist die Handlung mit lebenslänglicher Festungshaft bedroht, so ist auf Festungshaft von drei bis zu 15 Jahren zu erkennen;
3. ist die Handlung mit Zuchthaus oder mit einer anderen Strafart bedroht, so ist die Strafe zwischen dem gesetzlichen Mindestbetrage der angedrohten Strafart und der Hälfte des Höchstbetrages der angedrohten Strafe zu bestimmen.

4. Ist die so bestimmte Strafe Zuchthaus, so tritt Gefängnisstrafe von gleicher Dauer an ihre Stelle;
5. ist die Handlung ein Vergehen oder eine Übertretung, so kann in besonders leichten Fällen auf Verweis erkannt werden;
6. auf Verlust der bürgerlichen Ehrenrechte überhaupt oder einzelner bürgerlichen Ehrenrechte, sowie auf Zulässigkeit von Polizeiaufsicht ist nicht zu erkennen.

Die Freiheitsstrafe ist in besonderen, zur Verbüßung von Strafen jugendlicher Personen bestimmten Anstalten oder Räumen zu vollziehen.

1442. Voraussetzung der Bestrafung ist eine zum Erkennen der Strafbarkeit des Tuns genügende Verstandesentwicklung, also nur die verstandesmäßige (intellektuelle), nicht aber auch die sittliche Reife des Jugendlichen.

Nicht selten stellt sich erstere (die tiefere Erkenntnis) bei geistesgesunden Jugendlichen — wie bei Schwachsinnigen leichtesten Grades —, denen sie zuvor fehlte, alsbald nach der Tat ein und zwar als Ergebnis des durch Vorwürfe, Verhaftung und Fragen des Untersuchungsrichters usw., durch die gemütliche Erregung ausgelösten und geförderten Nachdenkens. An diese Möglichkeit einer nachträglichen Reifung ist bei der Beurteilung jugendlicher Verbrecher daher stets zu denken.

Beachtenswert ist § 50 Mil.Str.G.B. Bei Bestrafung militärischer Verbrechen oder Vergehen ist die Erkennung der angedrohten Strafe unabhängig von dem Alter des Täters.

§ 59 Str.G.B. Ein Taubstummer, welcher die zur Erkenntnis der Strafbarkeit einer von ihm begangenen Handlung erforderliche Einsicht nicht besaß, ist freizusprechen.

Nicht unterrichtete Taubstumme sind wie gänzlich Schwachsinnige als unzurechnungsfähig, Unterrichtete je nach Ausbildung zu beurteilen; gewöhnlich trifft milde Beurteilung das Richtige, zumal Taubstummheit meist mit anderen Störungen des Nervengebietes (Gehirns) einhergeht, oder auf solchen mitberuht.

Geschlechtliche Vergehen an und von Geisteskranken begangen.

1443. Für geschlechtliche Vergehen, an und von Geisteskranken begangen, kommen folgende §§ des Str.G.B. in Betracht:

§ 174, 3. Str.G.B. Mit Zuchthaus bis zu fünf Jahren werden bestraft Beamte, Ärzte oder andere Medizinalpersonen, welche in Gefängnissen oder in öffentlichen, zur Pflege von Kranken, Armen oder anderen Hilflosen bestimmten Anstalten beschäftigt oder angestellt sind, wenn sie mit den in das Gefängnis oder in die Anstalt aufgenommenen Personen unzüchtige Handlungen vornehmen.

Sind mildernde Umstände vorhanden, so tritt Gefängnisstrafe nicht unter 6 Monaten ein.

§ 176, 2. Str.G.B. Mit Zuchthaus bis zu 10 Jahren wird bestraft, wer eine in einem willenlosen oder bewußtlosen Zustande befindliche oder geisteskranke Frauensperson zum außerehelichen Beischlaf mißbraucht.

Sind mildernde Umstände vorhanden, so tritt Gefängnisstrafe nicht unter 6 Monaten ein.

§ 177. Str.G.B. Mit Zuchthaus wird bestraft, wer durch Gewalt oder durch Drohung mit gegenwärtiger Gefahr für Leib oder Leben eine Frauensperson zur Duldung des außerehelichen Beischlafs nötigt, oder wer eine Frauensperson zum außerehelichen Beischlafe mißbraucht, nachdem er sie zu diesem Zwecke in einen willenlosen oder bewußtlosen Zustand versetzt hat.

1444—1446 IX. Unters. auf Geisteskrankh. f. Gerichtszwecke. 417

Sind mildernde Umstände vorhanden, so tritt Gefängnisstrafe nicht unter einem Jahre ein.

§ 178 Str.G.B. Ist durch eine der in den §§ 176 und 177 bezeichneten Handlungen der Tod der verletzten Person verursacht worden, so tritt Zuchthausstrafe nicht unter 10 Jahren oder lebenslängliche Zuchthausstrafe ein.

1444. Geisteskrankheit im Sinne des § 176, Abs. 2 umfaßt auch die Blödsinnszustände. Für die Strafbarkeit unwesentlich ist die größere oder geringere Besonnenheit und das (scheinbare) Einverständnis der Gemißbrauchten, da Geisteskranke und Geistesschwache ihre Einwilligung nicht unbeeinflußt von krankhaften Beweggründen zu geben vermögen.

a) Der Sachverständige kann sich gegebenenfalls darüber äußern, ob der Täter die Geisteskrankheit erkennen konnte oder mußte. Zu beachten ist, daß von Laien, insbesondere bei nur flüchtigen Beziehungen seelisch Krankhaftes leicht übersehen wird.

b) „Willenlosigkeit" und „Bewußtlosigkeit" sind ungefähr gleichbedeutend mit körperlich-nervöser und geistiger Unfähigkeit zur Widerstandsleistung (bei Lähmungen, gänzlicher Erschöpfung, Ohnmacht, epileptischen usw., Bewußtlosigkeitszuständen, in Hypnose, künstlicher allgemeiner Betäubung, Narkose, bei schwerer Trunkenheit).

Große Vorsicht ist bei Annahme derart bedingter Widerstandsunfähigkeit geboten, da absichtlich herbeigeführte Trunkenheit der Gemißbrauchten bewußt falsche Bezichtigungen zum Zwecke der Selbstentschuldigung seitens einer Geschwängerten und halb unbewußte falsche Beschuldigung aus krankhaften Beweggründen, durch Hysterische usw. häufig vorkommen.

Sittlichkeitsverbrechen.

1445. Über Sittlichkeitsverbrechen handeln:

§ 175. Die widernatürliche Unzucht, welche zwischen Personen männlichen Geschlechts (Päderastie) oder von Menschen mit Tieren (Sodomie) begangen wird, ist mit Gefängnis zu bestrafen; auch kann auf Verlust der bürgerlichen Ehrenrechte erkannt werden.

§ 176. Abs. 3. Mit Zuchthaus bis zu 10 Jahren wird bestraft, wer mit Personen unter 14 Jahren unzüchtige Handlungen vornimmt oder dieselben zur Verübung oder Duldung unzüchtiger Handlungen verleitet.

Sind mildernde Umstände vorhanden, so tritt Gefängnisstrafe nicht unter 6 Monaten ein.

§ 183. Wer durch eine unzüchtige Handlung öffentlich ein Ärgernis gibt, wird mit Gefängnis bis zu 2 Jahren oder mit Geldstrafe bis zu 500 Mark bestraft.

Neben der Gefängnisstrafe kann auf Verlust der bürgerlichen Ehrenrechte erkannt werden.

1446. Erfahrungsgemäß ist ein sehr großer Teil der Sittlichkeitsverbrecher nervös-seelisch mehr oder minder kränklich (defekt). Ein gewisser Prozentsatz ist zweifellos geisteskrank.

a) Fast durchweg gilt dies von greisen Sittlichkeitsverbrechern, bei denen ebenso wie bei Kranken mit progressiver Paralyse (fortschreitender Gehirnerweichung) und bei angeborenem Schwachsinn oft Unzuchtshandlungen mit Kindern, bisweilen auch Erregung öffentlichen Ärgernisses durch Entblößen der Geschlechtsteile (Exhibitionismus) usw. vorkommen.

b) Dieser wird auch mitunter durch epileptische Dämmerzustände verschuldet und am häufigsten bei Psychopathen und Entarteten (Degenerierten) beobachtet, bei welchen sich auch die sonstigen Abweichungen des geschlechtlichen Fühlens und Trieblebens (Fetischismus, Masochismus, sadistische und homosexuelle Neigungen usf.) vornehmlich finden.

c) Nachgewiesene abnorme Triebrichtung ist als eine krankhafte Erscheinung zu bewerten, erweist aber für sich allein nur die angeborene oder erworbene Minderwertigkeit, nicht aber eine die Voraussetzungen des § 51 erfüllende krankhafte Störung der Geistestätigkeit.

d) Dies gilt auch vom ausgebildeten Gleichgeschlechtstrieb (Homosexualität). Ist er ein Zeichen schwerer, durch zahlreiche andere Erscheinungen zu erweisender allgemeiner Entartung oder sonstiger ernster Seelen- oder Hirnerkrankung, so besteht Unzurechnungsfähigkeit. Andernfalls ist auch bei sogenannten angeborenen gleichgeschlechtlichen Neigungen nur mildere Beurteilung angezeigt.

1447. Verfall in Siechtum und Geisteskrankheit.
§ 224 Str.G.B. Hat die Körperverletzung zur Folge, daß der Verletzte in Siechtum (Lähmung) oder Geisteskrankheit verfällt, so ist auf Zuchthaus bis zu fünf Jahren oder Gefängnis nicht unter einem Jahre zu erkennen.

1448. Siechtum ist chronische (nicht notwendig unheilbare) Kränklichkeit, die zu jeder Tätigkeit unfähig, hilflos und pflegebedürftig macht. Auch geistiges Siechtum (schwere Hysterie, Fallsucht) kommt in Frage

1449. Geisteskrankheit (und Siechtum) sind als Folge der Körperverletzung nur anzusehen, wenn diese nicht nur die zufällig auslösende nebensächliche Ursache des in Wahrheit auf anderen Bedingungen (Erblichkeit, Syphilis, Alkohol, Alter usw.) beruhenden Leidens darstellt. Geisteskrankheit ist in Anbetracht ihrer ja meist sehr verwickelten Ursachen, also kaum je als ganz unzweifelhafte Folge der Verletzung mit Sicherheit anzusprechen (abgesehen vielleicht von Fallsucht nach Schädel-Hirn-Beschädigung, (traumatische Epilepsie), von Schwachsinn — Demenz — nach schweren Hirnverletzungen.

1450. Auf Fahrlässigkeit von seiten des Arztes beziehen sich folgende §§ des Str.G.B.:

§ 222. Wer durch Fahrlässigkeit den Tod eines Menschen verursacht, wird mit Gefängnis bis zu drei Jahren bestraft.

Wenn der Täter zu der Aufmerksamkeit, welche er aus dem Auge setzte, vermöge seines Amtes, Berufes oder Gewerbes verpflichtet war, so kann die Strafe bis auf fünf Jahre Gefängnis erhöht werden.

§ 230. Wer durch Fahrlässigkeit die Körperverletzung eines anderen verursacht, wird mit Geldstrafe bis zu 900 Mark oder Gefängnis bis zu zwei Jahren bestraft.

War der Täter zu der Aufmerksamkeit, welche er aus den Augen setzte, vermöge seines Amtes, Berufes oder Gewerbes besonders verpflichtet, so kann die Strafe auf drei Jahre Gefängnis erhöht werden.

Fahrlässigkeit bei der Behandlung, Verwahrung bzw. Anstaltsentlassung kommt von für sich selbst oder andere gefährlichen Geisteskranken in Betracht.

Auch für eine durch das Unterlassen üblicher Sicherungsmaßnahmen ermöglichte Entweichung von zur Beobachtung anvertrauten Untersuchungsgefangenen können der Arzt bzw. die übrigen Anstaltsangestellten zur Verantwortung gezogen werden.

1451. Unbefugte Bekanntgabe der geistigen Erkrankung bzw. der Verbringung in eine Irrenanstalt fällt unter § 300.

§ 300. Rechtsanwälte, Advokaten, Notare, Verteidiger in Strafsachen,

Ärzte, Wundärzte, Hebammen, Apotheker, sowie die Gehilfen dieser Personen werden, wenn sie unbefugt Privatgeheimnisse offenbaren, die ihnen kraft ihres Amtes, Standes oder Gewerbes anvertraut sind, mit Geldstrafe bis zu 1500 Mark oder mit Gefängnis bis zu drei Monaten bestraft.
Die Verfolgung tritt nur auf Antrag ein.

Strafprozeßordnung.

1452. Der geistig Unreife und Kranke als Zeuge, Angeklagter und Verurteilter.

§ 56. Unbeeidigt sind zu vernehmen:

„1. Personen, welche zur Zeit der Vernehmung das 16. Lebensjahr noch nicht vollendet oder wegen mangelnder Verstandesreife oder wegen Verstandesschwäche von dem Wesen und der Bedeutung des Eides keine genügende Vorstellung haben."

„2......

Voraussetzung der Eidesfähigkeit ist also ein gewisser Grad von Verstandesentwicklung. Die Ausdrücke mangelnde Verstandesreife und Verstandesschwäche umfassen nur die Zustände angeborener und erworbener Geistesschwäche (nicht Geisteskrankheit, Trunkenheit), insofern diese Schwäche eine „genügende Vorstellung vom Wesen und der Bedeutung des Eides" (also nicht nur von der Strafbarkeit des Meineides, sondern auch von dessen etwaigen Folgen für den Angeklagten und für die Sicherheit der Rechtspflege) ausschließt.

§ 293 Str.Pr.O. Die Hauptfrage beginnt mit den Worten: „Ist der Angeklagte schuldig?" Sie muß die dem Angeklagten zur Last gelegte Tat nach ihren gesetzlichen Merkmalen und unter Hervorhebung der zu ihrer Unterscheidung erforderlichen Umstände bezeichnen.

§ 298 Str.P.O. Hatte ein Angeklagter zur Zeit der Tat noch nicht das 18. Lebensjahr vollendet, so muß die Nebenfrage gestellt werden, ob er bei Begehung der Tat die zur Erkenntnis ihrer Strafbarkeit erforderliche Einsicht besessen habe.

Dasselbe gilt, wenn ein Angeklagter taubstumm ist.

§ 203. Vorläufige Einstellung des Verfahrens kann beschlossen werden, wenn dem weiteren Verfahren Abwesenheit des Angeschuldigten oder der Umstand entgegensteht, daß derselbe nach der Tat in Geisteskrankheit verfallen ist.

1453. Bei geistiger Erkrankung nach der Tat ist besonders sorgfältig zu prüfen, ob etwa das Verbrechen mit der Geistesstörung im Zusammenhange steht; ob es sich bei der Erkrankung um das Offenbarwerden einer sicher oder wahrscheinlich bereits zur Tatzeit vorhanden gewesenen Geistesstörung oder nur um die Wirkung der Verhaftung, des aufregenden Gerichtsverfahrens auf das von jeher schwankende seelische Gleichgewicht eines Minderwertigen (Haftpsychose, psychopathische Reaktion usw.) handelt.

1454. Auch gegen Geisteskranke kann verhandelt werden. Sofern von der Verhandlung nicht eine gesundheitliche Schädigung des Angeklagten (bei Depressionszuständen!) zu erwarten ist, spreche sich der Sachverständige für die Verhandlungsfähigkeit aus. Die Freisprechung auf Grund des § 51 Str.G.B. oder eine sonstige Erledigung des Verfahrens sind einem auf unbestimmte Zeit verlängerten, möglicherweise (bei Unheilbarkeit der Geistesstörung) nie zum Abschluß kommenden Verfahren vorzuziehen.

1455. Strafvollstreckungsfähig sind Geisteskranke nicht:

§ 485, Absatz 2. An schwangeren oder geisteskranken Personen darf ein Todesurteil nicht vollstreckt werden.

§ 487. Die Vollstreckung einer Freiheitsstrafe ist aufzuschieben, wenn der Verurteilte in Geisteskrankheit verfällt.

Dasselbe gilt bei anderen Krankheiten, wenn von der Vollstreckung eine nahe Lebensgefahr für den Verurteilten zu besorgen ist.

1456. Strafaufschub kann unter Umständen auch, sofern ersichtliche Gefahr einer geistigen (Wieder-) Erkrankung bei dem Verurteilten vorliegt, zugebilligt werden gemäß:

§ 488 Str.P.O. Auf Antrag des Verurteilten kann die Vollstreckung aufgeschoben werden, sofern durch die sofortige Vollstreckung dem Verurteilten oder seiner Familie erhebliche, außerhalb des Strafzweckes liegende Nachteile erwachsen.

Der Strafaufschub darf den Zeitraum von vier Monaten nicht übersteigen.

Die Bewilligung desselben kann an eine Sicherheitsleistung oder andere Bedingungen geknüpft werden.

1457. Bei schwerer geistiger Erkrankung in der Strafhaft wird, sofern nicht landesgesetzliche Bestimmungen entgegenstehen, — in Preußen wird durch eine Strafvollstreckungsunfähigkeit bedingende Geisteskrankheit die Strafe unterbrochen — § 493 Anwendung finden:

§ 493 Str.P.O. Ist der Verurteilte nach Beginn der Strafvollstreckung wegen Krankheit in eine von der Strafanstalt getrennte Krankenanstalt gebracht worden, so ist die Dauer des Aufenthaltes in der Krankenanstalt in die Strafzeit einzurechnen, wenn nicht der Verurteilte mit der Absicht, die Strafvollstreckung zu unterbrechen, die Krankheit herbeigeführt hat.

Die Staatsanwaltschaft hat im letzteren Falle eine Entscheidung des Gerichts herbeizuführen.

§ 460 M.Str.G.O. Ist der Verurteilte nach Beginn der Strafvollstreckung, ohne daß eine Unterbrechung derselben angeordnet wird, wegen Krankheit in eine von der Strafanstalt getrennte Krankenanstalt gebracht worden, so ist die Dauer des Aufenthaltes in der Krankenanstalt in die Strafzeit einzurechnen, sofern er nicht mit der Absicht, die Strafvollstreckung zu unterbrechen, die Krankheit herbeigeführt oder verlängert hat.

Die Sachverständigen.

§ 72 St.P.O. Auf Sachverständige finden die Vorschriften des sechsten Abschnitts über Zeugen entsprechende Anwendung, insoweit nicht in den nachfolgenden Paragraphen abweichende Bestimmungen getroffen sind.

Die Gebührenansprüche der nicht zu den aktiven Militärpersonen gehörenden Sachverständigen regeln sich nach der allgemeinen Gebührenordnung für Sachverständige. Im übrigen findet der § 205 Anwendung.

§ 205 M.Str.G.O. Die Gebührenansprüche der auf Bestellung oder Ladung erschienenen Zeugen, welche nicht zu den aktiven Militärpersonen gehören, regeln sich nach der allgemeinen Gebührenordnung für Zeugen. Gegen die Festsetzung der Gebühren findet die Rechtsbeschwerde an das obere Gericht statt.

1458. § 73 Str.P.O. Die Auswahl der zuzuziehenden Sachverständigen und die Bestimmung ihrer Anzahl erfolgt durch den Richter.

Sind für gewisse Arten von Gutachten Sachverständige öffentlich bestellt, so sollen andere Personen nur dann gewählt werden, wenn besondere Umstände es erfordern.

§ 75 Str.P.O. Der zum Sachverständigen Ernannte hat der Ernennung Folge zu leisten, wenn er zur Erstattung von Gutachten der erforderten Art öffentlich bestellt ist, oder wenn er die Wissenschaft, die Kunst oder das Gewerbe, deren Kenntnis Voraussetzung der Begutachtung ist, öffentlich zum Erwerbe ausübt, oder wenn er zur Ausübung derselben öffentlich bestellt oder ermächtigt ist.

§ 76 Str.P.O. Dieselben Gründe, welche einen Zeugen berechtigen, das Zeugnis zu verweigern, berechtigen einen Sachverständigen zur Verweigerung des Gutachtens.

§ 52. Abs. 3 Str.P.O. Zur Verweigerung des Zeugnisses sind berechtigt Ärzte in Ansehung desjenigen, was ihnen bei Ausübung ihres Berufes anvertraut ist.

Die bezeichneten Personen dürfen das Zeugnis nicht verweigern, wenn sie von der Verpflichtung zur Verschwiegenheit entbunden sind.

§ 80. Str.P.O. Dem Sachverständigen kann auf sein Verlangen zur Vorbereitung des Gutachtens durch Vernehmung von Zeugen oder des Beschuldigten weitere Aufklärung verschafft werden.

Zu demselben Zwecke kann ihm gestattet werden, die Akten einzusehen, der Vernehmung von Zeugen oder des Beschuldigten beizuwohnen und an dieselben unmittelbar Fragen zu stellen.

Die Vorschrift des § 192 findet auf Sachverständige keine Anwendung.

Es kann angeordnet werden, daß der Sachverständige sein Gutachten schriftlich erstatte.

§ 81 Str.P.O. Zur Vorbereitung eines Gutachtens über den Geisteszustand eines Angeklagten kann das Gericht auf Antrag eines Sachverständigen nach Anhörung des Verteidigers anordnen, daß der Angeschuldigte in eine öffentliche Irrenanstalt gebracht und dort beobachtet wird.

Dem Angeschuldigten, welcher einen Verteidiger nicht hat, ist ein solcher zu stellen.

Gegen den Beschluß findet sofortige Beschwerde statt. Dieselbe hat aufschiebende Wirkung.

Die Verwahrung in der Anstalt darf die Dauer von 6 Wochen nicht übersteigen.

§ 82 Str.P.O. Im Vorverfahren hängt es von der Anordnung des Richters ab, ob die Sachverständigen ihr Gutachten schriftlich oder mündlich zu erstatten haben.

§ 83 Str.P.O. Der Richter kann eine neue Begutachtung durch dieselben oder durch andere Sachverständige anordnen, wenn er das Gutachten für ungenügend erachtet.

Der Richter kann die Begutachtung durch einen anderen Sachverständigen anordnen, wenn ein Sachverständiger nach Erstattung des Gutachtens mit Erfolg abgelehnt ist.

In wichtigen Fällen kann das Gutachten einer Fachbehörde eingeholt werden.

§ 74 Str.P.O. Ein Sachverständiger kann aus denselben Gründen, welche zur Ablehnung eines Richters berechtigen (es sind dies nach §§ 22, 24: Verletztsein durch die strafbare Handlung, Verwandtschaft, Vormundschaft, Ehe mit dem Verletzten oder Beschuldigten, Tätigkeit als Anwalt, Verteidiger, Beamter der Staatsanwaltschaft oder Polizei, Besorgnis der Befangenheit) abgelehnt werden. Ein Ablehnungsgrund kann jedoch nicht daraus entnommen werden, daß der Sachverständige als Zeuge vernommen wird.

Das Ablehnungsrecht steht der Staatsanwaltschaft, dem Privatkläger und dem Beschuldigten zu. Die ernannten Sachverständigen sind den zur Ablehnung Berechtigten namhaft zu machen, wenn nicht besondere Umstände entgegen stehen.

Der Ablehnungsgrund ist glaubhaft zu machen; der Eid ist als Mittel der Glaubhaftmachung ausgeschlossen.

Vgl. § 210 M.Str.G.O.

§ 79 Str.P.O. Der Sachverständige hat vor Erstattung des Gutachtens seinen Eid dahin zu leisten;

daß er das von ihm erforderte Gutachten unparteiisch und nach bestem Wissen und Gewissen erstatten werde.

Ist der Sachverständige für die Erstattung von Gutachten der betreffenden Art im allgemeinen beeidigt, so genügt die Berufung auf den geleisteten Eid.

§ 84 Str.P.O. Der Sachverständige hat nach Maßgabe der Gebührenordnung Anspruch auf Entschädigung für Zeitversäumnis, auf Erstattung der ihm verursachten Kosten und außerdem auf angemessene Vergütung für seine Mühewaltung.

§ 85 Str.P.O. Insoweit zum Beweise vergangener Tatsachen oder Zustände, zu deren Wahrnehmung eine besondere Sachkunde erforderlich war, sachkundige Personen zu vernehmen sind, kommen die Vorschriften über den Zeugenbeweis zur Anwendung.

§ 77 Str.P.O. Im Falle des Nichterscheinens oder der Weigerung eines zur Erstattung des Gutachtens verpflichteten Sachverständigen wird dieser zum Ersatze der Kosten und zu einer Geldstrafe bis zu 300 Mark verurteilt. Im Falle wiederholten Ungehorsams kann noch einmal eine Geldstrafe bis zu 600 Mark erkannt werden.

1459. Begutachtung: Übliche Formen wissenschaftlicher Gutachten, z. B. nach Anlage 4 der D.A.Mdf.

a) **Kopf des Gutachtens:** Bezugnahme auf Auftrag, Fragestellung, Aktenzeichen, Anführung der Grundlagen des Gutachtens (ambulante, Lazarett-, Anstaltsbeobachtung, Aktendurchsicht, sonstige Feststellungen).

b) **Vorgeschichte:** Die als solche kenntlich gemachten Angaben des Untersuchten (seine Tatschilderung) sind scharf von sonstigen Feststellungen zur Vorgeschichte und dem Akteninhalte zu trennen.

c) **Untersuchungsbefund:** Körperlicher Zustand und nervöses und geistiges Befinden; gegebenenfalls schließen sich die Klagen des Beschuldigten über augenblickliche oder zur Tatzeit vorhanden gewesene subjektive Beschwerden, Anfälle usw. und seine Schilderung der strafbaren Handlung an. Alle Suggestivfragen müssen peinlichst vermieden werden.

d) **Gutachten:** Urteil über den augenblicklichen Geisteszustand und den zur Zeit der Tat. Hierbei sind der erhobene **Befund,** die **Angaben des Untersuchten** und die **Zeugenaussagen** sorgfältig zu würdigen. Bezüglich der Zeugenaussagen ist, sofern sie eine Krankheit verneinen, zu beachten, daß erfahrungsgemäß selbst grobe geistige Auffälligkeiten von in der Irrenheilkunde nicht Vorgebildeten leicht übersehen werden. Es sind ferner zu berücksichtigen die **Tatumstände** (Einwirkung von Gemütsbewegungen, Giften (Alkohol), Hitze, Kopfschlägen, körperlichen Krankheitszuständen) und das **Verhalten des Täters** unmittelbar **nach der Tat**[1]). Gegebenenfalls Krankheitsbezeichnung (Diagnose) oder Hinweis darauf, daß zwar keine Geistesstörung oder Bewußtlosigkeit im Sinne des § 51 Str.G.B. vorlag, wohl aber dieser oder jener Minderwertigkeitszustand, der die Straftat in einem milderen Licht erscheinen läßt.

b) **Zusammenfassung** (Endurteil, Tenor des Gutachtens): „Auf die Straftat des X. treffen die Voraussetzungen des § 51 Str.G.B. (nicht) zu" — „X. beging sein Vergehen in einem Zustande von Bewußtlosigkeit (krankhafter Störung der Geistestätigkeit)".

In unklaren Fällen scheue man nicht ein begründetes „non liquet" (den Hinweis darauf, daß ein bestimmtes Urteil über den Fall zur Zeit noch nicht möglich), stelle auch nötigenfalls Antrag gemäß § 81 Str.P.O. (möglichst schon vor der Hauptverhandlung).

1460. Vortäuschung (Simulation): Übertreiben von Beschwerden, Vorschützen von Erinnerungsausfällen insbesondere bei Schwachsinnigen, Hysterischen oder sonstig Minderwertigen

---

[1]) Der zuerst an Ort eines Verbrechens ankommende Arzt sollte sich gegebenenfalls nicht nur um den Verletzten kümmern, sondern alsbald auch den Täter untersuchen (Bewußtseinszustand, Erinnerung an die Tat und ihr Vorhergegangenes, Auffälligkeit im Gesichtsausdruck und Verhalten, Alkoholgeruch, Sehlochreaktion usw.).

kommen häufig vor; ebenso tagelanges bewußtes Vortäuschen von Geistesstörung. Dies ist (von Gewohnheitsverbrechern mit Irrenanstaltserfahrung abgesehen) bei Geistesgesunden selten.

Verdächtig auf Vortäuschung: Wirre (chaotische) Mischung und auffälliger Wechsel der verschiedensten Krankheitszeichen; ruhiger Nachtschlaf trotz scheinbar schwerer Erregung und völliger Teilnahmslosigkeit (Stupors) tagsüber, sowie Fehlen der üblichen Gefäßnervenstörungen (Kälte, Blausucht an den Gliedmaßenenden); plötzliches Schwinden der Störung ohne nachbleibende Erschöpfung oder sonstige Beschwerden (Kopfweh usw.), wie sie nach krankhaften Schrei-, Wut- usw. Anfällen gewöhnlich geklagt werden u. a. m. Sichere Kennzeichen der Vortäuschung gibt es nicht. Gegen Vortäuschung spricht wochenlange Dauer, offensichtliche Einheitlichkeit des Zustandsbildes, Fehlen eines wenigstens 5—6 stündigen Schlafes usw.

1461. Verwechslung von Vortäuschung (Simulation) mit seelisch entstandenen (psychogenen) Geistesstörungen, mit sogenannten psychopathischen Reaktionen, wie sie bei Minderwertigen nach der Tat, in der Untersuchungs- oder Strafhaft häufig auftreten und nicht selten etwas „Gemachtes" haben (Ganserscher Dämmerzustand, kindisches Benehmen [Puerilismus], Schimpf- oder Schreianfälle, Teilnahmslosigkeit [Stupor] usw.) müssen vermieden werden.

Manche Kranke oder Minderwertige bezichtigen sich nach Ablauf eines krankhaften Erregungszustandes usw. bisweilen fälschlich der Vortäuschung, um drohender oder schon erfolgter Verbringung in eine Irrenanstalt zu entgehen. In gedrückter Gemütsstimmung Befindliche beschuldigen sich mitunter grundlos wie verbrecherischer Handlungen, so auch der Übertreibung oder der Vortäuschung eines Leidens.

1462. Verheimlichung (Dissimulation) von Krankheitserscheinungen kommt in leichten Verstimmungs- und Erregungs- (hypomanischen) Zuständen und bei manchen Verrückten (Paranoikern) vor.

D. Militärärztlicher Teil.
I. Militärärztliche Untersuchungen.
Allgemeines.

1463. Allen militärärztlichen Untersuchungen dient die **Dienstanweisung zur Beurteilung der Militärdienstfähigkeit** (D. A. Mdf.) als Richtschnur, deren Kenntnis für eine sachgemäße und den besonderen Verhältnissen des militärischen Dienstes Rechnung tragende Untersuchung unerläßlich ist. Sie muß bei jeder Untersuchung zur Hand sein. Außerdem sind für die Dauer des Krieges

α) die aus den Kriegsverhältnissen hervorgegangene **Anleitung für die militärärztliche Beurteilung der Kriegsbrauchbarkeit** (Kriegsmusterungsanleitung — Kr. M. Anl. —) und

β) die **Entlassungs-Beschleunigungsanweisung** (Eba) der Beurteilung zugrunde zu legen.

Bei Untersuchungen für die Marine ist die **Dienstanweisung zur Beurteilung der Dienstfähigkeit für die Marine** (D. A.) maßgebend.

1464. Für die Untersuchungen muß das vorgeschriebene **Untersuchungsbesteck** zur Stelle sein. Zusammensetzung siehe Ziff. 31 Kr. M. Anl.

1465. Militärärztliche Untersuchungen sind nur auf **Anordnung der zuständigen Dienststelle** vorzunehmen, der allein, keinesfalls aber dem Untersuchten oder dessen Angehörigen das Ergebnis mitzuteilen ist (Ziff. 5 und 6 D. A. Mdf. und Ziff. 22 Kr. M. Anl.). Ärztliche Gutachten, Befundscheine usw. dem Untersuchten zur Ablieferung an die Dienststelle mitzugeben, ist nur in versiegeltem Briefumschlage zulässig (s. Vorbemerkungen unter a. Kr. M. Anl.).

Die Ausstellung außerdienstlicher Bescheinigungen usw. ist seitens der Militärärzte möglichst zu vermeiden. Sie müssen als solche schon durch ihre äußere Form, namentlich durch Weglassung des militärischen Dienstgrades oder des militärischen Dienst- oder Vertragsverhältnisses des betreffenden Arztes kenntlich sein und dürfen militärdienstliche Verhältnisse in keiner Weise berühren, insbesondere nicht Urteile über Kriegsbrauchbarkeit u. dgl. enthalten (Ziff. 166 D. A. Mdf., Ziff. 23 Kr. M. Anl.)

1466. Während die Untersuchungen im Frieden nur von aktiven oder eingezogenen Sanitätsoffizieren ausgeführt werden, werden im Kriege auch landsturmpflichtige und vertraglich verpflichtete Zivilärzte zu diesem Dienste herangezogen. Über Befugnis zur Ausstellung militärärztlicher Zeugnisse siehe Ziff. 1529.

1467. Ein Urteil über Tauglichkeit bzw. Kriegsbrauchbarkeit ist nur nach eigener Untersuchung und nach eigener Überzeugung abzugeben (Ziff. 9 D. A. Mdf.; Ziff. 11 Kr. M. Anl.).

1468. Alle erhobenen Befunde sind schriftlich niederzulegen, damit sie für spätere Nachfragen verfügbar sind und Nachuntersuchungen zugrunde gelegt werden können (Ziff. 20 und 38 Kr.M.Anl.).

1469. Für die Krankheiten sind möglichst deutsche Bezeichnungen zu wählen unter Beachtung der Krankheitsbezeichnungen im Kopfe des Rapportmusters.

1470. Vorgelegte ärztliche Zeugnisse und Bescheinigungen, auch von Schulen (Hilfsschulen), müssen beachtet werden, insbesondere bei solchen Krankheitszuständen, die sich dem objektiven Nachweise mehr oder weniger entziehen (Epilepsie, Nervenleiden usw.). Bei diesen sind für ein einwandfreies Urteil vorherige Erhebungen nicht zu umgehen (Ziff. 14, 61, 62 D. A. Mdf.; Ziff. 11 Kr. M. Anl.).

1471. Es muß auf eine erschöpfende Untersuchung Wert gelegt werden, damit erhebliche Krankheitszustände nicht übersehen, geringfügige Gesundheitsstörungen aber entsprechend gewertet werden (Ziff. 8 Kr. M. Anl.).

1472. Von einer Entkleidung bei der Untersuchung darf nur abgesehen werden bei Leuten, deren offensichtliche Fehler und Gebrechen ohne weiteres Untauglichkeit zum Heeresdienst bzw. Kriegsunbrauchbarkeit bedingen (Ziff. 19 D. A. Mdf. und Ziff. 28 Kr. M. Anl.).

1473. An die Vortäuschung nicht vorhandener Leiden (Simulation), Übertreibung (Aggravation) und Verheimlichung (Dissimulation) bestehender muß gedacht werden, ebenso an künstlich erzeugte Krankheitszustände (Gelbsucht, Ohren- und Augenentzündungen, Unterschenkelgeschwüre) und an Selbstverstümmelung (Ziff. 12 D. A. Mdf., Zff. 33, 34, 36, 37 Kr. M. Anl.).

1474. Wenn bei zweifelhaftem Geisteszustande, bei Nerven-, Augen-, Ohrleiden, bei Verdacht auf Simulation, Aggravation usw. nur durch Beobachtung ein sicheres Urteil zu erwarten ist, oder in Zweifelsfällen über einen Militärpflichtigen (im Frieden) endgültig entschieden werden muß, oder durch Lazarettbehandlung in nicht zu langer Zeit die Tauglichkeit oder Kriegsbrauchbarkeit eintreten kann, ist zu beantragen, daß diese Leute versuchsweise eingestellt werden (Ziff. 14 und 49 D. A. Mdf. und Ziff. 16 Kr. M. Anl.).

1475. Operationen zur Herstellung der Tauglichkeit dürfen im Frieden bei Militärpflichtigen nie ohne ausdrückliche Zustimmung des Mannes selbst oder seines gesetzlichen Vertreters vorgenommen werden (Ziff. 49 D. A. Mdf.). Über die Verpflichtung der im Heeresdienste befindlichen Mannschaften zur Duldung von Operationen, die zur Herstellung der Dienstbrauchbarkeit erforderlich sind, besagt die kriegsministerielle Verfügung vom 6. 12. 15 Nr. 9197. 8. 15 M. A., daß es sich nicht um eine „erhebliche" Operation, z. B. um eine solche mit Lebensgefahr verbundene oder nur in allgemeiner Narkose ausführbare handeln darf. Unerhebliche Eingriffe, auch mehr oder weniger schmerzhafte und unbequeme Behandlungsarten sind zulässig.

1476. Geschlechtskranke sind, falls sie im übrigen gesund und in absehbarer Zeit heilbar erscheinen, sofort einem Lazarett zu überweisen.

1477. Zeitraubende eingehendere Untersuchungen können am Schluß des Untersuchungsgeschäftes vorgenommen werden (Ziff. 13 D. A. Mdf. und Ziff. 32 Kr. M. Anl.). Fälle, die fachärztliche Kenntnisse erfordern, sind Fachärzten zur Nachuntersuchung zu überweisen (Ziff. 14 Kr. M. Anl.).

1478. Über die Untersuchungsräume usw. gibt Ziff. 39 bis 43 der Kr. M. Anl. Aufschluß.

Untersuchungsgang.

1479. Der Untersuchungsgang zu militärärztlichen Zwecken ist im allgemeinen der gleiche, wie der jeder eingehenden ärztlichen Untersuchung und hat nach Ziff. 49—74 des Leitfadens, nach Ziff. 22—26 und Ziff. 183 der D. A. Mdf. sowie nach Ziff. 44—64 Kr. M. Anl. zu erfolgen.

Besonders zu beachten ist:

a) Bei jedem Untersuchten sind Körpergröße (ohne Fußbekleidung), Brustumfang und Körpergewicht (ohne Bekleidung) festzustellen und in die vorgeschriebenen Listen einzutragen.

b) Die Feststellung des Brustmaßes hat genau nach Ziff. 26 D. A. Mdf. und Ziff. 52 Kr. M. Anl. zu erfolgen: Ein 2 cm breites, unnachgiebiges Meßband wird so um die Brust herumgeführt, daß es hinten dicht unter den Schulterblattwinkeln, vorn unmittelbar unter den Brustwarzen liegt. Messung bei äußerster Einatmung und Ausatmung (Feststellung der Atemweite).

c) In jedem Falle ist die Leistengegend auf den Zustand der Bruchpforten durch Abtasten der äußeren Leistenringe zu untersuchen, damit auch kleinere Brüche nicht übersehen werden (Ziff. 20 D. A. Mdf.).

d) Die Prüfung der Sehfähigkeit hat in allen Fällen mittelst der Kern-Scholzschen Sehproben, die der Farbentüchtigkeit in den notwendigen Fällen mittelst der Nagelschen Farbentafeln zu erfolgen; dabei ist jedes Auge einzeln zu prüfen, auch der Befund für jedes Auge einzeln anzugeben (Ziff. 23 D. A. Mdf.).

e) Es ist nicht nur die Sehleistung, also das Sehvermögen ohne Benutzung von Gläsern, sondern vor allem die Sehschärfe (das Sehvermögen unter Berücksichtigung etwa besserer Gläser) festzustellen und schriftlich niederzulegen (Ziff. 24 D. A. Mdf.). Für das Landheer ist die Sehschärfe, für die Marine die Sehleistung zu ermitteln (Ziff. 59b Kr. M. Anl.).

f) Die Prüfung der Hörfähigkeit darf in keinem Falle unterlassen werden. Auch muß jedes Ohr einzeln geprüft, das zu untersuchende Ohr dem Untersucher dabei zugekehrt, das andere fest verschlossen werden. Die Hörfähigkeit ist nach der Hörweite für Flüstersprache zu beurteilen (Ziff. 25 D. A. Mdf.).

g) Bei der Herzuntersuchung darf die Prüfung der Herztätigkeit (funktionelle Prüfung) in keinem Falle unterlassen werden (Ziff. 62, S. 52

Kr. M. Anl. u. Leitfaden Ziff. 104—107). Vorübergehende, mit der Erregung durch die Untersuchung bedingte Störungen wie Herzklopfen, Zittern usw. sind entsprechend zu bewerten (Ziff. 12 D. A. Mdf.).

Untersuchungen vor der Einstellung.

Vorbemerkung. Während im Frieden nur die Militärpflichtigen, d. h. die Wehrpflichtigen in den ersten Jahren des 3. Lebensjahrzehnts untersucht werden, unterliegen im Kriege sämtliche Wehrpflichtige vom vollendeten 17. bis zum vollendeten 45. Lebensjahre der Musterung. Alle Wehrpflichtigen dieser Jahrgänge, die weder dem Heere noch der Marine angehören, werden als Landsturmpflichtige bezeichnet.

Untersuchung der Militärpflichtigen im Frieden.

1480. Die Militärpflichtigen werden in der Regel zunächst beim **Musterungs-**, sodann zum zweiten Male beim **Aushebungsgeschäft** untersucht. Für Freiwillige, Fahnenjunker und unsichere Heerespflichtige ist eine Untersuchung **außerterminlich** beim **Truppenteil oder bei dem Bezirkskommando** zulässig, in dessen Bereiche der zu Untersuchende sich aufhält (Ziff. 2, 5 und 7 D. A. Mdf.).

Beim Ersatzgeschäfte fällt dem Sanitätsoffizier die ärztliche Untersuchung und Beurteilung der Körperbeschaffenheit zu, die Entscheidung über die Tauglichkeit dem Militärvorsitzenden der Ersatzkommission (Ziff. 3 D. A. Mdf.).

1481. Unter Berücksichtigung der in der Anlage 1 D. A. Mdf. (A—U) zusammengestellten Fehler, Krankheiten und Gebrechen sind folgende Grade der Tauglichkeit oder Untauglichkeit zu unterscheiden: α) **Tauglich** (zum aktiven Dienst mit oder ohne Waffe), β) **bedingt tauglich** (zum Dienst in der Ersatz-Reserve), γ) **zeitig untauglich**, δ) **zum Dienst im stehenden Heere und in der Ersatzreserve zwar untauglich, aber noch im Landsturme verwendungsfähig**, und ε) **dauernd untauglich**.

1482. Zum **aktiven Dienst mit der Waffe** sind im allgemeinen günstige körperliche Verhältnisse vorauszusetzen (Ziff. 31 D. A. Mdf.) und nur die in der Anlage 1 A angegebenen Fehler, falls sie nicht zu stark auftreten (s. Anmerkung zu Anl. 1), zulässig. Zum **aktiven Dienst ohne Waffe** — als Krankenwärter und Ökonomiehandwerker (Ziff. 42 und 43 D. A. Mdf.) — können auch Fehler der Anlage 1 B und 1 L vorliegen (Ziff. 40 D. A. Mdf.), bei minder hochgradigem Vorhandensein auch solche von 1 U.

Hierzu ist die Anmerkung zu Anlage 1, S. 139 D. A. Mdf., genau zu beachten.

1483. An **Freiwillige** dürfen die zulässig geringsten körperlichen Anforderungen gestellt werden (Ziff. 37 D. A. Mdf.), **Einjährig-Freiwillige und Fahnenjunker** können auch mit Leistenbrüchen, die durch ein Bruchband leicht zurückgehalten werden, und mit bleibenden Durchlöcherungen eines oder beider Trommelfelle ohne Mittelohreiterung eingestellt werden (Ziff. 39 D. A. Mdf.).

1484. Im Frieden wird ein Mindestmaß der Körpergröße von 154 cm gefordert (Ziff. 33 D. A, Mdf.); im Kriege fällt diese Begrenzung des Körpermaßes fort (Ziff. 8 Kr. M. Anl.).

1485. Über die Auswahl für die einzelnen Waffengattungen sprechen sich Ziff. 33—35 D. A. Mdf. aus.

1486. Über die außerhalb des Ersatzgeschäfts beim Truppenteil oder Bezirkskommando zu untersuchenden Militärpflichtigen sind Freiwilligenuntersuchungslisten nach Muster 1 der D.-A. Mdf. zu führen. Näheres Ziff. 8 D. A. Mdf.

Untersuchung der Wehrpflichtigen im Kriege.

Kriegsmusterungsgeschäft.

1487. Im Kriege ist das Musterungs- und Aushebungsgeschäft zum Kriegsmusterungsgeschäft vereinigt, das sowohl die Musterung der Militärpflichtigen wie der unausgebildeten Landsturmpflichtigen, ferner die im Frieden ausgemusterten sogenannten D.U.-Leute (vgl. Reichsgesetz vom 4. 9. 15) und die der Hilfsdienstpflichtigen (kriegsministerielle Verfügung vom 3. 2. 1917 Nr. 2101. 1. 17. C 1b) umfaßt.

a) Wie beim Ersatzgeschäft ist beim Kriegsmusterungsgeschäft die ärztliche Untersuchung und Beurteilung der Kriegsbrauchbarkeit Sache des kommandierten Sanitätsoffiziers, die Entscheidung über die Kriegsbrauchbarkeit und Verteilung auf die verschiedenen Waffengattungen aber Sache des Militärvorsitzenden (Ziff. 4 Kr. M. Anl.).

b) Kann sich jener der getroffenen Entscheidung nicht anschließen, so hat er seine ärztlichen Bedenken zu begründen und auf die schweren militärischen und wirtschaftlichen Nachteile hinzuweisen, die eine ohne Berücksichtigung seines ärztlichen Urteils getroffene Entscheidung im Gefolge haben kann. Vermag er trotzdem eine Änderung nicht herbeizuführen, ist er befugt, eine kommissarische Untersuchung u. dgl. zu beantragen. In jedem Falle hat der Militärvorsitzende seine abweichende Ansicht in den Überweisungspapieren zu begründen (Kriegsmin. Verfügung vom 11. 1. 17, Nr. 11269/12. 16. M. A. Ziff. 4 f.).

1488. Die Bedürfnisse des Krieges erfordern andere Beurteilungsgrundsätze als die Friedensverhältnisse. Eine Überweisung zur Ersatzreserve und zum Landsturme findet im Kriege nicht statt, da diese nach den §§ 8 und 23 des Wehrgesetzes vom 11. 2. 1888 zur Ergänzung des Heeres, also auch der mobilen Truppen dienen. Ebenso können feld- und garnisondienstunfähige Mannschaften (Ziff. 76—79 D. A. Mdf.) im Gegensatze zu den Friedensbestimmungen für den Kriegsdienst im Felde und in der Heimat eingezogen werden (Ziff. 66 Kr. M. Anl.).

1489. Nach diesen Gesichtspunkten sind die Begriffe kriegsverwendungsfähig ((k.v.), garnisonverwendungsfähig (g.v.) und arbeitsverwendungsfähig (a.v.) geschaffen und als Maßstab für die Beurteilung im Kriege vorgeschrieben (kriegsministerielle Verfügung vom 26. 2. 1915 Nr. 3020, 1. 15. C. 1).

Der Sammelbegriff für die drei Verwendungsarten ist „kriegsbrauchbar," und sinngemäß entspricht der Begriff „kriegsunbrauchbar" (nicht „arbeitsverwendungsunfähig" s. Eba, Ziff. 18 i) dem Friedensbegriff „dienstunbrauchbar".

1490. Zu den Anforderungen für die einzelnen Verwendungsarten (Ziff. 68—71 Kr. M. Anl.) ist hervorzuheben, daß **Arbeitsverwendungsfähigkeit** (Ziff. 69 Kr. M. Anl.) nur dann vorliegt, wenn der Dienst als Armierungssoldat oder die dem bürgerlichen Beruf entsprechende Tätigkeit **dauernd**, nicht nur zeitweise oder täglich einige Stunden, ausgeübt werden kann. Sie ist also nicht als der niedrigste Grad der Verwendungsfähigkeit anzusehen und unterscheidet sich in ihren Anforderungen von der Garnisonverwendungsfähigkeit nur dadurch, daß bei dieser die militärische Ausbildung, bei jener mehr die Ausnutzung der allgemeinen und beruflichen Arbeitskraft berücksichtigt werden muß.

1491. Infolge des Hilfsdienstgesetzes ist durch kriegsministerielle Verfügung vom 3. 2. 1917 Nr. 2101. 1. 17. C. 1 b der Begriff der **militärischen Arbeitsverwendungsfähigkeit** für Wehrpflichtige durch Einschaltung gewisser gesundheitlicher Rücksichten (Selbstbeköstigung, Einzelquartiere, Tragen von Zivilkleidung, ärztliche Behandlung, Verwendung in der Heimat usw.) ausgedehnt worden.

1492. Entsprechend der Vielseitigkeit der Verwendungsmöglichkeiten sind zu den **Urteilen k.v., g.v.** und **a.v.** nötigenfalls **Zusätze** über eine bestimmte **Waffengattung** oder einen bestimmten **Dienst**, zu den Urteilen g.v. und a.v. in **jedem Falle** Zusätze über den Bereich der Verwendungsfähigkeit (Feld, Etappe oder Heimat — kriegsministerielle Verfügung vom 14. 1. 1917 Nr. 1872/12. 16. C 1 b —) und über die **Dauer** (zeitig, dauernd) zu machen. Auch bei **Kriegsunbrauchbarkeit** (kr.u.) ist ein Urteil über die **Dauer** abzugeben und „dauernd kr.u." eingehend zu begründen.

Zur ausgiebigeren Ausnützung der gv. und av. Leute sind nach der kriegsministeriellen Verfügung vom 20. 4. 18 Nr. 3260. 3. 18. S. 1 für diese folgende Verwendungsklassen einzuführen:

g.v. oder a.v. Feld, g.v. Etappe, g.v. Heimat für Waffendienst,
g.v. oder a.v. Etappe, Heimat „ Bewachungsdienst,
g.v. oder a.v. Etappe, Heimat „ Bureaudienst,
a.v. Etappe, Heimat für Ordonnanz-, Burschen- usw. Dienst,
a.v. Etappe, Heimat „ Pferdepfleger-, Fahrer- usw. Dienst,
a.v. Etappe, Heimat „ schweren Arbeitsdienst,
a.v. Etappe, Heimat „ leichten Arbeitsdienst,
a.v. Etappe, Heimat „ Dienst im Beruf.

1493. Entsprechend den von der Friedensbeurteilung abweichenden Gesichtspunkten können die in der Anlage 1 der D. A. Mdf. aufgeführten Krankheiten und Gebrechen für die Entscheidung über die Verwendungsfähigkeit im Kriege nur in **beschränktem Maße ausschlaggebend** sein, müssen aber trotzdem angeführt werden, einmal für den Truppenarzt, damit er bei der Einstellungsuntersuchung erkennen kann, daß die aufgezeichneten Fehler bei der Musterung berücksichtigt sind, sodann für die Nachprüfung etwaiger Versorgungsansprüche.

Außerdem wird der Untersucher bei dem Kriegsmusterungsgeschäfte durch die Anlage 1 veranlaßt, die gefundenen Fehler und Krankheiten entsprechend ihrer Abgrenzung in der Anlage ihrem Grade nach ärztlich zu bewerten (Ziff. 78 Kr. M. Anl.).

1494. Die Krankheiten und Gebrechen, welche in jedem Falle die Kriegsbrauchbarkeit dauernd ausschließen, sind in Ziff. 79 Kr. M. Anl. angegeben, jedoch gestattet 1 U 16 (nachgewiesene Epilepsie) bei seltenen oder nächtlichen Anfällen als a. v. Heimat noch Verwendung im militärischen Hilfsdienste (kriegsministerielle Verfügung vom 3. 2. 1917 Nr. 2101. 1. 17. C. 1 b). Auch können nach dieser Verfügung Leute mit Verlust größerer Gliedmaßen (1 U 61) mit ihrem Einverständnis im Heeresdienste belassen werden (vgl. hierbei Ziff. 70 D. A. Mdf. sinngemäß).

Außerdem machen sämtliche in nachfolgenden Ziffern der Anlage 1 angeführten Krankheiten dauernd kriegsunbrauchbar:

1 U 35. Bleibende Speichelfisteln.
1 U 38. Beträchtliche Vergrößerung oder Gewebsverluste der Zunge mit starker Beeinträchtigung des Schlingens oder Sprechens.
1 U 41. Hoher Grad von Kropf, wenn das Atemholen durch die Geschwulst allein auch in der Ruhe erschwert wird.
1 U 44. Auffallende Schiefheit des Halses mit Störung der Bewegungsfähigkeit.
1 U 53. Chronischer Mastdarmvorfall; unheilbare Mastdarmfistel.

1495. Alle in den übrigen Ziffern der Anlage 1 genannten Fehler und Krankheiten lassen unter Umständen irgend eine Art von Kriegsbrauchbarkeit zu. Jedoch bieten eine Reihe von Krankheitsgruppen besondere Schwierigkeiten in der Beurteilung, so daß folgende Richtlinien für den Untersucher von Wert sein dürften.

Zu 1 U 4 — Erhebliche chronische Drüsenanschwellungen, chronische Verschwärung der Drüsen, Skrofulose — machen erhebliche Anschwellungen tuberkulöser Drüsen und Verschwärung der Drüsen kr. u.
Zu 1 U 10 — Bluterkrankheit — kommt nur Verwendung in der Schreibstube in Frage.
Zu 1 U $\frac{11}{12}$ {— einfache Harnruhr —} schwerer Art ist Kriegsunbrauchbarkeit anzunehmen, während leichtere Formen bei Selbstbeköstigung eine Verwendung in der Heimat, möglichst im Wohnorte, besonders in einem dem Berufe entsprechenden Dienste durchaus zulassen.
zu 1 U 18 — andere chronische Nervenleiden ernsterer Art — ist die Beurteilung nicht leicht. Im allgemeinen ist die Zahl der Verwendungsfähigen äußerst gering und der Grad der Kriegsbrauchbarkeit sehr beschränkt. Nach Riebeth ist den Anforderungen an der Front nur ein sehr geringer Teil der Psychopathen, Psychastheniker, Hysteriker usw. gewachsen gewesen. Auch der Garnisondienst eignet sich nach den gemachten Erfahrungen nicht für derartige Kranke wegen der Neigung zu Verstößen gegen die militärische Diszlplin und zu unerlaubter Entfernung.
Verwendung in der Etappe als g.v. oder a.v. oder in der Heimat als a.v. für militärischen Hilfsdienst scheint am zweckmäßigsten zu sein. Wegen der sehr schwierigen Beurteilung ist durch die kriegsministerielle Verfügung vom 9. 1. 17, Nr. 6041, 11. 16. M. A. in jedem Falle fachärztliche Beurteilung vorgesehen. Wenn auch nach dieser Verfügung keine grundsätzliche Entlassung stattfinden soll, so wird doch die beste Ausnützung seiner Nervenschwächlinge — abgesehen von dem genannten geringen Bruchteile — durch eine ihrem gesundheitlichen Zustande und ihrer beruflichen Fähigkeit entsprechende Beschäftigung im bürgerlichen

Leben erzielt werden. Allerdings müssen sie bei der Entlassung darauf hingewiesen werden, daß ihre sofortige Wiedereinziehung erfolgt, wenn sie nicht arbeiten.

Zu 1 L und U 20—27 und U 29 — Störungen der Augen betreffend — stellt Cramer hinsichtlich der Verwendungsmöglichkeiten folgende Gesichtspunkte auf:

a) Mannschaften mit verbesserter Stabsichtigkeit bleiben mit wenigen Ausnahmen auch für die Infanterie verwendungsfähig.

Es ist jedoch Sorge zu tragen, daß bei Verlust der Brillen usw. die Wiederbeschaffung keine Schwierigkeiten bereitet. Die kriegsministerielle Verfügung vom 2. 2. 17, Nr. 3280/1. 17. M. A. — Armee-Verord.-Bl. 1917 Nr. 124 — ordnet daher das Einkleben nachstehenden Zettels in das Soldbuch an.

Name: .... Gasschutzmaskenträger[1])

Tag der Brillenbestimmung: .... 1—2 Brillen[1]) Höhe der Nasenwurzel über dem Hornhautscheitel ... mm Gestell Nr.	Kugelförmig geschliffen (sphärisch)	Längsgeschliffen (zylindrisch)		Keilförmig geschliffen (prismatisch)	Abstand der Sehlochmitte von der Nasenmitte (beim Blick in die Ferne)
		Glas	Achse		rechts .... mm links .... mm

rechts	— Glas	.... BKE	.... BKE	.... Grad	.... Grad Grundfläche (Basis)	Erreichte Sehleistung: ohne Glas: .... mit den verordneten Gläsern: ....
	+ Glas	.... BKE	.... BKE	.... Grad		
links	— Glas	.... BKE	.... BKE	.... Grad	.... Grad Grundfläche (Basis)	ohne Glas: .... mit den verordneten Gläsern: ....
	+ Glas	.... BKE	.... BKE	.... Grad		
			Bemerkungen:			

BKE = Brechkrafteinheit (Dioptrie).

Ersatz für zerbrochene Gläser, abgenutzte Bänder und verlorene Brillen ist zu erlangen:
a) in der Heimat durch die Revierkrankenstube
b) im Felde durch den Truppenarzt
unter Vorlegung des Soldbuchs mit diesem Zettel.

[1]) Nicht zutreffendes streichen.   Dieser Zettel ist vor Seite 3 in das Soldbuch einzukleben.

---

b) Bei übersichtiger Stabsichtigkeit sind junge Leute auch mit starken Gläsern k.v., ältere Landsturmpflichtige wegen beginnender Altersichtigkeit nur g.v. für Infanterie.

c) Erfahrungsgemäß ist kurzsichtige Stabsichtigkeit ein für das Schießen bequemerer Zustand als übersichtige und daher für die Anwendung von Concavgläsern ein weiterer Altersspielraum zu geben.

d) Bei Kurzsichtigkeit von mehr als 6 D. (Dioptrien) besteht noch Kriegsverwendungsfähigkeit für Infanterie, falls schon vor der Einstellung Gewöhnung an starke Gläser bestand. Es sind aber eine ganze Reihe von Fällen bekannt geworden, in denen die erfahrungsgemäß mit höheren Graden von Kurzsichtigkeit verbundene Anpassungs- (Adaptations-) erschwerung (Nachtblindheit) die Leute zur Rückkehr aus dem Felde gezwungen hat. Auf Anordnung der kriegsm. Verfg. vom 4. 4. 17 Nr. 504/4 17 M. A. unter Ziff. 4 hat daher bei allen über — 10 D. betragenden Gläserstärken fachärztliche Untersuchung der Entscheidung über die Dienstfähigkeit vorauszugehen. Die bei höherer Kurzsichtigkeit häufigen Netz- und Aderhautentartungen sind bei ihrem langsamen Verlaufe für den eigentlichen Kriegsdienst so lange ohne Einfluß, als sie keine subjektiven Erscheinungen machen und das Sehvermögen ausreicht.

e) Die angeführte kriegsm. Verfügung bestimmt, daß zur Verwendung an der Front eine Mindestsehschärfe von $^5/_{10}$ auf dem besseren Auge nötig ist. Da den Truppen als Scharfschützen und Patrouillenführer genügend normalsichtige Leute zur Verfügung stehen und der Nahkampf in diesem Kriege als von größter Bedeutung sich erwiesen hat, so dürfte auch für die Infanterie eine Sehschärfe bis zu $^5/_{10}$ herab auf beiden Augen ausreichend erscheinen. Für die Artillerie ist die Anforderung für Richtkanoniere naturgemäß höher, für die Fahrer und sonstigen Bedienungsmannschaft genügt ebenfalls $^4/_{10}$, ebenso für alle technische Truppen. Beim Train kann, wenn regelrechte Nahesehschärfe vorhanden ist, bei den durch ihre Vorbildung zu diesem Dienste besonders geeigneten Leuten (z. B. bei Landwirten) unbedenklich auf $^3/_{10}$ heruntergegangen werden, ebenso bei den Armierungstruppen.

Die Untersuchung der Flug- und Beobachtungsschüler geschieht durch Fachärzte nach der zur kriegsmin. Verfügung vom 4. 1. 17 Nr. 8537. 11. 16. M. A. gegebenen Anleitung unter Ziff. 8. Für Beobachter ist danach Kurzsichtigkeit oder Übersichtigkeit, welche durch einfache Gläser zu voller Sehschärfe (ausnahmsweise zu $^5/_7$) ausgeglichen werden kann, zulässig. Für Flugzeugführer ist dieser Grad von Kurzsichtigkeit und Übersichtigkeit nur dann zulässig, wenn ihre Sehleistung (d. h. Sehvermögen ohne Glas) auf einem Auge mindestens $^5/_7$ der vollen, auf dem anderen mindestens $^1/_2$ beträgt.

Über die Anforderungen an die Sehleistungen der Ballonbeobachter bestimmt die kriegsm. Verfügung vom 16. 11. 17, Nr. 2114/10. 17. S. 1: Zulässig auch Kurzsichtigkeit oder Übersichtigkeit, die nicht nur durch einfache, sondern auch durch kombinierte Gläser zu voller Sehschärfe (ausnahmsweise zu $^5/_7$) ausgeglichen werden kann.

Bei den Schiffsjungen ist gute Sehleistung (volle Sehleistung auf einem Auge, gleichgültig auf welchem) Bedingung (Ziff. 437 D. A. Mdf.).

Für Unteroffizierschüler siehe Ziff. 312 D. A. Mdf.

Für die eigentlichen Sanitätsmannschaften gilt dasselbe wie für die Infanterie, für Militärkrankenwärter sind geringere Ansprüche zulässig. Bei den Bekleidungsämtern und in Geschäftszimmern der Heimat ist nur danach zu entscheiden, ob der Betreffende seinen entsprechenden bürgerlichen Beruf mit seinem Sehvermögen hat ausüben können. Das Gleiche gilt für die Facharbeiterbataillone.

f) Frische Entzündungen der Augen machen zeitig kr. u., Glaskörpertrübungen stärkerer Art frontdienstuntauglich, frische Sehnerven- und Netzhauterkrankungen kr.u., von alten frische nur die in der Mitte (zentral) gelegenen. Augenmuskellähmungen machen, solange Doppelbilder empfunden werden, kr.u. Sind diese dem Bewußtsein entschwunden, ist der Untersuchte ebenso kriegsbrauchbar, wie es Schielende sind, wenn das Schielauge noch soviel Sehkraft hat, daß der Kranke sich im Notfalle allein führen kann. Dasselbe gilt von einseitigem operiertem Star bei regelrechtem anderem Auge.

g) Erhebliche Tränensackeiterungen, Augenzittern stärkeren Grades, Drucksteigerung (Glaukom) in jeglicher Form und erhebliche Gesichtsfeldeinschränkungen machen frontdienstuntauglich. Augenzittern schwächeren Grades gestattet Garnisondienst bei technischen Truppen unter Berücksichtigung der bürgerlichen Leistungsfähigkeit; ebenso besteht Garnisonverwendungsfähigkeit bei einfachem Glaukom mit genügender Sehschärfe — in beschränkter Weise auch bei Gesichtsfeldeinschränkung —. Es kommt Verwendung entsprechend dem bürgerlichen Berufe in Frage.

h) Einäugige dürfen nach kriegsministerieller Verfügung vom 19. 2. 17, Nr. 9271. 1. 17. M. A. (A.V.Bl. 1917 S. 73 Nr. 171) nur bei freiwilliger Meldung und unter besonderen Umständen als k.v., g.v. oder a.v. im Operationsgebiete verwendet werden (vgl. dazu Ziff. 81 Kr. M. Anl.).

Zu 1 L und U 31 und 32 — Ohrenleiden — entscheidet über die Kriegsbrauchbarkeit der Grad der Hörfähigkeit. Kriegsverwendungsfähigkeit ist anzunehmen bei einseitiger hochgradiger Schwerhörigkeit (Flüstersprache von 1 m abwärts) oder Taubheit (chronischer Katarrh, Nervenschwerhörigkeit) bei guter Gebrauchsfähigkeit des anderen Ohres (Flüstersprache mindestens 4 m), ferner bei Leuten mit dauernder geringgradiger Schwerhörigkeit auf beiden Ohren (Flüstern von 4 m abwärts, aber nicht unter 2 m — Ziff. 84, Kr. M. Anl.—). Nur beiderseitig Radikaloperierte sind als kr.u. zu bezeichnen. Alle anderen Grade von Schwerhörigkeit bedingen Garnison- oder Arbeitsverwendungsfähigkeit, abgesehen von beiderseitiger Taubheit und beiderseitiger hochgradiger Schwerhörigkeit (Flüstersprache auf dem besseren Ohr weniger als 1 m, Unterhaltungssprache auf beiden Ohren weniger als 2 m), die kriegsunbrauchbar machen. Grundsätzlich ist bei jedem Manne mit Hörstörung, der als brauchbar im Felde (k.v., g.v. oder a.v.) bezeichnet wird, vom beurteilenden Sanitätsoffizier oder Facharzte auf einem besonderen Befundschein anzugeben, ob und inwiefern seine militärische Verwendungsfähigkeit durch sein Gehörleiden in bestimmter Richtung eingeschränkt ist.

Von noch vorhandenen Krankheiten machen chronische Kncheneiterungen, einschließlich der Cholesteatome, zeitig kr.u. Ohreiterungen mit Erscheinungen, die auf die Mitbeteiligung des Gehirns oder des Gleichgewichtsapparates (Bogengangapparates) hindeuten (Schwindel, Augenzittern usw.), machen ohne weiteres kr.u. Leute mit chronischen Ohreiterungen dagegen können in einer ihrem Berufe entsprechenden Weise verwendet werden. Maurer, Schlosser, Tischler, Schneider, Schuhmacher u. a., die oft seit Kindheit an ein- oder beiderseitiger Ohreiterung nach Scharlach leiden, ohne sich jemals im geringsten um ihr Leiden gekümmert zu haben, können auch zum staatlichen Wohle ihre durch das Leiden oftmals in keiner Weise geminderte Arbeitskraft zur Verfügung stellen. Die Möglichkeit der Verschlimmerung ihres Leidens ist bei ihnen die gleiche, als wenn sie, nicht eingestellt, im Zivilleben arbeiten.

Zu 1 U 33, 1 U 34, 1 U 36, 1 U 37, 1 U 42 bedingen folgende Krankheitszustände Kriegsunbrauchbarkeit:

a) Zu 1 U 33: Mißbildungen erheblicher Art, hochgradige Sattelnase, narbige Veränderung beider Naseneingänge, erhebliche Lücken der Knochen oder Weichteile der äußeren Nase, Lupusgeschwüre.

b) Zu 1 U 34: Schwere Nebenhöhleneiterungen verbunden mit Magendarmstörungen, Luftröhrenkatarrh, Asthma, Augen- und Ohrenstörungen, Schmerzen im N. trigeminus; schwere Zerstörungen der Nasenschleimhaut und des knöchernen und des knorpeligen Nasengerüstes, hochgradige Stinknase (Ozaena) und Tuberkulose der Nasenschleimhaut.

c) Zu 1 U 36: Ausgedehnte Verwachsungen der Lippen und Wangen, Verschließung oder unvollständige Verunstaltung des Mundes, wenn sie ekelerregend ist oder das Sprechen bzw. die Nahrungsaufnahme behindert; Geschwüre bei Krebs oder fressender Flechte, nicht bei Syphilis (falls nicht bereits große Zerstörungen eingetreten sind!), desgleichen Tuberkulose, Pergamenthaut (Sklerom), bösartige Neubildungen der Mundhöhle und des Rachens.

d) Zu 1 U 37: Komplizierte Hasenscharte mit Nasen- bzw. Gaumenspalte, wenn deren Verschluß durch eine Gaumenplatte nicht möglich ist; Spaltung, Fehlen, Durchlöcherung, Lähmungen oder erhebliche Verwachsungen des weichen Gaumens bei starker Beeinträchtigung des Schlingens oder Sprechens.

Dagegen gestatten Narbenverwachsungen, Durchlöcherungen des weichen Gaumens geringen Umfangs, Lähmungen des Gaumensegels, durch Gaumenplatte verschließbare Lücken im harten Gaumen Verwendung im Felde.

e) Zu 1 U 42: Verschluß sowie Verengerung der Luftröhre mit pfeifender Atmung, gleichgültig aus welcher Ursache, wenn Hysterie ausgeschlossen werden kann.

Zu 1 U 49 — Fehler und chronische Krankheiten des Herzens und der großen Gefäße — müssen Herzstörungen besonders sorgfältig geprüft und von Fall zu Fall beurteilt werden unter Berücksichtigung der unter Ziff. 86—148 des Leitfadens gegebenen Anweisungen; in zweifelhaften Fällen fachärztliche Untersuchung.

Zu 1 U 47 — Chronische Krankheiten der Lungen und des Brustfells — spielt die Lungentuberkulose die größte Rolle. Bei Tuberkulösen ist zunächst die Leistungsfähigkeit des Kranken in Betracht zu ziehen, gemessen an seinen Leistungen, die er auch in einem bürgerlichen Beruf auszuführen imstande ist oder wäre, ferner die Gefahr der Weiterverbreitung der Krankheit durch Ansteckung und die Wahrscheinlichkeit — nicht Möglichkeit — einer Verschlimmerung durch den Heeresdienst. Kriegsunbrauchbarkeit liegt daher vor bei Bazillenausscheidung (offener Tuberkulose), bei langdauerndem Fieber, bei noch nicht zum Stillstande gekommener (aktiver) oder fortschreitender Tuberkulose. Die Kriegsunbrauchbarkeit gilt je nach den Verhältnissen des einzelnen Falles als zeitig oder dauernd.

Zu 1 U 51 — Unterleibsbrüche — schließen Bauchbrüche nach Operationen, besonders nach ausgedehnten Blinddarm- und Gallenblasenoperationen die Verwendungsfähigkeit als k.v. oder g.v. Feld im allgemeinen aus (Köhler und Selberg). Die Größe des Bauchbruches ist natürlich zu berücksichtigen. Dies gilt auch im allgemeinen für Nabelbrüche.

Zu 1 U 54 — Erhebliche Leiden der Geschlechtsorgane — verringern oder heben Bauch- und Leistenhoden den Dienst mit der Waffe auf, ebenso das Fehlen und die Schrumpfung beider Hoden, diese jedoch nur, wenn der Allgemeinzustand des Körpers ungünstig beeinflußt ist.

Zu 1 L und U 65—70 — Fehler an den Fingern — besteht im Gegensatze zu den Friedensbestimmungen für bestimmte Formationen unter Umständen Kriegsverwendungsfähigkeit. Sogar bei unvollständigem oder völligem Verluste oder Steifheit des rechten Zeigefingers ist unter entsprechender Übung Handhabung des Gewehrs zu erreichen.

Zu 1 L und U 75 — Plattfuß usw. — hängt die Verwendbarkeit des Plattfüßlers stets von der Beurteilung des einzelnen Falles ab. Für ausdauernde Märsche im Fußdienst ist ein mittelschwerer Plattfuß im allgemeinen nicht verwendbar. Bei allen Waffengattungen, bei denen Reiten, Fahren, Dienst am Geschütz usw. in Frage kommt, können auch Leute mit schwereren Formen des Plattfußes eingestellt werden.

1496. Wenn auch aus den Kriegsbedürfnissen die Notwendigkeit erhellt, möglichst alle Wehrpflichtigen für irgend eine Verwendung heranzuziehen, so muß doch eine Einstellung offenbar kranker und körperlich unzulänglicher Personen unbedingt mit allen Mitteln vermieden werden (Ziff. 91 Kr. M. Anl.).

1497. Die angeführten Gesichtspunkte über Verwendungsfähigkeit gelten auch in entsprechender Weise für Offiziere und Beamte (Ziff. 213, 254, 259 D. A. Mdf., Ziff. 92 Kr. M. Anl.).

Es sei darauf hingewiesen, daß nach Ziff. 397—402 D. A. Mdf. bei Militärpersonen, namentlich Offizieren, die früher wegen Krankheit als dienstunfähig verabschiedet, zur Dienstleistung oder Wiederanstellung im Frieden wieder einzutreten wünschen, ein Zeugnis auszustellen ist.

1498. Zur Vermeidung von Fehlbeurteilungen sind gerade bei der Kriegsmusterung beigebrachte ärztliche Zeugnisse, Ergebnisse voraufgegangener Untersuchungen, sowie etwa vorhandene Kriegsunbrauchbarkeitszeugnisse unbedingt zur Kenntnis zu nehmen (Ziff. 13 Eba).

1499. Von der Versuchseinstellung ist weitgehendster Gebrauch zu machen, weil durch Beobachtung bei der Truppe oder im Lazarett die beste Voraussetzung für eine einwandfreie und endgültige Beurteilung gegeben ist.

1500. Zur Entscheidung über zweifelhafte Fälle dienen fachärztliche oder kommissarische Untersuchungen. Ihr Ergebnis ist unter Angabe des Namens des Facharztes oder der Kommission, die ihr Urteil kurz zu begründen haben, in die Vorstellungsliste einzutragen.

Weitere Untersuchungen.

1501. Außerhalb des Kriegsmusterungsgeschäfts finden ärztliche Untersuchungen nach gleichen Grundsätzen bei den Bezirkskommandos, bei den Ersatztruppenteilen und bei den Sammelpunkten statt.

a) Bei den Bezirkskommandos kommen außerterminliche Musterungen, ferner die Untersuchung sämtlicher Mannschaften des Beurlaubtenstandes und sämtlicher ausgebildeter Landsturmpflichtigen vor ihrer Einberufung und Untersuchung solcher Mannschaften des Beurlaubtenstandes in Frage, die zur Entscheidung über ihre Felddienstunfähigkeit oder Dienstunbrauchbarkeit vorzustellen sind (§ 36, 5 H. O.).

b) Bei den Ersatztruppenteilen handelt es sich um die Untersuchung Kriegsfreiwilliger, über die eine Freiwilligenuntersuchungsliste zu führen ist.

c) Bei den Sammelpunkten sind von den einberufenen Mannschaften nicht nur diejenigen zu untersuchen, welche sich krank melden, sondern auch solche, die einen krankhaften Eindruck machen oder auf Befragen angeben, krank zu sein (Ziff. 24, Kr. M. Anl.). Über das Verfahren bei Geschlechtskranken siehe Ziff. 25, Kr. M. Anl.

Untersuchungen der Wehrpflichtigen nach der Einstellung.
Untersuchungen nach der Ankunft beim Truppenteile.

1502. Nach der Ankunft beim Truppenteile sind im Frieden wie im Kriege die eingestellten Mannschaften einschließlich Kriegsfreiwilliger und Fahnenjunker erneut zu untersuchen (Körpergewicht, Brustmaß, Brust-, Seh- und Hörorgane, jedoch auch die einzelnen Körperabschnitte, besonders eingehend aber diejenigen, worüber Klagen geäußert werden).

1503. Das Ergebnis ist in die Mannschaftsuntersuchungsliste einzutragen. Dabei sind Körperschäden, die nicht die Dienstfähigkeit, wohl aber die Erwerbsfähigkeit beschränken, besonders zu vermerken (Ziff. 58 D. A. Mdf.). Diese Eintragungen sind namentlich im Kriege in Anbetracht der großen Zahl von minderwertigen, mit Krankheiten oder Gebrechen behafteten Leuten wichtig für spätere Beurteilung der Dienstfähigkeit und ganz besonders für die Prüfung späterer Versorgungsansprüche.

1504. Der Heeres- und besonders der Truppendienst in Hinsicht auf die gründliche Ausbildung eines jeden einzelnen Mannes, die sorgliche und erfolgreiche Handhabung des gesamten Gesundheitsdienstes in der Truppe, die zum Vorteile des ganzen Volkes fürsorglich zu beachtende Verhütung vermeidbarer Rentenansprüche erfordern eine gründliche truppenärztliche Kenntnis und Erkenntnis hinsichtlich der körperlichen und gesundheitlichen Verhältnisse des gesamten Mannschaftsbestandes.

1505. Der Truppenarzt kann sich diese nur durch eingehende Untersuchung des neueingestellten Ersatzes und durch wiederholte Untersuchungen während des ersten Dienstjahres, z. B. am Ende bestimmter Zeitabschnitte der Ausbildung (nach der Rekrutenbesichtigung und nach den Herbstübungen) verschaffen.

1506. Weitere Untersuchungen des gesamten Mannschaftsstandes oder einzelner Unterabteilungen der Truppe können aus besonderen Anlässen (Epidemien usw.) geboten sein.

Bei sorglicher Führung und jedesmaliger Vervollständigung der Mannschaftsuntersuchungslisten (Ziff. 55 D. A. Mdf.) wird der Truppenarzt sich zuverlässige und wertvolle Unterlagen für die Beurteilung der Körperverhältnisse eines jeden einzelnen Mannes schaffen können.

1507. Sehr vorteilhaft hat sich in langjähriger truppenärztlicher Erfahrung die Einteilung der Mannschaften nach Konstitutionsgruppen erwiesen. Diese ergeben nicht nur einen Überblick über die körperlichen und gesundheitlichen Werte hinsichtlich des einmaligen Ersatzes, sondern sie ermöglichen auch den Vergleich in bezug auf den Einfluß bzw. auf den Erfolg des Heeresdienstes auf ihn und besonders auch einen solchen mit den Ergebnissen des Vorjahres oder auch einer Reihe von Jahren.

a) Für den Truppenbefehlshaber, die höheren Kommandostellen und die Heeresverwaltung haben alle Auffälligkeiten besonders nach der ungünstigen Seite ihre besondere Bedeutung.

b) Eine hinreichend zuverlässige Gruppeneinteilung ergibt sich aus der Beurteilung des einzelnen Mannes nach seinem ganzen Habitus oder nach seiner ganzen Körperverfassung (Konstitution), wenn dabei berücksichtigt werden: Körperlänge und Gewicht nach der Brocaschen Formel (Ziff. 52 a), Fettgehalt, Form und Farbe der äußeren Körperteile und -abschnitte, Durchblutung der Haut und sonstige Beschaffenheit bzw. Leistungsfähigkeit der einzelnen Organe und die Körperhaltung.

c) Danach läßt sich für jeden Untersuchten mühelos und sicher ein „Konstitutionsbild" gewinnen und in eine bestimmte „Konstitutionsgruppe" einreihen.

d) 4 solcher Gruppen mit 2 Untergruppen I, I—II, II, II—III, III und IV lassen eine scharfe Einteilung des Ersatzes nach jenen Gesichtspunkten zu. Es umfaßt:

Gruppe I (Konstitution I) — Vorzügliche Körperbeschaffenheit — alle Untersuchten, die — körperlich und organisch einwandfrei — der Brocaschen Formel vollkommen oder annähernd entsprechen und bis 5 kg plus oder minus aufweisen.

Gruppe II (Konstitution II) — Mittlere, befriedigende Körperbeschaffenheit — alle Untersuchten wie zu I, nur mit einem Minus-Kilogrammgewicht von — 6 bis höchstens — 10 kg.

Gruppe III (Konstitution III) — Schwächliche Körperbeschaffenheit —.

Gruppe IV (Verdächtige Konstitution) besonders Leute mit Konstitution III, die irgend einen begründeten Zweifel oder Verdacht auf versteckte

Krankheitsvorgänge und -zustände oder deren Reste von früher her aufkommen lassen, soweit ihre Abstoßung durch Einleitung des Dienstunbrauchbarkeitsverfahrens sich nicht von vornherein ermöglichen läßt.

Die beiden Untergruppen I—II und II—III umfassen die eigentlich zur Konstitutionsgruppe I oder II gehörigen, welche sich in dieser oder jener Beziehung nicht als vollwertig erweisen und alle Leute mit reichlicherem Fettpolster unter der Haut, die also + 5 kg überschreiten und für ihr Alter bereits Neigung zur Korpulenz zeigen.

Ausgesprochene Fettleibige gehören mit Rücksicht auf die bei ihnen stets zweifelhafte Herzbeschaffenheit eigentlich in die Sondergruppe IV.

In bezug auf die Zuteilung zu den Untergruppen kommen z. B. in Betracht auffällig hervortretende Gesichtsblässe und Schleimhautentfärbung, schlaffe Muskulatur, Herzerregbarkeit nicht zu hohen Grades (sonst Sondergruppe IV), wenig befriedigender Brustkorbbau — lang, schmal, flach, eingesunken —, Mißverhältnis von Knochenbau und Weichteilen — gutes Gewicht, durch zu starkes Knochengerüst bedingt —, gewohnheitsmäßige schlechte Körperhaltung, rückständige Entwicklung einzelner Körperabschnitte — dünne Beine, schwache Arme —, verhältnismäßig zu geringe Atemweite, die auf gewohnheitsmäßige oberflächliche und daher ungenügende Lungenbetätigung ohne nachweisbaren krankhaften Befund hinweist(Ziff. 18 β).

Auch erheblichere Belastung durch Familien- und Vorgeschichte kann in Frage kommen.

e) Es ist selbstverständlich, daß auch diese Einzelheiten in die Mannschaftsuntersuchungsliste aufzunehmen sind. Die Feststellung der Konstitutionsklasse muß in jedem Falle unter dem unmittelbaren Eindrucke des soeben beendeten Untersuchungsganges, also gleichsam als zusammenfassendes Schlußurteil erfolgen und diktiert, nicht aber erst nachträglich auf Grund der Eintragungen in die Mannschaftsuntersuchungsliste festgesetzt werden.

f) Gruppe IV erfordert eine dauernde und regelmäßige Überwachung und gründliche Nachuntersuchungen in bestimmten Zeiträumen (von 8 zu 8 Tagen etwa).

Besondere Listenführung über die Ergebnisse ist erforderlich; denn zu ihr gehören im Grunde genommen alle „versuchsweise Eingestellten", Leute, die als Lazarettkranke unter die Ziff. 40 des Krankenrapportmusters „zur Beobachtung z. B." fallen.

g) Gruppe III wird zweckmäßigerweise ebenfalls von Zeit zu Zeit (von 4—6 Wochen etwa) nachuntersucht, wenn nicht häufigere „Nachschau" angezeigt erscheint.

Im übrigen kommen für sämtliche Mannschaften die bereits erwähnten Nachuntersuchungen am Ende der Rekrutenausbildung und des ersten Dienstjahres in Frage, abgesehen von jenen Gesamtuntersuchungen, die durch besondere Gründe und durch besonderen Befehl veranlaßt werden.

h) Die Überführung Nachuntersuchter auf Grund veränderter Konstitution in eine andere Gruppe versteht sich von selbst.

i) Bei der jahrelangen Übung dieser Bewertung des Mannschaftsbestandes hat sich folgendes ergeben:

Gruppe I hatte stets die geringste Neigung zu Allgemeinkrankheiten gezeigt; für Infektionskrankheiten war sie nur im geringen Grade zugängig. Die Heilungsaussichten waren überaus günstig. Die Ausbildung bot keine Schwierigkeiten. Abkommandierte haben körperlich gar nicht — kaum auch moralisch — versagt.

Gruppe II ließ stets eine merkliche Abschwächung der Widerstandskraft gegen Krankheiten und besonders gegen Übertragungskrankheiten unter Steigerung der Sterblichkeit erkennen.

Die Ausbildung fiel bisweilen schon schwer. Versager in letzterer Beziehung kamen vor.

Gruppe III hatte am Krankenzugang und am Ausfall durch Tod überwiegenden Anteil besonders auch in bezug auf Infektions- und Lungenkrankheiten; die Ausbildung wurde in ungewöhnlichem Maße gestört und blieb häufig lückenhaft. Für Sonderkommandos erwiesen sie sich meist als ungeeignet.

Die Untergruppen zeigten hinsichtlich der unter der zugehörigen Hauptgruppe aufgeführten Gesichtspunkte eine gewisse Verschlechterung.

Gruppe IV löste sich meist in kurzer Zeit infolge der festgestellten Dienstunbrauchbarkeit, seltener durch Abgang ins Lazarett infolge hervorgetretener Krankheiten auf. Letztere endigten meist mit dem Tode.

k) Eine derartige scharfe Gruppeneinteilung nach ganz bestimmten Gesichtspunkten bei gründlicher Untersuchung und häufiger Anwendung von Wage und Bandmaß sowie aller sonstiger Untersuchungsmöglichkeiten sichern dem Truppenarzte eine genaue Kenntnis des ihm anvertrauten Menschenmaterials, eine eingehende Überwachung in gesundheitlicher Beziehung, eine schnellere Ausscheidung gesundheitlich Untüchtiger, eine zuverlässige Auswahl Einzelner für Sonderzwecke und bei genügendem Vertrautsein mit der Eigenart des Truppendienstes auch die körperliche und gesundheitliche Förderung Minderwertiger durch sachgemäße Beratung der militärischen Vorgesetzten usw.

l) Die Anlegung tabellarischer Übersichten über die Untersuchungsergebnisse nach Gruppen erleichtert den jeweiligen und vergleichenden Überblick über den Mannschaftsbestand besonders im ersten Dienstjahre. Genau geführte Wäge- und Maßlisten vervollständigen die Urteilsunterlagen für den Truppenarzt.

Muster zu Ziff. 1507.

Gruppe	I	(Anzahl)	(%)	
„	I—II			
„	II			
„	II—III			
„	III			
„	IV			

1508. Bei der Prüfung der Dienstfähigkeit bzw. Kriegsbrauchbarkeit ist Ziff. 65 D. A. Mdf. besonders zu beachten, wonach bereits früher als dienstunbrauchbar entlassene Mannschaften nur nach eingehender Beobachtung unter Mitwirkung des Truppenteils als dienstunbrauchbar bzw. kriegsunbrauchbar beurteilt werden dürfen.

1509. Da im Kriege die Beurteilung der vielen mit Krankheiten und Fehler eingestellten Wehrpflichtigen sehr schwierig, der Bedarf an verwendungsfähigen Mannschaften aber naturgemäß sehr groß ist, so ist für eine beschleunigte Verfügbarmachung militärisch oder kriegswirtschaftlich verwendbarer militärpflichtiger Kräfte baldigst durch eine zutreffende und möglichst endgültige Entscheidung über jeden einzelnen zu sorgen.

1510. Zur Beurteilung ist daher in der Eba eine ausgiebige Heranziehung fachärztlicher Beiräte durch Lazarett- und Truppenärzte bestimmt worden (Ziff. 6 Eba).

1511. Um durch kommissarische Untersuchungen weitere wichtige Entscheidungen herbeiführen zu können, sind ständige ärztliche Untersuchungskommissionen — Korpsuntersuchungskommissionen — eingerichtet, die endgültige, nur durch die stellvertretenden Generalkommandos bei begründeten Einwendungen abzuändernde Entscheidungen treffen (Ziff. 7 Eba)

1512. Das Gleiche gilt auch für die Entscheidungen der in jedem Korpsbereiche eingerichteten **Lazarettbeobachtungs-Abteilungen** (Ziff. 9 Eba).

1513. Die auf längerer **Lazarettbeobachtung** beruhenden, vom Chefarzte bestätigten Urteile der ordinierenden Ärzte sind ebenfalls für den Truppenarzt, den Arzt bei den Bezirkskommandos und bei den Kriegsmusterungen bindend. Nur bei Befundänderungen, Neuerkrankungen oder bei der Änderung der militärischen Verwendungsmöglichkeiten usw. kann ein abweichendes Urteil unter schriftlicher Begründung abgegeben werden. Die Entscheidung trifft dann das stellvertretende Generalkommando (Ziff. 17 Eba).

1514. Ferner sind außerordentliche **Generalmusterungskommissionen** eingerichtet, welche in gewissen Zwischenräumen die bei der Truppe oder im Lazarett befindlichen Mannschaften auf Kriegsverwendungsfähigkeit nachzuuntersuchen haben, um nur wirklich k.v. Leute den mobilen Truppenteilen zuzuführen und Kriegsverwendungsfähige nicht länger als unbedingt nötig dem Feldtruppenteilen fernzuhalten. Diese Kommissionen bestehen bei der Truppe aus einem älteren Offizier und einem Sanitätsoffizier möglichst mit Felderfahrung und bei den Lazaretten aus dem Reservelazarettdirektor und einem älteren Sanitätsoffizier unter Zuziehung von Fachärzten. Diese Urteile sind ebenfalls für die Truppenärzte bindend.

1515. Endlich bestehen **Kommissionen** (Offizier des Ersatztruppenteils und Truppenarzt) zur Untersuchung der als Ersatz für das Feld bestimmten Offiziere und Mannschaften. Hierbei ist außer auf die Verwendungsfähigkeit auch auf übertragbare Krankheiten, insbesondere Geschlechtskrankheiten zu achten (Ziff. 50 Eba).

1516. Bei **Entsendung in die Türkei** muß vollkommene **Tropendienstfähigkeit** vorhanden sein, deren Anforderungen aus den Ziff. 440 bis 446 D. A. Mdf. ersichtlich sind; vgl. auch Ziff. 1674 unter „Zeugnisausstellung"

Um zu vermeiden, daß Leute mit Fehlern und krankhaften Anlagen, die bestimmungsgemäß die Tropendienstfähigkeit ausschließen und solche, die, an sich tropendienstfähig, nachträglich durch Krankheit oder Ansteckung tropendienstunfähig werden, als tropendienstfähig für die Türkei überwiesen werden, bestimmt die kriegsministerielle Verfügung vom 31. 1. 1917 Nr. 1511/1. 17. M. A., daß eine nochmalige ärztliche Untersuchung vor ihrer Abreise bei dem mit der Absendung betrauten Truppenteile stattzufinden hat. Diese Entscheidung über Tropendienstfähigkeit bleibt bestehen.

1517. Für **ortsfesteVerwendung** in Konstantinopel, Smyrna, Aleppo, Damaskus und Jerusalem ist volle Tropendienstfähigkeit nicht erforderlich. Hier genügt bei nachgewiesener Chininverträglichkeit **Garnisonverwendungsfähigkeit**, sofern die in Ziff. 445 D. A. Mdf. unter Buchstabe a—m aufgeführten Fehler **nicht hochgradig** vorhanden sind.

Für ortsfeste Verwendung in den genannten Städten sind — falls vorhanden — g.v. Leute mit voller Tropendienstfähigkeit in erster Linie zu berücksichtigen.

Untersuchungen wegen Dienstunbrauchbarkeit.

1518. Das Verfahren bei Dienstunbrauchbarkeit von erneut zum Dienst mit der Waffe eingestellten oder militärisch unausgebildeten Mannschaften richtet sich **im Frieden** danach, ob in den Nationallisten usw. nicht erwähnte Fehler vorhanden sind, welche die Dienstunbrauchbarkeit bedingen, oder ob letztere auf Grund der in der Nationalliste vermerkten Fehler festgestellt ist. In diesem Falle, ebenso bei Versuchseinstellung darf die Dienstunbrauchbarkeitsmeldung erst auf Grund ärztlicher Beobachtung unter Mitwirkung des Truppenteils erfolgen.

1519. In jedem Falle ist ein Zeugnis nach Muster 4 D. A. M d f. aufzustellen.

1520. Bei Leuten, die zum aktiven Dienste ohne Waffe eingestellt waren, sind die Voraussetzungen der Dienstunfähigkeit andere (Ziff. 83, 84 D. A. Mdf.).

1521. Bei Dienstunbrauchbarkeit ausgebildeter Mannschaften ist zu beachten, daß eine Entlassung ohne Versorgung aus dem aktiven Dienste erfolgt

α) vor vollendeter achtjähriger Dienstzeit bei Unfähigkeit zur Fortsetzung des aktiven Dienstes infolge Krankheiten und Gebrechen und bei fehlender Versorgungsberechtigung, also ohne Rücksicht auf den Grad der Erwerbsunfähigkeit;

β) nach vollendetem achtem Dienstjahre bei Aufhebung der Felddienstfähigkeit infolge von Krankheiten oder Gebrechen und Beeinträchtigung der Erwerbsfähigkeit um weniger als 10% (Ziff. 69 D. A. Mdf.).

1522. Im Kriege ist in gleicher Weise bei der Entlassung wegen Kriegsunbrauchbarkeit ein Zeugnis nach Muster 4 D. A. Mdf. auszustellen, außerdem aber auch bei der Entlassung trotz Kriegsbrauchbarkeit bei Mannschaften, die als k.v. eingestellt, aber nur für g.v. oder a.v. befunden sind und aus anderen Gründen entlassen werden sollen (Ziff. 42 Eba).

Untersuchungen zum Zwecke der Behandlung.

1523. Die Untersuchung zum Zwecke der Behandlung der während der Dienstzeit aufgetretenen Krankheiten oder Verletzungen haben in erster Linie die Heilung zum Ziel.

Hierbei ist die vorausgegangene Lazarettbehandlung zu berücksichtigen und auch die Dienstbeschädigungsfrage im Einvernehmen mit dem Truppenteile und dem Truppenarzte zu klären (Ziff. 106 D. A. Mdf.).

1524. Sorgfältig geführte Krankenblätter sind dazu nicht zu entbehren. Es kann nicht oft genug betont werden, daß diese Urkunden sind, die für etwaige Versorgungsansprüche noch nach langer Zeit von ausschlaggebender Wichtigkeit sein können. Vor allem ist, abgesehen von einer erschöpfenden Vorgeschichte, ein ausführlicher Aufnahme- und Schlußbefund festzulegen. Dieser muß auch ein begründetes Urteil über die Verwendungsfähigkeit und über die Erwerbsfähigkeit enthalten, um eine maßgebende Unterlage für die Beurteilung der Kriegsbrauchbarkeit zu bieten.

Fiebertafeln, Abzüge von Röntgenbildern, etwaige Leicheneröffnungsbefunde usw. sind den Krankenblättern beizufügen. Hat eine Leicheneröffnung nicht stattgefunden, so muß es im Krankenblatt unter Angabe des Grundes vermerkt werden, da bestimmungsgemäß dieser Vermerk als Unterlage für die Versorgungsansprüche der Hinterbliebenen ausdrücklich verlangt wird.

Untersuchungen bei und nach der Entlassung.

1525. Für die Untersuchung bei der Entlassung aus dem aktiven Heeresdienste, nach Übungen oder bei der Demobilmachung gelten die in Ziff. 319—321 D. A. Mdf. gegebenen Vorschriften.

Danach sind zu untersuchen:

α) sämtliche Mannschaften auf übertragbare Krankheiten,
β) Mannschaften, die während der Dienstzeit eine Dienstbeschädigung erlitten haben,
γ) Kapitulanten mit achtjähriger und längerer Dienstzeit,
δ) Mannschaften, welche Versorgungsansprüche erheben, und
ε) Mannschaften, welche sich krank melden.

Zu β) und δ) sind erforderlichenfalls Versorgungszeugnisse, zu γ) ein kurzes schriftliches Gutachten oder zutreffendenfalls ein Zeugnis nach Muster 4 D. A. Mdf. mit oder ohne Versorgung auszustellen. Besonders beachtenswert ist der Hinweis, daß Leute mit Versorgungsansprüchen nicht an die Bezirkskommandos verwiesen werden dürfen (vgl. Pensionierungsvorschrift [P.-V.] III Ziff. 15).

1526. Nach der Entlassung sind die Mannschaften des Beurlaubtenstandes sowohl bei Friedensübungen als auch im Kriege beim Bezirkskommando oder am Sammelorte zu untersuchen. Dagegen findet eine Untersuchung beim Truppenteil im Frieden nur erforderlichenfalls statt.

Das Verfahren bei Eintritt von Dienstunbrauchbarkeit während der Übungen entspricht dem bei Ausgebildeten, jedoch besteht Versorgungsberechtigung nur infolge Dienstbeschädigung (Ziff. 87 D.-A.-Mdf.).

1527. Nach der Entlassung finden ferner Untersuchungen beim Bezirkskommando in Versorgungsfragen statt, die

α) Versorgungsanträge,
β) das Prüfungsgeschäft,
γ) Anträge auf Badekuren,
δ) Kapitalabfindungen und
ε) Lazarettbehandlung betreffen.

1528. Hierzu ist zu bemerken, daß Rentenempfänger wegen ihres Versorgungsleidens in ein Lazarett nur unter der Bedingung aufgenommen werden können, daß eine Besserung, zum mindesten ein Stillstand des Leidens oder Verhütung einer Verschlimmerung zu erwarten ist (vgl. F. S. O. Beilage 12 Nr. 27/28).

Das Nähere über die anderen Untersuchungen in Versorgungssachen findet sich unter „Zeugnisausstellung."

II. Ausstellung militärärztlicher Zeugnisse.

Allgemeines.

1529. Zur Ausstellung militärärztlicher Zeugnisse sind Sanitätsoffiziere[1]) befugt (Stabs- und Oberstabsärzte, sowie Generaloberärzte in Garnisonarztstellen, Ober- und Assistenzärzte in Wahrnehmung des Dienstes der Genannten) (Ziff. 157 und 158 D.-A. Mdf.).

1530. Entsprechend den Vorschriften für Untersuchungen sind Zeugnisse nur auf Anordnung der zuständigen Dienststelle[2]) — vgl. Ziff. 163, 168 D. A. Mdf. und Ziff. 18 Eba. — und nur nach eigener Untersuchung auszustellen. Von letzterer kann abgesehen werden bei Geisteskranken, die in einem Lazarett oder einer Irrenanstalt sich befinden. In diesen Fällen kann die Begutachtung auf Grund von Zeugnissen des betreffenden Stationsarztes oder Anstaltsdirektors erfolgen (Ziff. 176 D. A. Mdf.).

1531. Der Zeugnisaussteller muß Angaben, die nicht durch eigene Beobachtungen oder durch Feststellungen auf Grund dienstlicher Unterlagen erwiesen sind, als solche kenntlich machen durch Zusätze wie „angeblich" (Ziff. 177 D. A. Mdf.).

1532. Zeugnisse sind dienstliche Urkunden von ausschlaggebender Wichtigkeit für die Prüfung der Dienstfähigkeit, Erwerbsfähigkeit und etwaiger Versorgungsansprüche und müssen dementsprechend nach bester Überzeugung pflichtgemäß und gewissenhaft angefertigt werden (Ziff. 175 D. A. Mdf.).

1533. Unbeschadet der Gründlichkeit sollen sie kurz und bestimmt unter Vermeidung aller Weitschweifigkeit und alles Überflüssigen gehalten sein. Ganz besonders gilt dies für die beschleunigte Zeugnisausstellung im Kriege, welche sich durch Be-

---

[1]) Unter „Sanitätsoffiziere" sind auch zu verstehen, sofern sie mit diesem Dienste beauftragt sind:
    α) Zivilärzte nach ausdrücklicher Übertragung der Dienstobliegenheiten eines Militärarztes (Ziff. 162 D.-A.-Mdf.),
    β) landsturmpflichtige Ärzte,
    γ) Ärzte von Vereinslazaretten unter der Voraussetzung, wie zu α oder bei Mitzeichnung des Chefarztes des betreffenden Reservelazaretts (Ziff. 18 f., Eba).

[2]) Ausgenommen sind Zeugnisse zur Aufnahme in die Kaiser Wilhelms-Akademie für das militärärztliche Bildungswesen, in die Lebensversicherungsanstalt für Armee und Marine und in die Militär-Knabenerziehungsanstalten (Ziff. 313, 405, 412 D. A. Mdf.).

nutzung des Telegrammstils (unzulässig nur bei Pensionierungszeugnissen von Offizieren siehe Ziff. 1634), durch Verwendung von Zeichnungen und Körperumrissen und weniger strenge Beobachtung der äußeren Formen erreichen läßt (Ziff. 18 Eba).

1534. Von den zur Verfügung stehenden **technischen Hilfsmitteln** (Mikroskop, Blutdruckmesser, Röntgenapparat usw.) muß für die Gutachten ausgiebiger Gebrauch gemacht werden, da die Gutachten über Lungenkranke stets den **Bazillenbefund**, über Nieren- und Blutkranke den **mikroskopischen Befund des Harnsediments und des Blutes**, über Syphilisverdächtige das Ergebnis der **serologischen Blutuntersuchung**, über Magen- und Darmkranke die Angabe der **Magentätigkeit, Beschaffenheit des Magensaftes** usw. enthalten sollen.

Versorgungszeugnisse über Mannschaften.

1535. Sämtliche Entlassungszeugnisse von Mannschaften sind nach Ziff. 179—185 D. A. Mdf. auszustellen unter Benutzung des Musters 4 D. A. Mdf., das durch seinen Vordruck die Anfertigung sehr erleichtert, besonders bei Beachtung der ,,Bemerkungen" auf Seite 212 D. A. Mdf.; vgl. auch S. 480—485.

1536. Die Versorgungsansprüche für Mannschaften sind durch das Mannschaftsversorgungsgesetz 1906 (M. V. G. 06) gesetzlich geregelt, das entweder wegen Gesundheitsstörungen bei Dienstbeschädigung oder nach einer bestimmten Dienstzeit oder wegen langer Dienstzeit in Frage kommt und zwar

α) wegen Gesundheitsstörungen mit einer Erwerbsunfähigkeit von mindestens $10^0/_0$ infolge Dienstbeschädigung bei Mannschaften und Unteroffizieren des aktiven Heeres und des Beurlaubtenstandes und bei dem auf dem Kriegsschauplatze und im Etappengebiete verwendeten Personal der freiwilligen Krankenpflege (vgl. Verfügung des Kriegsminist. vom 22. 3. 1916. Nr. 9081/1. 16. M. A.),

β) wegen Gesundheitsstörungen mit Erwerbsunfähigkeit von mindestens $10^0/_0$ ohne Dienstbeschädigung bei Kapitulanten mit einer Dienstzeit von mindestens 8 Jahren,

γ) nach einer Dienstzeit von mindestens 18 Jahren ohne Gesundheitsstörungen und Erwerbsbeeinträchtigung.

Die Renten zu α und β werden zeitig, solange die Voraussetzungen gegeben sind, zu γ auf Lebenszeit gewährt.

1537. Zu beachten ist noch, daß die **Militärversorgungsrente** von der Entscheidung über den **Invalidenrentenanspruch** vollständig unberührt bleibt und daß die Militärrente neben der etwa berechtigten sozialen Invalidenrente ohne Abzug gezahlt wird. In gleicher Weise besteht beiderseits das Recht gegenseitiger freier Beweiswürdigung, so daß die militärischen Versorgungsstellen nicht den Schätzungen der Versicherungsbehörden, diese wiederum nicht jenen zu folgen brauchen. Insbesondere ist der soziale Versicherungsträger an die militärärztliche Schätzung der **Erwerbsfähigkeit**, besonders an den vom Militärarzte gefundenen Prozentsatz um so weniger gebunden, als diese Schätzung auf einem anderen Rechtsgebiete liegt und nach anderen Grundsätzen vorgenommen wird.

a) Auf Grund ihrer **Invalidenversicherung** haben Anspruch auf Rente neben der Militärrente Kriegsbeschädigte, die vor dem Eintritt in das Heer gegen Invalidität versichert waren, unter folgenden Voraussetzungen:

α) auf **Invalidenrente**, wenn sie durch die Kriegsbeschädigung **dauernd** erwerbsunfähig geworden sind, vom Tage der Verwundung oder der Erkrankung ab;

β) auf **Krankenrente**, wenn sie nur **vorübergehend** erwerbsunfähig sind, vom Beginn der 27. Woche nach der Verwundung oder Erkrankung ab für die weitere Dauer ihrer Invalidität.

b) **Erwerbsunfähig** im Sinne der **Reichsversicherung** ist, wer dauernd oder vorübergehend nicht mehr imstande ist, durch eine seinen Kräften und Fähigkeiten entsprechende Tätigkeit ein **Drittel** von dem zu erwerben, was körperlich und geistig gesunde Personen seiner Art und ähnlicher Ausbildung in derselben Gegend durch Arbeit zu verdienen pflegen.

c) Die Höhe der Rente richtet sich nicht wie die Militärrente nach dem Grade der Erwerbsunfähigkeit, sondern nach der Anzahl und Höhe der verwendeten Beiträge.

1538. Die Versorgungszeugnisse werden bei der Entlassung wegen Dienstunfähigkeit oder, falls die Dienstfähigkeit nicht gestört ist, bei der Entlassung nach beendigter Dienstzeit oder Übung oder bei der Demobilmachung ausgestellt.

1539. Wichtig ist, daß sämtliche zur Prüfung durch die vorgesetzte Behörde (Versorgungsamt bei den Generalkommandos) **notwendigen** Unterlagen beigefügt werden (Ziff. 207 D. A. Mdf.; Ziff. 78 Eba). Daraus ergibt sich, daß alle unnötigen Schriftstücke als überflüssig fortzulassen sind.

a) Über **Form und Inhalt der Zeugnisse** siehe Muster 1 und 2 Seite 480—485.

b) Bei der Ausstellung der Zeugnisse wird die Ausfüllung der Spalten 1—14 durch gute Schulung des Schreiberpersonals wesentlich an Zuverlässigkeit gewinnen.

c) In Spalte 5 sind die Vornamen deutsch, der Familienname lateinisch zu schreiben; der Rufname ist zu unterstreichen (Ziffer 181 D. Mdf.).

Krankengeschichte.

1540. Zur **Krankengeschichte**, deren einzelne Erfordernisse die Ziff. 182 D. A. Mdf. angibt, wird bemerkt, daß nur das für den einzelnen Fall Wichtige zu erwähnen ist. Bei **Verwundungen** wird also die Vorgeschichte erheblich **abgekürzt** werden können, ohne daß die Klarheit des Falles leidet und die Prüfung erschwert wird.

1541. In jedem Falle sind jedoch die **Klagen des Untersuchten** möglichst wortgetreu wiederzugeben und Annahme oder Nichtannahme von **Dienstbeschädigung** durch den Truppenteil zu vermerken, damit die prüfende Dienststelle ersehen kann, daß der Zeugnisaussteller die Ansicht des Truppenteils kennt und bei der Beurteilung der Dienstbeschädigungsfrage berücksichtigt hat.

a) Bei Verwundungen und Erkrankungen im Felde gelten die Aufzeichnungen des Feldtruppenteiles im Kriegsstammrollenauszuge als Unterlagen für die Annahme einer Dienstbeschädigung, da nach der kriegsministeriellen Verfügung vom 13. 6. 17 Nr. 88/6. 17. S. 1 die Aufstellung besonderer Dienstbeschädigungslisten nicht erforderlich, jede Beschädigung und Erkrankung aber durch den Truppenarzt in das Truppenkrankenbuch und durch den Truppenteil in die Kriegsrangliste oder Kriegsstammrolle — gegebenfalls unter Angabe des Lazaretts, in dem die ärztliche Behandlung stattgefunden hat — einzutragen ist.

b) Kriegsstammrollenauszüge des Ersatztruppenteils, die lediglich auf Angaben des Untersuchten beruhen, sind wertlos (Ziff. 73 Eba) und verzögern unnötig die Prüfung des Falles und die Entlassung des Mannes durch nachträgliche Anfragen beim Feldtruppenteil.

c) Bei Angehörigen des Besatzungsheeres müssen in jedem Falle Dienstbeschädigungslisten vorliegen (vgl. Kriegsministerielle Verfügung vom 13. 6. 17, Nr. 28. 6. 17. S. 1).

d) Die Aufzeichnungen über Revier- und Lazarettbehandlungen werden übersichtlicher, wenn Ort und Zeitdauer (Tag, Monat, Jahr) untereinander geschrieben werden.

e) Gegebenenfalls sind am Schluß der Vorgeschichte frühere Urteile über die Dienstfähigkeit anzuführen.

Untersuchungsbefund.

1542. Entsprechend dem Gange der Untersuchung ist nach Ziff. 183 D. A. Mdf. der Befund im einzelnen anzugeben und zwar so ausführlich und anschaulich, daß der vorgesetzten Dienststelle eine Prüfung des Urteils ermöglicht wird.

Der Zeugnisaussteller muß sich vergegenwärtigen, daß die Prüfungsstelle ihr Urteil nur auf Grund des Zeugnisses und der Unterlagen, also ohne eigene Untersuchung des Mannes abgeben muß. Es ist also in jedem Falle zunächst Körpergröße, Körpergewicht, Brustumfang und Alter, ferner ein kurzer Befund über den Allgemeinzustand zu vermerken, weil diese Angaben unter Umständen wichtige Unterlagen bilden für später auftretende, bei der Zeugnisausstellung noch nicht vorhandene oder nicht nachweisbare Krankheitsvorgänge.

1543. Von den Körperteilen und Organen sind nur diejenigen zu beschreiben, die einen von der Regel abweichenden Befund erkennen lassen oder die eine Erwähnung wegen angeblicher Beschwerden oder sonst nach Lage des Falles erfordern. Es müssen also alle nicht erwähnten Teile als frei von nachweisbaren Veränderungen angesehen werden.

1544. Bei der Beschreibung der einzelnen Körperteile und Organe ist darauf hinzuweisen, daß bei Zeugnissen über den Geisteszustand von Militärpersonen nach Anl. 4 Seite 188—191 D. A. Mdf. zu verfahren ist.

1545. Bei der Untersuchung der Augen sind die in der Anlage 6 Seite 199—201 der D. A. Mdf. niedergelegten Grundsätze für die Untersuchung und Beurteilung der Bindehautkrankheiten bei Militärpflichtigen zu beachten.

1546. Die Schilderung der Brustorgane erfordert auch die Angabe der Leistungsfähigkeit, also des Unterschiedes der Atmung und Herztätigkeit nach Art und Zahl in Ruhe und nach

Anstrengung — in der Regel nach Kniebeugen — (siehe Ziff. 104—107 des Leitfadens).

1547. Bei **Tuberkulösen** ist in jedem Falle die **Körperwärme** und zutreffendenfalls der mikroskopische Befund etwa vorhandenen **Auswurfs** zu vermerken.

1548. Erfordert die Begutachtung eine genaue **Urinuntersuchung**, so ist neben dem **chemischen** (Angabe der fremden Bestandteile in Prozenten) unbedingt auch der **mikroskopische** Befund anzugeben.

1549. Haben **fachärztliche Untersuchungen** stattgefunden, so sind die Ergebnisse in den Zeugnissen niederzulegen. Ein bloßer Hinweis auf die Unterlagen genügt also nicht, weil dadurch die Übersichtlichkeit des Zeugnisses leidet.

1550. Von größter Wichtigkeit sind die Angaben über die **Leistungsfähigkeit der Gliedmaßen**. Sie darf daher bei der Beurteilung kranker oder verletzter Arme oder Beine nicht fehlen. So wertvoll auch die Messung der Bewegungswinkel der Gelenke und des Umfanges, die Beschreibung der elektrischen Erregbarkeit, der Beschaffenheit der Knochen und Muskeln und Haut sind, so veranschaulicht doch nichts besser die Leistungsfähigkeit des Gliedes, als die Beschreibung der einzelnen noch möglichen Verrichtungen (Gehen, Stehen, Hinsetzen, Aufstehen, Erheben aus der horizontalen Lage, Erfassen, Festhalten von Gegenständen, Hantieren mit Gebrauchsgegenständen oder Eßgeräten und Hilfsleistungen beim Ankleiden). Hierdurch wird ein wertvolles Urteil über die Dienstfähigkeit, Erwerbsfähigkeit und ganz besonders auch zutreffendenfalls über die Verstümmelungsfrage gewonnen werden können.

Militärärztliches Urteil.

1551. Über die Abfassung der einzelnen Teile des **militärärztlichen Urteils** gibt Ziff. 184 D. A. Mdf. die nötigen Anweisungen.

1552. Zu der **Krankheitsbenennung (Diagnose)** wird bemerkt, daß möglichst bestimmte Bezeichnungen gewählt werden, daß also allgemein gehaltene Benennungen, wozu auch das Wort „Folgen" gehört, zu vermeiden sind.

a) Es müssen sämtliche vorliegenden Krankheiten oder Fehler aufgezählt werden, nicht nur die die Versorgung bedingenden.

b) Daß **Fremdwörter** zu vermeiden sind, ist bereits unter „militärärztliche Untersuchungen" erwähnt worden. Glaubt der Zeugnisaussteller indessen, den Zustand durch deutsche Wortbezeichnung nicht erschöpfend wiedergeben zu können, so darf das fremdsprachliche Fachwort in **Klammern** hinzugesetzt werden.

c) Es ist nur die **Grundkrankheit** anzugeben, so daß **Folgezustände**, z. B. Muskelschwund bei Verletzungen oder Körperschwäche bei Tuberkulose, oder einzelne Erscheinungen wie Herzstörungen bei Basedow **nicht als selbständige Krankheiten** aufgeführt werden.

1553. Bei der **wissenschaftlich ärztlichen Beurteilung** ist nur der **allgemeine** Einfluß auf die Dienst- und Erwerbsfähigkeit zu erörtern. Bestimmte Urteile über den Grad der Dienstfähigkeit und über die Prozentzahl der Erwerbseinbuße sind also zu vermeiden. Diese gehören vielmehr unter Sonderurteile (C. III des Musters 4 D. A. Mdf.).

1554. Die Prüfung der **Dienstbeschädigung** ist eine so wichtige und unter Umständen so schwierige Frage, daß sie in vielen Fällen nicht mit wenigen Worten abgetan werden kann. Wie schon das Wort „Erörterung" unter Ziff. 184 b D. A. Mdf. besagt, genügt auf keinen Fall die einfache Angabe, daß Dienstbeschädigung vorliegt. Vielmehr müssen alle Gründe und Tatsachen in Erwägung gezogen werden, welche für oder gegen die Annahme einer Dienstbeschädigung sprechen. Voraussetzung für eine gründliche und richtige Prüfung ist genaue Kenntnis der Ziff. 96—112 D. A. Mdf.

1555. Es muß der **Einfluß** einer bestimmten **dienstlichen Veranlassung** oder **allgemeiner dienstlicher Verhältnisse** nachgewiesen werden, nicht nur die Entstehung oder Verschlimmerung einer Krankheit **während** der Dienstzeit (Ziff. 101 D. A. Mdf.).

1556. Bei der **Dienstbeschädigung**, abzukürzen mit „D.B.", ist zu unterscheiden **Friedens-D.B.**, **Kriegs-D.B.**, **Luft-D.B.** und **D.B. gemäß §§ 67 und 69 Mannschaftsversorgungsgesetz 1906**.

Friedens-Dienstbeschädigung [1]).

1557. **Friedens-Dienstbeschädigung** (Friedens-D.B.) liegt bei einer Gesundheitsstörung vor, die durch eine Dienstverrichtung, einen Unfall während der Ausübung des Dienstes oder durch die dem Militärdienst eigentümlichen Verhältnisse hervorgerufen oder nachweislich verschlimmert ist (Näheres siehe Ziff. 97—100 D. A. Mdf.).

a) Bei Gesundheitsstörungen durch unbefugtes Umgehen mit Waffen oder Munition muß in jedem Falle geprüft werden, inwieweit dienstliche Verhältnisse zu diesen beigetragen haben.

Unter Aufhebung des Erlasses vom 21. 12. 16. Nr. 766/11. 16 C2R., wonach in jedem Falle die Entscheidung des Kriegsministeriums einzuholen war, überträgt die kriegsmin. Verfügung vom 11. 4. 18 Nr. 500/2. 18. C2R. die Entscheidungsbefugnis dem stellvertretenden Generalkommando und stellt folgende Grundsätze auf:

„Ist die Gesundheitsstörung nachweisbar vorsätzlich herbeigeführt, so ist die D.B.-Frage zu verneinen (§ 3, zweiter Absatz M.V.G. 06). Liegt dagegen nur Übertretung eines Verbots, also eine unerlaubte Handlung oder Ungehorsam vor, bzw. handelt es sich lediglich um Leichtsinn oder Fahrlässigkeit, so kann dies allein keine Veranlassung bieten, die D.B.-Frage zu verneinen. Auch ist „Vorsatz" nicht anzunehmen, wenn die betreffende Handlung in geistiger Gestörtheit, also im Zustande der Unzurechnungsfähigkeit begangen ist."

Über die Frage der Kriegs-D.B in diesem Falle siehe Ziff. 1573e.

---

[1]) Abgeschlossen mit der kriegsmin. Verfügung vom 11. 4. 1918.

b) Ähnlich verhält es sich mit Unfällen oder Erkrankungen auf Urlaub (während der Hin- und Rückfahrt und am Urlaubsorte). Auch hier wird in vielen Fällen die Dienstbeschädigungsfrage bejaht werden müssen, da gleichfalls dienstliche Einflüsse herangezogen werden können. Außer den Gesundheitsstörungen infolge der Fahrten, worüber die kriegsm. Verfügung vom 11. 4. 18 im folgenden Absatz Anhaltspunkte giebt, erweisen bei akuten Erkrankungen am Urlaubsorte häufig die Nachforschungen beim Truppenteile durch eingehende Vernehmungen, daß schon vor Antritt des Urlaubs durch dienstliche Einflüsse eine Disposition zu der späteren Erkrankung geschaffen war.

In den Fällen von Gesundheitsstörungen auf Urlaubsreisen, welche in dem unter a genannten Erlasse vom 21. 12. 16 bisher der Entscheidung des Kriegsministeriums vorbehalten waren und nunmehr vom stellvertretenden Generalkommando zu entscheiden sind, handelt es sich lediglich um solche, die infolge der Fahrten (Hin- und Rückreise) eingetreten sind. Dabei kommt Anerkennung von D.B. in Frage, wenn es sich um Urlaubsreisen zur Wiederherstellung der Gesundheit, zur Erholung oder zur Erledigung wichtiger dringender Privatangelegenheiten an dem bürgerlichen Wohnsitz handelt, und die Beeinträchtigung der Gesundheit, die Erholungsbedürftigkeit oder die Abwesenheit von dem bürgerlichen Wohnsitz auf den Dienst oder die dem Militärdienst eigentümlichen Verhältnisse zurückzuführen ist.

Über Kriegs-D.B. hierbei siehe Ziff. 1573 f.

c) Hat die Verbüßung von Freiheitsstrafen Gesundheitsstörungen zur Folge, so ist die D.B.-Frage zu bejahen, wenn die betr. Gesundheitsstörung erlitten ist:

α) infolge einer als Strafe oder während der Verbüßung einer solchen ausgeführten militärischen Dienstverrichtung (Strafexerzieren, Strafwache usw., Appell, Exerzieren, Turnen usw.);

β) infolge der besonderen Eigenart einer militärischen Strafe (z. B. mittlerer Arrest, strenger Arrest);

γ) infolge unschuldig verbüßter oder unvorschriftsmäßig vollstreckter Strafen;

δ) infolge sonstiger bei der Strafverbüßung vorliegender dem Militärdienst eigentümlicher Verhältnisse.

Gesundheitsstörungen, die lediglich durch eine Freiheitsstrafe herbeigeführt werden, deren Vollstreckung sich von der zivilen Strafvollstreckung nicht unterscheidet, können nicht als D.B. anerkannt werden.

1558. Unter den Erkrankungen, die bei einer Dienstverrichtung durch Einwirkung großer Hitze zu Dienstbeschädigungen führen, ist der Hitzschlag besonders hervorzuheben.

a) Über jeden Fall von Hitzschlagerkrankung war nach kriegsministerieller Verfügung vom 31. 7. 94 Nr. 2162. 7. 04 M. A. ein Bericht nach vorgeschriebenem Muster an das Sanitätsamt zur Weitergabe an das Kriegsministerium einzureichen. Nach der kriegsministeriellen Verfügung vom 11. 6. 09 Nr. 550/5. 09. M. A. war jedoch für die Folge davon abzusehen und nur über das Auftreten von gehäuften Hitzschlagerkrankungen oder über Einzelfälle mit tödlichem Ausgange eine kurze Meldung mit Angabe der Namen, des Dienstgrades, Dienstalters und Truppenteils der Erkrankten, des Tages der Erkrankung und — bei nicht sofortigem Tode — ihres voraussichtlichen Ausganges sofort zu erstatten. Die kriegsministerielle Verfügung vom 4. 6. 17, Nr. 29/6. 17. S. 1 bestimmt aber fortan über jede Erkrankung an Hitzschlag oder Sonnenstich bei Heeresangehörigen die Einreichung eines Berichtes in Form eines ausgefüllten besonderen Fragebogens, wozu der Sanitätsoffizier, der den Anfall beobachtet oder den Erkrankten zuerst in oder nach dem Anfalle gesehen hat, verpflichtet ist. Erfolgt Lazarettaufnahme, so hat der Lazarettarzt den Fragebogen, der ihm unverzüglich zuzustellen ist, noch entsprechend zu vervollständigen.

b) Über Form und Inhalt des Berichts siehe Muster 12 auf S. 496.

1559. Bei der Beurteilung von Infektionskrankheiten ist von Wichtigkeit, daß unter dem den Soldaten zum dienstlichen Aufenthalt angewiesenen Orte nicht nur das Quartier sowie die dienstlichen Gebäude und Gelände, sondern auch der Standort allgemein zu verstehen sind. Denn die Berührung mit der Zivilbevölkerung geschieht auch in dienstlichem Interesse z. B. bei Spaziergängen und Aufenthalt in Lokalen zur Erholung, beim Einkaufe von Lebensmitteln und Gebrauchsgegenständen zur Instandhaltung der Uniform und der Ausrüstungsstücke.

1560. Bei **Geistesstörungen** machen nur äußere **Einflüsse von großer Wucht und Dauer** im Zusammenhange mit dem Ausbruche einer solchen Störung D.B. wahrscheinlich, so daß die Zahl der Ursachen sehr begrenzt ist. Nur schwere Unfälle in ihren seelischen Folgeerscheinungen — aber auch nur in der in dem Abschnitt über „Geist-störung und Unfall" Ziff. 1367 ff. bestimmten Umgrenzung — und schwere körperliche Erkrankungen, insbesondere Infektionskrankheiten, werden als Friedensdienstbeschädigung gelten können, während dienstliche Verrichtungen oder die dem Militärdienst eigentümlichen Verhältnisse mit größter Zurückhaltung bewertet werden müssen.

Hierzu vergl. auch Ziff. 1581—1584.

1561. Sorgfältigste Abschätzung aller in Frage kommenden Punkte erfordert auch die Beurteilung etwaiger **Verschlimmerung von Herz- und Gefäßerkrankungen.**

Am einfachsten liegen die Verhältnisse bei dauernden Kompensationsstörungen; aber auch in vielen anderen Fällen muß die Frage der Dienstbeschädigung bejaht werden, wenn ein Vergleich mit dem Befunde bei oder vor der Einstellung (ärztliche Zeugnisse von Zivilärzten!) eine Zunahme oder Verstärkung der Herzgeräusche, eine Vergrößerung des Herzens und Verschlechterung des Allgemeinzustandes durch dienstliche Einflüsse erkennen läßt, wozu außer körperlichen Anstrengungen auch Ernährungsschwierigkeiten, unhygienische Quartiere, ungünstige Witterungsverhältnisse und nervöse Schädigungen zu rechnen sind.

1562. Hinsichtlich der **Schlagaderwandverhärtung (Arteriosklerose)** bieten die Ausführungen Thiems in Nr. 7 der Monatsschrift für Unfallheilkunde und Invalidenwesen über ihr Wesen und ihre Ursachen wertvolle Gesichtspunkte für die Entscheidung der Dienstbeschädigungsfrage. Danach ist die Schlagaderwandverhärtung im wesentlichen eine Abnutzungskrankheit, wobei der verbrauchte Teil des elastischen Gewebes durch minderwertiges Bindegewebe ersetzt wird. Sie ist deshalb auch als Ernährungsstörung der Gefäßwand anzusehen. Selten beginnt sie vor dem 40. Lebensjahre, in der Mehrzahl der Fälle erst nach dem 50. Eine vorzeitige Abnutzung der Gefäßwand kann durch zu starke Inanspruchnahme — funktionelle Überanstrengung der Gefäßwand — sowie durch manche an sich als chemische Gifte wirkende Schädlichkeiten (Tabak, Alkohol, Tee und Kaffee, Syphilis, Bakteriengifte bei Typhus, Scharlach, Diphtherie, schwerer Influenza und Selbstvergiftung — Autointoxikation — bei gewohnheitsmäßiger Stuhlverhaltung) herbeigeführt werden.

Bei der Arteriosklerose und ihren Folgen (besonders Gehirnblutung) wird eine ursächliche Beziehung des Leidens zu dienstlichen Ursachen (ganz außergewöhnliche Anstrengungen, Hitzschlag, endemische und epidemische Krankheitszustände) nur dann anerkannt werden können, wenn die Krankheitserscheinungen sich in zeitlichem Zusammenhange mit dem beschuldigten Ereignis bemerkbar gemacht und von da sich unaufhörlich weiter entwickelt haben (Kriegsministerial-Verfügung vom 22. 3. 13 Nr. 1328/3. 13. M. A. II, Ziff. 3). Auch Dienstbeschädigung im Sinne der Verschlimmerung kann in gleicher Weise in Frage kommen.

1563. Bei vorhandener Tuberkulose der Atmungsorgane sind neben den dienstlichen Verhältnissen die Unterkunfts-, Verpflegungs- und Witterungsverhältnisse sowie auch die ganze Lebensführung der Soldaten zu berücksichtigen. Diese kann wegen der für alle gleichen Vorschriften über die tägliche Dienstdauer, die bestimmte Zeit der Nachtruhe, über die Beschaffenheit der Unterkunftsräume und die jeweilige Bekleidung keine Rücksicht auf den Gesundheitszustand des einzelnen nehmen, während in dem bürgerlichen Leben ein Tuberkulöser diesem Zwange nicht ausgesetzt ist und seine tägliche Lebensführung mehr oder weniger seinem körperlichen Befinden anpassen kann.

a) Es ist daher nicht angängig, Dienstbeschädigung abzulehnen mit der Begründung, daß der Betreffende keinen oder wenig Dienst getan hat. Unter Umständen genügt eine einzige Erkältung, besonders unter Berücksichtigung der Lebensführung, um eine Tuberkulose der Atmungsorgane dauernd zu verschlechtern.

b) Bei Neueingestellten können Schädigungen bereits auf dem Transporte vom Bezirkskommando oder Sammelorte stattgefunden haben.

1564. Für die Tuberkulose der Haut und Schleimhäute wird im allgemeinen wegen des äußerst chronischen, von äußeren Einflüssen wenig abhängigen Verlaufs Dienstbeschädigung nicht in Frage kommen.

1565. Bei Mund-, Hals- und Rachenerkrankungen ist für akute entzündliche Formen nach Erkältung, für chronische katarrhalische Erkrankungen der Nase und des Rachens erst nach Einwirkung gleichartiger langdauernder Schädigungen Dienstbeschädigung anzunehmen (im Kriege bei längerem Aufenthalt im Felde, im Frieden bei längerer Dienstzeit, so vornehmlich bei Offizieren und Unteroffizieren).

Für Vergrößerungen und chronische Entzündungen der Gaumen- und Rachenmandeln aber liegt nur bei wiederholten akuten Entzündungen während der Dienstzeit Dienstbeschädigung vor, sonst ist sie ebenso wie bei Vergrößerungen und chronischen Entzündungen der hinteren Muschelenden und bei Nasenpolypen ohne Nebenhöhleneiterung abzulehnen.

1566. Bei chronischen Nebenhöhlenentzündungen ist Dienstbeschädigung anzunehmen, wenn sie Folgen einer akuten Erkrankung nach einer Erkältung im Dienste oder nach einer akuten Infektionskrankheit (Influenza, Lungenentzündung, Scharlach) sind, oder wenn Komplikationen wie Asthma, starke Kopfschmerzen, Schmerzen des dreiteiligen Kopfnerven (Trigeminusneuralgie), Erkrankungen in der Schädelhöhle, Knochenerkrankungen, Augenhöhlenzellgewebseiterung, Sehnervenentzündung u. a. hinzugetreten sind. Dagegen ist dienstlicher Einfluß abzulehnen bei chronischen Formen mit längerem Bestehen, welches durch Muschelverdickungen, Nasenpolypen, Anzeichen früherer Operationen in der Nase und milchige Beschaffenheit des Eiters gekennzeichnet ist.

1567. Schrumpfende Nasenschleimhautentzündung (Rhinitis atrophicans) und Stinknase (Ozaena), chronisch schrumpfende Entzündung des Rachens, des Kehlkopfes und der Luftröhre entstehen nicht durch dienstliche Einflüsse, auch ist im allgemeinen Verschlimmerung durch den Dienst auszuschließen.

1568. Von der chronischen Heiserkeit ist die gewohnheitsmäßige Stimmschwäche (Insuffizienz des M. internus) nicht auf Dienstbeschädigung zurückzuführen, die chronische katarrhalische Form hingegen kann selbst durch eine einmalige Erkältung dauernd verschlimmert werden. Dies gilt auch für Stimmbandknötchen und Schleimhautverdickungen an der hinteren Kehlkopfwand und den Stimmbändern.

1569. Bei rheumatischer Stimmbandlähmung kommt Dienstbeschädigung in Betracht. Die sekundären Lähmungen sind natürlich hinsichtlich der Dienstbeschädigungsfrage nach den Grundkrankheiten zu beurteilen.

1570. Über die Voraussetzungen für Dienstbeschädigung bei Leistenbrüchen gibt Ziff. 98 D. Ä. Mdf. zwar genauen Aufschluß, doch wird der geforderte Nachweis sich für angeblich im Felde, namentlich bei Gefechtshandlungen entstandene oder verschlimmerte Brüche schwer oder gar nicht erbringen lassen und eine Prüfung sich nur auf einen Vergleich mit dem Zustande vor dem Transport nach der Front beschränken müssen. Wenn militärärztliche Untersuchungsbefunde nicht vorliegen, muß Aufklärung durch Erhebungen versucht werden.

1571. Die Frage eines Einflusses dienstlicher Verhältnisse auf die Entstehung sowohl gutartiger wie bösartiger Geschwülste wird im allgemeinen verneint werden müssen.

a) Wenn jedoch Schädigungen äußerer oder innerer Art, die als auslösende Ursachen für die Entstehung oder das Wachstum bösartiger Geschwülste gelten, auf dienstliche Einwirkungen sich zurückführen lassen, muß D. B. angenommen werden. Hierzu sind vor allem von außen einwirkende Gewalten — Stoß, Druck, Schlag — und chronische Veränderungen der Verdauungsorgane zu rechnen.

b) Besonders wird bei Feldzugsteilnehmern, die lange Zeit den Kriegseinflüssen ausgesetzt waren, die Widerstandsfähigkeit des Körpers durch Abnutzung und ungünstige Ernährungsverhältnisse der Organe gegen derartige Reize so geschwächt sein, daß dadurch die Entstehung oder auch die Verschlimmerung bösartiger Geschwülste begünstigt wird (vergl. auch c).

c) Auch zu spätes Erkennen und dadurch versäumte rechtzeitige Behandlung wird als Dienstbeschädigung gelten können. In welchen Fällen Dienstbeschädigung infolge schädigender Folgen militärärztlicher Behandlung vorliegt, ist in der kriegsministeriellen Verfügung vom 9. 10. 17 Nr. 1506/8. 17. S. 1 erörtert.

d) Bei allen Fällen ist vorauszusetzen, daß die Entstehung oder Verschlimmerung in einem bestimmten zeitlichen Zusammenhange mit der dienstlichen Schädigung steht.

e) Für die Beurteilung der D.B.-Frage bei bösartigen Geschwülsten gibt die kriegsministerielle Verfügung vom 5. 2. 18 Nr. 67. 11. 17 S. 1 folgende allgemeine Richtlinien:

„In Fällen von Erkrankungen an bösartigen Geschwülsten, insbesondere an Krebs des Verdauungskanals, würde, sofern nicht besondere Gegengründe vorliegen, bei Leuten, die vielseitigen und gehäuften Schädigungen des Körpers im Kriege ausgesetzt waren, wie sie ungefähr bei dreimonatiger Feldzugsteilnahme als vorliegend anzusehen sind, Kriegs-D.B. anzunehmen sein. Friedens-D.B. wäre als vorliegend zu erachten bei Heeresangehörigen, die anstrengenden Dienst in der Heimat, insbesondere Ausbildungsdienst, zumal in vorgeschrittenem Alter und daher mit verminderter Widerstandskraft, längere Zeit zu überstehen hatten und hierdurch geschwächt waren, so wie es ungefähr nach 6 Monaten Dienst der Fall sein dürfte. Dabei wird aber stets von Fall zu Fall zu urteilen sein. Alle für die ursächliche Beurteilung in Betracht kommenden Umstände werden eingehend gegeneinander abzuwägen und stets wird auch zu prüfen sein, ob der Verlauf der Krankheit der Norm entspricht oder nicht."

1572. Daß chronische Ohrleiden mit hochgradiger Schwerhörigkeit bei Dienstleistungen sowohl in der Garnison wie im Felde, ferner Hüftweh und rheumatische Beschwerden mit geringem oder fehlendem objektivem Befunde die sorgfältigste Prüfung bei der Entscheidung der Dienstbeschädigungsfrage erfordern, sei noch hervorgehoben. Auch hier werden Feststellungen des früheren Zustandes häufig brauchbare Anhaltspunkte für die Beurteilung bringen.

Kriegsdienstbeschädigung [1]).

1573. Bei der Frage der Kriegsdienstbeschädigung (Kriegs-D.B.) ist die kriegsministerielle Verfügung vom 3. 5. 1915 Nr. 1551. 4. 15. C. 2 zunächst zu beachten, nach der als Kriegsdienstbeschädigung alle Dienstbeschädigungen anzusehen sind, die auf die besonderen Verhältnisse des Krieges zurückzuführen und in der Zeit vom Beginn der Mobilmachung bis zum Tage der Demobilmachung erlitten sind, und zwar bei Angehörigen mobiler Formationen ohne Rücksicht auf ihren Aufenthaltsort, bei Angehörigen immobiler Formationen während ihres Aufenthaltes im Kriegsgebiet und auf dem Hin- und Rückwege.

a) Hierher gehören insbesondere alle Beschädigungen, die der Eigenart der Verpflegung, Bekleidung und Unterkunft, den durch den Kriegsdienst bedingten körperlichen Anstrengungen und seelischen Erregungen, den Witterungseinflüssen und Ansteckungen zuzuschreiben sind, wobei Geschlechtskrankheiten im allgemeinen nicht als Kriegsdienstbeschädigung zu gelten haben.

b) Innere Krankheiten werden stets als Kriegs-D.-B. anzusehen sein, es sei denn, daß die Gesundheitsstörung mit den besonderen Verhältnissen des Krieges augenscheinlich keinen Zusammenhang hat oder vorsätzlich herbeigeführt ist.

c) Die Frage des Zusammenhangs mit den besonderen Verhältnissen des Krieges muß nach der kriegsministeriellen Verfügung vom 13. 6. 17 Nr. 28/6. 17. S. 1 namentlich bei solchen Gesundheitsstörungen geprüft werden, für deren Entstehung oder Verschlimmerung nicht von außen einwirkende (sog. exogene), sondern in der Veranlagung des Beschädigten selbst liegende

---

[1]) Abgeschlossen mit der kriegsministeriellen Verfügung vom 11. 4. 1918.

(sog. endogene) Krankheitsursachen in Frage kommen (z. B. bei gewissen Arten von Geistesstörung usw.), ferner bei solchen Gesundheitsstörungen, die zwar durch von außen herantretende Einwirkungen hervorgerufen oder verschlimmert sind, bei denen aber der Zusammenhang dieser Einwirkungen mit Kriegseinflüssen zweifelhaft sein kann.

d) Auch außerdienstlich erlittene Gesundheitsstörungen kommen als Kriegs-D.B. in Betracht, wenn die besonderen Verhältnisse des Krieges dabei mitgewirkt haben.

e) Bei Gesundheitsstörungen infolge unbefugten Umgehens mit Waffen oder Munition ist nach der kriegsmin. Verfügung vom 11. 4. 18. Nr. 500/2 18 C 2 R zu erwägen,

α) bei Angehörigen mobiler Formationen ohne Rücksicht auf ihren Aufenthaltsort und bei Angehörigen immobiler Formationen während ihres Aufenthalts im Kriegsgebiet und auf dem Hin- und Rückwege, ob die besonderen Verhältnisse des Krieges den Eintritt des Ereignisses irgendwie begünstigt haben (geringere Einschätzung der persönlichen Gefahren, geringere Sorgfalt bei der Aufbewahrung von Waffen und Munition und weniger strenge Beaufsichtigung wie im Frieden usw.);

β) bei Angehörigen immobiler Formationen außerhalb des Kriegsgebiets, ob kriegerische Ereignisse oder Zustände mitgewirkt haben (zu letzteren würde auch die gegenüber den Friedensverhältnissen weniger sorgfältige Aufbewahrung von Waffen und Munition und das Nichtvertrautsein mit den vielen neuen Kampfmitteln bzw. deren mannigfacher Konstruktion zu rechnen sein).

f) Bei Gesundheitsstörungen auf Urlaubsreisen wird Kriegs-D.B. anerkannt werden können, wenn besondere Verhältnisse des Krieges bzw. kriegerische Ereignisse oder Zustände (vgl. zu e unter *α* und *β*) bei der Ausführung der Fahrt vorgelegen haben.

Vgl. auch Ziff. 1557 b.

g) Zur Frage der D.B. bzw. Kriegs-D.B. in Kriegsgefangenschaft heißt es unter § 1 des Gesetzes über Fürsorge für Kriegsgefangene vom 15. 8. 17 (R.G.Bl. S. 725):

„Gesundheitsstörungen, welche deutsche Militärpersonen oder andere unter die deutschen Militärgesetze fallende Personen in feindlicher Kriegsgefangenschaft erleiden, gelten als Dienstbeschädigung im Sinne dieser Gesetze, wenn sie infolge von Arbeiten, zu denen die bezeichneten Personen verwendet werden, oder durch einen Unfall während der Verrichtung solcher Arbeiten eingetreten, oder wenn sie durch die der Kriegsgefangenschaft eigentümlichen Verhältnisse verursacht oder verschlimmert worden sind. Die Angaben des Beschädigten, die sich auf Vorgänge in der Kriegsgefangenschaft beziehen, sind der Entscheidung zugrunde zu legen, soweit nicht die Umstände des Falles offenbar entgegenstehen."

Ob Kriegs-D.B. anzuerkennen ist, hängt nach der kriegsmin. Verfügung vom 5. 12. 17 Nr. 5047/10. 17. C. 2. R. davon ab, ob Sonderverhältnisse des Krieges mitgewirkt haben. Dies wird in der Gefangenschaft fast immer der Fall sein.

In zweifelhaften Fällen würde die Entscheidung des Versorgungs- und Justizdepartements des Kriegsministeriums einzuholen sein.

1574. Die besonderen Verhältnisse des Krieges erläutert die kriegsmin. Verfügung vom 30. 1. 18 Nr. 1006/9. C. 2. R.

Hiernach liegen sie nur dann vor, wenn sie sich von den im Heimatgebiete zu der gleichen Zeit allgemein bestehenden Verhältnissen unterscheiden.

a) Am stärksten treten die besonderen Verhältnisse des Krieges in die Erscheinung im vorderen Teile des Kriegsgebiets; ihr Nachweis ist daher für die Frage der Kriegs-D.B. hier nur ganz ausnahmsweise erforderlich.

b) Im weiter rückwärts gelegenen Teile des Kriegsgebiets sind sie weniger bemerkbar, so daß ihr Vorliegen in jedem Falle geprüft werden muß.

Die Ausübung des gewöhnlichen Garnison- und Ausbildungsdienstes kann — besonders in dem am weitesten rückwärts gelegenen Teile des Kriegsgebiets — nicht ohne weiteres zu den besonderen Kriegsverhältnissen gerechnet werden. Auch ist es nicht angängig, jede Dienstbeschädigung bei den im Etappengebiete verwendeten Truppen als Kriegsdienstbeschädigung mit dem mobilen Verhältnis des Truppenteils zu begründen. Die Berechtigung dieser Forderung der besonderen Verhältnisse des Krieges erhellt schon aus der einfachen Überlegung, daß in Etappenorten die Verhältnisse von denen in Heimatsgarnisonen häufig in keiner Weise sich unterscheiden, in bezug auf Verpflegung sogar des öfteren bessere sind (siehe dazu auch kriegsmin. Verfügung vom 25. 4. 16 Nr. 460/3. 16. C. 2. R.).

c) Am geringsten kommen sie im Heimatgebiete zum Ausdruck und müssen für die Anerkennung der Kriegs-D.B. in jedem Falle nachgewiesen werden.

1575. Im Heimatgebiete können für Angehörige immobiler Formationen — bis auf die unter Ziff. 1577 β angeführten Ausnahmen — als besondere Verhältnisse des Krieges, die hier die Annahme von Kriegs-D.B. begründen, lediglich besonders nachgewiesene kriegerische Ereignisse oder Zustände angesehen werden.

a) Hierzu rechnen Schädigungen durch Angriffe feindlicher Schiffe und Luftfahrzeuge, durch Kriegsgefangene bei Auflehnung oder Fluchtversuchen, durch die Verteidigung kriegswichtiger Vorräte und Gebäude, durch den Waffengebrauch der Wachtposten, durch Unglücksfälle bei Bewachung oder Benutzung der Eisenbahn oder anderer Verkehrsmittel, sofern der Krieg an den Unglücksfällen Schuld hat, durch Ansteckungen mit Kriegsseuchen usw. (Näheres siehe S. 2 der unter Ziff. 1573 genannten kriegsm. Verfügung vom 3. 5. 15 Nr. 1551. 4. 15. C. 2.)

b) Hierher gehören unter Umständen auch Gesundheitsstörungen, die durch Schutzimpfungen gegen Kriegsseuchen, sowie in besonders liegenden Fällen, auch solche Gesundheitsstörungen, die durch die Aufregungen der Mobilmachung oder die Aussicht, bald an die Front — vor den Feind — zu kommen, verursacht sind (Ziffer 4 Abs. 3 kriegsmin. Verfügung vom 30. 1. 18 Nr. 1006/9. 17. C. 2. R.).

c) Über die Beurteilung von Unglücksfällen bei Handhabung von Waffen und Munition siehe Ziff. 1557a und Ziff. 1573e.

1576. Beim Garnison- und Ausbildungsdienst können für die Anerkennung von Kriegs-D.B. im Heimatsgebiet ausreichende kriegerische Zustände nur dann als vorliegend angesehen werden, wenn erwiesenermaßen lediglich durch den Krieg bedingte und über das Friedensmaß hinausgehende außerordentliche Anstrengungen oder Entbehrungen oder dem Leben oder der Gesundheit gefährliche Einflüsse vorgelegen haben.

Der Tatbestand muß in solchen Fällen besonders einwandfrei geklärt werden. Die persönlichen Verhältnisse des Einzelfalles (vorgeschrittenes Lebensalter, Gesundheitszustand bei der Einberufung, Zivilberuf usw.) sind dabei zu berücksichtigen.

Diese Erweiterung der bisherigen Bestimmungen ist von größter Bedeutung, weil sie fast wortgetreu den Bedingungen des § 26 Abs. 2 Ziff. 1 des Militärhinterbliebenengesetzes vom 17. Mai 1907 (A.-V.-Bl. 07 S. 235) für die Gewährung der Kriegsversorgung an Hinterbliebene eines infolge Dienstbeschädigung gestorbenen Heeresangehörigen entspricht. Es ist hierdurch jetzt die Möglichkeit gegeben, auch den Versorgungsberechtigten selbst —

also nicht erst den Hinterbliebenen nach seinem Tode — Kriegsversorgung zuzubilligen.

1577. Im Heimatgebiete genügt — auch wenn kriegerische Ereignisse oder Zustände nicht in Frage kommen — für die Anerkennung von Kriegs-Dienstbeschädigung der Nachweis der Einwirkungen besonderer Verhältnisse des Krieges
α) allgemein bei Angehörigen mobiler Formationen,
β) bei Angehörigen immobiler Formationen, sofern sie sich auf dem Marsche in das Kriegsgebiet oder auf dem Rückwege von dort befinden.
Vgl. hierzu Ziff. 1575.

1578. Jede Gesundheitsstörung, die mit einer Kriegsdienstbeschädigung in ursächlichem Zusammenhange steht, ist als Kriegsdienstbeschädigung anzusehen. Hierher können auch Fälle gehören, in denen die von einer Kriegsdienstbeschädigung herrührende körperliche Unbehilflichkeit oder Schwäche erst nach der Entlassung aus dem Militärdienst und nach der Demobilmachung zu einer neuen Erkrankung oder Beschädigung führt.

1579. Am einfachsten liegen die Verhältnisse bei Verwundungen und akut entstandenen inneren Krankheiten, so daß zur Erörterung eine kurze Angabe der Art, des Ortes und der Zeit der Verwundung oder der Art und Zeit der Krankheit und Art des dienstlichen Einflusses genügt.

1580. Die größte Schwierigkeit bietet für die Klärung der Dienstbeschädigungsfrage die Verschlimmerung von Leiden, eine Frage, die besonders häufig im Kriege zu entscheiden ist in Anbetracht der großen Zahl von mehr oder weniger krank eingestellten Mannschaften. Eingehende Erhebungen über die Erwerbs- und Gesundheitsverhältnisse, Einsichtnahme in ärztliche Zeugnisse aus der Zeit vor der Einstellung, bei Beamten auch eine solche in die Personalakten, Verwertung der Auszüge aus der Mannschaftsuntersuchungsliste, den alphabetischen Listen oder Landsturmrollen sind dann zu der Feststellung unentbehrlich, ob eine Beschleunigung des regelrechten Fortschritts in dem betreffenden Leiden eingetreten ist und ob diese auf dienstliche, d. h. im bürgerlichen Leben nicht oder nur in geringem Maße vorkommende Schädigungen zurückgeführt werden kann.

1581. Zu den Krankheiten, deren Beziehungen zu dienstlichen Schädigungen besonders schwer zu beurteilen sind, gehört vor allem eine Reihe von Geisteskrankheiten.

Nach Riebeth muß bei diesen entsprechend der Beurteilung der Abhängigkeit innerer Erkrankungen von äußeren oder inneren Einflüssen auch auf das Gehirn als das am meisten in Anspruch genommene Organ ein nachhaltiger Einfluß der gewaltigen Kriegseinflüsse anerkannt werden, welcher bei vorhandener Veranlagung eine entsprechende geistige Störung hervorrufen kann.

α) So ist es bei der Gehirnerweichung nicht von der Hand zu weisen, daß die Entwicklung der Spirochäten im Gehirn mit seiner übermäßigen Inanspruchnahme in Zusammenhange steht. Ähnliche Gesichtspunkte haben auch der kriegsministeriellen Verfügung vom 22. 3. 1913 Nr. 1328. 3. 13. M. A. über Dienstbeschädigung allgemein, also für Frieden und Krieg, bei Gehirnerweichung und Rückenmarksdarre zugrunde gelegen, wonach nach Ziff. 3 einmalige oder fortgesetzte, das Durchschnittsmaß erheblich überschreitende körperliche Anstrengungen, länger dauernde Schlafentziehung, starke mit großer Aufmerksamkeitsanspannung verbundene langdauernde Erregungen, erhebliche Kopfverletzung oder Erschütterung des ganzen Körpers die Annahme der D.B. rechtfertigen. Als Einwirkungen dieser Art sind Feldzugsstrapazen zweifellos anzusehen.

Außerdem berechtigt zur Annahme von Kriegsdienstbeschädigung bei Paralyse die Erwägung, daß nach den Lehren der pathologischen Anatomie die Syphilis in ihren Erscheinungen der Tuberkulose ähnelt, und daß man auch für tuberkulöse Hirnhautentzündung oder Hirntuberkel Kriegsdienstbeschädigung zubilligt, obwohl diese Erkrankungen auch ohne äußeren Anlaß sich ebenso hätten entwickeln können.

β) Ähnlich der Gehirnerweichung kann das manische depressive Irresein durch ein mit starker seelischer Erregung einhergehendes Ereignis ausgelöst werden, wenn diese Gelegenheitsursache zweifelsfrei gegeben ist.

γ) Bei der Dementia praecox können die Stoffwechselstörungen, welche heute wohl allgemein als Ursache für diese Krankheit gelten, durch die äußeren Feldzugsanstrengungen hervorgerufen, wesentlich verschlimmert oder in ihrem Ausbruche beschleunigt werden. Zu berücksichtigen ist dabei auch die Abnützung des Gehirns bei übermäßiger Inanspruchnahme, welche bei widerstandfähigeren Gehirnen sogenannte neurasthenische Symptome vorübergehender Natur auslöst, bei bereits geschädigtem Gehirn dagegen tiefgreifende, mehr oder minder dauernde Schädigungen entweder unmittelbar oder durch Einwirkung von Stoffwechselstörungen zur Folge haben kann.

1582. Nach diesen Gesichtspunkten und nach dem Grundsatze des Reichsausschusses für die Kriegsbeschädigtenfürsorge können bei den genannten Formen von Geistesstörungen das Durchschnittsmaß nicht überschreitende Schädigungen nicht ohne weiteres als ausreichend zur Begründung eines Entschädigungsanspruches betrachtet werden. Vielmehr müssen die besonderen Umstände des Falles nach Schwere der Schädigungen und nach dem zeitlichen Verhalten des Ausbruchs der Erscheinungen mit einem höheren Grade von Wahrscheinlichkeit für den ursächlichen Zusammenhang sprechen. Bei genügender Beachtung dieser Punkte wird im allgemeinen eine richtige Beurteilung möglich sein.

1583. Bei psychogenen Störungen ist D.B. oder Kriegs-D.B. nur dann anzunehmen, wenn festgestellt ist, daß für die neurotischen Krankheitserscheinungen exogene, mit dem Militärdienst oder mit den besonderen Verhältnissen des Krieges zusammenhängende Einflüsse als wesentlich mitwirkende Ursachen anzusehen sind.

1584. Schwierig ist die Entscheidung zuweilen auch bei Verschlimmerung einer Psychopathie mit neurasthenischen Zügen, Hysterie und sonstigen Grenzzuständen besonders wegen der hiermit häufig verbundenen Übertreibung. Auch hier werden genaue Berichte über Art, Dauer und Grad der Kriegseinflüsse, über die Ergebnisse einer sorglichen Lazarettbeobachtung ein klares Urteil gewähren.

Luftdienstbeschädigung.

1585. Als weitere Art der Dienstbeschädigung ist die Luftdienstbeschädigung (Luft-D.B.) zu erwähnen.

Nach der Begründung des Luftfahrerfürsorgegesetzes vom 29. 6. 1912 ist eine Gesundheitsstörung nur dann als Luftdienstbeschädigung anzusehen, wenn sie verursacht oder verschlimmert ist durch Beschädigungen, die sich aus der Eigenart des Luftfahrdienstes und den damit verbundenen besonderen Fährlichkeiten ergeben und die zeitlich begrenzt sind durch Abflug und Landung. (Neben Rente noch Luftdienstzulage, Ziff. 154a und b D. A. Mdf.)

a) Der Abflug rechnet von dem Augenblick an, in dem sich das Luftfahrzeug zum Fluge aus eigener Kraft in Bewegung setzt; die Landung ist als erfolgt anzusehen, sobald das Luftfahrzeug nach beendetem Fluge derart zum Stillstand gekommen ist, daß es gefahrlos verlassen werden kann.

b) Unter Luftfahrdienst ist nicht nur der Dienst im Flugzeug, sondern auch der in jedem anderen Luftfahrzeug (Luftschiff, Frei- und Fesselballon) und daher unter ,,Abflug" allgemein der ,,Aufstieg" zu verstehen.

c) Das Luftfahrerfürsorgegesetz ist nur für Friedensverhältnisse oder solchen ähnliche während des Krieges obwaltende Verhältnisse geschaffen. Sind die Voraussetzungen einer Kriegs-D.B. erfüllt, so würde diese (nicht Luft-D.B.) anzuerkennen sein.

d) Über das Vorliegen einer Luftdienstbeschädigung entscheidet nach kriegsmin. Verfügung vom 15. 4. 18 Nr. 500/2. 18. C. 2. R. das stellvertretende Generalkommando. Nur noch zweifelhafte Fälle sind mit Stellungnahme von diesem dem Versorgungs- und Justizdepartement des Kriegsministeriums vorzulegen (siehe dazu Ziff. 154b D. A. Mdf. Abs. 2).

Dienstbeschädigung gemäß §§ 67 und 69 des Mannschaftsversorgungsgesetzes vom 31. 5. 1906.

1586. Bei der ,,D.B. gemäß §§ 67 und 69 M.V.G. 1906 handelt es sich um eine Tropenzulage, die zu beanspruchen haben

α) alle Personen der Unterklassen der Kaiserlichen Schutztruppen, die infolge außerordentlicher Einflüsse des Klimas während eines dienstlichen Aufenthaltes in den Schutzgebieten oder infolge der besonderen Fährlichkeiten des Dienstes in den Schutzgebieten rentenberechtigt geworden sind,

β) alle die Personen der Unterklassen, die früher den Kaiserlichen Schutztruppen angehört haben und nach ihrem Wiedereintritt in das Reichsheer oder in die Kaiserliche Marine innerhalb der im § 64 festgesetzten Frist (bis zu 10 Jahren nach der Entlassung) wegen der Folgen einer im Dienste bei der Kaiserlichen Schutztruppe in den Schutzgebieten erlittenen Dienstbeschädigung rentenberechtigt sind (§§ 64, 67 und 69 M.V.G. von 1906).

Schlußurteil.

1587. In den Versorgungszeugnissen, die über alle als versorgungsberechtigt zur Entlassung Kommenden ausgestellt werden müssen, ist bei Abgabe des Schlußurteils über die Dienstfähigkeit der Gesamtkörperzustand zu berücksichtigen, nicht nur die den Versorgungsanspruch bedingende Gesundheitsstörung (Ziff. 198 D. A. Mdf.).

1588. Die Fehler und Krankheiten sind in Versorgungs-Zeugnissen von Unausgebildeten nach Anl. 1 D. A. Mdf., also nicht nach der H.-O., anzugeben, s. Ziff. 198a, D. A. Mdf. und Muster 2 Seite 484.

1589. Im Frieden sind die Urteile für Unausgebildete und Ausgebildete verschieden, indem jene nach ihrer Tauglichkeit, diese nach ihrer Dienstfähigkeit beurteilt werden. Der Vordruck des Musters 4 D. A. Mdf. ermöglicht auf Seite 4 beide Beurteilungen, so daß nur das Nichtzutreffende durchzustreichen ist.

1590. Während nach Ziff. 68 D. A. Mdf. die in der Zeit vom 1. Oktober bis 31. März eingestellten Mannschaften vom nächsten allgemeinen Entlassungstermin ab, die außerhalb dieses Zeitraums eingestellten nach 12 monatiger, Einjährig-Freiwillige nach 9 monatiger aktiver Dienstzeit als militärisch ausgebildet anzusehen sind, gelten Ersatzreservisten gemäß § 35, 6 Abs. 2 H.-O. nach drei Monaten aktiver Dienstzeit unter Nichtanrechnung etwa im Frieden abgeleisteter Übungen als ausgebildet. Die Zeit der Verwendung bei Armierungsarbeiten — bei Festungsbaukompagnien, Arbeiterbataillonen — bleibt unberücksichtigt (Kriegsministerial-Verfügung vom 5. 2. 15 Nr. 3206/1. 15 C. 1).

1591. Im Kriege besteht nach den vorausgegangenen Ausführungen kein Unterschied in dem Urteil über die Verwendungsfähigkeit bei Unausgebildeten und Ausgebildeten, und dementsprechend ist bei beiden nur anzugeben, ob sie k. v., g. v., a. v. oder kr. u. sind.

1592. Falls Dienstunfähigkeit besteht und das Urteil „zeitig" (nicht „dauernd") lautet, ist hinsichtlich der Zeit der Nachprüfung auf Dienstfähigkeit das zutreffende Jahr anzugeben und bei kürzerer Dauer der Dienstunfähigkeit in Klammern die Zahl der Monate hinzuzusetzen.

1593. Das Gesamturteil hat ferner **im Frieden** sowohl bei Unausgebildeten wie bei Ausgebildeten „mithin für jetzt dienstunbrauchbar" zu lauten und besagt nur Unbrauchbarkeit zum aktiven Dienst bzw. Felddienstunfähigkeit.

Im Kriege ist an Stelle von „dienstunbrauchbar" der Ausdruck „kriegsunbrauchbar" zu setzen. Es bedeutet dann aber „für jetzt kriegsunbrauchbar" die Unbrauchbarkeit für alle Verwendungsmöglichkeiten.

1594. Im Sonderurteil über Dienstbeschädigung sind die in Frage kommenden Leiden unter Vermeidung von allgemeinen Bezeichnungen, wie „Folgen" kurz aufzuführen. Auch ein einfacher Hinweis auf die Krankheitsbezeichnungen unter C I des Zeugnisses ist unzulässig.

1595. Als Berufe sind nur diejenigen Beschäftigungen zu bezeichnen, die eine gewisse Ausbildung erfordern (erlernte Berufe), wozu auch unter Umständen die Tätigkeit als Arbeiter (Fabrik-, Bau-, Landwirtschaftsarbeiter) zu rechnen ist (vergl. kriegsm. Verfügung vom 19. 3. 18 Nr. 673/12. 17. C. 2. R). Bei allen anderen (Gelegenheitsarbeitern usw.) ist die Erwerbsunfähigkeit unter Berücksichtigung der „allgemeinen Erwerbsunfähigkeit" anzugeben.

Das Gleiche gilt für Kapitulanten von mindestens zwölfjähriger Dienstzeit. Für Inhaber des Zivilversorgungsscheins bei kürzerer Dienstzeit und für die Inhaber des Anstellungsscheines ist der frühere Beruf nur so lange zu berücksichtigen, als sie eine Anstellung oder Beschäftigung im Zivildienste nicht gefunden haben.

1596. Die Schätzung des Grades der Erwerbsunfähigkeit geschieht unter Berücksichtigung des vor der Einstellung ausgeübten Berufes mit der Einschränkung, daß falls die Gesundheitsstörung die Aufgabe des früheren Berufes erfordert, ein Gesamturteil darüber abzugeben ist, um wieviel die Erwerbsfähigkeit auf dem gesamten wirtschaftlichen Arbeitsmarkte, der dem Versorgungsberechtigten nach Maßgabe seiner Geistes- oder Körperkräfte offen steht, Einbuße erlitten hat. Man kann also einen Musiker wegen einer vollständigen Armlähmung nicht für völlig erwerbsunfähig ansehen (Ziff. 116 D. A. Mdf.).

1597. Außer der beruflichen oder allgemeinen Leistungsfähigkeit kommen unter Umständen noch andere Gesichtspunkte für die Beurteilung des Grades der Erwerbsunfähigkeit in Betracht, wie augenfällige Entstellungen, Beschränkung in der Wahl der Arbeitsgelegenheit, dadurch bedingte Herabsetzung der Fähigkeit zum wirtschaftlichen Erwerbe u. a. (Ziff. 118 D. A. Mdf.).

1598. Zu Ziff. 118, 120—122 D. A. Mdf., welche die Voraussetzungen für die volle Erwerbsfähigkeit und für die Abschätzungen der Erwerbsunfähigkeit enthalten, ist hervorzuheben, daß auch beim Vorhandensein mehrerer geringfügiger Gesundheitsstörungen, die aber zusammen eine Erwerbsunfähigkeit von mindestens 10% verursachen, Versorgungsberechtigung besteht, vorausgesetzt, daß sie sämtlich auf Dienstbeschädigung beruhen oder bei Kapitulanten von wenigstens achtjähriger Dienstzeit während dieser entstanden sind.

Bei beschränkter Erwerbsunfähigkeit sollen die Abstufungen in der Regel durch zehn oder fünf teilbar sein, außerdem sind die Stufen von $33^1/_3$ und $66^2/_3 ^0/_0$ zulässig (Ziff. 121 D. A. Mdf.).

1599. Daß Verlust von Gliedmaßen und Sinneswerkzeugen nicht ohne weiteres völlige Erwerbsunfähigkeit bedingt, ist aus der Ziff. 123 D. A. Mdf. zu entnehmen. Zum zweiten Absatz ist indessen zu bemerken, daß wenigstens bei der ersten Rentenfestsetzung für Amputierte es nicht üblich ist, die Hilfe der künstlichen Glieder in Betracht zu ziehen.

1600. Bei der ersten Prüfung der Erwerbsfähigkeit ist ferner der Mangel an Gewöhnung und Einarbeitung und namentlich bei inneren Krankheiten die Notwendigkeit einer gewissen Schonung zu berücksichtigen. Dies gilt besonders bei der Beurteilung von Tuberkulösen im Anschluß an Heilstättenbehandlung. Ihre Erwerbsunfähigkeit wird vielfach zu niedrig eingeschätzt auf Grund des augenblicklichen, durch alle Hilfsmittel der Ernährung, durch körperliche Pflege und Vermeidung aller Schädlichkeiten des Berufes erreichten günstigen körperlichen Zustandes, der dann aber häufig in der Folge durch die wirtschaftlichen Verhältnisse und die Notwendigkeit, eine den Lungen nicht zuträgliche Beschäftigung wieder aufzunehmen, sehr ungünstig beeinflußt wird. Deshalb muß bei derartigen Krankheiten entsprechend dem schwankenden Verlaufe des Leidens der Grad der Erwerbsunfähigkeit nach den Durchschnittssätzen bestimmt werden (vgl. Ziff. 126 D. A. Mdf.).

1601. Daß bei Verschlimmerung von Leiden die gesamte vorhandene Erwerbsunfähigkeit, also nicht nur der der Verschlimmerung entsprechende Teil der Beurteilung zugrunde gelegt werden soll, bestimmt die kriegsministerielle Verfügung vom 22. 1. 1916 Nr. 472. 11. 15. C. 2. R.

Es muß jedoch bei noch im Dienste befindlichen Leuten stets versucht werden, die durch den Militärdienst bedingte Verschlimmerung durch entsprechende ärztliche Behandlung vor der Entlassung zu beseitigen, so daß der gleiche Zustand und Erwerbsunfähigkeitsgrad erreicht wird, wie er bei der Einstellung bestand.

1602. Ferner sind bei versorgungsberechtigten Mannschaften mit neuem Versorgungsgrunde aus Anlaß ihrer Wiederheranziehung zum Heeresdienste in den Versorgungszeugnissen gesondert für sich ärztlich zu beurteilen:

α) Sämtliche für die Versorgung in Betracht kommenden Gesundheitsstörungen, also sowohl die vor dem Eintritt in den Kriegsdienst vorhandenen Versorgungsleiden unter Berücksichtigung ihrer etwaigen Verschlimmerung, wie die nach dem Eintritt in den Kriegsdienst neu hinzugekommenen Leiden. Die Beurteilung hat für die Gesamtheit dieser Gesundheitsstörungen einheitlich nach dem M.-V.-G. 1906 zu erfolgen.

β) Lediglich die vor dem Eintritt in den Kriegsdienst vorhandenen Versorgungsleiden unter Berücksichtigung ihrer etwaigen Verschlimmerung. Sie sind nach den gesetzlichen Vorschriften zu beurteilen, die seinerzeit für die Versorgung maßgebend waren. Dies ist nach der kriegsmin. Verfügung vom 19. 1. 1917 Nr. 2012/9. 16. C. 2. R. deshalb gefordert, weil nach dem Erlasse vom 17. 5. 1915 Nr. 501/5. 15. C. 2 auch für die auf Grund der früheren Versorgungsgesetze abgefundenen Personen, wenn sie nach ihrer Wiedereinstellung einen neuen Versorgungsgrund erwerben, die Abfindung bei ihrer Wiederentlassung unter Berücksichtigung aller dann vorhandenen Versorgungsgründe — also auch der bisherigen noch bestehenden — nach dem M.-V.-G. 1906 erfolgen soll. Voraussetzung hierbei ist, daß dadurch nicht eine Schlechterstellung gegenüber der Abfindung nach den früheren Versorgungsgesetzen eintritt.

1603. Als Anhalt für die Abschätzung der Erwerbsunfähigkeit, wenigstens der ersten Feststellung der Versorgungsgebühren, dient die Anlage 2 D. A. Mdf., welche zwar nur allgemein als Grundlage gelten soll, jedoch bei bestimmt abzugrenzenden Gesundheitsstörungen, also besonders bei Folgen von Verletzungen, feste Sätze angibt, welche unbedingt angewendet werden müssen, um eine einheitliche Beurteilung in sämtlichen Korpsbezirken zur Vermeidung von Unzuträglichkeiten und Mißstimmung bei den Rentenempfängern zu erzielen.

a) Zu den Gesundheitsstörungen mit festen Sätzen rechnen:

Nr. 25. Herabsetzung der Sehschärfe auf beiden Augen. Bei Herabsetzung bis S $^3/_{10}$: 10%; bis S $^4/_{10}$: 20%, bis S $^2/_{10}$: 40% usw. (siehe Anlage 2 S. 172).

Nr. 27. Blindheit auf einem Auge: 33$^1/_3$%.
Blindheit auf beiden Augen: 100%.

Nr. 31. Schwerhörigkeit auf einem Ohre: 10%, auf beiden Ohren: 20—40%.
Taubheit auf einem Ohre: 20%, auf beiden Ohren: 50%.

Nr. 40. Stummheit: 66$^1/_3$%.
Taubstummheit: 100%.

Nr. 61. Verlust eines größeren Gliedes. Arbeitshand: 70%; Nichtarbeitshand: 60%; Unterarm, wie Hand. Ganzer Arm rechts: 75%, links: 65%, bei Linkshändigen umgekehrt; Fuß: 40—50%; Unterschenkel: 60%, Oberschenkel bis Mitte: 75%, darüber hinaus: 80—85%.

Nr. 62. Schwere Gelenkveränderungen:
a) der oberen Gliedmaßen, } s. Anlage 2 D. A. Mdf. S. 182 u. 183.
b) der unteren Gliedmaßen. }

Nr. 76, 77, 78. Verlust aller Zehen: 40%.

b) Mindestsätze sind bei folgenden Krankheiten vorgesehen:

Nr. 4. Erhebliche chronische Drüsenschwellungen (Skrofulose): 33$^1/_3$%.

Nr. 5. Bösartige Geschwülste wegen schädigender Wirkung auf den ganzen Körper: 50%.

Nr. 8. Erhebliche, die Gebrauchsfähigkeit störende Entartungen usw. der Muskeln und Sehnen zentralen Ursprungs: 50%.

Nr. 10. Bluterkrankheit: wegen Beeinträchtigung in der Wahl der Arbeit 10%.

Nr. 11 und 12. Harn- und Zuckerharnruhr: wegen besonderer Ernährung und dadurch bedingter Beschränkung der Arbeitsstellen: 33$^1/_3$%.

Nr. 17. Chronische Gehirn- und Rückenmarksleiden: 50%.

Nr. 20 und 21. Chronische Erkrankungen der Augenlider und der Bindehäute:

wegen Entstellung und Beschränkung des Arbeitsfeldes einseitig: 10%, doppelseitig: 30%,
Nr. 23. Unheilbare Augenmuskellähmungen: 15%.
Nr. 30. Fehlen der Ohrmuschel oder auffallende Entstellung: 10%.
Nr. 32. Chronische Mittelohreiterungen: 20%; bei gleichzeitiger Erkrankung des Knochens: 33¹/₃%.
Nr. 33. Verlust oder Verunstaltung der Nase: 10%.
Nr. 36. Verwachsungen der Lippen und Wangen, Verschließung oder Verunstaltung des Mundes wegen hochgradiger Entstellung und Ernährungsstörungen: 50%.
Nr. 44. Auffallende Schiefheit des Halses mit Störung der Bewegungsfähigkeit muskulären Ursprungs wegen Entstellung und Verminderung der zur groben Arbeit notwendigen Kraftentfaltung: 20%.
Nr. 45. Bedeutende Verkrümmungen der Wirbelsäule: 50%.
Nr. 46. Mißbildungen des Brustkastens nach Verletzungen meist 50%.
Nr. 48. Asthmatische Beschwerden geringen Grades: 10%.
Nr. 49. Fehler und chronische Krankheiten des Herzens und der großen Gefäße: 25%.
Nr. 51. Unterleibsbruch, einseitig: 10%, doppelseitig: 15%.
Nr. 53. Chronischer Mastdarmvorfall ohne Inanspruchnahme der Bauchpresse wegen Unmöglichkeit schwerer Arbeit und Notwendigkeit einer Bandage: 50%.
Nr. 75. Verbildungen des Fußes nach Verletzungen: 20%.
Nr. 76, 77, 78. Verlust eines Gliedes an mehreren Zehen: 10%, Verlust der großen Zehe: 10%.

c) **Volle Erwerbsfähigkeit** wird unter **Umständen** durch folgende Gesundheitsstörungen bedingt:
Nr. 1. Schwächung des Körpers im allgemeinen nach langjähriger Dienstzeit.
Nr. 15. Überstandene Geisteskrankheit.
Nr. 52. Chronisch objektiv nachweisbare Unterleibsleiden ohne Beeinträchtigung des allgemeinen Körperzustandes.
Nr. 73. Stärkere, über einen großen Teil der unteren Gliedmaßen verbreitete zylindrische Erweiterungen der Blutadern.

1604. Von anderen Krankheiten ist noch zu erwähnen, daß Nr. 16 **Epilepsie** nach Art und Zahl der Anfälle und nach Beeinträchtigung der Intelligenz zu beurteilen ist, und daß zu Nr. 18 **Hysterie** die jetzigen überraschenden Behandlungserfolge nicht so hohe Grade der Erwerbsunfähigkeit, wie sie Anlage 2 angibt, rechtfertigen (selten über 20%).

1605. Zu Nr. 47 — **Chronische Leiden der Atmungsorgane** — ist zu betonen, daß in gutartigen Fällen von **Tuberkulose** völlige Erwerbsunfähigkeit jahrelang wegen Schonungsbedürftigkeit nicht angenommen werden kann, und daß bei **Rippenfellschwarten und einseitigen Schrumpfungen nicht tuberkulöser Natur** der Ernährungszustand, die Festigkeit oder Straffheit der Muskulatur, die Leistungsfähigkeit und die Art der geleisteten Arbeit berücksichtigt werden müssen und die **Erwerbsunfähigkeit** nicht zu hoch eingeschätzt werden darf.

1606. Ferner ist bei Nr. 58 — **Leiden der Geschlechtsorgane, welche andauernde Beschwerden verursachen** — darauf hinzuweisen, daß Verlust beider Hoden aus Billigkeitsrücksichten wegen Erschwerung oder Unmöglichkeit der Begründung eigener Häuslichkeit und Familie mit 33¹/₃% zu bewerten ist.

1607. Komplizierten Verletzungen an den Händen (Nr. 65/71), welche wegen hochgradiger Gebrauchsunfähigkeit dem Verluste gleich zu achten sind und Verstümmelungszulage rechtfertigen, bedingen dementsprechend denselben Grad der Erwerbsunfähigkeit wie der Verlust der Hand, falls nicht durch künstliche Hilfen die Leistungsfähigkeit erhöht werden kann.

Verstümmelung.

1608. Das M.V.G. 1906 sieht Verstümmelungszulage vor für die in der Ziff. 131 a—i D. A. Mdf. angegebenen Gesundheitsstörungen oder Folgen von Verletzungen. Hierzu sind die Erläuterungen in den Ziff. 132—144 D. A. Mdf. genau zu beachten. Hervorzuheben ist:

a) Der Verlust eines Fingers oder einiger Finger oder Zehen gilt nicht als Verstümmelung im Sinne des Gesetzes (Ziff. 131a und 132 D.A.Mdf.).

b) Wann bei Verlust sämtlicher Zehen mit oder ohne gleichzeitiges Fehlen der Mittelfuß- und Fußwurzelknochen (Operationen nach Pirogoff, Chopart und Lisfranc) Verstümmelung vorliegt, regelt die kriegsministerielle Verfügung vom 28. 3. 16. Nr. 719/3. 16. M. A.

c) Bei Taubheit beider Ohren braucht nur für die Taubheit eines Ohres Dienstbeschädigung vorzuliegen (Ziff. 131c und 134 D. A. Mdf.).

d) Die Voraussetzung für Verstümmelung bei Verlust eines Auges ist durch A.-V.-Bl. 1916, S. 327 Nr. 504 dahin geändert, daß die Sehschärfe des anderen Auges weniger als die Hälfte der normalen betragen muß. Auch für die Anerkennung doppelter Verstümmelung bei Verlust oder Erblindung beider Augen braucht nur für das eine Auge Dienstbeschädigung zu bestehen (Ziff. 131d und 136 D. A. Mdf.).

e) Ausschlaggebend für die Annahme von Verstümmelung bei hochgradiger Gebrauchsunfähigkeit der Gliedmaßen ist, daß das betreffende Glied nicht mehr für seine eigentliche Bestimmung verwendet werden kann, also nicht zu Verrichtungen des täglichen Lebens wie Anfassen, Festhalten von Gegenständen, Unterstützung beim Essen, Trinken und Anziehen. Nicht gemeint sind demnach Leistungen beruflicher Art (Ziff. 131e D. A. Mdf.).

1609. Bei Ziff. 139 D. A. Mdf. sei erwähnt, daß auch bei Verkürzungen über 5 cm die Zulässigkeit der Annahme einer Verstümmelung von dem Grade der Gebrauchsfähigkeit des Fußes abhängig ist, daß also Verstümmelung nicht in jedem Falle vorliegt.

1610. Zu Ziff. 141 D. A. Mdf. muß betont werden, daß andauernde Krankenpflege und Wartung durch andere Personen die Voraussetzung für die Verstümmelungszulage bildet. Da aber durch diese strenge Abgrenzung vielfach Härten entstanden sind, hat die kriegsministerielle Verfügung von 8. 2. 1917 Nr. 1859. 9. 16. C. 2. R. die Bedingungen dahin erweitert, daß bei Leiden, welche bei 100% Erwerbsunfähigkeit übermäßige Geldausgaben durch die Notwendigkeit besonderer Krankenpflege verursachen oder durch Art und Schwere der Krankheitserscheinungen den Erkrankten zu den Verrichtungen der gewöhnlichen Lebenshaltung aus eigener Kraft, ohne fremde Hülfe, unfähig machen, gleichfalls die Voraussetzungen der Ziff. 131 g D. A. Mdf. gegeben sind.

a) Außerdem sieht die kriegsministerielle Verfügung vom 25. 10. 17. Nr. 30/10. 17 C. 2. R. bis zum Inkrafttreten der beabsichtigten Erweiterung der Vorschriften des § 13 M.-V.-G. Zuwendungen aus Kapitel 84a an Stelle von vorläufig gesetzlich nicht zuständigen Verstümmelungszulagen vor:

α) Bei Störungen der Bewegungs- und Gebrauchsfähigkeit bei der Hände, Arme, Füße oder Beine, wenn die Gesamtwirkung so hochgradig ist, daß sie dem Verlust einer Hand usw. gleich zu achten ist.

β) Bei gleichseitiger Halbblindheit und Sehschärfe von weniger als die Hälfte auf dem besseren Auge.

γ) Bei schweren Gesundheitsstörungen, die in bezug auf Schonungs- und Hilfsbedürftigkeit dem Zustande des Pflegebedürfnisses nahestehen, z. B. bei schweren Folgezuständen nach Kopfschüssen usw. (Näheres siehe unter I 3 dieser Verfügung.)

b) Nach der kriegsmin. Verfügung vom 11. 4. 18 Nr. 500/2. 18 C. 2. R. hat die Entscheidungsbefugnis in allen diesen Fällen das stellvertretende Generalkommando. Nur zweifelhafte Fälle sind dem Versorgungs- und Justizdepartement des Kriegsministeriums unter Stellungnahme des stellvertretenden Generalkommandos vorzulegen.

1611. Ausgeschlossen von Verstümmelungszulagen nach Ziff. 131 b—g sind reine psychogene Störungen gemäß kriegsministerieller Verfügung vom 12. 10. 1916 Nr. 9342. 8. 16. M. A.

1612. Aus Ziff. 143/144 D. A. Mdf. sei noch hervorgehoben, daß bei einem Grundleiden neben der Verstümmelung nach Ziff. 131 g wegen Folgezustände allgemeiner Art auch Verstümmelung nach 131 e für die Folgezustände an einzelnen Gliedmaßen angenommen werden kann, daß die Gesamtzahl der Verstümmelungen nach Ziff. 131 a—g unbegrenzt ist, und daß endlich die Erhöhung einer Verstümmelungszulage wegen Siechtumspflegebedürfnis, das ein völliges oder teilweises sein kann, wegen Geisteskrankheit nicht zulässig ist, wenn bereits zwei oder mehr Verstümmelungszulagen gewährt werden.

1613. Unter Sonderurteil ist die Brauchbarkeit zum Unterbeamten zu prüfen:

α) bei allen Kapitulanten, die vor vollendeter zwölfjähriger Dienstzeit wegen körperlicher Gebrechen zur Entlassung kommen (Ziff. 147 D. A. Mdf.),

β) bei Nichtkapitulanten nur, wenn ein Antrag auf Erteilung des Anstellungsscheines gestellt wird (Ziff. 148 D. A. Mdf.).

a) Wird Brauchbarkeit zum Unterbeamten angenommen, so ist weiter zu erörtern, ob infolge des Versorgungsleidens ein Wechsel des erlernten Berufs notwendig oder zweckmäßig ist (P. V. III. Teil, Ziff. 23, 7).

b) Im allgemeinen wird man als Maßstab für die Notwendigkeit des Berufswechsels den Grad der beruflichen Erwerbsunfähigkeit nehmen können. Es werden aber Gesundheitsstörungen bestimmter Art wegen ungünstiger Einwirkung beruflicher Schädlichkeiten und wegen der damit verbundenen Gefahr der Verschlimmerung die öfteren schon bei Vorliegen geringerer Grade von Erwerbsunfähigkeit die Annahme der Notwendigkeit des Berufswechsels rechtfertigen.

c) Als Grundsätze für die Beurteilung erkennt die kriegsministerielle Verfügung vom 25. 4. 17 Nr. 249/3. 17. C. 2. R. folgende an:

α) Berufswechsel ist notwendig nur bei Unfähigkeit, die frühere oder eine dieser ähnlichen Beschäftigung wieder aufzunehmen. Die Entscheidung ist erst nach Stellungnahme der Fürsorgestellen zu treffen.

β) Nur der Dauerberuf ist bei der Prüfung zu berücksichtigen.

γ) Der zu wechselnde Beruf braucht keine besonderen Fertigkeiten oder Kenntnisse erfordert zu haben; es genügt, daß die Tätigkeit **dauernd auf Erwerb gerichtet** war. (Es soll dadurch auch ein Arbeiter die Möglichkeit haben, den Anstellungsschein zu bekommen.)

δ) Gewährung des Anstellungsscheines nur bei dauerndem Berufswechsel.

ε) Beschäftigung bei derselben Behörde ist allein kein Grund für die Ablehnung.

Nachuntersuchung.

1614. Die Angabe der Zeit der **Nachuntersuchung** bezieht sich nur auf die Erwerbsunfähigkeit, Ziff. 127 D. A. Mdf., also nicht auf die Dienstfähigkeit.

a) Nachuntersuchungen dürfen bei der ersten Festsetzung nicht vor Ablauf eines Jahres stattfinden (kriegsministerielle Verfügung vom 6. 8. 16. Nr. 451/7. 16. C. 2. R.).

b) Im allgemeinen empfiehlt sich eine Nachuntersuchung erst in drei Jahren. Jedoch kann sie nach Art des Leidens bis zu fünf Jahren hinausgeschoben werden und in manchen Fällen ganz fortfallen, vgl. kriegsministerielle Verfügung vom 21. 4. 17, Nr. 8441/3. 17. M. A.

Dienstunbrauchbarkeitszeugnisse bei Entlassung ohne Versorgung.

1615. Die Form der Zeugnisse für die **ohne Versorgung** zu entlassenden Mannschaften wegen Dienstunbrauchbarkeit oder Kriegsunbrauchbarkeit unterscheidet sich in keiner Weise von der von Versorgungszeugnissen, nur können jene namentlich bei den Neueingestellten, die erhebliche, lange Zeit unverändert bestehende körperliche Fehler aufweisen, kürzer gefaßt sein.

1616. Zu der **Vorgeschichte** wird betont, daß auch in diesen Zeugnissen eine Angabe über die **Stellungnahme der Truppe** zur **Dienstbeschädigungsfrage** nicht fehlen darf.

1617. Ebenso ist die Dienstbeschädigungsfrage selbst zu **erörtern**, nötigenfalls unter eingehender Erwägung der einzelnen Punkte, welche eine Dienstbeschädigung ausschließen.

a) Die einfache Wiederholung des Sonderurteils „Die der Dienstunbrauchbarkeit zugrunde liegende Gesundheitsstörung ist durch den Dienst weder entstanden noch nachweisbar verschlimmert" kann also nicht als Erörterung angesehen werden.

b) Hat ein früher vorhandenes Leiden im Dienst eine Verschlimmerung erfahren, durch Behandlung (vgl. Ziff. 184 D. A. Mdf. 3) aber denselben Zustand wie bei der Einstellung wieder erreicht, so ist diese Tatsache ausdrücklich zu erwähnen.

c) Angaben des Untersuchten, daß er keine Verschlimmerung annimmt, sind nicht als Beweis für das Fehlen von Dienstbeschädigung zu benutzen, zumal die Erfahrung lehrt, daß eine große Zahl Entlassener später bei den Bezirkskommandos Versorgungsansprüche selbst in den unwahrscheinlichsten Fällen stellt.

1618. Im Gegensatze zum Urteil in Versorgungszeugnissen sind die Krankheiten und Fehler bei Unausgebildeten im Sonderurteil über die Dienstfähigkeit nach **Anlage 1 der H.O.** anzugeben (Ziff. 188 D. A. Mdf.).

1619. Das in Ziff. 1594 angeführte Sonderurteil über die **Nichtannahme von Dienstbeschädigung** darf nach Ziff. 192 D. A.

Mdf. ebensowenig fehlen wie die Angabe über den Grad der Erwerbsunfähigkeit und den Zeitpunkt der Nachuntersuchung dieser.

Dies ist notwendig, weil den ohne Versorgung Entlassenen im Falle dringender Bedürftigkeit nach § 25 M.-V.-G. 06 eine bedingte Rente zur Erleichterung des Überganges in die bürgerlichen Erwerbsverhältnisse gewährt werden kann.

Über Form und Inhalt der Zeugnisse siehe Muster 3 Seite 486.

Pensionierungszeugnisse für Offiziere.

1620. Die Pensionsansprüche von Offizieren sind durch das Gesetz über die Pensionierung der Offiziere vom 31. Mai 1906 (O.P.G. 1906) geregelt. Die Bedingungen für den Anspruch auf Pension unterscheiden sich grundsätzlich von den Voraussetzungen für die Rente der Mannschaften, indem bei diesen, abgesehen von der Rente der Kapitulanten mit mindestens achtzehnjähriger Dienstzeit, der Grad der Erwerbsunfähigkeit für die Versorgungsberechtigung entscheidend ist, während der Anspruch von Offizieren auf Pension, abgesehen von Offizieren nach vollendetem 65. Lebensjahr, durch den Grad der Dienstunfähigkeit bestimmt wird.

1621. Nach § 1 des Offiziers-Pensions-Gesetzes 1906 haben die Offiziere Sanitätsoffiziere und Veterinäroffiziere des **Friedensstandes** dann Anspruch auf ein lebenslängliches Ruhegehalt, wenn sie nach einer **Dienstzeit von mindestens 10 Jahren** zur Fortsetzung des aktiven Militärdienstes dauernd unfähig (**felddienstunfähig**) geworden sind und deshalb aus diesem Dienste ausscheiden müssen (Ziff. 214a D. A. Mdf.).

Liegt eine **Kriegs-D. B.** vor, so steht ihnen außer der Pension noch die Kriegszulage zu.

Das Schlußgutachten hat sich demnach bei einem aktiven Offizier mit einer Dienstzeit von mindestens zehn Jahren über zwei Punkte auszusprechen:

α) ob der Betreffende zur Fortsetzung des aktiven Dienstes dauernd unfähig (felddienstunfähig) geworden ist, und

β) ob dies die Folge einer im Kriege erlittenen Dienstbeschädigung ist.

1622. Aktive Offiziere mit kürzerer als 10jähriger Dienstzeit, ohne Pension ausgeschiedene, zum aktiven Militärdienst vorübergehend wieder herangezogene Offiziere und Offiziere des **Beurlaubtenstandes** haben dagegen nur dann auf Pension gemäß §§ 1 und 28 des Offizier-Pensions-Gesetzes 1906 Anspruch, wenn sie infolge einer **Dienstbeschädigung zu jedem Militärdienste unfähig** (**garnisondienstunfähig**) geworden sind (Ziff. 214b und 215 D. A. Mdf.).

a) Das Schlußgutachten hat sich also bei Pensionierung dieser Offiziere über 3 Punkte auszusprechen:

α) Ob Dienstbeschädigung oder Kriegsdienstbeschädigung vorliegt,

β) ob der Untersuchte infolge der erlittenen Dienstbeschädigung oder Kriegsdienstbeschädigung unfähig zu jedem Militärdienste (garnisondienstunfähig) ist und zutreffendenfalls

γ) wie lange die Dienstunfähigkeit infolge der Dienstbeschädigung oder Kriegsdienstbeschädigung voraussichtlich dauern wird.

1623. Da die genannten Gruppen von Offizieren unter ganz verschiedenen Bedingungen Anspruch auf Pension haben, muß der Kopf des Gutachtens stets sofort erkennen lassen, ob es sich um einen **aktiven** Offizier oder um einen solchen des **Beurlaubtenstandes** handelt.

1624. Während die Pension bei aktiven Offizieren mit mindestens 10jähriger Dienstzeit unter den genannten **Voraussetzungen lebenslänglich** gewährt wird, steht sie den unter Ziff. 1622 genannten nur so lange zu, als die Dienstfähigkeit (**Felddienstfähigkeit**) aufgehoben ist.

1625. Da also in letzterem Falle nach dem Gesetze nur die Wiedererlangung der **Felddienstfähigkeit** den Fortfall der Pension bedingt, nicht aber die Wiederherstellung der Garnisondienstfähigkeit, so ist bei jedem Pensionierungsantrage sorgfältig zu prüfen, ob tatsächlich **langdauernde** Garnisondienstunfähigkeit anzunehmen ist, die allein den Pensionsanspruch rechtfertigt, oder ob durch **geeignete Heil- und Besserungsmaßnahmen** in absehbarer Zeit Garnisondienstfähigkeit zu erwarten ist (kriegsministerielle Verfügung vom 6. 9. 1916 Nr. 3418/8. 16. M. A.).

a) Es muß daher insbesondere bei Tuberkulose, Nerven- und Herzleiden und ebenso bei chirurgischen Fällen in jedem Falle alles zur Wiederherstellung der Garnisondienstfähigkeit versucht worden sein, ehe über die Pensionsberechtigung entschieden werden kann.

b) Ganz besonders genau ist diese Frage bei den Leiden zu klären, die voraussichtlich dauernd die Felddienstfähigkeit aufheben, wie es z. B. bei überstandener Tuberkulose der Fall sein kann. In solchen Fällen würden die Offiziere in den lebenslänglichen Genuß einer Pension gelangen, die durch das abgelaufene Leiden, bei dem sie vollständigen Garnisondienst zu tun vermögen, gänzlich ungerechtfertigt sein würde.

1626. Den infolge Dienstbeschädigung pensionsberechtigten Offizieren kann außer der bereits genannten **Kriegszulage** (bei Vorliegen von Kriegs-D.B.) **Verstümmelungs-, Luftdienst-, Alters- und Tropenzulage** zustehen.

a) Auf Kriegszulage haben bereits pensionierte Offiziere, die aus Veranlassung der Mobilmachung bei der Truppe oder zum Dienst in der Militärverwaltung herangezogen waren, gemäß § 12 O.P.G. 06 nur dann Anspruch, wenn ihre Gesundheit infolge einer durch den Krieg herbeigeführten Dienstbeschädigung dauernd gestört worden ist.

b) Für Verstümmelungs-, Luftdienst- und Alterszulage gelten die Vorschriften wie bei Mannschaften (Ziff. 131, 154a und 155 D. A. Mdf.).

c) Die Tropenzulage wird den Offizieren gewährt, die entweder durch einen im Dienst erlittenen Schiffbruch oder infolge einer militärischen Unternehmung auf einer dienstlichen Seereise oder infolge außergewöhnlicher Einflüsse des Klimas während eines dienstlichen Aufenthaltes in einem außereuropäischen Lande oder während einer dienstlichen Seereise pensionsberechtigt geworden sind.

1627. Die Ausstellung der Gutachten hat wie bei Mannschaften auf Grund eigener Untersuchung durch die Sanitätsoffiziere zu erfolgen (Ziff. 237 D. A. Mdf.).

a) Von dieser Vorschrift kann nur dann abgewichen werden, wenn eine frühere militärärztliche Untersuchung stattgefunden hat, die erneute aber bei Beurlaubung des zu Untersuchenden wegen Krankheit nicht ausführbar ist.

Die Beurteilung darf in diesem Falle auf Grund eines beigefügten Zeugnisses des behandelnden Arztes und des Ergebnisses der früheren Untersuchung geschehen (Ziff. 238 D. A. Mdf.).

b) Das Verfahren bei geisteskranken Offizieren ist das gleiche wie bei Mannschaften (s. Ziff. 1530).

1628. Für die Dienstfähigkeit oder Dienstunfähigkeit gelten dieselben Voraussetzungen wie bei Mannschaften (Ziff. 31 bis 39 D. A. Mdf.), nur ist der Unterschied in den körperlichen Anforderungen des Offizierdienstes zu Fuß und zu Pferde im Vergleich zum Mannschaftsdienste zu berücksichtigen besonders auch bei den verschiedenen Waffengattungen.

1629. Auch im Kriege müssen die Anträge auf Pensionierung nach der Dienstfähigkeit, nicht auf Grund der Verwendungsfähigkeit beurteilt werden, weil die Bedingungen der Verwendungsfähigkeit (Kr. M. Anl.) nicht den Friedensanforderungen entsprechen, die allein dem gesetzlichen Anspruch auf Pension zugrunde gelegt sind (vgl. auch kriegsministerielle Verfügung vom 27. 3. 1917 Nr. 1677. 2. 17. M. A.).

1630. Im Kriege sind geistige Störungen, wie hysterische Dämmerzustände, Stupor, Delirien, Depressionszustände, oder nach Vergiftungen eintretende Psychosen, die ihrer Natur nach vorübergehend und restlos abklingen, nicht als „überstandene oder noch bestehende Geisteskrankheiten", die nach 1 U 15 D. A. Mdf. „dauernd feld- und garnisondienstunfähig machen", anzusehen, sondern „als überstandene oder noch bestehende Störungen des Seelenlebens," oder „psychisch nervöse Störungen," für welche nur zeitige Feld- und Garnisondienstunfähigkeit anzunehmen ist.

a) In solchen Fällen die Pension lebenslänglich zu gewähren, wäre nicht nur ungerechtfertigt, sondern würde unter Umständen auch dem Fortkommen und der sozialen Stellung des betreffenden Offiziers schaden.

b) Hierbei ist in jedem Falle, wenn Offiziere mit einer Dienstzeit von weniger als 10 Jahren oder Offiziere des Beurlaubtenstandes ihre Entlassung oder Verabschiedung mit Pension beantragen, eingehend zu prüfen, ob nicht durch ärztliche Behandlung die Garnisonsdienstfähigkeit zu erzielen und damit die Pensionsberechtigung zu beseitigen ist (Kriegsmin.-Verfg. vom 24. 1. 17 Nr. 9180/12, 16. M. A.).

1631. In jedem Urteil ist auch eine Angabe über die Dauer der Dienstunfähigkeit zu machen, zutreffendenfalls auch über die Dauer der Verstümmelung. Bei der Beurteilung der Dauer der Dienstunfähigkeit ist zu berücksichtigen, daß bei Offizieren mit kürzerer als zehnjähriger Dienstzeit oder des Beurlaubtenstandes Dienstunfähigkeit infolge Dienstbeschädigung zufolge Verschlimmerung nur so lange anzunehmen ist, bis der vor der Einstellung vorhandene Zustand wieder hergestellt ist.

1632. Die Gutachten haben sich während des Krieges weiterhin nicht nur über die Pensionsberechtigung, sondern auch über die Verwendungsfähigkeit auszusprechen.

a) Während die Pensionsberechtigung nach dem O.P.G. 06 und der Anlage 1 der D. A. Mdf. beurteilt wird, ist für die Schätzung der Verwendungsfähigkeit jetzt im Kriege die Kriegsmusterungsanleitung maßgebend.

b) Jedes Pensionierungsgutachten hat also am Schluß noch zu enthalten z. B.:

„**Kriegsbrauchbarkeit gemäß** Kr. M. Anl. Ziff. .... g.v. Heimat (Büro)"

Dieser Zusatz ist nicht nur für die Pensionsabteilung des Kriegsministeriums und für die das Zeugnis nachprüfenden Sanitätsoffiziere usw., sondern auch für das Generalkommando, soweit es Offiziere betrifft, und für das Sanitätsamt, soweit Sanitätsoffiziere in Frage kommen, von größter Wichtigkeit, da diese über die Kriegsbrauchbarkeit eines jeden Offiziers oder Sanitätsoffiziers genau unterrichtet sein müssen, um über ihre weitere Verwendung bestimmen zu können.

1633. Die Pensionierungszeugnisse der Offiziere werden nach denselben Bestimmungen (Ziff. 179—184 D. A. Mdf.) wie die Versorgungszeugnisse bei Mannschaften ausgestellt, soweit sie für Offiziere zutreffen.

a) Jedoch ist für den Anfang und Schluß ein bestimmter Wortlaut vorgeschrieben, der wortgetreu, soweit zutreffend, zu benutzen ist, so daß die Verwendung des Musters 4 D. A. Mdf. dadurch fortfallen muß (Ziff. 241 D. A. Mdf. Anmerkung).

b) Enthält das Gutachten nicht genau den Wortlaut des O.P.G. 06, sondern Ausdrücke wie z. B. garnisonverwendungsfähig für leichteren Innendienst usw., so ist es für die Pensionsabteilung des Kriegsministeriums unbrauchbar, auch wenn es wissenschaftlich sehr gut ist.

c) Im einzelnen ist noch folgendes zu beachten:

α) Es sind sämtliche Vornamen anzugeben, der Rufname ist zu unterstreichen.

β) Der Untersuchte ist mit dem Dienstgrad und Namen unter Fortlassung von „Herr" zu bezeichnen.

γ) Der Zweck der Untersuchung ist genau anzugeben.

δ) Am Schlusse der Vorgeschichte sind die jetzigen Klagen des Untersuchten, die von ihm behaupteten Krankheitsursachen und die Stellungnahme des Truppenteils zur Dienstbeschädigungsfrage einzufügen (Ziff. 182 g.h. D. A. Mdf.).

ε) Ein Urteil über die Erwerbsfähigkeit ist nicht erforderlich.

1634. Da die Zeugnisse an Allerhöchster Stelle zur Vorlage kommen, muß dementsprechend auch die äußere Form peinlich gewahrt sein.

Zu vermeiden sind daher:
Kniffen der Zeugnisse,
Ein Kopf oben links (Stempel od. dgl.),
Überschreiben im Text,
Rasuren,
Durchstreichen von Wörtern oder Buchstaben,
Kürzungen,
Telegrammstil.

Über Form und Inhalt der Zeugnisse siehe Muster 4 und 5 Seite 488—491.

Zeugnisse über Beamte sowie über Personen, die im Kriege zum Heere im privatrechtlichen Verhältnis eines Dienstverpflichteten stehen.

1635. Es werden folgende Klassen von Beamten unterschieden:
a) Heeresbeamte des Friedensstandes,
b) Zivilbeamte der Militärverwaltung,
c) Heeresbeamte des Beurlaubtenstandes,
 im Kriege außerdem

d) Heeresbeamte, bestehend aus Beamten der Zivilverwaltung, aus Geistlichen, anderen kirchlichen Beamten und durch privatrechtliches Vertragsverhältnis Dienstverpflichteten.

1636. Bei der Ausstellung von Zeugnissen über die Dienstfähigkeit ist mit Rücksicht auf etwaige spätere Versorgungsansprüche ein genauer Befund zu erheben, sowie Grad und Einfluß der von dem Untersuchten wahrgenommenen Leiden auf die körperliche Rüstigkeit und Leistungsfähigkeit besonders hervorzuheben (Ziff. 285 D. A. Mdf.).

1637. Bei der Beurteilung der Dienstfähigkeit gelten als allgemeine Anforderungen:

α) Geeignetheit nach Körperbeschaffenheit und geistiger Gesundheit zur Verwaltung eines Amtes usw. auf eine Reihe von Jahren (Ziff. 251 D. A. Mdf.),

β) Ausschluß von leicht rückfälligen oder allmählich sich verschlimmernden Gesundheitsstörungen (Ziff. 252 D. A. Mdf.).

Über Form und Inhalt der Zeugnisse siehe Muster 6 Seite 491.

1638. Für die in Anlage 3 D. A. Mdf. aufgeführten Beamten ist ferner — namentlich mit Rücksicht auf die Erfordernisse des Krieges — hinsichtlich der Dienstfähigkeit eine gewisse Felddienstfähigkeit Voraussetzung, welche durch entsprechende körperliche Rüstigkeit und geistige Widerstandsfähigkeit, durch Freisein von etwaigen die Amtstätigkeit behindernden körperlichen Gebrechen und durch Fähigkeit zur Zurücklegung längerer Märsche (Ziff. 254 und 255 D. A. Mdf.) gewährleistet wird.

a) Krankheiten der Atmungs- und Verdauungsorgane, rheumatische Leiden usw. schließen Feldbeamtendienst aus (Ziff. 256 D. A. Mdf.).

b) Besondere Vorschriften gelten für Büchsenmacher: Freisein von Sprachfehlern, volle Sehschärfe auf dem besseren Auge, wenigstens halbe auf dem anderen nach Ausgleich von Brechungsfehlern durch Gläser. Büchsenmacher bei Maschinengewehrabteilungen müssen felddienstfähig mit der Waffe sein.

1639. Über den Anspruch von Pension und Pensionszulagen ist hervorzuheben, daß Dienstbeschädigung vorliegen muß:

α) bei Heeresbeamten des Friedensstandes mit kürzerer als 10jähriger Dienstzeit,

β) bei Heeresbeamten des Beurlaubtenstandes verbunden mit Dienstunfähigkeit als Beamter,

γ) bei Beamten der Zivilverwaltung verbunden mit Unfähigkeit zur Fortführung des Zivildienstes und daher mit der Notwendigkeit des Ausscheidens aus demselben,

δ) bei anderen als Heeresbeamte verwendeten Personen, verbunden mit Erwerbsunfähigkeit von mindestens 10%.

1640. Für die Zeugnisse über Dienstunfähigkeit und Pensionsberechtigung gelten ähnlich wie bei Mannschaften und Offizieren die Ziff. 182—184 D. A. Mdf. Als Anhang und Schluß muß das Beispiel unter Ziff. 289 D. A. Mdf. verwendet werden.

Zeugnisse über Renten- und Invalidenpensionsempfänger.

1641. Die Versorgungsansprüche werden in dem Prüfungsgeschäfte bei jedem Rentenberechtigten so lange in Zeitabschnitten von 1—5 Jahren nachgeprüft, bis entweder volle Erwerbsfähigkeit eingetreten oder dauernde Anerkennung erfolgt ist.

Außer diesen jährlich wiederkehrenden Prüfungsgeschäften können auch erforderlichenfalls unbefristete Nachuntersuchungen vorgenommen werden, jedoch bei der ersten Feststellung erst nach Ablauf eines Jahres, wie bereits bei der Zeugnisausstellung in dem Abschnitt über Nachuntersuchungen (Ziff. 1614) gesagt ist.

1642. Die Zeugnisse werden in der betreffenden Spalte der Rentennachliste eingetragen und sollen nur die **Klagen**, **Befund** und **Urteil**, also nur das für die Nachprüfung unbedingt Notwendige enthalten. Sie müssen trotzdem dieses Notwendige in knapper Form (Telegrammstil) so ausführlich bringen, daß ein klares Bild über den Zustand gewonnen werden kann.

a) Die Klagen sind so vollständig wiederzugeben, wie sie der Untersuchte vorbringt.

b) Bei aller Kürze muß der Befund alle wesentlichen Erscheinungen sowohl des Versorgungsleidens als auch anderer nachweisbarer Leiden enthalten unter Fortlassen nebensächlicher Punkte, wie z. B. ausführlicher Beschreibungen von Narben.

c) Ist der Befund unverändert, genügt die Angabe: „Befund der gleiche wie am............." (vgl. kriegsm. Verfügung vom 19. 3. 18 Nr. 673/12. 17 C 2 R).

d) Regelrechte Körperteile sind nur bei darauf bezüglichen Klagen des Untersuchten zu beschreiben.

e) Insbesondere ist zutreffendenfalls auch die Leistungsfähigkeit sowohl der inneren Organe wie der Gliedmaßen zu schildern, bei diesen unter Angabe etwaiger Schwielenbildung, der Beschaffenheit der Muskulatur, der Haut und des Umfangsunterschiedes.

Bei inneren Krankheiten muß in jedem Falle kurz der Allgemeinzustand, das jetzige Gewicht und zum Vergleiche das bei der letzten Untersuchung festgestellte angegeben werden.

Bei Lungenkrankheiten ist die Angabe der Körperwärme, bei Nierenleiden außer dem chemischen Befunde das mikroskopische Untersuchungsergebnis zur Beurteilung nicht zu entbehren, da das Fehlen von Eiweiß allein für eine Heilung nicht beweisend ist.

1643. Bei der Beurteilung sind sowohl die **Erhebungen** als auch der **Befund** zu berücksichtigen.

a) Jenen darf aber nur teilweise eine ausschlaggebende Bedeutung beigemessen werden. Dies gilt besonders für die Höhe des Arbeitsverdienstes, die einen Anhalt für Abschätzung der Erwerbsunfähigkeit bieten soll (vgl. kriegsministerielle Verfügung vom 8. 3. 15, Nr. 1354, 2. 15. C. 2.).

b) Gewöhnung und Einarbeitung sind zu beachten.

c) Änderungen in dem Grade der Erwerbsunfähigkeit sind nur bei Unterschieden von wenigstens 10% vorzunehmen (Ziff. 345 D. A. Mdf.).

d) Endlich darf nicht vergessen werden, andere geklagte oder bestehende Leiden auf ihren Zusammenhang mit dem Versorgungsleiden zu prüfen und das Ergebnis zu vermerken. Auch ist zu erörtern, ob danach eine Änderung oder Ergänzung in der Bezeichnung des Versorgungsleidens angezeigt erscheint (Ziff. 351 D. A. Mdf.).

e) Ein Urteil über die Dienstfähigkeit ist nur abzugeben, wenn eine endgültige Entscheidung darüber noch nicht vorliegt (vgl. Angabe in Spalte C 4 der Rentennachliste).

Zeugnisse für Badekuren und sonstige außerordentliche Heilverfahren.

1644. Die Bestimmungen über Badekuren und andere außerordentliche Heilverfahren sind in der Kurvorschrift (K.V.) vom 10. 5. 1905 zusammengestellt.

1645. Voraussetzung für deren Bewilligung ist, daß die Behandlung im Revier oder Lazarett keinen genügenden Erfolg hatte und durch das außergewöhnliche Heilverfahren Beseitigung oder wesentliche Besserung des Leidens zu erwarten ist.

a) Dies gilt besonders für Heilstättenbehandlung bei Tuberkulose der Atmungsorgane (vgl. Ziff. 17 K. V.).

b) Bei Rentenempfängern mit chronischen Krankheiten dürfte auch die Möglichkeit eines Stillstandes oder die Verzögerung des Fortschritts der Erkrankung als Bedingung für eine Badekur genügen.

1646. Die Kuren werden entweder unentgeltlich oder gegen Kostenerstattung gewährt.

1647. Im **Frieden** haben nach Ziff. 8 der Kurvorschriften (K.V.) Anspruch auf eine unentgeltliche Badekur:

α) die dem aktiven Heere angehörenden Personen des Soldatenstandes vom Feldwebel usw. abwärts,

β) die Unteroffiziere der Lauenburgischen Veteranensektion,

γ) mit der Waffe dienende Einjährig-Freiwillige, die in die Verpflegung des Truppenteils aufgenommen sind, sowie die außerhalb des Standortes ihrer Wahl eingestellten oder dienstlich verwendeten einjährig-freiwilligen Ärzte, Militärapotheker und Unterveterinäre.

Außerdem können inaktiven Mannschaften, welche Empfänger von Invalidenpension, Rente oder Unterstützungen gemäß A.K.O. vom 22. 7 1884 betr. Kriegsteilnehmer 1870/71 (A. V. Bl. 84, S. 139) sind, in dringenden Fällen auch Empfängern von Unterstützungen auf Grund des § 110 des Militärpensionsgesetzes vom 27. 6. 1871, Kuren auf Reichskosten gewährt werden.

Ein Anspruch besteht für diese aber nicht.

1648. Nur die in Anlage 1 der Kurvorschrift (K.V.) angegebenen Kurorte dürfen vorgeschlagen, andere dagegen können mit Genehmigung des Kriegsministeriums, Sanitäts-Departements, nur ausnahmsweise gewählt werden (Ziff. 3, 4 der K.V.).

1649. Gegen Kostenerstattung sind zu Kuren berechtigt: Offiziere, Sanitäts- und Veterinäroffiziere sowie obere Beamte der Militärverwaltung, soweit sie dem aktiven Dienststande angehören oder angehört haben (Ziff. 108 K.V.).

In Betracht kommen:

α) Die in Ziff. 5 der K.V. aufgeführten Militärkuranstalten: Wiesbaden, Landeck, Teplitz, Driburg, Bad Nauheim, Norderney, wo freie ärztliche Behandlung und, soweit angängig, freie Wohnung gewährt wird, während für Benutzung der Heilvorrichtungen, für Verpflegung und Wartung die Kosten erstattet werden müssen.

β) Offiziersheim Taunus auf dem Falkenstein des Taunusgebirges, jedoch nur für aktive Offiziere, Sanitäts- und Veterinäroffiziere, sowie für die in aktiven Dienststellen verwendeten Offiziere usw. z. D. (Über Kosten siehe Ziff. 144 f. K. V.).

γ) **Seemannserholungsheim** Klein-Machnow nur für Offiziere usw., die früher im Auslandsdienste Verwendung gefunden haben (Ziff. 144 K. V.).

1650. Für den **Krieg** gelten die Kriegs-Kurbestimmungen (Armee-Verordnungsblatt 1918 S. 231 Nr. 24), die eine Übersicht der der Heeresverwaltung in den meisten Kurorten zur Verfügung stehenden Heilanstalten, Genesungsheime, Lungenheilstätten usw. enthalten.

1651. Im **Kriege** haben Anspruch auf unentgeltliche Gewährung von Kuren oder sonstigen außergewöhnlichen Heilverfahren:

α) alle zum Feldheere gehörigen Militärpersonen und alle Personen, die sich beim Feldheere in irgend einem Dienst- oder Vertragsverhältnis befinden, also auch Offiziere, soweit sie dem Feldheere angehören;

Über die Zugehörigkeit von Personen der heimatlichen Festungen zum Feldheere s. Ziffer 3 Kriegs-Kurbestimmungen.

β) alle zur kostenfreien Aufnahme in die Lazarette berechtigten Angehörigen des Besatzungsheeres (vgl. Friedens-Sanitätsordnung, Beil. 12);

γ) die Fliegeroffiziere des Besatzungsheeres nach Maßgabe des kriegsmin. Erlasses vom 25. 2. 18 (A.V.Bl. 1918 S. 107 Nr. 242);

δ) die gehaltempfangenden Unteroffiziere des Besatzungsheeres, insbesondere die Beamtenstellvertreter;

ε) Angehörige der Marine, Schutztruppen, verbündeten Heere und der freiwilligen Krankenpflege nach Maßgabe der Ziff. 28b und 29 der Kriegs-Kurbestimmungen.

1652. Von Angehörigen der freiwilligen Krankenpflege haben Anspruch auf kostenfreie Kuren:

α) Alle, die auf dem Kriegsschauplatze und in armierten Festungen zur Verwendung kommen, sowie

β) die im Heimatgebiete in Heeressanitätsanstalten tätigen, soweit sie der gesetzlichen Krankenversicherungspflicht unterliegen und auf Grund des Erlasses vom 5. 11. 15 Nr. 7639/9. 15. M. A. durch Gewährleistung der Krankenhilfe in Höhe und Dauer der Regelleistungen der Krankenkassen von dieser Verpflichtung befreit worden sind (etatsmäßige Krankenpfleger, Krankenträger, Vollschwestern und in Vollschwesternstellen tätige Hilfsschwestern [Ziffer 29 b der Kriegs-Kurbestimmungen]).

γ) Es können diese Vergünstigungen gewährt werden den ohne Entgelt tätigen und der gesetzlichen Krankenpflicht nicht unterliegenden, in Heeressanitätsanstalten beschäftigten Personen bei nachgewiesener Bedürftigkeit und bei Erkrankung durch den Dienst (Ziff. 29c Kriegs-Kurbest.).

1653. Erfolgt im Laufe der Behandlung eines während der Zugehörigkeit zum Feldheere erworbenen oder verschlimmerten Leidens der Übertritt des Erkrankten vom Feldheer zum Besatzungsheer, so hört der Anspruch für die weitere Dauer der Behandlung auch bei Offizieren usw. nicht auf. Im Übrigen haben dem Besatzungsheer angehörige Offiziere usw. Anspruch auf freie Lazarettverpflegung usw. auch während der Dauer des Krieges nur dann, wenn ihr Leiden nachweisbar mit einer während der Zugehörigkeit zum Feldheer erworbenen oder verschlimmerten Gesundheitsstörung in ursächlichem Zusammenhang steht (Kriegsmin. Verfügung vom 19. 11. 17. Ziff. 2 u. 3 — A.V.Bl. 1917 S. 583 Nr. 1144 —). Die Annahme der Verschlimmerung setzt jedoch den Nachweis ärztlicher Behandlung in der Zeit der Zugehörigkeit zum Feldheere voraus (Ziff. 4 Kriegs-Kurbestimmungen).

1654. Über Aufnahme im Offiziersheim Taunus vgl. Ziff. 25 Kriegs-Kurbest.

1655. Bei eigenmächtig gewählten Kuren in anderen Kurorten usw., wo Vorkehrungen zur Aufnahme von Heeresangehörigen nicht getroffen sind, ist auf Kostenerstattung nicht zu rechnen (Ziff. 5 Kriegs-Kurbest.).

1656. Gegen Erstattung des Einheitskostensatzes von 4 M. können Offiziere und obere Beamte des Besatzungsheeres zum Kurgebrauch usw. in die der Heeresverwaltung zur Verfügung stehenden Heilanstalten aufgenommen werden (Ziff. 6 Kriegs-Kurbest.). Über Unterbeamte und Militärbeamte s. Abs. 2 der Ziff. 6.

1657. Den mit Pension ausscheidenden Offizieren, die sich ihr Leiden während ihrer Zugehörigkeit zum Feldheere zugezogen haben, steht Anspruch auf unentgeltliche Kur nur bis zum Schlusse des Monats zu, in dem sie Gnadengehalt beziehen.

Nach dieser Zeit, also nach ihrem Ausscheiden kommen für Offiziere nur Kuren in Frage:

α) nach Ziffer 108 der Kurvorschrift (K.V.) in den Militärkuranstalten Wiesbaden, Landeck, Teplitz, Driburg, Bad Nauheim, Norderney (ist während des Krieges geschlossen) mit freier ärztlicher Behandlung und soweit angängig freier Wohnung oder

β) nach Ziffer 27 der Kriegs-Kurbestimmungen, wonach von den Sanitätsämtern kurbedürftigen Teilnehmern und ehemaligen Teilnehmern des jetzigen Feldzuges kostenfreie militärärztliche Behandlung in Heilanstalten ihres Bereichs, in denen Militärärzte tätig sind, und unentgeltliche Benutzung aller Kurmittel in den der Heeresverwaltung zur Verfügung stehenden Kurorten gewährt werden kann. Aufnahme in eine Heilanstalt des Kurorts ist dabei ausgeschlossen.

γ) Nach der kriegsmin. Verfügung vom 26. 3. 18 Nr. 815. 3. 18. S. 1 (A.V.Bl. 18 S. 159 Nr. 349) können künftig für die Dauer des Krieges auch entlassene oder verabschiedete Offiziere gegen Erstattung des Einheitssatzes von 4 Mark in die Lazaretteinrichtungen der Heeresverwaltung aufgenommen werden, soweit sie als ehemalige Teilnehmer des jetzigen Krieges auf Grund eines militärärztlichen Zeugnisses einer erneuten Behandlung ihres Feldzugsleidens bedürfen.

Dieser Erlaß gilt auch für die Zulassung ausgeschiedener Offiziere zu Badekuren.

Die Ziffer 27 der Kriegs-Kurbestimmungen bleibt daneben bestehen, da sie nur kostenfreie militärärztliche Behandlung und unentgeltliche Benutzung der Kurmittel vorsieht, und zwar für die Fälle, in denen eine Aufnahme in die Lazaretteinrichtungen auf Grund des Erlasses vom 26. 3. 18 nicht beantragt oder, weil Feldzugsleiden nicht in Frage kommt, nicht zulässig ist.

1658. Die Zeugnisse sollen nach Ziff. 359—362 D. A. Mdf. in jedem Falle Angaben über frühere Kuren, zutreffendenfalls über das Vorliegen von Kriegsdienstbeschädigung und Erörterungen über die am besten geeignete Zeit für die Ausführung der Kur enthalten, bei Offizieren, Sanitäts-, Veterinäroffizieren und Beamten außerdem Angaben, ob die Kur wünschenswert oder notwendig ist, sowie über die voraussichtliche Kurdauer. Für Mannschaften besteht die letzte Forderung nicht (siehe Ziff. 28 der K.V.).

Gegebenenfalls ist auch für diese die Notwendigkeit der Benutzung der II. Wagenklasse, der Reisebegleitung durch Militärpersonen, der Unterbrechung der Reise zum Übernachten und des Tragens von Zivilkleidern aus Gesundheitsrücksichten zu erwähnen (Ziff. 16 der K. V.).

1659. Für die Kriegsdauer ist zu einem nach Beilage I der Kriegskurbestimmungen an das Sanitätsamt zu richtenden Antrage ein kurzgefaßtes militärärztliches Zeugnis beizufügen, aus dem besonders hervorgehen soll, ob das zu behandelnde Leiden während der Zugehörigkeit zum Feldheere entstanden oder nachweislich verschlimmert ist.

a) Über Form und Inhalt des Zeugnisses siehe Muster 7 und 8 Seite 491 und 492.

b) Die Anträge sind im Heimatgebiete vom Chefarzte oder leitenden Arzte der Reserve-(Festungs-)Lazarette für Lazarettkranke, im übrigen vom zuständigen Ersatztruppenteil oder Truppenteil (Ziff. 8 Kriegs-Kurbestimmungen), für Angehörige der freiwilligen Krankenpflege vom Territorialdelegierten an das Sanitätsamt zu richten.

c) Im Etappengebiete kommt für die freiwillige Krankenpflege der betreffende Delegierte des Kriegsschauplatzes und der zuständige militärärztliche Vorgesetzte in Frage.

d) In dringenden Fällen bei Angehörigen des Feldheeres siehe Ziff. 15a der Kriegs-Kurbestimmungen.

e) Über Kurdauer (in der Regel bis zu 1½ Monaten, bei Lungenkuren bis zu 3 Monaten) sowie über Kurverlängerung (Entscheidung bis zu 3 Monaten, bei Lungenkuren bis zu 4 Monaten beim Sanitätsamte, darüber hinaus beim Kriegsministerium) siehe Ziff. 20—22 Kriegs-Kurbestimmungen.

Zeugnisse für Kapitalabfindungen.

1660. Das Kapitalabfindungsgesetz vom 3. 7. 1916 ist als eine Ergänzung zum Mannschaftsversorgungsgesetze (M.V.G.) 1906 und zum Mannschaftshinterbliebenengesetze (M.H.G.) 1907 anzusehen und bezweckt eine einmalige Abfindung von Rentenempfängern und Hinterbliebenen.

1661. Bei Rentenempfängern ist nur die Ablösung der Kriegs- und Verstümmelungszulagen durch einen Bauschbetrag vorgesehen, dessen Fortfall ärztlich nach einem der kriegsministeriellen Verfügung vom 15. 6. 1917 Nr. 190/6. 17. C. 3. F. beigefügten Muster zu prüfen ist.

Über Form und Inhalt des Zeugnisses siehe Muster 9 S. 493.

1662. Die ärztliche Untersuchung und Beurteilung — für diese genügt das Vorliegen einer ausreichenden Wahrscheinlichkeit — hat in den Spalten 8—14 folgendes festzulegen:

a) In Spalte 8 die Klagen des Rentenempfängers sowie seine gesundheitlichen Verhältnisse (genauer Befund auch hinsichtlich der körperlichen Leistungsfähigkeit ist erforderlich).

β) Spalte 9 hat sich darüber auszusprechen, ob ein Heruntergehen der durch das Kriegsversorgungsleiden bedingten Erwerbsfähigkeit unter 10% und damit der Wegfall der Kriegszulage zu erwarten ist.

a) Funktionelle Nervenleiden werden besondere Vorsicht in der Begutachtung erfordern insofern, als z. B. aus voller Gesundheit heraus entstandene Kriegsneurosen bei Fehlen organischer Veränderungen bleibende Erwerbsunfähigkeit von mindestens 10 % nicht erwarten lassen, während bei früherer Veranlagung (bei Psychopathen) eine so weitgehende Besserung selten eintreten wird.

b) Bei Epilepsie wird in einem Teil der Fälle eine bleibende Beeinträchtigung von mindestens 10 % anzunehmen sein.

γ) In Spalte 10 soll die Möglichkeit des Fortfalls der Verstümmelungszulage erörtert werden, falls eine Änderung des dem § 13 M.V.G. 1906 entsprechenden Zustandes zu erwarten ist.

Hierfür kommen insbesondere die Verstümmelungszulagen in Betracht, die wegen einer dem Verluste gleichzuachtenden Störung der Bewegungs- und Gebrauchsfähigkeit von Gliedmaßen bewilligt worden sind.

δ) Spalte 11 hat die Frage zu entscheiden, ob durch ein Heilverfahren die Herabminderung der Rente unter 10% oder der Fortfall der Voraussetzung für die Gewährung einer Verstümmelungszulage erzielt werden kann.

Das Heilverfahren darf keine schwerwiegenden wirtschaftlichen Nachteile verursachen, muß gefahrlos, nicht mit nennenswerten Schmerzen verbunden und in seinem Erfolge genügend sicher sein.

ε) In Spalte 12 ist ein Urteil gefordert, ob mit Sicherheit oder hoher Wahrscheinlichkeit ein baldiges Ableben zu erwarten ist. Die Frage ist nicht so streng zu beurteilen, wie z. B. bei Lebensversicherungen, es genügt der wahrscheinliche Ausschluß eines baldigen Ablebens.

ζ) Spalte 13 hat sich über die Befähigung zu nutzbringender Beschäftigung auszusprechen. Auch hier ist die Grenze möglichst weit zu ziehen, wie sich schon aus der zweiten Frage (auch unter Mitwirkung von Familienmitgliedern?) ergibt.

η) In Spalte 14 sind die ärztlichen Bedenken gegen die Kapitalabfindung zu äußern. Hierbei ist unter Berücksichtigung der beabsichtigten Verwendung des Kapitals und unter Zugrundelegung des Gesamtzustandes, nicht nur des Versorgungsleidens, zu beurteilen, ob der Gesundheitszustand die zur nützlichen Verwendung der Abfindungssumme nötige Aufsichts- und Verfügungsfähigkeit, zutreffendenfalls selbsttätiges Eingreifen, unter Umständen mit Unterstützung der Familienmitglieder beeinträchtigt.

1663. Läßt sich eine sichere Beurteilung nicht ermöglichen, so ist der voraussichtliche Zeitpunkt einer solchen anzugeben, aber trotzdem zu den einzelnen Fragen Stellung zu nehmen.

1664. In schwierigen Fällen sind kommissarische Untersuchungen unter Hinzuziehung geeigneter Fachärzte herbeizuführen, in Fällen von grundsätzlicher Bedeutung ist die Entscheidung des Kriegsministeriums, Sanitäts-Departements, vorzuschlagen.

1665. Die ärztliche Untersuchung der Witwen hat in der Regel durch die Kreisärzte und andere beamtete Ärzte zu erfolgen (siehe dazu kriegsministerielle Verfügung vom 15. 6. 1917 Nr. 190/6. 17. C. 3. F. Ziff. 2b).

Hierbei ist neben der ärztlichen Untersuchung nur ein Urteil über baldiges Ableben (Spalte 12) und Bedenken gegen die Kapitalabfindung (Spalte 14) abzugeben.

Sonstige Zeugnisse.

Außer den bisher erörterten Zeugnissen ist noch über die Ausstellung der in Ziff. 311—318, 322—340, 354—358, 364—396 und 402—444 D. A. Mdf. angeführten Zeugnisse folgendes zu sagen:

1666. Bei Zeugnissen zum Eintritt in **Unteroffiziervorschulen** sind als Bedingungen zu beachten: Vollendetes 15.—17. Lebensjahr, Größe: Mindestmaß 1,51 m, Brustumfang: mindestens 70—76 cm, gesunde Brustorgane, Fehlen von ererbten Krankheiten oder Krankheitsanlagen usw., Sehschärfe: rechts volle, links mehr als halbe, gesunde Ohren mit regelrechter Hörweite und fehlerfreie, nicht stotternde Sprache.

Der Befund muß mit dem vollendeten 18. oder 19. Lebensjahre völlige Felddienstfähigkeit erwarten lassen. Das Urteil muß lauten: gute, genügende oder mangelhafte Entwicklung (Ziff. 311 D. A. Mdf.).

1667. Die gleichen Voraussetzungen sind bei Ausstellung von Zeugnissen zum Eintritt in **Unteroffizierschulen** zu berücksichtigen bis auf Größe und Brustumfang.

a) Bei einer Mindestgröße von 1,54 muß der Brustumfang bei einem Alter von 17—18 Jahren 74—80 cm, im Alter von 18—19 Jahren 76—82 cm betragen (Ziff. 312 D. A. Mdf.).

b) Über Form und Inhalt siehe Muster 5 S. 214 D. A. Mdf.

1668. Zeugnisse zur Aufnahme in die **Kaiser Wilhelm-Akademie** sind ohne besondere Anordnung auf Ersuchen des Bewerbers durch einen Stabs- oder Oberstabsarzt (auch Generaloberarzt in

Garnisonarztstellung) auf Grund einer genauen Untersuchung auszustellen.

a) Körperliche Tauglichkeit zum Waffendienste (nach Ziff. 37 und 39 D. A. Mdf.), fehlerfreie Sinnesorgane, Körpergröße von wenigstens 1,70 cm sind Voraussetzung. Die Prüfung des Farbenunterscheidungsvermögens darf nicht versäumt werden. Außerdem hat sich das Zeugnis gemäß Verfügung des Generalstabsarztes der Armee vom 13. 5. 1889 Nr. 645, 5. 1889 M. A. über Äußeres, Benehmen, Umgangsformen, allgemeine geistige Bildung, Auffassungsgabe und, soweit angängig, über gesellschaftliche Stellung und gesundheitliche Verhältnisse der Familie erschöpfend auszusprechen (Ziff. 315 D. A. Mdf.). Dieser Äußerung haben Rückfragen zugrunde zu liegen bei Persönlichkeiten, welche die Familie kennen. Da das Urteil der Gymnasialusw. Direktoren über den Bewerber dem Generalstabsarzt der Armee unmittelbar zugeht, so haben nach den Aufnahmebestimmungen vom 28. 11. 11 die Zeugnisaussteller sich die Unterlagen für ihr Urteil über die Geeignetheit des Bewerbers nicht bei den Direktoren zu verschaffen, wie es in der genannten kriegsmin. Verfügung vom 13. 5. 89 angeordnet war.

b) Über Form und Inhalt des Zeugnisses siehe Muster 10 Seite 495.

1669. Über die zu **Übungen** einberufenen Mannschaften des Beurlaubtenstandes sind, falls sie bei der Untersuchung im Bezirksstabsquartier oder Sammelorte angeben, krank zu sein, Befundscheine (siehe Muster 11 auf S. 495) auszustellen.

a) Die Übungsunfähigkeit bedingenden Krankheiten sind auf dem Befundscheine zu vermerken.

b) Bei den trotz Krankmeldung übungsfähig befundenen Mannschaften sind die Klagen und der aufgenommene Befund kurz auf dem Befundscheine festzulegen, damit der zuständige Truppenarzt zu nochmaliger Untersuchung und Überwachung der Betreffenden veranlaßt wird.

c) Ersatzreservisten sind schon bei den Gesundheitsstörungen für übungsunfähig zu erklären, die für den Dienst in der Ersatzreserve untauglich machen, also beim Vorliegen der in der Anlage 1 Z, L + U aufgeführten Krankheiten und Gebrechen, während die in der Anlage 1 B angeführten in der Regel die Übungsfähigkeit nicht ausschließen (Ziff. 327 D. A. Mdf.).

1670. Bescheinigungen über **Marschunfähigkeit** oder **Beförderungsunfähigkeit** müssen die Dienststelle enthalten, welche die Ausstellung angeordnet hat, ferner Dienstgrad, Name, Truppenteil des Untersuchten und die Leiden, welche die Marsch- oder Beförderungsunfähigkeit bedingen (Ziff. 338 D. A. Mdf.)

a) Marschunfähigkeit ist anzunehmen bei Mannschaften, die ihren marschierenden Truppenteilen nicht zu folgen vermögen usw. (Ziff. 336a D. A. Mdf.) oder bei ihrer Entlassung in die Heimat nicht imstande sind, einen Weg von 20 km an einem Tage zu Fuß zurückzulegen (Ziff. 336b D. A. Mdf.).

b) Beförderungsunfähigkeit liegt vor, falls Kranke ohne Gefahr für Gesundheit und Leben nicht an ihren Bestimmungsort, z. B. in das nächste Militärlazarett geschafft werden können (Ziff. 337 D. A. Mdf.).

c) Über Beförderungen marschunfähiger Mannschaften in II. Wagenklasse usw. und über die Notwendigkeit eines Begleiters s. Ziff. 340 D. A. Mdf.

1671. Zeugnisse für den Forstverwaltungsdienst (Oberförster) und Forstschutzdienst sind nach Ziff. 179 D. A. Mdf. anzufertigen unter Berücksichtigung der Vorschrift, daß entsprechend der Art des Dienstes die Anwärter keine Augengläser tragen dürfen. Rechts muß volle, links $^3/_4$ Sehleistung vorhanden sein (Ziff. 416—425 D. A. Mdf.).

1672. Bei der Anfertigung von Zeugnissen zum Eintritt als **Seekadett** und **Schiffsjunge** ist besonderer Wert auf die Augenuntersuchung zu legen, da bei der Marine Brillen nicht getragen werden dürfen. Es muß Farbentüchtigkeit bestehen. Bei Seekadetten ist eine Sehleistung von $^3/_4$ der Regelrechten beiderseits, oder bei Sehleistung von $^3/_4$ auf dem einen Auge, auf dem andern nicht unter $^1/_3$ erforderlich, während bei Schiffsjungen auf dem einen Auge volle Sehleistung, auf dem anderen mindestens halbe vorhanden sein muß.

Der körperliche Befund muß volle Widerstandsfähigkeit gegen die mit dem Dienste zur See verbundenen bedeutenden körperlichen Anstrengungen und gegen die klimatischen Einflüsse voraussetzen lassen (Ziff. 426—428, 435—439 D. A. Mdf.).

1673. Diese Voraussetzung gilt auch bei der Zeugnisausstellung für **Marine-Ingenieuranwärter und Marine-Zahlmeisteranwärter.** Bei beiden Gruppen ist jedoch das Tragen von Brillen gestattet und die Anforderungen an das Sehvermögen sind entsprechend der Art des Dienstes herabgesetzt (vgl. Ziff. 431—433, 434a D. A. Mdf.). Bei Marine-Ingenieur-Anwärtern ist besonders auf ein fehlerfreies kräftiges Herz und auf gesunde Atmungs- und Verdauungsorgane zu achten (Ziff. 431 D. A. Mdf.).

1674. Die Zeugnisausstellung über **Tropendienstfähigkeit** erfordert eine eingehende Untersuchung, damit nur Militärpersonen in den Dienst für die Tropen eingestellt werden, welche die unbedingt notwendige Widerstandsfähigkeit gegen das Tropenklima und die für die erhöhten besonderen Anstrengungen nötige Körperkraft besitzen.

a) Zunächst ist eine ausführliche Krankengeschichte zu geben, welche selbst leichte Störungen des Verdauungskanals und des Nervensystems nicht unerwähnt lassen darf.

b) Auch eine Angabe über gewohnheitsmäßigen Alkohol-, Tabak- und etwaigen Morphium- oder Kokaingenuß darf nicht fehlen.

c) Im Befund ist besonders das Herz eingehend zu beschreiben und das Ergebnis der Augenuntersuchung anzugeben. Auch der Zustand des Gehörorgans und der Zähne ist hervorzuheben und geistige Regsamkeit zu prüfen.

d) Zu den in Ziff. 445 D. A. Mdf. angegebenen Krankheiten ist zu bemerken, daß schon Neigung zu Hauterkrankung, zu Blutarmut, Nervenschwäche und Hysterie oder zu Nervenschmerzen, zu Magen-Darmkatarrhen und Stuhlverstopfung, daß einfache Durchlöcherungen des Trommelfells nach Mittelohrkatarrhen, ferner wiederholte Mittelohrkatarrhe ohne nachweisliche Folgeerscheinungen und überstandene Syphilis vor Ablauf von zwei Jahren Tropendienstfähigkeit ausschließen.

e) Endlich ist im Zeugnis ein Nachtrag über das kurz vor der Einberufung erfolgte Einnehmen von Chinin erforderlich unter Angabe der etwa aufgetretenen Beschwerden. Auch über die nochmalige Schutzpockenimpfung ist zu berichten. Sie kann nur unterbleiben, wenn der Untersuchte den Nachweis einer innerhalb eines Jahres vor der Untersuchung stattgehabten Impfung erbringen kann (Ziff. 446 D. A. Mdf.).

f) Über die Anforderungen an die Verwendungsfähigkeit im Tropendienst im Kriege siehe Ziff. 1516 u. 1517.

480　　　D. Militärärztlicher Teil.

Muster 1 zu Ziffer 1535.

Brandenburg a. H., den 10. Mai 1916.

Militärärztliches Zeugnis.
(Siehe Bemerkungen hierzu auf S. 212 der D. A. Mdf.)

1. Anordnende Dienststelle:	*I. Ersatz-Bataillon Füsilier-Regiment 35.*
2. Zweck der Untersuchung und Zeugnisausstellung:	*Dienstunbrauchbarkeit mit Versorgung.*
3. Wann hat Untersuchung ~~od. Lazarettbeobachtung~~ für das Zeugnis stattgefunden?	*20. 4. 1916.*
4. Name und Dienstgrad des Zeugnisausstellers:	*Dr. Schulze, Stabsarzt d. R.*
5. Name des Untersuchten, sämtliche Vornamen, Rufname unterstrichen:	Richard Paul Hermann *Krause.*
6. Dienstgrad und Truppenteil, Kompagnie usw.:	*Musketier I. Ersatz-Bataillon Füsilier-Regiments 35, Leichtkranken-Kompagnie.*
7. Näher bezeichnet in	Kriegsanliegendem ~~Truppen~~stammrollenauszug und der Rentenliste — ~~Akten~~.
8. Tag der Geburt:	*24. 7. 1892.*	9. ~~Im .... ten Militärpflichtjahr.~~
10. Tag des Diensteintritts:	*16. 10. 1913.*	11. Ausgebildet — ~~Unausgebildet.~~ 12. ~~Kapitulant — von ...jähriger Dienstzeit.~~
13. Art des Diensteintritts:	a) ausgehoben ~~im Bezirk der Infanterie-Brigade, Landwehrinspektion~~ .... als Ersatzrekrut — ~~Volksschullehrer — unsicherer Heerespflichtiger.~~ b) ~~eingestellt als ...jährig Freiwilliger, Unteroffiziersschüler, Fahnenjunker.~~
14. Untersuchungsvermerk	a) in der Nationalliste: — bei der Annahmeuntersuchung bei...	—
	b) bei der Einstellung (nach der Mannschaftsuntersuchungsliste):	—

A. Krankheitsgeschichte.
Familie gesund.
Keine früheren Krankheiten.
Verwundung am 6. 11. 1914 bei Vigny durch Granatsplitter an der rechten Schulter.

II. Ausstellung militärärztlicher Zeugnisse.

8. 11. 14—18. 11. 14 Lazarettbehandlung Kriegslazarett II Chauny,
21. 11. 14—17. 8. 15 Lazarettbehandlung Vereinslazarett St. Josephskrankenhaus Potsdam,
18. 8. 15—1. 3. 16 ambulante Behandlung bei der Truppe,
1. 3. 16—19. 4. 16 Lazarettbehandlung Reservelazarett I Brandenburg a. H.
Näheres siehe Krankenblätter.

Klagen: Unfähigkeit, den rechten Arm im Schultergelenk zu bewegen, allgemeine Schwäche, Befürchtung, seinem Beruf als Müller nicht mehr nachgehen zu können.

Kriegdienstbeschädigung ist von der Truppe angenommen (siehe Kriegsstammrollenauszug des Feldtruppenteils Bl. 2 d. A.).

B. Untersuchungsbefund.

Größe: 1,65 m.
Alter: 23 Jahre.
Brustumfang: 80/87 cm.
Gewicht: 60 kg.

Knochenbau kräftig, Muskulatur gut, Fettpolster gering, Gesichtsfarbe blaß, Schleimhäute wenig durchblutet.

Herzgrenzen regelrecht, Spitzenstoß innerhalb der Brustwarzenlinie im 5. Zwischenrippenraum, 1. Ton über der Herzspitze unrein, 2. Ton überall betont. *Puls* klein, unregelmäßig, aussetzend, in Ruhe 120, nach 5 Kniebeugen 154 Schläge in der Minute.

Lungen, Bauchorgane, Harn ohne nachweisbar krankhaften Befund.

Narben:

1. An der rechten Brustseite, vom Schulterblatt-Schlüsselbeingelenk zur Achsenhöhlenlinie verlaufend, 10 cm lang, 5 cm breit, tief eingezogen, in der Mitte mit der Unterlage verwachsen (Einschuß).
2. Von der hinteren rechten Achsellinie in Höhe der III. Rippe durch die Achselhöhle nach der Innenseite des Armes ziehend, 10 cm lang, 7 cm breit, strahlig, eingezogen, verschieblich (Operationsnarbe).

Verlust des Oberarmkopfes und eines Teils der Gelenkpfanne.
Schulter abgeflacht.

Bewegungen	selbsttätig	fremdtätig
Schultergelenk vorwärts	—	30°
seitwärts	—	20°
rückwärts	—	10°
Ellenbogengelenk Beugung	50°	40°
Streckung	180°	180°
Andere Gelenke regelrecht.		

Umfang:

	rechts	links
Mitte Oberarm	30 cm	33 cm
Mitte Unterarm	27 „	30 „

Grobe Kraft der Hand um die Hälfte herabgesetzt.
Gebrauchsfähigkeit des Oberarmes aufgehoben, der Hand beschränkt. Unmöglichkeit, die Speisen zum Munde zu führen, und Behinderung beim An- und Auskleiden.

C. Militärärztliches Urteil.

I. 1. Erhebliche Steifheit des Schultergelenks und geringe im Ellbogengelenk rechts nach Zertrümmerung des Schultergelenks.
2. Herzmuskelschwäche.

Beide Leiden heben zusammen jede Verwendungsfähigkeit auf und beschränken die Erwerbsfähigkeit in hohem Maße. Im Beruf als Müller wird Krause kaum noch tätig sein können, jedoch kann dieser Umstand bei der Abschätzung des Grades der Erwerbsfähigkeit nicht allein berücksichtigt werden gem. Ziff. 116 D. A. Mdf.

II. Kriegsdienstbeschädigung liegt vor für
1. als Folgen der Schußverletzung am 6. 11. 14 bei Vigny, für
2. als Folge der Verwundung und der mehrfachen Operationen.

III. Schlußurteil.

Der Untersuchte ist ~~zeitig — bis 19~~ — d a u e r n d ~~als Unausgebildeter nach H. O.~~ als A u s g e b i l d e t e r nach
~~Anl. 1~~ .... D. A. Mdf. Anl. 1 *U 62, 1 L 49*.
~~nur noch tauglich zum Dienst in der Er-~~ ~~felddienstfähig.~~
~~satzreserve.~~ ~~nur noch garnisondienstfähig.~~
~~nur noch tauglich zum aktiven Dienst~~ ~~garnisondienstunfähig.~~
~~ohne Waffe.~~ kriegsunbrauchbar.
~~nur noch tauglich für den Landsturm mit~~
~~ohne Waffe.~~
~~untauglich für jeden Heeresdienst.~~

                                                               kriegs-
Der Untersuchte ist mithin f ü r j e t z t ~~dienst-~~unbrauchbar.
~~Die der Dienstunbrauchbarkeit zugrunde liegende Gesundheitsstörung ist nach~~
~~Ansicht des Zeugnisausstellers durch den Dienst weder entstanden noch~~
~~nachweisbar verschlimmert.~~

D i e n s t b e s c h ä d i g u n g (= D. B.) wird angenommen — ~~Friedens-D.-B.~~,
Kriegs-D. B., ~~Luft-D. B., D. B. gemäß §§ 87 und 60 M. V. G. 06~~ — *für
erhebliche Steifheit des Schultergelenks und geringe im Ellenbogengelenk rechts
nach Zertrümmerung des Schultergelenks infolge Verwundung am 6. 11. 1914
bei Vigny und für Herzmuskelschwäche als Folge der Verwundung und der
mehrfachen Operationen.*

~~Als Gesundheitsstörungen, die während einer mindestens 8 jährigen Dienst-~~
~~zeit entstanden sind, werden angesehen~~ ....
....
....

Unter Berücksichtigung des Berufs als *Müller*
~~Unter Zugrundelegung der allgemeinen Erwerbsunfähigkeit~~
ist der Untersuchte zu erachten als *70%* erwerbsunfähig — ~~als unter~~
~~10%, erwerbsunfähig~~.
Zutreffendenfalls folgen hier Urteile über Verstümmelung, Pflegebedürfnis,
Siechtumspflegebedürfnis, Beamtenbrauchbarkeit und Berufswechsel.

N a c h u n t e r s u c h u n g im Jahre *1920* — ~~außerterminlich im Monat~~
.... ~~19~~.... — erforderlich — ~~nicht mehr erforderlich.~~

Prüfungsvermerk des
Korpsarztes.

              Dr. Schulze,
Stabsarzt d. Res., Bataillonsarzt im
1. Ersatz-Bataillon Füsilier-Regiments 35.
Eigenhändige Unterschrift des Zeugnisausstellers mit Dienstgrad und Dienststellung.

II. Ausstellung militärärztlicher Zeugnisse.

Muster 2 zu Ziffer 1535

Cüstrin, den *14. Mai 1914.*

Militärärztliches Zeugnis.
(Siehe Bemerkungen hierzu auf S. 212 der D.A. Mdf.)

1. Anordnende Dienststelle:	*2. Brandenburgisches Pionier-Bataillon Nr. 28.*
2. Zweck der Untersuchung und Zeugnisausstellung:	*Dienstunbrauchbarkeit* **mit Versorgung.**
3. Wann hat Untersuchung ~~od. Lazarettbeobachtung~~ für das Zeugnis stattgefunden?	*13. 5. 14.*
4. Name und Dienstgrad des Zeugnisausstellers:	*Dr. Fleck, Stabsarzt.*
5. Name des Untersuchten, sämtliche Vornamen, Rufname unterstrichen:	<u>Karl</u> Ernst *Firzlaff*
6. Dienstgrad und Truppenteil, Kompagnie usw.:	*Pionier, Pionierbataillon Nr. 28, 2. Kompagnie.*
7. Näher bezeichnet in	anliegendem Truppenstammrollenauszug und der Rentenliste — ~~Akten~~.
8. Tag der Geburt:	*10. 3. 1893.* 9. Im *I*^{ten} Militärpflichtjahr.
10. Tag des Diensteintritts:	*16. 10. 1913.* 11. ~~Ausgebildet~~ — Unausgebildet. 12. ~~Kapitulant — von ... jähriger Dienstzeit.~~
13. Art des Diensteintritts:	a) a u s g e h o b e n im Bezirk der *9.* Infanterie-Brigade, ~~Landwehrinspektion~~ .... als Ersatzrekrut — ~~Volksschullehrer — unsicherer Heerespflichtiger~~. b) ~~eingestellt als ... jährig-Freiwilliger, Unteroffizierschüler, Fahnenjunker~~.
14. Untersuchungsvermerk a) in der Nationalliste: — bei der Annahmeuntersuchung bei	—
b) bei der Einstellung (nach der Mannschaftsuntersuchungsliste):	—

A. Krankheitsgeschichte.

Vater, Mutter und 6 Geschwister sind gesund. Lungenkrankheiten sind angeblich in der Familie nicht vorgekommen. Firzlaff hat als siebenjähriger Knabe Masern gehabt, sonst will er nie ernstlich krank gewesen sein, vor allem nie an Husten und Auswurf oder Heiserkeit gelitten haben.

Am 27. 3. 1914 mußte er beim Übersetzen über die Oder bei einer Pontonübung bis über die Hüften ins Wasser gehen und bekam am Tage darauf starken Husten und Schnupfen, so daß er sich krank meldete. Er wurde vom 28.—30. 3. 1914 im Revier an Bronchialkatarrh behandelt. Da aber Husten und Fieber nicht nachließen und der Auswurf zunahm, wurde er am 1. 4. 1914 ins Garnisonlazarett aufgenommen, wo er sich noch befindet. Nachdem im Auswurf Tuberkelbazillen nachgewiesen waren (s. Krankenblattabschrift), wurde Firzlaff am 11. 5. dienstunbrauchbar gemeldet.

Firzlaff hält sich jetzt am Tage außer Bett auf, geht bei warmem, sonnigem Wetter im Garten spazieren, ermüdet aber bald.

Er klagt jetzt über heftigen Husten mit sehr reichlichem Auswurf und über zunehmende allgemeine Schwäche und führt sein Leiden auf die im Pontonierdienst erlittene Erkältung zurück.

Die Kompagnie hat Dienstbeschädigung angenommen.

B. Untersuchungsbefund.

Alter 21 Jahre, Größe 170,5 cm, Brustumfang 86/90 (bei Einstellung 86/92), Körpergewicht 55 kg (bei der Einstellung 86 kg).

Kräftig gebauter Mann mit gut entwickelter, aber schlaffer Muskulatur und geringem Fettpolster, Ernährungszustand schlecht. Hautfarbe blaß, Schleimhäute schlecht durchblutet.

Beide Oberschlüsselbeingruben sind eingesunken, die rechte mehr als die linke.

Über der rechten Lunge ist der Klopfschall hinten bis zur Mitte des Schulterblattes, vorn bis etwa 4 cm unterhalb des Schlüsselbeins stark verkürzt. Das Atemgeräusch über diesen Teilen ist verschärft, man hört zahlreiche mittelblasige Rasselgeräusche. Über der linken Lungenspitze ist das Ausatmungsgeräusch verlängert und verschärft. Im Auswurf finden sich reichlich Tuberkelbazillen.

Die Herztätigkeit ist beschleunigt, der Puls weich und mittelvoll. Herzgrenzen und Herztöne bieten nichts Regelwidriges.

Die Baucheingeweide lassen einen krankhaften Zustand nicht erkennen. Der Harn ist frei von Eiweiß und Zucker. Körperwärme vormittags 11 Uhr 37,1°.

C. Militärärztliches Urteil.

I. Der Untersuchte leidet an doppelseitiger Lungentuberkulose, welche die Dienstbrauchbarkeit aufhebt und die Erwerbsfähigkeit beeinträchtigt.

II. Erfahrungsgemäß entstehen nach Durchnässungen häufig Erkältungen, welche zunächst einen Bronchialkatarrh hervorrufen, der sich später zur Lungentuberkulose entwickelt. Es ist daher auch in vorliegendem Falle Dienstbeschädigung anzunehmen, zumal Firzlaff bis zu seiner Einstellung völlig gesund war. Und zwar liegt Friedens-D.-B. vor infolge des Dienstes in der Garnison.

III. **Schlußurteil.**
Der Untersuchte ist ~~seitig bis 19...~~ — d a u e r n d
D. A. Mdf.
als U n a u s g e b i l d e t e r nach ~~H. O.~~ | ~~als A u s g e b i l d e t e r nach~~
Anl. 1 U 47 | ~~D. A. Mdf. Anl. 1~~ ....
~~nur noch tauglich zum Dienst in der Er-~~ | ~~felddienstfähig.~~
~~satzreserve.~~ | ~~nur noch garnisondiensttauglich.~~
~~nur noch tauglich zum aktiven Dienst~~ | ~~garnisondienstunfähig.~~
~~ohne Waffe.~~ |
~~nur noch tauglich für den Landsturm mit~~ |
~~ohne Waffe.~~ |
untauglich für jeden Heeresdienst.
Der Untersuchte ist mithin f ü r j e t z t d i e n s t u n b r a u c h b a r.
~~Die der Dienstunbrauchbarkeit zugrunde liegende Gesundheitsstörung ist nach Ansicht des Zeugnisausstellers durch den Dienst weder entstanden noch nachweisbar verschlimmert.~~

II. Ausstellung militärärztlicher Zeugnisse.

Dienstbeschädigung (= D. B.) wird angenommen — Friedens-D. B., ~~Kriegs-D. B., Luft-D. B., D. B. gemäß §§ 67 und 69 M. V. G. 06~~ — für *doppelseitige Lungentuberkulose.*

~~Als Gesundheitsstörungen, die w ä h r e n d einer mindestens 3 jährigen Dienstzeit entstanden sind, werden angesehen~~

Unter Berücksichtigung des Berufs als *Schiffer.*
~~Unter Zugrundelegung der allgemeinen Erwerbsunfähigkeit~~
ist der Untersuchte zu erachten als *100%* e r w e r b s u n f ä h i g* — ~~als unter 10% erwerbsunfähig~~.

Zutreffendenfalls folgen hier Urteile über Verstümmelung, Pflegebedürfnis, Siechtumspflegebedürfnis, Beamtenbrauchbarkeit und Berufswechsel.

*da er für die nächste Zeit besonderer Schonung und Pflege bedürftig ist (Z. 125 D. A. Mdf.).

Nachuntersuchung im Jahre 1915 — ~~außerterminlich im Monat~~ ~~10~~ — erforderlich — ~~nicht mehr erforderlich~~.

	Dr. Fleck,
	Stabsarzt,
	Bataillonsarzt im Pionier-Bataillon Nr. 28.
Prüfungsvermerk des	Eigenhändige Unterschrift des Zeugnisaus-
Korpsarztes,	stellers mit Dienstgrad und Dienststellung.

486 D. Militärärztlicher Teil.

Muster 3 zu Ziffer 1615.

Frankfurt a. O., den 28. April 1913.

Militärärztliches Zeugnis.

(Siehe Bemerkungen hierzu auf S. 212 der D. A. Mdf.)

1. Anordnende Dienststelle:	*I. Bataillon Leib-Grenadier-Regiment Nr. 8.*
2. Zweck der Untersuchung und Zeugnisausstellung:	*Dienstunbrauchbarkeit* **ohne Versorgung.**
3. Wann hat Untersuchung ~~od. Lazarettbeobachtung~~ für das Zeugnis stattgefunden?	*15. 4. 13.*
4. Name und Dienstgrad des Zeugnisausstellers:	*Dr. Arndt, Stabsarzt.*
5. Name des Untersuchten, sämtliche Vornamen, Rufname unterstrichen:	Emil Max *Reimann.*
6. Dienstgrad und Truppenteil, Kompagnie usw.:	*Grenadier, 1. Bataillon Leib-Grenadier-Regiment 8, 2. Kompagnie.*
7. Näher bezeichnet in	anliegendem Truppenstammrollenauszug und den ~~Rentenliste~~ — Akten.
8. Tag der Geburt:	*18. 3. 93.*	9. ~~Im~~ ~~im Militärpflichtjahr.~~
10. Tag des Diensteintritts:	*29. 3. 13.*	11. ~~Ausgebildet~~ — Unausgebildet. 12. ~~Kapitulant — von —jähriger Dienstzeit.~~
13. Art des Diensteintritts:	a) ausgehoben im Bezirk der *10.* Infanterie-Brigade, ~~Landwehrinspektion~~ .... als Ersatzrekrut — ~~Volksschullehrer — unsicherer Heerespflichtiger.~~ b) ~~eingestellt als —jährig-Freiwilliger, Unteroffizierschüler, Fahnenjunker.~~
14. Untersuchungsvermerk	a) in der Nationalliste: — bei der Annahmeuntersuchung bei	—
	b) bei der Einstellung (nach der Mannschaftsuntersuchungsliste):	*1 Z 49, 1 A 46 Hühnerbrust, 1 Z 54.*

A. Krankheitsgeschichte.

Eltern und Geschwister gesund.
Seit 1901 chronische Nierenentzündung.
Klagen: Schnelle Ermüdung, Atemnot nach körperlicher Anstrengung.
Dienstbeschädigung von der Truppe nicht angenommen.

II. Ausstellung militärärztlicher Zeugnisse.

B. Untersuchungsbefund.

Alter; 20 Jahre.
Größe: 1,66 m.
Gewicht; 58 kg.
Brustumfang; 81/85 cm.
Mittelkräftig, genügend genährt.
Gesichtsfarbe blaß, sichtbare Schleimhäute genügend durchblutet.
Hühnerbrust geringen Grades.
Lunge ohne krankhaften Befund.
Herz regelrecht, Spitzenstoß im 5. Zwischenrippenraum innerhalb der Brustwarzenlinie, sichtbar und fühlbar, hebend, 1 Finger breit, erster Ton über der Spitze paukend, zweiter Ton über der Hauptkörperschlagader klappend. Puls gespannt, leicht unregelmäßig, in Ruhe 90, nach 10 Kniebeugen 120, dabei geringe Atemnot.
Im Urin Eiweiß, hyaline Zylinder, vereinzelte rote Blutkörperchen.
Keine wassersüchtigen Schwellungen.

C. Militärärztliches Urteil.

I. *Chronische Nierenentzündung unter Miterkrankung des Herzens.*

II. *Dienstbeschädigung liegt nicht vor, da Reimann keinen Dienst getan hat, auch Schädigungen durch die dem Militärdienst eigentümlichen Verhältnisse nicht erwiesen sind.*

III. **Schlußurteil.**

Der Untersuchte ist ~~zeitig bis 10~~ .... — d a u e r n d

als U n a u s g e b i l d e t e r nach H.-O. Anl. 1 | ~~als Ausgebildeter nach D.A.Mdf. Anl. 1~~ ....
L 49, 1 U 54. | ~~felddienstfähig.~~

~~nur noch tauglich zum Dienst in der Ersatzreserve.~~ | ~~nur noch garnisondienstfähig.~~
~~nur noch tauglich zum aktiven Dienst ohne Waffe.~~ | ~~garnisondienstunfähig.~~
~~nur noch tauglich für den Landsturm mit ohne Waffe.~~ |
untauglich für jeden Heeresdienst. |

Der Untersuchte ist mithin für jetzt d i e n s t u n b r a u c h b a r.

Die der Dienstunbrauchbarkeit zugrunde liegende Gesundheitsstörung ist nach Ansicht des Zeugnisausstellers durch den Dienst weder entstanden noch nachweisbar verschlimmert.

~~Dienstbeschädigung (= D.B.) wird angenommen Friedens-D.B., Kriegs-D.B., Luft-D.B., D.B. gemäß §§ 67 und 60 M.V.G. 06 für~~

....
....
....
....
....

~~Als Gesundheitsstörungen, die w ä h r e n d einer mindestens 8jährigen Dienstzeit entstanden sind, werden angesehen~~ ....

....
....
....
....

488 D. Militärärztlicher Teil.

Unter Berücksichtigung des Berufs als *Maschinenbauer.*
~~Unter Zugrundelegung der allgemeinen Erwerbsunfähigkeit~~
ist der Untersuchte zu erachten als $25\,°/_0$ e r w e r b s u n f ä h i g — ~~als unter 10% erwerbsunfähig~~.
Zutreffendenfalls folgen hier Urteile über Verstümmelung, Pflegebedürfnis, Siechtumspflegebedürfnis, Beamtenbrauchbarkeit und Berufswechsel.

N a c h u n t e r s u c h u n g   im Jahre 19*19* — ~~außerterminlich im Monat~~
.... ~~——————— 19—~~ — erforderlich — ~~nicht mehr erforderlich.~~

	Dr. Arndt,
	Stabsarzt und Bataillonsarzt des
	I. Bataillons Leib-Grenadier-Regiments 8.
Prüfungsvermerk des	Eigenhändige Unterschrift des Zeugnis-
Korpsarztes.	ausstellers mit Dienstgrad und Dienst-
	stellung.

Muster 4 zu Ziffer 1620.

Wittenberg, den 12. Oktober 1917.

Auf Anordnung des Königlichen I. Ersatz-Bataillons Infanterie-Regiments Graf Tauentzien von Wittenberg (3. Brandenburgisches) Nr. 20 habe ich heute den im anliegenden Dienstlaufbahnzeugnis näher bezeichneten Leutnant (aktiv) vom I. Ersatz-Bataillon Infanterie-Regiment Nr. 20

Eduard Gustav Ho*ffmann*

behufs Feststellung seiner Dienstunfähigkeit und Pensionsberechtigung militärärztlich untersucht.

Leutnant Hoffmann ist vor seiner Militärzeit angeblich nie ernstlich krank gewesen.

Eingetreten am 4. 8. 14, rückte er am 3. 10. 14 ins Feld und wurde am 27. 2. 16 südöstlich Fort Douaumont durch Gewehrgeschoß am rechten Knie verwundet.

Lazarettbehandlung fand statt
vom 1. 3. 16—4. 3. 16 im Etappenlazarett 56 Pierrepont;
vom 5. 3. 16—7. 7. 17 Vereinslazarett Städtisches Krankenhaus Mainz.

Hierauf erfolgte die Entlassung zum Ersatz-Bataillon Infanterie-Regiment Nr. 20, bei dem Leutnant Hoffmann bis heute leichten Innendienst gemacht hat.

Er klagt über starke Behinderung beim Gehen, Schwäche und Schmerzen im rechten Knie bei Witterungswechsel.

Kriegsdienstbeschädigung wird vom Truppenteil angenommen.

Der Untersuchte hat ein Alter von 23 Jahren, ein Gewicht von 79 kg, eine Größe von 179 cm und einen Brustumfang von 91/98 cm. Er ist kräftig gebaut, befindet sich in gutem Ernährungszustand und besitzt ein hinreichendes Fettpolster.

Herz, Lunge und Unterleibsorgane sind ohne krankhaften Befund, ebenso das Nervensystem.

<u>*Narben*</u> *sind am rechten Knie folgende:*

Zu beiden Seiten der Kniescheibe, innen eine 8 cm lange, 2 cm breite, außen eine 6 cm lange 1 cm breite, auf der Unterlage verschiebliche unempfindliche Narbe (Operationsnarben).

An der Innenseite des rechten Knies eine 11 cm lange, 4 cm breite auf der Unterlage verschiebliche Narbe (Ausschuß).

Zwei Querfinger breit unterhalb der Kniebeuge, auf der Mitte der Wade, eine 2 cm große, eingezogene, auf der Unterlage nicht verschiebliche Narbe (Einschuß).

3 cm oberhalb der Kniebeuge eine $1^1/_2$ cm lange, 1 cm breite und 2 querfingerbreit höher eine gleich große, auf der Unterlage gut verschiebliche Narbe (Operationsnarbe).

Die <u>Messung</u> beider Beine ergibt folgende Umfangsunterschiede:

Mitte der Kniescheibe gemessen rechts $42^1/_2$ cm,
links $39^1/_2$ cm,
oberhalb der Kniescheibe rechts 43, links 41 cm,
unterhalb der Kniescheibe rechts $38^1/_2$ links $36^1/_2$ cm,
Oberschenkel 15 cm oberhalb des oberen Randes der Knischeibe rechts 49, links 54 cm.

Größter Wadenumfang: rechts 38, links 40 cm.

<u>*Bewegungen*</u> *im rechten Hüftgelenk sind selbst- und fremdtätig frei. Das rechte Kniegelenk steht in einem Winkel von 170° gebeugt und ist vollkommen unbeweglich. Der rechte Fuß wird in leichter Spitzfußstellung gehalten und kann selbst- und fremdtätig nach der Fußrückenseite um 5°, nach der Fußsohlenseite um 10° gebeugt werden. Eine Verkürzung des rechten Beines ist nicht nachweisbar. Seitliche Fußbewegungen sind selbst- und fremdtätig nicht möglich.*

Beim Gehen wird die Ferse 3 cm vom Fußboden entfernt gehalten, die rechte Hüfte gehoben und das Bein im Bogen nach außen bewegt, wodurch der Gang mühsam und hinkend wird.

Die grobe Kraft des rechten Beines ist beim Strecken des Beines im Hüftgelenk etwas schwächer als links.

<u>*Krankheitsbezeichnung:*</u>

Der Untersuchte leidet demnach an völliger Steifheit des rechten Kniegelenks in leichter Beugestellung und erheblicher Bewegungsbehinderung des rechten Fußgelenks mit Spitzfußstellung.

Kriegsdienstbeschädigung wird auch ärztlicherseits angenommen, da das Leiden durch die am 27. 2. 1916 erlittene Gewehrgeschoß-Verletzung entstanden ist.

Hiernach erachte ich nach pflichtmäßigem Ermessen den Untersuchten gemäß der Anlage 1 U 62 D). A. Mdf. wegen völliger Steifheit des rechten Kniegelenks in leichter Beugestellung und erheblicher Bewegungsbehinderung des rechten Fußgelenks mit Spitzfußstellung zufolge erlittener Kriegsdienstbeschädigung für unfähig zu jedem Militärdienst (garnisondienstunfähig), und zwar — bei einer Dienstzeit von noch nicht 10 Jahren — schon jetzt für dauernd, weil eine wesentliche Besserung nach Art und bisherigem Verlaufe des Leidens nicht zu erwarten steht.

Leutnant Hoffmann ist auch dauernd kriegsunbrauchbar[1]*.*

Dr. Neumann,
Stabsarzt,
Bataillonsarzt, I. Ersatz-Bataillon I.-R. 20.

---

[1] Dieses Urteil ist nur während des Krieges zuzusetzen.

Muster 5 zu Ziffer 1620

Berlin, den 15. Mai 1914.

Auf Anordnung des II. Bataillons 2. Garde-Infanterie-Regiments zu Fuß habe ich heute den im anliegenden Dienstlaufbahnzeugnisse näher bezeichneten Leutnant (aktiv) des 2. Garde-Infanterie-Regiments zu Fuß

Emil Karl Vogt

behufs Feststellung seiner Dienstunfähigkeit und Pensionsberechtigung militärärztlich untersucht.

Leutnant Vogt gibt an, daß sein Vater an Gicht leide, während seine Mutter und vier Geschwister gesund seien.

Er selbst will vor seinem Eintritt ins Heer, abgesehen von den Kinderkrankheiten Masern und Scharlach, nie ernstlich krank gewesen sein.

Am 1. 10. 1908 als Fahnenjunker in das oben genannte Regiment eingetreten und am 27. 1. 1910 zum Leutnant befördert, hat er nach seiner Angabe bis zum Herbst 1913 ohne wesentliche Krankheiten Dienst getan. Im Manöver dieses Jahres ist er nach mehrmaligen Durchnässungen am 10. September, unmittelbar nach einer regnerischen Biwaknacht, an einer Mandelentzündung erkrankt und nach Rückkehr in die Garnison vom 11. 9. bis 18. 9. 1913 in ambulanter Behandlung gewesen. Vom 19. 9. 1913 bis 4. 1. 1914 habe er an Gelenkrheumatismus und rheumatischer Entzündung der zweizipfligen Herzklappe im Garnisonslazarett I Berlin gelegen. Nach dem Gelenkrheumatismus ohne Gelenkstörungen ausheilte, ist ein Herzklappenfehler zurückgeblieben, der auch durch eine Badekur in Nauheim vom 13. 3. bis 11. 4. 1914 nicht beseitigt wurde, so daß Leutnant Vogt wegen Unfähigkeit zum Außendienst seine Verabschiedung und Pensionierung beantragen mußte.

Er klagt über zuweilen auftretende Schmerzen in der linken Brustseite und über Herzklopfen mit Beklemmungsgefühl bei körperlichen Anstrengungen.

Friedensdienstbeschädigung ist von der Truppe angenommen worden, vergleiche die Dienstbeschädigungsliste.

Der Untersuchte ist 25 Jahre alt und 172 cm groß bei einem Körpergewicht von 70 kg und einem Brustumfang von 86/92 cm. Der Kräfte- und Ernährungszustand ist mittelmäßig, die Muskulatur gut entwickelt und das Fettpolster genügend. Die Haut und das Gesicht zeigt blasse Farbe, auch die sichtbaren Schleimhäute sind mäßig durchblutet.

Die Herzgrenzen reichen nach oben bis zum unteren Rand der dritten Rippe, nach rechts 1 cm über den linken Brustbeinrand und nach links einen Querfinger breit über die linke Brustwarzenlinie. Der Herzspitzenstoß ist hebend, verbreitert, im sechsten Zwischenrippenraum, außerhalb der linken Brustwarzenlinie, deutlich sicht- und fühlbar. Die Herztöne sind deutlich, der zweite Lungenschlagaderton ist verstärkt und der erste Ton an der Herzspitze von einem systolischen Geräusch begleitet. Der Puls ist mittelvoll, regelmäßig, leicht unterdrückbar, hat 78 Schläge in der Minute, während die Zahl sich nach fünf Kniebeugen auf 130 erhöht mit Unregelmäßigkeit der Folge und mit Atemnot.

Die Lungen und die Bauchorgane sind ohne nachweisbar krankhaften Befund, der Harn ist frei von Eiweiß und Zucker. Ebenso fehlen krankhafte Veränderungen an den Gelenken und wäßrige Durchtränkungen der Haut, besonders an den Knöcheln.

Leutnant Vogt leidet demnach an Herzklappenfehler (Schließunfähigkeit der zweizipfligen Herzklappe) mit Herzerweiterung nach Gelenkrheumatismus.

Die Veränderungen an der Klappe bedingen nach ärztlicher Erfahrung einen Dauerzustand, welcher die Funktion des Herzens bei körperlichen Anstrengungen derart beeinträchtigt, daß der Körper den dienstlichen Anforderungen nicht mehr gewachsen ist.

Das Leiden wird durch Ansteckungskeime hervorgerufen und in seinem Ausbruch durch Erkältungen begünstigt. Da eine solche und ihr zeitlicher Zusammenhang mit dem Dienste bei ungünstiger Witterung von der Truppe in der Dienstbeschädigungsverhandlung nachgewiesen ist, muß ärztlicherseits auch ein ursächlicher Zusammenhang und somit Dienstbeschädigung angenommen werden, und zwar Friedensdienstbeschädigung infolge Schädigung durch den Dienst im Heimatsgebiet.

II. Ausstellung militärärztlicher Zeugnisse.

Hiernach erachte ich nach pflichtmäßigem Ermessen den Untersuchten gemäß Anlage 1 L 49 D. A. Mdf. wegen Herzklappenfehler zufolge erlittener Dienstbeschädigung für unfähig zu jedem Militärdienst (garnisondienstunfähig), und zwar — bei einer Dienstzeit von noch nicht 10 Jahren — schon jetzt für dauernd, weil eine wesentliche Besserung nach Art und bisherigem Verlauf des Leidens nicht zu erwarten ist.

Dr. Müller,
Stabsarzt,
Bataillonsarzt des II. Bat. 2. Garde-
Infanterie-Regiments zu Fuß.

Muster 6 zu Ziffer 1636.

Wittenberg, den 12. März 1917.

Auf Anordnung des I. Bataillons des Infanterie-Regiments Nr. 20 (Graf Trauentzien) habe ich heute den im Bezirk der 11. Infanterie-Brigade ausgehobenen und in anliegendem Stammrollenauszug näher bezeichneten Feldwebel der 1. Kompagnie dieses Regiments

Gottfried Wilhelm Vetter

behufs Feststellung seiner Dienstfähigkeit als Beamter der Garnisonverwaltung militärärztlich untersucht.

Vetter ist bei einem Alter von 34 Jahren 174 cm groß und 75 kg schwer und hat einen Brustumfang von 96/101.

Während seiner dreizehnjährigen Dienstzeit ist er nie ernstlich krank gewesen. Er besitzt ein ausreichendes Maß von körperlicher und geistiger Leistungsfähigkeit und ist frei von Fehlern und Gebrechen. Insbesondere zeigen die Atmungs- und Verdauungsorgane keine krankhaften Veränderungen. Ernstere Nervenleiden und eine Geisteskrankheit hat er nicht überstanden. Sehschärfe und Gehör beiderseits regelrecht.

Vetter ist daher nach seiner Körperbeschaffenheit als fähig zum Dienst als Beamter der Garnisonsverwaltung zu erachten.

Dr. Müller,
Stabs- und Bataillonsarzt des
I. Bataillons Infanterie-Regiments Nr. 20
(Graf Trauentzien).

Muster 7 zu Ziffer 1644.

Berlin, den 27. Juli 1917.

Militärärztliches Zeugnis.

Auf Anordnung des Königlichen Bezirkskommandos I Berlin habe ich heute den in anliegenden Akten näher bezeichneten Rentenempfänger

Wilhelm *Meier*

auf die Notwendigkeit einer Badekur militärärztlich untersucht.

<u>Vorgeschichte.</u> *M. ist am 11. 10. 16 wegen chronischer Nierenentzündung als 75 % erwerbsunfähig auf Grund von Friedens-D.-B. von der Truppe entlassen worden. Am 28. 6. 17 stellte er den Antrag auf eine kostenfreie Badekur.*

<u>Jetzige Klagen.</u> *M. klagt über allgemeine Mattigkeit und Atemnot.*

<u>Befund.</u> *M. ist ein mittelgroßer, mäßig genährter Mann, sein Körpergewicht beträgt 52,5 kg bei der Untersuchung am 9. 9. 16.*

Die Gesichtsfarbe ist gebräunt, die sichtbaren Schleimhäute sind leidlich durchblutet, Schwellungen unter der Haut oder freie Ergüsse in den Körperhöhlen sind nicht festzustellen.

Herzgrenzen: Oberer Rand der 4. Rippe, ein Finger breit außerhalb der linken Brustwarzenlinie, Mitte des Brustbeins. Beim ersten Ton an der Spitze hört man ein leises systolisches Geräusch, der zweite Ton an der Basis ist nicht klappend.

Ruhepuls 76; der Puls ist hart, hoch gespannt, aber regelmäßig. Nach 5 Kniebeugen tritt nur eine ganz vorübergehende und geringe Beschleunigung der Herztätigkeit auf.
Befund an den übrigen inneren Organen regelrecht.
Der Harn ist stark getrübt, reagiert sauer, enthält nach Esbach 5°/₀ Eiweiß. Der mikroskopische Befund zeigt hyaline Zylinder, rote und weiße Blutkörperchen.
Urteil. M. leidet demnach an einer chronischen Nierenentzündung.
Er ist wegen dieses Leidens nur wenig über 4 Wochen in Behandlung gewesen. Der jetzige Zustand zeigt eine Besserung gegenüber dem Befund bei der Entlassung am 11. 10. 1916, so daß durch eine Badekur eine weitere Besserung zu erwarten ist.
Andere Kuren sind bisher nicht gebraucht.
Ich halte daher eine Badekur in Bad Wildungen für notwendig. Die Kur kann sofort angetreten werden.
Benutzung der II. Wagenklasse und Tragen von Zivilkleidern ist nicht erforderlich.

Dr. Schmidt,
Stabsarzt, diensttuender Arzt beim
Bezirkskommando I Berlin.

Muster 8 zu Ziffer 1644.

Berlin, den 4. April 1916.

Militärärztliches Zeugnis.

Auf Anordnung des I. Ersatz-Batl. Gren.-Rgts. 12 habe ich heute den in den Anlagen näher bezeichneten Hauptmann der Res.

Emil Müller

behufs Feststellung der Notwendigkeit einer Badekur militärärztlich untersucht.
Vorgeschichte: Der Untersuchte stammt angeblich aus gesunder Familie und war bis zum Kriegsausbruch nie ernstlich krank.
Infolge Mobilmachung als Hauptmann der Res. zum Gren.-Rgt. 12 eingezogen, machte er den Feldzug bis Mitte 1915 ununterbrochen mit. Dann mußte er sich wegen Ohnmacht und Schwindelgefühl krank melden und nach einem Erholungsurlaub von 4 Wochen einer Kur von 6 Wochen in Bad Nauheim unterziehen, weil nach 2 tägigem Garnisondienst die Beschwerden wieder auftraten. Jetzt trat während des Garnisondienstes beim Ers.-Batl. Gren.-Rgts. 12 eine neue Verschlimmerung der Herzbeschwerden ein.
Klagen: Schlaffheit in den Beinen, bei der Unterhaltung leichte Erregbarkeit, Gefühl von Abschnürung der Kehle, Schwindelgefühl und Platzangst.
Befund: Mittelgroßer, kräftig gebauter Mann, gute Muskulatur, reichliches Fettpolster.
Herz: Grenzen links ein Finger breit innerhalb der Brustwarzenlinie, rechts 1 cm über den linken Brustbeinrand, oben oberer Rand der 4. Rippe. Spitzenstoß hebend, nicht verbreitert, einwärts der linken Brustwarzenlinie. Töne dumpf, rein, 2. Ton über der Hauptkörperschlagader verstärkt. Puls klein, weich, leicht zu unterdrücken, regelmäßig, 88 Schläge in der Minute, nach 10 Kniebeugen 110, dabei deutliche Atemnot und Vermehrung der Atemzüge auf 26 in der Minute.
Abgesehen von einer Steigerung der Kniesehnenreflexe bietet der übrige Körper regelrechten Befund.
Urteil: Herzmuskelschwäche und leichte Nervenschwäche.
Kriegs-D.-B.: Die Kur ist wegen Kriegsdienstbeschädigung notwendig, weil die Leiden bei früherer Gesundheit nach neunmonatigem Frontdienst im Felde aufgetreten sind.
Da von einer erneuten Badekur eine wesentliche Besserung zu erwarten ist, halte ich eine solche in Kudowa auf die Dauer von 6 Wochen für erforderlich.
Die am besten geeignete Zeit ist die 2. Hälfte des Mai und des Juni.

Dr. Lehmann,
Stabs- und Batls.-Arzt des 1. Ers.-Batls.
Gren.-Rgt. 12.

II. Ausstellung militärärztlicher Zeugnisse. 493

Muster 9 zu Ziffer 1660.

Berlin, den 7. November 1917.

Militärärztliches Zeugnis
zum Antrag auf Kapitalabfindung gem. K. A. G. vom 3. 7. 1916.
Ausgestellt auf Veranlassung des *Bezirkskommandos I Berlin.*

1. a) Name und Vorname des Untersuchten [1]): b) Dienstgrad des Untersuchten:	a) *Müller,* **Robert**. b) *Wehrmann.*
2. Tag, Monat u. Jahr der Geburt [1])	*21. 4. 1882.*
3. Beruf des Untersuchten:	*Maurer.*
4. Zu welchem Zweck wird Kapitalabfindung beantragt? (Allgemeine Angabe.)	*Erwerb eigenen Grundbesitzes.*
5. Wird Kapitalabfindung beantragt für	a) die Kriegszulage? *Ja.* b) die Verstümmelungszulage? —
6. Kurze Bezeichnung des Kriegsversorgungsleidens und seiner Entstehungsursache:	*Schußbruch mit Verkürzung des rechten Beines als Folge einer Gewehrschußverletzung am 7. 8. 15 bei Lopuscuo in Polen.*
7. Tag und Inhalt der zuletzt ergangenen Rentenentscheidung:	*19. 4. 1916. 50 % erwerbsbeschränkt und kr.u.*
8. Ergebnis der ärztlichen Untersuchung [1]) a) Klagen:	*Schmerzen und Schwäche im rechten Bein bei längerem Laufen und Stehen.*
b) Befund: Insbesondere auch hinsichtlich der körperlichen Leistungsfähigkeit.	*35 Jahre alter Mann in gutem Ernährungszustande, mit gesunder Gesichtsfarbe und gut durchbluteten Schleimhäuten. Nervensystem und Organe der Brust- und Bauchhöhle ohne besonderen Befund, Harn frei von Eiweiß und Zucker. Narbenbefund unverändert. Rechtes Bein $5^1/_2$ cm kürzer als das linke. Geringer Muskelschwund und Umfangsunterschied gegen links, mit orthopädischem Stiefel leicht hinkender Gang.* *Die körperliche Leistungsfähigkeit ist, abgesehen von geringer Gebrauchsbehinderung des rechten Beines, nicht beschränkt.*
9. Ist nach Art und Verlauf des Kriegsversorgungsleidens ein Heruntergehen der Erwerbsbeschränkung unter 10 % zu erwarten? Kurze Begründung:	*Nein.* *Dauerzustand durch feste Vereinigung der Bruchenden des rechten Oberschenkelknochens.*
10. Ist gegebenfalls Fortfall der Verstümmelungszulage zu erwarten? Kurze Begründung:	— —

[1]) Bei Witwen sind nur die mit [1]) bezeichneten Fragen zu beantworten.

D. Militärärztlicher Teil.

11. Kann das Versorgungsleiden durch ein gefahrloses Heilverfahren soweit beseitigt werden, daß die Erwerbsbeschränkung unter 10 % heruntergehen kann, oder die Verstümmelungszulage fortfällt?	Nein.
12. Ist nach dem vorliegenden Gesamtzustand (nicht nur Versorgungsleiden) ein baldiges Ableben des Untersuchten mit Sicherheit oder mit hoher Wahrscheinlichkeit zu befürchten?[1]	Nein.
13. Verhindert der Gesundheitszustand des Mannes jede nutzbringende Betätigung?	Nein.
Auch unter Mitwirkung von Familienmitgliedern?	—
14. Bestehen demnach vom ärztlichen Standpunkt aus Bedenken gegen die Kapitalabfindung [1]?	Nein.

Prüfungsvermerk des stellvertr. Korpsarztes:

Eigenhändige Unterschrift d. Zeugnisausstellers mit Dienstgrad und Dienststellung:

Dr. Schulze,
Stabsarzt
beim Bezirkskommando I Berlin.

---

[1] Bei Witwen sind nur die mit [1] bezeichneten Fragen zu beantworten.

II. Ausstellung militärärztlicher Zeugnisse.

Muster 10 zu Ziffer 1668.

Dessau, den 12. März 1917.

Den Oberprimaner des Herzoglichen Friedrichs-Gymnasiums zu Dessau
Max Paul *Hoffmann*,

geboren am 12. Februar 1896 zu Dessau im Herzogtum Anhalt, habe ich heute zwecks Feststellung seiner Geeignetheit zur Aufnahme in die Kaiser Wilhelms-Akademie für das militärärztliche Bildungswesen militärärztlich untersucht.

Seine Familie nimmt in Dessau eine angesehene gesellschaftliche Stellung ein. Über ihre gesundheitlichen Verhältnisse ist ungünstiges nicht bekannt geworden.

Hoffmann zeigt ein ansprechendes Äußere, gewandte Umgangsformen und tadelloses Benehmen. Die eingehende Unterhaltung über verschiedene Gebiete des Wissens und des Lebens gestattet ein günstiges Urteil über seine allgemeine geistige Bildung und seine Auffassungsgabe. Er macht einen lebhaften Eindruck und zeigt ein offenes und freundliches Wesen.

Er ist 170 cm groß, 62 kg schwer und hat einen Brustumfang von 82 bis 88 cm. Er zeigt kräftigen Körperbau, guten Ernährungszustand, gesunde Gesichtsfarbe und gut durchblutete Schleimhäute.

Der Brustkorb ist beiderseits gleichmäßig gebaut und gut gewölbt. Über den Lungen findet sich überall reines Bläschenatmen und regelrechter Klopfschall.

Die Herzgrenzen sind nicht verändert, Herztöne rein. Der Puls ist kräftig, regelmäßig, 72 Schläge in der Minute.

Die Baucheingeweide sind gesund, ebenso die Harn- und Geschlechtswerkzeuge. Harn frei von Eiweiß und Zucker.

Die Augen zeigen keine krankhaften Veränderungen. Sehschärfe beiderseits 6/6. Das Farbenunterscheidungsvermögen ist nicht beeinträchtigt.

Die Ohren sind gesund, Flüstersprache wird beiderseits in 7 m Entfernung gehört.

An den Gliedmaßen keine Veränderungen.

Hoffmann erscheint tauglich zum Waffendienst und sowohl körperlich wie nach seinen sonstigen Eigenschaften

vorzüglich geeignet

zur Aufnahme in die Kaiser Wilhelms-Akademie für das militärärztliche Bildungswesen.

Dr. Jahn,
Stabs- und Bataillonsarzt des
Anhaltischen Infanterie-Regiments Nr. 93.

Muster 11 zu Ziffer 1669.

Befundschein.

Bezirkskommando Spandau, den 30. Juni 1908.
Brandenburg (Havel).

Der zur Übung einberufene *Reservist Johann Müller* klagt über *Herzklopfen.*

~~Er ist nach Anlage 1 A, B, Z, L, U, Nr. .... der D. A. Mdf. übungsunfähig befunden[1]).~~

Er ist untersucht, übungs- und felddienstfähig befunden [1]).

Bemerkungen: *1906 wegen ,,Herzklopfen" übungsunfähig bezeichnet; 1907 Entscheidung der Ober-Ersatzkommission; felddienstfähig.*

Dr. Schmidt,
Stabs- und Bataillonsarzt Pionier-Bat. Nr. 3.

---

[1]) Nichtzutreffendes ist zu durchstreichen (siehe Muster 6 D. A. Mdf. Seite 215).

Muster 12 zu Ziffer 1558.

Fragebogen
über Erkrankungen an Hitzschlag oder Sonnenstich.

1.	a) Name des Erkrankten: *Anton Wilhelm Kaiser.*	g) Wie lange im Dienst? *seit 6. 8. 14.*	
	b) Dienstgrad: *Gefreiter d. Ldw.*	h) Wie lange im Feld? *10. 8. 14 – 11. 2. 15.*	
	c) Truppenteil: *Ers.Batl.Ldw.Inf.Rgt.24 2.Komp.*	i) Wann erkrankt? *14. 8. 15.* (auch Tageszeit) *nachm. 2⁴⁵.*	
	d) K. v.? g. v.? a. v.? *g. v.*		
	e) Bürgerlicher Beruf: *Schlosser.*	k) Wo erkrankt? *Heimat.* Ort, Kriegsschauplatz, ob Feld, Etappe, Heimat?	
	f) Lebensalter: *34 Jahre.*		
2.	a) Allgem. Kräftezustand: *mittelmäßig.*	e) Sonstige voraufgegangene schwächende Einflüsse? (Alkoholgenuß, Schlafmangel, Dienstantritt mit nüchternem Magen, Dienstentwöhnung durch längere Abkommandierung u. dgl., voraufgegangene Marsch- oder Arbeitsleistung.)	*Alkoholgenuß 2 Tage vorher, sonst keine Schädlichkeiten. 19 km Anmarsch, 2 stündiges Scharfschießen, 12 km Rückmarsch.*
	b) Psyche, Nervensystem vor der Erkrankung? (Psychopath? Hy.? Neur.?)	*leichte Psychopathie (bezog 3 Jahre Unfallrente).*		
	c) Alkoholismus? Fettleibigkeit? Bestehende Gesundheitsstörungen(fußkrank?)	*Alkoholismus mäßig. Grades wahrscheinlich, sonst: keine.*		
	d) In letzter Zeit überstandene Krankheiten?	*Vor 6 Monaten Ruhr.*		
3.	a) Art, Schwere und Dauer d. Dienstes. War Gelegenheit zur Flüssigkeitsaufnahme?	*Geländescharfschießen, 19 km Entfernung, davon zunächst 10kmChaussee. Ja, nach Beendigung des Schießens.*	d) Hat direkte Sonnenbestrahlung auf den Kopf besonders stark eingewirkt?	*ja, von 10 Uhr vorm. bis 12³⁰ nachm.*
	b) Anzug? Stahlhelm? Gasmaske? Belastung? (Gepäck, Ausrüstung)	*Bluse, Lederhelm, sonst feldmarschmäßig mit 20 kg Gepäck.*		
	c) Klimatische und Witterungsverh., Luft-Temperatur, -Feuchtigkeit, -Bewegung. Unvermittelter Hitzeeintritt nach kühleren Tagen?	*Sonnenschein, später bedeckt, 22° C, sehr schwül. Kein unvermittelter Hitzeeintritt.*		

4.	Art, Entstehung und Verlauf der Krankheitserscheinungen unter Berücksichtigung der charakteristischen Bewußtseinsstörungen. Von wem festgestellt? Angaben des Erkrankten selbst als solche kenntlich machen. Nachstehender Vordruck unter Ziffer 4 A—D enthält nur Anhaltspunkte für die Berichterstattung.	
	A. Vor Eintritt von Bewußtseinsstörungen (sog. Vorstadium, Vorboten), z. B. Klagen über Kopfschmerzen (Stirnk.), Schwindel, Übelkeit, Mattigkeit, Aura-ähnliche Zustände. Plötzlicher Schweißausbruch, steifer oder taumelnder Gang, Puls- und Atemstörungen. Erschöpfung (Hitze-), Schlaffwerden. Körperwärme in diesem Stadium? Hilfeleistungen? Häufung von „Schlaffwerden"?	*Bericht des Truppenarztes:* *A. Keine Klagen. Etwas taumelnder Gang und Schlaffwerden unmittelbar vor Unfall sind Nebenmännern aufgefallen. Körperwärme nicht gemessen. Abnahme der Halsbinde, Öffnen der Kleidung.*
	B. Beim Eintritt von Bewußtseinsstörungen. (eigentlicher Hitzeschlaganfall oder Sonnenstich). Achten auf: a) Art der Bewußtseinsstörung[1]) (Hitzeohnmacht, Sopor, Koma, Stupor, Dämmerzustände, Delirien), b) Krampfzustände[1]) und sonstige motorische Reizzustände, vielfach zusammen mit a). c) Herderkrankungen[1]) (infolge lokalisierter enzephalitischer Veränderungen?), meist erst nach Abklingen von a) und b) deutlicher hervortretend, z. B. Hemi-, Para-, Monoplegien, akute Ataxie, Sprachstörungen — bulbäre (dysarthritische), aphasische —. d) Sonstige Krankheitserscheinungen am Nervensystem, Reflexe (Pupillen-); Ergebnis etwaiger Spinalpunktion? e) Körperwärme? (wann gemessen? vor oder nach therapeut. Maßnahmen?) f) Erscheinungen an Kreislauf-, Atmungs-, Verdauungs-, Harn-Organen? Beschaffenheit der Haut (heiß? trocken? Blutgehalt?) g) Insbesondere prüfen, ob es sich nicht **um ein psychogen entstandenes Krankheitsbild** (Hy.?) handelt. Begründung. h) Hilfeleistung, Therapie? (auch Aderlaß? Kochsalzinjektionen? Exzitantien?) Erfolg? i) Verlauf und Ausgang des Anfalls.	*B. Hitzschlag.* *a) Zunächst Sopor ($^1/_2$ Stunde), danach leicht deliröser Zustand, wechselnd mit Sopor (etwa 1 Stunde).* *b) Zeitweilige isolierte Muskelzuckungen im Gesicht und an den Gliedmaßen während des 2 ten (delirösen s. o.) Stadiums.* *c) Herderkrankungen nicht deutlich, abgesehen von geringen ataktischen Erscheinungen an den Beinen nach Abklingen des akuten Anfalls (siehe a und b).* *Lazarettbeobachtung:* *d) Gesteigerte Sehnenreflexe, abgeschwächte Schleimhaut- und tiefe Hautreflexe, vasomotorische Erregbarkeit (Sympathikotonie). Pupillennachzittern.* *e) Körperwärme abends $38{,}2^0$ im Lazarett, vor Behandlung.* *f) Leichte Verbreiterung d. Herzens nach links, 2. Aortenton verstärkt. Puls weich, wechselnd in Füllung, 84 später nur 76 Schläge. Atmung und Verdauung o. B. Leichte Eiweißausscheidung. Haut trokken.* *g) Nein, siehe objektiver Befund.* *h) Im Lazarett kühle Kopfumschläge. Wasserzufuhr durch Trinken, schnelle Erholung.* *i) Eigentlicher Anfall nach 3 Stunden abgeklungen. Die unter B genannten Erscheinungen waren bis auf geringe Spuren von c beseitigt.*

[1]) Angabe nötig, welche dieser vielfach gleichzeitig vorkommenden Erscheinungen im Vordergrunde stehen. Danach unterscheidet z. B. Steinhausen eine komatöse, konvulsive, eine Delierform, kalorische Dämmerzustände, eine enzephalitische Form (Herderkrankungen).

	C.[1]) **Nach völliger und anhaltender Wiederkehr des Bewußtseins** (sog. Erholungsperiode) achten auf: a) allgemeine motorische, sensible, vasomotorische, psychische, psychogene Störungen; retrograde Amnesie; b) Nachschübe mit Bewußtseinsstörungen; c) Rückfälle und ihre Veranlassung (erneute Hitzeeinwirkung? Alkohol? psychogen?).	*Lazarett:* *a) Etwas Kopfschmerz, sonst leichte vasomotorische Erregbarkeit, Amnesie für die ersten 2 Stunden, vielleicht noch geringe Benommenheit.* *b) Nachschübe nicht eingetreten.* *c) Keine Rückfälle.*
	D.[1]) Nachkrankheiten: häufig erst nach ein- bis mehrwöchiger Latenz —. Dauer und Verlaufsweise des Latenzstadiums? Bei Nachkrankheiten achten auf: a) rein psychogene (Hy., Neurasth., Herzneurose u. dgl.), b) Mischformen von psychogenen und organischen (z. B. aufgepfropfte Hy.), c) rein organisch bedingte (z. B. postkalorische Demenz? Paralyse? Epilepsie? usw., oder Erkrankungen der Kreislauf-, Atmungs- usw. Organe.	*Schmerzen in der Herzgegend, zeitweilig „Kopfdruck", 2 tägige Eiweißausscheidung. Anscheinend Herzneurose, da außer der geringen Verbreiterung (s. unter B f) kein Befund.*
	E.[1]) Ausgang der Erkrankung? (k. v., g. v., a. v., kr. u.?)	*g. v.*
5.	Etwaiger pathologisch-anatomischer Befund mit Stellungnahme des Pathologen zum klinischen Befund. Wenn möglich Abschrift des Leichenbefundes in besonderer Anlage.	—
6.	Bemerkenswerte Beobachtungen über Diagnose, Pathogenese, Behandlung, Vorbeugung. Handelt es sich um eine Einzelerkrankung bei der betr. Truppe oder sind gehäufte Erkrankungen beobachtet?	*Einzelerkrankung.*

Unterschrift des Berichterstatters mit Angabe seiner Dienststellung.

Dr. Hoffmann,
Stabsarzt, ordinierender Sanitätsoffizier des Reservelazaretts Neuruppin.

---

[1]) In der Regel vom Lazarettarzt auszufüllen. Bei Krankenblattführung die hier aufgeführten Punkte berücksichtigen.

E. Versicherungsärztlicher Teil.

Vorbemerkung.

Befaßt sich die militärärztliche Tätigkeit nur zum Teil mit der ärztlichen Auslese, so ist diese das ausschließliche Sondergebiet der Lebensversicherungsmedizin und der damit verbundenen ärztlichen Berufstätigkeit. Sie ist auf die Schaffung von Unterlagen durch die vertrauensärztlichen Berichte gerichtet.

Soweit also das in Frage kommt, was als Grundbedingung für alles ärztliche Handeln im Geleitworte gefordert worden ist, nämlich die restlose Aufklärung jedes Einzelfalles durch die Anamnese, die sorgfältigste, logische Durcharbeitung der Krankengeschichte, die eingehende Wertung selbst anscheinend belangloser Einzelheiten im sub- und objektiven Krankheitsbilde und vor allem die genaueste, nichts außerachtlassende Untersuchung, steht die Versicherungsmedizin keineswegs im Gegensatze zur klinischen Medizin, wie es hie und da hingestellt worden ist. Nur in bezug auf die Endziele gehen sie naturgemäß auseinander.

1675. Hat die klinische Medizin neben der wissenschaftlichen Forschung die Krankenbehandlung im Auge, so verfolgt die Versicherungsmedizin ausschließlich die Feststellung der Lebensprognose (der Lebensaussichten, der Lebenserwartung) als Ziel.

1676. Die Beurteilung des Einflusses der Familien- und Vorgeschichte (Anamnese), des Berufes, der Lebensweise, der Umgebung und sonstiger äußerer und innerer Lebensbedingungen, des nach den strengen Vorschriften der klinischen Medizin erhobenen zeitigen Untersuchungsbefundes (Status praesens) auf die Lebensdauer des Untersuchten und die streng wissenschaftliche, d. h. den medizinischen und logischen Grundregeln und Gesetzen folgende einordnende und zusammenfassende Deutung aller festgestellten Einzelheiten unter Verwertung der statistischen Erfahrungen der Lebensversicherungen ist für diesen Zweig der medizinischen Wissenschaft das Wesentliche.

Die Notwendigkeit einer peinlich genauen Untersuchung in allen Einzelheiten, einer besonders großen Sorgfalt, Gewissenhaftigkeit und Umsicht ergibt sich aus dem Gesagten von selbst. Der Vertrauensarzt muß mit dem ganzen Rüstzeuge der klinischen Untersuchungstechnik vertraut sein und es für die von ihm geforderten Feststellungen auch restlos ausnützen. Wie der Arzt in der Sprechstunde und am Krankenbette zum Zwecke der Behandlung, so ist jener lediglich berufen für seine Gesellschaft eine breite und möglichst zuverlässige Grundlage für deren eigenes Urteil zu schaffen und sie in die Lage zu versetzen auf Grund der durchschnittlichen Lebenswahrscheinlichkeit die Prämie für den Einzelfall festzustellen. Sonst würden nicht nur die Gesellschaften in ihrer Lebensfähigkeit, sondern vor allem auch die Versicherten geschädigt, wenn nicht gar in ihren Rechten gefährdet.

1677. Hat der behandelnde Arzt sich mit der Diagnose, mit der mehr oder minder auf die Gegenwart gerichteten Prognose und mit der Behandlung zu befassen, so ist es die erweiterte Aufgabe des Versicherungsarztes für lang bemessene Zeiträume etwa vorhandene oder mutmaßliche **Krankheitsanlagen** und ihre **Entwicklungsmöglichkeiten** in ihrer Abhängigkeit von inneren und äußeren Bedingungen zu erkennen, sowie auch alle Einflüsse zu berücksichtigen, welche die Lebensdauer vermindern könnten. Seine **Prognose** richtet sich also auf die **ferne Zukunft**.

a) Besondere Schwierigkeiten erwachsen dem Versicherungsarzte dadurch, daß er es so gut wie immer mit ihm unbekannten Personen bei einer einmaligen Untersuchung zu tun hat. Ihm wird nicht das Vertrauen entgegengebracht, wie dem selbst gewählten behandelnden Arzte.

b) Der Kranke kommt mit dem Bewußtsein seines Leidens zum Arzte und bestrebt sich diesem alle für die Krankengeschichte wünschenswerten und belangreichen Anhaltspunkte zu geben, weil er davon Heilung erwartet. Der Antragsteller dagegen hat einen Gewinn davon, vor dem Arzte als gesund zu erscheinen. Er wird daher bestrebt sein, alles seiner Versicherungsabsicht Hinderliche in der Anamnese, in seinem subjektiven und objektiven körperlichen und gesundheitlichen Verhalten abzuschwächen oder gar zu verheimlichen. Er wird es auch dem Arzte und der Versicherungsgesellschaft überlassen, seine schwachen Seiten, d. h. Krankheitsanlagen, sei es ererbte, sei es erworbene, herauszufinden.

c) Nicht selten werden wissentlich falsche Angaben gemacht, die den Vertrauensarzt von einer Spur ablenken oder ihn gar irre führen sollen. Überaus oft versagt angeblich das Gedächtnis, wenn ärztliche Fragen gestellt werden, deren zutreffende Beantwortung für den Versicherungsnehmer eine nachteilige Wirkung haben könnte.

1678. Gerade solchen Täuschungsversuchen auf den Grund zu gehen, stellt an die Wachsamkeit, Geschicklichkeit und Gründlichkeit des Vertrauensarztes hohe Anforderungen, was namentlich dem Anfänger in der Versicherungstätigkeit häufig entgeht.

Gänzlich verfehlt und für die Gesellschaft sowohl als für den Versicherungsnehmer im höchsten Grade schädlich ist es, wenn der Vertrauensarzt seine Arbeit nur als Formensache betrachtet, weil die ganze Lebensversicherung ja doch nur auf Zufall beruhe und daher etwas mehr oder weniger Wissenschaftlichkeit und Genauigkeit keine ausschlaggebende Bedeutung haben könne.

1679. Einer solchen Anschauung gegenüber muß ausdrücklich betont werden, daß nicht der Zufall, sondern vor allem eine oberflächliche und unwissenschaftliche Arbeitsleistung des Vertrauensarztes gefürchtet werden muß. Nur derjenige verdient im eigentlichen Sinne des Wortes die Bezeichnung und Stellung eines Vertrauensarztes, welcher an sich selber die höchsten Anforderungen hinsichtlich seiner Leistungen stellt und mit peinlichster Gewissenhaftigkeit und vom streng wissenschaftlichen Standpunkte aus jeden Versicherungsfall erledigt.

a) Der Vertrauensarzt wird um so sorglicher und eingehender mit dem Versicherungsnehmer sich beschäftigen, wenn er sich dessen bewußt bleibt, wie der behandelnde Arzt immer wieder Gelegenheit findet auf Einzelheiten zurückzukommen, etwa aufstoßende Zweifel aufzuklären, sowie gelegentlich hervortretende Mängel und Lücken in der Anamnese und Untersuchung auszufüllen, um seine anfängliche Auffassung von dem Krankheitszustande als **vorläufige Diagnose** zu einem auf breiter und mehr oder weniger gesicherten Grundlage aufzubauenden, abschließenden Urteil — **zur endgültigen Diagnose** — auszugestalten, während ihm, dem Vertrauensarzte meist nur eine einzige Gelegenheit gegeben ist, seine Erhebungen für die Beurteilung des Falles bis in die ferne Zukunft anzustellen.

b) Falsch wäre es, sich in dieser Beziehung auf den „guten ärztlichen Blick" zu verlassen und diesem eine entscheidende oder gar ausschließliche Bedeutung für das Schlußurteil beizumessen. Denn nicht selten tritt das Grobkörperliche im Verhalten des Versicherungsnehmers völlig zurück, wohl aber für den Versicherungsarzt die oft noch verborgene (latente) Krankheitsanlage — die ererbte sowohl als auch die erworbene — bei weitem in den Vordergrund. Einer solchen nachzuspüren, muß der Versicherungsarzt keine Mühe scheuen und zu diesem Zwecke all sein Wissen und Können einsetzen.

1680. Er muß sich weiterhin vor Augen halten, daß der Frage der Lebensversicherung oft erst näher getreten wird, wenn voraufgegangene ernste Krankheiten oder vom behandelnden Arzte aufgedeckte gesundheitliche Zweifel die Lebensaussichten getrübt haben oder wenigstens die Zukunft weniger rosig erscheinen lassen, wenn z. B. die Zukunft der nächsten Angehörigen eine gewisse Sicherung erheischt. Fälle dieser Art sind in hinreichender Zahl bekannt.

Die Lebensversicherung bedeutet doch nichts weiter als Sicherung eines Kapitals, zahlbar nach dem Ableben des Versicherten oder nach einer bestimmten Lebensdauer.

1681. Der Vertrauensarzt wird also geschickt die **Beweggründe für die Versicherung** zu ergründen suchen müssen. Zweifeln muß auf den Grund gegangen werden, die dadurch angeregt werden, daß z. B. die Höhe der Versicherungssumme bzw. die erforderliche Prämienleistung im offenbaren Mißverhältnis zur sozialen Stellung und zur ganzen Persönlichkeit des Versicherungsnehmers steht.

a) Eine Verkäuferin wird z. B. aus eigenen Mitteln die Prämie für 15000 Mark nicht aufbringen können. Wer zahlt sie? Warum wird sie gezahlt? Hat der Zahlende irgend eine Verpflichtung der Versicherungsnehmerin gegenüber? Kann nicht etwa die Absicht bestehen durch eine **vorläufige** Versicherung in bezug auf eine bestimmte Verpflichtung oder Haftbarmachung für einige Zeit jene zu beruhigen? Kann nicht doch eine lebhaft abgelehnte Gravidität die Veranlassung sein? ein Grund, der sich in einem der Wirklichkeit entnommenen Falle bewahrheitet hat. Die sehr lästige Mahnerin war also vorläufig beruhigt. Auf der anderen Seite war zweifellos mit der Möglichkeit des Aborts, vielleicht sogar mit der des Todes intra partum gerechnet, möglicherweise auch wohl gar die Nichtzahlung der Prämie über kurz oder lang ins Auge gefaßt worden. Kam die Versicherung zustande, so hatte der verheiratete Schwängerer vorläufig Ruhe vor dem Mädchen, die durch die Höhe der Versicherungssumme geradezu geblendet war und in dem Glauben lebte, sie zu erhalten, wenn sie die Entbindung glücklich überstanden hätte. Erschwerend fiel ins Gewicht, daß Schwängerer und Agent ein und dieselbe Person war und daß ein Freund für ihn die Provision empfangen sollte.

b) Ein Mann von Ruf in guter Vermögenslage und mit langjährigen beträchtlichen Einnahmen entschließt sich erst anfangs des 6. Lebensjahrzehnts, mit einer gewaltigen Geschwulst im Nacken und an der einen Halsseite behaftet, zu einer hohen Versicherung seines Lebens auf Todesfall. Auf die Frage, warum er sich diese Last und Verunzierung nicht längst, besonders als sie noch wenig umfangreich und er selbst noch jung war, habe operativ entfernen lassen, gibt er die Antwort, daß er dadurch in keiner Weise gestört und belästigt worden sei; außerdem sei er messerscheu. Kein Mensch brächte ihn auf den Operationstisch. 6 Wochen nach dem Abschluß der Versicherung unterzieht er sich der Operation, weil seit Jahren die heftigsten Neuralgien in der Umgebung der Geschwulst ihn gequält hatten und er erliegt einer Pneumonie in der Klinik.

1682. Beide Fälle, die der Zahl nach leicht vermehrt werden könnten, lehren, daß der Versicherungsarzt nicht falsch handelt, wenn er seine Vorsicht bis zum ausgesprochenen Mißtrauen ohne Ansehung der Person steigert. Er wird sich dadurch gegen manche Täuschung schützen und seine Untersuchung in dieser oder jener Beziehung vertiefen können, während sein Schlußurteil an Sicherheit gewinnen, und seine Gesellschaft auf diese Weise vor geplanter Schädigung bewahrt bleiben wird.

Menschenkenntnis und gleichsam auch ein gewisses Maß von Kriminalpsychologie müssen dem Vertrauensarzte zu diesem Zwecke eigen sein; er muß das Wesen des Antragstellers, dessen Geistes-, Gemüts- und Sinnesart zu ergründen suchen und deshalb ihn während der ganzen Zeit der Untersuchung scharf, wenn auch unauffällig daraufhin beobachten und prüfen.

1683. Der Vertrauensarzt muß bei der Fragestellung zur sogenannten Deklaration sich vergewissern, wie die einzelnen Fragen aufgenommen und in welcher Art sie beantwortet werden.

a) Er muß sich bewußt bleiben, daß mancher Befragte, namentlich wenn er über die Fragestellung bereits unterrichtet ist, z. B. durch frühere Untersuchungen usw., eine bestimmte Antwort durch burschikose oder scherzhafte Bemerkungen, auch wohl einmal in bedauernder Weise offenbar zu vermeiden suchen wird.

b) Andere stutzen oder zeigen deutliche Verlegenheit im Gesichtsausdruck, ihre verneinende Antwort klingt schüchtern und wenig überzeugend. Einfach zu beantwortende Fragen geben zu weitschweifigen natürlich für den Antragsteller durchaus günstigen Erklärungen Anlaß aus dem Gefühle heraus, den befragenden Arzt zu beruhigen oder von weiterem Forschen ablenken zu müssen, damit er den in die Enge getriebenen Versicherungslustigen nicht doch noch durch eindringlicheres Fragen zur vollen Offenbarung der Wahrheit bringt.

c) Längeres Überlegen darf nicht immer als sorgliches Nachdenken über den wahren Sachverhalt in der Absicht, möglichst genaue Antwort zu geben, aufgefaßt werden. Sehr vorsichtige Leute, namentlich solche, die mit derartigen Fragen schon vertraut sind, benutzen das Nachdenken nur, um sich nicht durch eine voreilige Antwort festzulegen und ihrer Angelegenheit zu schaden.

1684. Falsch ist es also die im Vordruck gegebenen Fragen einfach vorzulesen und die Antwort sofort niederzuschreiben. Nutzbringende, d. h. zuverlässige Anamnesen werden am ehesten und vollkommensten dann erzielt, wenn die Befragung in freier Unterhaltung geschieht, wobei nach Möglichkeit auch darauf Bedacht genommen werden muß, daß dabei Einzelheiten berührt werden, die den Befragten beruflich, heimatlich oder auch einmal rein persönlich nahe angehen könnten.

a) Fragen, wie solche zur eigenen Belehrung, zur Wiedergabe oder Auffrischung von Erinnerungen auf Grund von Reisen oder gar gemeinsamen persönlichen Bekanntschaften usw. usw., lassen das Gefühl in dem Befragten zurücktreten, daß er womöglich zu seinem Nachteile ausgehorcht werden sollte.

b) Es kommt so eher eine persönlichere Note zwischen dem Antragsteller und dem Vertrauensarzte zustande, was ein gewisses Vertrauen des ersteren zu diesem begünstigt und jenen zu größerer Offenheit zu veranlassen geeignet ist. Denn auch der Versicherungsarzt kann das Vertrauen der ihm zur vertrauensärztlichen Untersuchung Überwiesener nicht entbehren, wenn er für seine Gesellschaft Nutzbringendes leisten will.

c) Auf diese Weise wird beim Versicherungsnehmer die oft vorhandene Ansicht zerstört, daß die Beantwortung der Fragen im Vordrucke eigentlich nur lediglich eine Formensache sei, die er ebenso oberflächlich und flüchtig behandeln könne, wie es seiner Auffassung nach von seiten des Arztes in bezug auf Fragestellung und Antwortvermerken der Fall ist, namentlich wenn dieser auf dem Vordruckbogen mit Strichen und Zeichen arbeitet.

1685. Die Erlangung einer zuverlässigen und erschöpfenden Anamnese zum Versicherungsfall setzt bei der Fragestellung an der Hand des Vordrucks häufig genug manche Erläuterungen, manche Abrundung oder auch ein tieferes Eingehen auf Einzelheiten voraus. Der Befragte muß nicht selten über die Bedeutung einzelner Fragen aufgeklärt, es müssen dem Antragsteller auch noch andere Fragen vorgelegt werden, die nach seinem Aussehen und Verhalten angezeigt sind, die sich aus den bereits gemachten Angaben ergeben oder aus sonstigen Gründen nützlich und geeignet erscheinen, etwaige Zweifel nach Möglichkeit aufzuklären.

1686. Ganz besonders muß auch dem geringsten Verdachte absichtlich ungenauer, oder gar unwahrer Beantwortung der gestellten Fragen auf den Grund gegangen werden.

Der gewandte Versicherungsarzt wird z. B. in schonender Weise diesen Verdacht zum Ausdruck bringen mit der Redewendung: „Ich glaube diese Frage ist ihrem Inhalte (ihrer Bedeutung) nach von Ihnen nicht ganz richtig aufgefaßt worden. Dies geschieht häufiger. Es liegt dies wohl an der zu knappen Fragestellung." Nunmehr folgt die Frage dann im entgegengesetzten Sinne in anderer Fassung meist mit einem ganz anderen, d. h. richtigen Ergebnis.

1687. Ein zu eindringliches Befragen zur Erzielung richtigerer Antworten während der Niederschrift der Deklaration empfiehlt sich häufig nicht, wohl aber die Wiederholung noch nicht geklärter Fragen im Laufe der Untersuchung, wie wenn deren Ergebnis diese Frage von neuem angeregt oder notwendig gemacht habe, wie wenn die Untersuchung etwas ergeben oder einen Verdacht angeregt habe, was mit der vorher zur Anamnese gemachten Angabe im Widerspruch stehe.

Das Bewußtsein, etwas nicht mehr in Abrede stellen zu können, was der körperliche Befund offenbar verrate, führt dann leicht zum Zugeständnis früherer Vorgänge, die für die Anamnese wichtig sind.

1688. Der Einwurf etwa, daß diese Art der Durchführung der vertrauensärztlichen Untersuchung für den praktischen Arzt zu zeitraubend sei, ist nur zum Teil richtig. Der allein schon durch seine Person auf den Antragsteller wirkende sichere und gewandte Vertrauensarzt wird ohne wesentlichen Zeitverlust der ihm gestellten Aufgabe im vollsten Maße gerecht werden.

a) Es muß aber auch bedacht werden, daß die Stellung eines Vertrauensarztes nicht lediglich als Quelle des Erwerbs betrachtet werden darf. Vielmehr kommt auch der gute Ruf des ärztlichen Standes, vor allem aber das Gedeihen der auftraggebenden Versicherungsgesellschaft und die soziale Sicherstellung des Versicherungsnehmers und der Erbberechtigten in Frage.

b) Schablonenhafte, d. h. oberflächliche, daher lückenhafte und unzuverlässige Feststellung der Anamnese, flüchtige und unwissenschaftliche Durchführung der Untersuchung, farblose und mangelhafte Ausführung des vertrauensärztlichen Berichtes und ungenügend begründete oder gar völlig in der Luft schwebende Gutachten hinsichtlich der Diagnose und Prognose bringen den Arzt in Verdacht, ohne Hingabe und Eifer für die Sache, sondern nur zur Erfüllung einer Formensache zu arbeiten.

c) Solche Arbeit ist wertlos und unfruchtbar, nicht selten sogar nachteilig für die Gesellschaft, für die Versicherten und für die Antragsteller, und nicht an letzter Stelle auch für die Wissenschaft — für diese durch Schaffung ungenügender oder gar falscher statistischer Unterlagen —. Für den Arzt selbst aber ist sie reizlos und trocken, vor allem aber beruflich nicht förderlich.

1689. Tatsächlich aber ist die ärztliche Versicherungstätigkeit sachlich ungemein vielseitig und lehrreich. Sie bringt den Arzt nahezu mit allen sozialen Volksschichten in nahe persönliche Berührung mit dem Ergebnis, daß seine Person und seine Berufsarbeit nicht selten neue Klienten für die Praxis werben: Jede vertrauensärztliche Untersuchung, richtig ausgeführt, fördert Verstand und Geschick, gibt neue wertvolle Einblicke ins menschliche Leben, Tun und Treiben, hebt die Erkenntnis in bezug auf das gesunde und kranke Leben, schafft also für die Krankenbehandlung wertvolle Vergleichswerte und schärft das ärztliche Urteil in bezug auf Alter, Geschlecht, Temperament, Konstitution, Beruf, Lebensweise, soziale Schichtungen, erbliche Krankheitsanlagen usw. in ihrer Wirkung auf die Lebensdauer usw.

1690. Es versteht sich von selbst, daß dieser ideelle Gewinn aus der ärztlichen Versicherungstätigkeit auch der Berufstätigkeit am Krankenbette zugute kommen muß.

Einzelheiten.

1691. Die vertrauensärztliche Tätigkeit besteht in der Festlegung der für die Familien- und Vorgeschichte des Antragstellers wichtigsten und daher unerläßlichen Antworten auf bestimmte Fragen, die im Vordrucke der „Erklärung" (Deklaration) enthalten sind, und in der schriftlichen Wiedergabe des Untersuchungsbefundes mit dem Schlußurteile (vertrauensärztliches Zeugnis), die ebenfalls auf einem Vordruckbogen durch Beantwortung scharf gefaßter, in der Erfahrung wohlbegründeter Fragen zu erfolgen hat.

a) In Rücksicht auf das in Ziff. 1683 ff. Gesagte muß auf jede einzelne Frage eine unbedingte, klare und bündige Antwort gegeben werden, die jeden Zweifel ausschließt.

b) Die „Erklärung" kann auch vom Versicherungsnehmer ausgefüllt werden. Dies empfiehlt sich im allgemeinen nicht aus den zu Ziff. 1685 ff. eingehend besprochenen Gründen.

1692. Das vertrauensärztliche Zeugnis muß so abgefaßt sein, daß der Untersuchte in seiner ganzen Person, in seiner gesamten körperlichen und gesundheitlichen Verfassung, nicht minder aber auch hinsichtlich seiner geistigen Beschaffenheit und in allen Einzelheiten, die irgend eine Bedeutung für seine Beurteilung nach der gesunden und kranken Seite hin haben können, dem den Fall begutachtenden Arzte der Gesellschaft klar und zweifelsfrei vor das seelische Auge tritt.

Er muß sich von dem Untersuchten ein zutreffendes Bild machen können, weil er nur so das Risiko, das einzugehen seine Gesellschaft im Begriffe steht, richtig einschätzen und etwa verdächtige oder vorhandene pathologische Umstände in der Anamnese, regelwidrige Merkmale im Befunde und Anzeichen verminderter Widerstandskraft seinem Versicherungswerte nach auch zutreffend beurteilen kann.

1693. Die neuzeitige Lebensversicherung befaßt sich ja durchaus nicht mehr allein mit „normalen," sondern auch mit den „erhöhten Risiken," ja sogar mit den aus inneren und äußeren Gründen „gefährdeten Leben."

1694. Diese Risiken voneinander möglich scharf abzugrenzen und in die zugehörige Versicherungsgruppe mit möglichster Treffsicherheit einzuordnen, bedarf es durchaus eines klaren, unzweideutigen und zuverlässigen vertrauensärztlichen Berichtes. Denn es handelt sich ja nicht nur um die Frage, ob ein Antrag zur Normalprämie angenommen werden kann oder eine erhöhte Prämie geboten erscheint bzw. um wieviel sie zur Deckung des Risikos erhöht werden muß, sondern auch ob der Antrag zeitig oder dauernd zurückgewiesen (zurückgestellt oder abgelehnt) werden soll.

1695. Nach diesen Gesichtspunkten muß der Vertrauensarzt unter dem möglichst unmittelbaren, d. h. frischen Eindruck, den er von dem Untersuchten in allen Einzelheiten gewonnen hat, ihn nicht nur im allgemeinen, sondern vielmehr noch nach den aus dem Gesamtbilde als auffällig, als verdächtig, bedenklich oder gar krankhaft (pathologisch) sich heraushebenden körperlichen und seelischen Erscheinungen beurteilen, in seinem Schlußurteil richtig bewerten und nach reiflicher Überlegung zum Ausdruck bringen, ob es sich um ein gutes, mittelmäßiges oder schlechtes Risiko handelt. Die Gründe hierfür muß er im vertrauensärztlichen Zeugnis durch seine zweifelsfreien Antworten auf die gestellten Fragen einwandsfrei niedergelegt haben.

Der geringste Zweifel, den die Antwort in ihrer Bedeutung aufkommen läßt, eine kleine Ungenauigkeit im Wortlaute, die gelegentliche Nichtberücksichtigung des Vordruckes hinsichtlich der genau erwogenen Fragestellung, ein schiefer, nicht allgemein gebräuchlicher Ausdruck (Provinzialismus), die Bejahung oder Verneinung einer Frage im Gegensatze zu einer voraufgegangenen bereits im anderen Sinne beantworteten oder mit dem dort festgelegten Befunde im Widerspruch stehenden usw. lassen den Wert des ärztlichen Berichtes sofort zweifelhaft oder gar hinfällig erscheinen.

1696. Es muß auch daran festgehalten werden, daß der ärztliche Bericht nur auf Zuverlässigkeit Anspruch erheben kann und daß er nur dann den wirklichen Untersuchungsbefund in seinen Einzelheiten und kennzeichnenden Feinheiten wiedergeben wird, wenn er noch unter dem lebhaften Eindrucke der Untersuchung und ihrer Ergebnisse niedergeschrieben wird.

1697. Die Feststellung der Persönlichkeit (Identität) d. h. die Übereinstimmung derjenigen Person, welche sich in dem von der Gesellschaft dem Vertrauensarzt übermittelten „Antrage" näher verzeichnet findet, mit der zur Untersuchung erschienenen muß sich bis auf die Vergleichung der Namensschreibung erstrecken. Auch hier muß der Vertrauensarzt sich bewußt sein, daß dies nur eine für ihn einwandfrei nicht leicht erfüllbare Formensache sei. Es ist schon möglich gewesen, auf diese Weise untergeschobene Gesunde für kränkliche Antragsteller zu entdecken.

1698. Die unter der Erklärung unter den Augen des Arztes abzugebende vollständige Namensunterschrift gewährt durch den Vergleich mit der unter dem in Händen des Arztes befindlichen Antrage einige Sicherheit gegen Täuschungsversuche.

1699. Stand, Beruf oder Beschäftigung sind möglichst restlos aufzuklären, ob sie gesundheitsschädlich oder gefährlich sind oder ob der Eintritt in einen solchen bevorsteht, ob nicht etwa zwei Beschäftigungen betrieben werden, von denen die eine ungefährlich ist, während die andere, vielleicht nur mittelbar, zu der ersteren gerechnet werden muß.

So kann z. B. der Mann harmloser Bürobeamter sein, die Frau aber als Inhaberin eine Gastwirtschaft betreiben, wo für den Ehemann während eines Teiles vom Tage die Gefahr regelmäßigen Alkoholgenusses in reichlicherer Menge gegeben ist. Ein Kaufmann ist in Wirklichkeit Agent und Geschäftsreisender für Farben und Lacke. Nebenher vertreibt er aber noch alkoholische Getränke, Weine, hautpsächlich aber Schnäpse und Liköre im größeren Umfange, wodurch er Gasthäuser aller Art aufzusuchen und dort „Zeche zu machen" gezwungen ist. Auch hier liegt zum mindesten der Verdacht des gewohnheitsmäßigen Alkoholmißbrauchs mit seinen Gefahren für Gesundheit und Leben nahe.

1700. Es darf nicht außer acht gelassen werden, daß gewisse Berufsarten ausgesprochen gesundheitsgefährdend, andere wieder mit erhöhten Unfallsmöglichkeiten verbunden sind, die natürlich für die Gesellschaften schlechte oder mindestens wenig empfehlenswerte Risiken bedeuten. Die Eigenart der Berufsgefährdung muß vom Vertrauensarzte erörtert werden, wenn sie aus dem Rahmen des Gewöhnlichen und Bekannten heraustritt.

1701. Die Berufsgefahr kann an sich groß sein, d. h. für den ausübenden Berufsarbeiter leicht verhängnisvoll werden, während der Versicherungsnehmer in leitender und beaufsichtigender Stellung hingegen davon wenig oder gar nicht berührt wird.

Diese näheren Verhältnisse muß der Untersucher restlos aufzuklären sich bemühen, um der Gesellschaft für die Prämiensatzberechnung und ihre sonstigen Entschließungen die dringend erforderlichen Unterlagen zu schaffen.

1702. Der Versicherungsarzt wird sich also notgedrungen mit der Einwirkung der verschiedenen Berufsarten auf den Organismus, auf Gesundheit und Leben, mit den „Berufs- und Gewerbekrankheiten" bekannt machen müssen, wenn er seiner ihm gestellten Aufgabe, den ihm entgegengebrachten Erwartungen und seiner Vertrauensstellung gerecht werden will.

Über besondere Berufsgefährdung siehe Übersicht in Anlage IV Seite 538.

1703. Daß die Umgebung mit allem drum und dran für die gesundheitlichen Verhältnisse und die Lebensdauer von entscheidender Bedeutung sein kann, soll nur nebenher erwähnt werden. Selbständige Arbeiter unter guten gesundheitlichen Verhältnissen in amtlich überwachten Werkstätten besonders in Kleinstädten sind gesundheitlich besser gestellt, als Berufsgenossen in der Großstadt mit ihren zusammengedrängten Unterkunftsstätten für Wohn- und Arbeitszwecke, namentlich wenn Anhäufungen von Arbeitern und Gesellen auf engem Raume in Frage kommen.

Der Vertrauensarzt wird sich also auch mit den einschlägigen gesetzlichen Schutzmaßnahmen, vor allem aber durch eigene Beobachtung auch mit deren örtlicher Durchführung bekannt machen müssen, wenn er die Versicherungsgesellschaft über seine Erfahrungen im allgemeinen und seine örtlichen Beobachtungen und Feststellungen für den vorliegenden Einzelfall gehörig unterrichten will.

1704. Wohnungs- und Ernährungsverhältnisse üben einen entschiedenen Einfluß auf die Widerstandsfähigkeit gegen Krankheiten und auf die Lebensdauer des Menschen aus. Es kommen nicht nur etwaige schädliche klimatische und tellurische, d. h. in den vorherrschenden Witterungs- und örtlichen Bodenverhältnissen begründete ungünstige Einflüsse, — das Vorherrschen bestimmter ansteckender Krankheiten —, und örtlich verbreitete nachteilige Lebensführung, weitreichender Alkoholgenuß, weit verbreitete Prostitution mit der davon abhängigen Geschlechtskrankheiten (Gonorrhöe und Lues), das häufige Vorkommen von unehelichen Geburten, aber auch von häufigen Aborten und Fehlgeburten usw. in Frage.

1705. Im Vordergrunde der ärztlichen Urteilsbegründung steht, ganz allgemein gesagt, der Versicherungsnehmer als Einzelwesen, dessen ganzes persönliches Verhalten und Verhältnis zu seiner Umgebung, in seinem Tun und Treiben, in seinen Gewohnheiten und seiner Lebensführung erforscht werden muß, um seine Lebensaussichten einigermaßen zutreffend vorhersagen zu können, für die Lebensversicherung der einzige Zweck der ärztlichen Arbeit.

1706. Zu bedenken ist, daß hierfür nicht nur ungünstige äußere und innere Lebensbedingungen, schlechte Wohnungs- und Arbeitsverhältnisse, ungünstige Erwerbs- und mangelhafte Ernährungsmöglichkeiten, andauernde Sorgen und tiefgreifender Kummer, überanstrengende Berufs- und regelmäßige Nachtarbeit, körperliches und sittliches Elend in Frage kommen.

1707. Es müssen vielmehr, wenn nicht gar noch im höheren Maße, schlemmerische Lebensweise und lange, üppige Mahlzeiten (Luxuskonsumption), die auch gleichzeitig den Alkoholmißbrauch fördernd und nur zu leicht geschlechtliche Ausschweifungen und Verirrungen mit ihren Folgen nach sich ziehen, und zum Lebensberuf gewordener Müssiggang als lebenverkürzend in Betracht gezogen werden. Müßiggang ist sehr oft der Anfang körperlichen Niedergangs und die Ursache frühzeitigen Zusammenbruchs.

1708. Die Gefahren des Alkoholismus für die Versicherungsgesellschaften dürfen nicht unterschätzt werden. Nicht so sehr der akute Rausch fällt in dieser Beziehung ins Gewicht, als vielmehr die zur Gewohnheit gewordenen und durch Berufsgelegenheiten veranlaßten regelmäßigen Stammtischbesuche. Auch unerquickliche häusliche Verhältnisse fördern regelmäßige — tägliche — Aufnahme alkoholischer Getränke selbst in solchen an sich mäßigen Mengen, die Vergiftungserscheinungen nicht in die Erscheinung treten lassen. Es handelt sich also hierbei um Trinkgewohnheiten, die ganz allgemein als harmlos angesehen werden.

a) Ganz abgesehen davon, daß sie es nicht sind, bergen sie ständig die Gefahren allzu oft wiederholten zu großen Gebrauchs alkoholischer Getränke in sich, auch ohne eine Rauschwirkung mehr hervorzurufen.

b) Die Erfahrungen und tatsächlichen Unterlagen der Versicherungsgesellschaften in der Frage der Alkoholwirkung im Sinne der Lebensverkürzung reden eine so ernste und überzeugende Sprache, daß es vollauf verständlich ist, wenn sie gerade der Frage nach dem Alkoholgenuß eine hohe und häufig sogar entscheidende Bedeutung beimessen. Sie müssen demnach Wert darauf legen, daß diese Frage nicht mit allgemeinen Redewendungen (nicht nennenswert, nur wenig, kaum der Rede wert, mäßig, gelegentlich usw.) beantwortet wird, sondern daß der Vertrauensarzt sorglichst festzustellen sucht, welches Getränk und in welchen Mengen täglich durchschnittlich genossen wird; auch die Tageszeiten und die Trinkgelegenheiten können von Bedeutung sein, um einen Schluß auf das Gewohnheitsmäßige zu ziehen, wobei von Versicherungsnehmern aus den Alkoholgewerben abzusehen ist, die von den Gesellschaften schon ohne weiteres mit größter Vorsicht behandelt werden.

1709. Der Tabakmißbrauch ist für die Lebensversicherung von ähnlicher Bedeutung in Rücksicht auf die dadurch ermöglichte Schädigung des Gefäßsystems durch Erzeugung frühzeitiger Gefäßverkalkung (Präsklerose) und mit dem Altern nicht Schritt haltende Entwicklung dieses Leidens dergestalt, daß die Entwicklung der Arteriosklerose nach Grad und Ausdehnung den Jahren vorauseilt, also ein vorzeitiges Altern durch Schädigung des gesamten Zellenlebens durch Beeinträchtigung der Blutversorgung und Gewebsernährung herbeiführt und durch Herzlähmung (Herzschlag), durch Gefäßverstopfung bzw. Gefäßverschluß oder durch Gefäßberstung (Apoplexia cerebri sanguinea) dem Leben vorzeitig ein Ende setzt.

Tabak- und Alkoholwirkung gehen häufig Hand in Hand, wozu als Schädling in gleicher Richtung sich gelegentlich auch die Syphilis in ihren Spätformen gesellt.

1710. Der Vertrauensarzt muß die größte Sorgfalt aufwenden, dieser verhängnisvollen Dreizahl im menschlichen Leben in ihren Erscheinungen nach außen auf die Spur zu kommen oder auch nur bei dem geringsten Verdacht den Zusammenhang zu ergründen.

Durchdringender, den Kleidern, oft sogar dem ganzen Körper anhaftender, auch der Ausatmungsluft eigentümlicher Geruch nach altem Tabak, auch chronisch-entzündliche Erscheinungen der Rachengebilde, ödematöse Schwellung, Lockerung und glasige Rötung der Schleimhäute und oberflächlichen Gewebsschichten als sog. Raucherkatarrh-, Gelbfärbung der Finger namentlich an den Spitzen (herrührend vom Zigarettenwickeln und Stopfen der kurzen Stummelpfeifen), frühzeitige Verstärkung der diastolischen Töne über den großen Gefäßstämmen, häufig auch auffällige Pulsverlangsamung (Bradykardie) und Pulshärte usw. müssen den Verdacht auf gewohnheitsmäßigen Tabakmißbrauch hinlenken, wie feinschlägiges Zittern der ausgestreckten Hände und gespreizten

Finger und der herausgestreckten Zunge, hochgradig bis zur Brechneigung gesteigerter Würgereflex, Alkoholgeruch aus dem Munde, gerötetes und gedunsenes Gesicht, rote Nase, Akneknötchen, leichte Gelbfärbung der weißen Augenbindehäute usw., für Alkoholmißbrauch d. h. für eine chronische Alkoholvergiftung sprechen.

1711. Vielleichter, als auf die unmittelbare Frage nach dem täglichen Verbrauche von Alkohol und Tabak, werden zuverlässige Angaben in dieser Beziehung vom Versicherungsnehmer erzielt, wenn im Laufe der körperlichen Untersuchung, z. B. der des Herzens und der Gefäße an den Antragsteller die mehr im Sinne einer Behauptung lautende Frage gerichtet wird: „Sie rauchen aber wohl recht stark" oder ähnlich. Meist erfolgt denn ein bejahendes Zugeständnis. Ähnlich verhält es sich bei der Alkoholfrage.

1712. Alle Orts- und Zeitangaben müssen mit den im Antrage bereits verzeichneten genau verglichen werden. Abweichungen in dieser Beziehung lassen Verdacht schöpfen, daß Antragsteller und der zur Untersuchung Erschienene nicht „identisch" sind. Ja, ein Zögern in der Beantwortung solcher plötzlich gestellten Fragen können schon Anlaß dazu geben. Der Versuch eine andere — gesunde — Person bei der Untersuchung unterzuschieben, ist schon gemacht worden.

1713. Die **Familiengeschichte** erfordert eine besonders sorgfältige Erhebung und möglichst vollständige Angaben. Die zeitigen Gesundheitsverhältnisse der nächsten in enger Hausgemeinschaft lebenden Familienmitglieder müssen bis in Einzelheiten unter besonderer Berücksichtigung übertragungsfähiger Krankheiten erforscht werden, An erster Stelle kommt die **Tuberkulose** in Betracht. Aber auch in letzter Zeit in der Hausgemeinschaft sich häufende ansteckende Krankheiten (Scharlach und Diphtheritis hauptsächlich) lassen eine zeitige Zurückstellung des Antrages häufig rätlich erscheinen. Antworten wie: „kränklich", „bleichsüchtig", „zart" usw. auf die Ehefrau z. B. angewendet, genügen nicht. Es kann sich ja gerade eine Tuberkulose dahinter verbergen oder dadurch verheimlicht werden.

Eher in teilnehmender Weise, als durch kurzes, aber scharfes Ausforschen läßt sich der wirkliche Sachverhalt aufklären. Hinsichtlich des Ablebens der Ehegatten z. B. ist alles Nähere über Todeskrankheit und Tod besonders genau zu erkunden. In jedem Falle sind Zeitdauer, nähere Begleitumstände (Bettlägerigkeit), Einzelheiten aus dem Krankheitsbilde, besondere Kurmaßnahmen, Operationen, Sanatorienaufenthalt, Bäderbesuch usw., Ausgang der Krankheit — plötzlicher Tod, Lungenblutung, Metrorrhagie, Ersticken usw. — oder allmähliches Absterben — Siechtum — zu erörtern.

1714. Bei **geschiedener Ehe** kommt die ganze Persönlichkeit des Befragten in Betracht, ob ihm (bzw. ihr) die Schuld an dem Zerfall der Ehe beigemessen werden muß oder kann, weil hieraus auf das sittliche Verhalten und auf die Lebensführung des Versicherungsnehmers unter Umständen geschlossen werden darf.

Gewinnt der Vertrauensarzt z. B. hinsichtlich des Befragten den Eindruck eines Alkoholikers oder eines rohen und rücksichtslosen Menschen, so wäre ihm trotz gegenteiliger Behauptung die Schuld zuzusprechen; seine ganze Lebensführung mit den voraussichtlichen Folgen für Gesundheit und Lebensaussichten müßte bemängelt werden. Macht der weibliche Teil den Eindruck eines leichtfertigen Lebenswandels, was, wie man so sagt, aus der ganzen Aufmachung hervorgeht, läßt die betreffende Versicherungsnehmerin Zeichen unzweifelhaften Schwachsinns oder geistiger Minderwertigkeit erkennen, unterliegt sie jähen Stimmungswechseln, dann müßte sie als wenig günstiges Risiko eingeschätzt werden, weil dann oft der gänzliche sittliche Verfall nur eine Frage der Zeit ist und Gesundheit und Leben auf die eine oder andere Weise ständig gefährdet sind.

1715. Früh- und Fehlgeburten ist sorglichst nachzuforschen, weil Luesverdacht hinsichtlich des Erzeugers und erworbene (übertragene) Syphilis der Mutter in Rechnung gestellt werden muß. Aber auch an Tuberkulose und andere Zehrkrankheiten als Ursachen muß gedacht werden.

1716. Kinder sind der Zahl, dem Alter und dem Geschlechte nach aufzuführen. Auch ihr körperliches und gesundheitliches Verhalten läßt gewisse Rückschlüsse hinsichtlich des väterlichen (mütterlichen) Versicherungsnehmers zu, z. B. mehrfache Epilepsie unter den Kindern ist imstande auch einen Teil der Eltern zu belasten.

Es gilt also den Untersuchten darauf besonders eingehend zu prüfen. Auch chronischer Alkoholismus des einen oder anderen Teiles der Erzeuger kann in dieser Beziehung als Ursache in Frage kommen. Zahlreichere Todesfälle der Nachkommenschaft in früherer Kindheit müssen in ihren näheren Umständen möglichst erforscht werden (Lues und Alkoholismus der Eltern stehen auch hier als begünstigender Umstand an der Spitze).

1717. Die Erbanlage (Heredität; erbliche—hereditäre—Anlage) von seiten der Verwandtschaft in aufsteigender Linie (Eltern, Großeltern) ist noch heute der weiteren Klärung bedürftig und dauernd Gegenstand wissenschaftlicher Forschung der Versicherungsmedizin, deren Ergebnisse durch die eingehende und gewissenhafte Arbeit der Vertrauensärzte allein gesichert werden können, weil sie allein berufen und imstande sind, die erforderlichen Unterlagen zu schaffen. Sie müssen also bemüht bleiben, den Versicherungsnehmer zu möglichst bestimmten, zuverlässigen und eingehenden Angaben zu veranlassen.

a) Nach der Erfahrungslehre ist soviel sicher, daß das Keimplasma von ausschlaggebender Bedeutung für den späteren Werdegang und die körperlichen und geistigen Eigenschaften des daraus entstehenden Einzelwesens ist. Die Vererbung von Krankheiten und Krankheitsanlagen läßt sich daraus erklären; aber wissenschaftlich begründen läßt sie sich zur Zeit noch nicht. Es steht nur fest, daß wie gewisse Körpermerkmale, so auch bestimmte Krankheiten in einzelnen Familien in den einzelnen auf- und absteigenden Geschlechtsreihen häufiger wiederkehren. Hierzu rechnen vorzugsweise die **Tuberkulose**, die **Gicht** (Arthritis urica), die **Zuckerharnruhr** (Diabetes mellitus), die **Fettsucht** (Adipositas), die **Arterienverkalkung** (Arteriosklerose), die **Harnruhr** (Diabetes insipidus), der **Kropf** (Struma), die **Basedowsche Krankheit** und **Geisteskrankheiten** neben Leiden von geringerer Bedeutung.

b) Über die Vererblichkeit von **Krebs** gehen noch die Meinungen auseinander. Neuerdings wird von dieser oder jener Seite die vertreten, daß häufigeres Vorkommen von Krebs an den Ort (Stadtteil, auch einzelne Gebäude) gebunden sei.

1718. Für diese Leiden wird nur die Krankheitsanlage (konstitutionelle Erbanlage, konstitutionelle Schwäche — die Disposition für eine gewisse Krankheit —) vererbt.

a) Die Immunitätslehre hat wohl einiges Licht in dies Dunkel gebracht. Es liegt die Annahme nahe, daß angeborene mangelhafte oder mangelnde reaktive Bildung von Schutzstoffen (Antigenen, Alexinen) im Blute eine Überempfindlichkeit des Organismus oder bestimmter Gewebe (die Disposition, die Anaphylaxie) schafft im Gegensatze zum regelrechten Verhalten des Körpers, der Angriffe auf seinen inneren Bestand, auf seine Zellen und ihre Lebensäußerungen, wie sie die verschiedenartigen Krankheitskeime, die pathogenen Bakterien und ihre giftigen Stoffwechselerzeugnisse (Toxine) ausüben, durch reaktive Giftfestigkeit (Immunität) beantwortet. Er steigert demnach durch solche Abwehrmittel (Wehrreaktion) seine Unempfindlichkeit gegen jene ihm mit Vernichtung drohenden Feinde und erhöht dadurch seine Widerstandskraft (Resistenz).

b) Offen ist auch noch die Frage, ob nicht bzw. inwieweit die Vorgänge der inneren Sekretion mit ihren Hormonen, d. h. das Versagen der sie bildenden Drüsen infolge einer schon aus der Keimzelle herzuleitenden, mangelhaften funktionellen Entwicklung dieser wichtigen Organe die konstitutionelle Anlage für gewisse Krankheiten bedingt.

1719. Diese angeborenen — in gewissen Fällen auch erworbenen familiären „Konstitutionsanomalien" aber durch eingehendes Erforschen der Gesundheitsverhältnisse, der vorgekommenen Krankheiten und körperlichen und seelischen Zustände und Vorgänge in der Familie des Versicherungsnehmers für die Zwecke der Versicherungsgesellschaft, d. h. für die Beurteilung der Lebenserwartung im möglichst großen Umfange und in möglichst zweifelsfreier Weise aufzuklären, muß sich der Vertrauensarzt durch Kreuz- und Querfragen besonders angelegen sein lassen.

a) Besitzt aber der Alkohol die eigentümliche Wirkung, daß er nicht nur die Immunisierungsvorgänge im Organismus nachteilig beeinflußt, sondern unter gewissen Bedingungen auch die Drüsen der inneren Sekretion in ihrer eigenartigen (spezifischen) Tätigkeit schädigt, so würde sich hieraus die bekannte Tatsache erklären lassen, daß die persönliche Widerstandsfähigkeit (individuelle Toleranz) gegen dies Gift — in ähnlicher Weise auch gegen den Tabak — sehr verschieden ist und sie auch unter gewissen körperlichen Verhältnissen (z. B. bei Neurasthenikern) auffällig ändern, d. h. bis zum Verschwinden abnehmen kann.

b) Der Vertrauensarzt darf dann aber auch über zugestandenen regelmäßigen Genuß selbst kleiner Mengen dieser Genußmittel nicht als belanglos hinweggehen. Er muß vielmehr auch auf etwa vorhandene Erscheinungen der chronischen Vergiftung ebenso sein Augenmerk und seine ganze Achtsamkeit richten, wie wenn er Grund hat, deren starken Mißbrauch zu argwöhnen. Denn er hat es mit einer veränderten Konstitution zu tun, deren Wert oder Unwert er für versicherungstechnische Zwecke erst ergründen soll.

c) Daß der Alkohol die im Körper sich abspielenden Immunisierungsvorgänge schädigend beeinflußt, kann nach einigen bisher bekannt gewordenen wissenschaftlichen Feststellungen bereits als Tatsache gelten. Diese verhängnisvolle Wirkung auch auf die innere Sekretion übertragen, erklärte z. B. die durch vollwertige Unterlagen in großem Umfange hinreichend sicher gestellte Tatsache der im Erbgange erfolgenden körperlichen und geistigen Schädigung der Nachkommenschaft durch den Alkoholismus der Erzeuger.

1720. Die lymphatische Konstitution (Lymphatismus oder Status thymico-lymphaticus) und die von Czerny als exsudative Diathese bezeichnete Konstitutionsanomalie gehören folgerichtig hierher. Das gleiche gilt auch für die hypoplastische Konstitution, mit der häufig ein übermäßiges Längenwachstum mit langen Gliedmaßen und mit einer gewissen fehlerhaften Gelenkstellung an ihnen, verbunden mit allgemeiner muskulärer Körperschwäche, schneller Ermüdbarkeit und körperlicher Leistungsfähigkeit und Hinfälligkeit einhergeht.

1721. Tatsächlich ist mit jener hypoplastischen Konstitution (wohl gleichbedeutend mit der konstitutionellen Hypotonie nach Terranini) besonders häufig eine reizbare Schwäche im Herz-Gefäßsystem verbunden.

1722. Für die Beurteilung der Vererbungsfrage müssen außer den Eltern und Geschwistern noch die nächsten Verwandten (Onkel und Tanten), wenn möglich auch die Vorfahren in aufsteigender Linie (Großeltern und Urgroßeltern) herangezogen werden. Je breitere Grundlagen für die Beantwortung dieser Frage geschaffen werden können, um so zuverlässiger natürlich das Urteil.

Es muß auch daran gedacht werden, daß die erblichen Verhältnisse nicht nur zum Nachteile, sondern ebensogut auch zugunsten des Versicherungsnehmers sprechen können.

1723. Lang- oder Kurzlebigkeit in der Familie ergibt sich aus dem erreichten Lebensalter der Eltern und Vorfahren nebst deren Geschwister, aber auch der eigenen Geschwister des Versicherungsnehmers. Zahlreichere, d. h. öfters in allen Familienschichten früh- und vorzeitig eingetretene Todesfälle lassen auch seine Lebensaussichten weniger gut erscheinen. Die Langlebigkeit rechnet vom Eintritt in das siebente Lebensjahrzehnt; die vorzeitige Sterblichkeit bis etwa zum 45. Lebensjahr abwärts und die frühzeitige Sterblichkeit von da ab rückwärts.

1724. Auch die eigenen Kinder des Antragstellers können von maßgebender Bedeutung für die Beurteilung der Erblichkeitsfrage sein. Erfreuen sich diese, ohne daß Todesfälle der Zahl und Ursache nach auffallen, einer untadelhaften Entwicklung und Gesundheit, so ist auch ein günstiger Rückschluß auf die Gesundheit der Erzeuger gestattet.

1725. Die Feststellung des Todesalters und der Todesursachen in ihrer großen Wichtigkeit für die Zwecke der Lebensversicherung ergibt sich aus diesen Ausführungen von selbst.

a) Der Vertrauensarzt darf sich mit unbestimmten Antworten wie: „Altersschwäche", „Lebensschwäche", „plötzlicher Tod", „Unfall", „Wochenbett," „bei der Entbindung", „Frauenleiden", „Blutung", nicht abfertigen lassen.

b) Eingehenderes Nachforschen nach der Krankheitsdauer, nach der Berufs- und Erwerbsfähigkeit, nach Anstaltsbehandlung, nach Bettlägerigkeit und weiteren näheren Umständen, die dem Tode vorangingen, führen nicht selten auf die richtige Spur: Daß es sich z. B. aller Wahrscheinlichkeit nach um Magenkrebs, um Nierenentzündung, um Selbstmord, um Tuberkulose oder Karzinom im Anschluß an einen Unfall, um Tuberkulose nach einer vor längerer Zeit erfolgten Entbindung, um die Folgen einer schweren oder verspäteten gynäkologischen Operation, um einen Verblutungstod nach Abort usw. gehandelt hat oder haben dürfte.

c) Die Frage nach der Dauer einer angeblichen Lungenentzündung bis zum Eintritt des Todes, die nicht selten auf 3—4 Monate und länger angegeben wird, und die Frage nach dem sonstigen Verhalten des oder der Verstorbenen vor ihrem Ableben (dauernde oder zeitweilige Bettlägerigkeit usw.) klären oft überraschend schnell die wirkliche Todesursache — Tuberkulose! — auf.

1726. Vor allem darf sich der Vertrauensarzt nicht durch geheuchelte Unkenntnis der Todesursachen der nächsten Angehörigen täuschen lassen. Es ist kaum glaublich, daß jemand in Deutschland, bei dem durchschnittlich hohen Bildungs- und dem sittlichen, auch die Gemütsseite betonenden Hochstande unseres Volkes völlig teilnahmslos an dem Tode seiner nächsten Angehörigen besonders der Mutter vorübergegangen und nichts Näheres über den Tod gehört haben sollte.

Die gewöhnliche Entschuldigung: „Ich war damals nicht mehr im Hause," kann als stichhaltig nicht gelten. Briefliche Nachrichten hierüber und ebenso schriftliche, bei späteren Gelegenheiten auch mündliche Erkundigungen dürften die Regel sein, nicht aber völlige Teilnahmslosigkeit an dem Ergehen eines der nächsten Angehörigen am Ende seiner Lebenstage. Dieser mittel- oder unmittelbare Verkehr mit der Umgebung des Verstorbenen wird oft schon durch Eigennutz (Erbbeteiligung) veranlaßt. Todesfälle in Krankenhäusern usw. pflegen aber auch der Ursache nach den Angehörigen schriftlich mitgeteilt zu werden.

1727. Solche vermeintliche Unkenntnis muß stets den Verdacht erregen, daß der Antragsteller Gründe hat, die wirkliche Todesursache zu verheimlichen. Dementsprechend sind solche Versicherungsfälle mit einer gewissen Vorsicht zu behandeln, und zwar nicht so sehr hinsichtlich der etwa verheimlichten Todesursache, als vielmehr hinsichtlich der Zuverlässigkeit und Glaubwürdigkeit überhaupt.

Es werden daher seine sonstigen Angaben, die nicht sofort nachgeprüft werden können, für das vertrauensärztliche Urteil geringe oder keine Bedeutung haben dürfen, sondern sie müssen soweit wie angängig zu zeitraubenden und umständlichen, meist auch mit Unkosten verknüpften Nachforschungen Veranlassung geben.

1728. Jedenfalls wird sich der Versicherungsarzt gezwungen sehen müssen, der ganzen Persönlichkeit bei der Untersuchung um so größere Aufmerksamkeit zu widmen und erst recht durch gelegentliche, anscheinend nebenher gehende oder aus den einzelnen Untersuchungsergebnissen scheinbar hergeleitete Zwischenfragen oder Unterstellungen der Wahrheit auf den Grund zu gehen.

a) Die Erfolge dieses Verfahrens hängen ausschließlich von der Geschicklichkeit des Arztes in der Fragestellung, von seiner Anpassungsfähigkeit in bezug auf die Verstandesverfassung seines Gegenüber, von seiner Beobachtungsgabe hinsichtlich des Eindruckes seiner unvermuteten Fragen usw. ab.

b) Jeder regelwidrige Befund muß um so sorglicher in seiner Gesamtwirkung auf den zeitigen und späteren Körper- und Geisteszustand unter Berücksichtigung der Rückartung auf die Vorfahren (Atavismus) eingehend erwogen werden, je offenkundiger der Versicherungsnehmer hinsichtlich der Familien- und eigenen Vorgeschichte versagt, zu täuschen und zu dissimulieren versucht.

1729. Der Versicherungsarzt ist genötigt, seine sachkundige (kritische) Betrachtung und ärztliche Durchforschung des Versicherungsnehmers in einer kurzen Spanne Zeit an der Hand der

Anamnese und dem Status praesens besonders auf die Ergründung seiner Konstitution und der darin vermuteten oder nachweislich vorhandenen **Krankheitsbereitschaft** (Disposition) zuzuspitzen (zu konzentrieren).

Das Verstehen und Erkennen pathologisch-psychologischen Geschehens müssen ihn leiten, um nicht nur für den Augenblick, sondern für lange Zeiträume einen solchen individuellen angeborenen, oftmals ererbten Körperzustand hinsichtlich seiner Eigenart, selbst auf psychologische Reize abnorm zu reagieren, richtig einzuschätzen. Es muß erforscht werden, wo in der Anlage ein Grund für eine etwaige spätere Erkrankung liegt, wie diese sich mutmaßlich gestalten und voraussichtlich auch ablaufen wird.

1730. Die Lehre von den Diathesen, den „**Konstitutionsanomalien**", muß der Vertrauensarzt beherrschen, will er diesen Dingen auf den Grund gehen und seine Untersuchertätigkeit und seinen ärztlichen Scharfsinn für die Zwecke der Lebensversicherung für jeden Einzelfall richtig einstellen.

1731. Die Versicherungsmedizin hat es an erster Stelle mit der persönlichen (individuellen) **Krankheitsbereitschaft**, dem Wesen der Diathese, und mit den **endogenen Krankheitsursachen** zu tun. Die **exogenen** treten dagegen schon deshalb zurück, weil sie der Erkenntnis und Erfassung wesentlich leichter zugängig sind. Bei ihnen bleibt nur übrig, sie vom Standpunkte der **reaktiven Wirksamkeit auf die Konstitution oder vorhandene Konstitutionsanomalie**, d. h. die dem Einzelwesen eigentümliche Widerstandskraft zu beurteilen, womit wir zur **Lebensprognose** gelangen.

1732. Diese **Widerstandskraft (Resistenz)** ist aber weniger eine Eigenschaft des Gesamtkörpers, als vielmehr seiner einzelnen Zellengruppen (Organe) und Gewebe. Die **Gesamtkonstitution** ist lediglich die **Summe der Teilkonstitutionen**. Wir müssen also mit örtlichen (lokalisierten) „**Konstitutionsanomalien**" (mit der **Krankheitsanlage**, mit der **Krankheitsbereitschaft**) einzelner **Organe** rechnen und demnach auch ihre **Leistungsfähigkeit** (die funktionelle **Kraft**), aber auch ihre **Widerstandsfähigkeit gegen etwaige von innen und von außen einwirkende — endo- und ektogene — Krankheitsursachen** nach Möglichkeit ergründen.

1733. Es muß dabei stets im Auge behalten werden, daß sich alle körperlichen und geistigen Eigenschaften, alle physiologischen und pathologischen Merkmale des einzelnen Menschen gesetzmäßig aus materiell gegebenen „**Anlagestücken im Keimplasma**" (**Determinanten**) der Eltern und durch diese aus dem **Keimplasma** zahlloser Vorfahren (Aszendenten) entwickeln.

1734. Aus diesem anerkannten Lehrsatze der **Vererbung** (**Heredität**) ergibt sich deren hohe Bedeutung für die Versicherungsmedizin und alles dessen, was durch die Familiengeschichte an Einzelheiten beigebracht werden kann.

a) Die Häufung von Diathesen in einzelnen Familien muß dem Versicherungsarzte selbst bei einer starken Verschiedenheit in der Zusammensetzung der den Einzelwesen eigentümlichen Anlagefehler zu denken geben. Es muß in einem solchen Falle stark damit gerechnet werden, daß selbst bei einwandfreiem Untersuchungsbefunde ein latenter Zustand vorliegt, der jeden Augenblick durch von außen wirkende Schädigungen in die Erscheinung treten, m a n i f e s t werden kann.

b) Forschungen in dieser Richtung haben die auffällige Beteiligung der Aszendenz an der familiären Häufung der Diathesen ergeben und deren Verbreitung in echter Vererbung erwiesen.

1785. Wichtige Einzelheiten in der Art der Verbreitung auf Geschwister und in der Aszendenz sind dabei festgestellt worden.

Als Übertrager kommen weit häufiger die Mütter, als die Väter in Frage, als Empfänger überwiegen Knaben in sehr erheblichem Maße (2:1).

1786. Es werden daher alle pathologischen und dahin verdächtigen Vorgänge in der Familie der Mutter eines Versicherungsnehmers und bei ihr selbst für diesen wesentlich ernster beurteilt werden müssen, als von Vatersseite her.

a) Es würde freilich zu weit gehen, wenn man eine solche „familiäre Häufung" schon darin sehen wollte, wenn irgendwo in der Aszendenz ein Fall oder gar wohl noch ein zweiter von Gicht, Diabetes oder Fettsucht zu verzeichnen ist. Denn diese Krankheitszustände sind in gewissen Altersklassen und Volksschichten verhältnismäßig häufig.

1787. Sind aber beide Eltern an gleichen Krankheitszuständen oder an verwandten Konstitutionsanomalien zugrunde gegangen, so müssen auch die Lebensaussichten der Nachkommenschaft als sehr zweifelhaft, wenn nicht gar als ungünstig beurteilt werden.

a) Ist die Mutter z. B. an Fettleibigkeit und deren Folgen (Herztod; Herzschlag) vorzeitig (also vor dem 60. Lebensjahre) gestorben, und leidet der Vater an Gicht, so ist die Nachkommenschaft für die gleichen Krankheitszustände, aber auch für Gefäßsklerose und für die sich vorzugsweise daraus entwickelnden Folgekrankheiten (Herz-, Nieren-, Leber- und Steinleiden, weiterhin aber auch für Gehirnblutungen usw.) besonders veranlagt.

b) Wie und wann diese Erbanlage in die Erscheinung tritt, hängt von den „ektogenen Krankheitsursachen" ab. Jedenfalls kann mit einer langen, oder auch nur normalen Lebensdauer für den einzelnen Erbbeteiligten nicht gerechnet werden, selbst wenn er z. Zt. der Untersuchung als eine durchaus gesunde Persönlichkeit erscheint.

c) Sehr bedenklich ist aber der Fall, wenn sich die Erbanlage bereits — selbst auch nur andeutungsweise — im Untersuchungsbefunde durch funktionelle oder gar organische Auffälligkeiten und Regelwidrigkeiten bemerkbar macht, also der Körper in seinem anatomischen Bau und in seinen Lebensäußerungen Abweichungen und Störungen verdachtsweise oder nachweislich erkennen läßt.

1738. „Das Einzelwesen ist nur ein Sproß am Baume der Familie, in seinen Blättern, Blüten, Früchten und Lebensäußerungen von denjenigen der Familie nicht wesentlich verschieden, nur daß dem einzelnen Menschen durch verschiedene äußere Entwicklungsbedingungen und durch die sexuelle Kreuzung der in Zusammensetzung, Lebensvorgängen und Stimmung variierenden Erzeuger ein mehr individuelles Gepräge aufgedrückt wird, als dies bei den Pflanzen der Fall ist" (Haegler).

1739. Nach Darwin und Weismann muß eine ,,Kontinuität des Keimplasmas von einer Generation zur anderen angenommen werden, so daß ein Teil der wirksamen Substanz des Keims qualitativ unverändert durch die Generationen hindurchgeht und in dem neuen Organismus jeweilig wieder die Grundlage der Keimzellen bildet".

Dieser wissenschaftliche Erklärungsversuch und diese von hervorragenden Vertretern der Wissenschaft vorgetragene und vertretene Lehrmeinung erklärt zweifellos die erbliche Übertragung nicht nur regelrechter Zustände und naturgesetzlicher (physiologischer), sondern auch krankhafter (pathologischer) Vorgänge und vieler Krankheitsanlagen, wie sie als eine durch die tägliche Erfahrung erhärtete Tatsache anerkannt werden muß.

1740. Diese Erbanlage erstreckt sich, worauf besonders hingewiesen werden muß, oft auch auf größere oder geringere Empfänglichkeit einzelner Familien für Infektionskrankheiten, wie Tuberkulose, Typhus, Pneumonie, Diphtherie usw.

Es ist z. B. festgestellt worden, daß zu verschiedenen Zeiten und in räumlich z. T. weit getrennten Häusern die Glieder gewisser Familien an schwerer Diphtheritis erkrankten und zum erheblichen Teile starben, während die in derselben Familie lebenden fremden Personen und sogar Kinder, die an und für sich zu dieser Krankheit sehr neigen, davon unberührt blieben.

1741. Ererbte, als ,,Disposition" bezeichnete Schwächezustände und körperliche und nicht minder geistige Eigenschaften im Sinne der Minderwertigkeit und Widerstandsunfähigkeit bedürfen zu ihrer zeitlichen und örtlichen Entwicklung und gefühlsmäßig (subjektiv) und sinnfällig (objektiv) hervortretenden Krankheitsäußerung eigenartiger spezifischer Entwicklungsreize.

Der Prophet Jeremias hat bereits die Bedeutung der Vererbung durch die Worte gekennzeichnet: ,,Die Väter haben Heerlinge (unreife, daher saure Trauben) gegessen, und der Kinder Zähne sind stumpf geworden."

1742. Keine Anlage wird häufiger vererbt, als die psychopathische. Sie tritt bald als Schwäche oder Mangel der seelischen Widerstandskraft, also als Labilität des seelischen Gleichgewichts, bald als Schwäche der Ausgleichsfähigkeit (der Restitutionskraft) in die Erscheinung. Es gelingt in solchen Fällen nicht, eine Erschütterung im Seelenleben — z. B. durch starke Affekte — zu überwinden und den Willen gegen den seelischen Niederbruch aufzubieten. Daher die Bedeutung der Geisteskrankheiten und der Frage nach vorgekommenen damit zusammenhängenden Selbstmordfällen in der Familie.

1743. Welche Bedeutung dem ,,Konstitutionsfaktor" und dem medizinischen Begriffe der äußeren und vor allem der inneren Körperbeschaffenheit unter vorwiegender Betonung der Krankheitsanlagen bzw. der Krankheitsbereitschaft in der Versicherungsmedizin bei der Beurteilung der Lebenserwartung, d. h. bei der Abschätzung des Risikos für die Versicherungsgesellschaften beigemessen wird, ergibt sich aus zwei Äußerungen von **Florschütz**, der „**Maß und Zahl die Eckpfeiler des Konstitutionsbegriffs**" nennt und den Satz aufstellt: „**Infektion ist Zufall; Konstitution das Bleibende, das Positive**".

1744. „Die Zahlen des ärztlichen Untersuchungsbefundes geben schon allein bedeutungsvolle und geradezu unentbehrliche tatsächliche (objektive) Unterlagen, welche durch die lediglich persönlichen (subjektiven) Wahrnehmungen, Angaben und Urteile des Vertrauensarztes gestützt werden sollen" (Florschütz).

a) Die Versicherungsmedizin ging mit dieser Anschauung ohne Rücksicht auf die „jeweilige Schulmeinung des bakteriologisch-orthodoxen Denkens" ihren eigenen Weg, indem sie immer wieder und mit Nachdruck den Menschen als **Einzelorganismus** und **Einzelkonstitution** in den Vordergrund stellte.

b) Wieweit das rein Rechnungsmäßige gerade in der Versicherungsmedizin sich Geltung verschafft hat, geht, abgesehen von der Brocaschen Ansicht über die Bedeutung des Verhältnisses zwischen Körpergröße und Gewicht für die Konstitutionsbeurteilung. vgl. Broca-Formel Ziff. 52, aus der **Florschützschen Formel** zur Feststellung und Bewertung der für die Versicherung sehr bedenklichen Konstitutionsanomalie der Fettleibigkeit (Fettsucht) hervor, die auf 50jährigen Feststellungen der Gothaer Lebensversicherungsbank auf Grund statistischer Wahrscheinlichkeitsberechnung begründet ist.

c) Nach dieser Formel $\frac{G}{(2 \cdot U - G)}$, in der U der Bauchumfang und G die Körpergröße ist, ergibt sich eine Zahl als Ausdruck der Bedeutung der Fettsucht. Die Zahl 5 als Zahlenwert (Quotient) aus dieser arithmetischen Formel bedeutet den Grenzwert der regelrechten Ernährung, 4 ist bereits zweifelhaft und unter 3 ergibt Überernährung im Sinne der Fettsucht (Adipositas) ein zu großes Risiko für die Gesellschaft. Natürlich haben diese Zahlen schon bei völlig regelrechtem Organbefunde Geltung.

Beispiel: $\frac{168}{(210-168)} = \frac{168}{42} = 4$ oder $\frac{175}{(212-175)} = 4,8$.

1745. Dem Lenhoffschen Index nach der Formel $\frac{d(jp)}{ca} \times 100$ wird ein erheblicher Wert für die Erkennung jener Art des Körperwuchses zugesprochen, welche für **Engbrüstigkeit** und **angeborene Engigkeit der Aorta** spricht, wobei d die Entfernung der **Kehlgrube** — Fossa jugularis — (j) bis zur Schambeinfuge (p) und ca der kleinste Bauchumfang — Circumferentia abdominis — bedeutet. Bei hohem Index fand Lenhoff abtastbare Nieren.

Beispiel: $\frac{60}{75} \times 100 = 80$.

Die normale Durchschnittszahl liegt etwa bei 75. Erhöhung über 85 zeigt einen asthenischen, Erniedrigung unter 65 einen emphysematösen Habitus an.

1746. Das **Normalgewicht** ist verschieden zu bestimmen versucht worden. Nach der Annahme von der einen Seite liegt es zwischen 340—480 g auf je 1 cm Körperlänge. 530 g und darüber sollen unbedingt für Fettleibigkeit sprechen. Nach Haegler soll das Gewicht nicht unter 340 g auf je 1 cm Körperlänge betragen.

Norton nimmt Fettleibigkeit an, wenn der Bauchumfang das

Einatmungsbrustmaß überschreitet. Nach Mahillon besteht Überernährung im Sinne der Fettleibigkeit, wenn die Kilogrammzahl die halbe Körperlänge übertrifft.

1747. Korpulenz oder Fettleibigkeit werden dann angenommen werden können, wenn das tatsächliche Gewicht das Normalgewicht um 20 v. H. und mehr überschreitet. Unterernährung besteht, wenn der Unterschied zwischen beiden 10 v. H. und darüber beträgt.

a) Selbstverständlich muß die gesamte, durch Wägung und Messung erfaßbare Körperbeschaffenheit nicht rein formelmäßig, sondern auch sinnfällig (durch Augenschein und Betastung) bestimmt werden. Menschen von gleichen Gewichts- und Längemaßen und auch bei gleichartigen Körperverhältnissen müssen konstitutionell wesentlich anders bewertet werden, je nachdem es sich um einen starkknochigen mit kräftig entwickelten Muskeln ausgestatteten und körperlich arbeitenden Mann oder um einen solchen mit zierlichen, schwach entwickelten Knochen und geringwertiger (dünner, schlaffer und selbst in der Zusammenziehung welker) Muskulatur bei sitzender Lebensweise handelt.

b) Die Beurteilung des Knochengerüstes wird durch die Dicken- und Breitenabmessungen solcher für die Besichtigung, Messung und Betastung zugängigen Knochen und Knochenabschnitte (Schlüsselbein, Brustbein, Hand- und Fußgelenksgegend; Hand- und Fußgröße, Beckenbreite usw.) ermöglicht.

1748. Um noch den gegensätzlichen Körperzustand zu erwähnen, so gibt die „Unterernährung" schon lange vor dem erkennbaren oder nachweisbaren Ausbruch der Tuberkulose einen wichtigen Fingerzeig oder ein wesentliches Verdachtsmerkmal ab.

a) Sie läßt erkennen, daß der Körper in seiner Entwicklung, in seinem Aufbau (infolge „mangelhafter Bildungsreize"), in seiner Kraftentfaltung (infolge zu schwacher Lebensreize), in seiner Fähigkeit der Wiedererneuerung (Regeneration) und in seiner Widerstandskraft (Resistenz) hinter dem Altersmäßigen zurückgeblieben ist und diese für ein gedeihliches organisches Leben auch hinsichtlich seines regelrechten zeitlichen Ablaufes durchaus notwendigen Bedingungen nicht erreicht hat, womöglich auch nicht erreichen wird. Der Körper ist schwächlich geblieben und verspricht auch keine Kräftigung im Lebensalter körperlichen Hochstandes.

b) Die Habitus asthenicus und seine zweifelsfreie Feststellung hat also für die Versicherungsgesellschaften eine überaus weittragende Bedeutung. Seitdem von der Gothaer Lebensversicherung der „Konstitutionsfaktor" bei der Auslese mehr berücksichtigt wird, fiel z. B. die Sterblichkeit an Tuberkulose ohne weiteres von 86 auf 28 v. H.

1749. Die größtmögliche Genauigkeit und höchste Sorglichkeit in der Feststellung der Zahlenwerte für Körpergröße, Brustweite, Bauchumfang, Halsmaß und Körpergewicht (vgl. Anlage I S. 533) durch den Vertrauensarzt sind natürlich Grundbedingung.

a) Mehr als durch die sonstigen Angaben im ärztlichen Berichte bilden sich die Versicherungsgesellschaften an der Hand dieser Zahlen ihr Urteil über den Wert und die weitere Verwendbarkeit der einzelnen für sie arbeitenden Ärzte. Zuverlässige Unterlagen hierfür bieten zahlreiche Nachuntersuchungen, neue Versicherungsanträge mit weiteren vertrauensärztlichen Berichten, die von anderen Gesellschaften eingeholten ärztlichen Zeugnisse bei Vorversicherungen, Auszüge aus den Untersuchungslisten der Truppen und Abschriften von Lazarettkrankenblättern u. dgl. mehr.

b) Durchaus notwendig ist die genaue Beachtung des Vordrucks der die Maß- und Gewichtszahlen betreffenden Fragen. Es muß aus dem ärztlichen Berichte unbedingt hervorgehen, ob es sich um die Körpergröße mit oder ohne Fußbekleidung (Stiefel) handelt. Beim Körpergewichte kommt die Art und der Umfang der Bekleidung in Frage. Das Brustmaß bezieht sich an erster Stelle auf die Atemweite, aber auch auf die Feststellung der Ermüdbarkeit der Atemtätigkeit der Zeit nach. Schnelle, d. h. schon nach 2 oder 3 Tiefatmungen eintretende erhebliche Abnahme der Atemweite weist auf eine gewohnheitsmäßige oberflächliche, daher ungenügende und schlechte Atemtätigkeit hin und ist für die „Krankheitsbereitschaft" der Lungen in gleicher Weise zu werten, wie eine zu knappe Atemweite von Hause aus.

Über Maß- und Gewichtszahlen siehe Anlage I auf Seite 533.

c) Nach dem biologischen Lehrsatze, daß „Die Art der Arbeit das Organ formt und bestimmend für seine Leistungsfähigkeit und Lebenskraft ist", lassen solche Feststellungen die Lungen im zweifelhaften, verdächtigen, wenn nicht gar ungünstigen Lichte auch ohne anscheinend nachweisbaren krankhaften organischen Befund erscheinen. Die Krankheitsbereitschaft solcher Lungen ist groß.

1750. Bei den sehr engen Wechselbeziehungen zwischen der Lungentätigkeit, der Herzarbeit und den Stoffwechselvorgängen einschließlich Blutbildung muß ein nicht befriedigendes Urteil über die Leistungsfähigkeit der Lungen auch dasjenige über das Herz und den Blutkreislauf und die gesamte Zellentätigkeit ungünstig beeinflussen. Der „Konstitutionsfaktor" erlangt also auch von dieser Seite erhöhte Bedeutung.

a) Versicherungsnehmer mit der Anlage zur Fettleibigkeit und gewohnheitsmäßiger oberflächlicher Atmung, d. h. bei ungenügender Atemweite laufen Gefahr, schneller und erheblicher Fett anzusetzen, also ihre Lebensaussichten zu verschlechtern, als Tiefatmer. Gichtiker haben unter den gleichen Verhältnissen Aussicht auf frühzeitigere, häufigere und schwerere Anfälle, wenn sie gewohnheitsgemäß schlecht atmen. Vor allem neigen sie auch zur vorzeitigen Arteriosklerose, besonders der Kranzgefäße des Herzens.

b) Andauernd schlechte Atmung, d. h. unzulänglicher Lungenwechsel und ungenügende Zellenatmung bedeuten Verschlechterung des Verbrennungs- (Oxydations)faktors im Zellenleben und bedingen jene Stoffwechselstörungen wie Blutarmut, Gicht, Fettsucht, Störungen im Versorgungsgebiete der Pfortader (mit Leberanschoppung, mit Hämorrhoidalleiden im Gefolge) und gelegentlich auch wohl einmal Zuckerharnruhr mit allen Folgeerscheinungen und ihren weitreichenden Einflüssen auf Gesundheit und Leben.

1751. Unbrauchbar ist nur eine Maßangabe für den Brustumfang besonders, wenn nicht einmal gesagt wird, ob es sich auf Ein- oder Ausatmung beziehen soll.

Über Wachstum des Brustumfanges in den verschiedenen Jahrgängen siehe Anlage II Seite 537.

1752. Das Halsmaß ergibt in einem etwaigen Mißverhältnis zum allgemeinen Körperbau unter Berücksichtigung des Lebensalters und der übrigen Maße einen gewissen Anhalt für die Annahme bestimmter Krankheitsanlagen und Lebensbedrohungen (z. B. für den Tuberkuloseverdacht [Habitus asthenicus s. phthisicus] oder für die Anlage zum Schlagfluß [Habitus apoplecticus]).

1753. Das Bauchmaß ist schon bei der Florschützschen Formel für Fettleibigkeit gewürdigt worden. Es hat aber auch seine Bedeutung für die Feststellung, ob es sich um Hängebauch handelt, der wieder die Senkung der Baucheingeweide (Enteroptose) verursachen könnte. In dieser Beziehung ist der Tiefstand des Nabels zu berücksichtigen.

1754. Das Körpergewicht gibt den zuverlässigsten Maßstab für die Beurteilung des allgemeinen Ernährungszustandes und der Konstitution. Seine Feststellung auf der Wage durch den Vertrauensarzt sollte nicht unterbleiben. Mithin darf heute eine zuverlässige Wage (Jaraso, Alexandra) im ärztlichen Sprechzimmer nicht fehlen. Andernfalls muß alles zur Erlangung des richtigen Gewichts geschehen. Die Forderung näherer Angaben, wie das Gewicht festgestellt ist (Wägung, Schätzung oder Angabe) muß unbedingt erfüllt werden. Zuverlässig ist nur die Wägung, sehr unsicher die Schätzung, häufig recht verdächtig die Angabe des Versicherungsnehmers.

Vergleiche auch hierzu die Wachstumstabelle Anlage III auf Seite 537.

1755. Die **Pulszahlen** müssen auf das sorgsamste und vor allem mit der Uhr vor Augen festgestellt werden. **Ruhe-** und **Tätigkeitspuls** (vgl. Ziff. 107) sind der Zahl nach stets voneinander unterschieden. Ist die gleiche Schlagzahl vermerkt, so rechtfertigt sich der Schluß, daß keine Zählung, sondern nur eine oberflächliche Schätzung stattgefunden hat und willkürliche Zahlen eingesetzt worden sind, die irreführend wirken und Zweifel auch hinsichtlich der sonstigen Angaben des vertrauensärztlichen Berichtes rege werden lassen können.

a) Die Pulszählung ist auch heute noch ein nicht zu entbehrendes Mittel zur Prüfung der Widerstandskraft und Leistungsfähigkeit, der ,,Funktionsprüfung" des Zentralkreislauforgans und damit ein wertvoller Maßstab für die Beurteilung der Lebensaussichten, d. h. der Lebensfähigkeit in gesunden und kranken Tagen, unentbehrlich für die Zwecke der Lebensversicherung.

b) Diese funktionelle Prüfung, welche die Labilität, d. h. die funktionelle Schwäche des Herzens mühelos erkennen läßt, muß auch erforderlichen Falles auf die Pulszählung im Liegen, im Sitzen, im kurzen Aufrichten des Körpers auch aus der Hocke ausgedehnt werden.

1756. Die **Atmungs- (Respirations-) Zahl** muß ebenfalls einwandfrei, d. h. nach Art des klinischen Prüfungsverfahrens festgestellt werden. Irrtümliche Angaben, viel zu niedrige oder zu hohe Zahlen ohne krankhaften Befund und bei regelrechter Pulszahl und Pulsbeschaffenheit beeinträchtigen mehr oder minder den Wert des ganzen vertrauensärztlichen Zeugnisses und geben zu geschäftsstörenden und das Interesse der Versicherungsnehmer beeinträchtigenden Weiterungen (Rückfragen, zeitraubende und neue Unkosten verursachende Nachuntersuchungen, Beanstandungen, Zurückstellungen oder auch Prämienerhöhungen) Veranlassung.

1757. Der Zustand und die Beschaffenheit der **Zähne**, des **Zahnfleisches** und der **Gaumen** oder das Vorhandensein eines **Zahnersatzstückes** zu erwähnen, darf nicht unterlassen werden.

a) Gewisse Gefahren drohen von einem solchen stets. Hiervon aber abgesehen, verliert das Zeugnis an Wert, wenn eine solche Tatsache aus einem älteren vertrauensärztlichen Zeugnis bereits bekannt oder der Zustand der Zähne bereits früher bemängelt worden ist.

b) Der Verdacht drängt sich geradezu auf, daß die Besichtigung der Mundhöhle und der Gaumengebilde überhaupt nicht stattgefunden hat und für die Feststellung etwa vorhandener wichtiger Krankheitszeichen und Verdachtsmerkmale nicht berücksichtigt worden sind.

c) Gerade die Mund- und Rachenschleimhaut tragen Kennzeichen alter und frischer Syphilis und können Sitz solcher in Gestalt von Papeln und breiten Kondylomen (Plaques muqueuses) sein.

d) Die äußere Zahngestaltung, besonders der bleibenden oberen mittleren — gerieften und an der Schneidekante sägeförmig ausgebuchten — Schneidezähne (Hutchinsonsche Zähne) gilt als Kennzeichen ererbter Lues.

1758. Der Zustand der Mandeln mit ihren sehr engen Beziehungen zum akuten Gelenkrheumatismus und „zur kryptogenen Sepsis" hinsichtlich ihrer Entstehung im Anschluß an Mandelentzündungen verdient ganz besondere Beachtung.

1759. Die Leukoplakia buccalis, ein fehlendes Zäpfchen usw. dürfen nicht verborgen bleiben und ganz besonders auch Zahn- und Wurzelfäule, krankhafte Beschaffenheit des Zahnfleisches (Bleisaum), vorzeitiger Kieferschwund usw. müssen zu denken geben.

a) Mit der Möglichkeit der Angina Ludovici s. Phlegmone colli profunda und der zur Vereiterung neigenden Zellgewebsentzündung am Mundboden und in dem tiefen (unter der breiten Fascie gelegenen) Gewebe des Halses muß bei fauligem Zerfall alter Zahnwurzeln im Unterkiefer in ihren entzündeten und eiternden Zahnfächern (Pyorrhoea alveolaris: Riggsche Krankheit) gerechnet, wie an Eiteransammlung in den Kieferhöhlen (Empyema antri Highmori) bei gleichen Zuständen gewisser Oberkieferzähne gedacht werden.

b) Nicht minder verdient es ernste Beachtung, daß die gleichen Krankheitszustände der Zähne auch für die tuberkulöse Allgemeininfektion von verschiedenen namhaften Vertretern der Wissenschaft verantwortlich gemacht worden sind.

c) Es liegt nicht außer dem Bereiche der Möglichkeit, daß die Versicherungsgesellschaft die Aufnahme eines Antragstellers von der Instandsetzung der Zähne und von der Heilung von Krankheitszuständen der Mundhöhle abhängig macht und den Antrag zurückzustellen genötigt ist.

1760. Die genaueste Feststellung des Militär- und des Militärtauglichkeitsverhältnisses bei allen männlichen Antragstellern, die namentlich während des großen Krieges heer- und wehrpflichtig waren, kann nicht dringend genug gefordert werden, nachdem die männliche Bevölkerung zum überwiegenden Teile für den Heeresdienst in irgend einer Form aufgeboten worden ist.

a) Es wird nicht nur den Einflüssen des ungewohnten Kriegslebens und den zahlreichen äußeren und inneren Kriegsfolgen auf die Einzelkonstitution und auf die Lebenserwartungen jedes einzelnen Versicherungsnehmers möglichst sachlich nachgegangen, sondern auch vor allem den Gründen nachgeforscht werden müssen, warum Befreiung vom Heeres- und Kriegsdienste eingetreten ist oder notwendig war.

b) Aus solchen Tatsachen und Einzelheiten können sich dem Untersucher sehr wichtige Fingerzeige und recht wertvolle Anhaltspunkte für den Untersuchungsgang und das ärztliche Urteil ergeben, die geeignet sind den Antragsteller vor Nachteil zu bewahren und die Versicherungsgesellschaft gegen schwere Schädigungen zu sichern.

1761. Wird die Konstitution als einer von den Eltern und den Vorfahren in langer Reihe überkommenen dem Einzelwesen eigentümlichen körperlichen Beschaffenheit — also als eine innere Erbanlage — angesehen, so dürfen wir folgerichtig nicht mehr von erblichen Krankheiten sprechen, wie wir es gewöhnlich aber fälschlicherweise tun. Denn es vererben sich ja nicht Krankheitszustände, sondern nur die regelwidrige Veränderung in den Keimzellen, in der Keimanlage (Anomalie des Keimplasma), die für die Entstehung oder Entwicklung von funktionellen Störungen und krankhaften Vorgängen dauernd einen günstigen Boden abgeben, und bei der gesteigerten Empfänglichkeit für regelwidrige Lebensäußerungen jene Konstitutionsanomalien schaffen, die auf Grund verhältnismäßig geringer, von außen einwirkender schädlicher Einflüsse und Reize in einem der Zeit, dem Grade und dem Umfange nach ungewöhnlichen Maße in die Erscheinung tretenden Gesundheitsstörungen.

a) Wir wissen nach dem heutigen Stande der Wissenschaft nur, daß in jedem Menschen, aus der langen Reihe seiner Vorfahren überkommen, neben den regelrechten körperlichen und geistigen Eigenschaften, neben der normalen Betätigung seiner Zellengruppen (Organe) auch gleich diesen vererbte, ihm eigentümliche Zustände stecken, die sich vom Regelrechten bald mehr, bald weniger unterscheiden und sich gelegentlich nach außen geltend machen, den landläufig als Gesundheit bezeichneten Körperzustand stören, also als Krankheit in die Erscheinung treten und das Leben gefährden können.

b) In dieser Beziehung üben aber das, was das Einzelwesen tut und läßt, wie und wo es lebt, weiterhin Lebenskreis und Lebensumstände, Innen- und Außenleben einen entscheidenden, wenn nicht ausschließlichen Einfluß aus. Krankheit und Tod wären somit aber nicht mehr rein zufällige und gänzlich unvorherzusehende Geschehnisse.

1762. Diese Gesichtspunkte müssen für die versicherungsärztliche Tätigkeit leitend und bestimmend sein, wenn sie ihrer wichtigen Aufgabe gerecht werden will. In diesen Rahmen müssen alle durch die Anamnese und das Untersuchungsergebnis mehr oder minder gesicherten Einzelheiten eingeordnet, gleichsam eingepaßt werden, um die Konstitution des Untersuchten zu ergründen, seine konstitutionellen Schwächen und deren bereits in die Erscheinung getretenen Merkmale und Wirkungen zu erkennen, die wirklichen verdachtsmäßigen oder mutmaßlichen Schädlichkeiten der Innen- und Umwelt zutreffend würdigen und das Verhalten und die Dauer des in der Zukunft liegenden organischen Lebens beurteilen zu können.

1763. Die Stoffwechselkrankheiten — Fettsucht, Gicht, Diabetes mellitus — haben für die Versicherungsmedizin eine wesentliche Bedeutung, da bei ihnen die Erbanlage eine besondere, weil unverkennbare Rolle spielt. Daher muß auf ihr Vorkommen unter den Vorfahren besonders eingegangen werden. Sie bedingen eine mehr oder minder erwartungsmäßige Verkürzung der durchschnittlichen Lebensdauer.

1764. Die Fettleibigkeit erreicht ihre höchste Übersterblichkeit (30 v. H. bei einer um $2^{1}/_{4}$ Jahre verkürzten durchschnittlichen Lebensdauer) zwischen dem 46. und 48. Lebensjahre, während eine Häufung der Todesfälle sich zwischen dem 36. und 55. Lebensjahre bemerkbar macht.

a) Die Übersterblichkeit hat ihren hauptsächlichen Grund in Krankheitsvorgängen des Herzens und in der besonders ungünstigen Wirkung fieberhafter Krankheiten. Die Arteriosklerose, die Fettleibige vorzugsweise und vorzeitig befällt, verschlechtert deren Lebensaussichten. Es läßt sich kaum verkennen, daß diese als Aufbrauchsleiden sich kennzeichnende Gefäßveränderung durch die Fettsucht der Zeit, dem Umfange und dem Grade nach begünstigt wird.

b) Neben der häufig sich ergebenden Erbanlage zur Fettsucht liegt hauptsächlich in der Lebensweise (Luxuskonsumption und Alkoholmißbrauch; auch sitzende Lebensweise) eine wesentliche Begünstigung.

c) Von den vorgekommenen Krankheiten sind bei Fettleibigen alle diejenigen besonders eingehend zu würdigen, welche das Herz, besonders den Herzmuskel anerkanntermaßen zu schädigen geeignet sind (z. B. Myokarditis nach den Infektionskrankheiten) überhaupt alle den Blutkreislauf beeinträchtigenden Krankheitszustände (Nierenleiden, Leberanschoppungen und Leberschwellungen).

d) Besondere Beachtung verdienen die Atmung (Kurzatmigkeit) und der Puls.

1765. Die Gicht (Arthritis urica), sehr wechselreich in ihrem Auftreten, bietet der Erkennung oft erhebliche Schwierigkeiten. Der Familien- und Vorgeschichte kommt in dieser Beziehung eine erhöhte Bedeutung zu. Die Frage nach der Erbanlage ist imstande Zweifel hinsichtlich der Diagnose zu klären.

a) Der Lebensweise muß in prognostischer Beziehung eine entscheidende Bedeutung beigemessen werden. Auf Alkoholgenuß ist besonders zu achten.

b) In der Vorgeschichte vorgekommene rheumatische Leiden sind gichtverdächtig. Hartnäckige chronische Hautausschläge weichen häufig unter einer gichtwidrigen Behandlung, müssen also zutreffendenfalls im Sinne der Gicht bewertet werden.

c) Überstandener Gelenkrheumatismus besonders bei Miterkrankung des Herzens und namentlich des Myokards, ebenso auch die Syphilis, wohl aus gleicher Ursache und wegen ihrer schädigenden Wirkung auf die Blutgefäße lassen Ablehnung des Gichtikers rätlich erscheinen.

d) Dies gilt auch für die Bleivergiftung wegen der dadurch bedingten sehr häufigen Nierenleiden (Schrumpfniere).

1766. Je frühzeitiger die Gicht auftritt, um so ernster ist sie in bezug auf ihre Schwere und hinsichtlich der Lebensdauer zu beurteilen.

Verheimlichungsversuche sind nicht selten. Daher ist es rätlich beim Nachforschen nach gichtischen Erscheinungen möglichst vorsichtig zu verfahren und die Krankheitsbezeichnung dem Antragsteller gegenüber möglichst nicht zu gebrauchen, wenn er selbst nicht davon anfängt.

1767. Die Zuckerharnruhr (Diabetes mellitus) ist eine ebenfalls auf Erbanlage häufig beruhende Stoffwechselkrankheit. Es muß auch nach Fällen in der weiteren Verwandtschaft geforscht werden.

Prognostisch ist Vorsicht geboten, da gewisse Formen von Zuckerausscheidung gar nicht oder nur lose mit dem Diabetes mellitus verwandt sind. Es sind:

a) Die alimentäre Glykosurie, die Zuckerausscheidung nach reichlicherem Zuckergenuß besonders bei Neurasthenikern, Gichtikern, Fettleibigen und Fiebernden. Sie stellt wohl doch eine geringe Anlage zur Zuckerkrankheit dar.

b) Die transitorische Glykosurie wird durch Umstände erzeugt, die bei der Mehrzahl der Menschen nicht zur Ausscheidung von Zucker führen. Solche sind Kohlehydratezufuhr, Gehirnerschütterungen und Schädelverletzungen ,schwere Neuritiden und seelische Schädigungen (Trauma).

c) Die **Laktosurie** bei Schwangeren und Stillenden. Sie tritt bei stärkerer Milchabsonderung auf und verschwindet wieder bei reichlicherer Absaugung der Milch.
d) Die **Lävulosurie** (selten) mit Ausscheidung eines im Polarisationsapparate linksdrehenden Zuckers und
e) Die **Pentosurie**, die sich durch die Nichtvergärung des Zuckers durch reine Hefe und durch ganz geringe, fast verschwundene Drehungsfähigkeit zu erkennen gibt.

1768. Bei Vornahme der Prüfung des Urins auf Zucker muß bedacht werden, daß das eine oder andere Reagens nach Gebrauch von Arzneistoffen (Rheum, Salicylpräparate, Antipyrin, Tannin), aber auch bei Anwesenheit von Kreatinin und besonders Harnsäure sich verändern kann (Nylanders Reagens z. B. durch Braunfärbung), ohne daß Zucker im Urin enthalten ist.

a) Auch alte Kupfersulfatlösungen verändern sich kennzeichnend ohne Vorhandensein von Zucker. Chloralhydrat und Salicylsäure können die Zuckerreaktion vortäuschen.
b) Bei der alimentären Zuckerausscheidung kommt die Intoleranz mancher Menschen gegen Maltose in Betracht. Sie scheiden nur nach reichlicherem Biergenuß Zucker aus.
c) Die transitorische Zuckerausscheidung beeinflussen ergebnisreich Morphium, Veronal, Somnal, die Präparate des Mutterkorns und Blausäure.
d) Die letztere Ausscheidungsform kann wohl nur als Vorläufer des echten Diabetes mellitus gelten.
e) Die Lävulosurie gilt als leichte oder leichteste Krankheitsform gleich dem leichten Diabetes. Es muß aber beachtet werden, daß in der Hälfte der Fälle von Lävulosurie diabeteskranke Verwandte zu verzeichnen waren. Sie sind also prognostisch ernster zu beurteilen.

1769. Für die Beurteilung der Fälle hinsichtlich der Lebenserwartung ist das **Lebensalter** von entscheidender Bedeutung, in welchem der Diabetes in die Erscheinung getreten oder gefunden wurde. Je frühzeitiger, um so ungünstiger die Lebensaussichten. Vor dem 35. Lebensjahre entstandene Fälle sind nicht versicherungsfähig.

a) Wenn auch noch Erkrankungsfälle nach dem 40. oder 45. Lebensjahre durch interkurrente Krankheiten (z. B. Lungenentzündung) schnell tödlich verlaufen können, so haben sie doch schon eher Neigung zu längerer Lebensdauer. Die ganze Lebensführung hat aber in dieser Richtung eine entscheidende Bedeutung.
b) Versicherungstechnisch lassen sich sowohl die verschiedenen Formen der Zuckerausscheidung differentialdiagnostisch schwer erfassen, weil die dazu erforderlichen eingehenden Prüfungen nur in einer längeren Beobachtungszeit sich vornehmen und in ihrem Ergebnis sichern lassen, und weil wir die vermutlichen Übergänge von der einen zur anderen Form noch nicht genügend kennen. Die Unmöglichkeit aber die Lebensweise des Versicherungsnehmers für die Zukunft zu beeinflussen, also ihre Abhängigkeit von seiner Charakterfestigkeit und seinem guten Willen lassen auf jeden Fall die Lebensprognose sehr unsicher erscheinen.

1770. Die **Blutkrankheiten** sind hinsichtlich der Lebensaussichten rein klinisch aufzufassen und zu beurteilen. Besonders sorglich muß bei bestehender Blutarmut auf die perniziöse Anämie differentialdiagnostisch eingegangen werden. Der geringste Zweifel in dieser Beziehung rechtfertigt zum mindesten eine langfristige Zurückstellung.

Bei Verdacht auf Leukämie ist auf Quetschungen der Milzgegend zu fahnden. Ein zeitiger Zusammenhang muß beachtet werden.

1771. Die **Bluterkrankheit (Hämophilie)** sucht hauptsächlich das männliche Geschlecht heim, findet sich häufig bei Kindern syphilitisch erkrankter Väter und macht namentlich Unfälle und selbst kleine operative Eingriffe lebensgefährlich. Dem Grade bzw. der Schwere nach schwer zu erkennen, bedingt sie Ablehnung. Häufig auf Erbanlage beruhend, muß zur Sicherung der Diagnose in der Aszendenz, unter den Geschwistern und Nebenverwandten danach geforscht werden.

1772. Die **Infektionskrankheiten** erfordern nach ihrem Überstehen eine sehr eingehende Herzuntersuchung; bei Masern kämen die Lungen als Sitz der chronischen Folgekrankheiten (Phthisis, Tuberkulose, Bronchiektasie) in Frage, während die sonstigen Infektionskrankheiten hauptsächlich den Herzmuskel schädigen können (Myokarditis).

a) Für die Lebensprognose ist es wichtig sich zu vergegenwärtigen, daß das Überstehen der Infektionskrankheiten im weiteren Leben vor dem erneuten Befallenwerden meist schützt oder nur leichtere Erkrankungen im Gefolge hat.

b) Den hauptsächlich dem Kindesalter vorbehaltenen Infektionskrankheiten, besonders Masern, Keuchhusten und Scharlach muß in der Vorgeschichte um so größere Beachtung geschenkt werden, als der Ausfall jenes Selbstschutzes (der Immunität) bei Fehlen dieser Krankheit in der Jugend später für die erwachsene Person leicht verhängnisvoll werden kann; denn diese Infektionskrankheiten sind für Erwachsene ungleich schwerer als bei Kindern, und zwar allein schon in Ansehung der Folgekrankheiten (Komplikationen).

1773. Der akute **Gelenkrheumatismus** in seiner krankmachenden Wirkung auf die Herzklappen und auf den Herzmuskel ist für die Versicherungsmedizin Gegenstand besonders sorglicher Erforschung, Untersuchung und Erwägung. Die Übersterblichkeit ist groß, besonders groß bei der Rückfälligkeit (9 bzw. 25 v. H.). Sie wird der Hauptsache nach durch die Herzkrankheiten verschuldet.

a) Überstandener Gelenkrheumatismus macht auch beim Fehlen von Krankheitserscheinungen der Endokarditis sehr sorgliche und weitgehende Funktionsprüfungen des Herzmuskels notwendig, weil die weit verbreitete Annahme, daß hauptsächlich oder gar nur Klappenfehler als Folgekrankheit in Frage käme, sich nicht rechtfertigen läßt. Herzmuskelentzündungen (Myokarditiden), die nur zu häufig verborgen (latent) bleiben und erst in späteren Lebensjahren in die Erscheinung treten, sind recht häufig.

b) Röntgendurchleuchtung gibt noch am ehesten Aufschluß über solche krankhaften Zustände des Herzmuskels durch die sichtbar gemachte regelwidrige Arbeit seiner einzelnen Abschnitte und durch den Nachweis einer durch die gewöhnliche Herzuntersuchung nicht nachweisbaren Gestaltsveränderung des Herzens.

c) Langfristige Zurückstellung wegen eines erst neuerdings überstandenen akuten Gelenkrheumatismus und Ablehnung des rückfälligen erscheinen in der Mehrzahl der Fälle geboten. Der Differentialdiagnose hinsichtlich der Gicht (gichtische Erkrankung der Synovialhäute der Gelenke), der beginnenden Arthritis deformans mit ihrem häufig sehr schleppenden Verlaufe und der Monarthritis gonorrhoica in Rücksicht auf die Möglichkeit vollständiger Heilung ist vollste Aufmerksamkeit zuzuwenden.

d) Die Zeitdauer des akuten Gelenkrheumatismus kann einigermaßen einen Maßstab für die Schwere der Krankheit bieten und sodann kann auch die Zahl der befallenen Gelenke in dieser Beziehung berücksichtigt werden.

1774. Geschwülste aller Art sind schon im Verdachtsfalle mit aller Vorsicht zu beurteilen. Die Möglichkeit der Umbildung „gutartiger Geschwülste" in bösartige Neubildungen muß berücksichtigt werden.

a) Sorglichste differentialdiagnostische Bewertung bereits vorhandener Geschwülste ist geboten. Besonders bei Frauen ist darauf zu achten. Denn nach den Feststellungen der Lebensversicherungen entwickeln sich die bösartigen Neubildungen (malignen Neoplasmen) zur Hälfte in der Gebärmutter und den Brustdrüsen der Frau und sind hauptsächlich der Grund für die Übersterblichkeit der Frauen.

b) Ob die bösartigen Geschwülste an Zahl und Schwere (d. h. Bösartigkeit) im Zunehmen begriffen sind und besonders auch die früheren Lebensalter in immer größerem Umfange heimsuchen, wie von einzelnen Seiten behauptet wird, ist noch nicht mit Sicherheit erwiesen. Es ließe sich auch hierfür als Grund annehmen, daß eine schärfere Diagnosenstellung mit Hilfe der Röntgendurchleuchtung und der sonstigen verfeinerten Untersuchungsverfahren die Ursache in dieser Beziehung ist.

1775. Die Entstehung oder auch die Verschlimmerung von bösartigen Neubildungen durch Unfälle scheint nicht von der Hand gewiesen werden zu können. Haut, Knochen und Brustdrüsen sind am häufigsten Sitz solcher traumatischen Geschwülste. Es muß beachtet werden, daß Reste einer alten Verletzung (Narben) vorzugsweise als Ausgangsstelle für die bösartigen Neubildungen angesehen werden müssen. Dauernde Reizungen solcher Vorzugsstellen (Scheuern und andauernder Druck auf Hautnarben, erweichende und reizende Wirkung von Sekreten z. B. auf die alten narbigen Cervixeinrisse post partum) werden für das Zustandekommen der bösartigen Geschwülste verantwortlich gemacht; für Magenkrebs z. B. alte von einem Ulcus rotundum ventriculi herrührende Narben, wenn auch neuerdings in Zweifel gezogen oder abgelehnt.

Über Erbanlage (Heredität) vgl. Ziff. 29.

1776. Auch trotz operativer Entfernung von bösartigen Neubildungen ist für die Lebensversicherungen größte Vorsicht geboten. Es gelangen nach Czernys reichen Erfahrungen nur in etwa 25% der im ausgiebigsten Maße Operierten Dauerheilungen.

1777. Verheimlichung (Dissimulation) bösartiger Neubildungen kommt gerade den Lebensversicherungsgesellschaften gegenüber in Betracht. Namentlich bei Frauen ist diese Gefahr beträchtlich. Beim geringsten Verdachte (wie er durch verdächtiges Aussehen, durch stärkere Abmagerung in letzter Zeit, durch wirkliche oder scheinbare Blutarmut und auch durch Heredität angeregt werden kann) sind gründliche örtliche Untersuchungen und zutreffendenfalls langfristige Zurücklegungen durchaus geboten.

1778. Von den **Nervenkrankheiten** erfordert hauptsächlich die **Epilepsie** hinsichtlich der Lebenserwartung Beachtung. Die Vollständigkeit, Häufigkeit und Schwere der Anfälle sind neben der sozialen Lage des Versicherungsnehmers für die Beurteilung des Einzelfalles von entscheidender Bedeutung. Auch die geistige Beschaffenheit muß eingehend geprüft werden, weil **Schwachsinn**

(Imbezillität) oder bereits in ihren Anfängen erkennbare Verblödung Aufnahme ausschließen; denn sie lassen auf schwere Epilepsie schließen.

1779. Die Basedowsche Krankheit im ausgesprochenen Grade erfordert längere Zurückstellung oder auch Ablehnung. Traumatische Einwirkungen wirken verschlimmernd auf bereits in der Anlage vorhandene Formen dieser Krankheit. Für die Beurteilung in dieser Richtung ist auch der Beruf bzw. die Unfallmöglichkeit entscheidend.

1780. Die Lungenkrankheiten chronischer Natur bieten hinsichtlich der Beurteilung für die Aufnahmefähigkeit im allgemeinen keine Schwierigkeit. Schon der leiseste Verdacht in dieser Beziehung erfordert zum mindesten langfristige Zurückstellung.

1781. Brustfellentzündungen, „trockene Brust- oder Rippenfellreizung", durch die Vorgeschichte festgestellt oder durch Schröpfnarben usw. verraten, fordern stets zur Vorsicht heraus, weil sie häufig das sinnfällige (objektive) Merkmal einer latenten Tuberkulose sein können.

1782. Die Lungenerweiterung (Emphysem) bietet für die Beurteilung hinsichtlich ihrer Bedeutung für die Lebensversicherung besondere Schwierigkeiten. Bei etwa nachweisbarer Einseitigkeit muß an das ausgleichende (vikariierende) Emphysem gedacht werden, wie es beim Ausfall atmungsfähiger Lungenabschnitte (z. B. durch Verdichtung, Schrumpfung usw.) vorkommt.

a) Auf solche ursächlichen, oft nur noch schwer erkennbaren krankhaften Veränderungen ist zu achten und ihre etwa noch andauernde Einwirkung auf die Lebensvorgänge und die Lebensaussichten eingehend zu erwägen.

b) Im allgemeinen sind nur leichte Fälle von Emphysem aufnahmefähig, in Rücksicht auf die große Neigung zum Fortschreiten aber nur unter erschwerenden Bedingungen. Voraussetzung für die Aufnahme sind das Fehlen anderweitiger nachweisbarer krankhafter Veränderungen besonders an den Atmungsorganen und die einwandfreie Beschaffenheit der Kreislauforgane.

c) Selbst geringer Katarrh läßt das Emphysem schon ernst beurteilen. Nicht selten müssen derartige Krankheitserscheinungen als Zeichen für Stauungen im kleinen Kreislaufe gelten und den Verdacht beginnender Schwäche (Insuffizienz) des rechten Herzens rege werden lassen.

d) Über die Tuberkulose besonders der Lungen ist an verschiedenen Stellen namentlich bei der Abhandlung über die Konstitution das Erforderliche gesagt werden (vgl. Ziff. 26 u. 220 ff.).

Jeder, selbst der leiseste Verdacht in dieser Beziehung fordert die größte Vorsicht in der Untersuchung und im Urteil heraus.

e) Unfallmöglichkeit ist je nach dem Beruf in Zweifelsfällen zu berücksichtigen. Traumen können leicht allgemeine Tuberkulose auslösen und dadurch dem Leben plötzlich und unerwartet verhängnisvoll werden.

1783. Herzkrankheiten führen gewöhnlich zur Ablehnung; wie der jetzige Krieg gelehrt hat, häufig mit Unrecht, soweit es sich um völlig ausgeglichene (kompensierte) Klappenfehler handelt. Solche Herzen haben sich in großer Zahl selbst erheblichen Ansprüchen und den unverkennbaren schädlichen Einflüssen des Feldlebens gewachsen gezeigt, am wenigsten freilich die sog. nervösen Herzstörungen.

Es liegt der Schluß nahe, daß diese Krankheitsbezeichnung, die aus dem Fehlen organischer Veränderungen hergeleitet werden mußte, in so und soviel Fällen nur eine Fehldiagnose insofern gewesen ist, als ein organischer Befund früher nicht erhoben worden ist oder werden konnte. Es gelang erst durch die Röntgendurchleuchtung vielfach organische Veränderungen am Herzen und an den großen Gefäßen aufzudecken, woraus sich mehr oder minder sicher alte myokarditische Vorgänge, Enge und andere krankhafte Veränderungen der Gefäße usw. erweisen ließen.

1784. Für die Herzmuskelentartung oder chronische Herzmuskelentzündung (Myokarditis) genügt schon ein Verdacht für die Ablehnung, weil deren Erkennung selbst in vorgeschrittenen Fällen oft auf äußerst große Schwierigkeiten oder völlige Versager stößt und weil gerade diese Krankheitszustände unmittelbar oder mittelbar zum frühzeitigen und plötzlichen Tode führen: unmittelbar durch Herzmuskellähmung (Herzschlag) und mittelbar durch ungünstige Gestaltung zwischenläufiger (interkurrenter) akuter Krankheiten (Lungenentzündung, Influenza) und alle sonstigen besonders in ihrem natürlichen Ablaufe lange dauernden Infektionskrankheiten, die das Herz stark belasten und seine Arbeitsleistung in besonders hohem Maße (durch Fieber usw.) in Anspruch nehmen, ganz abgesehen davon, daß solche in ihrer Muskulatur bereits brüchigen Herzen nicht selten durch die Infektionskeime und ihre Toxine um so leichter und weiter geschädigt werden.

1785. Bei allen Herzleiden ist das Ergebnis der Funktionsprüfung (Ziff. 105) an erster Stelle für die Lebenserwartung von entscheidender Bedeutung, wobei berücksichtigt werden muß, ob die Herzkraft genügend groß sei, um selbst bedeutenderen Ansprüchen an das Zentralkreislauforgan voraussichtlich zu genügen. Wird die Atmung durch die Körperarbeit womöglich bis zum Zwangsatmen und bis zur Atemnot gesteigert, so fällt diese Tatsache für das Urteil nach der ungünstigen Seite ins Gewicht.

1786. Leichte Unregelmäßigkeiten (Arrhythmien) und mäßige Beschleunigungen (Tachykardien) ohne objektiven Befund werden jetzt vom klinischen Standpunkte aus prognostisch nicht gerade ungünstig beurteilt. Für die Zwecke der Lebensversicherung erfordern sie in Rücksicht auf die differentialdiagnostischen Schwierigkeiten, d. h. bei der Unsicherheit in der Abgrenzung anorganischer (nervöser) von den organischen Krankheitszuständen des Herzens, immerhin Vorsicht und Aufnahme unter erschwerenden Bedingungen. Ein gleiches gilt von einer geringeren Vergrößerung des linken Herzens (Hypertrophia ventriculi sinistri).

1787. Aneurysma der Aorta, meist auf dem Boden einer alten Lues, seltener durch Trauma entstanden, muß stets abgelehnt werden.

1788. Gefäßverkalkung (Arteriosklerose) kann zum Teil wenigstens als ein auf Erbanlage — vererbter Konstitution — beruhendes Gefäßleiden aufgefaßt werden. Die Familiengeschichte muß danach möglichst gründlich durchforscht und geklärt werden.

Es muß auch berücksichtigt werden, daß familiäre Gicht, Fettsucht und Diabetes mellitus in Wechselbeziehungen zur Arteriosklerose stehen können, daß also auch auf diese in der Familiengeschichte in Rücksicht auf jene krankhafte Gefäßveränderung gefahndet werden muß.

a) Die Bedeutung der Arteriosklerose für die Lebensprognose muß nach dem Grade, nach dem hauptsächlichen örtlichen Auftreten und nach dem Lebensalter beurteilt werden.

b) Ausgesprochene· Erscheinungen der Krankheit schon vor dem 45. Lebensjahre und noch früher (Präsklerose), besonders stark hervortretende, dem Lebensalter der körperlichen Rückbildung nicht entsprechende subjektive und objektive Krankheitszeichen und der Verdacht oder der Nachweis hauptsächlicher Beteiligung der Gehirn- und Kranzgefäße des Herzens machen die Ablehnung eines Antrages notwendig, hauptsächlich aber dann, wenn Schwindelanfälle und Störungen der Herztätigkeit daneben einhergehen.

c) Nach Möglichkeit muß auch versucht werden, die Häufigkeit und die Menge des entleerten Urins in 24 Stunden oder wenigstens die Nacht über festzustellen. Häufiger Zwang zur nächtlichen Blasenentleerung und zur Ausscheidung reichlicheren sehr hellen Urins spricht für Sklerose der Nierengefäße (Glomerulonephritis) oder für beginnende Nierenschrumpfung.

d) Ausgesprochene Verlangsamung der Herztätigkeit (Bradykardie) weist meist auf vorgeschrittene Arteriosklerose hin, wenn nicht ·medikamentöse Verlangsamung der Herzarbeit zugrunde liegt.

1789. Krampfadern (Varicen) haben nur dann eine ernstere Bedeutung für die Lebensversicherung, wenn sie durch ihren Umfang und durch ihre Ausdehnung (Knotenbildung) auffallen.

An die Möglichkeit des Berstens eines Varix, an Venenentzündung (Phlebitis), an Bildung von Steinen (Phlebolithen) und an die Entwicklung des varikösen Unterschenkelgeschwürs (Ulcus cruris) muß gedacht werden. Aufnahme ist in solchen Fällen nur unter erschwerenden Bedingungen denkbar. Dies gilt erst recht für größere, nicht heilbare Unterschenkelgeschwüre (Venenentzündungen und Thrombose, karzinomatöse Entartung des Geschwürs und amyloide Entartung der Nieren), wobei stets Ablehnung ins Auge zu fassen ist.

1790. Krankheiten oder auch nur Störungen von seiten der Verdauungsorgane erfordern bei der Beurteilung stets größte Vorsicht, wenn sie häufiger und von längerer Dauer in der Vorgeschichte zu verzeichnen sind, wenn das Äußere (fahle, blasse Gesichtsfarbe, vorzeitig gealtertes Aussehen) und der allgemeine Ernährungszustand darunter offenbar gelitten oder auch nach früheren Aufzeichnungen eine Verschlechterung erfahren haben.

a) Vor allem muß auf bösartige Neubildungen gefahndet werden. Die größte Vorsicht ist bei leisestem Verdachte geboten. Mehrmonatige Zurückstellung ist erforderlich.

b) Störungen der Verdauungstätigkeit werden mit Vorliebe geleugnet. Eingehendste Untersuchung ist daher geboten. Ein durch die Beklopfung feststellbarer stark und hochgefüllter absteigender Dickdarmteil, möglicherweise sogar auch unter Beteiligung des querverlaufenden Astes spricht für gewohnheitsmäßige Verstopfung (habituelle Obstipation), ausgesprochener tympanitischer Schall über beiden Darmabschnitten eher für Durchfälle (chronische Diarrhöe bei Tuberkulose usw.).

1791. Krankheiten der Harnorgane. Eiweißausscheidung (Albuminurie) ist vieldeutig und nicht immer für ein Nierenleiden entscheidend. Sie findet sich bei größeren Körperleistungen namentlich nach langen Fußmärschen, Radfahren, auch gelegentlich nach längerem Stehen, nach Aufnahme reichlicher Mahlzeiten, nach kalten Bädern und bei der Menstruation (physiologische Albuminurie).

1792. Krankhafte Eiweißausscheidung (pathologische Albuminurie) kommt aus verschiedenen Ursachen zustande und bleibt häufig unter den gewöhnlichen Bedingungen des täglichen Lebens bestehen.

a) Zeitweiliges Auftreten von Albuminurie nach dem Übergang aus der liegenden in die aufrechte Körperhaltung, beim Stehen und bei ruhigen Körperbewegungen, namentlich beim Gehen (die orthotische, orthostatische, zyklische Albuminurie) ist krankhaft.

b) Sie muß häufig als Rest einer überstandenen Nierenentzündung oder als ein Reizzustand der Nieren gelten. Dieser kann zwar heilen, aber auch in eine Nierenentzündung übergehen.

c) Für beide Formen der Albuminurie muß eine — angeborene oder erworbene — Disposition angenommen werden. Auch Krankheitsvorgänge in anderen Organen (Herz und Leber) können Albuminurie bedingen (Stauungsalbuminurie oder Stauungsniere bzw. Stauungsleber). Eine solche konstitutionelle Schwäche ihrer Nieren trägt für solche Versicherungsnehmer besondere Gefahren für das Leben in sich, namentlich, wenn bei ihnen noch eine nachweisbare Schwäche von seiten des Herzens und der Gefäße, Blutarmut und Dyskrasien aller Art nachweislich oder mutmaßlich in Frage kommen.

d) Das Fehlen von Eiweiß spricht bei sonstigen Krankheitsäußerungen der Nieren nicht gegen eine chronische Nephritis (Schrumpfniere! Morbus Brigthi).

e) Die mikroskopische Untersuchung des Harnsediments (Ziff. 340 ff.) darf nicht unterbleiben, wenn irgend welche Verdachtsgründe hinsichtlich des Nierenzustandes aufgetreten sind.

f) Nierenkrankheiten in jeder Form und Entzündungen der Harnwege machen langfristige Zurückstellung oder gar Ablehnung erforderlich.

1793. Nierensteinleiden (Nephrolithiasis) und **Lageveränderungen der Nieren (Wanderniere — Ren mobilis —)** sind nach ihrer Häufigkeit der Anfälle bzw. nach der Schwere zu werten. Sehr häufige und schwere Anfälle von Steinkrankheiten werden besser abgelehnt.

Für Wanderniere träfe dies ebenfalls zu, wenn sie nicht allein besteht, sondern eine stärkere allgemeine Enteroptose (Ziff. 290) sich daneben findet. Sonst ist Aufnahme unter erschwerenden Bedingungen, abhängig von dem sonstigen körperlichen Verhalten und Kräftezustand, angängig.

1794. Geschlechtskrankheiten. Gonorrhöe ist bis zur völligen Heilung unter Zurückstellung bis zum Verschwinden der Tripperfäden und bis zur Feststellung völlig klaren Urins ein Hinderungsgrund für die Aufnahme. Begleit- und Folgekrankheiten (Blasenkatarrh [Cystitis], Nierenbeckenentzündung [Pyelonephritis] und Gelenkentzündungen [Arthritis gonorrhoica]) erfordern wegen ihrer Neigung zur Rückfälligkeit eine längere Zurückstellung.

1795. Harnröhrenverengerungen (Strikturen) fordern ganz besondere Vorsicht heraus.

Ableugnung überstandener Gonorrhöe ist sehr beliebt. Nur etwa 10% sollen zugestanden werden.

1796. Ulcus molle bedingt eine Zurückstellung auf mindestens 2 Monate — für die Dauer der Inkubationszeit der Syphilis — in Rücksicht auf eine mögliche Verkennung eines Ulcus durum.

1797. Die Syphilis ist für die Lebensversicherung nächst der Tuberkulose wohl das verhängnisvollste Allgemeinleiden einmal wegen der großen diagnostischen Schwierigkeiten bei Lues ohne offensichtliche Erscheinungen, wegen ihrer großen Hartnäckigkeit in ihrem Bestehen und bei der Häufigkeit ihrer verhängnisvollen Spätformen (der Metasyphilis in Gestalt der Paralyse und der Tabes.)

a) Über die unendlich vielseitigen Erscheinungsformen der offenkundigen (manifesten) und verborgenen (latenten) Lues und ihre mannigfache und oft verhängnisvolle Einwirkung auf den Körper besonders auf die lebenswichtigen Organe muß der Versicherungsarzt auf das gründlichste unterrichtet sein, wenn er seiner wichtigen Aufgabe gerecht werden will (vgl. Ziff. 501 ff).

b) Der lebensverkürzende Einfluß der Syphilis steht außer Zweifel, ohne daß sie als eigentliche Todesursache hervortritt. Hauptsächlich kommt die mittelbare Wirkung dieser Krankheit auf den Organismus in Frage. Das Gehirn und Rückenmark, die Kreislauforgane und die Leber werden mit Vorliebe von der Syphilis in Angriff genommen. Die Leber ist namentlich bei gleichzeitigem Alkoholmißbrauche gefährdet (Leberzirrhose).

c) Die Bedeutung der Paralyse für die Versicherungsmedizin ist ungemein groß. Nach Feststellung einer überstandenen Lues durch die Vorgeschichte muß für die Beurteilung der Lebensaussichten in jedem Einzelfalle alles berücksichtigt werden, was sich auf eine Erbanlage (hereditäre Konstitution) — Psycho- oder Neuropathie —, auf Lebensalter, Stand oder Beruf mit ihren Eigenarten auf Lebensführung (geistige und körperliche Erschöpfung infolge dauernder Überanstrengung, ausschweifende Lebensweise in Baccho et Venere, Unfallmöglichkeiten usw.) bezieht.

c) Kommt bei der Untersuchung der Verdacht überstandener oder latenter Syphilis auf, so empfiehlt es sich den Untersuchten zwischendurch zu fragen: „Wann haben Sie sich syphilitisch angesteckt?" Es folgt eher die richtige Antwort, als auf die Frage: „Haben Sie einmal Syphilis gehabt?".

d) Es entspricht dies auch der Erfahrung in bezug auf den Alkoholmißbrauch, der sich eher ergründen läßt, wenn die Fragestellung lautet: „Was oder welche Sorte trinken Sie gewöhnlich und in welcher Menge," während die Frage: „Trinken Sie", lebhaft und meist sogar mit gut gespielter Entrüstung abgelehnt wird.

1798. Frauenkrankheiten haben ihre Bedeutung für die Versicherungsmedizin lediglich in der Art, im Umfange, in der Schwere und in ihrem Einfluß auf den Allgemeinzustand des Körpers.

a) Auf bösartige Neubildungen ist stets und ganz besonders beim geringsten Verdachte das Augenmerk zu richten.

b) Häufigere Aborte lassen einen solchen hinsichtlich der Lues oder krimineller Eingriffe als Ursachen aufkommen, diese mit der großen Gefahr der allgemeinen Sepsis für das Leben. Eine glücklich verlaufene Abtreibung verführt zur öfteren Wiederholung dieses oft verhängnisvollen Eingriffes. Mit der wiederkehrenden Lebensgefährdung aus diesem Grunde muß für die Dauer der Konzeptionszeit gerechnet werden.

c) Im allgemeinen trüben die chronischen Frauenkrankheiten die Lebensaussichten wenig oder gar nicht.

Die beiden letzten Abschnitte — der militärärztliche und versicherungsärztliche — haben, wie es angezeigt erschien, auch noch Aufnahme, und zwar folgerichtig ihren Platz am Schluß des Leitfadens gefunden.

Sie dürften den auf diesen Sondergebieten der ärztlichen Berufsarbeit tätigen Kollegen eine teils erwünschte, teils notwendige Hilfe, teils auch gewisse Anhaltpunkte und manche Richtlinien für die an sie herantretenden verantwortungsreichen Aufgaben gewähren. Sie müssen aber auch weiterhin aus allen denjenigen Quellen ärztlichen Wissens und Könnens, beruflicher Erkenntnis und ärztlichen Urteils schöpfen, welche in den voraufgegangenen Abschnitten geboten worden sind.

Anlage I. **Tabelle nach Karup.**

Normales (durchschnittliches) Brustmaß, Bauchmaß und Körpergewicht bei gegebener Größe für männliche Personen zur Zeit des Versicherungsabschlusses [1]).

Größe		Alter in Jahren:					
		15 bis 19	20 bis 24	25 bis 29	30 bis 34	35 bis 39	40 und mehr
150	Brust, E	83	85	87	88	89	90
	„ A	76	76	81	82	84	85
	Bauch	70	72	75	78	69	83
	Gewicht	54	58	60	62	64	66
151	Brust, E	83	85	87	89	90	90
	„ A	77	78	81	83	84	85
	Bauch	70	72	75	78	81	84
	Gewicht	54	58	60	62	64	66
152	Brust, E	84	85	88	89	90	91
	„ A	77	78	81	83	85	86
	Bauch	71	73	76	79	81	84
	Gewicht	54	59	60	62	64	67
153	Brust, E	84	86	88	89	90	91
	„ A	77	79	82	84	85	86
	Bauch	71	73	76	79	80	85
	Gewicht	54	59	61	63	65	68
154	Brust, E	85	85	89	90	91	92
	„ A	78	79	82	84	86	87
	Bauch	71	73	76	79	82	85
	Gewicht	55	60	62	63	65	68
155	Brust, E	85	87	89	90	91	92
	„ A	78	80	83	84	86	87
	Bauch	72	74	77	80	82	86
	Gewicht	55	60	62	64	66	68
156	Brust, E	85	87	90	91	92	93
	„ A	78	80	83	85	86	87
	Bauch	72	74	77	80	83	86
	Gewicht	56	61	63	64	66	69
157	Brust, E	86	87	90	91	92	93
	„ A	79	80	83	85	87	88
	Bauch	73	74	78	81	83	87
	Gewicht	56	61	63	65	67	69

[1]) Körpermaße in cm, Gewicht in kg.
Brust, E = Brustumfang bei Einatmung.
Brust, A = Brustumfang bei Ausatmung.
Körpergröße gilt einschließlich Fußbekleidung. Es sind daher etwa 3 cm in Abzug zu bringen.
Gewicht gilt einschließlich Kleidung. Es sind daher in Abzug zu bringen:
a) für männliche Kleidung
  bei Sommeranzug $2^1/_2$—3 kg
  „ Übergangsanzug $3^1/_2$—4 kg
  „ Winteranzug
    mit schweren Stiefeln $4^3/_4$—$5^1/_4$ kg
    „ gewöhnlichen „ $4^1/_2$—5 kg
b) für weibliche Kleidung
  Sommerkleidung   2—$2^1/_2$ kg
  Winterkleidung   3—$3^1/_2$ kg
c) für Schuhwerk allein
  männliches   1—$1^1/_4$ kg
  weibliches $^1/_2$—$^3/_4$ kg.
Brust- und Bauchmaße sind auf dem nackten Körper genommen, Brustmaße direkt unter Schulterblattwinkeln und Brustwarzen bei wagerechter Armhaltung.

E. Versicherungsärztlicher Teil.

Größe		Alter in Jahren:					
		15 bis 19	20 bis 24	25 bis 29	30 bis 34	35 bis 39	40 und mehr
158	Brust, E	86	88	90	91	93	93
	,, A	79	81	84	85	87	88
	Bauch	73	75	78	81	83	87
	Gewicht	56	61	64	65	67	70
159	Brust, E	86	88	91	92	93	94
	,, A	79	81	84	86	87	88
	Bauch	73	75	78	81	84	87
	Gewicht	57	62	64	66	68	70
160	Brust, E	87	88	91	92	93	94
	,, A	80	81	84	86	88	89
	Bauch	74	75	79	82	84	88
	Gewicht	58	63	65	67	68	71
161	Brust, E	87	89	91	93	94	95
	,, A	80	82	85	87	88	89
	Bauch	74	76	79	82	85	88
	Gewicht	58	63	65	67	69	72
162	Brust, E	87	89	92	93	94	95
	,, A	80	82	85	87	89	90
	Bauch	74	76	79	83	85	89
	Gewicht	59	64	66	68	70	73
163	Brust, E	88	90	92	93	94	95
	,, A	81	82	85	87	89	90
	Bauch	75	77	80	83	86	89
	Gewicht	59	65	67	69	71	73
164	Brust, E	88	90	93	94	95	96
	,, A	81	83	86	88	89	90
	Bauch	75	77	80	83	86	90
	Gewicht	60	65	68	69	71	74
165	Brust, E	89	90	93	94	95	96
	,, A	81	83	86	88	89	90
	Bauch	75	77	81	84	86	90
	Gewicht	61	66	68	70	72	75
166	Brust, E	89	90	93	94	95	96
	,, A	82	83	86	88	90	91
	Bauch	76	78	81	84	87	90
	Gewicht	61	67	69	71	73	76
167	Brust, E	89	91	94	95	96	97
	,, A	82	83	87	89	90	91
	Bauch	76	78	81	84	87	91
	Gewicht	62	67	70	72	74	76
168	Brust, E	90	91	94	95	96	97
	,, A	82	84	87	89	91	92
	Bauch	76	78	82	85	87	91
	Gewicht	63	68	70	72	74	77
169	Brust, E	90	92	94	95	97	98
	,, A	83	84	87	88	91	92
	Bauch	77	79	82	85	88	92
	Gewicht	63	69	71	73	75	78
170	Brust, E	90	92	95	96	97	98
	,, A	83	85	88	90	91	92
	Bauch	77	79	82	86	88	92
	Gewicht	64	70	72	74	76	79

Tabelle nach Karup.

Größe		\multicolumn{6}{c}{Alter in Jahren:}					
		15 bis 19	20 bis 24	25 bis 29	30 bis 34	35 bis 39	40 und mehr
171	Brust, E	91	92	95	96	97	98
	,, A	83	85	88	90	92	93
	Bauch	78	79	83	86	89	92
	Gewicht	65	70	73	75	77	80
172	Brust, E	91	93	95	97	98	99
	,, A	84	85	88	90	92	93
	Bauch	78	80	83	86	89	93
	Gewicht	65	71	74	76	78	81
173	Brust, E	91	93	96	97	98	99
	,, A	84	85	89	91	92	93
	Bauch	78	80	83	87	89	93
	Gewicht	66	72	75	77	79	82
174	Brust, E	91	93	96	97	98	99
	,, A	84	86	89	91	93	94
	Bauch	78	80	84	87	90	94
	Gewicht	67	73	75	78	80	83
175	Brust, E	92	93	96	97	99	100
	,, A	84	86	89	91	93	94
	Bauch	79	81	84	88	90	94
	Gewicht	68	74	76	79	81	84
176	Brust, E	92	94	97	98	99	100
	,, A	85	86	90	92	93	94
	Bauch	79	81	85	88	91	94
	Gewicht	69	85	77	80	82	85
177	Brust, E	92	94	97	98	99	100
	,, A	85	87	90	92	94	95
	Bauch	80	82	85	88	91	95
	Gewicht	70	76	78	80	83	86
178	Brust, E	93	94	97	98	100	101
	,, A	85	87	90	92	94	95
	Bauch	80	82	85	89	91	95
	Gewicht	70	77	79	81	84	87
179	Brust, E	93	95	97	99	100	101
	,, A	86	87	91	93	94	95
	Bauch	80	82	86	89	92	96
	Gewicht	71	78	80	82	85	88
180	Brust, E	93	95	98	99	100	101
	,, A	86	88	91	93	95	96
	Bauch	81	82	86	89	92	96
	Gewicht	72	79	81	83	86	89
181	Brust, E	94	95	98	99	101	102
	,, A	86	88	91	93	95	96
	Bauch	81	83	86	90	93	96
	Gewicht	73	79	82	84	87	90
182	Brust, E	94	96	98	100	101	102
	,, A	87	88	92	94	95	97
	Bauch	81	83	87	90	93	97
	Gewicht	74	81	83	86	88	91
183	Brust, E	94	96	99	100	101	102
	,, A	87	89	92	94	96	97
	Bauch	82	84	87	90	93	97
	Gewicht	75	82	84	87	89	92

Größe		Alter in Jahren:					
		15 bis 19	20 bis 24	25 bis 29	30 bis 34	35 bis 39	40 und mehr
184	Brust, E	94	96	99	100	102	102
	,, A	87	89	92	94	96	97
	Bauch	82	84	87	91	94	98
	Gewicht	76	83	85	88	90	94
185	Brust, E	95	96	99	101	102	103
	,, A	88	89	93	95	96	97
	Bauch	82	84	88	91	94	98
	Gewicht	77	84	86	89	91	95
186	Brust, E	95	97	100	101	102	103
	,, A	88	89	93	95	97	98
	Bauch	82	84	88	92	94	98
	Gewicht	78	85	87	90	92	96
187	Brust, E	95	97	100	101	102	103
	,, A	88	90	93	95	97	98
	Bauch	83	85	88	92	95	99
	Gewicht	79	86	88	91	93	97
188	Brust, E	96	97	100	101	103	104
	,, A	89	90	94	96	97	99
	Bauch	83	85	89	92	95	99
	Gewicht	79	86	89	92	94	98
189	Brust, E	96	98	101	102	103	104
	,, A	89	90	94	96	98	99
	Bauch	84	86	89	93	96	100
	Gewicht	80	88	90	93	96	99
190	Brust, E	96	98	101	102	103	104
	,, A	89	91	94	96	98	99
	Bauch	84	85	89	93	96	100
	Gewicht	81	89	92	94	97	100
191	Brust, E	97	98	101	102	104	105
	,, A	89	91	95	97	98	100
	Bauch	84	86	90	93	96	100
	Gewicht	82	90	93	95	98	102
192	Brust, E	97	99	102	103	104	105
	,, A	90	91	95	97	99	100
	Bauch	85	87	90	94	97	101
	Gewicht	83	91	94	97	99	103
193	Brust, E	97	99	102	103	104	105
	,, A	90	92	95	97	99	100
	Bauch	85	87	90	94	97	101
	Gewicht	84	92	95	98	100	104
194	Brust, E	97	99	102	103	105	106
	,, A	90	92	96	98	99	101
	Bauch	85	87	91	94	97	101
	Gewicht	85	93	96	99	101	105
195	Brust, E	98	100	103	104	105	106
	,, A	91	92	96	98	100	101
	Bauch	85	88	91	95	98	102
	Gewicht	86	94	97	100	103	107

Anlage II.

Wachstum des Brustumfanges in den verschiedenen Jahrgängen
(nach Daffner)

Im Alter von 13 Jahren Brustumfang: 68,0—72,9 cm
,, ,, ,, 14 ,, ,, 66,1—71,7 ,,
,, ,, ,, 15 ,, ,, 73,8—81,0 ,,
,, ,, ,, 16 ,, ,, 75,5—81,0 ,,
,, ,, ,, 17 ,, ,, 78,2—83,7 ,,
,, ,, ,, 18 ,, ,, 80,6—85,9 ,,
,, ,, ,, 19 ,, ,, 81,0—86,8 ,,
,, ,, ,, 20 ,, ,, 82,6—88,0 ,,
,, ,, ,, 21 ,, ,, 86,1—91,4 ,,
,, ,, ,, 22 ,, ,, 86,2—91,8 ,,
,, ,, ,, 30 ,, ,, 88,6—94,6 ,,
beim männlichen Geschlecht;
,, weiblichen ,, 78,5—82,5 ,,

Anlage III.

Wachstumstabelle.
(Nach Quetelet und Beneke.)

	männl. Geschl.		weibl. Geschl.		männl. Geschl.		weibl. Geschl.	
	Quetelet	Beneke	Quetelet	Beneke	Quetelet	Beneke	Quetelet	Beneke
	cm	cm	cm	cm	kg	kg	kg	kg
Neugeborene	50	50	49,4	49	3,2	3,2	2,9	3,1
1. Jahr	69,8	71	69,0	69,5	9,4	9,0	8,8	8,6
2. ,,	79,1	80	78,1	79	11,3	11,5	10,7	11,1
3. ,,	86,4	87	85,4	86	12,4	12,7	11,8	12,4
4. ,,	92,7	93	91,5	91,5	14,2	14,2	13,0	14,0
5. ,,	98,7	99	97,4	97,5	15,8	16,0	14,4	15,7
6. ,,	104,6	105	103,1	104	17,2	17,8	16,0	16,8
7. ,,	110,4	110	108,7	109	19,1	19,7	17,5	17,8
8. ,,	116,2	116	114,2	114,5	20,3	21,7	19,1	19,5
9. ,,	121,8	122	119,6	120	22,6	23,5	21,4	21,0
10. ,,	127,3	128	124,9	125	24,5	25,5	23,5	23,2
11. ,,	132,5	133,5	130,5	130,5	27,1	27,5	25,6	25,5
12. ,,	137,5	137,5	135,2	130,6	29,8	30,0	29,8	30,0
13. ,,	142,3	142	140,0	142,5	34,4	33,0	32,9	33,0
14. ,,	146,9	147	144,6	146	38,8	37,5	36,7	37,0
15. ,,	151,3	152	148,8	149	43,6	42,0	40,4	41,0
16. ,,	155,4	156	152,1	152,5	49,7	47,0	43,6	45,0
17. ,,	159,4	162	154,6	154	52,8	52,0	47,3	48,0
18. ,,	163,0	166	156,3	157	57,8	55,0	49,0	50,0
19. ,,	165,5	167	167,0	158	58,0	—	51,6	—
20. ,,	167,0	168	157,4	158	60,1	60,0	52,3	54,0

Die vorstehenden Zahlen geben nur die Durchschnittswerte an, um welche die Grenzwerte mehr oder weniger breit schwanken.

Anlage IV.
Übersicht über besondere Berufsgefährdung.

Berufsarten	Berufsschädlichkeiten	Gefährdung[1])
Akrobaten	Unfälle	+ + +
Ärzte	Infektionen, Herz-Gefäßkrankheiten	+
Anstreicher	Bleivergiftung, Bleikolik	+ bis + +
Arbeiter in Bettfeder-, Farben-, Haarfabriken, Kalkbrennereien, Sand-, Ton-, Torfgruben, Ziegeleien, Hochöfen	Staubeinatmung	+ bis + +
Bäcker	Mehlstaub, Überernährung, Diabetes, katarrhalische Erkrankungen	+
Barbiere	Haarstaub, Lebensweise	0 bis +
Bauhandwerker	Unfälle	+
Baumwollenarbeiter, -weber	vegetabilischer Staub	+ + bis + + +
Beamte	sitzende Lebensweise	0
Bergbeamte (Steiger und andere Grubenbeamte)	Unfälle	+
Bergleute	Unfälle, Herzkrankheiten, Emphysem, Rheumatismus	+ +
Bierbrauer	Alkoholismus, Herzkrankheiten	+ + bis + + +
Bierfahrer, -händler, -reisende	,, ,,	+ +
Bierbrauereiarbeiter	,, ,,	+ +
Bildhauer	mineralischer Staub, Lungenkrankheiten	+ +
Bleiarbeiter	Bleivergiftung	+ + +
Blitzableiterleger	Unfälle	+ +
Blumenmacher	Arsenvergiftung	+
Branntweinfabrikanten, -händler, -reisende	Alkoholismus, Herzkrankheiten	+ +
Brunnenmacher	Unfälle, schädliche Gase	+
Buchbinder	Papierstaub	+
Buchdrucker	Bleivergiftung	+
Chauffeure	Unfälle	+
Chemiker u. Arbeiter in chemischen Fabriken	chron. Vergiftungen, Unfälle	+ bis + +
Cigarrenarbeiter	Tabakstaub	+
Conditoren	Mehlstaub	0
Dachdecker	Unfälle	+
Diamantenschleifer	mineralischer Staub	+ +
Drechsler	Holzstaub	0
Drescher	Getreidestaub	0
Eisenbahn-Außenbeamte	Unfälle, katarrh.-rheumat. Erkrankungen	+ bis + +
Eisenbahn-Innenbeamte	—	0
Eisendreher, -gießer, Eisenhüttenarbeiter	Eisenstaub	+
Emaillearbeiter	Bleivergiftung	+ + bis + + +
Färber	Bleivergiftung	+ bis + +
Feilenhauer	Eisenstaub	+ + bis + + +
Fensterputzer	Unfälle	+
Feuerwehrleute	Unfälle, Rauchvergiftungen	+
Feuerwerker	Unfälle	+

[1]) 0 = keine Berufsgefährdung. + = wenig gefährdet. + + = stark gefährdet. + + + = ungewöhnliche Gefährdung.

Übersicht über besondere Berufsgefährdung. 539

Berufsarten	Berufsschädlichkeiten	Gefährdung
Fischer (See)	Unfälle, katarrhal.-rheumat. Erkrankungen	+ +
Fischer (Binnenwässer)	Unfälle	+
Fleischer	übermäßiger Fettgenuß	+
Förster	—	0
Former, Formstecher	Kohlen-, Metallstaub	+
Fuhrleute	Unfälle, Alkoholismus, katarrhalische und rheumatische Erkrankungen	+
Gärtner	—	0
Gasarbeiter	Gaseinatmung	+
Gasröhrenleger	Gaseinatmung, Bleivergiftung	+
Gasthofbesitzer, -personal	Alkoholismus, unregelmäßige Lebensweise, Arteriosklerose	+ +
Gebirgsführer	Unfälle	+
Gefängnisaufseher, Gendarmen	Unfälle, Erkältungen	+
Geistliche	Rachen- u. Kehlkopfkatarrhe	0
Glaser	Blei-, Glasstaub	+
Glasschleifer, -bläser	Staubeinatmung, Tuberkulose, Emphysem	+ + bis + + +
Goldarbeiter	Salpeterdämpfe	+
Goldschmiede	Gase, sitzende Lebensweise	+
Gürtler	Staubeinatmung	+ +
Handlungsreisende	Erkältungen, unregelmäßige Lebensweise	+
Heizer	Erkältungen	+
Hutmacher	Staubeinatmung	+
Hüttenarbeiter	Unfälle, Erkältungen, Überanstrengungen	+ +
Ingenieure	Unfälle	0 bis +
Instrumentenmacher	Quecksilber, Metallstaub	0 bis +
Jokeys	Unfälle	+ + +
Kanalarbeiter	Gase	+
Kaufleute	je nach Tätigkeit	0 bis + +
Kellner	s. Gasthofbesitzer	+ +
Kesselschmiede	Metallstaub	0
Klempner	Metallstaub	+
Kohlengrubenarbeiter	Kohlenstaub	+
Krankenwärter	Infektionen	+ bis + +
Künstler	unregelmäßige Lebensweise	0 bis +
Kürschner	Haarstaub	+ bis + +
Kupferschmiede	Metallstaub	+
Kupferstecher	"	+ bis + +
Kutscher	Unfälle, Erkältungen	+ +
Lackierer	Bleivergiftung	+ +
Landwirte	—	0
Lehrer	Rachen- und Kehlkopfkatarrh	0
Leineweber	vegetabilischer Staub	+
Lithographen	mineralischer Kupferstaub	+
Lotsen	Unfälle	+ +
Lumpenhändler	vegetabilischer Staub, Ansteckung	+ +
Luftschiffer	Unfälle	+ + +
Maler	Bleivergiftung	+ +
Maurer	Unfälle	+
Mechaniker	Metallstaub	+
Müller	Mehlstaub, Tuberkulose	+ +
Musiker	Emphysem, Alkoholismus	+

540 E. Versicherungsärztlicher Teil.

Berufsarten	Berufsschädlichkeiten	Gefährdung
Papierarbeiter	vegetabilischer Staub	+ bis + +
Phosphorarbeiter	Phosphorvergiftung	+ + +
Photograph	chemische Agentien	0
Polierer in Glas, Metall, Stein	Staubinhalation	+ bis + +
Polizisten	Unfälle	0 bis +
Polsterer	Staubinhalation	+
Porzellanarbeiter	Staubinhalation, Tuberkulose	+ + bis + + +
Postbeamte	sitzende Lebensweise	0·
Quecksilberarbeiter, Spiegelbeleger, -vergolder	Quecksilbervergiftung	+ + +
Rennfahrer	Unfälle	+ + +
Restaurateure	s. Gasthofbesitzer	+ +
Roßhaarspinner	Haarstaub	+
Sattler	Haarstaub, Lungenkrankheiten	+
Schiffer	Unfälle, rheumatische Erkrankungen, Erkältungen	+
Schlächter	Fettleibigkeit, Gicht	+
Schleifer	Metallstaub	+ +
Schlosser, Schmiede	Metallstaub	0 bis +
Schneider	sitzende Lebensweise, Lumpenstaub	+
Schornsteinfeger	Unfälle	+ +
Schreiber	Körperstellung, sitzende Lebensweise	+ +
Schriftgießer	Bleivergiftung	+ +
Schriftsetzer		+ +
Schuhmacher	sitzende Lebensweise, Körperhaltung	+ +
Seeleute	Unfälle	+ +
Seidenarbeiter	animalischer Staub	+
Seiler	Hanfstaub	0
Spinner	Flachsstaub	+
Sprengstoffarbeiter	Unfälle	+ +
Steinbildhauer	mineralischer Staub	+ + bis + + +
Steinbrucharbeiter	Unfälle, mineralischer Staub	+ bis + +
Steinbehauer	Unfälle, mineralischer Staub	+ + +
Steinsetzer	mineralischer Staub	+
Stellmacher	Unfälle, Holzstaub	+
Straßenbahnführer	Unfälle, kat.-rheum. Erkrankungen	+
Strumpfwirker	vegetabilischer Staub, sitzende Lebensweise	0 bis +
Tabakarbeiter	Tabakstaub	0 bis +
Tapetenarbeiter	Gifte, Arsen	+
Tapezierer	Unfälle, Haarstaub	+ bis + +
Tierärzte	Infektionen	0 bis +
Tischler	Holzstaub	+ bis + +
Töpfer	—	0
(Glasierer und Brenner)	Bleivergiftung	+ + bis + + +
Uhrmacher	Metallstaub	0 bis +
Vergolder	Vergiftungen (Quecksilber, Cyankali)	+ bis + +
Viehhändler	Unfälle, Alkoholismus, Erkältungen	+ +
Wäscher	rheumatische Erkrankungen	+ +
Weber	vegetabilischer Staub, Lungenkrankheiten	+ + bis + + +
Weinhändler, -küfer, -reisende	Alkoholismus, unregelmäßige Lebensweise	+ +
Winzer	Alkoholismus	+ bis + +
Zementarbeiter	Staubinhalation, Tuberkulose	+ +
Zimmerleute	Unfälle, Holzstaub u. rheumatische Erkrankungen	+
Zinngießer	Arsenvergiftung	+
Zündwarenarbeiter	Unfälle, Phosphorvergiftung	+ + +·

Sachregister.

Die gerade stehenden Zahlen weisen auf die betreffende Seite, die Kursivzahlen, ebenso wie die Buchstaben, auf die im Text besonders gekennzeichneten Absätze hin.

Abducens, N., Untersuchung 261 *878 ff.*
Abkürzungen für Gesetzbücher und Verordnungen 402 (Fußnote).
Abmagerungen, degenerative 133 *408. 408 a.*
Absenzen 389 *1351.*
Abszeß, subphrenischer, Röntgenuntersuchung 363 *1256.*
Abwehrbestrebungen 2 *10.*
Abtastung (s. die einzelnen Organe).
— Baucheingeweide 86 *288.*
Accessorius Willisii,
— Untersuchung 116 *376.*
— Versorgungsgebiet 116 *376.*
Accessoriuskrampf 116 *376 c d.*
— angeborener und erworbener 116 *376 d.*
Accessoriuslähmung 116 *376 a.*
Acetessigsäure, Harnuntersuchung auf 99 *332 a.*
Aceton (Acetonkörper),
— Atmungsluftuntersuchung auf 99 *332 b.*
— Harnuntersuchung auf 99 *332, 332 b.*
Acetonausscheidung, Vorkommen und Bedeutung 101 *339.*
Acetonurie, Ausatmungsluft, Geruch ders. bei 212 *683.*
Achillessehne, Druckschmerz an der 141 *443 b.*
Achillessehnenreflex 141 *447.*
Achillessehnenschmerz, Röntgenuntersuchung(Ursachen)b.376 *1319e.*
Achondroplasie 377 *1325.*
Achsenzylinderfärbung 186 *612.*
Achylia gastrica, Pepsinmangel bei 92 *306 f.*
Adams-Stokessche Krankheit,
— Herzarrhythmie bei ders. 41 *144 c.*
— Überleitungsstörungen bei ders. 52 *168 γ.*
Adenoide Wucherungen im Nasenrachenraum 215 *703.*
Aderhaut, Untersuchung und Krankheiten 252.
Aderhautentzündungen, Starbildung nach 248 *820.*
Aderhautgeschwülste, Netzhautablösung und 250 *830.*

Adoleszentenkrankheiten 321 *1092.*
After, Affektionen am 150 *488.*
Afterfissuren 283 *963.*
Aftergeschwüre, Schmerzen bei dens. 79 *268 f.*
Ageusie 115 *373.*
Agglutinationsprüfung bei
— Cholera asiatica 173 *578.*
— Fleckfieber 174 *580.*
— Fleischvergiftung 173 *576.*
— Paratyphus 173 *576.*
— Ruhr 173 *577 a.*
Agglutinationsprobe bei Typhus 173 *575.*
Aggravation (s. a. Simulation) 11 *47.*
— Schwerhörigkeit und 271 *911.*
Agnosie und deren Arten 119 *385 α β γ δ.*
Agophonie 63 *208 b.*
Agraphie 119 *384 κ λ.*
Akkommodation 259 *868.*
— Prüfung der 260 *868.*
Akkommodationskrampf 260 *870.*
Akkommodationslähmung 260 *869.*
Akne 148 *473.*
Akrocyanose 138 *432.*
Aktinomykose 208 *658.*
Aktionsstromschreibung 50.
Akustikus, N., Untersuchung 114 *370.*
Akustikusaffektionen,
— Gifteinwirkungen und 265 *892.*
— Vorkrankheiten bei 264 *889.*
Akutes Krankheitsstadium 2 *10.*
Albuminurie,
— Bedeutung der 100 *335, 336, 337.*
— Lebensversicherung und 529 *1791,* 530 *1792.*
— ohne Nierenveränderungen 100 *336.*
— zyklische (orthotische) 100 *336.*
Alexie, reine 119 *384 ιϰ.*
Alkaptonurie 97 *325.*
Alkoholdelirien, Operationen und 380 *1331 k.*
Alkoholintoleranz, strafrechtliche Bedeutung der 410 *1422,* 410 *1439.*
Alkoholmißbrauch (Alkoholismus),
— Ataxie und 135 *417.*
— Augenkrankheiten und 224 *736.*
— Erblichkeit 10 *34,* 378 *1328.*
— Geisteskrankheiten und 378 *1328,* 380 *1331 a.*

Sachregister.

Alkoholmißbrauch (Alkoholismus)
— Herzkrankheiten und 20 *86 b.*
— Lähmung peripherer Nerven, traumatische, und 315 *1062 c.*
— Lebensversicherung und 400 *1883,* 507 *1708.*
— Luftwege, obere, und 209 *669.*
— Lungenkrankheiten und 55 *171 b.*
— Magenkatarrh, chronischer, und 73 *245.*
— Nervenkrankheiten und 110 *354.*
— Rachenreflex und 115 *374.*
— Schwerhörigkeit und 265 *892.*
— Schwindelgefühl und 82 *278.*
— strafrechtliche Bedeutung 412 *1425,* 414 *1437, 1438, 1439.*
— Vagusneuritis und 116 *375 b.*
— Vomitus matutinus bei 75 *249.*
— Zittern bei 135 *416.*
Alopezien (s. a. Haarausfall) 148 *475.*
Alsbergscher Richtungswinkel 337 *1149 b.*
Altern, vorzeitiges 12 *51.*
Altersblödsinn,
— Invalidität und 399 *1376.*
— Unzurechnungsfähigkeit und Straftaten bei 414 *1434.*
Altersbuckel 327 *1114 β.*
Alterserscheinungen, vorzeitige, u. Invalidität 400 *1380.*
Altersstar 248 *818.*
Alterszulage, Offizierspensionierung und 467 *1626.*
Alveolarpyorrhoe 207, *654 δ.*
— Röntgenuntersuchung 353 *1213.*
Amenorrhoe 158 *521 γ.*
Amöbenruhr, Erreger und sein Nachweis 174 *579.*
Amphorisches Atmen 61 *199.*
Amphorophonie 62 *208.*
Amusie 118 *383 f.*
Anaemia perniciosa,
— Erythrozyten, kernhaltige bei 109 *352.*
— Erythrozytenzahl bei 106 *345.*
— Hyperchromie bei 107 *348,* 109 *352.*
Anämie (s. a. Blutarmut).
— Blutbild bei 108 *352.*
— Hypochromie bei 108 *352.*
Anaerobe Bakterien, Blutuntersuchung auf 177 *587.*
Anamnese 6 *20.*
Anarthrie 117 *379.*
Anästhesie 123 *388.*
— dissoziierte 137 *427.*
Aneurysma,
— arterioso-venosum 291 *991.*
— Gefäßgeräusch bei 37 *138.*
— Syphilis und 153 *506.*
— traumatisches, Folgen und Prognose 292 *991 c d.*
— — Vorkommen 291 *991 b.*
— verum (spurium) nach Verletzungen 291 *990.*
Anfälle,
— epileptiforme, Vorkommen 385 *1341 lβ.*
— epileptische, Symptome 385 *1341 l γ.*
— hysterische 385 *1341 l δ.*
— Jacksonsche 385 *341 l α.*

Angeklagte, Unreife und Geisteskranke als 419 *1452.*
Angelegenheiten, „Besorgung" der 403 *1394 a.*
Angina,
— Formen der 219 *724,* 220 *724.*
— Infektion und 220 *724 n.*
— Ludovici 218 *718.*
— — Kopfhaltung bei ders. 214 *695.*
— — Zahnkrankheiten und 521 *1759 a.*
— necrotica, Leukämie und 208 *659.*
— phlegmonosa, Herzkrankheiten und 20 *86 a.*
Angst mit Galgenhumor 387 *1346 c.*
Ängstlichkeit mit Mangel an Selbstvertrauen 387 *1346 d.*
Angstneurosen, Unfall und 398 *1374 a.*
Anidrosis 123 *389,* 138 *432.*
Anilinarbeiter, Blasenkrebs der 278 *939.*
Anisozytose 108 *352.*
Ankyloblepharon 229 *751.*
Ankylosen, Röntgendarstellung 373 *1309.*
Ankylostomiasis, Bergarbeiter und 224 *736.*
Ankylostomum duodenale 96 *320.*
Anosmie 212 *682.*
Anpassung 2 *10.*
Anpassungsfähigkeit 1 *6.*
Anreicherungsverfahren für Tuberkelbazillen 176 *585 a.*
Anstaltspflege, Geistesstörungen und 401.
Anthracosis pulmonum, Röntgenbild 360 *1241.*
Anthrax 208 *658.*
Antipyrin, Harnuntersuchung auf 100 *334.*
Antipyrinexantheme 148 *473.*
Antrumempyem, Zahnkrankheiten und 521 *1759 a.*
Anus vulvovaginalis 162 *543 b.*
Aorta,
— Darmblutung bei Verschleppung von Gerinnseln aus der wandentarteten 94 *316.*
— Röntgenuntersuchung 357 *1233.*
Aortenaneurysma,
— Hirnsyphilis (Paralyse) und 383 *1340.*
— Kehlkopflähmungen(-verengerungen) bei 208 *662.*
— Lebensversicherung und 528 *1786.*
— Ödem der oberen Körperhälfte bei 83 *280 b.*
— Röntgenuntersuchung 357 *1233 b.*
— Speiseröhrensondierung 90 *304.*
— Vagusschädigung durch 116 *375.*
Aortenklappenfehler, Hirnsyphilis (Paralyse) und 383 *1340.*
Aortenklappeninsuffizienz, Kennzeichen, objektive, der 42 *3.*
Aortenklappenstenose, Kennzeichen, objektive, der 42 *4.*
Aortensklerose, Röntgenbild bei 357 *1233 a.*
Aortenton, zweiter,
— schwacher 33, *122 c.*
— Verstärkung, regelwidrige 34 *123.*

Sachregister.

Aphasie,
— Formen 118 *384*.
— Prüfung auf 117 *383 a*.
Aphasische Störungen, Vorkommen 386 *1341 v ϑ*.
Aphonie 212 *689*, 386 *1341 v γ*.
— hysterische 117 *383*.
Appendizitis s. a. Wurmfortsatz.
— Erblichkeit bei 9 *29*.
Appetitlosigkeit,
— Allgemeinerkrankungen mit 75 *252*.
— Magenkrankheiten und 76 *253, 254 a*.
Apraxie 119 *385 ε*.
— Prüfung auf 122 *385 ε*.
Arbeitsbuckel 327 *1114 β*.
Arbeitslähmungen 317 *1076*.
Arbeitsleistung,
— Atemzahl (Pulszahl) und 26 *107*.
— Blutdrucksteigerung und 27 *108*.
Arbeitsunfähigkeit, Geistesstörung und 399, 400 *1382*.
Arbeitsvermögen, geistiges, Prüfung dess. 393 *1360 b*.
Arbeitsverwendungsfähigkeit 428 *1489, 1490, 1491*.
Arhythmia,
— Lebensversicherung und 528 *1786*.
— perpetua, Bedeutung und Entstehung 53 *168 δ*, 55 *168 δ*.
— — Venenpuls bei 49 *163*.
Armierungstruppen, Sehprüfung (-schärfe) bei 432 *1495 e*.
Armlähmung, hysterische 126 *395 b*, 127 *397 b*.
Arterienpulsschreibung 47 *153*.
Arteriosklerose,
— Bücksymptom bei 139 *436*.
— Dysbasia intermittens bei 376 *1319 a*.
— Erblichkeit bei 9 *30*.
— Friedens-Dienstbeschädigung durch 449 *1562*.
— Gehirn-, Schwindel bei ders. 82 *278*.
— Geisteskrankheiten und 380 *1331 f*.
— Lebensversicherung und 510 *1717 a*, 528 *1787*.
— militärärztliche Zeugnisse bei 449 *1562*.
— Nasenbluten bei 211 *680*.
— Puls bei 41 *146 a*.
— Röntgenbefund bei 374 *1313*.
— Ursachen 20 *86 b*.
— Wadenbeinnervenlähmung bei 376 *1319 a*.
Arthritis
— deformans 334 *1141*, 375 *1318 b*.
— — colli, Röntgenuntersuchung 353 *1214, 1215 a*.
— — coxae 341 *1162*.
— — Erblichkeit bei 8 *28*.
— — genu 344 *1172*.
— — Röntgendarstellung 373 *1307*.
— gonorrhoica, Lebensversicherung und 530 *1794*.
Arthritische Diathese 5 *18*.
— — Asthma und 55 *170*.
Arthropathie 134 *414*.
— Myositis ossificans bei 375 *1318 b*.
— Paralyse und 385 *1341 s*.
— Röntgenbefund bei 328 *1115*.

Artikulationsstörungen 117 *379*.
Artillerie, Sehprüfung (Sehschärfe) bei der 432 *1495 c*.
Arzneiexantheme 148 *473*.
Aschoff-Tawarascher Knoten 51 *168*.
Ascites 83 *281*, 161 *535*.
— Nachweis 84 *281*.
Askariden 95 *320*.
Astasie-Abasie 135 *417 a*.
— — Hysterie und 384 1341 *h η*.
Asthenischer Habitus 5 *18*.
— Lebensversicherung und 518 *1748 b*.
Asthma bronchiale s. a. Bronchialasthma.
— arthritische Diathese bei 55 *170*.
— Leukozytose bei 108 *351*.
— militärärztliche Rentenfestsetzung 462 *1603 b*.
— neuropathische Diathese bei 55 *170*.
— Rachenmandelvergrößerung (Gaumenmandelvergrößerung) und 208 *657*.
Astigmatismus 224 *740*, 258.
— Feststellung von 258 *866*.
— gemischter 258 *864*.
— Hornhautverletzung und 243 *800*.
— hypermetropischer 258 *863*.
— myopischer 258 *863*.
— regelmäßiger 258 *862*.
— — zusammengesetzter 258 *863*.
— Schiefhals bei 323 *1097*.
— unregelmäßiger 259 *867*.
Asymbolie, totale 119 *385 δ*.
Ataktischer Gang 140 *439*, 140 *441 b*.
Ataxie 82 *278*, 135 *415, 417*.
— Friedreichsche, Erblichkeit ders. 9 *31*.
— — Kniereflex bei ders. 141 *446*.
— hereditäre 311 *1054*.
— — Gang bei ders. 140 *439*.
— Prüfung auf 135 *417 b*.
— zerebellare 311 *1054*.
— — Unfall und 397 *1369 b*.
Atemgeräusch,
— abgeschwächtes (aufgehobenes) 60 *197*.
— amphorisches 61 *199*.
— bronchiales 61 *198*.
— bronchovesikuläres 61 *200*.
— gemischtes 61 *200*.
— metallisches 61 *199*.
— metamorphosierendes 61 *200*.
— Nebengeräusche 61 *201 ff*.
— Rasselgeräusche 61 *202 ff*.
— undeutliches 61 *200*.
— verschärftes und verlängertes 60 *195*.
— vesikuläres 61 *194*.
Atemnot (s. a. Dyspnoe) 56 *175*.
Atemverschieblichkeit der Lunge 57 *180*.
Athetose 135 *418*.
— Geisteskrankheiten und 384 1341 *h ζ*.
Atlasankylose, Basalimpressionen bei 375 *1316 c*.
Atlasdefekt, Schädelgrundkyphose bei 375 *1316 d*.
Atmung 17 *77*.
— Aufzählung der 18 *80*.
— Herzdämpfung und 30 *115 c*.

Atmung,
— Lebensversicherung und 519 1750 a b.
— überschnelle und auffallend langsame 18 78.
Atmungsfrequenz 17 78.
Atmungskurve, normale 18 80.
Atmungsluft, Messung der 18 79.
Atmungstätigkeit, Feststellungen über, in militärärztlichen Zeugnissen 445 1546.
Atmungstypus 16 76.
Atmungswege, Verengerung der, Erscheinungen und Ursachen 214 698.
Atmungszahl,
— Arbeitsleistung und 26 107.
— Lebensversicherung und 520 1756.
Atonie,
— Muskel- 134 412 α und ε.
— Uterus-, Post partum-Blutungen bei 168 562 ε.
Atresia vulvaris (hymenalis vaginalis) 162 543 b.
Atrioventrikularknoten 51 168.
Aufschrecken, nächtliches, Gaumenmandelvergrößerung (Rachenmandelvergrößerung) und 208 657.
Augapfel, Druckschmerz am 141 443 b.
Augen 224.
— Beweglichkeitsstörungen 261.
— Brechkraft und Sehschärfe, Untersuchung ders. 254.
— Fremdkörper 237 776.
— — Röntgenuntersuchung 353 1211.
— Gleichgewichtsstörungen 261.
— Untersuchung ders. und ihrer Schutzgebilde 225.
Augenbindehaut (s. a. Bindehaut), Ikterus der 84 282.
Augenbindehautreflex 112 365.
Augenentzündung,
— Kriegsbrauchbarkeit bei 432 1495 f.
— sympathische 246 811, 812.
Augenhöhle,
— Entzündungen 225 742.
— Fremdkörper in der 226 745 f.
— Geschwülste der 225 744, 226 744.
— Untersuchung und Krankheiten 225 741.
— Verletzungen 226 745.
Augenkrankheiten,
— ägyptische 230 753 γ, 234 767.
— Beruf und 224 736.
— Fazialiskrampf bei 113 367.
— Kriegsbrauchbarkeit bei 431, 432.
— Lebensweise und 224 736.
— Nasen(Nebenhöhlen)-Erkrankungen und 210 673.
— Vorkrankheiten 224.
— Vortäuschung von 263 884 ff.
Augenlider s. a. Lid.
— Ektropium 229 750.
— Entropium 229 749.
— Fehler, angeborene, der 231 756.
— Hautemphysem der 231 755.
— Stellungsänderungen 229 749, 751.
— Untersuchung und Erkrankungen 227 746.
Augenliderkrankungen, militärärztliche Rentenfestsetzung 461 1603 b.

Augenmuskeln, Insuffizienz der inneren geraden 262 880.
Augenmuskellähmungen 261 878.
— Geisteskrankheiten und 383 1341 a.
— Hirnsyphilis und 381 1332 c.
— Kriegsbrauchbarkeit bei 432 1495 f.
— militärärztliche Rentenfestsetzung 462 1603 b.
— Schiefhals bei 323 1097.
— Strabismus und 262 881.
— Ursachen 262 879.
Augenschwindel, nervöser Schwindel und 274 918.
Augenringmuskelkrämpfe, klonische 230 751 d.
Augenuntersuchung,
— Gehirnkrankheiten (Geisteskrankheiten) und 383 1341 d.
— militärärztliche Zeugnisse über Ergebnisse der 445 1545.
Augenverletzungen 226 745.
— Starbildungen nach 248 819.
— stumpfe, Netzhautablösung nach dens. 250 830.
Augenverlust, militärärztliche Begutachtung 463 1608 d.
Augenzittern s. a. Nystagmus.
— Kriegsbrauchbarkeit bei 432 1495 g.
Ausatmung, erschwerte 17 77.
Ausatmungsluft, Geruch, abnormer, der 212 683.
Ausbildungsdienst, Kriegsdienstbeschädigung und 454 1574 b, 1576.
Ausfluß, Scheiden- 158 520.
Ausgebildete, militärärztliche Versorgungszeugnisse für 458 1589, 1590 ff.
Aushebungsgeschäft 427 1480.
Auskultation s. Behorchung.
Auswurf 64 210 ff.
— Bakterien im 65 212, 66 219.
— ballenförmiger 64 211 γ.
— blutiger 131 681, 64 211 ε und η.
— blutig-schleimiger 64 211 ζ.
— blutig-seröser 64 211 η.
— Bronchialausgüsse aus Fibrin im 65 214.
— Charcot-Leydensche Kristalle im 66 216.
— Curschmannsche Spiralen im 65 214.
— Dittrichsche Pfröpfe im 65 214.
— dreischichtiger 64 211.
— Echinokokkusblasen im 65 214.
— eitriger 64 211 β.
— Eiweißgehalt und dessen Nachweis 65 214.
— elastische Fasern im, Nachweis 66 217.
— Eosinophile im 65 216.
— Farbe und Färbungen dess. 65 212.
— Fettkörnchenzellen im 66 218.
— Flimmerepithelien im 65 215.
— Geruch 65 213.
— Geschwulstzellen im 66 218.
— Hämatoidin im 65 212.
— Hämosiderin im 65 215.
— Herzfehlerzellen im 65 215.
— himbeergeleeartiger 64 211 ζ.
— Leukozyten 65 216.
— Linsen, graugelbe, im 65 214.

Sachregister. 545

Auswurf,
— Lungengewebsfetzen im 65 *214.*
— Menge 64 *210.*
— mikroskopisches Bild 65 *215.*
— morphologische (mit bloßem Auge sichtbare) Bestandteile 65 *214.*
— münzenförmiger 64 211 γ.
— Myelin im 65 *215.*
— pflaumenbrühartiger 64 211 η.
— Rachenepithelien im 65 *215.*
— Reaktion 64 *210.*
— rostfarbener 64 211 ζ.
— Schleimfäden im 65 *216.*
— schleimiger 64 211 α.
— schleimig-eitriger 64 211 γ.
— seröser, schaumiger 64 211 δ.
— Tuberkelbazillennachweis 175 *585.*
— Untersuchung dess. 15 *69.*
Automobilfraktur 322 *1094.*
Autoskopie, Kehlkopf- und Luftröhren- 223 *733 b.*
Avellissche Stellung, Spiegelbild des Kehlkopfs bei ders. 223 *733 d.*

Babinskisches Zeichen 142 *449.*
— Bedeutung dess. 142 *449.*
Bäcker,
— X-Beine (Plattfüße) der 321 *1094.*
— Zahncaries der 62 *205.*
Badekuren,
— Heeresangehörige (Marineangehörige) und 472 ff.
— militärärztliche Untersuchung zwecks Gewährung von 441 *1527.*
— — Zeugnisse für 472 *1644.*
— — Zeugnismuster 491, 492.
Bakterien,
— anaerobe, Blutuntersuchung auf 177 *587.*
— Auswurf, Gehalt an 66 *218.*
— Stuhluntersuchung auf 94 *313.*
Bakterienfärbung 186 *612 a,* 188 *618 c.*
Bakteriologische Untersuchungen 172.
Balanitis 150 *487.*
Bandwürmer 95 *320.*
Bantische Krankheit,
— Erblichkeit bei ders. 8 *28.*
— Kennzeichen ders. 88 *292.*
— Milzvergrößerung bei ders. 88 *292.*
Ballonbeobachter, Sehprüfung (-schärfe) bei dens. 432 *1495 c.*
Baranys
— kalorische Prüfung 273 *915.*
— Zeigefingerversuch bei Kleinhirnerkrankungen 273 *916.*
Barlowsche Krankheit, Petechien (Ekchymosen) bei ders. 218 *717.*
Bartflechten (-ekzeme) 148 *476.*
Bartholinische Drüsen, Tripperinfektion ders. 155 *514.*
Bartholinitis purulenta 163 *548.*
Basalimpressionen, Vorkommen 375 *1316 b c.*
Basedowsche Krankheit 280 *950.*
— Dermographie 139 *435 b.*
— Erblichkeit bei ders. 8 *28.*
— Geisteskrankheiten und 380 *1331 i.*

Basedowsche Krankheit,
— Glotzauge bei ders. 225 *743.*
— Herzmuskel (Zwerchfell) bei ders. 377 *1322.*
— Hyperhidrosis bei ders. 138 *432.*
— Klaffen der Lidspalte bei ders. 229 *751.*
— Knochenveränderungen 377 *1320.*
— Lebensversicherung und 510 *1717 a,* 527 *1779.*
— Pulsbeschleunigung bei ders. 40 *141 a* δ, 383 *1340.*
— Röntgenbefunde 377 *1322.*
— Zittern bei ders. 135 *416.*
— Zuckerausscheidung bei ders. 101 *338.*
— Zwerchfell und 377 *1322.*
Basisfraktur (s. a. Hirnbasiserkr.), Geruchsstörungen bei 111 *359 b.*
Bauch,
— Auftreibung, allgemeine und beschränkte (seitliche) 85 *284.*
— Ausdehnung dess. bei Frauen, Differentialdiagnostisches 160 *534,* 536.
Bauchatmung, Bauchfellentzündung und 86 *286.*
Bauchbrüche, Kriegsbrauchbarkeit bei dens. 434 *1495.*
Bauchdecken,
— Betastung 86 *288.*
— Muskelabwehr 86 *289.*
— peristaltische Magen- und Darmbewegungen an den 85 *286.*
Bauchdeckenkrankheiten 283.
Bauchdeckenreflex 143 *453.*
Baucheingeweide,
— Abklopfen der 89.
— Abtastung 86 *288.*
— — Vornahme ders. und ihre Technik 86 *288 a b.*
— Röntgenuntersuchung 363.
— Untersuchung der 72, 85.
Bauchfellentzündung s. a. Peritonitis.
— gonorrhoische, beim Weibe 155 *514 f.*
— Kennzeichen der 79 *267.*
— Klopfschall über der Leber bei jauchiger 89 *299.*
— Leibschmerzen bei 79 *267.*
Bauchfellergüsse, abgekapselte 161 *536 b.*
Bauchfelltuberkulose,
— Amenorrhoe bei 158 *521 γ.*
— Ascites bei 84 *281.*
Bauchgeschwülste,
— Abtastung 89 *296,* 89 *297.*
— Leibesauftreibung bei ders. 85 *284.*
— Lokalisation ders. durch Lufteinblasung in den Mastdarm 89 *297.*
— Röntgenuntersuchung 89 *297.*
Bauchhautgefäße, Erweiterungen der 85 *285.*
Bauchhoden, Kriegsbrauchbarkeit bei 434 *1495.*
Bauchhöhle, Bluterguß, freier, in die, bei Extrauterinschwangerschaft 167 *561 ϵ,* 561 ϵ *e.*
Bauchhöhlenerguß 83 *281.*
— eitriger 84 *281.*
— Nachweis 84 *281.*

Leu, Leitfaden. 35

Bauchhöhlenschwangerschaft, lange abgestorbene 160 *534 b.*
Bauchmaß,
— Lebensversicherung und 519 *1753.*
— Tabellen für Versicherungszwecke 533.
Bauchmuskeln, gerade, Auseinanderweichen ders. 86 *288.*
Bauchmuskulatur, straffe und schlaffe 86 *288.*
Bauchoperationen, Gelbsucht nach 85 *282 e.*
Bauchspeicheldrüsenerkrankung, Fett im Stuhl bei 94 *312.*
Bauchumfang,
— Lebensversicherung und 518 *1749.*
— Messung dess. 13 *55*, 86 *286, 287.*
Bauchwandbrüche 284 *964.*
Bauchwassersucht,
— Klopfschall bei 89 *300.*
— Ovarialkystome und, Unterscheidung 89 *297.*
— Schallwechsel bei 89 *300.*
Bazillen, Boas-Opplersche, im Mageninhalt 92 *307 a.*
Bazillenträgerfeststellung bei
— Cerebrospinalmeningitis 175 *583.*
— Diphtherie 174 *582.*
— Typhus 173 *574.*
Beamte, Heeres-
— Klassen ders. 469 *1635.*
— militärärztliche Zeugnisse für 469 *1635 ff.*
Beamtenstellvertreter im Heeresdienst, unentgeltliche Gewährung von Kuren an 473 *1651 b.*
Becken,
— Orthopädisches 324 *1102*, 335.
— Untersuchung dess. 16 *71.*
Beckenbindegewebsdurchwachsung, krebsige, Differentialdiagnose 171 *571.*
Beckenbrüche 297, 298.
Beckenflecke auf Röntgenbildern 369 *1287.*
Beckengeschwulst,
— Gesäßnervenlähmung bei 129 *400 b.*
— Hüftnervenlähmung bei 132 *403 c.*
— Schenkelnervenlähmung bei 130 *402 b.*
Beckenknochenverletzungen (-krankheiten), Röntgenuntersuchung 370 *1296.*
Beckenkrankheiten, Untersuchungsgang 335 *1144.*
Beckenneigung, Feststellung der 336 *1147.*
Beckensarkom, Differentialdiagnose 171 *571.*
Beckenstellung, regelrechte 324 *1103.*
Beckenverletzung (-geschwulst), Gesäßnervenlähmung bei 129 *400 b.*
Beeinflussungswahn 391 *1355 α.*
Beeinträchtigungswahn 391 *1355 α.*
Befehlsautomatie 388 *1347 a γ.*
Befehlsnegativismus 388 *1350.*
Beförderungsunfähigkeit, militärärztliches Zeugnis bei 478 *1670.*
Begattungsunfähigkeit 143 *454 a b.*
Begriffsvermögen, Prüfung dess. 393 *1360 b.*

Begutachtung, ärztliche, Formen ders. 422 *1459.*
Behaarung 14 *59.*
Behorchung,
— Brustkorb 20.
— Gefäße 36 *137.*
— Gelenke der oberen Gliedmaßen 330 *1122.*
— — der unteren Gliedmaßen 338 *1152.*
— Herz 32 *119.*
— Lunge 60 *193 ff.*
— Stimme 62 *208.*
— Wirbelsäulen- 325 *1107.*
Bein,
— Eigenrotation um seine Längsachse, Messung ders. 338 *1151.*
— Orthopädisches 335 *ff.*
Beinkrankheiten,
— Formabweichungen bei, und deren Aufzeichnung 336 *1145.*
— Untersuchungsgang 335 *1144.*
Beinprothesen, Hüftgelenkkontrakturen nach Oberschenkelamputationen und 342 *1166.*
Beinvarizen, militärärztliche Begutachtung 462 *1603 c.*
Beinverkürzungen 288 *979 a.*
Beinwachstum, Unterschiede auf beiden Seiten im 289 *980 a.*
Beischlaf, Blutungen nach Verletzungen beim 165 *558.*
Bekleidungsämter, Sehprüfung bei Beamten militärischer 432 *1495 e.*
Beklopfung,
— Baucheingeweide 89.
— Brustbeingegend, obere 32 *118.*
— Brustkorb 20.
— Herz 32 *117.*
— Lunge 56 *177.*
Belastung, erbliche 4 *17.*
Berauschtheit, strafrechtliche Bedeutung der 409 *1418 ff.*
Bergarbeiter, Nystagmus und Netzhautblutungen (Anchylostomiasis) der 224 *736.*
Bernsteinsäure, Nachweis in Pleuraechinokokkensäcken 71 *234.*
Beruf,
— Krankheit und 10 *36.*
— Magendarmkrankheiten und 73 *245.*
— Nervenkrankheiten u. 4 *15*, 110 *354.*
Berufsausbildung, Geisteskrankheiten und 379 *1330.*
Berufsbuckel 327 *1114 β.*
Berufsgefährdung, Tabelle 538.
Berufsgefahren u. Lebensversicherung 506 *1699, 1700, 1701.*
Berufskrankheiten,
— chirurgischer Natur 278 *939.*
— Lebensversicherung und 506 *1702.*
Berufslordosen 328 *1116.*
Berufsmißbildungen 321 *1094.*
Berufsschädigungen, Lungenkrankheiten und 55 *171 a.*
Berührungsempfindlichkeit, Geisteskrankheiten (Nervenkrankheiten) und 385 *1341 n.*
Besatzungsruhe, unentgeltliche Gewährung von Kuren an Angehörige dess. 437 *1651 β γ δ, 1653.*
Beschäftigungsdelirium 388 *1347 c.*

Beschäftigungsneurosen, koordinatorische 319 *1081, 1082.*
Beschwerden der Kranken 3 *12,* 11.
Besichtigung (s. a. die einzelnen Körperteile),
— Bauch 85.
— Herzgegend 21 *87.*
Besonnenheitsverlust, völliger, in strafrechtlicher Beziehung 408 *1413.*
Besorgung der Angelegenheiten 403 *1394 α.*
Betastung (s. a. die einzelnen Körperteile), Herzgegend 23 *95.*
Bettnässen (s. a. Enuresis),
— Genitalekzeme und 150 *484.*
— Rachenmandelvergrößerung (Gaumenmandelvergrößerung) und 208 *657.*
— Spina bifida occulta und 370 *1292.*
— Vortäuschung und Übertreibung 154 *512.*
Beurlaubtenstand,
— Heeresbeamte dess. 469 *1635.*
— Pensionierung von Offizieren im 466 *1622, 1623 ff.*
Bewegungen, passive, Prüfung der Empfindung für dies. 138 *429.*
Bewegungsfähigkeit, selbsttätige und fremdtätige 133 *411.*
Bewegungsnerven 122 *386 a.*
Bewegungsstörungen, Geisteskrankheiten und 384 *1341 h.*
Bewußtlosigkeit, Arten ders. in strafrechtlicher Beziehung 407 *411 ff.*
Bewußtseinsstörungen 389 *1351.*
Bewußtseinsverlust 82 *279.*
— Geisteskrankheiten und 381 *1332 b.*
Beziehungswahn 391 *1355 α.*
Bezirkskommando, militärärztliche Untersuchungen beim 435 *1501 a,* 441 *1526.*
Bierherz 20 *86 b.*
Biermerscher Schallwechsel 60 *191 c.*
Bindegewebsreste, Kotuntersuchung auf 93 *311.*
Bindegewebsschwäche, konstitutionelle 5 *18.*
Bindehaut (s. a. Augenbindehaut),
— Blutungen unter die 236 *773.*
— Xerosis der 235 *769.*
Bindehautentzündungen,
— akute 233 *764.*
— chronische 234 *765.*
Bindehauterkrankungen,
— militärärztliche Rentenfestsetzung 461 *1603 b*
— Nasenkrankheiten und 210 *673.*
Bindehautgeschwülste 235 *771.*
Bindehauttuberkulose 235 *770.*
Bindehautuntersuchung 232 *762, 763.*
Bindehautverletzungen (-verbrennungen, -verätzungen) 235 *772,* 236 *772.*
Bindehautxerosis, Keratomalazie bei 240 *789.*
Bindesubstanzfärbungen 186 *612 β.*
Biotsche Atmung 18 *78.*
Biß, offener und gerader 202 *632 αβ.*
Bißunregelmäßigkeiten 201 *632,* 202 *632.*

Blase (s. a. Harnblase), Eiweiß im Harn aus ders. 100 *337.*
Blasenblutung 82 *275 b.*
— Kennzeichen 82 *276.*
Blasenentleerung, Unterleibsuntersuchung und 161 *535.*
Blasenepithelien, Harnuntersuchung auf 101 *340 c.*
Blasenfremdkörper, Röntgendarstellung der 369 *1288.*
Blasenkatarrh, Leukozyten im Harn bei 102 *341.*
Blasenkrebs, Anilinarbeiter und 278 *939.*
Blasenleiden,
— Frauen und 162 *539.*
— Geisteskrankheiten und 381 *1332 c.*
— Lebensversicherung und 530 *1794.*
— Schmerzlokalisation bei 79 *268 g.*
— tuberkulöse, Harnlassen, schmerzhaftes bei dens. 80 *269 a.*
Blasenmole, Uterusblutung bei 167 *561 b.*
Blasenniere, Tastbefund bei 88 *293.*
Blasenscheidenfisteln 172 *572.*
Blasenschrumpfung, Harndrang bei 81 *272.*
Blasenschwäche beim Weibe 172 *572.*
Blasensenkung 162 *541.*
Blasenstein, Röntgenuntersuchung 369 *1287.*
Blasenstörungen, Geisteskrankheiten (Neurosen) und 386 *1341 t.*
Blasentuberkulose, Harndrang bei 81 *272.*
Blasenuterusfisteln 172 *572.*
Blässe 13 *54,* 17 *57 a.*
Blaufärbung des Gesichts 13 *54.*
Blausucht 14 *57 d,* 123 *389.*
Bleichsucht,
— Kehlkopferkrankungen bei 208 *659.*
— Menorrhagie bei 168 *563 α.*
— Schwindel bei 82 *278.*
Bleisaum, Lebensversicherung und 521 *1759.*
Bleivergiftung 73 *246.*
— Erythrozytenentartung, körnige, bei 109 *352.*
— Geisteskrankheiten und 380 *1331 d.*
— Lebensversicherung und 523 *1765 d.*
— Magenspasmen bei 365 *1262.*
— Nervenkrankheiten und 110 *354.*
— Radialislähmung bei 127 *397 b.*
— traumatische Lähmung peripherer Nerven bei 315 *1062 c.*
Blepharitis 228 *747.*
— -Ektropium 229 *750.*
Blepharophimosis 229 *751.*
Blepharospasmus 113 *367.*
Blinddarm, Beweglichkeit, regelwidrige 366 *1273.*
— Röntgenuntersuchung 366 *1272, 1273.*
Blinddarmabtastung 88 *296.*
Blindheit,
— einseitige, Simulation ders. 263 *885.*
— militärärztliche Rentenfestsetzung 461 *1603 a.*
Blödsinn,
— angeborener, Straftaten bei dems. 412 *1427.*

Blödsinn,
— geschlechtliche Vergehen und 417 *1444*.
Blut,
— artfremdes, Hämoglubinurie nach Einspritzung dess. 81 *274 α*.
— frisches, mikroskopische Untersuchung dess. 179 *595*.
— Mageninhaltsuntersuchung auf 91 *306 b g*.
— Reststickstoff im, und seine Bestimmung 97 *324*.
— Stuhluntersuchung auf 94 *315 ff.*, 95 *317, 318, 319*.
Blutadererweiterungen,
— kleine 14 *58*.
— Nachweis, röntgenologischer 374 *1315*.
Blutarmut (s. a. Anämie),
— Blutbild bei 108 *352*.
— bösartige, Ödeme bei ders. 83 *280 a*.
— Endometritis und 158 *519*.
— Erythrozyten, kernhaltige, bei 109 *352*.
— Erythrozytenzahl bei 106 *345*.
— Färbeindex bei 107 *348*.
— Kehlkopferkrankungen bei 208 *659*.
— Malaria und 73 *244*.
— Schwindel bei 82 *278*.
— Uteruspolypen und 158 *519*.
Blutauswurf 211 *681*.
— Simulation 211 *681*.
Blutbild, normales 108 *350*.
Blutbrechen 72 *241*.
Blutdruck,
— Höhe dess. und die ihn bestimmenden Faktoren 27 *109*.
— minimaler und maximaler, Bestimmung 27 *108 b*, 28 *110*, *114*.
— Steigerung bei Druck auf Kopfnarben 280 *945*.
Blutdruckmessung 27 *108 a*, 28 *114*.
Blutdrucksenkung, Vorkommen 28 *112*.
Blutdrucksteigerung,
— Arbeitsleistung und 27 *108*.
— Vorkommen 28 *111*.
Blutergelenk 334 *1143 α*.
Bluterkrankheit (s. a. Hämophilie),
— Erblichkeit der 8 *28*.
— militärärztliche Rentenfestsetzung 461, *1603 b*.
Blutfarbstoffharnen 81 *274 α*.
Blutfüllungschreibung 49 *164*.
Blutgifte, Hämoglobinurie bei Einwirkung ders. 81 *274 α*.
Blutharnen 81 *274 β*.
Blutkrankheiten,
— Amenorrhoe bei 158 *521 γ*.
— Erblichkeit bei 8 *28*.
— Lebensversicherung und 524 *1770*, 525 *1771*.
Blutkreislauf, Lebensversicherung und 519 *1750*.
Blutpräparatfärbungen 188 *619*, *620*.
Blutschatten 81 *274 β*.
— Harnuntersuchung auf 101 *340 a*.
Blutserum, Untersuchung des 143, 172.
Blutstühle 72 *241*.

Blutungen (s. a. Lungen-, Uterusblutungen usw.),
— okkulte, Kotuntersuchung zur Feststellung ders. 95 *318*, *319 a*.
— subkonjunktivale 236 *773*.
Blutuntersuchung 16 *74*, 106.
— Deckglasmethode 107 *349 b*.
— Erythrozytenzählung 106 *345*.
— Färbeindex und seine Bestimmung 107 *348*.
— Färbungsverfahren 108 *349 b*.
— frisches Blut 107 *349 a*.
— Giemsasche Färbung 108 *349 b β*.
— Hämoglobinbestimmung 107 *347*.
— Leukozytenzählung 106 *346*.
— May-Grünwaldsche Färbung 108 *349 b α*.
— mikroskopische 107 *349 ff*.
— Objektträgermethode 108 *349 b*.
— Trockenpräparat, gefärbtes 107 *349 b*.
— Veranlassungen zur 106 *343*, *344*.
Blutverluste, kernhaltige Erythrozyten bei ders. 109 *352*.
Boas-Opplersche Bazillen, Mageninhaltuntersuchung auf 92 *307 a*.
Bogengangserkrankungen, Schwindel bei 82 *278*.
Bothriocephalus latus 95 *320*.
Brachydaktylie 348 *1189*.
Bradykardie 40 *141 b α*.
— Lebensversicherung und 529 *1788 d*.
Brechkraft des Auges,
— Feststellung, objektive, 257 *858*.
— Untersuchung ders. 254.
Brightsche Krankheit,
— Ödem bei ders. 83 *280*.
— Polyurie bei 96 *321 α*.
Brillenersatz für Heeresangehörige 431.
Brillengläser und Brillenkasten 254 *850 b*, 851.
Brocasche Regel zur Feststellung des Körpergewichts aus der Länge 13 *52*.
Bromakne 148 *473*.
Bronchialasthma (s. a. Asthma),
— reflektorisches 209 *668*.
Bronchialatmen 61 *198*.
Bronchialausgüsse aus Fibrin im Auswurf 65 *214*.
Bronchialdrüsentuberkulose 69 *229 b*.
— d'Espinesches Zeichen bei 63 *208 a*.
Bronchophonie 62 *208*.
Bronchoskopie 223 *733 b*.
Brown-Séquardsche Lähmung 137 *428*, 138 *428 a b*.
Brüche,
— eingeklemmte 285 *968*.
— Eingeweide- 283 *964 ff*.
Bruit de pot fêlé 60 *192*.
Brust, Untersuchung der 15 *68*.
Brustatmen, unteres und oberes 17 *77*.
Brustbeinbrüche 282 *955*.
Brustbeinerkrankungen, Röntgenuntersuchung 363 *1253*.
Brustbeingegend, obere, Beklopfung 32 *118*.
Brustdrüse,
— Entzündungen außerhalb der Schwangerschaft 159 *530*.

Sachregister.

Brustdrüse,
— Fibrome (Fibroadenome) 160 *532*.
— Krebs 160 *531*.
— männliche, Entzündungen und Neubildungen 281 *954*.
— Syphilis 160 *530*.
— Tuberkulose 160 *530*.
— weibliche, Erkrankungen 159.
Brustfell s. Pleura.
Brusthälften, Maß und Messung der 20 *85*.
Brustkorb,
— Ausdehnungsfähigkeit 17 *77*.
— Beklopfung und Behorchung 20.
— Besichtigung 16.
— Betastung 18 *81*.
— birnförmiger 17 *76*.
— Druckschmerz am 18 *81*.
— Einziehungen 17 *76*.
— faßförmiger 17 *76*.
— Messungen am 19.
— Muskelspannungen am 18 *81*.
— Orthopädisches 323 *1098 ff*.
— Plätschern, fühlbares, am 19 *83*.
— Rasseln, fühlbares, am 19 *83*.
— Tuberkulose und 17 *76*.
— Vorwölbungen am 17 *76*.
— Wirbelsäulenverbiegung, seitliche, und 323 *1100*.
— Zurückbleiben einer Hälfte dess. 17 *77*.
Brustkorbgestaltung, röntgenologische Untersuchung der 359 *1238*.
Brustkorbknochen, Röntgenuntersuchung 362.
Brustkorborgane, Röntgenuntersuchung 354.
Brustkorbschrumpfung, Skoliose bei 326 *1113*.
Brustkorbverletzungen,
— Lungenkrankheiten und 55 *171 e*.
— militärärztliche Rentenfestsetzung bei Mißbildung durch 462 *1603 b*.
Brustmaß, Tabellen für Versicherungszwecke 533.
Brustmuskulatur 16 *76*.
Brustorgane,
— Untersuchung der 16 *75*.
— Untersuchungsbefunde über, in militärärztlichen Zeugnissen 445 *1546*.
Brustschmerzen 56 *174*.
Bruststich 70 *230*.
Brustumfang,
— Lebensversicherung und 519 *1751*.
— Messung 19 *84*.
— militärärztliche Feststellung 426 *1479 a b*.
— Tabelle zu Versicherungszwecken 537.
Brustwarze, Geschwüre und Schrunden 159 *525, 529*.
Brustweite, Lebensversicherung und 518 *1749*.
Brustwirbelsäule, Thoraxverbildung bei Tuberkulose der 323 *1099*.
Brustwirbelverletzungen, Röntgenuntersuchung 362 *1151*.
Bubo beim Weibe 156 *515 c*.
Büchsenmacher, Felddienstfähigkeit der 470 *1638 b*.
Buckel, Arten 327 *1114*.

Buckelbildung der Lastträger 321 *1094*, 322 *1094*.
Bücksymptom 139 *436*.
Bulbärparalyse,
— Artikulationsstörungen bei 117 *379*.
— Geschmacksstörungen bei 115 *372*.
— Glossopharyngeusstörungen bei 115 *374*.
— Hypoglossuslähmung bei 116 *377 a*.
— Rachenreflex bei 115 *374*.
— Vagusschädigung bei 116 *375*.
Bureaubeamte, militärische, Sehprüfung 432 *1495 e*.
Bürgerliches Recht, Geisteskrankheiten und 402.

Caput
— medusae 85 *285*.
— obstipum 281 *953*, 322 *1096 γ*.
Carunculae myrtiformes 162 *542*.
Cataracta 247 *816, 817*, 248 *818 ff*.
Cerebrospinalflüssigkeit (s. a. Hirnrückenmarksflüssigkeit) 143, 144 *456*.
Cerebrospinalmeningitis epidemica, Meningokokkennachweis 175 *583*.
Cervix uteri (s. a. Zervikal...), Tripper im 155 *514*.
Chalazion 230 *753 a*.
Charakterbildung, Gaumenmandelvergrößerung (Rachenmandelvergrößerung) und 208 *657*.
Charakterveränderungen, Geisteskrankheiten und 381 *1332 a*.
Charcot-Leydensche Kristalle im Auswurf 66 *216*.
Chemosis 233 *764 g*.
Cheyne-Stokessche Atmung 18 *78*.
Chinin, Akustikusschädigung durch 265 *892*.
Chirurgische Erkrankungen 277.
— Allgemeinkrankheiten und 277 *937*.
— Berufskrankheiten 278 *939*.
— Unfallerhebungen bei dens. 277 *937*.
— Untersuchungsarten bei dens. 278 *941*.
— Vortäuschung und Verheimlichung ders. 277 *938*, 278 *938*.
Chlorose, Färbeindex bei 107 *348*.
Choanen 221 *727*.
Cholera asiatica, bakteriologische und serologische Untersuchungen 173 *578*.
Chondrodystrophia 377 *1325*.
— foetalis 7 *25*.
Chorea 135 *419*.
— Fazialiskrampf bei 113 *367*.
Chorioidea, Untersuchung und Krankheiten 252.
Chorioiditis, Linsentrübung nach 248 *820*.
Chromhärtung in der mikroskopischen Technik 184 *606*.
Chrysarobinharn 97 *325*.
Coecum
— mobile 366 *1273*.
— Röntgenuntersuchung 366 *1272*.
Colitis
— dysenterica, Röntgenbild 367 *1279*.
— membranacea, Röntgenbild 367 *1279*.
— — Schleimhautstörungen bei 94 *314*.

Collum obstipum 322 *1096 γ*.
Colon,
— Röntgenuntersuchung 366 *1272*, 367 *1274, 1275, 1276*.
Colpitis
— gonorrhoica 166 *560*.
— senilis 166 *560*.
Coma 82 *279*.
— diabeticum 83 *279*.
— — Acetonausscheidung bei 101 *339*.
— uraemicum 83 *279*.
Condylomata
— acuminata 150 *487*.
— lata 150 *488*.
Conjunctiva, Conjunctivitis s. Bindehaut.
Conus 224 *740*.
Cor mobile 22 *89 b*.
Coxa s. a. Hüfte.
— valga 339 *1156*, 340 *1158*.
— vara 338 *1153 b*, 339 *1156*, *1157*.
— — Landarbeiter und 322 *1094*.
— — Nervenstörungen nach Einrichtungsversuchen bei 315 *1068*.
— — Vorkommen (Ursachen) und Krankheitszeichen 340 *1157 a b c d*.
Coxitis (s. a. Hüfte).
— gonorrhoica 342 *1165*.
— tuberculosa 341 *1164*.
Cubitus valgus und varus 331 *1127*.
Curschmannsche Spiralen im Auswurf 65 *214*.
Cystenniere, Tastbefund bei 88 *293*.
Cystinsteine in den Harnwegen, Röntgenuntersuchung 369 *1286 a*.
Cystocele 162 *541*.
Cystoskopie, Nierenblutung, einseitige, Feststellung durch 88 *277*.

Dakryozystitis 231 *759*.
Dakryozystoblennorrhoe 231 *758*.
Dämmerzustände 389 *1351 β δ*.
— strafrechtliche Bedeutung ders. 409 *1417*.
Dammriß 163 *550*.
Dammrißblutung 166 *559*.
Damoiseausche Kurve bei Pleuraexsudaten 58 *186*.
Dämpfung bei Beklopfung der Lunge 58 *185*.
Darmgeschwülste, Vortäuschung ders. durch Kotstauung (-ballen, -steine) 88 *296*.
Darmkatarrhe, chronische, Ruhr und 73 *244*.
Darmkrankheiten, Schmerz bei 79 *268 d*.
Darmschlingen, Sichtbarkeit ihrer Umrisse durch die Bauchdecken 85 *286*.
Darmschmerzen 78 *261 c*, 79 *268 d*.
Darmstörungen, Stuhluntersuchung auf Bakterien und Stärke bei 94 *313*.
Darmverschluß,
— Darmschlingen, sichtbare, bei 85 *286*.
— Erbrechen bei 75 *250*.
— Schmerz bei 79 *268 d*.

Daseinskraft 2 *7*.
Daumenaffektionen, Weber (Schuster) und 278 *939*.
Daumenlutscher, Oberkieferveränderungen bei dens. 202 *633 a*.
Debilität, Begriff der 378.
Deckglasmethode der Blutuntersuchung 107 *349 b*.
Défense musculaire 86 *289*.
Deformitäten, professionelle 321 *1094*.
Degenerationszeichen 4 *17*.
Deklaration bei Lebensversicherung 504 *1691*.
Delirante Zustände, Begriff 378.
Delirien, traumatische 397 *1369 c*.
Delirium
— alcoholicum, Begriff 378.
— cordis 41 *144 d*, 55 *168 δ*.
— tremens, Albuminurie bei 383 *1340*.
— — Glykosurie, alimentäre, bei 383 *1340*.
— — Unfall und 398 *1375 c*.
Deltoideuslähmung 126 *396*.
— Erscheinungen 127 *396 a*.
— Vorkommen 127 *396 b*.
Dementia
— paralytica s. a. Paralyse.
— — Wassermannsche Probe bei 143 *455*.
— praecox, Begriff 378.
— — Kriegsbeschädigung und 456 *1581 γ*.
— — Lungentuberkulose und 383 *1340*.
— — Straftaten bei 412 *1428*.
— traumatica 397 *1371*.
Demobilmachung, Kriegsdienstbeschädigung nach der 455 *1578*.
Denkerschwerung (-hemmung) 390 *1353 β γ*.
Dermographismus 139 *435*, 148 *472*.
— Neurosen (Psychosen) und 385 *1341 γ*.
Descensus ovariorum 165 *553*.
Determinanten 514 *1733*.
Dextrokardie, Elektrokardiogramm bei 50 *167 α*.
Diabetes
— insipidus (s. a. Harnruhr), Harngewicht, spezifisches, bei 98 *326*.
— — Heredität bei 8 *28*.
— melitus (s. a. Zuckerharnruhr), Erblichkeit bei 8 *28*.
Diagnose,
— anatomische Grundlage der 190 *627*.
— endgültige 189 *624*.
— funktionelle 190 *626*.
— Grundlagen und Zustandekommen der 189 *621*, *622*, *623*.
— symptomatische 189 *625*.
— vorläufige 189 *622*.
Diaphysenbrüche der oberen Gliedmaßen 294 *994*, *996*.
Diastase der Mm. recti abdominis 86 *288*.
Diathese 3 *14*.
— arthritische 5 *18*.
— exsudative 3 *18*, 207 *655*.
— — Lebensversicherung und 511 *1720*.
— skrofulöse 207 *655*.

Diazoreaktion 99 *333 a.*
Dickdarm,
— Haustra dess. 367 *1274, 1276.*
— Röntgenuntersuchung 366 *1272,* 368 *1280 b,* 368 *1282.*
Dickdarmabtastung 88 *296.*
Dickdarmblutung, Stuhlbefund bei 94 *315.*
Dickdarmentzündung, häutige 94 *314.*
Dickdarmerkrankungen, Schmerzlokalisation bei 79 *268 d.*
Dickdarmerweiterung, Klopfschall über der Leber bei angeborener 89 *299.*
Dickdarmkatarrh, postdysenterischer, Röntgenuntersuchung 367 *1279.*
Dickdarmkrebs,
— Blut im Stuhl bei 94 *315.*
— Röntgendiagnostik 368 *1280 b.*
Dickdarmmeteorismus 85 *284.*
Dickdarmschleim, Stuhluntersuchung auf 94 *314.*
Dickdarmschmerzen 78 *261 c.*
Dickdarmverengerung, Röntgenuntersuchung 368 *1280.*
Dickkopf, Röntgenuntersuchung 353 *1205.*
Dienstanweisung zur Beurteilung der Militärdienstfähigkeit u. der Dienstfähigkeit für die Marine 424 *1463.*
Dienstbeschädigung,
— Heeresbeamte und 470 *1639.*
— militärärztliche Zeugnisse über 447 *1554 ff.*
— Sonderurteil über 459 *1594.*
Diensttauglichkeit, militärische, und Grade ders. 427 *1481, 1482.*
Dienst(un)brauchbarkeit 429 *1489.*
— Untersuchungen wegen 440 *1518 ff.*
Dienst(un)brauchbarkeitszeugnisse bei Entlassung ohne Versorgung 465 *1615 ff.*
— Muster für 480 *ff.*
Dienst(un)fähigkeit, militärische 438 *1508, 1509.*
— Heeresbeamte und 470 *1636 ff.*
— militärärztliche Zeugnisse über 447 *1553.*
— Offizierpensionierung und 466 *1620,* 468 *1628, 1631.*
— Schlußurteil über 458 *1587 ff., 1592, 1593.*
Dienstverpflichtete im privatrechtlichen Verhältnis zum Heere, militärärztliche Zeugnisse für dies. 469 *1635 ff.*
Digitalis, Pulsus rarus nach Gebrauch von 40 *141 b γ.*
Dimethylamidoazobenzolprobe,
— Mageninhaltsuntersuchung auf freie Salzsäure durch die 91 *306 b.*
Dioptrien 254 *851.*
Diphtherie,
— Ataxie nach 135 *417.*
— Augenmuskellähmungen bei 224 *738.*
— Bazillennachweis 174 *582.*
— Bazillenträgerfeststellung 174 *582*
— Gaumenlähmung bei 219 *723.*
— Lähmungen nach 320 *1086.*

Diphtherie,
— Nervenlähmung bei 122 *387.*
— Schluckstörungen nach 213 *692.*
— Stimmbandparesen nach 208 *656.*
— Vagusneuritis bei 116 *375 b.*
Diphthongie 213 *690.*
Diplegie, spastische infantile 308 *1043.*
Disposition 3 *14,* 4 *16.*
— Lebensversicherung und 511 *1718,* 514 *1729 ff.*
Dissimulation 11 *47,* 154.
— chirurgische Erkrankungen und 277 *938,* 278 *938.*
— Geisteskrankheiten und 393 *1362 c* 423 *1462.*
— Geschwülste, bösartige, und 526 *1777.*
— Tripper und 152 *499 a.*
Dissoziation,
— Arythmie bei 41 *144 c.*
— Überleitungsstörungen bei 52 *168 γ.*
Distichiasis 229 *748 b.*
Distomum hepaticum, Gelbsucht und 84 *282 e.*
Distorsion 305.
Dittrichsche Pfröpfe im Auswurf 65 *214.*
Doppelfärbung mikroskopischer Präparate 186 *613,* 187 *614.*
Doppelmesserschnitt in der mikroskopischen Technik 181 *598 γ.*
Doppeltonbildung (Diphthongie) 213 *690.*
Doppeltsehen (Doppelbilder) 261 *878.*
— Hirnsyphilis und 381 *1332 c.*
Dornfortsätze, Zählung ders. und Markierung ihrer Lage auf der Haut 324 *1103,* 325 *1104, 1107.*
Dottergangfisteln 284 *965.*
Douglasscher Raum, Schmerzen bei Gewächsen und blutigen Ergüssen in dems. 158 *522,* 159 *522.*
Drehschwindel 267 *900.*
— Ohrenkrankheiten und 274 *919, 920.*
Drehspulengalvanometer 50 *165.*
Drosselblutaderkompression,
Ödem bei 83 *280 b.*
Druckpunkte bei
— Hysterie 385 *1341 γ.*
— Krankheiten der Baucheingeweide 78 *263, 264, 265.*
Druckschmerz,
— Abdomen 77 *260 c,* 78 *263, 266.*
— Brustkorb 81.
— Nerven 385 *1341 o.*
Druckschmerzprüfung an den unteren und oberen Gliedmaßen 141 *443 b.*
Drüsen, innersekretorische (s. a. Innere), zu ihren Krankheiten, Röntgenuntersuchung 377.
Drüsenerkrankungen, Kriegsbrauchbarkeit bei 430 *1495.*
Drüsenschwellungen 148 *478.*
— chronische, militärärztliche Rentenfestsetzung 461 *1603 b.*
Dünndarm, Röntgenuntersuchung 365.
Dünndarmabtastung 88 *295.*

Dünndarmblutung, Kotbefund bei 94 *315*.
Dünndarmerkrankungen,
— Fett im Kot bei 94 *312*.
— Muskelfasern im Kot bei 93 *310*.
— Schmerzlokalisation bei 79 *268 d*.
Dünndarmgeschwür, Blut im Kot bei 94 *316*.
Dünndarminfarkt, hämorrhagischer 94 *316*.
Dünndarmschleim, Stuhluntersuchung auf 94 *314*.
Duodenalblutung, Kotbeschaffenheit bei 95 *317*.
Duodenalgeschwür,
— Hungerschmerz, nächtlicher bei 78 *261 a*.
— Kot, schwarzer, bei 95 *317*.
Duodenum, Röntgenuntersuchung 365 *1270*.
Dupuytrensche Hohlhandfaszienschrumpfung 331 *1131 a*.
Durchleuchtungen (s. a. Röntgenuntersuchung) 16 *74*.
Durst, gesteigerter 76 *256*, 77 *257*, *258*.
Dysarthrie 117 *379*, 386 *1341 v δ*.
Dysbasia intermittens, Arteriosklerose und 376 *1319 a*.
Dyskrasie 3 *14*.
Dysmenorrhoea 169 *563 δ*.
— membranacea 158 *521 δ*.
Dysostosis cleido-cranialis 375 *1316 b*.
Dyspepsie, Lebensweise und 73 *245*.
Dyspnoe,
— Formen der 56 *175*.
— inspiratorische und exspiratorische 17 *77*.
— Ursachen 56 *175*, 210 *674*.
Dystrophia
— adiposo-genitalis 133 *410*.
— muscularis progressiva 133 *410*, 310 *1050*.
— — Erblichkeit bei 9 *30*.

Ebbinghaus' Kombinationsmethode 393 *1360 b*, 395 *3365 ζ*.
Ebsteins Tastperkussion 57 *178*.
Echinokokkensäcke, Pleura- 71 *234*.
Echinokokkusblasen im Auswurf 65 *214*.
Echolalie (-kinesie) 122 *385 ε*.
Echopraxie 388 *1347 a γ*.
Edingers Schwielen (Knötchen)-Kopfschmerz 111 *358 b*.
Ehe,
— Frauenkrankheiten und 156 *517*.
— Krankheiten und 10 *40*.
Ehescheidung, Geisteskrankheiten und 406.
Eheschließung (-anfechtung), Geisteskrankheit und 405 *1403*.
Eheverhältnisse,
— Geisteskrankheiten und 380 *1330 d*.
— Lebensversicherung und 509 *1714*.
Eichelschmerzen, Nierensteine und 80 *269 b*.
Eidesfähigkeit, Verstandesreife (-schwäche) und 419 *1452*.

Eierstocksgeschwülste (s. a. Ovarial...), Bauchwassersucht und, Unterscheidung 89 *297*.
Eifersuchtswahn 391 *1355 β*.
— Trunksucht (Unzurechnungsfähigkeit) und 414 *1439*.
Eileiterabtastung 164 *553*.
Eileiterentzündung (s. a. Salpingitis), Extrauterinschwangerschaft u., Differentialdiagnose 171 *569*.
Einatmung, erschwerte 17 *77*.
Einäugige, Kriegsbrauchbarkeit ders. 432 *1495 h*.
Eindickungsvermögen der Niere 96 *322*.
Eingeweidebrüche 283, 434 *1495*.
Eingeweidereflexe 143 *454*.
Eingeweidesenkung, Brustkorb bei 17 *76*.
Eingeweidewürmer 95 *320*.
Einrenkungen 305 *1034*.
— Lähmungen und Nervenschädigungen nach 315 *1067*, *1068*.
Einstellung,
— militärärztliche Untersuchungen nach der 435.
— — vor der 427.
Eisenlunge, Röntgenbild der 360 *1241*.
Eisenmedikation, Kot, schwarzer, nach 95 *317*.
Eiterungen, Hyperleukozytose bei 106 *346*.
Eiweißharn, Bedeutung dess. 100 *335*, *336*, *337*.
— Eiweißherkunft aus den unteren Harnwegen (Blase, Nierenbecken) 100 *337*.
Eiweißproben am Harn 98 *329*, *330*.
Ekchymosen, septische, Blut im Harn bei dens. 81 *275 a*.
Ektropium der Augenlider 229 *750*.
Ekzeme,
— Genital- 150 *484*.
— Naseneingangs- 211 *678*.
— Skrotal- 150 *488*.
Elastische Fasern
— im Auswurf, Nachweis 66 *217*.
— Färbungen ders. 186 *612 γ*.
Elektrodiagnostik 145.
— diagnostische und prognostische Bedeutung ders. 145 *461*, 146 *461*, *462*, *463*.
— Entartungsreaktion 146 *464*, *465*.
— faradische Untersuchung 146 *465 b*.
— galvanische Untersuchung 147 *465 c*.
— Größenänderung der Erregbarkeit 146 *463*.
— Untersuchungsgang 146 *465 a*.
— Zuckungsformel 145 *461*.
Elektrokardiogramm, normales 50 *166*.
Elektrokardiographie 50.
— Arhythmia perpetua 53 *168 γ*.
— Dextrokardie 50 *167 α*.
— Extrasystolen 53 *168 β*.
— Herzfehler, angeborene 50 *167 β*.
— Herzklappenfehler 51 *167 γ*.
— Herzmuskelentartung mit Herzschwäche 51 *167 δ*.
— Herzneurosen 51 *167 ε*.
— Kugelherz 51 *167 ε*.

Elektrokardiographie,
— Sinusarhythmie 51 *168 α.*
— Tropfenherz 51 *167 ε.*
— Überleitungsstörungen 52 *168 γ.*
— Veränderungen bei regelmäßiger Schlagfolge 50 *167.*
— Veränderungen bei unregelmäßiger Herztätigkeit 51 *168.*
Elephantiasis vulvae 163 *548.*
Ellbogengelenk, Winkelstellungen im 331 *1127.*
Ellbogenluxation 306 *1038.*
— angeborene 331 *1127.*
— Gelenkschädigungen bei 306 *1035 b.*
Ellbogennerv, Druckschmerzhaftigkeit dess. 141 *443 b.*
Ellissche Kurve bei Pleuraexsudaten 58 *186.*
Emmetropie 254 *848.*
Endokardiale Geräusche 35 *129.*
Endokarditis,
— Ätiologie 20 *86 a.*
— Veitstanz und 383 *1340.*
Endometritis,
— Blutarmut und 158 *519.*
— Blutung bei 169 *564.*
— exfoliativa, Dysmenorrhoe bei 158 *521 δ.*
— Fluor albus bei 158 *520 a.*
— Menstruationsanomalien bei 158 *521 α.*
— Menorrhagie bei 168 *563 α.*
Engbrüstigkeit 5 *18.*
— Lungenkrankheiten und 55 *170.*
Enophthalmus 226 *745 a.*
Entartung, Nachweis, röntgenologischer, von 378 *1326.*
Entartungsreaktion 133 *408,* 146 *464, 465.*
Entartungszeichen 4 *17,* 382 *1338.*
— Nervenkrankheiten und 110 *356.*
Entbehrungen, Geisteskrankheiten und 380 *1331 l.*
Entbindung,
— künstliche, Folgen ders. 157 *517.*
— Plexuslähmung durch Zangenlöffeldruck bei der 126 *395 b.*
— Pyelitis und 157 *517 h.*
Entbindungslähmung des Plexus brachialis 330 *1124 c.*
Enteroptose 5 *18.*
— Bauchmaß und 519 *1753.*
Entlassung aus dem Heeresdienst,
— Kriegsdienstbeschädigung nach ders. 455 *1578.*
— Untersuchungen bei ders. 441 *1525.*
Entlassungs-Beschleunigungsanweisung 424 *1463 β.*
Entlassungszeugnisse für Mannschaften 443 *1535.*
Entmündigung 402 *1393.*
Entmündigungsverfahren 403 *1396, 1397.*
Entozoen 95 *320.*
Entropium der Augenlider 229 *749.*
Entschädigungsneurosen 398 *1374 b,* 399 *1375 e.*
Entstellungen, Erwerbsfähigkeit und 459 *1597.*
Entwicklung, geistige und körperliche, Gaumenmandelvergrößerung

(Rachenmandelvergrößerung) und 208 *657.*
Entwicklung,
— mangelhafte körperliche, Ursachen 320 *1090.*
Entwicklungshemmungen, örtlich beschränkte 321 *1090.*
Entwicklungsjahre, anamnestische Bedeutung der 11 *44.*
Entwicklungszeit, Geisteskrankheiten und 379 *1329.*
Enuresis, Geisteskrankheiten und 381 *1332 c.*
Eosinophile Zellen 108 *350.*
— im Auswurf 65 *216.*
Epicanthus 231 *756.*
Epidemien, Mannschaftsuntersuchungen bei 436 *1506.*
Epididymitis 151 *494, 495,* 286 *972.*
Epigastrischer Druckpunkt 78 *263.*
Epigastrium, Schwellungen im 161 *536 a.*
Epilepsie (s. a. Fallsucht),
— Arbeitsunfähigkeit bei 400 *1382.*
— Augenerscheinungen im Anfall bei 224 *737.*
— Babinskisches Zeichen und 142 *449.*
— Bewußtlosigkeit bei 83 *279.*
— Bißnarben bei 110 *357,* 218 *720.*
— Erblichkeit bei 9 *32,* 10 *34.*
— Hysterie und, Unterscheidung 142 *449,* 377 *1320 c.*
— Invalidität und 399 *1376.*
— Jacksonsche bei 400 *1381 α.*
— — Fazialiskrampf bei ders. 113 *367.*
— Kapitalabfindung für Heeresangehörige bei 476 *1662 β b.*
— Kriegsbrauchbarkeit bei 430 *1494.*
— Lebensversicherung und 400 *1883,* 526 *1778.*
— militärärztliche Rentenfestsetzung bei 462 *1604.*
— Röntgenuntersuchung des Schädels bei 352 *1209.*
— strafrechtliche Bedeutung 412 *1425.*
— Straftaten bei 413 *1430.*
— Symptome 385 *1341 l γ.*
— traumatische 279 *944.*
— Trismus bei 111 *361.*
— Unfall und 397 *1369 b,* 398 *1375 b.*
Epileptiforme Anfälle,
— Rachenmandelvergrößerung (Gaumenmandelvergrößerung) und 208 *657.*
— Vorkommen 385 *1341 l β.*
Epiphysenbrüche der oberen Gliedmaßen 294 *994, 997.*
Epiphysenlösung,
— Oberarm und 316 *1069 a.*
— Prognose bei 321 *1093.*
Episkleritis 236 *774.*
Epispadie 150 *486.*
Epsteinscher Raum, Verschleierung dess. im Röntgenbilde 357 *1232.*
Epulis 207 *654 α.*
Erbanlage (s. a. Heredität) 4 *17.*
— Lebensversicherung und 510 *1717,* 512 *1722.*
Erblichkeit 7 *23.*
— Nervenkrankheiten und 9 *31,* 110 *353.*
— Tuberkulose und 7 *26.*

Erblindung, militärärztliche Begutachtung 463 *1608 d.*
Erbrechen,
— Brechzentrum, zerebrospinales und autonomes 74 *248* und *248 b c d.*
— Darmverschluß und 75 *250.*
— Entstehung 74 *248.*
— Gehirnreizung und 74 *248.*
— gewohnheitsgemäßes, bei nervösem Magenleiden 75 *250.*
— Magenkatarrh und 75 *249.*
— morgendliches, der Alkoholiker 75 *249.*
— Pförtnerverengerung und 75 *249.*
— reflektorisches 74 *248 a.*
— Ursachen, Statistisches 74 *247 b.*
Erbsche Lähmung 126 *394*, 316 *1069.*
Erfahrungswissen, Prüfung im 393 *1360 a.*
Erinnerungsfälschungen 392 *1357.*
Erinnerungslücken 392 *1356 γ.*
Erkältung,
— Fazialislähmung und 113 *369.*
— Katarrhe und 209 *670.*
— Nervenlähmungen und 122 *387.*
Erkennungsvermögen,
— Störungen dess. 119.
— völliges Fehlen dess. 119 *385 δ.*
Ernährungsstörungen 138 *432.*
— Haare und Nägel 138 *434.*
— untere Gliedmaßen 140 *442.*
Ernährungstrieb, Störungen dess. 388 *1349 a.*
Ernährungsverhältnisse, Lebensversicherung und 504 *1704.*
Ernährungszustand 13 *55.*
Erosionen der Portio, Fluor albus bei 158 *520a.*
Erregungen, seelische, und Herzkrankheiten 20 *86 b.*
Ersatzreservisten, Übungsunfähigkeit bei 478 *1669 c.*
Ersatztruppenteile, militärärztliche Untersuchungen bei dens. 435 *1501 b.*
Erschöpfungskrankheiten, Geisteskrankheiten und 380, *1331 g.*
Erschöpfungsirresein, Lebensversicherung und 401 *1385.*
Erstickungstod, Zuckerausscheidung und 101 *338.*
Erwerbs(un)fähigkeit 444 *1537.*
— Abschätzung ihres Grades 459 *1596 ff.*
— — feste Sätze und Mindestsätze bei ders. 461 *1603 a b.*
— Begutachtung, militärärztliche 447. 1553, 459 *1595 ff.*
— Geistesstörung und 399, 400 *1382.*
— Gesundheitsstörungen mit voller Erwerbsfähigkeit 462 *1603 c.*
— Krankheitsverschlimmerung und 460 *1601.*
— mangelnde Gewöhnung (Einarbeitung) und 460 *1600.*
— Nachuntersuchungen, militärärztliche 465 *1614.*
Erysipel, Rachen- 220 *724.*
Erythema exsudativum multiforme Mundschleimhaut bei 218 *717.*

Erythrozyten,
— Entartung, körnige, der 109 *352.*
— polychromatische, der 109 *352.*
— Färbeindex und seine Bestimmung 107 *348.*
— Harn-, Bedeutung ders. 102 *941.*
— Harnuntersuchung auf 101 *340 a.*
— kernhaltige 109 *352.*
— punktierte, bei Bleivergiftung 73 *246.*
Erythrozytenzählung 106 *345.*
d'Espinesches Zeichen 63 *208 a.*
Essigsäure-Ferrozyankaliprobe, Eiweißfeststellung im Harn durch die 98 *329 c.*
Eßlust, Vermehrung und Verminderung 75 *251, 252*, 76 *253 a.*
Etappendienst, Kriegsdienstbeschädigung und 454 *1574 b.*
Eventratio diaphragmatica, Röntgenuntersuchung bei 363 *1254.*
Ewalds Probefrühstück, Magenmotilitätsprüfung nach 92 *308.*
Exhibitionismus 388 *1349 b*, 417 *1446 a.*
Exophthalmus 225 *743.*
— Mittelfellraumerkrankungen und 71 *236 c.*
Exostosen, kartilaginäre 288 *979 c.*
Exsudative Diathese 5 *18.*
— Lebensversicherung und 511 *1720.*
— Rachenring, lymphatischer, und 207 *655.*
Extrakardiale (pulmonale) akzidentelle Herzgeräusche 36 *135.*
Extraperikardiale Reibegeräusche 35 *129*, 36 *136 b.*
Extrasystolen 40 *144 b.*
— Bedeutung der 52 *168 β.*
— Formen 52 *168 β*, 53 (Abbildung).
— Kurven von 47 *157.*
Extrauterinschwangerschaft,
— Blutung bei 167 *561 ε.*
— — Symptome 167 *561 ε f.*
— Entzündung der Gebärmutteranhänge und, Differentialdiagnose 171 *569.*

Facharbeiterbataillone, Sehprüfung bei Angehörigen der 432 *1495 c.*
Fahnenjunker, militärärztliche Untersuchung 427 *1483.*
Fahrlässigkeit, ärztliche, strafrechtliche Bedeutung ders. 418 *1450.*
Fallsucht (s. a. Epilepsie), Nervenkrankheiten und 110 *354.*
Familiäre Krankheitszustände (-anlagen 4 *17.*
Familiengeschichte,
— Krankenuntersuchung u. 6 *20, 21, 22.*
— Lebensversicherung und 509 *1713*, 514 *1734.*
Familienmerkmale, konstitutionelle 4 *17.*
Färbeindex der Erythrozyten und seine Bestimmung 107 *348.*
Farbenblindheit 261 *873.*
Farbensinn, Prüfung 261 *873, 874.*

Sachregister.

Farbensinnstörungen,
— angeborene 261 *874.*
— erworbene 261 *876.*
Farbenskotome 261 *876.*
Farbentafeln 261 *874, 875.*
Färbung in der mikroskopischen Technik 186.
Färbungsverfahren bei Blutpräparaten 108 *349 b.*
Fazialis, N.,
— Geschmacksfasern im 114 *369, 371.*
— Untersuchung 113 *366.*
Fazialiskrampf 113 *367.*
— Augenringmuskelkrämpfe bei 230 *751 d.*
Fazialislähmung (s. a. Gesichtslähmungen) 111 *368.*
— Fazialiskrampf, reflektorischer, nach Abheilung ders. 113 *367.*
— Geisteskrankheiten und 383 *1341 f.*
— Geschmacksstörungen bei 115 *372.*
— Halbseitenlähmung und 113 *368 a.*
— Hornhautreflex, Fehlen dess. bei 112 *365.*
— peripherische, Ursachen 113 *369.*
— Rachenreflex bei 115 *374.*
— zentrale 113 *368 β.*
Fehlgeburt,
— anamnestische Bedeutung der 11 *41.*
— Blutungen bei 158 *521 β*, 166 *561 α*, 167 *561 β γ.*
— Lebensversicherung und 510 *1715.*
— Nervenkrankheiten und 110 *354.*
— wiederholte 157 *517 e.*
Felddienst(un)fähigkeit,
— Heeresbeamte und 470 *1638.*
— Offizierspensionierung und 466 *1621,* 467 *1624, 1625.*
— Schlußurteil über 458 *1593.*
Feldheer, unentgeltliche Gewährung von Kuren an Angehörige dess. 473 *1651 α* bis *1653.*
Fermente, Mageninhaltsuntersuchung auf 92 *306 f.*
Fersenbeinbrüche 303 *1029.*
Fersenbeinsporn 348 *1191.*
Fersenfuß, Hohlfuß mit 347 *1183.*
Festungen, Zugehörigkeit von Personen der heimatlichen, zum Feldheer 473 *1651 α.*
Fetischismus 388 *1349 b.*
Fette,
— Färbung ders. 186 *612 ð.*
— Kotuntersuchung auf 94 *312.*
Fettembolie, Osteotomie und 315 *1068,* 316 *1068.*
Fettherz, Überernährung und 20 *86 b.*
Fettkörnchenzellen im Auswurf 66 *218.*
Fettkristalle, Untersuchung mit dem Polarisationsapparat 182 *599 c.*
Fettpolster 13 *55.*
Fettsäuren,
— Kotuntersuchung auf freie 94 *312.*
— Mageninhaltsuntersuchung auf flüchtige 91 *306e.*
Fettstuhl,
— gallenloser Stuhl und, Unterscheidung 94 *312.*
Fettsucht (Fettleibigkeit),
— Bauchmaß und 519 *1753*

Fettsucht (Fettleibigkeit),
— Erblichkeit bei 8 *28.*
— Lebensversicherung und 510 *1717 a,* 518 *1747,* 522 *1763, 1764.*
— Übersterblichkeit bei 522 *1764.*
Fibrinausgüsse der Bronchien im Auswurf 65 *214.*
Fibroma vulvae 163 *549.*
Fieber, Geisteskrankheiten (Gehirnkrankheiten) und 382 *1336.*
Fieberhafte Erkrankungen,
— Albuminurie bei dens. 100 *336.*
— Zuckerausscheidung bei dens. 101 *338, 339.*
Fieberleukozytose 108 *351.*
Finger, schnellender 331 *1131 b.*
Fingerbewegungen, Sehprüfung mittels 256 *856.*
Fingerfehler, Kriegsbrauchbarkeit bei dens. 434 *1495.*
Fingerfrakturen 296 *1009.*
Fingerkontrakturen 331 *1131 a.*
Fingernasenversuche und Fingerfingerversuch zur Prüfung auf Ataxie 135 *417 b.*
Fingerstellungen, fehlerhafte 331 *1131.*
Fingerverkrümmung, Volkmanns ischämische 331 *1131 c.*
Fingerverlust, militärärztliche Begutachtung von 463 *1608 a.*
Fingerverrenkungen 331 *1131.*
Fingerwachstum, Spina ventosa und 321 *1091.*
Fingerwinkelstellungen 331 *1131 a d e.*
— Nervenkrankheiten und 332 *1131 e.*
Fischvergiftung, Pupille bei 244 *805.*
Fistelstimme 213 *690.*
Flankenmeteorismus 85 *284.*
Fleckfieber,
— Milzvergrößerung bei 87 *292.*
— Weil-Felixsche Agglutinationsprobe bei 174 *580.*
Fleischvergiftung,
— bakteriologische und serologische Untersuchung 173 *576.*
— Pupille bei 244 *805.*
Flemmingsche Lösung 185 *606.*
Flexibilitus cerea 388 *1347 α β.*
Fliegeroffiziere, unentgeltliche Gewährung von Kuren an 473 *1651 γ.*
Flimmerepithelien i. Auswurf 65 *215.*
Florschützsche Formel 517 *1744 b.*
Flugschüler (-Beobachtungsschüler),
Sehschärfe (-prüfung) bei dens. 432 *1495 e.*
Fluor albus 158 *520.*
Fluoreszinlösung, Farbprobe mit ders. bei
— Hornhauterkrankungen 238 *781 b.*
— Tränenkanalverengerung 231 *757.*
Flüssigkeiten,
— mikroskopische Untersuchung von 179 *594.*
— Störungen beim Schlucken von 213 *692.*
Flüssigkeitsergüsse bei Geschwülsten zwischen Lunge und Brustbein oder über Schwarten, Dämpfung bei dens. 58 *185 β.*

Sachregister.

Flüstersprache,
— Hörfähigkeit für diese bei Ohrenkrankheiten 267 *901*.
— Hörprüfung und 270 *909 a*.
Follikelkatarrh der Bindehaut 234 *766*.
Formalinhärtung in der mikroskopischen Technik 184 *604*.
Formationen, mobile (immobile), und Kriegsdienstbeschädigung 452 *1573 e α β*.
Forstverwaltungsdienst (Forstschutzdienst), militärärztliche Zeugnisse für den 478 *1671*.
Fossa jugularis, Pulsationen, sichtbare, der 21 *87 β α*.
Fötalerkrankungen 7 *25*.
Fötor,
— Mund- 212 *683*.
— Nasen- 211 *682*.
Frauenkrankheiten,
— Besichtigung bei 160 *534*, 162 *540*.
— Blasenleiden 162 *539*.
— Blasenschwäche 172 *572*.
— Blutungen bei 157 *517 c d*, 158 *521 β*, 165.
— Dammrisse 163 *550*.
— Differentialdiagnostisches 170, 171.
— Ehe und 156 *517*.
— Eileiterabtastung 164 *553*.
— Geschlechtsteile, äußere 162 *543*.
— Gesundheitszustand, allgemeiner, bei 157 *519*.
— Gonokokkenuntersuchung bei 156 *514*, 157 *514 i*.
— Hemmungsmißbildungen 162 *543*.
— Hermaphroditismus und Pseudohermaphroditismus 162 *543 a*.
— Incontinentia flatus et alvi 163 *550*.
— Krankheitszeichen bei 157 *518*, *519*, 158.
— Lebensversicherung und 531 *1798*.
— Menstruation u. 156 *517 a*, 157 *517 b*.
— Ovarial- und Parovarialzysten 165 *554*, *555*.
— Ovarienabtastung 164 *553*.
— Portiobefunde 164 *551 a b c*, 165 *556 a b c*.
— Scheidenspiegeluntersuchung 165 *556*.
— Schmerzen und sonstige Empfindungsstörungen 158 *522*.
— Schwangerschaft und 156 *517*.
— Siechtum bei 158 *519*.
— Spiegeluntersuchung 161 *537 γ*.
— Tripper und 155 *514*.
— Unterleibsuntersuchung 160, 161.
— Untersuchung, bimanuelle 161 *537 β*, 163 *551*.
— Untersuchungsgang 161 *537*.
— Uterusabtastung 163 *551*, *552*.
— Uterusblutungen 166.
— Uterusprolaps 162 *541*.
— Uterussenkung 162 *541*.
— Uterussondierung 161 *538*.
— Vorgeschichte bei 155 *514*, 156 *517*.
— Vulvaerkrankungen 162 *543*, *544*, 163 *545*, *546*, *547*, *548*, *549*.
— Vulvitis und ihre Ursachen 162 *544*, 163 *544*.
Freiheitsstrafen, Friedensdienstbeschädigung durch Verbüßung von 448 *1557 c*.
Freiwillige, militärärztliche Untersuchung 427 *1483*.
Freiwilligenuntersuchungslisten 428 *1486*.
Fremdkörper (s. a. die einzelnen Organe),
— Lagebestimmung 374 *1315*.
— Nachweis, röntgenologischer 374 *1315*.
Frémissement cataire 25 *103*.
Friedensdienstbeschädigung,
— Arteriosklerose und 449 *1562*.
— Gefäßkrankheiten und 449 *1561*.
— Geisteskrankheiten und 449 *1560*.
— Geschwülste, gut- und bösartige 451 *1571*, 452 *1571 e*.
— Halskrankheiten und 450 *1565*, 451 *1567*.
— Hauttuberkulose und 450 *1565*.
— Heiserkeit, chronische, und 451 *1568*.
— Herzkrankheiten und 449 *1561*.
— Hitzschlag und 448 *1558*.
— Infektionskrankheiten und 449 *1559*.
— Ischias und 452 *1572*.
— Leistenbrüche und 451 *1570*.
— Lungentuberkulose und 449 *1563*.
— militärärztliche Zeugnisse über 447 *1557 ff*.
— Munderkrankungen und 450 *1565*.
— Nasenkrankheiten und 451 *1567*.
— Nasennebenhöhlenentzündung und 450 *1566*.
— Ohrenkrankheiten und 452 *1572*.
— Rachenerkrankungen und 450 *1565*, 451 *1567*.
— rheumatische Beschwerden und 452 *1572*.
— Sonnenstich und 448 *1558*.
— Stimmbandlähmung, rheumatische, und 451 *1569*.
— Urlaubsreisen und 448 *1557 b*.
— Waffen (Munition) als Ursache von 447 *1557 a*.
Friedensstand, Heeresbeamte dess. 469 *1635*.
Friedreichsche Ataxie 135 *417*.
— Erblichkeit ders. 9 *31*.
— Kniereflex bei ders. 141 *446*.
— Röntgenbefund bei ders. 352 *1206*.
Froschgeschwulst 218 *718*.
Früchte, totfaule 157 *517 c*.
Frühgeburten, Lebensversicherung und 510 *1715*.
Frühjahrskatarrh der Bindehaut 234 *768*.
Furunkulose, diagnostische Bedeutung 14 *59*.
Fuß, Hautnervenbezirke am 131.
Fußformen 288 *979*.
Fußgelenk,
— Beugekontraktur im, Messung ders. 338 *1149 c*.
— Beweglichkeit im 288 *978*.
Fußgelenkerguß, Feststellung 289 *980 c*.
Fußgelenkluxation, Gelenkschädigung bei 306 *1035 b*.
Fußgelenktuberkulose 347 *1180*.

Sachregister.

Fußklonus, Achillessehnenreflex und 142 *447*.
Fußpulse, Prüfung der 140 *442*.
Fußrückenreflex 142 *451*.
Fußrückenschwellung, Bedeutung ders. 289 *980 d*.
Fußsohlenreflexe 142 *448*.
Fußtuberkulose 347 *1180*.
Fußverbildungen,traumatische, militärärztliche Rentenfestsetzung 462 *1603 b*.
Fußverkürzungen, militärärztliche Begutachtung von 463 *1609*.
Fußwurzelgelenk, Arteriosklerose am, Röntgendarstellung 374 *1313*.
Fußwurzelknochenbrüche 303 *1028*.
Fußwurzeltuberkulose, Röntgenuntersuchung 372 *1300*.

Galgenhumor, Angst mit 387 *1346 c*.
Gallenabschluß,
— Fett im Stuhl bei 94 *312*.
— Stuhluntersuchung durch Schmidts Sublimatprobe bei 85 *283*.
Gallenblase,
— Palpation 87 *290*.
— Röntgendarstellung der 369 *1291*.
Gallenblasenstein, Palpation 87 *290*.
Gallenfarbstoff,
— Harnfärbung durch 97 *325*.
— Harnuntersuchung auf 97 *325 a*.
— Stuhluntersuchung auf 95 *319 b*.
Gallengangstumoren, Gelbsucht bei 84 *282 e*.
Gallengangsverlegung, Gelbsucht und 84 *282 e f*.
Gallensteine,
— Gelbsucht und 84 *282 c*.
— Röntgendarstellung 369 *1291*.
Gallensteinkoliken, Ausstrahlung von 77 *260 a*.
Gallensteinleiden, Druckpunkt bei 78 *264*.
Gallensteinschmerz, Lokalisation und Ausstrahlung 79 *268 c*.
Galopprhythmus 34 *125 b*.
Gang,
— Formen dess. bei krankhaften Zuständen 140 *439*.
— Geisteskrankheiten und 381 *1332 c*, 384 *1341 h η*.
— Hüftpfannenstellung und 339 *1154*.
— hysterischer 318 *1078 a*.
— Schenkelhalsstellung und 339 *1155*.
Ganserscher Symptomenkomplex 390 *1353 ϑ*.
Garlandsches Dreieck bei Pleuraexsudaten 59 *186*.
Garnisondienst, Kriegsdienstbeschädigung und 454 *1574 b*, *1576*.
Garnisondienstunfähigkeit, Offizierspensionierung und 466 *1622*, 467 *1625*.
Garnisonverwaltung, Zeugnismuster über Dienstfähigkeit als Beamter der 491.
Garnisonverwendungsfähigkeit 428 *1489*, *1490*.

Gärungssaccharometer Lohnsteins, Zuckerbestimmung im Harn' durch das 99 *331 c*.
Gasphlegmone in der Muskulatur, Nachweis, röntgenologischer 374 *1314 c*.
Gastralgie (s. a. Magen), Nahrungsaufnahme und 76 *253*.
Gastrektasie 364 *1260 b*.
Gastrische Krisen 79 *268*, *268 a*.
Gastroptose 364 *1258*.
Gauchers Milzerkrankung, Erblichkeit ders. 8 *28*.
Gaumen 219 *723*.
— Lebensversicherung und 520 *1757*.
Gaumenbewegungen, Störung der 219 *723*.
Gaumenbögen 219 *723*.
Gaumenerkrankungen, Kriegsbrauchbarkeit bei 433 *d*.
Gaumenlähmungen, Schluckstörungen bei 213 *692*.
Gaumenlücken 219 *723*.
— Schluckstörungen bei 213 *692*.
Gaumenmandeleiterung, Folgezustände von 209 *667*.
Gaumenmandelerkrankungen 219 *724*, 220 *724*.
— Halsbeschwerden bei 212 *684*.
Gaumenmanteluntersuchung 219 *724*.
Gaumenmandelvergrößerung 208 *655*.
— Folgezustände bei 208 *657*.
— Rhinolalia clausa bei 213 *692 β*.
Gaumenperforationen 153 *504*.
Gaumensegelerkrankungen, Schluckstörungen bei 213 *692*.
Gaumenspalten 219 *723*.
— Schluckstörungen bei 213 *692*.
Gaumenzerstörungen, syphilitische 213 *692*.
Gebärende, Bewußtseinstrübungen bei dens. und ihre strafrechtliche Beurteilung 408 *1414*.
Gebärmutter (s. a. Uterus), Lageveränderungen der, Menstruationsanomalien bei dens. 158 *521 α δ*.
Gebärmuttererkrankung, Entzündungen ders., Differentialdiagnose gegenüber Extrauterinschwangerschaft 171 *569*.
Gebrechen, geistige 404 *1400*.
Geburt,
— Blutungen in und nach der 168 *562*.
— Geisteskrankheiten und 379 *1328 b c d*.
— Hymenalblutung in der 165 *558*.
— Scheidenblutungen in der 165 *559*, 166 *559*.
Gedächtnisstörungen 391 *1356*.
Gedankenablauf, Beschleunigung dess. 390 *1353 ϑ*.
Gedankengang, Störungen dess. 390 *1353*.
Gedankenlautwerden 389 *1352 γ*.
Gefängnishaft, Geisteskrankheiten und 380 *1331 m*.
Gefäße, Behorchung der 36 *137*.
Gefäßerkrankungen 140 *442*.
— Friedensdienstbeschädigungen durch 449 *1561*.

Sachregister.

Gefäßerkrankungen,
— militärärztliche Rentenfestsetzung 462 *1603 b*.
— militärärztliche Zeugnisse über 449 *1561*.
Gefäßnervenerkrankungen 123 *389*, 138 *432*.
— Dermographie bei 139 *435 b*.
— Geisteskrankheiten und 385 *1341 v*.
Gefäßtöne und -geräusche 37 *137 b*, *138*.
Gefriermikrotomschnitte 181 *δ*, 185 *608*.
Gefrierverfahren in der mikroskopischen Technik 182 *602 α*.
Gefühlsnerven 122 *386 α*.
Gefühlsprüfung an den unteren Gliedmaßen 140 *443 α*.
Gefühlstäuschungen 390 *1352 ε*.
Gefühlsüberschwang 388 *1346 n*.
Gehirn (s. a. Hirn),
— Entwicklungshemmungen, Vererbung bei dens. 10 *32*.
— Fremdkörper im 279 *944*.
— Schwindel bei Krankheiten und Blutumlaufsstörungen im 82 *278*.
Gehirnblutung,
— Coma bei 83 *279*.
— Geruchsstörungen bei 111 *359 b*.
Gehirnerweichung,
— Kriegsdienstbeschädigung und 455 *1581 α*.
— Vagusschädigung bei 116 *375 b*.
Gehirnkrankheiten (s. a. Hirn-, Geisteskrankheiten),
— Fieber bei 382 *1336*.
— herdförmige, Unzurechnungsfähigkeit bei dens. 413 *1435*.
— Knochenschwund bei 374 *1316 α*.
— militärärztliche Rentenfestsetzung 461 *1603 b*.
— traumatische 279 *944*.
Gehirnschädigung, traumatische 397 *1369 a b c*.
— Folgezustände 397 *1371*.
Gehirntumoren, Schwindel bei 82 *278*.
Gehörgangsverschluß, Gehörfähigkeit bei angeborenem beiderseitigem 272 *912*.
Gehörorgane 264.
— Untersuchung der 267 *901*.
Gehörstörungen, Geisteskrankheiten und 383 *1341 e*.
Gehörtäuschungen 389 *1352 β*.
Geiger, Beschäftigungsneurose der 319 *1082*.
Geisteskrankheiten 378.
— Accessoriuskrampf bei 116 *376 d*.
— Alkoholismus und 378 *1328*.
— Anklagen, gerichtliche und 419 *1452*.
— Anstaltspflege 401.
— arteriosklerotische, Unzurechnungsfähigkeit bei dens. 413 *1434*.
— Beginn nach Art und Zeit 381 *1332*.
— Begutachtung von 422 *1459*.
— Differentialdiagnose 395 *1366 ff*.
— Ehescheidung und 406 *1404*.
— Eheschließung (-anfechtung) und 405 *1403*.
— Eheverhältnisse und 380 *1330 d*.

Geisteskrankheiten,
— Entartungszeichen bei 382 *1338*.
— Entwicklungszeit und 379 *1329*.
— Erblichkeit bei 10 *34*, 378 *.1328*.
— Fachausdrücke im Gebiet der 378.
— Fahrlässigkeit, ärztliche, und 418 *1450*.
— Fieber bei 382 *1336*.
— Friedensdienstbeschädigung durch 449 *1560*.
— Geburt und 379 *1328 b c d*.
— Geistesschwäche und 402 *1394*.
— Gerichtliche Untersuchung von 402.
— Gerichtsverfahren (-verhandlung) und 419 *1454*.
— geschlechtliche Vergehen und 416.
— Heeresdienstzeit und 379 *1330 n*.
— Infektionskrankheiten und 379 *1328 b*, 380 *1331 e*.
— Invalidität und 399.
— Kindheitsentwicklung und 379 *1329*.
— Körperverletzung (Sittlichkeitsverbrechen) mit Verfall in 418 *1447 ff*.
— Krankenversicherung und 400 *1382*.
— Kriegsdienstbeschädigung und 455 *1581*, 456 *1582*.
— Lebensversicherung und 400 *1383*, 510 *1717 a*, 516 *1742*.
— Lebensweise und 380 *1331*.
— Lehrzeit (Berufsausbildung) und 379 *1328 b*, 380 *1331 e*.
— militärärztliche Zeugnisse über 445 *1544*, 449 *1560*.
— Mißbildungen und 382 *1337*.
— nichtsprechende Kranke und deren Untersuchung 393 *1361*.
— Offizierspensionierung bei 418 *1627 b*, *1529*, *1630*.
— originäre Krankheitszustände (Zurechnungsfähigkeit) 414 *1440*.
— Pflegschaft bei 404 *1399*, *1400*, 1401.
— Recht, bürgerliches, und 402.
— Schädelmessungen bei 382 *1339*.
— Schadenersatzpflicht und 406 *1407*, 407 *1408*.
— Schulzeit und 379 *1329*.
— Schwangerschaft und 379 *1328 b*.
— Schweigepflicht, ärztliche, in bezug auf 418 *1451*.
— Seelenleben und 387 *1345 ff*.
— Selbstmord und 379 *1328*.
— Simulation (Übertreibung, Dissimulation) von 393 *1362*, 422 *1460 ff*.
— Sittlichkeitsverbrechen und 417.
— Strafprozeßordnung und 419.
— Strafrecht und 407.
— Straftaten, bevorzugte, bei den verschiedenen 412 *1426 ff*.
— Strafvollstreckung und 420 *1455 ff*.
— Syphilis und 379 *1328*.
— Unzurechnungsfähigkeit 413 *1434*.
— Testierfähigkeit und 406 *1405*.
— überstandene, militärärztliche Begutachtung 462 *1603 c*.
— Unfall und 396 *1367 ff.*, 398 *1375*.
— Rentenbemessung 398 *1375 d*.
— Untersuchung, allgemeine 381 *1333 ff*.

Sachregister. 559

Geisteskrankheiten,
— Untersuchung innerer Organe bei 383 *1340.*
— — nervenärztliche 383 *1341.*
— Verbrechen und 379 *1328,* 419 *1453.*
— Verurteilungen, gerichtliche, bei 419 *1452.*
— Vorgeschichte (Familiengeschichte) 378 *1327.*
— Vorkrankheiten 380 *1331.*
— Vorläufer von 380 *1330 b c d.*
— Vormundschaft, vorläufige, bei 404.
— Zeugnis, gerichtliches, bei 419 *1452.*
Geistesschwäche 392 *1360.*
— Geisteskrankheit und 402 *1394.*
— Invalidität und 399 *1376, 1378.*
— Lebensversicherung und 401 *1386.*
Geistestätigkeit, krankhafte Störungen ders. in strafrechtlicher Beziehung 411 *1424 ff.*
Geisteszustand, Feststellung dess. 15 *62,* 386 *1343, 1344.*
— Fragebogen zur Feststellung dess. 394.
— militärärztliche Zeugnisse über dens. 445 *1544.*
Geistige Gebrechen 404 *1400.*
Geistliche, Heeres-, militärärztliche Zeugnisse für dies. 470 *1635 d.*
Gekrösegefäße, Darmblutung bei Embolie und Thrombose der 94 *316.*
Gelbfieber, Ikterus bei 84 *282 b.*
Gelbsucht (s. a. Ikterus) 84 *282.*
— bösartige 85 *282 f.*
— chronische hämolytische 84 *282 c.*
— gutartige 85 *282 f.*
— katarrhalische 85 *282 f.*
— — Lebervergrößerung bei ders. 87 *290.*
— Neugeborener 85 *282 f.*
— — Erblichkeit ders. 9 *29.*
— Stuhluntersuchung bei 85 *283.*
— Ursachen 84 *282.*
Gelenke,
— Ernährungsstörungen 134 *414.*
— obere Gliedmaßen 133 *407.*
— — Behorchen 330 *1122.*
— — Beweglichkeitsprüfung 329 *1119.*
— — Bewegungsausschlag und seine Messung 329 *1120.*
— Röntgenuntersuchung 373.
— untere Gliedmaßen 140 *441.*
— Untersuchung der 16 *73.*
Gelenkeiterung,
— Fingerwinkelstellungen infolge von 331 *1131 d.*
— neuropathische 344 *1174.*
Gelenkentzündung (s. a. Arthritis),
— reiskörperähnliche Gebilde bei 374 *1311 a.*
— verbildende, Erblichkeit bei ders. 8 *28.*
Gelenkergüsse, Röntgendarstellung 373 *1307.*
Gelenkgeräusche 287 *975 b,* 288 *977.*
— Auskultation ders. 338 *1152.*
Gelenkgicht 334 *1143 β.*
Gelenkkapselverdickungen, Röntgendarstellung 373 *1307.*
Gelenkkrankheiten,
— berufliche, durch andauerndes Stehen 278 *940.*

Gelenkkrankheiten,
— chronische 332, 338.
— — Arthritis deformans 334 *1141.*
— — dyskrasische 334 *1143.*
— — gonorrhoische 321 *1093,* 333 *1137,* 372 *1300.*
— — Kniegelenkergüsse 332 *1133.*
— — neuropathische 334 *1142.*
— — Orthopädisches 320, 332 ff, 338 ff.
— — Polyarthritis rheumatica, genuine und sekundäre Form 333 *1138, 1139.*
— — Pseudorheumatismus 333 *1140.*
— — syphilitische 332 *1135,* 333 *1136.*
— — tuberkulöse 332 *1134.*
— Gonorrhoe und 321 *1093.*
— — Röntgenuntersuchung 372 *1300.*
— Masern und 320 *1086.*
— Meniskusverletzung (-verrenkung) am Kniegelenk 332 *1133.*
— militärärztliche Rentenfestsetzung 461 *1603 a.*
— Scharlach und 320 *1086.*
— Syphilis und 321 *1093.*
— traumatische 332 *1132.*
— Unfall und 321 *1094.*
Gelenkmäuse 332 *1133,* 334 *1141.*
— Röntgendarstellung 373 *1307.*
Gelenkrheumatismus,
— akuter, Herzkrankheiten nach dems. 20 *86 a.*
— chronischer, genuine und sekundäre Form 333 *1138, 1139.*
— — scheinbarer 333 *1140.*
— — Fingerwinkelstellungen bei 331 *1131 d.*
— Kehlkopferkrankungen bei 208 *659.*
— Lebensversicherung und 523 *1765 c,* 525 *1773.*
— Luftwege (Speisewege), Eiterung in dens. mit konsekutivem 209 *667.*
— Mandeln und 521 *1758.*
Gelenkstellungen, Messung ders. an den unteren Gliedmaßen 336 *1147 ff.*
Gelenktuberkulose,
— Fingerwinkelstellungen infolge von 331 *1131 d.*
— Röntgenuntersuchung 373 *1308.*
— Unfall und 321 *1094.*
Gelenkversteifungen, Röntgendarstellung 373 *1309.*
Gemeingefährlichkeit, Geisteskrankheiten und 381 *1332 c.*
Gemütserregungen, Geisteskrankheiten und 380 *1331 l.*
Gemütsleben, Geisteskrankheiten und 387 *1346.*
Gemütsstumpfheit 387 *1346 a.*
Generalmusterungskommissionen 439 *1514.*
Genickstarre, Meningokokken in der Cerebrospinalflüssigkeit bei 145 *460b.*
Genitalblutungen beim Weibe 157 *517 c d.*
— Hämaturie und 82 *275 c.*
Genitaltumoren des Weibes, Differentialdiagnose 170.
Genu s. a. Knie.
— recurvatum 343 *1169.*
— valgum und varum 343 *1168.*

Geräusch
— des fallenden Tropfens 62 *206*.
— des gesprungenen Topfes 60 *192*.
— — bei Schädelbeklopfung und Hirngeschwulst 111 *358 b*.
Geräusche, endokardiale 35 *129*.
Gerhardtscher Schallwechsel 59 *191 b*.
Gerhardt-Turbansche Stadien-Einteilung der Lungentuberkulose 68 *228*.
Gerichtsverfahren (-verhandlung), Geisteskrankheit und 419 *1454*.
Gerichtszwecke, Geisteskrankheiten und ihre Untersuchung für 402.
Gerstenkorn 228 *747 d*.
Geruch, fötider, aus der Nase 211 *682*.
Geruchsnerv, Untersuchung 111 *359*.
Geruchsprüfung *111 359, 359 a*.
Geruchsstörungen 211 *682*.
— Vorkommen 111 *359 b*.
Geruchstäuschungen 390 *1352 δ*.
Gesäßnerv,
— oberer, Lähmung 129 *400*.
— unterer, Lähmung 129 *401*.
Geschäftsfähigkeit 402 *1391, 1392, 1393*.
Geschäftsunfähigkeit 404 *1402*.
Geschlechtliche Erregbarkeit, Geisteskrankheiten und 381 *1332 c*.
Geschlechtliche Vergehen, Geisteskrankheiten und 416.
— — Zurechnungsfähigkeit u. 414 *1440*.
Geschlechtsgefühl, mangelndes 159 *524*.
Geschlechtskrankheiten (s. a. Geschlechtsorgane),
— Kriegsbrauchbarkeit bei 434 *1495*.
— Kriegsdienstbeschädigung und 452 *1573 a*.
— Lebensversicherung und 530 *1794*.
— militärärztliche Rentenfestsetzung 462 *1606*.
— Nervenkrankheiten und 110 *354*.
— Vortäuschung von 154 *512, 513*.
Geschlechtsorgane,
— männliche 149.
— — Abschürfungen 149 *481*.
— — Ekzeme 150 *484*.
— — Harnröhre und ihre Absonderungen 152 *499 a b c*.
— — Herpes praeputialis 149 *482*.
— — Hoden 151 *493, 494*.
— — Hodensack 150 *488*.
— — Mißbildungen 150 *486*.
— — Narben 149 *480*, 150 *485, 487*, 152 *497*.
— — Nebenhoden 151 *493, 494, 495*.
— — Penis 151 *491*.
— — Prostata 152 *498*.
— — Samenblasen 152 *498 b*.
— — Samenstrang 151 *492*.
— — Schanker, harter 149 *481*, 150 *487, 488*.
— — Schanker, weicher 149 *482*, 150 *487, 488*.
— — Syphilisfeststellung 152 *501, 502*, 153 *503—508*, 157 *509, 510*.
— — Tripper 152 *499*.
— — Verfärbungen 149 *480*.

Geschlechtsorgane,
— — Vorhaut 150 *487*.
— — Wunden 149 *481*.
— weibliche 155.
— — äußere, Krankheiten ders. 162 *543*.
— — Blutungen aus dens. 158 *521β*.
— — Primäraffekt, syphilitischer an dens. 156 *516*.
— — Tripper 155 *514*.
— — Ulcus molle an dens. 156 *515 a*.
— — Untersuchung und Untersuchungsgang 161 *537*.
Geschlechtsreflexe 143 *454*.
Geschlechtstrieb, Störungen dess. 388 *1349 b*.
Geschlechtsverkehr, Schmerzen (Beschwerden) beim 159 *524*.
Geschmack,
— fauliger (übler) 76 *255*.
— pappiger 76 *254*.
Geschmacksempfindung, Prüfung 115 *371 a b*.
Geschmacksstörungen 76 *254*.
— Fazialislähmung und 114 *369*.
— Vorkommen 115 *372, 373*.
Geschmackstäuschungen 390 *1352 δ*.
Geschwülste,
— bösartige, Dauerheilungen nach Operationen 526 *1776*.
— — Dissimulation ders. 526 *1777*.
— — militärärztliche Rentenfestsetzung 461 *1603 b*.
— — Entstehung 526 *1775*.
— — Erblichkeit der 9 *29*.
— — Friedensdienstbeschädigung und 451 *1571, 452 1571 e*.
— — Kehlkopflähmungen (-verengerungen) durch extralaryngeale (mediastinale) 208 *662*.
— — Lebensversicherung und 526 *1774, 1775, 1776, 1777*.
— — Militärärztliche Zeugnisse über 451 *1571, 452 1571 e*.
Geschwulstzellen im Auswurf 66 *218*.
Gesetzessammlungen, Abkürzungen für 402 (Fußnote).
Gesicht, Ebenmäßigkeit dess. und ihre Abweichungen 322 *1095*.
Gesichtsausdruck 13 *54*.
Gesichtsfarbe 13 *54*.
Gesichtsfeldeinengung,
— konzentrische 260 *872*.
— Kriegsbrauchbarkeit bei 432 *1495 g*.
Gesichtsfeldprüfung 260.
Gesichtskrampf, mimischer 113 *367*.
Gesichtslähmung (s. a. Fazialislähmung),
— Ohrenkrankheiten und 274 *921*.
— Ursachen 274 *921, 922*.
Gesichtsnarben 147 *468*.
Gesichtsnerv, mimischer (s. a. Fazialis) Untersuchung ders. 113.
Gesichtsskoliosen 322 *1095 a, 1096 α*.
Gesichtstäuschungen 389 *1352 α*.
Gesichtsverletzung (-verbrennung), Lippenverengerung (Verengerung der Nasenlöcher) nach 208 *663*.
Gesundheit 1 *5*.

Sachregister. 561

Gewebe,
— derbe, mikroskopische Untersuchung 180 *598*.
— weiche, mikroskopische Untersuchung 179 *596*.
Gewerbekrankheiten, Lebensversicherung und 506 *1702*.
Gibbus, tuberkulöser 327 *1114 δ. a b*.
— Röntgenuntersuchung 362 *1251*.
Gicht,
— Alveolarpyorrhoe bei 207 *654 δ*.
— Erblichkeit bei 8 *28*.
— Fingerwinkelstellungen bei 331 *1131 d*.
— Genitalekzeme bei 150 *484*.
— Kehlkopferkrankungen bei 208 *659*.
— Lebensversicherung und 510 *1717 a*, 522 *1763*, 523 *1765*, *1766*.
— Schwielen(Knötchen)-Kopfschmerz Edingers bei 111 *358 b*.
Giemsafärbung von Blutpräparaten 108 *349 b β*, 188 *619*, *620*.
Glanzhaut 289 *982*.
Glasbläser, Speicheldrüsenentzündungen der 278 *939*.
Glaskörper,
— Blutungen 218 *821 b*.
— Eiterinfektion 243 *799*.
— Fremdkörper 249 *821 c*.
Glaskörpertrübungen 248 *821*, *821 a*.
— Kriegsbrauchbarkeit bei 432 *1495 f*.
Glaskörperuntersuchung 248.
Glasmacher, Starbildung, frühzeitige, bei dens. 224 *736*.
Glaukom 253.
— Hornhautblasen bei 238 *781 d*.
— Kriegsbrauchbarkeit bei 432 *1495 g*.
Gleichgewichtsprüfung 272.
Gleichgewichtsstörungen,
— Ohrenkrankheiten und 266 *897*, *899*.
— vestibuläre 267 *900*.
— Geisteskrankheiten und 381 *1332 c*.
Gliedmaßen,
— Arteriosklerose an den, Röntgendarstellung 374 *1313*.
— Beweglichkeit, aktive und passive 287 *975*, *975 c*.
— Gelenkgeräusche 287 *975 b*, 288 *977*.
— Kriegsbrauchbarkeit bei Verlust größerer 430 *1494*.
— Messungen 288 *980*.
— militärärztliche Begutachtung ihrer Leistungsfähigkeit 446 *1549*.
— Narben an den 147 *468*, 287 *975 d*.
— obere, Anästhesie, dissoziierte 137 *427*.
— — Aneurysma arterioso-venosum 291 *991*.
— — Aneurysma verum und spurium 291 *990*, *991 a*.
— — Ankylosen 289 *981 b*.
— — Arthropathie 135 *414*.
— — Ataxie 135 *415*, *417*.
— — Athetose u. Hemiathetose 135 *418*.
— — Atrophie, degenerative 133 *408*, *408 a*.
— — Bewegungsfähigkeit 132.
— — Bewegungsfähigkeit selbsttätige und fremdtätige 133 *411*.
— — Bewegungsstörungen nach Traumen 289 *981 a b*.

Gliedmaßen, obere
— — Druckschmerzheftigkeit der Nervenstämme und ihre Prüfung 141 *443 b*.
— — Dystrophia adiposo-genitalis 133 *410*.
— — Dystrophia musculorum progressiva 133 *410*.
— — Entartungsreaktion 133 *408*.
— — Ernährungsstörungen 134 *414*, 138 *432*.
— — Gangrän nach Verletzungen 291 *989*.
— — Gefäßnervenstörungen 138 *432*.
— — Gefäßverletzungen 290 *987*.
— — Gelenke, Ernährungsstörungen ders. 134 *414*, 135 *414*.
— — Glanzhaut 289 *982*.
— — Haare, Ernährungsstörungen an dens. 139 *434*.
— — Haltung 132 *407*.
— — Hämatome 291 *988*.
— — Hautatrophie 138 *433*.
— — Herpes und Herpes zoster 138 *433*.
— — Inaktivitätsatrophie 133 *408*.
— — Knochen, Ernährungsstörungen ders. 134 *414*.
— — Knochenbrüche 292.
— — Knochenhautreflexe 136 *421*.
— — Kontrakturen, spastische 134 *412 β*.
— — Kraft, grobe, ders. 133 *411*.
— — Lagegefühlswahrnehmung u. ihre Störungen 138 *429*.
— — Lähmungen, funktionelle (hysterische) 134 *413*.
— — Muskelbeschaffenheit (Hypertrophien, Dystrophien, Atrophieen) 133 *408*.
— — Muskelbewegungen (-kraft) 330 *1121*.
— — Muskelfaserzucken 133 *408*.
— — Muskelhypertrophien, echte, 133 *409*.
— — Muskeltonus 134 *412*.
— — Muskelverletzungen 290 *983*, *984*, *985*.
— — Nachröten der Haut 139 *436*.
— — Nägel, Ernährungsstörungen an dens. 139 *434*.
— — Narben 289 *981*.
— — Nervenverletzungen 290 *986*.
— — Orthopädisches 320, 328 *1118 ff*.
— — Ortssinn der Haut, Prüfung dess. 137 *426*.
— — passive Bewegungen, Prüfung der Empfindung für dies. 138 *429*.
— — Pseudohypertrophie 133 *410*.
— — Rombergscher Versuch 139 *435*.
— — Schlagaderverletzungen und ihre Zeichen 291 *988*, *989*.
— — Schmerzgefühl und seine Prüfung 137 *424*.
— — Sehnenreflexe 136 *420*.
— — Sensibilitätsprüfung 136 *423*, *423 a*, 137 *423 b*.
— — Sklerodermie 138 *433*.
— — Spasmen 134 *412 β a*.
— — Spätblutungen nach Verletzungen ders. 291 *988*.

Leu, Leitfaden. 36

Sachregister.

Gliedmaßen, obere
— — stereognostischer Sinn und seine Prüfung 138 *430*.
— — Tiefenempfindung 138 *429, 431*.
— — Trizepsreflex 136 *420, 420 a b*.
— — Untergrätenreflex 136 *422*.
— — Untersuchung 132 *406*, 328 *1118*.
— — Veitstanz 136 *419*.
— — Verletzungen und deren Folgen 289.
— — Wärmegefühl und seine Prüfung 137 *425*.
— — Weichteilbeschädigungen 289 *981*.
— — Zittererscheinungen 135 *415, 416*.
— — Röntgenuntersuchung 371.
— Umfang der 287 *975 a*.
— untere, Ernährungsstörungen 140 *442*.
— — Gang 140 *439*.
— — Gefäßerkrankungen 140 *442*.
— — Gefühlsprüfung 140 *443 a*.
— — Gelenke 140 *441*.
— — Gelenkstellungen und ihre Messung 336 *1147*.
— — Hinken, intermittierendes 140 *443*.
— — Kniehackenversuch 140 *441 b*.
— — Knochenbrüche 297 *1011 ff*.
— — Lasèguesches Zeichen 141 *443 c*.
— — Muskelatrophie 140 *440*.
— — Nervenstämme und ihre Druckschmerzhaftigkeit 141 *443 b*.
— — Orthopädisches 338 *ff*.
— — Pseudohypertrophie 140 *440*.
— — Reflexe 139 *438 a*, 141.
— — Untersuchung 139, 288, *977, 979*, 297 *1010*.
— — Zielbewegungen 140 *439*.
— Untersuchung der 16 *73*, 287 *975*.
— Verlust von, militärärztliche Rentenfestsetzung 460 *1599*, 461 *1603 a*.
— Verrenkungen 305.
— Verstümmelung von, militärärztliche Begutachtung 463 *1608 c*.
Gliosis spinalis 311 *1055*.
Globus hystericus 212 *685*.
Glomerulonephritis, Symptome 104.
Glossitis acuta und chronica 218 *720, 721*.
Glossopharyngeus,
— Erscheinungen bei Affektionen dess. 115 *373*.
— Geschmacksfasern dess. 114 *371*.
— Untersuchung 114 *371 ff*.
Glossopharyngeuskernerkrankung, Rachenreflex bei 115 *374*.
Glossopharyngeuslähmung, Geschmacksstörungen bei 115 *372*.
Glotzauge 225 *743*.
— Geisteskrankheiten und 383 *1341 b*.
— pulsierendes 226 *745 c*.
Glotzaugenkrankheit, Erblichkeit bei 8 *28*.
Glykosurie, alimentäre 100 *338*.
Gonokokkenuntersuchung 175 *584*, 177 *586*.
— Frauenkrankheiten und 156 *514*, 157 *514 i*.
Gonorrhoe (s. a. Tripper),
— Knochenkrankheiten und 321 *1093*.

Gonorrhoe (s. a. Tripper),
— Lebensversicherung und 530 *1794*.
Gramsche Färbung bei Gonokokken 175 *584 a b*.
Granulose 230 *753 γ*, 234 *767*.
Greisenalter,
— Herzdämpfungsfigur im 30 *115 d*.
— Puls tardus im 41 *145 b*.
— Spitzenstoß im 21 *89 a*.
Grenzzustände, psychopathische,
— Kriegsdienstbeschädigung bei dens. 457 *1584*.
— Zurechnungsfähigkeit bei dens. 414 *1440*.
Grocco-Rauchsches Dreieck 59 *186*.
Größenwahn 391 *1355 γ*.
Großzehenballen 348 *1188*.
Gruber-Widalsche Probe bei
— Cholera asiatica 173 *578*.
— Fleischvergiftung 173 *576*.
— Paratyphus 173 *576*.
— Ruhr 173 *577 a*.
— Typhus 173 *575*.
Guajakprobe, Stuhluntersuchung auf Blut mittels der 95 *319 a*.
Gurren bei Leibesabtastung 88 *296*.
Gutachten, Form wissenschaftlicher 422 *1459*.

Haabscher Hirnrindenreflex der Pupille 245 *805*.
Haarausfall 148 *475*.
— umschriebener 138 *434*.
Haare, Ernährungsstörungen 138 *434*.
Haarwuchs, übermäßiger 139 *434*.
Haarzunge, schwarze 219 *721*.
Habitus 3 *14*, 4 *16*.
— apoplectious 17 *76*.
— — Lebensversicherung und 519 *1752*.
— asthenicus 5 *18*.
— — Lebensversicherung und 518 *1748 b*, 519 *1752*.
— — Lungenkrankheiten und 55 *170*.
— phthisicus 17 *76*, 55 *170*.
— — Lebensversicherung und 519 *1752*.
Hackenfuß 345 *1175*, 348 *1185*.
Hackenhohlfuß 348 *348*.
Haftpsychose, Begriff 378.
Hagelkorn 230 *753 α*.
Halbseitenlähmung,
— Fazialislähmung und 113 *368 a*.
— Geisteskrankheiten und 384 *1341 h γγ*.
— hysterische 113 *368 c*.
— Kremasterreflex bei 143 *452*.
Halbseitenverletzung des Rückenmarks 137 *428, 428 a b*.
Hallux
— valgus 348 *1188*.
— varus 348 *1187*.
Halluzinationen 389 *1352*.
Halluzinose, Begriff 378.
Hals,
— Orthopädisches 322 *1095 ff*.
— Röntgenuntersuchung 353.
— Trockenheit in dems. 210 *676*, 212 *686*.
— Untersuchungen am 14 *59*, 15 *65*.
Halsbeschwerden (-schmerzen) 212 *684, 685, 686, 687*.

Halsdrüsenaffektionen, Röntgendiagnose 354 *1217 a d*.
Halsdrüsenschwellungen 281 *952*.
Halsfisteln 280 *948*.
Halsgefäße, Pulsationen, sichtbare, der 21 *87 β a*.
Halskrankheiten,
— Erblichkeit bei 8 *28*.
— Friedensdienstbeschädigungen durch 450 *1565*, 451 *1567*.
— militärärztliche Zeugnisse über 450 *1565*, 451 *1567*.
— Vorkrankheiten 207.
Halslordose, physiologische 324 *1101*.
Halslymphome, gutartige und bösartige 281 *952*.
Halsmark, oberstes, Accessoriuslähmung bei Erkrankung dess. 116 *376 b*.
Halsmaß, Lebensversicherung und 518 *1749*, 519 *1752*.
Halsmuskeln, rheumatische Erkrankung der 212 *685*.
Hals-Nackenumrisse, Festlegung der 325 *1108*, 326 *1108 a b*.
Halsnarben 147 *468*.
Halsoperationen, Vagusschädigung durch 116 *375*.
Halsrippen,
— Gefühlsstörungen im Plexus brachialis durch 376 *1319 f*.
— Röntgendiagnose 353 *1216*.
Halsschiefheit, militärärztliche Rentenfestsetzung 462 *1603 b*.
Halswirbelerkrankungen, Röntgenuntersuchung 353 *1214*, *1215*.
Halswirbelsäule, Behorchung ders. während des Flüsterns 63 *208 a*.
Haltungstypen 324 *1101 b*.
Hämatemesis, Hämoptoë und, Unterscheidung 64 *211 η*.
Haematocele retrouterina 164 *552 c*, 167 *561 ε d*.
— Retroflexio uteri gravidi und, Differentialdiagnose 170 *570*.
Hämatoidin im Auswurf 65 *212*.
Hämatokolpos (-metra, -salpinx) 162 *543 c*.
Hämatome,
— Ligamentum latum- 167 *561 ε*, *561 ε a*.
— peritubare 167 *561 ε*, *561 ε b*.
— Verletzung der oberen Gliedmaßen und 291 *988*.
Hämatoporphyrinurie 97 *325*.
Hämatosalpinx 169 *564*.
Hämatoxylin
— -Eosinfärbung 187 *614*.
— -Eosinpräparate 187 *618*.
Hämaturie 81 *274 β*.
— Genitalblutungen der Frauen und 82 *275 c*.
— Quelle der 81 *275*, 82 *275 b c*, 276 *277*.
Hammerzehe 348 *1190*.
Hämoglobinbestimmung 107 *347*.
Hämoglobinurie 81 *274 α*.
— paroxysmale 81 *274 α*.
Hämophilie (s. a. Bluterkrankheit),
— Erblichkeit bei 8 *28*.
— Lebensversicherung und 525 *1771*.
Hämoptoë 64 *211 ε* und *η*.

Hämoptoë,
— Hämatemesis und, Unterscheidung 64 *211 η*.
Hämorrhoiden 150 *488*, 283 *960*.
— Abtastung bei 89 *298*.
Hämosiderin im Auswurf 65 *215*.
Hand,
— Hautnervenbezirke an der 126
— Madelungsche Deformität 331 *1130*.
Handbewegungen, Sehprüfung mittels 256 *856*.
Handgelenkaffektionen, Weber (Schuster) und 278 *939*.
Handlungen,
— auffällige (gemeingefährliche, verschrobene), bei Geisteskrankheiten 381 *1332 b*.
— impulsive 388 *1348*.
Handlungsunfähigkeit, s. Apraxie.
Handrückenödem, traumatisches 287 *976*.
Handverletzungen, militärärztliche Rentenfestsetzung 463 *1607*.
Handwurzelgelenk, Arteriosklerose am, Röntgendarstellung 374 *1313*.
Handwurzelknochen, Frakturen der 296 *1006*.
Handwurzeltuberkulose, Röntgenuntersuchung 372 *1300*.
Hängefuß 289 *980 d*.
Hängehand 132 *407*, 287 *976*.
Harn (s. a. Harnuntersuchung),
— Acetonkörper und ihr Nachweis 99 *332*.
— Alkapton- 97 *325*.
— Antipyrinnachweis im 100 *334*.
— Blut im 81 *273 ff*.
— — Herkunft 81 *275*, *276*, *277*.
— Chrysarobin- 97 *325*.
— Eigengewicht, Vermehrung und Verminderung 98 *326*.
— Eiweiß und seine Feststellung im 98 *329*, *330*.
— Farbe 97 *325*.
— Fettkörnchenzellen im 101 *340 b*, 102 *341*.
— Formbestandteile im Bodensatz dess. 101 *340*.
— Gallenfarbstoffe im 97 *325*.
— Hämatoporphyrin im 97 *325*.
— hochgestellter, Farbe dess. 81 *273*.
— Jodkalinachweis im 100 *334*.
— Karbol- 97 *325*.
— Menge in 24 Stunden, bei Tage und bei Nacht 96 *321 α*.
— Milchzucker im 99 *331 d*.
— Purgen- 97 *325*.
— Reaktion, alkalische und saure 98 *327*.
— Rhabarber- 97 *325*, 100 *334*.
— Salizylsäurenachweis und Salolnachweis im 97 *325*, 100 *334*.
— Senna- 97 *325*, 100 *334*.
— Trübungen 98 *328*.
— Tuberkelbazillennachweis im 176 *585 b*.
— Untersuchung 96 *321*.
— Urobilin (Urobilinogen) im 81 *273*, 97 *325*.
— Urochromogen und seine Feststellung im 99 *333 b*.
— Zuckernachweis 98 *331*.

Harnabgang, unfreiwilliger 143 *454 a.*
Harnbeschwerden 80 *269.*
Harnblase s. a. Blasen...
— Abtastung der 88 *294.*
Harndrang, gesteigerter 80 *272.*
Harnentleerung, Schmerzen bei der 80 *269 a.*
Harnfisteln, Scheidenausfluß und 158 *520 e.*
Harninkontinenz, Vorkommen 80 *270.*
Harnlassen, schmerzhaftes, Lokalisation der Schmerzen 80 *269 a.*
Harnleiter, Polydipsie bei Fremdkörpern im 77 *257.*
Harnleiterblutung 82 *275 h.*
Harnleiterentzündung, Polydipsie bei 77 *257.*
Harnleiterepithelien, Harnuntersuchung auf 101 *340 c.*
Harnleitersteine 369 *1286 b.*
— Schmerzlokalisation 79 *268 f.*
Harnleiterverlegung, Nierenvergrößerung bei 88 *293.*
Harnorgane, Erkrankungen und Lebensversicherung 529 *1791*, 530 *1792 ff.*
Harnphlegmone 287 *974.*
Harnröhre,
— männliche und ihre Absonderungen 152 *499 a b c.*
— Tripper ders. beim Weibe 155 *514 b.*
Harnröhrenblutungen 82 *275 b.*
— Kennzeichen von 82 *276.*
Harnröhrensteine, Röntgendarstellung ders. 309 *1287.*
Harnröhrenverengerung 152 *500.*
— Lebensversicherung und 530 *1795.*
— traumatische (narbige) 287 *974.*
Harnruhr, gewöhnliche,
— Erblichkeit bei ders. 8 *28.*
— Harndrang bei ders. 81 *272.*
— Kriegsbrauchbarkeit bei 430 *1495.*
— Lebensversicherung und 510 *1717 a.*
— militärärztliche Rentenfestsetzung 461 *1603 b.*
— Polydipsie bei ders. 76 *256.*
— Polyurie bei ders. 96 *321 α.*
Harnsäuresteine in den Harnwegen,
— Röntgenuntersuchung 369 *1286 a.*
Harnsediment, Bedeutung dess. 102 *341.*
Harnuntersuchung (s. a. Harn),
— Acetonkörpernachweis 99 *332.*
— Antipyrinnachweis 100 *334.*
— Blasenepithelien 101 *340 c.*
— Blutschatten 101 *340 a.*
— chemische 97.
— Diazoreaktion 99 *333 a.*
— Eiweißproben 98 *329, 330.*
— Erythrozyten 101 *340 a.*
— Fettkörnchenzellen 101 *340 b*, 102 *341.*
— Gallenfarbstoffnachweis 97 *325 a.*
— Harnleiterepithelien 101 *340 c.*
— Jodkalinachweis 100 *334.*
— Leukozyten 101 *340 b.*
— mikroskopische 101 *340.*
— militärärztliche Zeugnisse und 446 *1548.*
— Nierenbeckenepithel 101 *340 c.*

Harnuntersuchung,
— Nierenepithelien 102 *340 d.*
— Reaktion, alkalische und saure 98 *327.*
— Rhabarbernachweis 100 *334.*
— Salizylsäurenachweis (Salolnachweis) 100 *334.*
— Schleimzylindroide 102 *340 f.*
— Sennanachweis 100 *334.*
— Täuschungsversuche bei der 154 *511.*
— Urobilinnachweis 97 *325 b.*
— Urochromogenreaktion 99 *333 b.*
— Zuckerproben 98 *331.*
— Zylinder 102 *340 e.*
Harnverhaltung 143 *454 a.*
— traumatische 287 *974.*
— Vorkommen 80 *271*, *272.*
Harnwege,
— Harndrang bei Entzündungen der 81 *272.*
— Kollargolfüllung zwecks Röntgenuntersuchung 369 *1288.*
— Steinbildungen in dens., Röntgenuntersuchung 368 *1286.*
— untere, Eiweiß im Harn aus dens. 100 *337.*
— Untersuchung beim Weibe 161.
Hartgebilde, mikroskopische Untersuchung 182 *600.*
Härtungsverfahren in der mikroskopischen Technik 182 *601, 602, 603, 604, 605, 606.*
— chemische 183 *603 ff.*
Hasenscharte 201 *631.*
— Kriegsbrauchbarkeit bei 138 *433 d.*
Hausierer, Lordosen der 328 *1115.*
Hausmannsche Probe, Urobilinnachweis im Harn durch die 97 *325 b.*
Haut, Nachröten der 139 *435.*
Hautatrophie 138 *433.*
Hautätzungen, künstlich hervorgerufene, zwecks Simulation 148 *474.*
Hautausschläge 148 *473.*
— diagnostische Bedeutung 14 *59.*
— künstliche, zwecks Simulation 148 *474.*
Hautelastizität 147 *470.*
Hautfarbe (-beschaffenheit) 13 *56, 57.*
Hautgebiete peripherischer Nerven 120, 121.
Hautjucken 147 *471.*
Hautkrankheiten,
— akute und chronische 147 *466.*
— Leukozytose bei 108 *351.*
— Schleimhautaffektionen bei 208 *660.*
Hautnarben, diagnostische Bedeutung 14 *59.*
Hautnervenbezirke
— am Fuß 131.
— an der Hand 126.
Hautrötung 14 *57 b c.*
Hauttuberkulose,
— Friedensdienstbeschädigung und 450 *1564.*
— militärärztliche Zeugnisse bei 450 *1564.*
Hautuntersuchung 147.
Hautverfärbungen 147 *467.*
Heeresangehörige der Verbündeten, Gewährung unentgeltlicher Kuren an 473 *1651 ε.*

Sachregister

Heeresbeamte,
— Bade- und sonstige Kuren für 475 *1658.*
— Dienstfähigkeit ders. 470 *1636 ff.*
— Klassen ders. 469 *1635.*
— militärärztliche Zeugnisse für 469 *1635 ff.,* 475 *1658.*
Heeresdienstzeit,
— Geisteskrankheiten und 379 *1330 a.*
— Nervenkrankheiten und 110 *354.*
Heereszwecke,
— Sehproben für 255 *852 b.*
— Simulation von Krankheiten bei Untersuchungen für 154 *511 b,* 512.
Hefezellen, Mageninhaltsuntersuchung auf 92 *307 a.*
Heilanstalt, Überführung Geisteskranker in eine 403 *1396 d.*
Heilung 2 *10.*
Heilverfahren, außerordentliche, militärärztliche Zeugnisse für 472 *1644 ff.*
— unentgeltliche Gewährung ders. 472 *1646 ff.*
Heimatgebiet, Kriegsdienstbeschädigung im 454 *1574 c,* 1575, *1576,* 455 *1577.*
Heiserkeit 212 *689.*
— Ätiologie 209 *669.*
— Diphtherie (Keuchhusten) und 208 *656.*
— Friedensdienstbeschädigung durch 451 *1568.*
— militärärztliche Zeugnisse bei ders. 451 *1568.*
Heiterkeit, läppische 387 *1346 g.*
Heldenbergh-Gandsches Gelenk, Lasègnesches Zeichen bei Entzündung dess. 141 *443 c.*
Hellersche Probe, Eiweißfeststellung im Harn durch die 98 *329 b.*
Hemeralopie 235 *769,* 249 *824.*
Hemianopsie,
— Unfall und 397 *1369 b.*
— Ursachen 261 *877.*
Hemiathetose 135 *418.*
Hemihidrosis 123 *389.*
Hemiplegie (Hemiplegia),
— alternans inferior 113 *368 a.*
— alternans superior 113 *368 b.*
— apoplektische 308 *1044.*
— Babinskisches Zeichen bei 142 *449.*
— Fazialislähmung und 113 *368 a.*
— Geisteskrankheiten und 384 *1341 h δ γγ.*
— spastische infantile 307 *1042.*
— Unfall und 397 *1369 b.*
Hemmungsmißbildungen beim Weibe 162 *543.*
Herbstkatarrh 210 *675 a.*
Heredität (s. a. Erblichkeit),
— Konstitution und 521 *1761.*
— Lebensversicherung und 510 *1717,* 512 *1722,* 514 *1733,* 1734.
— mütterliche und väterliche 515 *1735,* 1736, *1737.*
Hermaphroditismus 162 *543 a.*
Hernia
— diaphragmatica, Röntgenuntersuchung 363 *1255.*
— inguinalis labialis 162 *543.*

Hernien (s. a. Eingeweidebrüche) 283 *964 ff.*
Herpes 138 *433.*
— corneae 238 *781 c.*
— genitalis praeputialis 149 *482.*
— zoster 138 *433.*
— — ophthalmicus 227 *746 a.*
Herz,
— Basedowsche Krankheit u. 377 *1322.*
— Behorchung 32 *119.*
— Beklopfung 32 *117.*
— Fettauflagerung, Röntgenbefund 357 *1232.*
— juveniles 356 *1228.*
— normales, Elektrokardiogramm dess. 50 *166.*
Herzbeutel, Reiben am 19 *83.*
— Orthodiagraphie 354 *1218.*
— Röntgenuntersuchung 354 *1218 ff.*
Herzbeutelentzündung, Röntgendiagnose 357 *1230.*
Herzbeutelverwachsung,
— Pulskurve bei 48 *159.*
— Röntgendiagnose 357 *1231.*
— Spitzenstoßkurve bei 46 *151.*
Herzblock,
— beschränkter, Pulsarhythmie bei dems. 41 *144 c.*
— Überleitungsstörungen bei 52 *168 γ.*
Herzdämpfung,
— absolute (oberflächliche) 30 *115 a.*
— Atmung und 30 *115 c.*
— Lageveränderung der 30 *115 e.*
— regelwidrige 30 *116.*
— relative (tiefe) 30 *115 b.*
— vergrößerte 30 *116 a b c d.*
— — wirkliche und scheinbare Vergrößerung 30 *116 d.*
— Verkleinerung der 32 *116 f.*
— Verschiebung der 32 *116 e.*
Herzdämpfungsfigur, Ausdehnung bei Kindern und Greisen 30 *115 d.*
Herzdilatation 32 *116 h.*
Herzerregung (-reize), Bildungsstätte und Fortpflanzung ders. 51 *168.*
Herzfehler (s. a. Herzklappen... und Herzkrankheiten),
— angeborene, Elektrokardiogramm bei dens. 50 *167 β.*
— Menorrhagie bei dens. 168 *563 α.*
Herzfehlerzellen im Auswurf 65 *215.*
Herzform, Feststellung 25 *104,* 28 *115.*
Herzgegend,
— Besichtigung 21 *87.*
— Betastung 23 *95.*
— Vorwölbung der 17 *76.*
Herzgeräusche 35 *129 ff.*
— anorganische (akzidentelle) 35 *130.*
— — extrakardiale (pulmonale) 36 *135.*
— — Vorkommen u. Erkennung 36 *134.*
— Beschaffenheit 35 *132.*
— Deutlichermachen schwacher 36 *133 c.*
— diagnostische Wertung 35 *133 b.*
— diastolische 35 *130 a b c.*
— endokardiale 35 *129.*
— — Zeitdauer ders. 35 *133.*
— Erkennung ders. als systolische, präsystolische und diastolische 36 *133 e.*
— fühlbare, schwirrende 25 *103.*
— organische 35 *129.*

Herzgeräusche,
— Ort deutlichster Wahrnehmbarkeit 35 *133 a.*
— präsystolische 35 *130 a.*
— Stärke der 35 *131.*
— systolische 35 *130 a b c.*
— Trennung der einzelnen Herztöne und 36 *133 e.*

Herzgrenzen, Festlegung der 28 *115.*
Herzhypertrophie 32 *116 h.*
— Lebensversicherung und 528 *1786.*
— reine, Nachweis ders. 30 *116 c.*
Herzhypoplasie 5 *18.*
Herzinsuffizienz, Nykturie und 96 *321 α.*
Herzjagen 40 *141 a ε.*
Herzklappen, Arbeiten der 33 *120 d e f.*
Herzklappenentzündung, Darmblutung bei jauchiger 94 *316.*
Herzklappenfehler, Elektrokardiogramm bei dens. 51 *157 γ.*
Herzklappenstoß 25 *102.*
Herzkrankheiten,
— Bauchhöhlenerguß bei 83 *281.*
— Behandlung, vorausgegangene, und frühere Krankheitszeichen bei 21 *86 c.*
— Friedensdienstbeschädigungen durch 449 *1561.*
— Geisteskrankheiten und 380 *1331 f.*
— Kriegsbrauchbarkeit bei 434 *1495.*
— Lebensversicherung und 527 *1783,* 528 *1784, 1785.*
— Lebervergrößerung bei 87 *290.*
— Luftwege (Speisewege), Eiterungen in dens. mit konsekutiven 209 *667.*
— militärärztliche Rentenfestsetzung 462 *1603 b.*
— militärärztliche Zeugnisse über 449 *1561.*
— Ödeme bei 83 *280,* 83 *280 a.*
— Offizierspensionierung bei 467 *1625a.*
— Tabelle der wichtigsten, nach objektiven Krankheitszeichen 42 ff.
— Tachykardie bei 38 *141 a β.*
— Ursachen 20 *86 a b.*
— Vorgeschichte bei 20 *86.*

Herzlage, Situs viscerum inversus (perversus, transversus) und 32 *116 g.*
Herzleerheit 30 *115 a.*
Herzleistung, Feststellung der 25 *104 ff,* 26 *105.*
Herzmuskelentartung ohne Klappenfehler, Röntgenuntersuchung 357 *1229.*
Herzmuskelentzündung (-entartung),
— Elektrokardiogramm bei 51 *157 δ.*
— Lebensversicherung und 528 *1784.*
Herzmuskelerkrankungen, Uterusmyome und 157 *519,* 158 *519.*
Herzmuskelschwäche, Albuminurie bei 100 *336.*
Herzmuskelverdickung, Röntgendiagnose 357 *1231 a.*
Herzneurosen,
— Elektrokardiogramm bei 51 *167 i.*
— Psychopathie (Hysterie) und 383 *1340.*
— Tachykardie bei 38 *141 a γ.*

Herzschwäche,
— Elektrokardiogramm bei 51 *167 δ.*
— Tachykardie und 38 *141 a α.*
Herzsteuerung 40 *143.*
Herzstoß (s. a. Spitzenstoß),
— Ausdehnung 23 *95.*
— sichtbarer 21 *β b.*
Herztätigkeit,
— Aufzeichnung der 44 *149 ff.*
— Lebensversicherung und 519 *1750.*
— militärärztliche Untersuchung der 445 *1546,* 426 *1479 g.*
Herztöne 32 *119.*
— Deutlichermachen ders. neben vorhandenen Geräuschen 36 *133 d.*
— Erkennung ders. als systolische, diastolische u. präsystolische 36 *133 e.*
— gespaltene (gebrochene) 34 *125.*
— metallisch klingende 34 *127.*
— schwache 33 *122 b.*
— singende (klingende) 34 *126.*
— Trennung der einzelnen Herzgeräusche und 36 *133 e.*
— unreine 34 *128.*
— Verdoppelung 34 *124.*
Herztonschreibung 47 *152.*
Herzuntersuchung 20.
— Funktionsprüfung 25 *104 ff.*
— militärärztliche 426 *1479 ff.*
— Rachenuntersuchung und 20 *86 a.*
— röntgenologische, Bogenbildungen 355 *1220.*
— — Breite des Herzens 355 *1223.*
— — Einatmung, tiefe, und 355 *1222.*
— — Epsteinscher Raum, Verschleierung (Verdeckung) dess. 357 *1232.*
— — Herzbeutelentzündung 357 *1230.*
— — Herzbeutelverwachsung 357 *1231.*
— — Herzgrenze, obere 356 *1224.*
— — Herzmuskelentartung, ohne Klappenfehler 357 *1229.*
— — Herzmuskelverdickung 357 *1231 a.*
— — Herzrand, linker 355 *1224.*
— — Herzschattenrand, linker 356 *1226.*
— — Herzschattenverbreiterung 357 *1230.*
— — Herzschrägdurchmesser 356 *1225.*
— — Herzwandüberdehnung 357 *1231 a.*
— — Kugelform des Herzens 356 *1227 β.*
— — Lage- und Gestaltsveränderungen durch Krankheitszustände in der Umgebung des Herzens 357 *1232 a b c.*
— — Lipomatosis pericardialis 357 *1232.*
— — Lungenschlagader, einseitiges Vorspringen ders. 356 *1227 b.*
— — Orthodiagraphie 354 *1218.*
— — Schuhform des Herzens 356 *1227 α.*
— — Tropfenherz 355 *1221 c,* 356 *1228.*
— — Übergangs- und Mischformen des kranken Herzens 356 *1227 a.*
— — Zwerchfellstand bei ders. 355 *1221.*
Herzvergrößerung 32 *116 h i.*

Sachregister.

Herzwandüberdehnung, Röntgendiagnose 357 *1231 a.*
Herz-Zwerchfellwinkel, Verschleierung dess. im Röntgenbilde 357 *1232.*
Heterotaxie 32 *116 g.*
Heufieber, Bindehautentzündung bei 233 *764 f.*
Heuschnupfen 210 *675 a.*
Hilusdrüsen, Röntgenuntersuchung 359 *1239.*
Hinken, intermittierendes 140 *442.*
Hinterbliebene, Mannschafts-, Kapitalabfindung 475 *1660 ff.*
Hinterhauptsloch, großes, Accessoriuslähmung bei Erkrankungen (Syphilis, Tuberkulose) in der Gegend dess. 116 *376 b.*
Hirn s. a. Gehirn...
Hirnaneurysmen, Röntgenbefund bei 351 *1202 f.*
Hirnarteriosklerose, Blutdrucksteigerung (Pulsanomalien) bei 383 *1340.*
Hirnbasiserkrankungen (s. a. Basisfraktur),
— Hornhautreflex, Fehlen dess. bei 112 *365.*
— Trigeminuslähmung, motorische, bei 111 *361.*
Hirnblutung,
— Cerebrospinalflüssigkeit bei 144 *458 b.*
— Kremasterreflex bei 143 *452.*
Hirnbrüche,
— orbitale 226 *744 d.*
— Röntgenuntersuchung 375 *1316 g.*
Hirndrucksteigerung,
— Röntgenuntersuchung bei 351 *1202, 1203.*
— Schwindel bei 82 *278.*
— Sehnervenkopf bei 251 *834.*
— Turmschädel und 375 *1316 e.*
Hirngeschwulst,
— Cerebrospinalflüssigkeit bei 144 *458.*
— Fazialislähmung bei 113 *367.*
— Geräusch des gesprungenen Topfes bei Schädelbeklopfung und 111 *358 b.*
— Geruchsstörungen bei 111 *359 b.*
— Invalidität und 399 *1376.*
— Kopfschmerzen und 111 *358, 358 a.*
— Röntgenuntersuchung bei 350 *1201 b, 1202.*
— Taubheit und 274 *921.*
Hirnhautentzündung (s. a. Meningitis),
— Cerebrospinalflüssigkeit bei 144 *458, 458 b*, 145 *459, 460 a b.*
— Trismus bei 111 *361.*
Hirnhauttuberkulose, Kriegsdienstbeschädigung und 456 *1581 a.*
Hirnhöhlenwassersucht, Röntgenuntersuchung bei 351 *1202 b.*
Hirnkrankheiten (s. a. Gehirnkrankheiten, Geisteskrankheiten)
— Gaumenlähmung bei 219 *723.*
— Kehlkopflähmungen bei 213 *691.*
— Pupille bei 244 *805.*
— Schluckstörungen bei 213 *692.*
— Sensibilitätsstörungen bei 137 *426.*
— Speichelfluß bei 217 *716.*

Hirnkrankheiten,
— Veitstanz bei 136 *419.*
— Zunge, Bewegungsstörungen ders. bei 218 *720.*
Hirnnervenuntersuchung 111.
— Abducens 261 *878 ff.*
— Accessorius Willisii 116 *376.*
— Akustikus 114 *370.*
— Fazialis 113 *360.*
— Fazialiskrampf 113 *367.*
— Fazialislähmung 113 *368.*
— — peripherische 113 *369.*
— — zentrale 113 *368 β.*
— Geruchsnerv 111 *359.*
— Glossopharyngeus 114 *371 ff.*
— Hypoglossus 116 *377.*
— Oculomotorius 261 *878 ff.*
— Sehnerv 111 *360*, 251 *833.*
— Trigeminus 111 *361.*
— Trochlearis 261 *878 ff.*
— Vagus 115 *375.*
Hirnrinde, Fazialiskrampf bei krankhaften Veränderungen der 113 *367.*
Hirnrindenaffektionen,
— Lagegefühlsstörungen bei 138 *429 c.*
— stereognostischer Sinn, Störungen dess. bei 138 *430 b.*
Hirnrückenmarkserkrankungen, Harninkontinenz bei 80 *270.*
Hirnrückenmarksflüssigkeit (s. a. Cerebrospinalfl.) 143, 144 *456.*
— bakteriologische Untersuchung 145 *460 b.*
— Druckbestimmung und Drucksteigerung 144 *457, 458.*
— Eigenschaften 144 *457, 458 a.*
— Eiweißgehalt 144 *458 b.*
— Gewinnung 144 *457.*
— Lymphozytose der 145 *460.*
— Nonne-Apeltsche fraktionierte Eiweißausfällung 144 *458 c.*
— Zytodiagnose 145 *459.*
Hirnrückenmarkslähmungen, Muskeltonus bei 134 *412 a.*
Hirnrückenmarkssyphilis, Wassermannsche Probe bei 143 *455.*
Hirnsklerose, multiple, Vagusschädigung bei ders. 116 *375.*
Hirnsyphilis,
— Aortenaneurysma (-klappenfehler) und 383 *1340.*
— Augenmuskellähmungen (Doppeltsehen) bei 381 *1332 c.*
— Invalidität und 399 *1376.*
— Lebensversicherung und 400 *1883.*
Hirschsprungsche Krankheit 368 *1281.*
Hissches Bündel 51 *168.*
Hitzschlagerkrankungen,
— Fragebogen über 496.
— Friedensdienstbeschädigungen durch 448 *1588.*
— Militärärztliche Zeugnisse über 448 *1558 a b.*
Hochwuchs, Kümmerform dess. 5 *18.*
Hoden 151 *493, 494.*
Hodendefekt 286 *971.*
— Kriegsbrauchkarkeit bei 434 *1495.*
Hodenektopie 286 *970.*
Hodenentzündung 286 *972.*
Hodengangrän 286 *972.*

Hodengeschwülste 151 *495*, 283, 286 *971*.
Hodenreflex 143 *452*.
Hodensack 150 *488*.
Hodensackfisteln und -narben 152 *497*.
Hodensackkrebs, Schornsteinfeger und 278 *939*.
Hodenschwund (-schrumpfung) 286 *972*, 287 *973*.
— Kriegsbrauchbarkeit bei 434 *1495*.
Hodensyphilis 286 *971*.
Hodentuberkulose 286 *971*.
Hohlblutader, untere, Blutadererweiterungen an der Bauchhaut bei Verlegung ders. 85 *285*.
Hohlfuß 347 *1183*.
Holmgreensche Wollproben 261 *875*.
Homosexualität 418 *1446 d*.
Hordeolum 228 *747 d*.
Hormone 1, *4*, 372 *1300* (Fußnote).
Hornerscher Symptomenkomplex 126 *395 a*.
Hornhaut (s. a. Kerat...),
— Bläschenbildungen 238 *781*, *782*.
— Bluteinlagerungen in die 244 *803*.
— Durchblutung der 244 *803*.
— Einschmelzung der 240 *789*.
— Entzündungen 238.
— — sekundäre, und ihre Ursachen 240 *789*.
— Facette der 239 *784 b*.
— Geschwülste der 240 *788*.
— Geschwüre der 238 *782*, 239 *783*, *784*.
— Gestaltsveränderungen, selbständige, der 238 *779*, *780*.
— Infiltrate 239 *783*.
— Leukom der 239 *785*.
— Randphlyktänen der 239 *783*.
— Xerosis der 229 *751 a*.
Hornhautdurchbruch 239 *784 a b*.
— Folgen dess. 243 *799*.
Hornhauterosionen 241 *794*.
— rezidivierende 242 *795*.
Hornhautfistel 243 *799*.
Hornhautfleck 239 *785*.
Hornhautgeschwür, kriechendes 242 *798*.
Hornhautinfiltrate, umschriebene, tiefliegende 241 *791*.
Hornhautleukom 242 *798 e*.
Hornhautreflex 112 *365*.
Hornhautstaphylome 238 *780*, 243 *799*.
Hornhautuntersuchung 237 *778*.
Hornhautverletzungen 241 *792*.
— Beruf und 224 *736*.
— infizierte 242 *797*, *798*, *802*.
— oberflächliche 241.
— reine 241 *793*.
— stumpfe 243 *803*.
— tiefe 242 *796*, *800*, *801*, *802*.
Hörprüfung 270 *909*.
— Flüstersprache bei der 270 *909 a*.
— militärärztliche 426 *1479 f*, 433.
— Worte, hohe und tiefe, bei der 270 *909 b c d*.
Hörweite, Feststellung ders. bei Ohreiterung 271 *910*.

Hübschersche Meßgeräte 325 *1104*.
Hüfte (s. a. Coxa, Coxitis),
— Neuropathie der 341 *1163*.
— Schlottergelenk der 341 *1163*.
— schnappende 340 *1160*.
Hüftgelenk,
— Beugekontraktur im, Messung ders. 337 *1149 d e*.
— Beweglichkeit im 288 *978*.
Hüftgelenkentzündung,
— deformierende 341 *1162*.
— Ischias und, Differentialdiagnose 140 *441 a*.
Hüftkontraktur,
— Nervenstörungen nach Einrichtungsversuchen bei 315 *1068*.
— Oberschenkelamputationen (Beinprothesen) und 342 *1166*.
Hüftkreuzbeingelenkerkrankung, Kreuzschmerzen bei 80 *268 h*.
Hüftluxation,
— angeborene, Entstehung und Krankheitszeichen 338 *1153*.
— Nervenstörungen nach Einrenkungsversuchen bei 315 *1068*.
— paralytische 341 *1161*.
— traumatische 306 *1039*.
Hüftnervenlähmung 130 *403*.
— hysterische 132 *403 d*.
— Symptome, Ursachen, Differentialdiagnose 132 *403 b c d*.
Hüftpfannenstellung, Gang und 339 *1154*.
Hüftweh s. Ischias.
Hühnerbrust 16 *76*, 21 *87*, 323 *1099*.
Hunger,
— Allgemeinleiden und 75 *252*, 76 *254*.
— Durst und 75 *251*.
— Magenkrankheiten und 76 *253*.
— Zuckerausscheidung und 101 *339*.
— Zuckerharnruhr und 75 *251*.
Hungerschmerz, nächtlicher, bei Duodenalgeschwür 78 *261 a*.
Huntingtonsche Krankheit 136 *419*.
Husten 55 *172*.
— Abarten dess. 56 *173*, 211 *679*.
— nervöser 211 *679*.
— Rasselgeräusche und 61 *202*.
Hutchinsonsche Zähne 153 *504*, 205 *642 c*.
Hydrocele 151 *492*, *495*.
Hydrocephalus,
— Cerebrospinalflüssigkeit bei 144 *458*.
— Röntgenuntersuchung bei 351 *1203 a*.
Hydrophthalmus 254 *847*.
Hydrorrhoea nasalis 211 *678*.
Hydrosalpinx 169 *564*.
Hydrothorax, Dämpfungskurve bei 59 *186*.
Hymen 162 *542*.
Hymenalblutungen 165 *558*.
Hypästhesien 122 *388*.
Hyperalgesie 122 *388*.
Hyperästhesie 122 *388*.
Hyperchromie und Hypochromie der Erythrozyten 107 *348*, 108 *352*, 109 *352*.
Hyperglobulie 106 *343*.
Hyperidrosis 123 *389*, 138 *432*.

Sachregister. 569

Hyperleukozytose 106 *346*.
Hypermetropie 254 *849*.
Hyperosmie 211 *682*.
Hypertonie, Muskel- 134 *412 β a*.
Hypertrichosis 123 *389*.
Hypidrosis 123 *389*.
Hypnose, strafrechtliche Beziehungen der 409 *1416*, 412 *1425*.
Hypochondrischer Wahn 391 *1355 ε*.
Hypogastrium, Schwellungen im 161 *536 a*.
Hypoglossus, Untersuchung 116 *377*.
Hypoglossuslähmung, einseitige und doppelseitige 116 *377 b*.
Hypoleukozytose 107 *346*.
Hypophysistumoren, Röntgenuntersuchung bei 351 *1202 a c*.
Hypopyon, Hornhautgeschwür mit Iritis und 239 *784*.
— Iritis und 246 *810 c*.
Hyposmie 212 *682*.
Hypospadie 150 *486*.
— weibliche 162 *543 b*.
Hypothyreosis 281 *951*.
Hypotonie, Muskel-, 134 *412 α*.
Hysterie 317 *1077*.
— Ageusie bei 115 *373*.
— Arbeitsunfähigkeit bei 400 *1382*.
— Armlähmung bei 126 *395 b*, 127 *397 b*.
— Astasie-Abasie bei 384 *1341 h η*.
— Ataxie bei 135 *417 a*.
— Augenbindehautreflex, Fehlen dess. bei 112 *365*.
— Augenringmuskelkrämpfe bei 230 *751 d*.
— Bewußtlosigkeit bei 83 *279*.
— Bücksymptom bei 139 *436*.
— Dermographie bei 139 *435 b*.
— Druckgefühl im Halse bei 212 *685*.
— Druckpunkte bei 485 *1341 γ*.
— Eingeweidereflexe bei 143 *454 c*.
— Empfindungslähmung, halbseitige, bei 112 *362*.
— Epilepsie und, Unterscheidung 142 *449*, 377 *1320 c*.
— Fußsohlenreflex bei 142 *448*.
— Gang bei 140 *439*, 318 *1078 a*.
— Geruchsstörungen bei 211 *682*.
— Halbseitenlähmung bei 113 *368 c*.
— Herzneurosen und 383 *1340*.
— Hodenreflex bei 143 *452*.
— Hüftnervenlähmung bei 132 *403 d*.
— Husten bei 211 *679*.
— Invalidität und 400 *1381*.
— Kehlkopflähmung bei 213 *691*.
— Kontrakturen bei 318 *1077*.
— Krampfanfall bei 385 *1341 l δ*.
— Kriegsdienstbeschädigung und 457 *1584*.
— Lagegefühlsstörungen bei 138 *429 c*.
— Lähmungen bei 134 *413*, 318 *1077*, *1078*.
— Lebensversicherung und 401 *1386*.
— militärärztliche Rentenfestsetzung bei 462 *1604*.
— Parese, pseudospastische bei 318 *1078*.
— Patellarklonus bei 141 *445 c*.
— Polydipsie bei 77 *257*.
— Rachenreflex bei 115 *374*.
— Rombergscher Versuch bei 139 *437 a*.

Hysterie,
— Röntgenuntersuchung bei 376 *1320 c*.
— Schienbeinnervenlähmung bei 132 *404 c*.
— Schüttelbewegungen bei 135 *416*.
— Sehnenreflex bei 141 *445 c*.
— Sensibilitätsstörungen bei 136 *423*, *423 a*, *426*.
— Skoliosen bei 318 *1077*, *1078*.
— Sprachstörungen (Stimmstörungen) bei 117 *383*, 209 *666*.
— stereognostischer Sinn, Störungen dess. bei 138 *430 b*.
— Stimmlosigkeit bei 212 *689 a*.
— Straftaten bei 413 *1431*.
— Tremor bei 318 *1078*.
— Trigeminusneuralgien und Schmerzen bei 112 *364*.
— Trismus bei 111 *361*.
— Trizepsreflex, gesteigerter, bei 136 *420 b*.
— Unfall und 398 *1374*.
— veitstanzähnliche Unruhe bei 136 *419*.
— Wadenbeinnervenlähmung bei 132 *405 c*.

Identitätsfeststellung, Lebensversicherung und 505 *1697*, *1698*.
Idiotie, Begriff 378.
— Straftaten bei 412 *1427*.
Ikterus (s. a. Gelbsucht) 84 *282*.
Ileocoecaltuberkulose, Röntgenuntersuchung bei 367 *1278*.
Ileum, Röntgenuntersuchung 366 *1271*.
Illusionen 389 *1352*.
Imbezillität,
— Begriff 378.
— Invalidität bei 399 *1378*.
— Lebensversicherung und 526 *1778*.
— Straftaten bei 412 *1427*.
Impotenz 143 *454 a b c*.
— Geisteskrankheiten und 381 *1332 c*.
Inaktivitätsatrophie 133 *408*.
Inanition, Zuckerausscheidung und 101 *339*.
Incontinentia flatus et alvi 163 *550*.
Infanterie, Sehprüfung (Sehschärfe) bei der 432 *1495 e*.
Infektion, Angina und 220 *724 n*.
— Nervenlähmungen bei 122 *387*.
Infektionskrankheiten,
— Augenstörungen bei 224 *738*.
— Empfänglichkeit, ererbte, für 516 *1740*, *1741*.
— Friedens-Dienstbeschädigung durch 449 *1560*.
— Geisteskrankheiten und 379 *1328 b*, 380 *1331 e*.
— Hämoglobinurie bei 81 *274 α*.
— Herzkrankheiten und 20 *86 a*.
— Hornhautblasen bei 238 *781 d*.
— Irresein (Unzurechnungsfähigkeit) bei 414 *1435*.
— Lebensversicherung und 525 *1772*.
— Lungenkrankheiten und 55 *171 c*.
— militärärztliche Zeugnisse über 449 *1559*.
— Mittelohraffektionen und 264 *887*.

Infektionskrankheiten,
— Nasenbluten bei 211 *680*.
— Nierenkrankheiten nach 73 *244*.
— Rachenring, lymphatischer, und 207 *650*.
— Überleitungsstörungen nach 53 *168 γ*.
— Wachstum und 321 *1091*.
Influenza,
— Knochenentzündung bei 372 *1301 c*.
— Nervenlähmung bei 122 *387*.
Infraspinatusreflex 136 *422*.
Innere Sekretion 1 *4*.
— Haarausfall bei Störungen ders. 138 *434*.
Innersekretorische Drüsen und ihre Krankheiten, Röntgenuntersuchung 377.
Inselaphasie 118 *384 ζ*.
Insuffizienzgefühl 387 *1346 e*.
Intelligenzprüfung 392 *1360*, 394 *1363 ff*.
Intentionszittern 135 *416*.
Interkostalneuralgien,
— Röntgenuntersuchung (Ursachen) bei 376 *1319 c*.
— Skoliosen und 313 *1058*.
Invalidenpensionsempfänger, militärärztliche Zeugnisse für 471 *1641 ff*.
Invalidenrente, Militärversorgungsrente und 443 *1537*.
Invalidität, Geistesstörungen und 399.
Inversio viscerum 32 *116 g*.
Iridektomielücken 245 *809*.
Iris,
— Bewegungen, schlotternde, der 245 *808*.
— Farbe der 245 *806*.
— Geschwülste 246 *813*.
— Heterochromie der 245 *806*.
— Lücken der 245 *809*.
— Pupillarabschnitt 245 *807*.
— Untersuchung 244.
— Ziliarabschnitt 245 *807*.
Iriskrause 245 *807*.
Irisvorfall,
— Hornhautgeschwür und 239 *784 a*.
— Hornhautverletzung und 243 *801*.
Iritis,
— Erscheinungen 246 *810 a b c d*.
— Hornhautgeschwür mit Hypopyon und 239 *784*.
— Pupille bei 244 *805*.
— schleichende 246 *811, 812*.
— Ursachen 245 *810*.
Irresein,
— epileptisches, Straftaten bei dems. 413 *1430*.
— impulsives, Zurechnungsfähigkeit und 414 *1440*.
— induziertes, Straftaten bei dems. 413 *1432*.
— Infektionskrankheiten (Unzurechnungsfähigkeit) und 414 *1435*.
— manisch-depressives, Erblichkeit bei dems. 10 *34*.
— — Invalidität und 399 *1377*.
— — Kriegsdienstbeschädigung und 456 *1581 β*.
— — Lebensversicherung und 401 *1385*.

Irresein, manisch-depressives,
— — Straftaten bei dems. 413 *1429*.
— — Unfall und 398 *1375 b*.
— präseniles, Unzurechnungsfähigkeit bei dems. 414 *1434*.
Ischiadikuslähmung 130 *403*.
— Einrenkung angeborener Hüftluxation mit nachfolgender 315 *1067*.
Ischiadikusverletzung, Achillessehnenreflex bei 142 *447*.
Ischias 317 *1074*.
— Druckschmerzprüfung bei 141 *443 b*.
— Friedensdienstbeschädigung bei 452 *1572*.
— Hüftgelenkentzündung und, Differentialdiagnose 140 *441 a*.
— Lasègueshes Zeichen bei 141 *443 c*.
— militärärztliches Zeugnis über 452.
— Skoliose nach 326 *1113*.
— Röntgenuntersuchung (Ursachen) bei 376 *1319 d*.
Ischiasähnliche Beschwerden und ihre Ursachen 317 *1074 b*.
Ischuria paradoxa 80 *271*.
— beim Weibe 172 *572*.
Jacksonsche Epilepsie 385 *1341 l α*.
— Augenerscheinungen im Anfall bei ders. 224 *737*.
— Fazialiskrampf bei ders. 113 *367*.
Jammern, einförmiges 390 *1353 ε*.
Jejunum, Röntgenuntersuchung 366 *1271*.
Jendrassikscher Handgriff, Kniereflex und 141 *444*.
Jodakne 148 *473*.
Jodkali, Harnuntersuchung auf 100 *334*.
Jucken 147 *471*.
Jugendirresein,
— Erblichkeit bei 10 *34*.
— Invalidität und 399 *1378*.
— Lebensversicherung und 401 *1385*.
— Unfall und 398 *1375 b*.
Jugularkompression, Ödem bei 83 *280 b*.

Kachexie,
— Ödeme bei 83 *280*.
— traumatische Lähmung peripherer Nerven bei 315 *1062 c*.
Kaffeemißbrauch, Herzkrankheiten und 20 *86 b*.
Kaiser Wilhelmsakademie,
— militärärztliche Zeugnisse zwecks Aufnahme in die 477 *1668*.
— — Zeugnismuster 495.
Kalkablagerungen (Verkalkungen) im Gehirn, Röntgenuntersuchung 350 *1201 a b*.
Kalkseifen, Kotuntersuchung auf 94 *312*.
Kallusbildung 373 *1305*.
Kalorische Prüfung Baranys 273 *915*.
Kapitalabfindungen,
— Bedenken gegen 476 *1662 η*.
— militärärztliche Untersuchungen wegen 441 *1527*.

Sachregister.

Kapitalabfindungen,
— militärärztliche Zeugnisse zwecks 475 *1660 ff.*
— — Zeugnismuster *493.*
Kapitulanten, Erwerbs(un)fähigkeit bei 459 *1595.*
Kappenmuskellähmung 116 *376 a.*
Karbolfuchsinfärbung Pfeiffers 188 *618 c.*
Karbolharn 97 *325.*
Kardiographie 46 *150.*
Karzinom (s. a. Krebs), Lebensversicherung und 510 *1717 b.*
Katarrhe, Ätiologie 209 *669, 670.*
Katzenschnurren 25 *103.*
Kaubewegungen 201 *630 b.*
Kaumuskelkrampf, Vorkommen 111 *361.*
Kaumuskellähmung (-atrophie) 11 *361.*
Kauwerkzeuge 201.
Kavernen, Lungen-,
— Atmen, metallisches (amphorisches) bei 61 *199.*
— — metamorphosierendes, bei 61 *200.*
— Beklopfungs- und Behorchungsergebnisse 63 *209.*
— Bronchialatmen bei 61 *198 γ.*
— Geräusch des gesprungenen Topfes bei 60 *192.*
— Kennzeichen von 67 *223.*
— Münzenklirren bei 60 *192.*
— Röntgenbild 360 *1242.*
— Schallwechsel verschiedener Art bei 59 *191 a b c.*
Kehlkopf (s. a. Larynx) 222.
— Autoskopie 223 *733 b.*
— Spiegelbild dess. 222 *732, 733.*
Kehlkopferkrankungen,
— Gicht (Gelenkrheumatismus, Tripper, Blutkrankheiten) und 208 *659.*
— Stimmstörungen bei 212 *688, 689.*
Kehlkopfgegend, Vorwölbung der 214 *696.*
Kehlkopfhusten 211 *679.*
Kehlkopfkatarrh, Ätiologie 209 *669.*
Kehlkopfknorpelhautentzündung 214 *695.*
Kehlkopfkrebs, Durchbruch dess. nach außen 214 *696.*
Kehlkopflähmung 213 *691.*
— Geschwülste, extralaryngeale (mediastinale), und 208 *662.*
— Vagus und 115 *375 a.*
Kehlkopfschleimhaut 223 *735.*
Kehlkopfuntersuchung 222 *732.*
— röntgenologische 354 *1217.*
Kehlkopfverengerung,
— Ätzungen und 209 *664.*
— Geschwülste, extralaryngeale (Aortenaneurysmen) und 208 *662.*
— Verletzungen und 209 *663.*
Kehlkopfverletzungen 209 *663.*
Keilbeinhöhlenabsonderung, Rhinoskopia posterior und 222 *731.*
Keilbeinhöhlenerkrankung, Sehstörungen bei 210 *673.*
Keimplasma, Kontinuität dess. 515 *1738,* 516 *1739.*
Keith-Flackscher Knoten 51 *168.*

Kellner, X-Beine (Plattfüße) der 321 *1094.*
Keratektasie 242 *798 e.*
Keratitis (s. a. Hornhaut),
— dendritica 238 *782.*
— neuroparalytica 240 *789.*
— parenchymatosa 240 *790.*
Keratocele 243 *799.*
Keratoglobus 238 *780.*
Keratokonus 238 *779.*
Keratomalazie 235 *769,* 240 *789.*
Keuchhusten, Stimmbandparese nach 208 *656.*
Kieferbildung, normale und regelwidrige 201 *630, 631.*
Kiefergelenk 203 *639.*
— Krankheiten dess. 203 *640.*
Kiefergelenkentzündung 203 *640 α.*
Kieferhöhlenabsonderungen, Rhinoskopia posterior und 221 *731.*
Kieferhöhlenerkrankungen,
— Trigeminusneuralgien bei 112 *365,* 210 *672.*
Kieferhöhlenhydrops 211 *678.*
Kieferhohlgeschwülste 216 *712.*
Kieferklemme (-ankylose) und ihre Formen 204 *640 γ.*
Kiefernekrose der Phosphorarbeiter (Perlmutterarbeiter) 278 *939.*
Kieferpseudarthrosen 203 *637.*
Kieferschwund, Lebensversicherung und 521 *1759.*
Kieferveränderungen, erworbene 202 *634.*
Kieferzysten, Röntgendiagnose bei 353 *1213.*
Killianische Stellung, Spiegelbild des Kehlkopfs und der Luftröhre bei ders. 222 *735,* 223 *733 c.*
Kinder,
— anamnestische Bedeutung ders. für die Gesundheitsverhältnisse der Eltern 11 *41.*
— Lebensversicherung und 510 *1716,* 512 *1724.*
Kinderkrankheiten, anamnestische Bedeutung der 11 *42.*
Kinderlähmung 141 *446.*
— Athetose bei 135 *418.*
— Knochenhypoplasie bei 134 *414,* 135 *414.*
— Knochenschwund bei 375 *1318 c.*
— krampfartige, doppelseitige 308 *1043.*
— — halbseitige 307 *1042.*
— Muskelatrophie, degenerative, bei ders. 133 *408 a.*
— Röntgenuntersuchung 375 *1318 c.*
— Skoliose bei 375 *1318 c.*
— spinale 309 *1046,* 320 *1087.*
— zerebrale 320 *1088.*
— Zwerchfellähmung bei 375 *1318 c.*
Kindesalter,
— Herzdämpfungsfigur im 30 *115 d.*
— Knochenbrüche und ihre Reparationsfähigkeit im 321 *1093.*
— Spitzenstoß im 21 *89 a.*
Kindheitsentwicklung, Geisteskrankheiten und 379 *1329.*
Kindsmord, Bewußtseinsstörungen bei Gebärenden und 408 *1414.*
Kinn, Hervortreten dess. 202 *632 ε.*

Klagen der Kranken 11.
— einförmiges 390, *1353 ε.*
Klanghaltiger Schall, Vorkommen 59 *190.*
Klappenstoß 25 *102.*
Klauenhohlfuß 347 *1183.*
Klavierspieler,
— Beschäftigungsneurose der 319 *1082.*
— Sehnenscheidenentzündung der 278 *939.*
Kleinhirnbrückentumoren, Röntgenuntersuchung bei 351 *1202 d.*
Kleinhirnerkrankungen,
— Ataxie bei 135 *417.*
— Baranys Versuch bei 273 *916.*
— Bücksymptom bei 139 *436.*
— Gang bei 140 *439.*
— Rombergscher Versuch bei 139 *437 a.*
Kleinhirngeschwulst, Hornhautreflex, Fehlen dess. bei 112 *365.*
Kleinhirnschrumpfung, Röntgenbefund bei 352 *1206.*
Kleinkopf, Röntgenuntersuchung 352 *1205.*
Klein-Machnow, Seemannserholungsheim 473 *1649 γ.*
Klimakterium,
— Brustdrüsenschrumpfung im 159 *530,* 160 *530.*
— Menorrhagie im 168 *563 α.*
Klumpfuß 345 *1175,* 347 *1182.*
— Hohlfuß mit 347 *1183.*
Klumphand 331 *1128, 1130.*
Klumphüfte 338 *1153 b,* 339 *1156, 1157.*
Klumpkesche Lähmung 126 *395.*
Klumpmittelfuß 348 *1186.*
Knickfuß 345 *1175, 1177.*
— Knöchelbruch und 346 *1179.*
Knie (s. a. Genu),
— tabisches 344 *1174.*
Kniebeugeversuch 26 *106.*
Kniegelenk,
— Beugekontraktur im, Messung ders. 338 *1149 e.*
— Beweglichkeit im 288 *978.*
— Gelenkmäuse im 332 *1133.*
— Geräusche am 288 *977 a b.*
— Meniskusverletzung (-verrenkung) am 332 *1133.*
— schnellendes 343 *1167.*
Kniegelenkentzündung,
— deformierende 344 *1172.*
— gonorrhoische 344 *1173.*
Kniegelenkergüsse 332 *1133.*
— Feststellung 289 *980 b.*
Kniegelenkerkrankung, Schenkelnervenlähmung und, Unterscheidung 130 *402 c.*
Kniegelenkluxation,
— angeborene 344 *1170.*
— Gelenkschädigung bei 306 *1035 b.*
Kniegelenktuberkulose 344 *1171.*
Kniehackenversuch 140 *439.*
Kniekontraktur, Nervenstörungen nach Einrichtungsversuchen bei 315 *1068.*
Kniereflex 141 *444, 445, 446.*
Kniescheibe, Verrenkung der 306 *1040.*

Kniescheibenbrüche 301 *1022.*
Kniescheibenhochstand, Littlesche Krankheit und 375 *1316 a.*
Kniescheibenverrenkung, gewohnheitsmäßige 340 *1159.*
Knisterrasseln 62 *204.*
Knöchelbruch 303 *1026, 1027.*
— Plattfuß (Knickfuß) nach schlecht geheiltem 346 *1179.*
Knochen,
— Ernährungsstörungen 134 *414.*
— Untersuchung der 15 *62,* 16 *73.*
Knochenbrüche 292.
— Bruchstellen, bevorzugte 371 *1297 b.*
— Heilung, anatomische und funktionelle, der 304 *1032.*
— Nervenschädigung durch 376 *1319 a.*
— Reparationsfähigkeit ders. im Kindesalter 321 *1093.*
— Röntgenuntersuchung 371 *1297.*
— Schußfrakturen 371 *1297 e.*
— spontane, bei Rückenmarksleiden 135 *414.*
Knochendefekte, angeborene 348 *1192.*
Knochenechinokokkus 372 *1302.*
Knochengerüst, Beurteilung dess. 518 *1747 b.*
Knochengeschwülste,
— Röntgenuntersuchung 372 *1301.*
Knochengicht, Röntgenbild 372 *1301 c.*
Knochenhautreflexe, obere Gliedmaßen 136 *421.*
Knochenkrankheiten,
— aufzehrende u. anlagernde 371 *1298.*
— Gonorrhoe und 321 *1093.*
— Recklinghausensche Krankheit und 376 *1320 b.*
— Röntgenuntersuchung 371 *1298 ff.*
— Syphilis und 321 *1093.*
— Unfall bei 321 *1094.*
Knochenleprome 370 *1320.*
Knochenschliffe 182 *600.*
Knochenschwund,
— Gehirnkrankheiten und 374 *1316 a.*
— Kinderlähmung und 375 *1318 c.*
— Lepra und 370 *1320.*
— Poliomyelitis anterior und 375 *1318 d.*
— Sudecksche 372 *1300.*
Knochensyphilis, angeborene 373 *1306.*
Knochentuberkulose, Röntgenuntersuchung 371 *1299.*
Knochenverbildungen 373 *1306.*
Knochenverdickungen 288 *979 b.*
Knochenverdünnung, Muskelatrophie, progressive, und 376 *1318 d.*
Knochenwachstum, Pubertätsalter und 321 *1093.*
Knochenzysten, Unfall und 321 *1094.*
Knorpelgeschwülste 372 *1301 a.*
— Röntgenuntersuchung 373 *1311.*
Knötchenkopfschmerz Edingers 111 *358 b.*
Kochen in der mikroskopischen Technik 183 *602 β.*
Kochprobe, Eiweißfeststellung im Harn durch 98 *329 a.*
Kohlenlunge, Röntgenbild der 360 *1241.*

Sachregister. 573

Kohlensäurekalksteine in den Harnwegen, Röntgenuntersuchung 369 *1286 a.*
Köhlersche Krankheit 347 *1181.*
Kokainismus,
— Geisteskrankheiten und 380 *1331 d.*
— strafrechtliche Bedeutung 412 *1425.*
Kolipyelitis, Schwangerschaft und 157 *517 i.*
Koli-Typhusgruppe, Differenzierung von Bakterien der 177 *587.*
Kollargolfüllung, Röntgenuntersuchung der Harnorgane und 369 *1288.*
Kolobom 224 *740,* 231 *756,* 245 *809.*
Kombinationsvermögen, Prüfung dess. 393 *1360 b.*
Komminutivbrüche 371 *1297 e.*
Komplementärluft 18 *79.*
Kompressionsmyelitis 312 *1057.*
Kondomschanker 149 *482.*
Konfabulationen 392 *1357.*
Kongestionsabszesse,
— Coxitis tuberculosa und 342 *1164 d.*
— oberhalb der Leistenbänder 283 *959.*
Konstitution 2 *8,* 3 *14,* 4 *15.*
— ererbte 4 *17.*
— gesunde 4 *16.*
— Heredität und 521 *1761.*
— hyperplastische (hypoplastische) und Lebensversicherung 512 *1720, 1721.*
— Lebensversicherung und 511 *1718,* 516 *1743,* 521 *1761,* 522 *1762.*
— lymphatische, Blutbild bei ders. 108 *351.*
— — und Lebensversicherung 511 *1720.*
— neuropathische 5 *18.*
— psychopathische, und Lebensversicherung 516 *1742.*
— — strafrechtliche Bedeutung 411 *1425.*
— traumatisch-psychopathische 397 *1372.*
— ungesunde 4 *17.*
— verdächtige 436 *1507 d.*
Konstitutionsanomalien 3 *14 d,* 5 *17 c.*
— Formen der 5 *18.*
— Lebensversicherung und 511 *1719,* 514 *1730 ff,* 521 *1761,* 522 *1762.*
Konstitutionsgruppen, Mannschaftseinteilung in 436 *1507.*
Konstitutionsschwäche,
— allgemeine und örtliche 4 *17.*
— angeborene 4 *17.*
— erworbene 5 *17.*
Kontraktur,
— Geisteskrankheiten und 384 *1341 h d.*
— hysterische 318 *1077.*
— ischämische 318 *1062 a.*
— Nervenverletzung und 316 *1070.*
— spastische 134 *412 β.*
Kontrastmittel für die Röntgenuntersuchung 350 *1198 b.*
Kontusion 305.
Konzentrationsfähigkeit der Niere 96 *322.*
Konzentrationsstörungen, psychische 390 *1353 α.*

Koordinationsstörungen, Geisteskrankheiten und 384 *1341 h γ.*
Kopf (s. a. Caput),
— Orthopädisches 322 *1095 ff.*
— Röntgenuntersuchung 350.
— Untersuchung dess. 15 *64.*
Kopfhaltung bei verschiedenen Krankheiten 213 *693, 694, 695.*
Kopfhaut 148 *475.*
Kopfnarben,
— Druckempfindlichkeit bei 280 *945.*
— Puls (Pupille, Blutdruck) bei Druck auf 280 *945.*
Kopfschmerzen,
— Geisteskrankheiten und 381 *1332.*
— Nasenkrankheiten und 209 *671.*
— Nervenkrankheiten und 110 *354,* 111 *358.*
— neurasthenische 111 *358.*
— Nierenleiden und 80 *268 h.*
— Ohrenkrankheiten und 265 *894.*
— rheumatische 111 *358 a.*
Kopfverletzungen, Ohrenuntersuchung bei 275 *924.*
Körnerkrankheit 230 *753 γ,* 234 *767.*
Körperabkühlungen, Hämoglobinurie, paroxysmale, nach 81 *274 α.*
Körperachse, regelrechte 324 *1102.*
Körperanstrengungen, Herzkrankheiten und 20 *86 b.*
Körperbau 13 *52, 53.*
Körpergewicht 13 *52, 53.*
— Lebensversicherung und 518 *1749,* 520 *1754.*
— militärärztliche Feststellung 426 *1479 a.*
— Normalbestimmung dess. 517 *1746.*
— Tabellen für Versicherungszwecke 533.
Körpergleichgewicht, Prüfung dess. 273 *915 c.*
Körpergröße 13 *52, 53.*
— Lebensversicherung und 518 *1749.*
— militärärztliche Feststellung 426 *1479 a,* 428 *1484.*
Körperschlagader, große, s. Aorta.
Körperschwächung, militärärztliche Begutachtung 462 *1603 c.*
Körperverfassung (-anlage) 2 *8.*
Korpsuntersuchungskommissionen 438 *1511.*
Korpulenz, Lebensversicherung und 518 *1747.*
Korpuskarzinom 169 *565 β.*
Korsakowsche Krankheit 392 *1356 γ.*
Kot, schwarzer 95 *317.*
Kotabgang, unfreiwilliger 143 *454 a.*
Kotballen, fühlbare, bei Abtastung des Leibes 88 *296.*
Kotsteine, fühlbare, bei Abtastung des Leibes 88 *296.*
Kotstauung,
— Geschwulstvortäuschung durch 88 *296.*
Kotuntersuchung, makroskopische und mikroskopische 93 *310, 311,* 94 *312,* 313 *ff.*
Kraft, grobe, der Gliedmaßen, Prüfung ders. 133 *411.*
— Herabsetzung ders. bei Geisteskrankheiten 384 *1341 h α.*

Krallenhand, 132 *407*.
Krampfaderbruch (s. a. Varicocele) 286 *973*.
Krampfanfälle, Geisteskrankheiten und 381 *1332 b*.
Krampfartige Bewegungen, Geisteskrankheiten und 384 *1341 h ε*.
Krämpfe, Geisteskrankheiten und 385 *1341 i l*.
Krankenbehandlung während der Dienstzeit, militärärztliche Untersuchung zum Zwecke ders. 440 *1523*, *1524*.
Krankenblätter im Heeressanitätsdienst 440 *1524*.
Krankengeschichte, militärärztliche Zeugnisse und 444 *1540 ff*.
Krankenpfleger (-pflegerinnen), freiwillige, Badekuren und sonstige Heilverfahren für 473 *1652*.
Krankenversicherung, Geistesstörung und 400 *1382*.
Krankheiten 2 *9*.
— chirurgische, Offizierspensionierung bei dens. 467 *1625 a*.
— ererbte 7, 8, 9.
— innere, Kriegsdienstbeschädigung durch 452 *1573 b*, 455 *1579*, *1580*.
— System der 190 *628*.
— Verschlimmerung ders. durch Kriegseinflüsse 455 *1580 ff*., 473 *1653*, 474 *1653*.
Krankheitsanlagen 3 *14*.
— familiäre 4 *17*.
— Lebensversicherung und 511 *1718*.
— Versicherungsmedizin und 500 *1677*.
Krankheitsbenennung in militärärztlichen Zeugnissen 446 *1552*.
Krankheitserscheinungen (-zeichen) 3 *13*.
— objektive 3 *12*.
— subjektive 3 *12*, 11.
— vieldeutige 11 *48*.
Krankheitsstadien 2 *10*.
Krankheitszustände (-vorgänge),
— familiäre 4 *17*.
— latente 3 *13*.
Krase 4 *14*.
Kraurosis vulvae 163 *545*.
Krebs (s. a. die einzelnen Organe),
— Erblichkeit bei 9 *29*, 510 *1717 b*.
— Nervenlähmung bei 122 *387*.
— Ödeme 83 *280 a*.
— Vulva- 163 *547*.
Kreislauf, Aufzeichnung dess. 44 *149 ff*.
Kreislaufsstörungen, Schleimhautaffektionen und 208 *661*.
Kremasterreflex 143 *452*.
Kretinismus 281 *951*.
— Wachstumsstörungen und Knochenveränderungen (Röntgenuntersuchung) bei 377 *1324*.
Kreuz, hohles 324 *1101 b*.
Kreuzbein, Röntgenuntersuchung 370
Kreuzbeinkanal, Offenbleiben dess. 312 *1056 ζ*.
Kreuzbeinverletzung (-geschwulst), Gesäßnervenlähmung bei 129 *400 b*.
Kreuzbiß 20 *632 γ*.

Kreuzdarmbeinfuge,
— Lasèguesches Zeichen bei Entzündung der 141 *443 c*.
Kreuzschmerzen,
— Aftergeschwüre und 79 *268 f*.
— Hüftkreuzbeingelenkerkrankungen (Erkrankung des letzten Lendengelenks) und 80 *268 h*.
Krieg, Geisteskrankheiten und 380 *1331 n*.
Kriegsdienstbeschädigung 452.
— Offiziere und 466 *1621*.
Kriegsgebiet, Kriegsdienstbeschädigung und 453 *1574 a b*.
Kriegsgefangenschaft, Kriegsdienstbeschädigung in 453 *1573 g*.
Kriegshysterie, Rombergscher Versuch bei 139 *437 a*.
Kriegskurbestimmungen 473 *1650*.
Kriegsnephritis, Symptome 104.
Kriegsödem 83 *280 a*.
Kriegsmusterungsanleitung 424 *1463 α*.
Kriegsmusterungsgeschäft 428 *1487 ff*.
— Beurteilungsgrundsätze für das 428 *1488*.
Kriegsneurosen, Kapitalabfindung bei 476 *1662 β a*.
Kriegs(un)brauchbarkeit 428 *1489*, 429 *1492*, *1493*, 430 *1494*, *1495 ff*.
— Anleitung für die militärärztliche Beurteilung der 424 *1463 α*.
— Offizierspensionierung und 468 *1632*.
— Schlußurteil über 459 *1593*.
Kriegsverwendungsfähigkeit 428 *1489*.
— Offizierspensionierung und 467 *1626*.
Kriegszulagen, Ablösung bei Rentenempfängern 476 *1661*.
Krisen, gastrische 79 *268*, *268 a*.
Krönigsches Schallfeld 58 *182*.
Kropf (s. a. Struma) 280 *949*.
— Kriegs(un)brauchbarkeit bei 430 *1494*.
— Lebensversicherung und 401 *1384*.
— retrotrachealer, Röntgendiagnose 354 *1217*.
— Vagusschädigung durch 116 *375*.
Krückenlähmung 315 *1065*.
Krugatmen 61 *199*.
Krümmung, S-förmige s. S förmige.
Kruralähmung, Einrenkung angeborener Hüftluxation mit nachfolgender 315 *1067*.
Kryptorchismus 286 *970*, *971*.
Kugelherz, Elektrokardiogramm bei 51 *167 ε*.
Kümmelsche Krankheit 313 *1059 β*, 327 *1114*.
Kümmerform des Hochwuchses 5 *18*.
Kunowsche Brillenleiter 255 *851*.
Kunstbeine, Hüftgelenkkontrakturen nach Oberschenkelamputationen und 342 *1166*.
Kuren, unentgeltliche Gewährung ders. an Heeresangehörige 472 *1646 ff*.
Kurzatmigkeit (s. a. Dyspnoe), anfallsweise auftretende 17 *77*.
Kurzlebigkeit 512 *1723*.

Kurzsichtigkeit (s. a. Myopie),
  Kriegsbrauchbarkeit bei 431.
Kurzzehigkeit 348 *1189*.
Kußmauls große Atmung 18 *78*.
Kyphose,
— Arten 327 *1114*.
— paralytische 327 *1114 β*.
— physiologische 324 *1101*.
— rachitische 327 *1114 γ*.
— Röntgenuntersuchung 362 *1251*.
— Schädelgrund-, Atlasdefekt und 375 *1316 d*.
— tuberkulöse 327 *1114 γ*.
Kyphoskoliose, Röntgenuntersuchung 362 *1251*.
— Wirbeltuberkulose bei 327 *1113, 1114 δ*.

Labyrintheiterung,
— Fazialislähmung bei 113 *369*, 274 *921*.
— Nystagmus und 267 *900*.
Labyrintherkrankungen,
— Gang bei 140 *439*.
— Geisteskrankheiten und 383 *1341 e*.
— Gleichgewichtsstörungen bei 273 *914*.
— Schwindel bei 82 *278*.
— Unfall und 397 *1369 b*.
Labyrintherschütterungen, Begutachtung und Prognose bei 276 *931 a b*.
Lagegefühlswahrnehmung und ihre Störungen 138 *429*.
Lagophthalmus 229 *751*.
— Hornhautentzündung (-zerfall) bei 240 *789*.
Lähmung,
— Brown-Séquardsche 137 *428*.
— diphtherische 320 *1086*.
— Einrenkungsversuche und 315 *1067*.
— einseitige, Gang bei ders. 140 *439*.
— — Reflex bei ders. 141 *445 c*.
— — Trizepsreflex, gesteigerter, bei ders. 136 *420 b*.
— Erbsche 316 *1069*.
— funktionelle (hysterische) 134 *413*.
— Geisteskrankheiten und 381 *1332 c*, 384 *1341 h* und *ff*.
— habituelle, peripherer Nerven 315 *1063*.
— halbseitige, apoplektische 308 *1044*.
— hysterische 318 *1077, 1078*.
— Krücken- 315 *1065*.
— Narkosen- 315 *1066*.
— paralytische, Muskeltonus bei ders. 134 *412 α*.
— schlaffe, Gang bei ders. 140 *439*.
— — Trizepsreflex, Fehlen dess. 136 *420 b*.
— spastische, Trizepsreflex, gesteigerter, bei ders. 136 *420 b*.
— traumatische, peripherer Nerven 314 *1060, 1061, 1062*.
— Unfall und 397 *1369 b*.
— zerebrale spastische 307 *1041*.
Lähmungsschrift 122 *385 b*.
Laktationsatrophie des Uterus, Amenorrhoe bei ders. 158 *521 γ*.
Lallen 117 *379*.
Landarbeiter, Klumphüfte der 322 *1094*.

Landsturmpflichtig 427.
Langesche Zeichenapparate 325 *1104*.
Langlebigkeit 512 *1723*.
Larynxkrisen (s. a. Kehlkopf) 211 *679*.
Lasèguesches Zeichen 141 *443 c*.
Lastträger, Buckelbildung der 321 *1094*, 322 *1094*, 327 *1114 β*.
Lateralsklerose, amyotrophische (s. a. Seitenstrangentartung),
— Babinskisches Zeichen bei ders. 142 *449*.
— Entartungsabmagerung bei ders. 133 *408 a*.
— Patellarklonus bei ders. 141 *445 c*.
Lävulosurie, Lebensversicherung und 524 *1767 d*, *1768 d*.
Lazarettbehandlung, militärärztliche Untersuchung zwecks Gewährung von 441 *1527, 1528*.
Lazarettbeobachtungsabteilungen des Korpsbereichs 439 *1512*.
Lebensalter 12 *51*.
— Lebensversicherung und 524 *1769*.
Lebensaussichten (-prognose) 4 *15*, 514 *1675*.
— Lebensversicherung und 499 *1675*, 514 *1731*.
Lebensbedingungen und -vorgänge 1 *2—5*.
Lebensfähigkeit 2, *7*.
Lebensversicherung (s. a. Versicherungsmedizin),
— Beweggründe für die 500 *1680, 1681*.
— Dissimulation von Krankheiten bei 154 *511 b*.
— Geistesstörung und 400 *1383*.
— hyperplastische (hypoplastische) Konstitution und 512 *1720, 1721*.
— Risiken in der 505 *1693, 1694, 1695*.
Lebensweise,
— Herzkrankheiten und 20 *86 b*.
— Krankheit und 10 *37*.
— Magendarmkrankheiten und 73 *245*.
Leber,
— Herabsinken der 86 *290*.
— Röntgenuntersuchung 369.
Leberabszesse, Ruhr und 73 *244*.
Lebertastung 86 *290*.
Leberatrophie, akute gelbe 84 *282 c*.
Leberdämpfung, Grenzen der 89 *301*.
— trommelartiger Schall an Stelle der 89 *299*.
Leberechinokokken,
— Lebervergrößerung bei 87 *290*.
— Röntgendarstellung von 369 *1291 a*.
Lebergeschwülste, Gelbsucht und 84 *282 d*.
Leberkrankheiten,
— Jucken bei 117 *471*.
— Syphilis und 73 *243*.
Leberkrebs,
— Ascites bei 84 *281*.
— Caput medusae bei 85 *285*.
— Gelbsucht bei 84 *282 d*.
— Lebervergrößerung bei 87 *290*.
— Tastbefund bei 87 *290*.
Lebersyphilis, Lebervergrößerung bei 87 *290*.
Lebervergrößerung, fühlbare 87 *290*.
Leberzirrhose,
— Gelbsucht bei 84 *282 d*.

Leberzirrhose,
— hypertrophische 87 *290*.
Lederhauterkrankungen 236, 237.
Lederhautverletzungen 237 *776*, *777*.
Lehrzeit,
— Nervenkrankheiten und 110 *354*.
— Geisteskrankheiten und 379 *1330*.
Leib, Ausdehnung dess. bei Frauen, Differentialdiagnostisches 160 *534*, *536*.
Leibesabtastung,
— Gurren, Plätschern, Schwappen bei 88 *296*.
— Kotballen (-steine), fühlbare, bei 88 *296*.
Leibesbesichtigung 85.
Leibschmerzen 77 *259*.
— ausgebreitete Empfindlichkeit 79 *267*.
— Darmkrankheiten und 79 *268 d*.
— Druckpunkte 78 *263, 264, 265*.
— Druckschmerz 77 *260 c*, 78 *263*, 78 *266*.
— Gallensteinschmerzen 79 *268 c*.
— Lokalisation 77 *259, 260 a b c*.
— Peritonitis und 79 *267*.
— Simulation (Übertreibung) von 78 *262*.
— Spontanschmerz und seine Abarten 77 *261*.
— Ursache von 78 *262*.
— Wurmfortsatzentzündung und 79 *268 e*.
Leistenbänder, Schwellungen (Senkungsabszesse), oberhalb der 283 *959*.
Leistenbrüche 284 *967*.
— Diagnose und Differentialdiagnose 285 *967 b, 968 a b*.
— Friedendienstbeschädigung durch 451 *1570*.
Leistendrüsenschwellungen (s. a. Bubo) 150 *489, 490*.
Leistengegend, militärärztliche Untersuchung 426 *1479 c*.
Leistenhoden 151 *493*, 286 *970*.
— Kriegsbrauchbarkeit bei 434 *1495*.
Leistenschamlippenbrüche 163 *548*.
Lendenkreuzbeingelenk,
— Kreuzschmerzen bei Erkrankung dess. 80 *268 h*.
— Laségueches Zeichen bei Entzündung dess. 141 *443 c*.
Lendenlordose, physiologische 324 *1101*.
Lendenmuskelabszeß, Schenkelnervenlähmung bei 130 *402 b*.
Lendenwirbelsäule, Röntgenuntersuchung 370.
Lendenwirbelsäulenverletzungen, Röntgenuntersuchung 370 *1293, 1294*.
Lendenwulst 326 *1108 b, 1109*.
Lennhoffscher Index 517 *1745*.
— erhöhter 5 *18*.
Lepra 208 *658*.
— Röntgenuntersuchung bei 376 *1320*.
Leseprüfung 117 *383 d*.
Lesetafeln 255 *852*.
Leube-Riegels Probemahlzeit, Magenmotilitätsprüfung nach 92 *309*.

Leukämie,
— Angina necrotica bei 208 *659*.
— Erblichkeit bei 8 *28*.
— Kehlkopferkrankungen bei 208 *659*.
— Lebervergrößerung bei 87 *290*.
— Leukozyten bei 107 *346*.
— lymphogene 108 *351*.
— Milzvergrößerung bei 87 *292*.
— myelogene 108 *351*.
— Nasenbluten bei 211 *680*.
— Petechien (Ekchymosen) der Mundschleimhaut bei 218 *717*.
Leukoderma 147 *467*, 153 *503*.
Leukom, Hornhaut- 242 *798 e*.
Leukopenie 107 *346*.
Leukoplakia buccalis et lingualis 217 *717*.
— Lebensversicherung und 521 *1759*.
Leukorrhoe 158 *520*.
Leukozyten,
— Auswurf, Gehalt an 65 *216*.
— Harn-, Bedeutung ders. 102 *341*.
— Harnuntersuchung auf 101 *340 b*.
Leukozytenformen 108 *350*.
Leukozytenzählung 106 *346*.
Leukozytose 106 *346*, 108 *351*.
— eosinophile 108 *351*.
— neutrophile 108 *351*.
Lichen ruber planus,
— Hodensack und 150 *488*.
— Schleimhautaffektionen (Mundschleimhaut) bei 208 *660*, 218 *717*.
Lichtempfindung, Prüfung der 256 *857*.
Lidabszeß 230 *753 β*.
Liderkrankungen, Nasenkrankheiten und 210 *673*.
Lidknorpelkrankheiten 230 *752, 753, 754*.
Lidähmungen, Hornhautentzündung (-zerfall) bei 240 *789*.
Lidränder, Krankheiten der 228 *747*.
Lidspalte, Klaffen und Verschmälerung der 229 *751 c*.
Lidtränendrüse und deren Entzündung 232 *761*.
Lidverletzungen 231 *755*.
Linea alba-Hernie 283 *964*.
Lingua
— dissecata 218 *720*.
— geographica 219 *720*.
— nigra 217 *721*.
Linse, Lageveränderungen 247 *815*.
Linsen, graugelbe, im Auswurf 65 *214*.
Linsenastigmatismus 724 *739*.
Linsen, Röntgendarstellung der 374 *1311 b*.
Linsentrübungen, Prüfung von 247 *816*.
Linsenuntersuchung 247.
Lipoidfärbung 186 *612 δ*.
Lipoma vulvae 163 *549*.
Lipomatosis pericardialis, Röntgenbefund bei 357 *1232*.
Lippen 217 *716*.
Lippenverengerung, Gesichtsverletzung (-verbrennung) und 208 *663*.
Lippenverwachsungen,
— Kriegsbrauchbarkeit bei 433 *c*.

Sachregister. 577

Lippenverwachsungen,
— militärärztliche Rentenfestsetzung 462 *1603 b.*
Littensches Zwerchfellphänomen 124 *390.*
Littlesche Krankheit 308 *1043.*
— Athetose bei ders. 135 *418.*
— Kniescheibenhochstand und 375 *1316 a.*
Livor 14 *57 e.*
Locus Kieselbachi an der Nasenscheidewand 216 *708.*
Logoklonie 386 *1341 v ı.*
Lohnsteins Gärungssaccharometer, Zuckerbestimmung im Harn durch 99 *331 c.*
Lordosen 328.
— Arten und Ursachen 328 *1116.*
— physiologische 324 *1101.*
Ludloffs Auskultation der Wirbelsäule 325 *1107.*
Luftdienstbeschädigung, militärärztliche Begutachtung der 457 *1585.*
Luftdienstzulage, Offizierspensionierung und 467 *1626.*
Lufteinblasung in den Mastdarm zwecks Lokalisation von Bauchgeschwülsten 89 *297.*
Luftmangel (s. a. Dyspnoe), Ursachen 210 *674.*
Luftröhre, Autoskopie der 223 *733 b.*
Luftröhrenentzündung, jauchige, Foetor ex ore bei ders. 212 *683.*
Luftröhrenerweiterung, Foetor ex ore bei 212 *683.*
Luftröhrenuntersuchung, röntgenologische 354 *1217.*
Luftröhrenverengerung, Kriegsbrauchbarkeit bei 433 *e.*
Luftwege, obere,
— Beruf und Lebensweise bei Erkrankungen ders. 209 *669, 670.*
— Foetor ex ore bei fauligen Zuständen (Geschwülsten) in dens. 212 *683.*
— Fremdkörpernachweis, röntgenologischer, in dens. 354 *1217 b.*
— Katarrhe, Ätiologie 209 *669.*
— Kopfhaltung bei Verengerung ders. 214 *695.*
— Mittelohraffektionen bei Erkrankungen ders. 265 *891.*
— reflektorische Störungen von den Luftwegen aus und ihre Feststellung 209 *668,* 217 *715.*
— tuberkulöse (syphilitische) Erkrankungen ders. 208 *658.*
— Verengerung der, Erscheinungen und Ursachen 214 *698.*
Lunge,
— Atemverschieblichkeit der 57 *180.*
— lufthaltige, Beklopfungs- und Behorchungsergebnisse 63 *209.*
— Röntgenuntersuchung 359.
— Vitalkapazität der 18 *79.*
Lungenabszeßhöhlen, Bronchialatmen bei 198 *γ.*
Lungenatelektase,
— Dämpfung bei 58 *185.*
— Röntgenbild 361 *1245.*
Lungenbehorchung 60 *193 ff.*

Lungenbeklopfung 56 *177 ff.*
— Dämpfung 58 *185.*
— Geräusch des gesprungenen Topfes 60 *192.*
— Kavernen 59 *191.*
— Lungengrenzen 57 *179.*
— Lungenschall, normaler 57 *179.*
— Lungenspitze 57 *182,* 58 *183.*
— Münzenklirren 60 *192.*
— Pleuraexsudate und -transsudate 58 *186,* 59 *186.*
— Pneumothorax 59 *189, 190, 191.*
— Pyopneumothorax 59 *187.*
— Schallarten 57 *178.*
— Schallwechsel verschiedener Art 59 *191.*
— Seropneumothorax 59 *187.*
— tympanitischer Schall 59 *190.*
Lungenblähung,
— Beklopfungs- und Behorchungsergebnisse 63 *209.*
— Erblichkeit bei 8 *27.*
— Klopfschall bei 59 *189.*
Lungenblutader, Darmblutung bei Verschleppung von Gerinnseln aus der 94 *316.*
Lungenbrand, Röntgendiagnose 361 *1243.*
Lungenechinokokken, Röntgendiagnose 361 *1244.*
Lungeneiterung, Röntgendiagnose d. 361 *1243.*
Lungenemphysem, Lebensversicherung 527 *1782.*
— Röntgenbild 361 *1247.*
Lungenentzündung (s. a. Pneumonie),
— Bronchialatmen bei 61 *198 α.*
— Dämpfung bei 58 *185 α.*
— Gelbsucht bei 84 *282.*
— Hyperleukozytose bei 106 *346.*
— Röntgenbild 360 *1243.*
Lungengeschwülste,
— Bronchialatmen bei dens. 61 *198 α.*
— Dämpfung bei dens. 58 *185.*
— Röntgenbild 361 *1244.*
Lungengewebsfetzen im Auswurf 65 *214.*
Lungengrenzen,
— Festlegung der 57 *179.*
— obere, Feststellung 57 *182.*
— untere, Hochstand, doppelseitiger und einseitiger 57 *181*
— — Tiefstand 57 *181.*
Lungeninfarkt, Dämpfung bei 58 *185.*
Lungenkavernen (s. a. Kavernen), Röntgenbild 360 *1242.*
Lungenkrankheiten,
Alkoholmißbrauch und 55 *171 b.*
— Anlage (Disposition) bei 55.
— angeborene 55 *170.*
— Beklopfung bei 56 *177 ff.*
— Berufsschädigung und 55 *171 a.*
— Brustkorbverletzung und 55 *171 e.*
— Infektionskrankheiten und 55 *171 c.*
— Krankheitsbereitschaft, erworbene 55 *171.*
— Krankheitszeichen, objektive 56 *176.*
— — subjektive 55, 55 *172.*
— Kriegsbrauchbarkeit 434 *1495.*

Leu, Leitfaden. 37

Lungenkrankheiten,
— Lebensversicherung und 527 *1780*, *1782.*
— Luftwege, obere, ätiologische Bedeutung ders. bei 55 *171 d.*
— militärärztliche Rentenfestsetzung 462 *1605.*
— Rauchen und 55 *171 b.*
— Röntgenuntersuchung bei 359 *1237.*
Lungenphthise (s. a. Lungenspitzen- und Lungentuberkulose), ulzeröse 70 *229 f.*
Lungenschall, normaler 57 *179.*
Lungenspitze,
— Projektion nach oben 58 *182.*
— Tiefstand ders. und Einengung ihres Schallfeldes 58 *183.*
Lungenspitzentuberkulose (s. a. Lungentuberkulose, Spitzentuberkulose) 69 *229 c.*
— Diagnose 67 *224.*
— unbestimmtes (gemischtes) Atmen bei 61 *200.*
— Williamsches Zeichen bei beginnender 57 *181.*
Lungensyphilis, Röntgenbild 360 *1242.*
Lungentätigkeit, Lebensversicherung und 519 *1750.*
Lungentuberkulose (s. a. Lungenspitzen- und Spitzentuberkulose),
— Allgemeinerscheinungen, objektive 66 *221.*
— Amenorrhoe bei 158 *521 γ.*
— Ausdehnung der 68 *228.*
— ausgebreitete, knotige 69 *229 d.*
— Bronchialatmen bei 61 *198 α.*
— Bronchialdrüsentuberkulose 69 *229 b.*
— Dämpfung bei 58 *185.*
— Dementia praecox und 383 *1340.*
— Diagnose 66 *220.*
— Formen 69 *229*, 359 *1240.*
— Friedensdienstbeschädigung und 450 *1363.*
— frische und ältere Prozesse im Röntgenbilde 360 *1241.*
— Gerhardt-Turbansche Stadieneinteilung 68 *228.*
— Habitus asthenicus und 55 *170.*
— Krankheitszeichen, subjektive 66 *221.*
— Kriegsbrauchbarkeit bei 434 *1495.*
— Lungenverdichtung und ihr Nachweis bei 67 *222, 223.*
— Lymphatismus und 55 *170.*
— Miliartuberkulose 70 *229 h.*
— militärärztliche Zeugnisse bei 450 *1563.*
— offene und geschlossene 69 *228.*
— Pneumonie, käsige, lobäre 70 *229 g.*
— Primäraffekt der 69 *229 a.*
— Röntgenuntersuchung bei 67 *225*, 359 *1240.*
— Spitzentuberkulose 69 *229 c.*
— Temperatur 66 *221.*
— Tuberkelbazillennachweis 68 *226.*
— Tuberkulinproben 68 *227.*
— Tuberkuloseinfektion und ihr Nachweis 68 *226 ff.*
— ulzeröse Phthise 70 *229 f.*
— zirrhotische 69 *229 e.*

Lungenuntersuchung 55.
— Behorchungs- und Beklopfungsergebnisse, Tabelle 63 *209.*
— Beklopfung 56 *177.*
— — beider Brusthälften und Vergleichung der Ergebnisse 58 *184.*
— Schallarten bei Beklopfung 57 *178.*
Lungenverdichtung,
— Röntgenuntersuchung bei 359 *1240.*
— vollständige und unvollständige, Beklopfungs- und Behorchungsergebnisse 63 *209.*
Lungenvereiterung,
— Dämpfung bei 58 *185.*
Lungenwurzeldrüsen,
— Röntgenuntersuchung 359 *1239.*
Lupus 147 *468.*
— Nasenscheidenwand- 216 *708.*
— vulvae 163 *546.*
Luxationen 305.
— Arten 305 *1033.*
— Einrenkung 305 *1034.*
— Folgezustände 305 *1034.*
— Gelenkschädigungen bei 306 *1035 a b.*
— komplizierte 305 *1034.*
— Nerven- 315 *1064.*
— nicht zurückgebrachte, Beurteilung ders. 305 *1035.*
— Röntgenaufnahmen 306 *1035, 1038.*
Luxuskonsumption, Herzkrankheiten und 20 *86 b.*
Lymphatische Konstitution, Blutbild bei ders. 108 *351.*
Lymphatismus,
— Lebensversicherung und 511 *1720.*
— Lungenkrankheiten und 55 *170.*
Lymphdrüsen, Untersuchung der 14 *61.*
Lymphdrüsenerkrankungen, Kriegsbrauchbarkeit bei 430 *1495.*
Lymphdrüsenschwellungen 148 *478.*
Lymphgefäßentzündung am Penis bei Ulcus molle 150 *489.*
Lymphogranulom, Leukozytose bei 108 *351.*
Lymphozyten 108 *350.*
— Verschiebung des Blutbildes zugunsten der 108 *351.*
Lymphozytose 108 *351.*
— Cerebrospinalflüssigkeit und 145 *460.*

Madarosis 228 *747 b.*
Madelungsche Deformität der Hand 331 *1130.*
Madenwürmer 96 *320.*
Magen (s. a. Gastr....),
— Abgrenzung, perkutorische nach Luftfüllung (Wasserfüllung) 89 *299.*
— Einziehung, spastische, der großen Krümmung 364 *1259, 1260.*
— Entleerungsfähigkeit und ihre Prüfung 364 *1260 a.*
— Faserkrebs dess. 365 *1265.*
— Lage, regelrechte, dess. 364 *1257 b.*
— regelwidrige, dess. 364 *1258.*

Magen,
— Milchsäure bei Stauungen im 92 306 f.
— Plätschergeräusche im, Erzeugung und diagnostische Bedeutung 90 305, 91 305.
— Reizzustände, chronische 365, 1267.
— Sanduhrform 364 1260.
— Sarzine bei Stauungen im 92 307 a.
— Schmerzpunkte, Feststellung ders. bei der Durchleuchtung 365 1269.
— Sichtbarkeit seiner Umrisse durch die Bauchdecken 85 286.
— Stauungsinsuffizienz dess. und ihr Nachweis 93 309 β.
— Stierhornform 364 1258.
— Trichobezoare im 365 1269.
— Verdrängung dess. durch Krankheitsprozesse in der Umgebung 365 1263.
— Zähnelung der großen Krümmung 364 1259.
Magenabgrenzung, perkutorische, nach Luftaufblähung und Wasserfüllung 90 303.
Magenabsonderung, vermehrte, Röntgenbefund bei ders. 365 1267.
Magenabtastung 87 291.
Magenarbeit, Bindegewebsreste im Kot bei ungenügender 93 311.
Magenatonie,
— Absonderung, vermehrte, bei 365 1267.
— Beklopfungsbefund bei 90 303.
Magenaufblähung, künstliche 90 303.
Magenausgangsverengerung,
— Erbrechen bei 75 249.
— Polydipsie bei 77 258.
— Zuckerausscheidung bei 101 339.
Magenaushebung 91 306 a.
Magenbeklopfung 90 303.
Magenbeschwerden, Nahrungsaufnahme und 76 253.
Magenblutung 72 241.
— Kot, schwarzer, bei 95 317.
Magendarmkrankheiten,
— Beruf und 73 245.
— Blutbrechen (Blutstühle) 72 241.
— Hautjucken bei 147 471.
— Kriegsbrauchbarkeit bei 433 b.
— Lebensversicherung und 529 1790.
— Lebensweise und 73 245.
— nervöse, Erblichkeit ders. 9 29.
— Vorkrankheiten bei 72 241.
Magendarmschlauch,
— Röntgenuntersuchung 363.
— Untersuchung dess. 90.
Magendarmstörungen, Luftwege (Speisewege), obere, Eiterungen in dens. mit konsekutiven 209 667.
Magenentleerungsfähigkeit, Prüfung ders. 92 308 ff.
Magenentleerungsverzögerung,
— ersten und zweiten Grades 93 309 α β γ.
— Feststellung ders. 91 305.
Magenerweiterung 364 1258, 1260 b, 365 1267.
Magenfermente, Feststellung ders. 92 306 f.

Magengeschwülste,
— Abtastung ders. 87 291.
— exspiratorisch fixierbare 87 291.
— Füllungsdefekt bei Röntgenuntersuchung ders. 365 1265.
Magengeschwür,
— Ausstrahlung der Schmerzen bei 77 260 a.
— Erblichkeit bei 9 29.
— Gelbsucht bei 85 282 e.
— Kot, schwarzer, bei 95 317.
— Nahrungsaufnahme und 76 253.
— Nischenbildungen 364 1260.
— Röntgenuntersuchung 364 1259, 1260.
— Sarzine im Mageninhalt bei 92 307 a.
— Schmerzen bei 78 261 a b.
— Schmerzlokalisation bei 79 268 b.
— Wirbelschmerz bei 78 263.
Mageninhaltsuntersuchung,
— Befunde bei 91 306 b ff, 92 307 a.
— chemische 91.
— mikroskopische 92 307.
Magenkatarrh,
— Alkoholmißbrauch und 73 245.
— Erbrechen bei 75 249.
— Schleim im Mageninhalt bei 91 306 b.
Magenkrankheiten,
— Appetitlosigkeit bei 76 253.
— nervöse 73 242.
— — Erbrechen bei dens. 75 250.
Magenkrebs,
— Boas-Opplersche Bazillen im Mageninhalt bei 92 307 a.
— Milchsäure im Mageninhalt bei 92 306 f.
— Pepsinmangel bei 92 306 f.
— Röntgenbild 365 1265.
— Verdachtsmomente für 73 242.
Magenkrümmung, große, Lagebestimmung 90 305.
Magenmotilitätsprüfung 92 308 ff.
— röntgenologische 93 309 δ.
Magenneurosen,
— Geschmack, pappiger, bei 76 254.
— Regurgitation bei 75 250 b.
Magenperistaltik, Untersuchung, röntgenologische, der 364 1261.
Magenschmerzen,
— anfallsweise auftretende 79 268.
— gastrische Krisen 79 268, 268 a.
— Lokalisation bei 77 260 a b.
— Magengeschwür und 79 268 b.
— Nahrungsaufnahme und 76 253, 78 261 a.
Magensenkung 364 1258.
Magenspasmen, allgemeine 365 1262.
Magensyphilis 365 1268.
Magentiefstand, Nachweis von 91 305.
Magentonus, Röntgenuntersuchung des 363 1257 a.
Magenuntersuchung, röntgenologische, in Bauch- und Rückenlage 365 1264.
Magenverziehung nach links und rechts 364 1258, 365 1263.
Maissiatscher Streifen, Tractus cristofemoralis dess. 341 1160.
Makroglossie 218 720.

37*

Malaria,
— Blutarmut nach 73 *244*.
— Gelbsucht bei 84 *282 b*.
— Giemsasche Färbung von Blutpräparaten bei 108 *349 b β*.
— Hämoglobinurie bei 81 *274 α*.
— Milzvergrößerung bei 87 *292*.
— Nervenlähmung bei 122 *387*.
— Plasmodiennachweis 177 *589*, 178 *589 b c d e*.
— Siechtum nach 73 *244*.
— Trigeminusneuralgie bei 112 *364*.
— Wassermannsche Probe bei 154 *510*.
Maler, Bleivergiftung bei dens. 73 *246*.
Malleus 208 *658*.
Malum
— coxae senile 334 *1141*.
— perforans pedis 140 *442*.
— — Hüftnervenlähmung und 132 *403 b*.
Mammaamputation, Armödem nach 83 *280 b*.
Mammafibrome 160 *532*.
Mammakarzinom 160 *531*.
Mandelentzündung (s. a. Angina),
— Herzkrankheiten und 20 *86 a*.
Mandelhyperplasie 220 *724 o*.
— Erblichkeit bei 8 *28*.
Mandeln (s. a. Angina, Tonsilitis),
— Eiterung oberhalb der, Kopfhaltung bei ders. 214 *695*.
— — Stimmklang bei ders. 213 *692*.
— Lebensversicherung und 521 *1758*.
Mandelpfröpfe, Foetor ex ore und 212 *683*.
Mandelvereiterung 220 *724 g n*.
— Erblichkeit bei 8 *28*.
Manie (s. a. Irresein), Begriff 378.
Manische Erregung, Straftaten bei ders. 413 *1429*.
Mannschafts-Hinterbliebene, Kapitalabfindung für 475 *1660 ff*.
Mannschaftsuntersuchungen 435 *1502 ff*.
Mannschaftsuntersuchungsliste 435 *1503*, 436 *1505*.
Mariesches Zittern 135 *416*.
Marine (s. a. Militärärztliche), Dienstanweisung zur Beurteilung der Dienstfähigkeit für die 424 *1463*.
Marineangehörige, Badekuren für 473 *1651 ε*.
Marine-Ingenieuranwärter, militärärztliche Zeugnisse für 479 *1673*.
Marine-Zahlmeisteranwärter, militärärztliches Zeugnis für 479 *1673*.
Markscheidenfärbungen 186 *612 η*.
Marschunfähigkeit, militärärztliche Zeugnisse bei 478 *1670*, *1670 c*.
Masern,
— Diazoreaktion bei 99 *333 a*.
— Gelenkerkrankungen nach 320 *1086*.
— Pseudorheumatismus nach 334 *1140*.
Masochismus 388 *1349 b*.
Mastdarm,
— Fortbewegung der Inhaltsmassen im 367 *1277*.
— Lufteinblasung in den, zwecks Lokalisation von Bauchgeschwülsten 89 *297*.
Mastdarmabtastung 89 *298*.

Mastdarmbesichtigung 86 *287*.
Mastdarmblutung, Stuhlbefund bei 94 *315*.
Mastdarmerkrankungen, Kriegsunbrauchbarkeit bei 430 *1494*.
Mastdarmfisteln 283 *961*.
Mastdarmkrebs,
— Differentialdiagnose 171 *571*, 172 *571 f*.
— Tastbefund 89 *298*.
Mastdarmpolypen, Abtastung von 89 *298*.
Mastdarmrisse bei Frauen 163 *550*.
Mastdarmschleim, Kotuntersuchung auf 94 *314*.
Mastdarmsenkung 162 *541*.
Mastdarmtripper beim Weibe 155 *514 α*.
Mastdarmuntersuchung, gynäkologische 161 *537 β*.
Mastdarmverengerungen, Abtastung bei 89 *298*.
Mastdarmvorfall 283 *962*.
— militärärztliche Rentenfestsetzung 462 *1603 b*.
Mastitis 159 *528*.
— Rippeneiterung und 281 *954*.
Masturbation,
— Blutungen infolge von 165 *558*.
— Vulvitis und 163 *544*.
Mastzellen, 108 *350*.
Maul- und Klauenseuche 208 *658*.
May-Grünwaldsche Färbung von Blutpräparaten 108 *349 b α*.
Mc Burneyscher Druckpunkt 78 *265*.
Medianuslähmung 128 *399*.
— Krankheitszeichen 128 *399 a*.
— vasomotorische und trophische Störungen bei 129 *399 b*.
— Vorkommen 129 *399 c*.
Mediastinitis (s. a. Mittelfell) 73 *240*.
Mehrfachfärbungen mikroskopischer Präparate 186 *613*.
Meibomsche Drüsen,
— Vereiterung der 230 *753 β*.
— Verkalkung 230 *754*.
Melancholie, Begriff 378.
Mendel-Bechterewscher Reflex 142 *551*.
Meningitis (s. a. Hirnhautentzündung)
— syphilitica, Trigeminuslähmung, motorische, bei 111 *361*.
— tuberculosa, Trigeminuslähmung, motorische, bei 111 *361*.
Meningocele 312 *1056 b*.
Meningokokken, Cerbrospinalflüssigkeit, Untersuchung auf 145 *469 b*.
Meningokokkennachweis bei Cerebrospinalmeningitis epidemica 175 *583*.
Meniskusverletzung (-verrenkung) am Kniegelenk 332 *1133*.
Menorrhagie 168 *563 α*.
Menstruation 156 *517 a*, 157 *517 b*.
— Ausbleiben ders. 157 *517 b*.
— Geruchsstörungen in der 211 *682*.
— Nasenbluten als vikariierende 211 *680*.
— Unregelmäßigkeiten der 157 *517 c* 158 *521*, 168 *563 α β δ*.
Meralgia paraesthetica 346 *1178 m*.

Sachregister. 581

Merkfähigkeit, Störungen der 392 *1356 γ.*
Mesenterialgefäße, Darmblutung bei Embolie und Thrombose der 94 *316.*
Mesogastrium, Schwellungen im 161 *536 a.*
Meßgeräte, Feststellung des Wirbelsäulenverlaufes und der Rumpfumrisse durch 325 *1104.*
Messung 12 *50.*
Metalle, Schleimhautaffektionen nach Einwirkung ders. 208 *660.*
Metallisches Atmen 61 *199.*
Metasyphilis s. Nachsyphilis.
Metatarsus varus 348 *1186.*
Methylenblau-Azur-Eosinfärbung von Blutpräparaten 188 *619, 620.*
Metritis
— gonorrhoica 155 *514 d.*
— Menorrhagie bei 168 *563 α.*
— Menstruationsanomalien b. 158 *521 α.*
Metrorrhagie 168 *563 γ.*
Migräne,
— Erblichkeit bei 9 *32.*
— Nasennebenhöhlenerkrankungen und 210 *671.*
— Röntgenuntersuchung bei 377 *1320 d.*
— Trigeminusneuralgien und 112 *364.*
Mikroskopische Technik 178.
— Achsenzylinderfärbungen 186 *612 ζ.*
— Alkoholhärtung 184 *605.*
— Bakterienfärbung 186 *612 α,* 188 *618 c.*
— Bindesubstanzfärbungen 186 *612 β.*
— Blut, frisches, Untersuchung dess. 179 *595.*
— Blutpräparatfärbung 188 *619, 620.*
— chemische Härtung 183 *603 ff.*
— Chromhärtung 184 *606.*
— Doppelfärbungen 186 *613, 187 614.*
— Doppelmesserschnitte 181 *γ.*
— elastische Fasern, Färbung ders. 186 *612 γ.*
— Färbung 186.
— Fette, Färbung ders. 186 *612 δ.*
— Flemmingsche Lösung 185 *606.*
— Flüssigkeiten und ihre Untersuchung 179 *594.*
— Gewebe, derbe, Untersuchung 180 *598.*
— — weiche, Untersuchung 180 *596.*
— Formalinhärtung 184 *604.*
— Gefrieren 182 *602 α.*
— Gefriermikrotomschnitt 181 *δ,* 185 *608.*
— Hämatoxylin-Eosinfärbung 187 *614.*
— Hämatoxylin-Eosinpräparate 187 *618.*
— Hartgebilde, Untersuchung 182 *600.*
— Härtungsverfahren 182 *601, 602, 603, 604, 605, 606.*
— Kochen 183 *602 β.*
— Lipoidfärbungen 186 *612 δ.*
— Markscheidenfärbungen 186 *612 η.*
— Mehrfachfärbungen 186 *613.*
— Methylenblau-Azur-Eosinfärbung von Blutpräparaten 188 *619, 620.*
— Müllersche Flüssigkeit 184 *606.*
— Nervenfärbung 186 *612 ζ η.*
— Orthsche Lösung 184 *606.*

Mikroskopische Technik,
— Paraffindurchtränkung 185 *609.*
— Pfeifers Karbolfuchsinfärbung 188 *618 c.*
— Pikrinsäure-Säurefuchsinfärbung 188 *618 a.*
— Polarisationsapparat zur Untersuchung von Fettkristallen 182 *599 c.*
— Präparate, frische, 179 *593,* 181 *599.*
— Protozoenfärbung 186 *612 α,* 188 *618 c.*
— Rasiermesserschnitt 181 *598 β.*
— Scherenfeinschnitt 180 *598.*
— Schneiden 185.
— Schnitte, aufgeklebte 187 *617.*
— — freischwimmende 187 *615, 616.*
— Trocknen 183 *602 γ.*
— Zellenleibfärbungen 186 *612 β.*
— Zellkernfärbungen 186 *612 α.*
— Zelloidindurchtränkung 185 *610.*
— Zenkersche Lösung 185 *606.*
— Zupfverfahren 180 *597.*
Milchsäure, Mageninhaltsuntersuchung auf 91 *306 f.*
Miliartuberkulose 70 *229 h.*
— Diagnose, bakteriologische 176 *586.*
Militärärztliche Untersuchungen 424.
— Arbeitsverwendungsfähigkeit 428 *1489, 1490, 1491.*
— — Verwendungsklassen 429 *1492.*
— ärztliche Zeugnisse und Bescheinigungen, Beachtung ders. 425 *1470,* 434 *1498.*
— Aushebungsgeschäft 427 *1480.*
— außerterminliche 427 *1480,* 428 *1486.*
— Badekuren 441 *1527.*
— Behandlung während der Dienstzeit 440 *1523, 1524.*
— Bescheinigungen, außerdienstliche 424 *1465.*
— Beurlaubtenstand, Mannschaften dess. 411 *1526.*
— Beurteilungsgrundsätze für Kriegsverhältnisse 434 *1496, 1497.*
— bei Bezirkskommandos 441 *1526,* 435 *1501 a.*
— Brustumfang 426 *1479 a b.*
— Dienstfähigkeit (s. a. Kriegsbrauchbarkeit) 438 *1508, 1509.*
— Dienststelle, zuständige 424 *1465.*
— Diensttauglichkeit, Grade ders. 427 *1481, 1482.*
— Dienst(un)brauchbarkeit 429 *1489,* 440 *1518 ff.*
— nach der Einstellung 435 *1502 ff.*
— vor der Einstellung 427.
— Entkleidung 425 *1472.*
— Entlassung aus dem aktiven Heeresdienst 441 *1525.*
— Epidemien 436 *1506.*
— Ersatztruppenteile 430 *1515,* 435 *1501 b.*
— fachärztliche 426 *1477,* 435 *1500,* 438 *1510,* 477 *1664.*
— Fahnenjunker 427 *1483.*
— Fehlbeurteilungen und ihre Vermeidung 434 *1496, 1498.*
— Freiwillige 427 *1483.*
— Freiwilligenuntersuchungslisten 428 *1486.*

Militärärztliche Untersuchungen,
— Friedensverhältnisse 427 *1480 ff.*
— Garnisonverwendungsfähigkeit 428 *1489, 1490.*
— — Verwendungsklassen 429 *1492.*
— Generalmusterungskommissionen 439 *1514.*
— Geschlechtskranke 426 *1476.*
— Gründlichkeit ders. 425 *1471.*
— Herzuntersuchung 426 *1479 g*, 434 *1495.*
— Hörprüfung 426 *1479 f*, 433.
— Invalidenpensionsempfänger 471 *1641 ff.*
— Kapitalabfindung 441 *1527.*
— kommissarische 435 *1500,* 438 *1511 ff.,* 477 *1664.*
— Konstitutionsgruppen 436 *1507.*
— Körpergewicht 426 *1479 a.*
— Körpergröße 426 *1479 a,* 428 *1484.*
— Korpsuntersuchungskommissionen 438 *1511.*
— Krankenblätter 440 *1524.*
— Krankheitsbezeichnungen 425 *1469.*
— im Kriege 428 *1487 ff.*
— Kriegsmusterungsgeschäft 428 *1487 ff.*
— Kriegs(un)brauchbarkeit 425 *1467,* 428 *1489,* 429 *1492, 1493,* 430 *1494, 1495 ff,* 438 *1508, 1509.*
— Kriegsverwendungsfähigkeit 428 *1489.*
— künstlich erzeugte Krankheitszustände 425 *1473.*
— Lazarettbehandlung 441 *1527, 1528.*
— Lazarettbeobachtungsabteilungen 439 *1512.*
— Leistengegend 426 *1479 c*
— Mannschaftsuntersuchungen 435 *1502 ff.*
— Militärbeamte 434 *1497.*
— Militärpflichtige 427 *1480.*
— Musterungsgeschäft 427 *1480.*
— Offiziere 434 *1497.*
— Operationen zur Herstellung der Tauglichkeit 425 *1475.*
— Prüfungsgeschäft 441 *1527.*
— an Sammelpunkten 435 *1501 c.*
— Sanitätsoffiziere 424 *1466.*
— schriftliche Niederlegung der Befunde 425 *1468.*
— Sehprüfung 426 *1479 d e,* 431 *1495 a ff.*
— Simulation, Dissimulation und Aggravation 425 *1473, 1474.*
— Tauglichkeit 425 *1467.*
— Tropendienstfähigkeit 439 *1516, 1517.*
— Untersuchungsbesteck 424 *1464.*
— Untersuchungsgang 426 *1479.*
— Untersuchungsräume 426 *1478.*
— Versorgungsfragen 441 *1525, 1527, 1528.*
— Versuchseinstellung 425 *1474,* 435 *1499.*
— Voraussetzungen für Vornahme ders. 424 *1465.*
— Waffengattungen 428 *1485.*
— Wehrpflichtige 428 *1487 ff.*
— Zehenverlust 463 *1608 a b.*
— zeitraubende 426 *1477.*

Militärärztliche Untersuchungen,
— Zeugnisausstellung, Befugnis zu ders. 425 *1466.*
— Zivilärzte und 424 *1466.*
Militärärztliche Urteile 446, *1551.*
Militärärztliche Zeugnisse 442 ff.
— Atmungstätigkeit 445 *1546.*
— Augenuntersuchung 445 *1545.*
— Augenverlust 463 *1608 d.*
— Ausdrucksweise in dens. 442 *1533.*
— ausgebildete Mannschaften 458 *1589, 1590 ff.*
— Badekuren 472 *1644 ff.,* 475 *1658.*
— — Zeugnismuster 491, *492.*
— Beamte des Heeres 469 *1635 ff.,* 475 *1658.*
— Beförderungsunfähigkeit 478 *1670.*
— Befugnis zur Ausstellung 442 *1529.*
— Berufsbezeichnungen 459 *1595.*
— Dienstbeschädigung 447 *1554 ff.*
— Dienstfähigkeit 447 *1553.*
— Dienststelle, zuständige 442 *1530.*
— Dienst(un)brauchbarkeit (s. a. diese), Zeugnismuster *480 ff.*
— Dienstunbrauchbarkeitszeugnisse bei Entlassung ohne Versorgung 465 *1615 ff.*
— Dienstverpflichtete im privatrechtlichen Verhältnisse zum Heere 469 *1635 ff.*
— Entlassungszeugnisse für Mannschaften 443 *1535.*
— Erblindung 463 *1608 d.*
— Erwerbs(un)fähigkeit 447 *1553,* 459 *1595 ff.*
— fachärztliche Untersuchungen 446 *1549.*
— feste Sätze und Mindestsätze bei Rentenabmessungen 461 *1663 a b.*
— Fingerverlust 463 *1608 a.*
— Folgezustände von Krankheiten 446 *1552 c.*
— Forstverwaltungsdienst und Forstschutzdienst 478 *1671.*
— Freiheitsstrafen und die durch sie herbeigeführten Gesundheitsstörungen 448 *1557 c.*
— fremde Feststellungen und Beobachtungen, Kenntlichmachen ders. 442 *1531.*
— Friedensdienstbeschädigung 447 *1557.*
— Fußverkürzungen 463 *1609.*
— Gefäßerkrankungen 449 *1561.*
— Geisteskrankheiten (-zustand) 442 *1530,* 445 *1544,* 449 *1560,* 455 *1581 ff.*
— Geistliche im Heere 470 *1635 d.*
— Geschwülste, gut- und bösartige 451 *1571,* 452 *1571 e.*
— Gewissenhaftigkeit der Anfertigung 442 *1532.*
— Gliedmaßen und ihre Leistungsfähigkeit 446 *1549.*
— Gliedmaßenverstümmelung 463 *1608 e.*
— Halserkrankungen 450 *1565,* 451 *1567.*
— Hauttuberkulose 450 *1564.*
— Heilverfahren, außerordentliche 472 *1644 ff.*

Sachregister 583

Militärärztliche Zeugnisse,
— Heiserkeit, chronische 451 *1568*.
— Herzkrankheiten 449 *1561*.
— Herztätigkeit 445 *1546*.
— Hitzschlagerkrankungen 448 *1558 a b*.
— Hüftweh 452 *1572*.
— Infektionskrankheiten 449 *1559*.
— KaiserWilhelmsakademie, Aufnahme in dies. 442 *1530*, 477 *1668*.
— — Zeugnismuster 495.
— Kapitalabfindungen 475 *1660*, 493.
— Kapitulanten 459 *1595*.
— Krankengeschichte 444 *1540 ff*
— Krankheitsbenennungen 446 *1552*.
— Krankheitsverschlimmerung während der Zugehörizkeit zum Feldheere 473 *1653*, 474 *1654*.
— Kriegsdienstbeschädigung 452.
— Lebensversicherungsanstalt f. Armee und Marine 442 *1530* (Fußnote).
— Leistenbrüche 451 *1570*.
— Luftdienstbeschädigung 457 *1585*.
— Lungentuberkulose 450 *1563*.
— Marine-Ingenieuranwärter 479 *1673*.
— Marine-Zahlmeisteranwärter 479 *1673*.
— Marschunfähigkeit 478 *1670*.
— Militärknabenerziehungs-Anstalten, Aufnahme 442 *1530* (Fußnote).
— Mittelfußknochenverlust 463 *1608 b*.
— Munderkrankungen 450 *1565*.
— Muster für 480 *ff*.
— Nachuntersuchungen 465 *1614*.
— Nasenkrankheiten 451 *1567*.
— Nasennebenhöhlenentzündungen 450 *1566*.
— Offiziere 475 *1658*.
— Offizierspensionierung 466 *1620 ff*.
— Ohrenkrankheiten 452 *1572*.
— psychogene Störungen 464 *1611*.
— Rachenerkrankungen 450 *1565*, 451 *1567*.
— Rentenempfänger 471 *1641 ff.*, 476 *1661*.
— Rheumatische Beschwerden 452 *1572*.
— Sanitätsoffiziere u. 442 *1529*, 475 *1658*.
— Schiffsjungen 479 *1672*.
— Schlagaderwandverletzung 449 *1562*.
— Schlußurteil 458.
— Seekadetten 479 *1672*.
— Stimmbandlähmung, rheumatische 451 *1569*.
— Taubheit 451 *1608 c*.
— Technische Hilfsmittel bei Begründung ders. 443 *1533*.
— Tropendienstfähigkeit 479 *1674*.
— Tropenzulage 457 *1586*.
— Tuberkulose 446 *1547*.
— Übungs(un)fähigkeit 478 *1669*.
— — Zeugnismuster 495.
— Unterbeamte, Brauchbarkeit als 464 *1613*.
— Unteroffizierschule, Aufnahme 477 *1666*.
— Untersuchungsbefund 445 *1542 ff*.
— Urinuntersuchung 448 *1557 a*.
— Urlaubsreisen und Unfälle (Erkrankungen) auf dens. 448 *1557 b*.
— Versorgungsansprüche für Mannschaften 443 *1536*.
— Versorgungsrente 443 *1537*.
— Versorgungszeugnisse 443 *ff*, 460 *1602*.
— — Zeugnismuster 480 ff.

Militärärztliche Zeugnisse,
— Verstümmelung 463 *1608*.
— — mehrfache, und ihre Konkurrenz mit Geisteskrankheit 464 *1612*.
— Verstümmelungszulage 463 *1608*, 476 *1661*.
— — Voraussetzungen ders. 463 *1610*.
— Veterinäroffiziere 475 *1658*.
— Voraussetzungen für die Ausstellung 442 *1530*.
— — Zeugnismuster für 480 ff.
Militärbeamte, Kriegsverwendungsfähigkeit 434 *1497*.
Militärdienstfähigkeit, Dienstanweisung zur Beurteilung der 424 *1463*.
— Operationen zur Herstellung ders. 425 *1475*.
Militärkrankenwärter, Sehprüfung (-schärfe) bei dens. 432 *1495 e*.
Militärkuranstalten 1649 *a*.
Militärpflichtige, Untersuchung ders. 427 *1480 ff*.
Militär(tauglichkeits)verhältnisse Lebensversicherung und 521 *1760*.
Militärversorgungsrente, Invalidenrente und 443 *1537*.
— Rentenhöhe 444 *1537 c*.
Militärverwaltung, Zivilbeamte der 469 *1635*.
Milz, Röntgendarstellung der 369 *1289*.
Milzabtastung 87 *292*.
Milzbrand 208 *659*.
Milzdämpfung (-beklopfung) 89 *302*.
Milzerkrankung Gauchers, Erblichkeit ders. 8 *28*.
Milzgrenzen, Feststellung der 90 *302*.
Milzvergrößerung 87 *292*.
Minderwertigkeit,
— Anzeichen für 379 *1330*.
— Invalidität und 400 *1380*.
— konstitutionelle 4 *17*.
— Lebensversicherung und 401 *1386*.
— strafrechtliche Bedeutung 411 *1425*.
Miserere 75 *250*.
Mißbildungen,
— ererbte 7 *23, 24*.
— Geisteskrankheiten und 382 *1337*.
— Geschlechtsorgane, männliche, und 150 *486*.
— Kriegsbrauchbarkeit bei 433 *a*.
— Oberkiefer- 201 *631*.
— Röntgenuntersuchung 350 *1200*.
Mitralinsuffizienz,
— Krankheitszeichen, objektive, bei 42 *1*, 42 *2*.
Mitraltöne, 32 *120*.
— systolische, Schwäche, regelwidrige 33 *122*.
— Verstärkung, regelwidrige 33 *121*.
Mittelfellraum,
— Organe im 71.
— Röntgenuntersuchung 358.
— Untersuchung 71.
Mittelfellraumerkrankungen,
— Augapfel, Einsinken und Hervortreten ders. bei 71 *236 c*.
— Besichtigung bei 71 *236*.
— Drucksymptome bei Geschwülsten 73 *242*.
— Exophthalmus bei 71 *236 c*.
— Geschwülste 73 *237*.

Mittelfellraumerkrankungen,
— Halsadererweiterungen bei 71 *236 a.*
— Krankheitszeichen, physikalische, bei Geschwülsten 73 *239.*
— — subjektive 71 *235.*
— Mediastinitis 73 *240.*
— Pupille bei 71 *236 c.*
— Röntgendiagnostik bei Geschwülsten 73 *239.*
— Schweißabsonderung bei 72 *236 c.*
— Spitzenstoß bei 71 *236 b.*
— Stauungserscheinungen bei 71 *236 a.*
— Stokesscher Kragen bei 71 *236 a.*
— Sympathikusreizung (-lähmung) bei 71 *236 c.*
— d'Espineches Zeichen bei 63 *208 a.*
Mittelfellraumgeschwulst,
— d'Espineches Zeichen bei 63 *208 a.*
— Drucksymptome 73 *238.*
— Kehlkopflähmungen bei 208 *662.*
— Krankheitszeichen 73 *239.*
— Ödem der oberen Körperhälfte bei 83 *280 b.*
— Röntgendiagnostik 73 *239.*
Mittelfußknochenbrüche 289 *980 d,* 304 *1030.*
Mittelfußknochenverlust, militärärztliche Begutachtung von 463 *1608 b.*
Mittelfußschmerzen, Röntgenuntersuchung (Ursachen) bei 376 *1319 e.*
Mittelhandknochen, Frakturen der 296 *1007,* *1008.*
Mittelkapazität der Lunge 18 *79.*
Mittelohreiterung,
— Ausspritzen des Ohrs bei früherer 268 *904.*
— militärärztliche Rentenfestsetzung 462 *1603 b.*
— Ohrenspiegeluntersuchung bei 268, *903 c d.*
— Schnauben bei 265 *895.*
Mittelohrerkrankungen,
— Fazialislähmung bei 113 *369.*
— Infektionskrankheiten und 264 *887.*
— Witterungseinflüsse (Erkrankungen der oberen Luftwege) und 265 *891.*
Mongolismus, Differentialdiagnostisches 377 *1326.*
Morax-Axenfelds Doppelstäbchen, Hornhautinfektion durch 242 *798 d.*
Morphinismus,
— Geisteskrankheiten und 380 *1331 d.*
— Hauteinstiche bei 146 *478.*
— Lebensversicherung und 401 *1387.*
— Pupille bei 244 *805.*
— strafrechtliche Bedeutung 412 *1425,* 414 *1436.*
Müllersche Flüssigkeit 184 *606.*
Mund,
— Narbenverengerung 217 *716.*
— Trockenheit dess. 210 *676,* 212 *686.*
Mundatmung,
— Folgen dauernder 210 *676,* 214 *701,* 215 *701.*
— Oberkieferveränderungen bei 202 *633 b.*
Mundgeruch, übler 212 *683.*
Mundhöhle 217.
— Fötor bei fauligen Zuständen in der 212 *683.*
— Neubildungen in der 218 *718.*

Mundhöhleneiterungen, Folgezustände von 209 *667.*
Mundkrankheiten,
— Erblichkeit bei 8 *28.*
— Friedensdienstbeschädigungen durch 450 *1565.*
— Kriegsbrauchbarkeit bei 433 *c.*
— militärärztliche Zeugnisse und 450 *1565.*
— Vorkrankheiten 207.
Mundrachenhöhle, Abschlußstörungen zwischen Nasenhöhle und 213 *692.*
Mundschleimhaut 148 *478.*
— Flecken der 217 *717,* 218 *717.*
— Krankheiten der 217 *717.*
— Pemphigus (Lichen ruber) der 208 *660.*
Mundverunstaltung(-verschließung),
— Kriegsbrauchbarkeit bei 433 *c.*
— militärärztliche Rentenfestsetzung 462 *1603 b.*
Mundwinkel 217 *716.*
Mundwinkelgeschwüre und -papeln 148 *478.*
Munition,
— Friedensdienstbeschädigung durch unbefugtes Umgehen mit 447 *1557 a.*
— Kriegsdienstbeschädigung durch unbefugtes Umgehen mit 453 *1573 e.*
Münzenklirren 60 *192.*
Musische Störungen 118 *383 f.*
Muskelabwehr, Bauchbetastung und 86 *289.*
Muskelatrophie (s. a. Dystrophia),
— degenerative 133 *408.*
— progressive 133 *410.*
— — Knochenverdünnung bei ders. 376 *1318 d.*
— — neurotische(neurale)Form 311 *1052.*
— — spinale Form 310 *1051.*
Muskelbrüche 290 *983.*
Muskelentartungen zentralen Ursprungs, militärärztliche Rentenfestsetzung 461 *1603 b.*
Muskelerregbarkeit, gesteigerte mechanische 385 *1341 m.*
Muskelfasern, Kotuntersuchung auf 93 *311.*
Muskelfaserzucken 133 *408.*
Muskelfinnen (-trichinen), Nachweis, röntgenologischer 374 *1314 b.*
Muskelhypertrophien, echte und scheinbare 133 *409,* *410.*
Muskellähmung,
— Skoliose und 326 *1113.*
Muskelrheumatismus, Luftwege (Speisewege), Eiterung in dens. mit konsekutivem 209 *667.*
Muskelschwäche,
— angeborene, Erblichkeit ders. 9 *31.*
— Glossopharyngeusstörungen bei 115 *374.*
Muskelspannungen,
— Brustkorb- 18 *81.*
— Geisteskrankheiten und 384 *1341 h ϑ.*
— schmerzhafte bei Appendizitis 79 *268 e.*
Muskeltonus 134 *412.*
Muskelzyten, Nachweis, röntgenologischer 374 *1314 b.*

Sachregister.

Muskulatur,
— Gasphlegmone in der, röntgenologischer Nachweis 374 *1314 c.*
— Untersuchung der 14 *60.*
Musterungsgeschäft 427 *1480.*
Mutacismus (Mutismus) 388 *1347 a γ*
Myatonia congenita (Oppenheim) 309 *1047.*
— Erblichkeit ders. 9 *31.*
Myelin im Auswurf 65 *215.*
Myelitis (s. a. Rückenmarksentzündung), Babinskisches Zeichen bei 142 *449.*
Myelocystocele 312 *1056 γ.*
Myelodysplasie 312 *1056 ζ.*
Myelomeningocele 312 *1056 β.*
Myokardentartung, Ursachen 20 86 *b.*
Myokarditis,
— acuta und chronica, Kennzeichen, objektive, ders. 44 *9.*
— Lebensversicherung und 528 *1784.*
— Syphilis und 20 *86 b.*
Myome, Röntgendarstellung der 374 *1314 b.*
Myopie 224 *740,* 254 *850.*
— Beruf und 224 *736.*
— Netzhautablösung und 250 *830.*
Myositis ossificans,
— Arthropathien und 375 *1318 b.*
— Nachweis, röntgenologischer, von 374 *1314.*
Myotonia congenita (Thomsen),
— Erblichkeit bei ders. 9 *31.*
— Hypertrophie der Muskeln bei 133 *409.*
Myxödem 281 *951.*
— Erblichkeit bei 8 *28.*
— Haarausfall bei 138 *434.*
— Knochenveränderungen und Wachstumsstörung (Röntgenuntersuchung) bei 377 *1324.*
— Nervenkrankheiten und 110 *356.*

Nabelbrüche 284 *966.*
— Kriegsbrauchbarkeit bei dens. 434 *1495.*
Nabelfisteln 284 *965.*
Nabeltiefstand, Enteroptose und 519 *1753.*
Nachröten der Haut 139 *435.*
Nachsprechen, Prüfung dess. 117 *383 d.*
Nachsyphilis 153 *505.*
— Cerebrospinalflüssigkeit bei 143 *455, 456, 458 c.*
— Lebensversicherung und 531 *1797.*
Nachtblindheit 235 *769,* 249 *824.*
Nachuntersuchung, militärärztliche, bei
— Erwerbsunfähigkeit 465 *1614.*
— Rentenempfängern 471 *1641.*
Nägel,
— Ernährungsstörungen 138 *434.*
— krankhafte Veränderungen der 148 *477.*
Nagelanomalien, Gefühlslähmung und 123 *389.*
Nagelsche Farbentafeln 261 *874.*

Nahrungsaufnahme (-zufuhr),
— Magenbeschwerden und 76 *253.*
— Magenschmerz und 78 *261 a b.*
Nahrungsverweigerung, Geisteskrankheiten und 381 *1332 c.*
Narben,
— diagnostische Bedeutung von 13 *55.*
— Geschwülste und 526 *1775.*
— Gliedmaßen- 287 *975 d.*
— Haut- 147 *468, 469,* 148 *478,* 149 *480,* 150 *485, 487,* 152 *497.*
— Kopf- 280 *945.*
— Lippen- 217 *716.*
— Nervenkrankheiten und 110 *357.*
— Zungen- 218 *720.*
Narbentrachom 234 *767.*
Narkosenlähmung 126 *395 b,* 315 *1066.*
Nase 214.
— Durchgängigkeit der 215 *702.*
— Geruch, fötider, aus der 211 *682.*
— reflektorische Störungen von der Nase aus, Feststellung ders. 217 *715.*
— Schiefstand 214 *699.*
— Verbreiterung der 214 *699.*
Nasenabsonderungen 210 *678,* 216 *712, 713.*
Nasenatmung, Behinderung, einseitige, der 215 *702.*
Nasenbluten 211 *680.*
— Blutadererweiterungen der Nasenscheidewand und 216 *708.*
Nasenboden, Emporwölbung dess. 216 *712.*
Naseneingang,
— Borkenbildung (Sykosis, Ekzem) am 211 *678.*
— Untersuchung und Erscheinungen am 214 *701.*
Nasenfrakturen 208 *603.*
Nasenfremdkörper 211 *678, 682.*
Nasengang,
— mittlerer, Absonderungen aus dem. und ihre Herkunft 216 *713.*
— — Untersuchung dess. 217 *714.*
— unterer, Absonderungen aus dem. 216 *712.*
Nasenhöhle,
— Abschlußstörungen zwischen Mundrachenhöhle und 213 *692.*
— Weite der 215 *705,* 216 *707.*
Nasenhöhlengeschwülste 214 *699.*
Nasenhöhlenverengerung, Unfall und 208 *663.*
Naseninneres, Untersuchung dess. 215 *703.*
Nasenknochenauftreibung, Syphilis und 214 *700.*
Nasenkrankheiten,
— Augenaffektionen bei 210 *673.*
— Erblichkeit bei 8 *28.*
— Friedensdienstbeschädigung durch 451 *1567.*
— Kopfschmerzen bei 209 *671.*
— Kriegsunbrauchbarkeit bei 433 *a b.*
— militärärztliche Zeugnisse bei 451 *1567.*
— Rachenring, lymphatischer, und 207 *655.*
— Schwindelanfälle bei 210 *671.*

Nasenkrankheiten,
— Sehstörungen bei 210 *673*.
— Tränenträufeln bei 210 *673*.
— Vorkrankheiten 207.
Nasenlöcher, Verengerung ders. nach Gesichtsverletzung (-verbrennung) 208 *663*.
Nasenmuscheln,
— mittlere, Borkenbildung 217 *713*.
— untere, Hypertrophie, papilläre 215 *703*.
— — Vergrößerung 215 *705*, 216 *705*.
— Verdickung der hinteren Enden 221 *729*.
Nasennebenhöhlen,
— Durchleuchtung der 217 *714*.
— Röntgenphotographie der 217 *714*.
Nasennebenhöhleneiterungen,
— Folgezustände 209 *667*.
— Fötor bei 211 *682*.
— Kriegsunbrauchbarkeit bei 433 *b*.
— Rhinoscopia posterior und 221 *731*.
— Untersuchung auf 217 *714*.
— Kopfschmerzen und 209 *671*.
Nasennebenhöhlenentzündung,
— Friedensdienstbeschädigung durch 450 *1566*.
— militärärztliche Zeugnisse über 450 *1566*.
Nasennebenhöhlenerkrankungen,
— Nasenabsonderung bei 211 *678 680*.
— Röntgenuntersuchung 352 *1210*.
— Trigeminusneuralgien bei 210 *672*.
Nasennebenhöhleneröffnung (-eiterung), Unfall und 208 *663*.
Nasenöffnungen, hintere 221 *728*.
Nasen(rachen)polypen 721 *730*.
Nasenrachenraum 220.
— Borkenbildung im 211 *678*.
— Untersuchung und Erkrankungen 220 *725*.
Nasenrachenraumwucherungen 215 *703*.
— Mundatmung bei 202 *633 b*.
Nasenscheidewand,
— Durchlöcherungen 216 *709*.
— Erkrankungen der 216 *708, 709, 710*.
— Geschwülste (Auftreibungen) der 214 *701*, 216 *710*.
— Geschwüre 216 *710*.
— Ulcus perforans der 216 *709*.
— Verbiegung der 214 *699*, 215 *705*.
Nasenscheidewandhöcker 216 *711*.
Nasenschleimhaut,
— Besichtigung der 215 *704*.
— Sklerom der 216 *705*.
— Verdickung der 216 *705, 706*.
Nasenspiegelung 214 *700*.
Nasenstimme, Störungen der 213 *692*.
Nasensyphilis 211 *679, 682*.
Nasenverlegung, Ursachen 210 *676*.
Nasenvorhof 215 *704*.
Nävi 14 *59*.
Nebengeräusche beim Atmen 61 *201 ff*.
— akzidentelle 61 *201*.
Nebenhoden 151 *493, 494, 495*.
Nebenhodenentzündung 286 *972*.
Nebenhodensyphilis 286 *971*.
Nebenhodentuberkulose 286 *971*.
Negativismus 393 *1361*.

Neigungswinkel des Schenkelhalses 337 *1149*.
Nephritis (s. a. Nieren),
— acuta, Erythrozyten im Harn bei ders. 102 *341*.
— Albuminurie bei 100 *335*.
— Alveolarpyorrhoe bei 207 *654 δ*.
— Amenorrhoe bei 158 *521 γ*.
— Lebensversicherung und 529 *1791*, 530 *1792*.
— Luftwege (Speisewege), obere, Eiterung in dens. mit konsekutiver 209 *667*.
— Nasenbluten bei 211 *680*.
— Symptome ihrer verschiedenen Formen 104.
Nephrolithiasis (s. a. Nierenstein),
Lebensversicherung und 530 *1793*.
Nephropathie, tubuläre, Symptome 104.
Nephrose,
— Begriff der 100 *335*.
— Symptome 104.
— Zylinder im Harn bei 102 *341*.
Nerven,
— Druckschmerzhaftigkeit und ihre Prüfung 141 *443 b*.
— gemischte 122 *386 a*.
— periphere 122.
— — Blutversorgung bei Lähmungen ders. 314 *1062*.
— — Gefühlslähmungen 122 *388*.
— — Gefühlsprüfung 140 *443 a*.
— — Gewohnheitslähmung 315 *1063*.
— — Hautgebiete ders. 120, 121.
— — Knochenbrüche (-erkrankungen) mit Schädigung ders. 376 *1319 a*.
— — Krankheiten ders. 122 *386 a, 386 b*.
— — Krückenlähmung 315 *1065*.
— — Lähmungen, traumatische 314 *1060, 1061, 1062*.
— — Lähmungen und ihre Ursachen 122 *387*.
— — Luxation ders. 315 *1064*.
— — Narkosenlähmung 315 *1066*.
— — Röntgenuntersuchung 376.
— — Schädigung nach orthopädischen Maßnahmen 314 *1060 ff*.
— — Sensibilitätsstörungen bei dens. 137 *426*.
— — Verrenkungen mit Schädigung ders. 376 *1319 a*.
— vasomotorische, Krankheitserscheinungen ders. 123 *389*.
Nervenfärbung 186 *612 ζ η*.
Nervenkrankheiten,
— Accessoriuskrampf bei 116 *376 d*.
— Ausdrucksweise, sprachliche 110 *356*.
— Beginn bei 110 *355*.
— Entartungszeichen 110 *356*.
— Entstehungsweise 110 *355*.
— Erblichkeit bei 9 *31*, 10 *33*, 110 *353*.
— Fingerwinkelstellungen und 332 *1131 e*.
— funktionelle, Kapitalabfindung bei Heeresangehörigen 474 *1662 β α*.
— Gaumenlähmung bei 219 *723*.
— Gelenkaffektionen bei 334 *1142*.
— Geruchstörungen bei 111 *359 b*.
— Gesamteindruck 110 *356*.

Sachregister. 587

Nervenkrankheiten,
— Giftwirkungen und 110 *353*.
— Hautbeschaffenheit bei 110 *356*.
— Hüftgelenkaffektion bei 341 *1163*.
— Kopfschmerzen und 111 *358*.
— Kriegsbrauchbarkeit bei 430 *1495*.
— Lebensversicherung 526 *1778*.
— Narben und 110 *357*.
— Nervosität und 110 *354*.
— Offizierspensionierung bei 467 *1625 a*.
— orthopädische 307.
— Röntgenuntersuchung 374.
— Schädelnarben und 110 *357*.
— Schluckstörungen bei 209 *665*.
— Schulzeit und 110 *354*.
— Sprachstörungen (Stimmstörungen) bei 209 *665*.
— Verlauf 110 *355*.
— Vorgeschichte 100 *353*, 110 *354*.
— Wangenbißnarben und 110 *357*.
— Zahnkrämpfe und 110 *354*.
— Zuckerausscheidung bei 101 *338*.
— Zungennarben und 110 *357*.
Nervenleitungsbahnen, Anatomisches und Physiologisches 123 *389 b*.
Nervenluxation 315 *1064*.
Nervenreize 1 *4*.
Nervenschädigungen (-störungen), Einrenkungsversuche bei Luxatio coxae (Coxa vara, Kniekontraktur) mit nachfolgenden 315 *1068*.
Nervenuntersuchung 15 *62*, 110.
Nervenverletzungen, Gang bei 140 *439*.
Nervosität, Nervenkrankheiten und 110 *354*.
Netzhautablösung 250 *829*.
— Linsentrübung nach 248 *820*.
Netzhautblutader, mittlere, Thrombose und Embolie 249 *826*, 250 *827*.
Netzhautblutungen 249 *825*.
— Bergarbeiter und 224 *736*.
Netzhauterkrankungen,
— Klagen bei 249 *823*.
— Kriegsbrauchbarkeit bei 432 *1495 f*.
Netzhautgliom 250 *831*.
Netzhautherde, weiße 250 *828*.
Netzhautuntersuchung 249.
Netzhautverletzungen 250 *832*.
Neugeborene,
— Gelbsucht ders. 85 *282 f*.
— — Erblichkeit ders. 9 *29*.
Neuralgien 122 *386 b*, 316 *1072*.
— Haarausfall bei 138 *434*.
— orthopädische Leiden nach 317 *1073*.
Neurasthenie 317 *1077*, 319 *1079*.
— Arbeitsunfähigkeit bei 400 *1382*.
— Bücksymptom bei 139 *436*.
— Dermographie bei 139 *435 b*.
— Druckgefühl im Halse bei 212 *685*.
— Eingeweidereflexe bei 143 *454 c*.
— Geruchsstörungen bei 211 *682*.
— Hodenreflex bei 143 *452*.
— Kopfschmerzen bei 111 *358 a*.
— Lebensversicherung und 401 *1386*.
— Polydipsie bei 77 *257*.
— Pulsbeschleunigung bei 383 *1340*.
— Rombergscher Versuch bei 139 *437 a*.
— Schwindelgefühl bei 82 *278*.
— Sehnenreflexe bei 141 *445 c*.
— strafrechtliche Bedeutung 412 *1425*.

Neurasthenie,
— Trizepsreflex, gesteigerter, bei 136 *420 b*.
— Unfall und 397 *1373*, 398 *1373*.
— Zurechnungsfähigkeit und 414 *1440*.
Neuritis 122 *386 b*, 387.
— alcoholica, Druckschmerzprüfung bei 141 *443 b*.
— Haarausfall bei 138 *434*.
— Muskelatrophie, degenerative bei 133 *408 a*.
— optica 251 *833*.
— — Nasen(Nebenhöhlen)-Erkrankungen und 210 *673*.
— örtliche 316 *1071*.
— retrobulbaris 251 *835*.
Neurofibromatosis generalis, Knochenerkrankungen (Röntgenuntersuchung) bei 576 *1320 a*.
Neuron,
— peripheres motorisches 123 *389 b β*.
— — Symptome bei Erkrankungen dess. 123 *389 b β*.
— peripheres sensibles, Nagelanomalien bei Erkrankungen dess. 139 *434*.
— zentrales motorisches 123 *389 b α*.
— — Symptome bei Erkrankungen dess. 123 *389 b β*.
Neuropathische Diathese, Asthma und 53 *170*.
Neuropathische Konstitution 5 *18*.
Neurosen,
— Beschäftigungs- 319 *1081*.
— funktionelle, Haarausfall bei dens. 139 *434*.
— — Hyperhidrosis bei dens. 138 *432*.
— — Rachenreflex bei dens. 115 *374*.
— — Röntgenuntersuchung 376 *1320 b*.
— Renten- 398 *1374 b*, 399 *1375 e*.
— traumatische, kalorische Prüfung der Gleichgewichtsstörungen bei ders. 277 *934*.
— Unfall- 319 *1080*.
Neutrophile 108 *350*.
Niere,
— Eindickungsvermögen (Konzentrationsfähigkeit) der 96 *322*.
— Lage, Gestalt und Größe 368 *1283*, *1284*.
— Röntgenuntersuchung 368.
— Wasserausscheidungsvermögen der, Prüfung dess. 96 *321 β*.
Nierenabtastung 88 *293*.
Nierenbecken,
— Eiweiß im Harn aus dem 100 *337*.
— Polydipsie bei Fremkörpern im 77 *257*.
Nierenbeckenausdehnung, Nierenvergrößerung bei 88 *293*.
Nierenbeckenblutung 82 *275 b*.
Nierenbeckeneiterung, Leukozyten im Harn bei 102 *341*.
Nierenbeckenentzündung,
— Lebensversicherung und 530 *1794*.
— Polydipsie bei 77 *257*.
Nierenbeckenepithel,
— Harnuntersuchung auf 101 *340 c*.
Nierenbeckensteine 369 *1286 b*.
— Schmerzlokalisation bei dens. 79 *268 f*.

Nierenblutung 81 *275 a.*
— einseitige, Diagnose 82 *277.*
— Erythrozyten im Harn bei 102 *341.*
Nierenentartung, Symptome 104.
Nierenentzündung (s. a. Nephritis, Nierenkrankheiten), Geisteskrankheiten und 380 *1331 f.*
Nierenepithelien, Harnuntersuchung auf 102 *340 d.*
Nierengeschwulst,
— Erythrozyten im Harn bei 102 *341.*
— Hämaturie und 81 *275 a.*
— Tastbefund 88 *293.*
Niereninfarkt, Blut im Harn bei 81 *275 a.*
Niereninsuffizienz, Reststickstoff im Blute bei 97 *324.*
Nierenkrankheiten (s. a. Nephritis, Nephrose),
— Bauchhöhlenerguß bei 83 *281.*
— Erblichkeit bei 9 *29.*
— Erscheinungen der wichtigsten, Tabelle 104, 105.
— Hämaturie bei 81 *275 a.*
— Infektionskrankheiten und 73 *244.*
— Kopfschmerzen und 80 *268 h.*
— Lebensversicherung und 529 *1791,* 530 *1792.*
— Leukozyten im Harn bei 102 *341.*
— Ödeme bei 83 *280,* 83 *280 a.*
— Retinitis bei 250 *828.*
— Syphilis und 73 *243,* 153 *506.*
— Zylinder im Harn bei 102 *341.*
Nierenschmerzen (-koliken) 77 *260.*
— Ausstrahlung von 77 *260.*
— Lokalisation 79 *268 f.*
Nierensenkung 88 *293,* 368 *1284.*
Nierensklerose, benigne und maligne, Symptome 104.
Nierenstein 369 *1286 b.*
— Eichelschmerzen bei 80 *269 b.*
— Erblichkeit 9 *30.*
— Erythrozyten im Harn bei 102 *341.*
— Hämaturie bei 81 *275 a.*
— Schmerzlokalisation 79 *268 f.*
Nierentuberkulose,
— Blut im Harn bei 81 *275 a.*
— Röntgenbild 368 *1285.*
Nierenvergrößerung 88 *293.*
— im Röntgenbild und ihre Ursache 368 *1284.*
Nierenverletzung,
— Erythrozyten im Harn bei 102 *341.*
— Hämaturie bei 81 *275 a.*
Nikotinvergiftung, Magenspasmen bei 364 *1262.*
Nivelliertrapez von Schulthess 326 *1108 b.*
Nonne-Apelts fraktionierte Eiweißausfällung aus der Cerebrospinalflüssigkeit 144 *458 c.*
Nonnensausen 36 *134,* 37 *138 b.*
Normalgewicht, Bestimmung dess. 517 *1746.*
Nykturie 96 *321 a.*
Nylandersche Probe, Zuckernachweis im Harn durch die 98 *331.*
Nystagmus 262 *882.*
— Bergarbeiter und 224 *736.*
— Labyrintheiterung und 267 *900.*

Nystagmus,
— Ohrschwindel und 266 *899.*
— optischer (angeborener) 274 *918.*
— Ursachen 263 *882.*
— vestibulärer 274 *918.*

O-Arme 331 *1127.*
O-Beine 297 *1010,* 336 *1145,* 343 *1168.*
Oberarm,
— Abweichungen, seitliche, der Längsachse 331 *1127.*
— Epiphyseolyse 316 *1069 a.*
— Verkrümmungen 330 *1126.*
— Wachstumsstörungen 330 *1126.*
Oberarmbruch 293
— Radialislähmung nach 127 *397 b.*
— Schulterverrenkung und 294 *995.*
— Ulnarislähmung nach 128 *398 d.*
Oberarmkopf, Abtastung 328 *1118 a.*
Oberbauchgegend, Pulsationen, sichtbare, der 21 *87 β a.*
Oberkiefer,
— Formveränderungen bei Daumenlutschern und Mundatmung 232 *633.*
— Mißbildungen 201 *631.*
— Prognathie 202 *632 δ.*
Oberkieferbrüche 202 *636.*
Oberkiefergegend, Vorwölbung der 214 *699.*
Oberkiefergeschwülste 214 *699.*
Oberkieferhöhle, Infektion ders. im Gefolge von Zahnerkrankungen 207 *653.*
Oberkieferzerstörungen, syphilitische und tuberkulöse 203 *638.*
Oberlid,
— Ptosis dess. 229 *751 b.*
— Umstülpung 230 *752.*
Obermeyersche Spirochäte des Rückfallfiebers, Nachweis 178 *590.*
Oberschenkel, Brüche der Gelenkenden 301 *1021.*
Oberschenkelamputationen, Hüftgelenkkontraktion nach 342 *1166.*
Oberschenkelbrüche 299 *1016.*
Oberschenkeldefekt, angeborener 348 *1192.*
Oberschenkelschaftbrüche 300 *1018, 1019.*
Oberschenkelschußbrüche 300 *1020.*
Oberschenkelvarizen 297 *1010.*
Oberschlüsselbeingrube, Plexuslähmung bei Geschwülsten in der 126 *395 b.*
Objektträgermethode der Blutuntersuchung 108 *349 b.*
Oblongataerkrankungen,
— Artikulationsstörungen bei 117 *379.*
— Glossopharyngeusstörungen bei 115 *374.*
— Hypoglossuslähmung bei 116 *377 a.*
— Vagusschädigung bei 116 *375 b.*
Obstipation, Lebensweise und 73 *245.*
Ochsenauge 243 *799.*
Oculomotorius, Untersuchung 261 *878 ff.*
Ödem 83 *280.*
— allgemeines und örtliches 83 *280.*
— entzündliches 83 *280, 280 b.*

Ödem,
— Kriegs- 83 *280 a.*
— vasomotorisches 83 *280, 280 b.*
Oedema indurativum syphiliticum 156 *516 a,* 163 *547.*
Ödembereitschaft 96 *321 β b.*
Offiziere,
— Badekuren und sonstige Heilverfahren für 472 *1649,* 474 *1654 ff., 1657, 1658.*
— Dienst(un)fähigkeit, Voraussetzungen 468 *1628.*
— Kriegsverwendungsfähigkeit 434 *1497.*
Offiziersheim Taunus 472 *1649 β,* 474 *1654.*
Offizierspensionierungszeugnisse 466 *1620 ff.*
— eigene Untersuchung bei dens. 467 *1627.*
— Form und Inhalt 469 *1633, 1634.*
— Kriegsverhältnisse 468 *1629, 1630, 1632.*
Ohnmacht 82 *278, 279.*
Ohr, inneres, Schwindel bei Erkrankungen dess. 82 *278.*
Ohreiterung,
— Hörweite und ihre Feststellung bei 271 *910.*
— Kriegsbrauchbarkeit bei 433.
Ohrenkrankheiten,
— Drehschwindel bei 274 *919, 920.*
— Erblichkeit bei 8 *28.*
— Friedensdienstbeschädigung durch 452 *1572.*
— Gesichtslähmungen und 274 *921.*
— Gleichgewichtsstörungen bei 266 *897.*
— Gutachten über 275 *923.*
— Hörstörungen bei 266 *897.*
— Klagen (Symptome), häufige, bei 265.
— Kopfschmerzen und 265 *894.*
— Krankheitszeichen, mehrdeutige, bei 274.
— Kriegsbrauchbarkeit bei 433.
— militärärztliches Zeugnis über 452 *1572.*
— Nystagmus bei 266 *899,* 274 *917.*
— Ohrenlaufen bei 265 *895.*
— Ohrgeräusche bei 266 *897, 898.*
— Schmerzen bei 265 *893,* 274 *917.*
— Schwindel bei 266 *899.*
— Vorgeschichte (Familiengeschichte) und 264.
— Vorkrankheiten bei 264 *889.*
Ohrensausen,
— Fazialislähmung und 114 *369.*
— Unfallbegutachtung bei 276 *931 b.*
Ohrschmalzpfröpfe, Entfernung 268 *903 d.*
Ohrenschmerzen,
— Ohrenkrankheiten und 265 *893.*
— Ursachen 274 *917.*
Ohrenspiegeluntersuchung 268 *903.*
Ohrenverletzungen,
— Blutung bei 275 *924.*
— Erwerbsunfähigkeit und 275 *927, 928, 929 ff.*
— Gutachten über 275 *923 ff,* 276 *930 ff.*

Ohrenverletzungen,
— Infektion nach, und deren Folgen 277 *936.*
— Ohrenkrankheiten, frühere, und 275 *924, 925, 926.*
— Prognose 276 *930, 931, 932.*
— Rentenfestsetzung bei 275 *928, 929 ff.*
— schwere und leichte 277 *935.*
Ohrgefäßnerven, Störungen ders. nach Traumen 277 *934.*
Ohrgeräusche 266 *897, 898.*
— Ursachen ders. 274 *917.*
Ohrmuscheldefekt (-entstellung), militärärztliche Rentenfestsetzung bei 462 *1603 b.*
Ohroperationen, Fazialislähmung nach 113 *369.*
Ohrspülungen 268 *903 d, 904, 905.*
— Gefahren der 268 *904, 905.*
Ohrtrichter, Sieglescher 270 *908 a.*
Okzipitalneuralgien, Kropf und 376 *1319 d.*
Olekranonfrakturen 295 *999.*
Oligomenorrhoe 168 *563 β.*
Onanie, Geisteskrankheiten und 388 *1349 b.*
Oophoritis, Blutung bei 169 *564.*
Operationen,
— Alkoholdelirien nach 380 *1331 λ.*
— Rückenschmerzen nach langdauernden 80 *268 h.*
Oppenheimscher Reflex 142 *450.*
Optikusatrophie 251 *836.*
Optikuserkrankungen, Nasen-(Nebenhöhlen)-Erkrankungen und 210 *673.*
Orchitis 151 *494,* 286 *972.*
Orthodiagraphie des Herzens 354 *1218.*
Orthopädisches 307.
— Becken 324 *1102,* 335 *ff.*
— Beine 335 *ff.*
— Brustkorb 323 *1098.*
— Gelenkkrankheiten, chronische 320 *332 ff, 338 ff.*
— Gliedmaßen, obere 320, 328 *1118 ff.*
— — untere 338 *ff.*
— Hals 322 *1095 ff.*
— Kopf 322 *1095 ff.*
— Nerven, periphere, und ihre Krankheiten 314 *1060 ff.*
— Nervenkrankheiten 307.
— Rückenmarkskrankheiten 309.
— Rumpf 320, 323 *1098 ff.*
— Schultergürtel 328 *1117.*
— Wirbelsäule 322 *1096,* 323 *1100,* 324 *1101 ff.*
— Wirbelsäulenverletzungen und Nervenstörungen nach dens. 313 *1059.*
Orthsche Lösung 184 *606.*
Ortssinn der Haut, Prüfung dess. 137 *426.*
Ösophagus s. Speiseröhre.
Osteodystrophia cystica, Unfall und 321 *1094.*
Osteomalazie,
— Basalimpressionen bei 375 *1316 c.*
— Buckelbildung bei 327 *1114 β.*

Osteomyelitis 372 *1303*, 373 *1304*.
— Buckelbildung nach 327 *1114*.
— Narbenbildungen an den Gliedmaßen nach 147 *468*.
— orthopädische Erkrankungen nach 320 *1085*.
— Unfall und 321 *1094*.
Osteopsathyrosis 373 *1306*.
Osteotomie, Fettembolien nach 315 *1068*, 316 *1068*.
Ostitis orbitalis 225 *742 b*.
Otosklerose, Erblichkeit bei 8 *28*.
Ovarialkystome,
— Bauchwassersucht und, Unterscheidung 89 *297*.
Ovarialtumoren,
— Blutungen bei dens. 169 *565 γ*.
— eingekeilte 164 *552 c*.
— Schwangerschaft und 159 *523*, 160 *534 a*.
— — Differentialdiagnose 170 *568*.
— Uterusmyom und, Differentialdiagnose 170 *567*.
Ovarialzysten 165 *554*, *555*.
Ovarien,
— Abtastung der 164 *553*.
— Descensus ders. 165 *553*.
Oxalsäuresteine in den Harnwegen, Röntgenuntersuchung 369 *1286 a*.
Oxybuttersäure, Harnuntersuchung auf 99 *332 c*.
Oxyuris vermicularis 96 *320*.
Ozaena,
— Erblichkeit bei 8 *28*.
— Friedensdienstbeschädigung bei 451 *1567*.
— Kriegsunbrauchbarkeit bei 433 *b*.
— militärärztliche Zeugnisse bei 451 *1567*.

Päderastie 417 *1445*.
Pagetsche Krankheit, Schädelvergrößerung bei ders. 375 *1316 f*.
Pannus
— granulosus 240 *787*.
— scrophulosus 239 *786*.
Panophthalmie,
— Chorioiditis purulenta und 252 *841*.
— Hornhautverletzung und 243 *799*, *802*.
Paraffindurchtränkung in der mikroskopischen Technik 185 *609*.
Paragraphie 118 *384 γ*.
Paralexie 118 *384 γ*.
Paralyse,
— Aortenaneurysma (-klappenfehler) und 383 *1340*.
— Arthropathien bei 385 *1341 s*.
— Begriff 378.
— Bewußtlosigkeit bei 83 *279*.
— Fazialislähmung im unteren Abschnitt bei 113 *368 c*.
— Invalidität und 399 *1376*.
— Kriegsdienstbeschädigung und 455 *1581 α*.
— Lebensversicherung und 400 *1883*.
— Pupille bei 244 *805*.
— Silbenstolpern (-verstellungen, -verdoppelungen, -auslassungen) bei 117 *381*.
Paralyse,
— strafrechtliche Bedeutung der 413 *1433*, 414 *1434*.
— Unfall und 398 *1375 a*.
— Wassermannsche Probe bei 177 *588*.
Parametritis,
— Blutung bei 169 *564*.
— Differentialdiagnose 171 *571*.
— Ursachen 157 *517 g*.
Paramyoclonus multiplex, Erblichkeit bei 9 *31*.
Paranoia,
— Begriff 378.
— Straftaten bei 413 *1432*.
Paranoide Verblödung, Straftaten bei ders. 412 *1428*.
Paraphrenie, Begriff 378.
Parästhesien 122 *388*.
Paratyphus, bakteriologische und serologische Untersuchungen 173 *576*.
Paraurethrale Gänge 151 *491*.
Paretischer Gang 140 *439*.
Paronychien 148 *477*.
Parosmie 211 *682*.
Parovarialzyste 165 *554*.
Parulis 205 *646*.
Paschensche Vakzinekörperchen, Nachweis im Ausstrichpräparat von Pockenpusteln 174 *581 c*.
Patellarklonus 141 *445*.
Patelluxation, habituelle 340 *1159*.
Pectoriloquie 62 *208*.
Pectus gallinaceum (carinatum) 21 *87*, 323 *1099*.
Pektoralfremitus 19 *82*.
Pelveoperitonitis,
— Differentialdiagnose 171 *571*, 172 *571*.
— gonorrhoica 155 *514 f*.
Pemphigus, Schleimhaut- 208 *660*, 218 *717*, 219 *724*, 220 *724*.
Penisfisteln 151 *491*.
Penisuntersuchung 151 *491*.
Penisverletzungen 287 *974*.
Pensionierung Heeresbeamter 470 *1639*.
Pensionierungszeugnisse für Offiziere 466 *1620 ff*.
Pensionsberechtigungszeugnis, militärärztliches, Zeugnismuster 490.
Pepsin, Mageninhaltsuntersuchung auf 92 *306 f*.
Perforationsperitonitis 84 *281*.
Pergamenthaut, Knochenkrankungen (Röntgenuntersuchung) bei 377 *1321*.
Peribronchitische Zeichnung im Röntgenbilde 359 *1239 b c d*.
Pericarditis, Kennzeichen, objektive, der 44 *10*.
Perikardiale Reibegeräusche 35 *129*, 36 *136*.
Perimeter 260 *871*.
Perimetritis,
— Blutung bei 169 *564*.
— gonorrhoica 155 *514 f*.
— Ursachen 157 *517 g*.
Periodont 204 *641 a*.

Periodontitis 205 *644, 645, 646*.
— Eiterungen bei, deren Erscheinungen und Folgen 205 *646*, 206 *647*.
— Röntgendiagnose 353 *1213*.
Periodontverdickung und Einschmelzung des umgebenden Knochens 206 *648*.
Periostitis 372 *1303*.
— orbitalis 225 *742 a*.
Periostreflexe, obere Gliedmaßen 136 *421*.
Peristaltische Magen- und Darmbewegungen an den Bauchdecken 85 *286*.
Peritonitis (s. a. Bauchfellentzündung),
— Bauchatmung bei 86 *286*.
— Gelbsucht bei 85 *282 e*.
— Leibschmerzen bei 79 *267*.
— perforativa 84 *281*.
— tuberculosa 84 *281*.
Peritonsillitis phlegmonosa 220 *724h*.
Perkussion s. Beklopfung.
Perlmutterarbeiter, Kiefernekrose der 278 *939*.
Peroneuslähmung, Hängefuß bei 289 *980 d*.
Perseveration 122 *385 ε*.
Pes,
— adductus 348 *1186*.
— calcaneo-excavatus (valgus) 348 *1185*.
— cascaneus 345 *1175*.
— equinus und equino-varus 345 *1175*.
— plano-valgus 345 *1175, 1178*.
— valgus 345 *1175*.
— varus 345 *1175*.
Pfeiffers Karbolfuchsinfärbung 188 *618 c*.
Pflegschaft 404 *1399, 1400, 1401*.
Pfortaderthrombose, Gelbsucht bei 85 *282 e*.
— Milzvergrößerung bei 88 *292*.
Pfortaderverlegung,
— Ascites bei 84 *281*.
— Caput medusae bei 85 *285*.
Pförtner (s. a. Pylorus), Abtastung 87 *291*.
Pförtnerverengerung,
— Erbrechen bei 75 *249*.
— Polydipsie bei 77 *258*.
— Sarzine im Mageninhalt bei 92 *307 a*.
Pharyngitis sicca 212 *686*.
Pharyngomykosis
— benigna 220 *724 l*.
— leptothricia 218 *717*.
Phimosen, Vortäuschung von 150 *483*.
Phlebographie, Venenpulsschreibung 48 *160*.
Phlebolithen, Darstellung ders. auf Röntgenbildern 369 *1287*, 374 *1315*.
Phlegmone gangraenosa faucium 220 *724f*.
— orbitalis 225 *742 c*.
Phlyktänen 234 *765, 765 a b*.
— Hornhaut- 239 *783*.
Phosphorarbeiter, Kiefernekrose der 278 *939*.
Phosphorsäuresteine in den Harnwegen, Röntgenuntersuchung 369 *1286 a*.

Phrenikuslähmung 123 *390*.
Phthiriasis ciliaris 228 *747 c*.
Pikrinsäure-Säurefuchsinfärbung 188 *618 a*.
Placenta,
— Blutung bei vorzeitiger Lösung der 168 *562 a*.
— praevia 157 *517 d*.
— — Blutung bei 167 *561 ζ*.
Placidosche Ringscheibe, Astigmatismusfeststellung mit ders. 259 *865 a b*.
Plaques muqueuses 218 *717*, 219 *721 b*.
Plätschern bei
— Bauchabtastung 88 *296*.
— Thoraxabtastung 19 *83*.
Plattfuß 297 *1010*, 345 *1175, 1176, 1178 a und ff*.
— Bäcker (Kellner) und 321 *1094*.
— Knöchelbruch und 346 *1179*.
— Kriegsbrauchbarkeit bei 434 *1495*.
Plazentarlösung, vorzeitige 157 *517d*.
Plazentarretention, Blutungen bei 168 *562 δ*.
Plethysmographie 49 *164*.
Pleura, Röntgenuntersuchung 361.
Pleuraechinokokkensäcke 71 *234*.
Pleuraempyem 71 *234*, 282 *954 b*.
— Röntgendiagnose 361 *1243*.
— Skoliose nach 326 *1113*.
Pleuraergüsse,
— Beklopfungs- und Behorchungsergebnisse 58 *209*.
— Beschaffenheit des Ergusses 70 *230*.
— blutige 71 *233*.
— Bronchialatmen bei dens. 61 *198 β*.
— chylöse und pseudochylöse 71 *234*.
— eitrige 71 *234*.
— Eiweißgehalt 70 *231 b*.
— Exsudate 70 *231*.
— Formbestandteile 70 *232*.
— Klopfschall oberhalb ders. 59 *188*.
— Leukozyten, mehrkernige in dens. 70 *232*.
— lymphozytenähnliche einkernige Zellen 70 *232*.
— Probepunktion 70 *230*.
— Rivaltasche Probe 70 *231 c*.
— Röntgenbild 361 *1248*.
— seröse 70 *231*.
— spezifisches Gewicht 70 *231 a*.
— Transsudate 70 *231*.
— tuberkulöse und nichttuberkulöse Natur der 70 *232*.
— unbestimmtes (gemischtes) Atmen bei dens. 61 *200*.
— Untersuchung der 70 *230 ff*.
Pleuraerkrankungen,
— Kriegsbrauchbarkeit bei 434 *1495*.
— Lebensversicherung und 527 *1781*.
Pleuraexsudate,
— Beklopfung bei dens. 58 *186*.
— Pleuratranssudate und, Unterscheidung 70 *231*.
Pleuraschwarten, Röntgenbild 362 *1249*.
Pleuratranssudate,
— Beklopfung ders. 59 *186*.
— Pleuraexsudate und, Unterscheidung 70 *231*.
Pleuratumoren, Röntgenuntersuchung 362 *1250*.

Pleuraverwachsungen im Röntgenbilde 362 *1250.*
Pleuritis,
— Folgezustände ders. im Röntgenbilde 362 *1250.*
— interlobäre, im Röntgenbilde 362 *1250.*
— Reibegeräusche bei 62 *207.*
— sicca, Röntgenbild 362 *1249.*
Plexus brachialis,
— Entbindungslähmung 330 *1124 c.*
— Halsrippen als Ursache von Gefühlsstörungen im 376 *1319 f.*
Plexuslähmung 125 *392*, 316 *1069.*
— obere 126 *394*, 316 *1069.*
— totale 125 *393.*
— untere 126 *395.*
— Ursachen 126 *395 b.*
Pneumographie 18 *80.*
Pneumokokken,
— Hornhautinfektion durch 242 *798 e.*
— Nachweis 177 *587.*
Pneumokokkenempyeme 71 *234.*
Pneumonie (s. a. Lungenentzündung), käsige lobuläre 70 *229 g.*
Pneumothorax,
— Atmen, amphorisches (metallisches) bei 61 *199.*
— Beklopfungs- und Behorchungsergebnisse 63 *209.*
— Klopfschall bei 59 *189, 190, 191.*
— Röntgenbild 361 *1248*, 362 *1248 b.*
— Schallwechsel verschiedener Art bei 59 *191.*
Pocken, Pustelinhaltsuntersuchung und Tierversuche 174 *581 581 a b c.*
Poikilozytose 108 *352.*
Polarisationsapparat, Untersuchung von Fettkristallen mit dem 182 *599 c.*
Polioencephalitis, Athetose bei 135 *418.*
Poliomyelitis,
— acuta anterior adultorum 310 *1048.*
— — infantilis 309 *1046.*
— Knochenschwund bei 375 *1318 d.*
— Muskelatrophie, degenerative, bei 133 *408 a.*
— spinalis, Kniereflex bei 141 *446.*
— subacuta (chronica) anterior 310 *1049.*
Politzersches Verfahren 272 *913 d.*
Polyarthritis rheumatica chronica, genuine und sekundäre Form 333 *1138, 1139.*
Polychromatische Entartung der Erythrozyten 109 *352.*
Polydaktylie 349 *1194.*
Polydipsie 76 *256.*
— Magenausgangsverengerung und 77 *258.*
— nervöse 77 *257.*
— Rekonvaleszenz und 77 *257.*
— Schrumpfniere und 77 *257.*
Polyneuritis 316 *1071.*
— Achillessehnenreflex bei 142 *448.*
— Ataxie bei 135 *417.*
— Gang bei 140 *439*
— Kniereflex bei 141 *446.*
— Knochenschwund bei 134 *414.*
— Trizepsreflex, Fehlen dess. bei 136 *420 b.*

Polynukleäre 108 *350.*
Polypnoe 18 *78.*
Polyurie 96 *321 α*, 97 *323.*
— Harnruhr (Zuckerharnruhr) und 76 *256*, 77 *256.*
Porencephalie, Erblichkeit bei 10 *32.*
Portio vaginalis,
— Besichtigung ders. und ihre Ergebnisse 165 *556 a b c.*
— Erosionen und Krebs ders. 166 *560 c.*
— Gestalt ders. 164 *551 b.*
— Probeexzision bei Krebsverdacht 166 *560.*
Portioerosionen 164 *551 c*, 165 *556 a.*
— Fluor albus bei 158 *520 a.*
Portiogeschwüre, gutartige und bösartige 164 *551 c.*
Portiorisse 164 *551 b*, 165 *556 a.*
Präparate, mikroskopische, frische 179 *593*, 181 *599.*
Präsklerose, Lebensversicherung und 400 *1883*, 529 *1788 b.*
Presbyopie 259 *868*, 260 *868.*
Primäraffekt, syphilitischer,
— beim Manne 149 *481.*
— beim Weibe 156 *516*, 163 *546.*
— — extragenitaler Sitz 156 *516 b.*
— tuberkulöser 69 *229 a.*
Privatrechtliches Verhältnis, militärärztliches Zeugnis für Dienstverpflichtete in dems. 469 *1635 ff.*
Probefrühstück (-mahlzeit), Mageninhaltsuntersuchung, chemische, nach 91 *306.*
Probekost Schmidts, Kotuntersuchung nach der 93 *310 a.*
Probemahlzeiten, Magenmotilitätsprüfung nach 92 *308 ff.*
Probepunktion, Pleuritis und 70 *230.*
Progenie des Unterkiefers 200 *623 ε.*
Prognathie des Oberkiefers 202 *632 δ.*
Prognose, Lebensversicherung und 500 *1677.*
Prostatasteine, Röntgenuntersuchung auf 369 *1287.*
Prostatauntersuchung 152 *498.*
Prostatavergrößerung,
— Harnverhaltung bei 80 *272.*
— Polydipsie bei 77 *257.*
Protozoenfärbung 186 *612 α*, 188 *620.*
Prüfungsgeschäft, Rentenempfänger und 471 *1641.*
Prurigo 163 *545.*
Pruritus vulvae *163.*
Pseudarthrosen, Kiefer- 203 *637.*
Pseudohermaphroditismus 162 *543 a.*
Pseudohypertrophie der Muskeln 133 *410*, 140 *440.*
Pseudoleukämie,
— Blutflecken der Mundschleimhaut bei 218 *717.*
— Erblichkeit bei 8 *28.*
Pseudologia phantastica 392 *1358.*
Pseudorheumatismus, chronischer 333 *1140.*
Psoriasis,
— Hodensack- 150 *488.*
— linguae 219 *721 a.*

Psychogene Störungen,
— Kriegsdienstbeschädigung und 456 *1583*.
— militärärztliche Begutachtung ders. 464 *1611*.
Psychoneurosen,
— Arbeitsunfähigkeit bei 400 *1382*.
— Invalidität und 399 *1379*.
Psychopathie,
— Begriff 378.
— Erblichkeit bei 10 *34*.
— Herzneurosen und 383 *1340*.
— Kapitalabfindung für Heeresangehörige bei 476 *1662 β a*.
— Kriegsdienstbeschädigung und 457 *1584*.
— Lebensversicherung und 401 *1386*, 516 *1742*.
— strafrechtliche Bedeutung 411 *1425*.
Psychopathische Persönlichkeiten (Grenzzustände), Zurechnungsfähigkeit bei dens. 414 *1440*.
Psychose, Begriff 378.
Ptosis des Oberlids 229 *751 b*.
Pubertätszeit,
— Gefährdung ders. 321 *1092*.
— Geisteskrankheiten und 379 *1330*.
Pulmonalinsuffizienz, Kennzeichen, objektive, der 44 *7*.
Pulmonalstenose, Kennzeichen, objektive, der 44 *8*.
Pulmonalton, zweiter,
— Abschwächung 33 *122 d*.
— Verstärkung 33 *122 a*, 34 *123*.
Pulpa, Zahn- 204 *641 a*.
Pulpitis 205 *643*, *644*.
Puls (Pulsus) 37 *139 ff*.
— alternans 40 *142 b*, 47 *156*.
— altus 40 *142 a*.
— Arhythmia 40 *144*.
— — perpetua 41 *144 d*.
— — respiratorische 40 *144 a*.
— Aufschreibung dess. 47 *153*.
— Beschleunigung 38 *141 a*.
— — bei Druck auf Kopfnarben 280 *945*.
— bigeminus, trigeminus etc. 40 *144 b*.
— — Kurven dess. 48 *158*.
— Bradykardie 40 *141 b*.
— celer 41 *145 a*.
— — Kurve dess. 47 *155*.
— Delirium cordis 41 *144 d*.
— dikroter 47 *154*.
— durus 41 *146*, *146 a*.
— Eigenschaften dess. 37 *140*.
— Extrasystolen 40 *144 b*.
— — Kurven ders. 47 *157*, 48 *158*.
— frequens 38 *141 a*.
— Frequenz 38 *141*.
— Fußpulse 140 *442*.
— Härte 41 *146*.
— Höhe 40 *142*.
— irregularis 40 *144*.
— — perpetua 41 *144 d*, 55 *168 δ*.
— Lage und 41 *147*.
— Lebensversicherung und 520 *1755*.
— mollis 41 *146*.
— monokroter 47 *154*.
— paradoxus 40 *142 c*.
— — Kurven dess. 48 *159*.
— parvus 40 *142 a*.

Puls (Pulsus),
— — et tardus, Kurve dess. 47 *155*.
— rarus 40 *141 b*.
— Rhythmus 40 *143*.
— Ruhe-, und Lebensversicherung 520 *1755*.
— Schnelligkeit 41 *145*.
— Tachykardie 38 *141 a*.
— tardus 41 *145 b*.
— Tätigkeits-, und Lebensversicherung 520 *1755*.
— überdikroter 47 *154*.
— Überleitungsstörungen und 41 *144 c*.
— Ungleichförmigkeit auf beiden Seiten 41 *148*.
— Unregelmäßigkeit 40 *144*.
— — dauernde 41 *144 d*.
— — respiratorische, dess. 51 *168 α*.
— Vaguslähmung und 115 *375 a*.
— Verlangsamung 40 *141 b*.
— — auf einer Seite 41 *148*.
— — Weite des Gefäßrohres 41 *147*.
Pupille, Mittelfellerkrankungen und 71 *236 c*.
Pulsamplitude (-druck) 28 *110*, *113*.
Pulsationen, sichtbare, der Herzgegend, Oberbauchgegend und Halsgefäße 21 *87 β a*.
Pulsbeschleunigung, Basedowsche Krankheit (Neurasthenie) und 383 *1340*.
Pulszahl, Arbeitsleistung und 26 *107*.
Pupille,
— Akkommodationslähmung 245 *805*.
— Erweiterung bei Druck auf Kopfnarben 280 *945*.
— Geisteskrankheiten und 383 *1341 c*.
— Ursachen 244 *805*.
Pupillenanomalien 244 *805*.
Pupillenrandverwachsungen 244 *805*, 246 *810 c*.
Pupillenuntersuchung 244 *804*.
Purgenharn 97 *325*.
Purkinjesche Fasern 51 *168*.
Pyelitis, Schwangerschaft (Wochenbett, Entbindung) und 157 *517 h i*.
Pyelonephritis, Lebensversicherung und 530 *1794*.
Pylorospasmus (s. a. Pförtner) 364 *1260 b*.
Pylorusstenose 364 *1260 b*.
— Magenumrisse, sichtbare, bei 85 *286*.
Pyopneumothorax,
— Biermerscher Schallwechsel bei 60 *191 c*.
— Klopfschall bei 59 *187*.
Pyosalpinx,
— Blutung bei 169 *564*.
— gonorrhoica 155 *514 e*.
Pyramidenbahn, Schädigung der,
— Babinskisches Zeichen bei 142 *449*.
— Fußrückenreflex und 142 *451*.
— Hypertonie (Spasmen) bei 134 *412 a*.
— Oppenheimscher Reflex bei 142 *450*.

Quecksilbervergiftung,
— Dickdarmblutung bei 94 *315*.
Querdarm (s. a. Colon), Ptose dess. 367 *1277 c*.

594 Sachregister.

Querdarmabtastung 88 *296*.
Querulantenwahn, Straftaten im 413 *1432*.
Rachen 219.
Rachenabschnitt, unterer 222.
Rachendach 221 *727*.
Rachenepithelien im Auswurf 65 *215*.
Rachenerysipel 220 *724*.
Rachenkatarrh, Halsbeschwerden bei 212 *684*.
Rachenkrankheiten,
— Erblichkeit bei 8 *28*.
— Friedensdienstbeschädigung durch 450 *1565*, 451 *1567*.
— Kriegsbrauchbarkeit bei *433 c*.
— militärärztliche Zeugnisse über 450 *1565*, 451 *1567*.
— Rachenring, lymphatischer und 207 *655*.
— Vorkrankheiten 207.
Rachenmandel, Erkrankungen der 221 *727*.
Rachenmandeleiterung, Folgezustände 209 *667*.
Rachenmandelvergrößerung 208 *655*.
— Folgezustände 208 *657*.
— Rhinolalia clausa bei 213 *692 β*.
Rachenmuskeln, Nervenversorgung der 115 *373*.
Rachenreflex, Nervenbahnen beim, und Prüfung dess. 115 *374*.
Rachenring, lymphatischer, Entartung dess. 207 *655*.
Rachenschleimhaut 148 *478*.
Rachenuntersuchung 219 *722*.
— Herzkrankheiten und 20 *86 a*.
— Rachenvereiterung, Erblichkeit bei 8 *28*.
Rachischisis 312 *1056 α*.
Rachitis,
— Basalimpressionen bei 375 *1316 c*.
— fötale 7 *25*.
— Linsentrübungen bei 248 *817*.
— Schichtstar bei 224 *739*.
— tarda 321 *1092*.
— Wachstumsstörungen und Verkrümmungen bei 320 *1089*.
— Zahnbildungsstörungen bei 208 *656*.
— Zahncaries und 205 *642 a*.
Radialislähmung 127 *397, 397 a*.
— Hängehand bei 287 *976*.
Radiusdefekt 331 *1128*.
Radiusfrakturen 295.
Ranula 218 *718*.
Rasiermesserschnitt in der mikroskopischen Technik 181 *598 β*.
Rasselgeräusche 61 *202 ff*.
— Entstehung und Arten 62 *203*.
— feuchte 62 *204*.
— Husten und 61 *202*.
— klingende 62 *205*.
— Knisterrasseln 62 *204*.
— metallisch klingende 62 *205*.
— trockene 62 *203*.
Rasseln, fühlbares, am Thorax 19 *83*.
Rauchen, Lungenkrankheiten und 55 *171 b*.

Raupenhaarbindehautentzündung 235 *770 b*.
Rausch,
— pathologischer, Begriff 378.
— strafrechtliche Bedeutung dess. 409 *1418 ff*.
Raynaudsche Krankheit 138 *432*.
— Knochenerkrankungen (Röntgenuntersuchung) bei ders. 377 *1321*.
Recht, bürgerliches, und Geisteskrankheiten 402.
Recklinghausensche Krankheit, Knochenerkrankungen (Röntgenuntersuchung) bei ders. 376 *1320 a*.
Rectocele 162 *541*.
Redesucht 390 *1353 δ*.
Reflektorische Störungen von der Nase und den oberen Luftwegen aus 217 *715*.
Reflexe,
— Geisteskrankheiten und 383 *1341 g*.
— pathologische 142 *449*.
— viszerale 143 *454*.
Regenbogenhaut s. Iris.
Regeneration 1 *3*, 2 *10*.
Regurgitation 75 *250 b*.
Reibegeräusche,
— perikardiale und extraperikardiale 35 *129*, 36 *136*.
— pleuritische 62 *207*.
Reiben am
— Herzbeutel 19 *83*.
— Rippenfell 19 *83*.
Reihensprechen, Prüfung dess. 117 *383 c*.
Reiskörperähnliche Gebilde bei Gelenkentzündungen 374 *1311 a*.
Reiterchen 247 *817*.
Reizbarkeit 387 *1346 h*.
Reizhusten, reflektorischer 209 *668*.
Reizleitungssystem, rechter und linker Schenkel dess. 51 *168*.
Rekonvaleszenz 5 *19*.
— Polyurie und Polydipsie in der 77 *257*.
— Tachykardie in der 38 *141 a α*.
Rekto-Romanoskopie 86 *287*.
Rekurrenslähmung,
— Brustkorbveränderungen bei, Röntgenuntersuchung 354 *1217 c*.
— Doppeltonbildung bei 213 *690*.
— Kropf und 280 *949*.
Rentenempfänger,
— Aufnahme in Militärlazaretten 441 *1525*.
— Kapitalabfindung für 476 *1661 ff*.
— militärärztliche Zeugnisse über 471 *1641 ff*.
Rentenneurosen 398 *1374 b*, 399 *1375 e*.
Rentensucht 398 *1374*.
Reserveluft 18 *79*.
Residualluft 18 *79*.
Resistenz 1 *3*.
Respirationsluft 18 *79*.
Respirationstypus 16 *76*.
Respirationszahl, Lebensversicherung und 520 *1756*.
Restitutionskraft 516 *1742*.
Reststickstoffvermehrung im Blute 97 *324*.

Retinitis
— albuminurica 250 *828.*
— diabetica 250 *828.*
— pigmentosa 249 *824.*
Retroflexio uteri
— gravidi und Haematocele retrouterina, Differentialdiagnose 171 *570.*
— Menstruationsanomalien bei 158 *521 α δ.*
— Schmerzen und Beschwerden bei 158 *522.*
Retropharyngealabszeß, Kopfhaltung bei 214 *695.*
Rhabarber, Harnuntersuchung auf 100 *334.*
Rhabarberharn 97 *325.*
Rheumatismus,
— Friedensdienstbeschädigung durch 452 *1572.*
— militärärztliches Zeugnis über 452 *1572.*
— Skoliose nach 326 *1113.*
— Spondylitis bei 327 *1114*, 328 *1114.*
Rhinitis atrophicans 210 *677.*
— Erscheinungen bei 216 *707.*
— Friedensdienstbeschädigung bei 451 *1567.*
— militärärztliche Zeugnisse bei 451 *1567.*
— Sattelnase bei 214 *699.*
Rhinolalia aperta und clausa 213 *692 α β.*
Rhinoskopia
— anterior 215 *703.*
— media 217 *714.*
— posterior 221 *725.*
Riechspalte, Absonderungen aus der, Herkunft ders. 217 *713.*
Riegels Probemahlzeit, Mageninhaltsuntersuchung, chemische, nach 91 *306.*
Riggsche Krankheit 521 *1759 a.*
Rindenbewegungskern, Fazialiskrampf bei Geschwulst in der Gegend dess. 113 *367.*
Rinnescher Versuch 272 *913 a.*
Rippenbrüche 282 *956.*
— Röntgenuntersuchung 362 *1152.*
Rippenbuckel 323 *1100*, 326 *1108 b*, *1109.*
Rippeneiterung,
— Mastitis und 281 *954.*
— Tuberkulose und 281 *954.*
Rippenerkrankungen, Röntgenuntersuchung 362 *1252.*
Rippenfell (s. a. Pleura), Reiben am 19 *83.*
Rippenfellerkrankungen, militärärztliche Rentenfestsetzung 462 *1605.*
Risiken bei Lebensversicherung 505 *1693*, *1694*, *1695.*
Rivaltasche Probe bei Pleuraexsudaten 70 *231 c.*
Rodelverletzung 322 *1094.*
Röhrenatmen 61 *198.*
Rollhügelstand, Beurteilung (Messung) dess. 337 *1148*, *1149.*
Rombergsches Zeichen 139 *437.*
— Geisteskrankheiten und 384 *1341 h c.*
Röntgenuntersuchung 349.
— Aorta 357 *1233.*

Röntgenuntersuchung,
— Aufsaugungsvermögen bei der 349 *1196*, *1197*, 350 *1199.*
— Baucheingeweide 363.
— Bauchgeschwülste 89 *297.*
— Brustfell 361.
— Brustkorbknochen 362.
— Brustkorborgane 354.
— Drüsen mit innerer Sekretion und ihre Krankheiten 377.
— Dünndarm 365.
— Gelenke 373.
— Gliedmaßen 371.
— Hals 353.
— Herz 354 *1218 ff.*
— Kollargolfüllung der Harnorgane bei der 369 *1288.*
— Kontrastmittel 350 *1198 b.*
— Kopf 350.
— Körperhaltung bei der 349 *1195.*
— Kreuzbein 370.
— Leber 369.
— Lendenwirbelsäule 370.
— Lungen 359.
— Lungentuberkulose 67 *225.*
— Magen, Schmerzpunkte und ihre Feststellung während ders. 365 *1269.*
— Magendarmschlauch 363 ff.
— Magenmotilitätsprüfung mittels 93 *309 ὁ.*
— Milz 369 *1289.*
— Mißbildungen 350 *1200.*
— Mittelfellraum 358.
— Nerven, periphere, und 376.
— Nervenheilkunde und 374.
— Nieren 368.
— Röntgenplatte und ihre Betrachtung 349 *1198.*
— Rückenmark 375.
— Schattentiefen und -kontraste 349 *1196.*
— Speiseröhre 90 *304*, 358 *1236.*
— stark und schwach aufsaugende Teile 350 *1198 a b c*
— Trophoneurosen 377 *1321.*
— Weichteile 374.
— Zwerchfell 363.
Roser-Nélatonsche Linie 337 *1147 b.*
Rötung 123 *389.*
— des Gesichts 13 *54.*
Rotz 208 *658.*
Rücken,
— breiter 116 *376 a.*
— hohlrunder und flacher 324 *1101 b.*
— runder 327 *1114.*
Rückenmark.
— Drucklähmung dess. 312 *1057.*
— Halbseitenverletzung dess. 137 *428.*
— Höhlenbildung im (s. Syringomyelie).
— Röntgenuntersuchung 357.
Rückenmarksblutung, Cerebrospinalflüssigkeit bei 144 *458 b.*
Rückenmarksdarre 311 *1053.*
— Achillessehnenreflex bei 142 *447.*
— Alveolarpyorrhoe bei 207 *654 o.*
— Arthropathie bei 134 *414*, 328 *1115.*
— Ataxie bei 135 *417*, *417 a*, 140 *443 a.*
— Begattungsunfähigkeit bei 143 *454 b.*
— Blasen- und Mastdarmstörungen bei 143 *454 b.*

Rückenmarksdarre,
— Bücksymptom bei 139 *436*.
— Druckschmerzprüfung bei 141 *443 b*.
— Gang bei 140 *439*.
— gastrische Krisen bei 79 *268*, *268 a*.
— Gelenkaffektionen bei 334 *1142*.
— Harninkontinenz bei 80 *270*.
— Hüftgelenkaffektion bei 341 *1163*.
— Kennzeichen der 79 *268 a*.
— Knie der 344 *1174*.
— Kniereflex bei 141 *446*.
— Knochen- und Gelenkveränderungen bei 375 *1317*, *1318 a*.
— Kriegsdienstbeschädigung und 456 *1581 a*.
— Lagegefühlsstörungen bei 138 *429 c*, 14) *443 a*.
— Lebensversicherung und 400 *1883*.
— Malum perforans pedis bei 140 *442*.
— Pupille bei 244 *805*.
— Rombergscher Versuch bei 139 *437 a*.
— Röntgenuntersuchung 375 *1317*.
— Schmerzleitung, verlangsamte, bei 137 *424*.
— Sensibilitätsstörungen 140 *443 a*.
— Spontanfrakturen bei 375 *1316 a*.
— Trizepsreflex, Fehlen dess. bei 136 *420 b*.
— Vagusschädigung bei 116 *375 b*.
— Wassermannsche Probe bei 143 *455*, 177 *588*.
— Zwerchfell bei 375 *1317*.
Rückenmarksdurchtrennung, Kniereflex bei 141 *446*.
Rückenmarksentzündung (s. a. Myelitis), Patellarklonus bei 141 *445 c*.
Rückenmarkserkrankungen (-verletzungen),
— Achillessehnenreflex bei tiefsitzenden 142 *447*.
— Anhidrosis bei 138 *432*.
— Ataxie bei 82 *278*.
— Babinskisches Zeichen bei 142 *449*.
— Bauchdeckenreflex bei 143 *452*.
— Halbseitenlähmung bei 137 *428*.
— Kehlkopflähmungen bei 213 *691*.
— Knochenbrüche, spontane, bei 135 *414*.
— militärärztliche Rentenfestsetzung 461 *1603 b*.
— Orthopädisches 309.
— Pupille bei 244 *805*.
— Sensibilitätsstörungen bei 136 *423 a*, *426*.
Rückenmarksfremdkörper, Durchleuchtung und Lagebestimmung 375 *1317*.
Rückenmarksgeschwulst,
— Babinskisches Zeichen bei 142 *449*.
— Gang bei 140 *439*.
— Halbseitenlähmung bei 137 *428*.
— Patellarklonus bei 141 *445 c*.
— Röntgenuntersuchung 376 *1318 e*.
Rückenmarkslähmung (s. a. Spinalparalyse), spastische, Gang bei ders. 140 *439*.
Rückenmarkssklerose (s. a. Sklerose), Vagusschädigung bei ders. 116 *375 b*.

Rückenschmerzen,
— Aftergeschwüre und 79 *268 f*.
— Nieren-, Nierenbecken-, Harnleitersteine und 79 *268 f*.
— Operationsdauer, lange, als Ursache von 80 *268 h*.
Rückfallfieber,
— Gelbsucht bei 84 *282 b*.
— Spirochätennachweis 178 *390*.
Rückgratskanal, gespaltener 312 *1056*.
Ruhepuls 520 *1755*.
Ruhr,
— bakteriologische und serologische Untersuchungen 173 *577*.
— Darmkatarrhe, chronische, nach 73 *244*.
— Dickdarmblutung bei 94 *315*.
— Leberabszesse nach 73 *244*.
Ruhrbazillen 173 *577*.
Rumination 75 *250 a*.
Rumpf,
— Beweglichkeitsprüfung 325 *1105*, *1106*.
— Orthopädisches 320, 323 *1098 ff*.
Rumpfbeugen, tiefe, Herzuntersuchung, funktionelle, und 26 *106*.
Rumpfumrisse, Messung ihrer Form und Lage 325 *1104*.
Rumpfverschiebungen, seitliche, Feststellung ders. 325 *1108*.
Rustsche Krankheit, Erscheinungen 213 *694*.

Sachverständigentätigkeit, gerichtliche 420 ff.
Sadismus 388 *1349 b*.
Sahlis Hämoglobinometer 107 *347*.
Saitengalvanometer 50 *165*.
Salizylpräparate, Akustikusschädigung durch 265 *892*.
Salizylsäure, Harnuntersuchung auf 100 *334*.
Salol, Harnuntersuchung auf 100 *334*.
Salolharn 97 *325*.
Salpingitis,
— Blutung bei 169 *564*.
— Differentialdiagnose 171 *571*, 172 *571*.
— Extrauteringravidität und, Differentialdiagnose 171 *569*.
Salzsäure, freie, im Mageninhalt, Nachweis ders. 91 *306 c*.
Samenblasen 152 *498 b*.
Samenstrang 151 *492*.
Sammelpunkte, militärärztliche Untersuchungen in dens. 435 *1501 c*.
Sanduhrmagen 364 *1260*.
Sanitätsmannschaften, Sehprüfung (-schärfe) bei 432 *1495 e*.
Sanitätsoffiziere, militärärztliche Zeugnisse zwecks Gewährung von Bade- und sonstigen Kuren für 475 *1658*.
Sarkom, Vulva- 163 *547*.
Sarzine, Mageninhaltsuntersuchung auf 92 *307*.
Sattelnase 214 *699*.
— Kriegsunbrauchbarkeit bei 433 *a*.
— Syphilis congenita und 208 *656*.

Sachregister 597

Säuren, Titrierbestimmung der, im Mageninhalt 91 *306 d.*
Schädel,
— Blutergüsse am, Diagnostisches und Differentialdiagnostisches 278 *942.*
— Druckempfindlichkeit (Klopfempfindlichkeit) am 383 *1339 c.*
— Ebenmäßigkeit dess. und Abweichungen 322 *1095*
— Geschosse (Geschoßsplitter) im, Röntgennachweis 350 *1201, 1201 c.*
Schädelbasisaffektionen, (s. a. Basal- und Basis-)
— Glossopharyngeusstörungen bei 115 *374.*
— Hypoglossuslähmung bei 116 *377 a.*
— Vagusschädigung bei 116 *375 b.*
Schädelbasisfraktur 279 *943.*
— Geruchsstörungen bei 111 *359 b.*
Schädelbruch 279 *943.*
— Fazialis- und Akustikuszerreißung bei 274 *921.*
Schädelformen 382 *1339 a.*
Schädelgrube, hintere, Glossopharyngeusstörungen bei Entzündungen und Geschwülsten (Aneurysmen) in ders. 115 *374.*
Schädelgrund, Eindrücke am, Vorkommen 375 *1316 b c.*
Schädelgrundkyphose, Atlasdefekt und 375 *1316 d.*
Schädelknochen,
— Exostosen, Röntgenuntersuchung 352 *1209.*
— Gummibildungen 351 *1204.*
— Ostitis (Periostitis) syphilitica 351 *1204,* 352 *1209.*
— Veränderungen (osteoporotische, syphilitische, tuberkulöse), Röntgenuntersuchung 351 *1204,* 352 *1204.*
— Verdickungen 352 *1206, 1208.*
— Verdünnungen, Ursachen und Röntgenuntersuchung 350 *1202,* 351 *1202, 1203,* 352 *1207.*
Schädelmessungen, Geisteskrankheiten und 382 *1339.*
Schädelmißbildungen, Röntgenuntersuchung 352 *1205*
Schädelnarben 382 *1339 b.*
— Nervenkrankheiten und 110 *357.*
Schädelschüsse, Röntgenuntersuchung 350 *1201, 1201 c.*
Schädelskoliose 322 *1096 α.*
Schädeltumoren, Röntgenuntersuchung 351 *1204.*
Schädelvergrößerung, Pagetsche Krankheit und 375 *1316 f.*
Schädelverletzungen,
— Geisteskrankheiten und 380 *1331 c.*
— Röntgenuntersuchung 350 *1201.*
Schadenersatzpflicht, Verantwortlichkeit und 406 *1407,* 407 *1408.*
Schallarten (s. a. Beklopfung, Behorchung) bei Beklopfung der Lunge 57 *178.*
Schallwechsel,
— Ascites und 89 *300.*
— Bauchhöhlenerguß und 84 *281.*
— Kavernen und 59 *191.*
— Pneumothorax und 59 *191.*

Schaltwirbel 326 *1112.*
Schanker,
— harter, beim Manne 149 *481,* 150 *487, 488.*
— — Vortäuschung dess. 150 *483.*
— weicher, beim Manne 149 *482,* 150 *487, 488.*
— — Vortäuschung dess. 154 *513.*
— — beim Weibe 156 *515.*
Scharlach,
— Gaumenlücken nach 219 *723.*
— Gelenkerkrankungen nach 320 *1086.*
— Hämoglobinurie bei 81 *274 α.*
— Pseudorheumatismus nach 334 *1140.*
Schattenprobe 257 *859.*
Scheide,
— Erkrankungen der 166 *560.*
— Primäraffekt, syphilitischer, der 166 *560 b.*
— Tripperinfektion der 166 *560.*
Scheidenausfluß 158 *520.*
Scheidenblutungen 165 *559.*
— außerhalb der Schwangerschaft 166 *560.*
Scheidendekubitus 166 *560.*
Scheideneingangsblutungen 165 *558.*
Scheidenkrebs 166 *560, 560 a.*
Scheidenspiegeluntersuchung 161 *537 γ,* 165 *556.*
Scheidentuberkulose 166 *560 b.*
Scheidenverletzungen, Blutung nach 166 *560.*
Scheitellappenläsionen,
— Lagegefühlsstörungen bei 138 *429 c.*
— stereognostischer Sinn, Störungen dess. bei 138 *430 b*
Schenkelbrüche 284 *967.*
Schenkeldrüsenschwellungen 151 *490.*
Schenkelhals,
— Lageverhältnis dess. zum Schafte 337 *1149.*
— Neigungswinkel dess. 337 *1149 a.*
Schenkelhalsbrüche 299 *1017.*
Schenkelhalsstellung, Gang und 339 *1155.*
Schenkelnervenlähmung 130 *402.*
Schenkelthrombose, Ödem bei 83 *280 b.*
Schenksche Meßgeräte 325 *1104.*
Scherenfeinschnitt bei mikroskopischen Untersuchungen 180 *598.*
Schichtstar 224 *739,* 247 *817.*
Schiefhals 281 *953,* 322 *1096 γ.*
— Arten und Ursache 323 *1097.*
— Kriegsunbrauchbarkeit bei 430 *1494.*
Schiefkopf 322 *1096 α.*
Schielen 262 *881.*
— Augenmuskellähmung und 262 *881 a b c.*
— Kriegsbrauchbarkeit bei 432 *1495 f.*
Schienbeinbrüche 302 *1023, 1024.*
Schienbeindefekt, angeborener 348 *1192.*
Schienbeinnerv, Druckschmerzhaftigkeit dess. 141 *443 b.*
Schienbeinnervenlähmung 130 *403 a,* 131 *403 b,* 132 *404.*
— Achillessehnenreflex bei 142 *447.*

Schiffsjungen,
— militärärztliche Zeugnisse zum Eintritt als 479 *1672.*
— Sehprüfung (-schärfe) bei 432 *1495 e.*
Schilddrüse, Untersuchung der 15 *66.*
Schilddrüsengeschwülste 280 *949.*
Schilddrüsenschwellung, Gaumenmandelvergrößerung (Rachenmandelvergrößerung) und 208 *657.*
Schildknorpel, Schleimbeutel vor dem 214 *696.*
Schläfenmuskellähmung (-atrophie) 111 *361.*
Schlaflähmung 127 *397 b,* 128 *398 d.*
Schlaflosigkeit, Geisteskrankheiten und 380 *1331 b.*
Schlafstörungen, Geisteskrankheiten und 381 *1332 c.*
Schlaftrunkenheit in strafrechtlicher Beziehung 408 *1412.*
Schlafwandeln, strafrechtliche Beurteilung von 408 *1415.*
Schlagaderverletzungen, Zeichen und Folgen von 291 *988, 989.*
Schlagaderwandverkalkung,
— cerebrale, Schwindel bei ders. 82 *278.*
— Erblichkeit bei 9 *30.*
Schlaganfall, Erblichkeit bei 9 *30.*
Schlangenmensch 134 *412 a.*
Schleim,
— Magen- 91 *306 b.*
— Stuhluntersuchung auf 94 *314.*
Schleimbeutelentzündung, Steinträger der 278 *939.*
Schleimbeutelkrankheiten,
— bevorzugte Stellen von 374 *1312 a.*
— Röntgenuntersuchung 374 *1312.*
Schleimfäden im Auswurf 65 *216.*
Schleimhautaffektionen,
— Hautkrankheiten und 208 *660.*
— Kreislaufstörungen und 208 *661.*
— Metalle als ursächliche Faktoren bei 208 *660.*
Schleimhäute, Untersuchung der 15 *62.*
Schleimsucht (s. a. Myxödem), allgemeine, Erblichkeit bei ders. 8 *28.*
Schleimzylindroide, Harnuntersuchung auf 102 *340 f.*
Schleudernder Gang 140 *439.*
Schleuderverletzung 322 *1094.*
Schlosser, Hornhautverletzungen (-geschwüre, -narben) der 224 *736.*
Schlottergelenke, Röntgenuntersuchung 373 *1309.*
Schluckstörungen 213 *692*
— Glossopharyngeuserkrankung und 115 *373.*
— Nervenkrankheiten und 209 *665.*
Schlundkopf, Gefühlslähmung dess. 115 *373.*
Schlüsselbeinbruch 292 *992.*
Schlußurteil in militärischen Zeugnissen 458.
Schmerzempfindlichkeit, Nervenkrankheiten und 385 *1341 n.*
Schmerzgefühl, Prüfung dess. 137 *424.*
Schmiede, Hornhautverletzungen (-geschwüre, -narben) der 224 *736.*
Schmidts Probekost, Kotuntersuchung nach 93 *310 a.*

Schmidts
— Sublimatprobe, Gallenfarbstoffnachweis im Stuhl durch 85 *283,* 95 *319 b.*
Schneiden in der mikroskopischen Technik 185.
Schnitte in der mikroskopischen Technik,
— aufgeklebte 187 *617.*
— freischwimmende 187 *615, 616.*
Schnupfen 210 *675.*
Schornsteinfeger, Hodensackkrebs der 278 *939.*
Schreck, Sprachstörungen (Stimmstörungen) nach 209 *666.*
Schreibkrampf 319 *1081.*
Schreibprüfung 118 *383 e.*
Schrift, Störungen ders. 119 *384 λ.*
— Formen und Vorkommen 386 *1341 w.*
— Geisteskrankheiten und 381 *1332 c.*
Schriftsetzer,
— Bleivergiftung der 73 *246.*
— Myopie der 224 *736.*
Schrumpfleber,
— Ascites bei 84 *281.*
— Caput medusae bei 85 *285.*
— Klopfschall über ders. 89 *299.*
— Tastbefund bei 87 *290.*
Schrumpfniere,
— Erblichkeit bei 9 *29.*
— Harndrang bei 81 *272.*
— Kopfschmerzen und 111 *358.*
— Nasenbluten bei 211 *680.*
— Polydipsie bei 77 *257.*
— Polyurie bei 96 *321 α,* 97 *323.*
— Symptome ihrer verschiedenen Formen 104.
Schule,
— Augenkrankheiten und 224 *740.*
— Schwerhörigkeit und 264 *889.*
Schulter,
— lose 116 *376 a.*
— Schleimbeutelentzündungen an der 330 *1125 b.*
— Schlottergelenk der 330 *1124 b.*
Schulterankylosen 330 *1125.*
Schulterblattbruch 293.
Schulterblatthochstand, angeborener 330 *1123.*
— Myositis ossificans bei dems. 374 *1314 a.*
Schulterblattstand, Bestimmung dess. 326 *1108 a b.*
Schultergelenk, Untersuchung 329 *1119,* 330 *1120.*
Schultergelenkdistorsion bei Entbindungen 316 *1069 b.*
Schultergelenkentzündung, Deltoideusähmung und, Unterscheidung 127 *396 b.*
Schultergürtel,
— Messungen 328 *1117.*
— Orthopädisches 328 *1117.*
Schulterkontrakturen 330 *1125.*
Schulterluxation 330 *1124.*
— Begutachtung 306 *1037.*
— Gelenkschädigungen bei 306 *1035 b.*
— habituelle 306 *1037.*
— Oberarmbruch und 294 *995.*
Schultheßsche Zeichenapparate 325 *1104,* 326 *1108 b.*

Sachregister. 599

Schulwissen, Prüfung von Nervenkranken im 393 *1360 a.*
Schulzeit,
— anamnestische Bedeutung der 11 *43.*
— Geisteskrankheiten und 379.
— Nervenkrankheiten und 110 *354.*
Schußfrakturen 371 *1297 e.*
Schußverletzungen,
— Accessoriuslähmung nach 116 *376 b.*
— Deltoideuslähmung nach 127 *396 b.*
— Fazialislähmung nach 113 *369,* 114 *369.*
— Hüftnervenlähmung nach 132 *403 c.*
— Hypoglossuslähmung nach 116 *377 a.*
— Medianuslähmung nach 129 *399 b.*
— Plexuslähmung bei 126 *395 b.*
— Radialislähmung nach 127 *397 b.*
— Schienbeinnervenlähmung 132 *404 b.*
— Ulnarislähmung nach 128 *398 d.*
— Vagusschädigung durch 116 *375 b.*
— Wadenbeinnervenlähmung nach 132 *405 b.*
Schuster, Daumenaffektionen (Handgelenkerkrankungen) der 278 *939.*
Schusterbrust 16 *76,* 21 *87,* 323 *1098.*
Schüttellähmung, Zittern bei 135 *416.*
Schutztruppenangehörige, unentgeltliche Gewährung von Kuren für 473 *1651 ε.*
Schwabachscher Versuch 272 *913 c.*
Schwäche,
— konstitutionelle 4 *17.*
— reizbare, des Nervensystems 5 *18.*
Schwachsichtigkeit 257 *858.*
— Astigmatismus und 258 *865.*
— Entlarvung bei Simulation (Übertreibung) ein- oder doppelseitiger 263 *886.*
— Schwefelarbeiter und 224 *736.*
Schwachsinn,
— Anzeichen für 379 *1330.*
— Lebensversicherung und 526 *1778.*
— strafrechtliche Bedeutung 411 *1425.*
— Straftaten bei 412 *1427.*
Schwämmchen 218 *717.*
Schwangerschaft,
— Amenorrhoe und 158 *521 γ.*
— Blutungen in der 157 *517 d.*
— eingebildete 159 *523.*
— Frauenkrankheiten und 156 *517.*
— Geisteskrankheiten und 379 *1328 b.*
— Geruchsstörungen bei 211 *682.*
— Jucken bei 147 *471.*
— Nasenbluten bei 211 *680.*
— Ovarialtumor und, Differentialdiagnose 170 *568.*
— Pyelitis und 157 *517 h i.*
— Scheidenblutungen in der 165 *559.*
— Uterus bei beginnender 164 *552 a.*
— Uterusblutungen in der 166 *561.*
— Varixblutung am Scheideneingang in der 165 *559.*
— Veitstanz bei 136 *419.*
Schwangerschaftsleukozytose 108 *351.*
Schwangerschaftslordose 328 *1116.*
Schwangerschaftszeichen,
— sichere 160 *534.*
— unbestimmte 159 *523,* 160 *534 a.*

Schwappen bei Leibesabtastung 88 *296.*
Schwarzwasserfieber, Hämoglobinurie bei 81 *274 α.*
Schwefelarbeiter, Schwachsichtigkeit der 224 *736.*
Schweigepflicht, ärztliche, Geisteskrankheiten und 418 *1451.*
Schweißabsonderung,
— Anomalien der 123 *389.*
— Mittelfellraumerkrankungen und 72 *236 c.*
Schweißfuß 297 *1010.*
Schwerhörige, Verständigung mit diesen 207 *902.*
Schwerhörigkeit,
— Beruf und 264 *890.*
— Erblichkeit bei 8 *28.*
— Geisteskrankheiten und 383 *1341 e.*
— Gesichtsausdruck bei 267 *902.*
— Gifteinwirkungen bei 265 *892.*
— Kriegsbrauchbarkeit bei 433.
— Lebensweise und 265 *892.*
— militärärztliche Rentenfestsetzung f. 461 *1663 a.*
— Nervenschwäche, allgemeine und 276 *933.*
— Schule und 264 *889.*
— Simulation (Aggravation) ders. und ihre Feststellung 271 *911.*
— Sprache, eintönige, bei 267 *902.*
— Unfall und 264 *890.*
— Unfallbegutachtung bei 276 *931 b.*
Schwielenkopfschmerz Edingers 111 *358 b.*
Schwindel 82 *278.*
— aktiver 139 *436.*
— Geisteskrankheiten und 381 *1332 b c.*
— Nasenkrankheiten (Borkenbildung, Fremdkörper) und 210 *671.*
— nervöser, Augenschwindel und 274 *918.*
— Nystagmus und 266 *899.*
— Ohrenkrankheiten und 266 *899.*
— Unfallbegutachtung bei 276 *930,* *931 b, 932.*
Schwirren, systolisches und präsystolisches 25 *103.*
Seekadett, militärärztliche Zeugnisse zum Eintritt als 479 *1672.*
Seelenblindheit 119 *385 α.*
Seelenleben, Hauptgebiete dess. 387 *1345.*
Seelentaubheit 119 *385 β.*
Seemannserholungsheim Klein-Machnow 473 *1649 γ.*
Sehbahn hinter der Sehnervenkreuzung, Verletzungen und Erkrankungen ders. 252 *837.*
Sehen, körperliches (doppeläugiges) 263 *883.*
Sehhügelherde, Veitstanz und 136 *419.*
Sehleistung 255 *854.*
Sehnenreflexe (s. a. Reflexe), obere Gliedmaßen 136 *420.*
Sehnenscheidenentzündung, Wäscherinnen (Klavierspieler) und 278 *939.*
Sehnerv 251.
— Entzündungen 251 *833 ff.*
— Untersuchung 111 *360,* 251.

Sehnervenerkrankung, Kriegsbrauchbarkeit bei 432 *1495 f.*
Sehnervenkreuzung, Verletzungen und Erkrankungen der Sehbahn hinter der 252 *837.*
Sehproben für Heereszwecke 255 *852 b.*
Sehprüfung, militärärztliche 426 *1479 d e,* 431 *1495 a ff.*
Sehschärfe 255 *853.*
— Nachprüfung ders. für die Nähe 257 *860.*
— Untersuchung der 254, 255 *852, 854, 855.*
— verringerte, militärärztliche Rentenfestsetzung 461 *1663 a.*
Sehstörungen, Nasen (Nebenhöhlen)-Erkrankungen und 210 *673.*
Seitenstrangentartung (s. a. Lateralsklerose),
— mit Abmagerung, Trizepsreflex, gesteigerter, bei ders. 136 *420 b.*
Sekretion, innere (s. a. Innere Sekretion) 1 *4.*
Sekretionsstörungen,
— Gefühlslähmungen und 123 *389.*
— Geisteskrankheiten (Neurosen) und 386 *1341 u.*
Selbstbewußtsein, Störungen dess. in strafrechtlicher Beziehung 407 *1411.*
Selbsterneuerung 1 *3.*
Selbstmord, Geisteskrankheiten und 379 *1328.*
Selbstmordneigung, Geisteskrankheiten und 381 *1332 c.*
Selbstvertrauen, Ängstlichkeit mit Mangel an 387 *1346 d.*
Senkungsabszeß,
— Coxitis tuberculosa und 342 *1164 d.*
— oberhalb der Leistenbänder 283 *959.*
Senna, Harnuntersuchung auf 100 *334.*
Sennaharn 97 *325.*
Sensibilitätsprüfung 136 *423, 423 a,* 137 *423 b.*
Sensibilitätsstörungen,
— Außennervenerkrankungen und 137 *426.*
— Hirnerkrankungen und 137 *426.*
— hysterische 136 *423, 423 a, 426.*
— Rückenmarkserkrankungen und 136 *423 a, 426.*
— syringomyelieähnlicher Typus ders. 137 *427.*
Sepsis
— Blutuntersuchung, bakteriologische, bei 176 *587.*
— Gelbsucht bei 84 *282 b.*
— Hyperleukozytose bei 106 *346.*
— kryptogene, Mandeln und 521 *1758.*
— Luftwege (Speisewege), obere, Eiterungen in dens. mit konsekutiver 209 *667.*
Septische
— Ekchymosen, Blut im Harn bei dens. 81 *275 a.*
— Krankheitsvorgänge, Herzkrankheiten und 20 *86 a.*
Serologische Untersuchungen. *172.*

Seropneumothorax,
— Biermerscher Schallwechsel bei 60 *191 c.*
— Klopfschall bei 59 *187.*
Serratuslähmung 124 *391.*
Sesambeine, Röntgendarstellung der 374 *1311 b.*
S-förmige Krümmung des Colon descendens,
— Abtastung 88 *296.*
— Besichtigung, innere, ders. 86 *287.*
— Röntgenuntersuchung 367 *1276.*
Shock, Unfall und 396 *1368,* 397 *1370.*
Siderosis pulmonum, Röntgenbild 360 *1241.*
Siebbeinerkrankungen,
— Sehstörungen bei 210 *673.*
— Trigeminusneuralgien bei 210 *672.*
Siebbeinzellenabsonderung,
— Rhinoscopia posterior und 221 *731,* 222 *731.*
Siechtum 3 *11.*
— Definition 418 *1448.*
— Frauenkrankheiten und 158 *519.*
— Körperverletzung (Sittlichkeitsverbrechen) mit Verfall in 418 *1447 ff.*
— Malaria und 73 *244.*
Sieglescher Ohrtrichter 270 *908 a.*
Silbenstolpern (-verstellungen, -auslassungen, -verdoppelungen, -umstellungen) 117 *381,* 386 *1341 η.*
Simulation 11 *47,* 154.
— Augenkrankheiten und 263 *884, 858, 886.*
— Blutauswurf und 211 *681.*
— chirurgische Erkrankungen und 277 *938,* 278 *938.*
— Geisteskrankheiten und 393 *1362,* 422 *1460.*
— Harnuntersuchung und 154 *511.*
— Hautausschläge (-ätzungen), künstliche, zwecks 148 *474.*
— Phimosen und 150 *483.*
— Schenkergeschwüre und 150 *483,* 154 *513.*
— Schwerhörigkeit und 271 *911.*
— Syphilis und 154 *513.*
— Tripper und 152 *499 c,* 154 *512.*
— Vorhautödeme und 150 *483.*
Sinnestäuschungen 389 *1352.*
— Geisteskrankheiten und 381 *1332 b.*
Sinneswerkzeuge, Rentenfestsetzung militärärztliche bei Verlust ders. 460 *1599.*
Sinusarhythmie 51 *168 a.*
Sinusbradykardie 40 *141 b.*
Sinusknoten 51 *168.*
— Reizbildung, erregende, im 51 *168 a.*
Sittlichkeitsverbrechen 417.
Situs viscerum inversus,
— Herzlage bei 32 *116 g.*
— Röntgendiagnose des 362 *1250.*
Skiaskopie 257 *859.*
Skleralstaphylome 237 *777 b.*
Skleritis 236 *775.*
Sklerodermie 138 *433.*
— Knochenerkrankungen (Röntgenuntersuchung) bei 377 *1321.*
Sklerom 208 *658.*
— Gaumen- 219 *724.*

Sklerose, multiple,
— Babinskisches Zeichen bei ders. 142 *449.*
— Bauchdeckenreflex bei ders. 143 *453.*
— Bewußtlosigkeit bei ders. 83.
— Gang bei ders. 140 *439.*
— Gelenkaffektionen bei ders. 334 *1142.*
— Intentionszittern bei ders. 135 *416.*
— Invalidität und 399 *1376.*
— Lebensversicherung und 400 *1883.*
— Sprache, skandierende, bei ders. 117 *380.*
— Trizepsreflex, gesteigerter, bei ders. 136 *420 b.*
— Vagusschädigung bei ders. 116 *375 b.*
Skotome 260 *871.*
Skrofulose,
— Halsnarben bei 147 *468.*
— Leistendrüsenschwellungen bei 150 *490.*
Skrofulöse Diathese, Rachenring, lymphatischer, und 207 *655.*
Skoliose,
— angeborene 326 *1112.*
— Arten 326 *1109 ff.*
— erworbene 326 *1112.*
— fixierte 326 *1111.*
— Gesichts- 322 *1095 a, 1096 α.*
— habituelle 326 *1113.*
— hysterische 318 *1077, 1078.*
— Kinderlähmung und 375 *1318 c.*
— Kompressionserscheinungen (Interkostalneuralgien) bei 313 *1058.*
— rachitische 326 *1112.*
— Röntgenuntersuchung 362 *1251.*
— Schädel- 322 *1096 α.*
— statische 326 *1113.*
— Ursachen 326 *1113,* 327 *1113.*
Skoliosis ischiadica 317 *1075.*
Skrotalkrebs, Schornsteinfeger und 278 *939.*
Sodomie 388 *1349,* 417 *1445.*
Sohlenabdruck, Herstellung dess. 336 *1146.*
Somnambulismus, strafrechtliche Beurteilung von 408 *1415.*
Sonnenstich,
— Fragebogen über Erkrankungen an 496.
— Friedensdienstbeschädigungen durch 448 *1558.*
— militärärztliche Berichte über Erkrankungen an 448 *1558 a b.*
Soor 218 *717.*
Spaltfuß 349 *1193.*
Spasmen, Muskel- 134 *412 β α.*
Spasmophilie 5 *18.*
— Asthma und 55 *170.*
Spastischer Gang 140 *439.*
Speicheldrüsen, Mischgeschwülste der 280 *947 b.*
Speicheldrüsenentzündungen, Glasbläser und 278 *939.*
Speichelfisteln, Kriegsunbrauchbarkeit bei 430 *1494.*
Speichelfluß, Hirnleiden und 217 *716.*
Speichel(gang)fisteln 280 *947.*
Speichelsteine, Röntgendiagnose 353 *1213.*
Speien kleiner Kinder 74 *247 a.*

Speiseröhre,
— Ausbuchtungen 90 *304.*
— Röntgenuntersuchung 90 *304,* 358 *1236.*
— Sondenuntersuchung 90 *304.*
Speiseröhrenverengerung 90, *304.*
— Zuckerausscheidung bei 101 *339.*
Speisewege, obere,
— Beruf und Lebensweise bei Erkrankungen ders. 209 *669, 670.*
— Narbenverengerung ders. 209 *664.*
— tuberkulöse (syphilitische) Erkrankungen ders. 208 *658.*
Sphygmographie 47 *153.*
Spina bifida 312 *1056.*
— occulta 312 *1056 ε.*
— — Röntgendarstellung der 370 *1292.*
— ventosa, Fingerwachstum bei 321 *1091.*
Spinalparalyse (s. a. Rückenmarkslähmung)
— spastische, Babinskisches Zeichen bei ders. 142 *449.*
— — Erblichkeit der. 9 *31.*
— — Kremasterreflex bei 143 *452.*
— — Patellarklonus bei ders. 141 *445 c.*
Spirochäte
— Obermeyer, Nachweis 178 *590.*
— pallida, Nachweis 177 *588.*
— — Untersuchung 149 *481.*
Spitzenstoß (s. a. Herzstoß) 21 *88.*
— Abschwächung 24 *100.*
— Ausdehnung 23 *95,* 25 *101.*
— Einziehung 22 *94.*
— hebender 23 *98.*
— Lage 21 *89.*
— Mittelfellraumerkrankungen und 71 *236 b.*
— negativer 46 *151.*
— schwacher 23 *98.*
— sichtbarer 21 *87 β b,* 22 *89 c.*
— Stärke 23 *97.*
— Verbreiterung 25 *101.*
— Verlagerung, abwärts 22 *92.*
— — aufwärts 22 *93.*
— — nach links 22 *90.*
— — nach rechts 22 *91.*
— Verschwinden dess. 22 *89 d.*
— verschwindender 23 *98.*
— Verstärkung 24 *99.*
Spitzenstoßkurve, normale 46 *151.*
Spitzenstoßschreibung 46 *150.*
Spitzfuß 345 *1175,* 347 *1184.*
— Hohlfuß mit 347 *1183.*
Spondylitis,
— Arten und Ursachen 327 *1114,* 328 *1114, 1115.*
— deformans, Röntgenuntersuchung 328 *1115,* 353 *1214, 1215 a.*
— traumatica 327 *1114.*
— tuberculosa, Röntgenuntersuchung 353 *1214, 1215.*
Spondylolisthesis 328 *1115.*
Spontanfrakturen 372 *1301 b.*
— Rückenmarksdarre und 375 *1316 a.*
Spontansprache, paraphasische 118 *384 γ.*
— Prüfung der 117 *383 b.*
Sport,
— Krankheit und 10 *38.*

Sport,
— Leistendrüsenschwellungen und 151 490.
Sportverletzungen 322 *1094.*
Sprache,
— bulbäre 117 *379.*
— expressive, Prüfung ders. 117 *383 c.*
— häsitierende 386 *1341 v ε.*
— paraphasische 117 *383 b.*
— skandierende 117 *380,* 386 *1341 v ζ.*
— tote 213 *692 β.*
Sprachmuskeln, Nervenstörungen der 117 *379.*
Sprachstörungen 117.
— Formen und Vorkommen 386 *1341 v.*
— Geisteskrankheiten und 381 *1332 c.*
— hysterische 117 *383,* 209 *666.*
— Nervenkrankheiten und 209 *665.*
— Schreck und 209 *666.*
Sprachverwirrtheit 390 *1353 ζ.*
Spreizfuß 345 *1178 b.*
Sprengelsche Deformität 330 *1123.*
Sprunggelenkmißbildung Volkmanns 349 *1192.*
Spulwürmer 95 *320.*
Sputum (s. a. Auswurf) 64 *210 ff.*
— globosum (nummulare) fundum petens 64 *211 γ.*
Stabsichtigkeit (s. a. Astigmatismus) 258.
— Kriegsbrauchbarkeit b. 431 *1494 d e.*
Stammeln 117 *382,* 386 *1341 v β.*
Staphylococcus aureus, Nachweis 177 *587.*
Staphylokokken, Cerebrospinalflüssigkeit, Untersuchung auf 145 *460 b.*
Staphylom, Hornhaut- 243 *799.*
Starbildungen 247 *816 ff.*
— frühzeitige, bei Glasmachern 224 *736.*
Stärke, Stuhluntersuchung auf 94 *313.*
Staroperationen, Kriegsbrauchbarkeit nach 432 *1495 f.*
Statische Prüfung 272.
Status thymico-lymphaticus 5 *18.*
— Lebensversicherung und 511 *1720.*
Stauungsgelbsucht 84 *282, 282 d.*
Stauungsinsuffizienz des Magens und ihr Nachweis 93 *309 β.*
Stauungslunge, Röntgenbild und Ursachen 361 *1246.*
Stauungsniere,
— Blut im Harn bei 81 *275 a.*
— Symptome 104.
Stauungspapille 251 *834.*
Steilmagen 5 *18.*
Steinarbeiter, Schleimbeutelentzündung der 278 *939.*
Steine in den Harnwegen, Röntgenuntersuchung 368 *1286.*
Steinhauer, Hornhautverletzungen (-geschwüre, -narben) der 224 *736.*
Steißbein, Röntgenuntersuchung 370 *1295.*
Stereognostischer Sinn 138 *430.*
Stereotypie 388 *1350.*
Sterilität des Weibes 159 *525, 526, 527.*
Stillings pseudo-isochromatische Tafeln 261 *875.*
Stimmbänder 223 *735.*
— Muskelschwäche ders. nach Diphtherie und Keuchhusten 208 *656.*

Stimmbandlähmung,
— Aphonie bei 212 *689.*
— rheumatische, Friedensdienstbeschädigung durch 451 *1569.*
— — militärärztliches Zeugnis über 451 *1569.*
— Vagus und 115 *375 a.*
Stimmbildung, schnarrende (rauhe) 212 *689 b.*
Stimme, Behorchung der 62 *208.*
Stimmklang, kloßiger 213 *692.*
Stimmlippenrandpolypen, Doppeltonbildung bei 213 *690.*
Stimmlosigkeit 212 *689.*
— hysterische 117 *383.*
Stimmritze 223 *734.*
Stimmschwäche 212 *688.*
Stimmschwingung der Kehlkopfwände 19 *82.*
Stimmstörungen 212 *688 689.*
— Hysterie und 209 *666.*
— Nervenkrankheiten und 209 *665.*
— Schreck und 209 *666.*
Stimmungslage, Geisteskrankheiten und 387 *1346.*
Stimmungswechsel 387 *1346 l,* 388 *1346 m.*
Stinknase 211 *678, 682.*
— Erblichkeit bei 8 *28.*
Stirnhirnerkrankungen,
— Ataxie bei 135 *417.*
— Gang bei 140 *439.*
— Rombergscher Versuch bei 139 *437 a.*
Stirnhöhlenabsonderung, Rhinoskopia posterior und 221 *731.*
Stirnhöhlenerkrankungen,
— Kopfschmerzen bei 111 *358,* 210 *671.*
— Trigeminusneuralgien bei 112 *364,* 210 *671.*
Stockschnupfen 210 *675 b.*
Stoffwechselkrankheiten,
— Amenorrhoe bei 158 *521 γ.*
— Jucken bei 147 *471.*
— Lebensversicherung und 522 *1763.*
Stokesscher Kragen bei Mittelfellraumerkrankungen 71 *236 a.*
Stomacace 207 *654 γ.*
Stomatitis simplex 207 *654 β.*
Stottern 117 *382.*
— Geisteskrankheiten und 381 *1332 c,* 386 *1341 v α.*
— hysterisches 117 *383.*
Strafausschließung (-milderung), Gründe für 407 *1409, 1410, 1411 ff,* 412 *1425,* 416 *1442.*
Strafen, militärische, Nervenkrankheiten und 110 *354.*
Strafmündigkeit, völlige und bedingte 415 *1441.*
Strafprozeßordnung, Geisteskrankheiten und 419.
Strafrecht, Geisteskrankheiten und 407.
Strafvollstreckung, Geisteskrankheiten und 420 *1455 ff.*
Strauß' Korinthenprobe, Stauungsinsuffizienz des Magens und ihr Nachweis durch 93 *309 β.*
— Mastdarmspiegel 86 *287.*
Streptobazillen, Unna-Ducreysche, Nachweis 149 *482,* 150 *482.*

Sachregister.

Streptococcus viridans, Nachweis 177 *587.*
Streptokokken,
— Cerebrospinalflüssigkeit, Untersuchung auf 145 *460.*
— hämolytische, bei Sepsis, Nachweis 176 *587.*
Streptokokkenempyeme 71 *234.*
Streptokokkenvergiftung, Hämoglobinurie bei 81 *274 α.*
Striae 13 *55.*
— gravidarum 160 *534.*
Struma (s. a. Kropf),
— Okzipitalneuralgien bei 376 *1319.*
— substernalis, Röntgenbild bei 358 *1234.*
Stuhl,
— blutiger 72 *241.*
— gallenfreier und gallehaltiger, Unterscheidung 94 *312.*
Stuhluntersuchung, Gelbsucht und 85 *283.*
Stuhlverhaltung 143 *454 a.*
— Geisteskrankheiten und 381 *1332 c.*
Stummheit,
— hysterische 117 *383.*
— militärärztliche Rentenabschätzung bei 461 *1603 a.*
— seelische 209 *666.*
— Taubheit und 264 *888.*
Subakutes Krankheitsstadium 2 *10.*
Sublimatprobe Schmidts, Gallenfarbstoffnachweis im Stuhl durch die 85 *283,* 95 *319 b.*
Subphrenischer Abszeß, Röntgenuntersuchung 363 *1256.*
Succussio Hippocratis 62 *206.*
Sudeckscher Knochenschwund 372 *1300.*
Sulfonalvergiftung, Hämatoporphyrinurie bei 97 *325.*
Sulfosalicylsäureprobe, Eiweißfeststellung im Harn durch die 98 *329 d.*
Supraorbitalneuralgie 112 *364.*
Sydenhamsche Krankheit 136 *419.*
Sykosis, Naseneingangs- 211 *678.*
Symblepharon 229 *751.*
Sympathicotonie 5 *18.*
Sympathikuslähmung (-reizung)126 *395 a,* 229 *751 c.*
— Mittelfellraumerkrankungen und 71 *236 c.*
Syndaktylie 349 *1194.*
Syphilis,
— Accessoriuslähmung bei 116 *376 b.*
— Aneurysmen und 153 *506.*
— Anzeichen angeborener und erworbener 383 *133*
— — bakteriologische und serologische Untersuchungen bei 177 *588.*
— Brustwarzengeschwüre und 159 *529.*
— Cerebrospinalflüssigkeit bei 143 *455,* 144 *456, 458,* 145 *459, 460.*
— congenita 7 *25,* 152 *502,* 153 *507.*
— — Zahnbildungsstörungen bei 208 *656.*
— Erscheinungen bei 153 *503 ff.*
— Fehlgeburten, wiederholte, bei 157 *517 e.*

Syphilis,
— Feststellung von 152 *501, 502,* 153 *503—508,* 154 *509, 510.*
— Früchte, totfaule bei, 157 *517 e.*
— Gaumenzerstörungen bei 213 *692.*
— Geisteskrankheiten und 379 *1328,* 380 *1331 b.*
— Gelenkkrankheiten und 321 *1093,* 332 *1135,* 333 *1136.*
— Haarausfall bei 148 *475.*
— Hoden- 286 *971.*
— Irispapeln bei 247 *813.*
— Keratitis parenchymatosa bei 240 *790.*
— Knochen-, angeborene 373 *1306.*
— Knochenkrankheiten und 321 *1093.*
— Kopfhaut bei 148 *475.*
— Kopfschmerzen und 111 *358,* 111 *358 a.*
— Lebensversicherung und 521 *1757 c d,* 531 *1797.*
— Lebererkrankungen und 73 *243.*
— Leistendrüsenschwellungen bei 150 *490.*
— Leukoderma bei 147 *467.*
— Leukoplakia und 217 *717.*
— Lidknorpel- 230 *753 δ.*
— Luftwege (Speisewege), obere, Erkrankungen ders. bei 208 *658.*
— Lungen-, Röntgenbild 360 *1242.*
— Magen- 365 *1268.*
— Myokarditis und 20 *86 b.*
— Nachsyphilis (s. a. diese) 153 *505.*
— Narbenbildungen bei 147 *468.*
— Nasenknochenauftreibung bei 214 *700.*
— Nebenhoden- 151 *495,* 286 *971.*
— Nervenkrankheiten und 110 *354.*
— Nervenlähmung bei 122 *387.*
— Nierenkrankheiten und 73 *243,* 153 *506.*
— Oberkieferzerstörungen durch 203 *638.*
— Paronychien bei 148 *477.*
— Plaques muqueuses bei 218 *717,* 219 *721 b.*
— Primäraffekt beim Weibe 156 *516.*
— Sattelnase bei 208 *656,* 214 *699.*
— Schluckstörungen bei 213 *692.*
— Spondylitis bei 328 *1114.*
— tertiaria 153 *504.*
— — Gaumenlücken bei 219 *723.*
— — Zungennarben bei 218 *720.*
— Trigeminusneuralgie bei 112 *364.*
— vaginae 166 *560 b.*
— Vorgeschichte bei 152 *502.*
— Vortäuschung von 154 *513.*
— Wassermannsche Probe bei 153 *508,* 509, 510, 177 *588.*
Syringomyelie 311 *1055.*
— Anästhesie, dissoziierte, bei 137 *427.*
— Arthropathien bei 135 *414,* 334 *1142.*
— Röntgenbefund 328 *1115.*
— Entartungsabmagerung bei 133 *408 a.*
— Gelenkveränderungen bei 375 *1318,* *1318 a.*
— Hyperhidrosis bei 138 *432.*
— Malum perforans pedis bei 140 *442.*
— Patellarklonus bei 141 *445 c.*

Tabakmißbrauch,
— Augenkrankheiten und 224 *736.*
— Herzkrankheiten und 20 *86 b.*
— Katarrhe und 209 *670.*
— Lebensversicherung und 508 *1709.*
— Lungenkrankheiten und 55 *171 b.*
— Nervenkrankheiten und 110 *354.*
— Schwerhörigkeit und 265 *892.*
Tabellen,
— Berufsgefährdung 538.
— Brustmaß, Bauchmaß und Körpergewicht 533.
— Brustumfang 537.
— Herzkrankheiten nach objektiven Krankheitszeichen 42 ff.
— Lunge und Lungenkrankheiten, Behorchungs- und Beklopfungsergebnisse 63 *209.*
— Nierenkrankheiten und ihre Erscheinungen 104, 105.
— System der Krankheiten und Todesursachen 190.
— Wachstumstabelle 537.
Tabes, s. Rückenmarksdarre.
Tachykardie 38 *141 a.*
— Lebensversicherung und 528 *1786.*
— paroxysmale 39 *141 a α*, 40 *141 a ε.*
— Vorkommen 39 *141 a α β γ δ.*
Tachysystolie der Vorhöfe 55 *168 δ.*
Taillendreiecke 325 *1108.*
Tallquists Hämoglobinskala 107 *347.*
Tänien 95 *320.*
Tänzelnder Gang 140 *439.*
Tastempfindung bei Lungenperkussion und Ebsteinsche Tastperkussion 57 *178.*
Tastlähmung 119 *385 γ.*
Tätigkeitspuls, Lebensversicherung und 520 *1755.*
Taubheit,
— einseitige, Simulation (Aggravation) ders. und ihre Feststellung 272 *911 b c d.*
— Hirngeschwulst und 274 *921.*
— Kriegsbrauchbarkeit bei 433.
— militärärztliche Begutachtung von 463 *1608 c.*
— militärärztliche Rentenfestsetzung bei 461 *1603 a.*
— Nervenschwäche, allgemeine, und 276 *933.*
— psychogene 273 *915 a*, 277 *934 a b*
— Stummheit und 264 *838.*
— Unfallbegutachtung bei 276 *929, 930, 932 ff.*
Taubstummheit,
— Erblichkeit bei 8 *28.*
— militärärztliche Rentenabmessung bei 461 *1363 a.*
— Verständigung bei 267 *902.*
— Zurechnungsfähigkeit bei 416 *1442*
Taunus, Offiziersheim 472 *1649 β*, 474 *1654.*
Täuschungsversuche, Versicherungsmedizin und 500 *1677 e, 1678.*
Tawara-Schenkel 51 *168.*
Technische Truppen, Sehprüfung (-schärfe) bei dens. 432 *1495 e.*
Temperament 4 *14,* 4 *16.*
Tenonsche Kapsel, Entzündung ders. 225 *742 d.*

Testament, Errichtung und Widerruf dess. 406 *1405, 1406.*
Testierfähigkeit 406 *1405.*
Tetanus, s. Wundstarrkrampf.
Tetraplegie 308 *1043.*
Thoma-Zeiß' Zählkammer 106 *345.*
Thomsensche Krankheit,
— Erblichkeit bei ders. 9 *31.*
— Muskelhypertrophie bei ders. 133 *409.*
Thorakozentese 70 *230.*
Thorax (s. a. Brustkorb),
— Formveränderungen 16 *76.*
— piriformis 17 *76.*
Thoraxapertur, Enge der oberen 5 *18.*
Thrombus vulvae 163 *548.*
Thymico lymphatischer Status 5 *18.*
— Lebensversicherung und 511 *1720.*
Thymus, Röntgenuntersuchung 358 *1234.*
Tibia recurvata 344 *1170.*
Tic convulsif 113 *367.*
— douloureux 114 *364.*
— Geisteskrankheiten und 385 *1341 i.*
Tiefenempfindung 138 *429, 431.*
Tintement métallique 62 *206.*
Titrierbestimmung der Säuren im Mageninhalt 91 *306 d.*
Tod 3 *11.*
Todesalter, Lebensversicherung und 512 *1725.*
Todesursachen,
— Lebensversicherung und 512 *1725*, 513 *1726 ff.*
— System der 190 *628.*
Tonprüfung 272 *913.*
Tonsillarabszesse, Herzkrankheiten und 20 *86 b.*
Tonsillitis acuta und chronica (simplex und purulenta) 220 *724 g n.*
Töpferbrust 323 *1098.*
Torticollis 322 *1096 γ.*
Trachom 230 *753 γ,* 234 *767.*
Tractus cristofemoralis des Maissiatschen Streifens 341 *1160.*
Train, Sehprüfung (-schärfe) beim 432 *1495 e.*
Tränenfistel 231 *760,* 232 *760.*
Tränenkanalverengerung 231 *757.*
Tränenorgane, Erkrankungen der 231 *757, 758, 759, 760,* 232 *761.*
Tränenpunkt, Abstehen dess. vom Augapfel 229 *750.*
Tränensackeiterung, Kriegsbrauchbarkeit bei 432 *1495 g.*
Tränenträufeln, Nasenkrankheiten und 210 *673.*
Transpositio viscerum 32 *116 g.*
Traubescher Raum 90 *303.*
Trichiasis 228 *748 a.*
Trichinose, Leukozytose bei 108 *351.*
Trichobezoare 365 *1269.*
Trichocephalus dispar 96 *320.*
Trichterbrust 323 *1098.*
Triebhandlungen 388 *1348.*
Triebleben, Störungen dess. 388 *1349.*
Trigeminus,
— Gefühlszweige des 112 *363.*
— Untersuchung 111 *361.*
Trigeminuslähmung,
— Keratitis neuroparalytica bei 240 *789.*

Sachregister. 605

Trigeminuslähmung,
— motorische 111 *361*.
— sensible 112 *362*.
Trigeminusneuralgien 112 *364*.
— Nasennebenhöhlenerkrankungen und 210 *672*.
— Röntgenuntersuchung (Ursachen) bei 352 *1211*, 376 *1319 b*.
— Zahnerkrankungen und 207 *653*.
Trikuspidalinsuffizienz, Kennzeichen, objektive, der 44 *5*.
Trikuspidalstenose, Kennzeichen, objektive, der 44 *6*.
Trikuspidaltöne 32 *120*.
Trinkerheilstätten 399 *1378*.
Tripper,
— Dissimulation dess. 152 *499 a*.
— Gelenkkrankheiten (Knochenkrankheiten) und 321 *1093*, 333 *1137*.
— Geschlechtsorgane, weibliche, und 155 *514*.
— Gonokokkennachweis 175 *584*.
— Harnlassen, schmerzhaftes, bei 80 *269 a*.
— Hüftgelenkaffektion bei 342 *1165*.
— Kehlkopferkrankungen bei 208 *659*.
— Kniegelenkaffektion bei 344 *1173*.
— Leukozyten im Harn bei 102 *341*.
— männlicher 151 *491*, 152 *499*.
— Nervenlähmung bei 122 *387*.
— Scheiden- 166 *560*.
— Spondylitis bei 328 *1114*.
— Sterilität und 159 *527*.
— Vulvitis 162 *544*.
— Vortäuschung dess. 152 *499 c*, 154 *512*.
— weiblicher, Harnröhrenerkrankung 155 *514 b*.
— — Sitz und Ausbreitung 155 *514 c d*.
Tripperbindehautentzündung 233 *764 c*.
Tripperrheumatismus, Fingerwinkelstellungen bei 331 *1131 d*.
Trismus 204 *640 d*.
— Vorkommen 111 *361*.
Trizepsreflex 136 *420*, *420 a b*.
Trochlearis, Untersuchung 26 *878 ff*.
Trockenheit im Munde und Halse 210 *676*, 212 *686*.
Trocknen in der mikroskopischen Technik 183 *602 γ*.
Trommelfell,
— normales, Spiegelbild 269.
— Veränderungen am 269 *907*.
Trommelfellruptur,
— Begutachtung und Prognose 276 *731 a*, 277 *935*.
— traumatische 275 *924*.
Trommersche Probe, Zuckernachweis im Harn durch die 98 *331*.
Tropenaufenthalt, anamnestische Bedeutung dess. 10 *39*.
Tropendienstfähigkeit 439 *1516*, *1517*.
— militärärztliches Zeugnis über 479 *1674*.
Tropenkrankheiten, Wassermannsche Probe bei 154 *510*.
Tropenzulage,
— Dienstbeschädigung und 457 *1586*.
— Offizierspensionierung und 467 *1626*.

Tropfenherz 5 *18*.
— Elektrokardiogramm bei 51 *167 ε*.
Trophische Störungen 138 *432*.
— Gefühlslähmungen und 123 *383*.
— untere Gliedmaßen 140 *442*.
Trophoneurosen, Röntgenuntersuchung und 377 *1321*.
Trunkenheit (-sucht),
— Entmündigung wegen 403 *1394 c d*, *1395*.
— strafrechtliche Bedeutung der 409 *1418 ff*, 414 *1437 ff*.
Tubarabort 167 *561 ε*, *561 ε a*.
Tubenkatheterisation 272 *913 d*.
Tuberkelbazillen in der Cerebrospinalflüssigkeit 145 *460 b*.
Tuberkelbazillennachweis 68 *226*, 175 *585*, *586*.
Tuberkulinproben 68 *227*.
Tuberkulose,
— Accessoriuslähmung bei 116 *376 b*.
— Ausatmungsluft, Geruch ders. bei 212 *683*.
— Auswurfuntersuchung bei 175 *585*.
— Bindehaut- 735 *770*, *770 a*.
— Brustkorb bei 17 *76*.
— Brustwirbelsäulen-, Thoraxverbildung bei ders. 323 *1099*.
— Diazoreaktion bei 99 *333 a*.
— Erblichkeit bei 7 *26*.
— Fuß(gelenk)- 347 *1180*.
— Gelenk- 332 *1134*.
— — Röntgenuntersuchung 373 *1308*.
— Halsnarben bei 147 *468*.
— Halswirbel-, Röntgenuntersuchung 353 *1214*, *1215*.
— Hoden- 286 *971*.
— Hüftgelenk- 341 *1164*.
— Ileococcal-, Röntgenuntersuchung 367 *1278*.
— Iris- 247 *813*.
— Keratitis parenchymatosa bei 240 *790*.
— Kniegelenk- 344 *1171*.
— Knochen-, Röntgenuntersuchung 371 *1299*.
— Lebensversicherung und 509 *1713*, 510 *1717*.
— Leistendrüsenschwellungen bei 150 *490*.
— Luftwege (Speisewege), obere, bei 208 *658*.
— Nebenhoden- 151 *495*, 286 *971*.
— Nervenlähmung bei 122 *387*.
— Nieren-, im Röntgenbild 368 *1285*.
— Oberkieferzerstörungen durch 203 *638*.
— Offizierspensionierung bei 467 *1625 a b*.
— orthopädische Erkrankungen bei 320 *1084*.
— Rentenfestsetzung, militärärztliche, bei 460 *1600*, 462 *1605*.
— Rippeneiterung und 281 *954*.
— Untersuchungsergebnisse in militärärztlichen Zeugnissen bei 446 *1547*.
— Wirbel- 282 *954 a*.
— — Kyphoskoliose bei 327 *1113*, *1114 δ*.
— — Röntgenuntersuchung 362 *1251*.
— Zahnkrankheiten und 521 *1759 b*.

Türkensattel, Vertiefungen dess., Röntgenuntersuchung 351 *1202*, *1203 b.*
Turmschädel,
— Hirndrucksteigerung und 375 *1316 e.*
— Röntgenuntersuchung 352 *1205.*
Tympanitischer Schall,
— Bauchbeklopfung und 89 *299.*
— Vorkommen 59 *190.*
Typhus,
— bakteriologische und serologische Untersuchungen bei 172 *573*, *574*, 173 *575.*
— Bazillenträgerfeststellung 173 *574.*
— Buckelbildung nach 327 *1114.*
— Darmblutung bei 94 *316.*
— Diagnose 172 *573*, *574*, 173 *575.*
— Diazoreaktion bei 99 *333 a.*
— Hämoglobinurie bei 81 *274 α.*
— Hypoleukozytose bei 107 *346.*
— Milzvergrößerung bei 87 *292.*
— Pseudorheumatismus nach 334 *1140.*
— Wachstum, gesteigertes, nach 321 *1091.*
Typhusagglutination 173 *575.*
Typhusbazillen, Nachweis im Blut und Stuhl 172 *573*, *574.*

Überanstrengungen, Albuminurie nach 100 *336.*
Überernährung, Herzkrankheiten und 20 *86 b.*
Übergangsfalte, Bindehaut-, obere, Untersuchung ders. 732 *762 a b.*
Überleitungsstörungen
— am Herzen 41 *144 c.*
— Venenpuls bei 49 *162.*
Übertreibung von Beschwerden (s. a, Simulation) 11 *41.*
Übungen, militärische, Zeugnisse behufs Befreiung von dens. 478 *1669.*
Übungs(un)fähigkeit,
— Zeugnismuster 495.
Uhrmacher, Myopie der 224 *736.*
Ulcus
— durum vulvae 163 *546.*
— molle (s. a. Schanker), Lebensversicherung und 531 *1796.*
— — beim Weibe 156 *515.*
— rodens vulvae 163 *546.*
Ulnadefekt 331 *1128.*
Ulnarfrakturen 295 *999*, *1000.*
Ulnarislähmung 127 *398.*
— Symptome 127 *398 a b c.*
— Ursachen 128 *398 d.*
Umgebung, gesundheitliche Bedeutung der 506 *1703.*
Unausgebildete Mannschaften, militärärztliche Versorgungszeugnisse für 458 *1588*, *1589 ff.*
Unfall,
— anamnestische Bedeutung 11 *45.*
— Ataxie, zerebrale, und 397 *1369 b.*
— Delirium tremens und 398 *1375 c.*
— Epilepsie und 397 *1369 b*, 398 *1375 b.*
— Gehirnschädigung und 397 *1369 a b c*
— Geisteskrankheiten und 396 *1367 ff*, 398 *1375.*
— — Rentenbemessung 398 *1375 d.*

Unfall,
— Geschwülste und 526 *1775.*
— Hemianopsie und *1369 b.*
— Hemiplegie und 397 *1369 b.*
— Hysterie und 398 *1374.*
— Jugendirresein und 398 *1375 b.*
— Knochenkrankheiten (Gelenkkrankheiten) und 321 *1094.*
— Labyrinthaffektionen und 397 *1369 b.*
— Lähmungen nach 397 *1369 b.*
— manisch-depressives Irresein und 398 *1375 b.*
— Neurasthenie und 397 *1373*, 398 *1373.*
— Ohrenverletzung und 275 *923 ff.*
— Paralyse und 398 *1375 b.*
— Shock und 396 *1368*, 397 *1370.*
— Sprachstörungen, hysterische, nach 117 *383.*
Unfallneurosen 317 *1077*, 319, *1080.*
— Rombergscher Versuch bei 139 *437 a.*
— strafrechtliche Bedeutung 411 *1425.*
Unna Ducreysche Streptobazillen, Nachweis 149 *482*, 150 *482.*
Unreife Personen vor Gericht als Zeugen, Angeklagte und Verurteilte 419 *1452.*
Unterbeamte, militärärztliche Begutachtung auf Brauchbarkeit als 464 *1613.*
Unterernährung,
— Geisteskrankheiten und 380 *1331 l.*
— Lebensversicherung und 518 *1747*, *1748.*
Untergrätenreflex 136 *422.*
Unterkiefer,
— Hypoglossuslähmung bei Geschwülsten in der Gegend dess. 116 *377 a.*
— Progenie 202 *632 ε.*
Unterkieferbrüche 202 *635.*
— Röntgendiagnose 353 *1213.*
Unterkieferluxation 203 *640 β.*
— Einrenkung, unvollkommene, und ihre Folgen 306 *1036.*
— habituelle 203 *640 a.*
Unterkiefernekrose, Phosphorarbeiter (Perlmutterarbeiter) und 278 *939.*
Unterleibsbrüche (s. a. Eingeweidebrüche) 284 *967.*
— Kriegsbrauchkeit bei dens. 434 *1495.*
— militärärztliche Rentenfestsetzung 462 *1603 b.*
Unterleibsleiden, chronische, militärärztliche Begutachtung 462 *1603 c.*
Unterleibsuntersuchung 16 *71.*
— Frauenkrankheiten und 160 *161.*
Unteroffiziere, unentgeltliche Gewährung von Kuren an 473 *1651 δ.*
Unteroffizierschulen, militärärztliche Zeugnisse für Aufnahme in 477 *1666.*
Unteroffizierschüler, Sehschärfe (Sehprüfung) der dens. 432 *1495 e.*
Unterschenkelbrüche 302.
Unterschenkelgeschwüre 207 *1010.*
Unterschenkelluxation, Gefahren der 306 *1040.*
Unterschenkelvarizen 297 *1010.*
Untersuchungen, militärärztliche (s. a. Militärärztliche) 424.

Sachregister. 607

Untersuchungsbefund, militärärztliche Zeugnisse und 445 *1542 ff.*
Untersuchungsbesteck, militärärztliches 424 *1464.*
Untersuchungsgang 12.
Unzucht, widernatürliche 417 *1445.*
Unzuchtshandlungen 417 *1445, 1446.*
Unzurechnungsfähigkeit,
— Gehirnkrankheiten und 413 *1434.*
— zeitweilige 412 *1425.*
Urachusfisteln 284 *965.*
Urämie,
— Alveolarpyorrhoe bei 207 *654 δ.*
— Coma bei 83 *279.*
— Geisteskrankheiten und 380 *1331 f.*
— Harngewicht, spezifisches, bei drohender 98 *326.*
— Kopfschmerzen und 111 *358, 358 a.*
— Reststickstoff im Blute bei drohender 97 *324.*
Urämische Geistesstörung, Albuminurie bei ders. 383 *1340.*
Ureterenkatheterismus, Nierenblutung, einseitige, Feststellung durch 82 *277.*
Urlaubsreisen,
— Friedensdienstbeschädigungen auf 448 *1557 b.*
— Kriegsdienstbeschädigung auf 453 *1573 f.*
Urobilin (Urobilinogen),
— Harnfärbung durch 97 *325.*
— Harnuntersuchung auf 97 *325 b.*
Urobilinharn, Farbe 81 *272.*
Urochromogenreaktion des Harns 99 *333 b.*
Urteilsvermögen,
— Prüfung dess. 393 *1360 b.*
— Schädigung dess. 393 *1360 c.*
Urticaria factitia 139 *435.*
Uterus (s. a. Gebärmutter),
— Herabziehen mit der Kugelzange 162 *538.*
— Masse des normalen 164 *552 a.*
— Schleimhautpolypen 169 *565 α.*
— Verdrängung dess. im ganzen nach vorn 164 *552 c.*
— Weichheit des 164 *552 a.*
Uterusabtastung 163 *551, 552.*
Uterusanhänge, Blutungen aus dens. 166.
Uterusatonie, Geburtsblutung bei 168 *562 ε.*
Uterusatrophie, Amenorrhoe bei 158 *521 γ.*
Uteruskarzinom 165 *556 c,* 169 *565 β.*
— Blutungen bei 158 *521 β,* 168 *563 γ.*
— Scheidenausfluß bei 158 *520 b.*
Uteruskörper, Abtasten dess. 164 *551 a, 552.*
Uterusmyom 164 *552 a.*
— Arten 169 *565 α.*
— Blutungen bei 158 *521 β,* 169 *565 α.*
— eingekeiltes 164 *552 c.*
— Fluor albus bei 158 *520 a.*
— Herzmuskelschädigung durch 157 *519,* 158 *519.*
— interstitielles 169 *565 α.*
— Menorrhagie bei 168 *563 α.*
— Menstruationsanomalien bei 158 *521 α.*

Uterusmyom,
— Ovarialtumor und, Differentialdiagnose 170 *567.*
— submuköses und subseröses 169 *565 α.*
Uteruspolypen 165 *556 b.* 169 *565 α.*
— Blutarmut bei 158 *519.*
— Blutungen bei 158 *521 β,* 168 *563 γ.*
— fibröse, submuköse 169 *565.*
Uterusprolaps 162 *541.*
Uterusrißblutungen bei und nach der Geburt 168 *562 β γ.*
Uterussarkom 169 *565 β.*
Uterussenkung 162 *541.*
Uterussondierung 161 *538.*
Uterustumoren,
— Blutungen bei 169 *565.*
— Schwangerschaft simulierende, Erscheinungen bei 159 *523,* 160 *534 a.*
Uvula bifida 219 *723.*

Vagotonie 5 *18.*
Vagus, Schädigungen dess. 116 *375 b.*
— Untersuchung 115 *375.*
— Versorgungsgebiet 115 *375.*
Vakzine-Körperchen, Paschensche, Nachweis im Ausstrichpräparat von Pockenpusteln 174 *581 c.*
Valsalvascher Versuch 266 *896.*
Vaquezsche Krankheit 106 *343.*
Varicocele 151 *492, 496,* 286 *973.*
Varix aneurysmaticus 291 *991.*
Varizen 297 *1010.*
— Lebensversicherung und 529 *1789.*
— Vulva- 163 *545.*
Vasomotorische Störungen 138 *432.*
— untere Gliedmaßen 140 *442.*
Veitstanz 135 *419.*
— Endokarditis und 383 *1340.*
— Fazialiskrampf bei 113 *367.*
— Gaumenmandelvergrößerung (Rachenmandelvergrößerung) und 208 *657.*
Venenpulskurve, normale und pathologische 49 *161.*
Venenpulsschreibung 48 *160.*
Verarmungsideen 391 *1355 δ.*
Verblödungen, Straftaten bei 412 *1428.*
Verbrechen, Geisteskrankheiten und 379 *1328,* 419 *1453.*
Verbündete, unentgeltliche Gewährung von Kuren an Heeresangehörige ders. 473 *1651 ε.*
Verdauungsleukozytose 106 *346,* 108 *351.*
Verdauungsstörungen,
— Lebensversicherung und 529 *1790.*
— Zuckerausscheidung bei 101 *339.*
Verfolgungswahn 391 *1355 α.*
Vergiftungen
— Gelbsucht bei 84 *282, 282 b.*
— Nervenkrankheiten und 110 *353.*
— Nervenlähmung bei 122 *387.*
— Unzurechnungsfähigkeit bei 414 *1435, 1436.*
— Zuckerausscheidung bei 101 *338.*
Verkalkungen, Schliffe von, zur mikroskopischen Untersuchung 182 *600.*
Verlegenheitsdiagnosen 190 *625.*

Verletzungsgefahr, Berufe mit besonders großer 278 *939*.
Verrenkungen (s. a. Luxationen) 305.
— Nervenschädigung durch 376 *1319 a*.
Versicherungsmedizin 499.
— Ablehnungen 505 *1694*.
— Albuminurie 529 *1791*, 530 *1792*.
— Alkoholismus 507 *1708*.
— Aortenaneurysma 528 *1787*.
— Arrhythmien 528 *1786*.
— Arteriosklerose 510 *1717 a*, 528 *1787*.
— Arthritis gonorrhoica 530 *1794*.
— Atmung 519 *1750 a b*.
— Atmungszahl 520 *1756*.
— Aufgaben der 499 *1675 ff*.
— Basedowsche Krankheit 510 *1717 a*, 527 *1779*.
— Bauchmaß 519 *1753*.
— Bauchumfang 518 *1749*.
— Beruf 506 *1699*.
— Berufsgefährdung 506 *1700*.
— Berufskrankheiten 506 *1702*.
— Beschäftigung 506 *1699*.
— Beweggründe für die Versicherung 500 *1680*, *1681*.
— Blasenkatarrh 530 *1794*.
— Bleisaum 521 *1759*.
— Bleivergiftung 523 *1765 d*.
— Blutkrankheiten 524 *1770*, 525 *1771*.
— Blutkreislauf 519 *1750*.
— Bradykardie 529 *1788 d*.
— Brustfellentzündungen 527 *1779*.
— Brustumfang und 519 *1751*.
— Brustweite 518 *1749*.
— Deklaration 504 *1691*.
— — Fragestellung zu ders. 502 *1683 ff*.
— Determinanten 514 *1733*.
— Disposition 514 *1723 ff*.
— Eheverhältnisse 509 *1714*.
— Epilepsie 526 *1778*.
— Ernährungsverhältnisse 507 *1704*.
— exsudative Diathese 511 *1720*.
— Familiengeschichte 509 *1713*, 514 *1734*.
— Fettsucht (-leibigkeit) 510 *1717 a*, 518 *1747*, 522 *1763*, *1764*.
— Florschützsche Formel 517 *1744 b*.
— Fragestellung zur Deklaration 502 *1683 ff*.
— Frauenkrankheiten 531 *1798*.
— Früh- und Fehlgeburten 510 *1715*.
— Gaumen 520 *1757*.
— Geisteskrankheiten 510 *1717 a*, 516 *1742*.
— Gelenkrheumatismus 523 *1765 d*, 525 *1773*.
— Geschlechtskrankheiten 530 *1794*.
— Geschwülste 525 *1774*, *1775*, *1776*, *1777*.
— Gewerbekrankheiten 506 *1702*.
— Gicht 510 *1717 a*, 522 *1763*, 523 *1765*, *1766*.
— Glykosurie 523 *1767 a b*.
— Gonorrhoe 530 *1794*.
— Habitus apoplecticus, asthenicus, phthisicus 518 *1748 b*, 519 *1752*.
— Halsmaß 518 *1749*, 519 *1752*.
— Hämophilie 525 *1771*.
— Harnorgane und ihre Erkrankungen 529 *1791*, 530 *1792 ff*.
— Harnröhrenverengerung 530 *1795*.

Versicherungsmedizin,
— Harnruhr 510 *1717 a*.
— Heredität 510 *1717*, 512 *1722*, 514 *1733*, *1734*.
— mütterliche und väterliche Heredität 515 *1735*, *1736*, *1737*.
— Herzhypertrophie 528 *1786*.
— Herzkrankheiten 527 *1783*, 528 *1784*, *1785*.
— Herzmuskelentartung 528 *1784*.
— Herztätigkeit 519 *1750*.
— hyperplastische (hypoplastische) Konstitution 512 *1720*, *1721*.
— Identitätsfeststellung 505 *1697*, *1698*.
— Infektionskrankheiten 516 *1740*, *1741*, 525 *1772*.
— Keimplasma und seine Kontinuität 515 *1738*, 516 *1739*.
— Kieferschwund, vorzeitiger 521 *1759*.
— Kinder 510 *1716*, 512 *1724*.
— Konstitution 516 *1743*, 521 *1761*, 522 *1762*.
— Konstitutionsanomalien 511 *1719*, 514 *1730 ff*.
— Körpergewicht 518 *1749*, 520 *1754*.
— Körpergröße 518 *1749*.
— Krankheitsanlage 500 *1677*, 511 *1718*.
— Krebs 510 *1717 b*.
— Kurzlebigkeit der Familie 512 *1723*.
— Langlebigkeit der Familie 512 *1723*.
— Lävulosurie 524 *1767 d*, *1768 d*.
— Lebensalter 524 *1769*.
— Lebensprognose 500 *1677*, 499 *1675*, *1676*, 508 *1710 ff*.
— lebensverkürzende Einflüsse 507 *1705 ff*, 508 *1710 ff*.
— Lenhoffscher Index 517 *1745*.
— Leukoplakia buccalis 521 *1759*.
— Lungenemphysem 527 *1783*.
— Lungenkrankheiten 527 *1780*, *1782*.
— Lungentätigkeit 519 *1750*.
— Lymphatismus 511 *1720*.
— Mandeln 521 *1758*.
— Maß und Zahl in der 517 *1743*, *1744 ff*.
— Metasyphilis 531 *1797*.
— Militär(tauglichkeits)verhältnisse 521 *1760*.
— Mißtrauen des Versicherungsarztes 502 *1682*.
— Myokarditis 528 *1784*.
— Nephritis 529 *1791*, 530 *1792*.
— Nephrolithiasis 530 *1793*.
— Nervenkrankheiten 526 *1778*.
— Nierenbeckenentzündung 530 *1794*.
— Normalgewichtsbestimmung 517 *1746*.
— Ortsangaben 509 *1712*.
— Präsklerose 529 *1788 b*.
— psychopathische Anlage 516 *1742*.
— Pulszahlen 520 *1755*.
— Restitutionskraft 516 *1742*.
— Ruhepuls 520 *1755*.
— Schwachsinn (Imbezilität) 526 *1778*.
— Stand und seine Bedeutung in d r 506 *1699*.
— Stoffwechselkrankheiten 522 *1763*.
— Syphilis 508 *1709*, 521 *1757 c d*, 531 *1797*.
— Tabakmißbrauch 508 *1709*.
— Tabellen 533 ff.
— Tachykardie 528 *1786*.

Sachregister.

Versicherungsmedizin,
— Tätigkeitspuls 520 *1755.*
— Täuschungsversuche 500 *1677 e,*
  1678, 513 *1726, 1727, 1728.*
— Todesalter und Todesursache 512
  1725, 513 *1726 ff.*
— Tuberkulose 509 *1713,* 510 *1717 a.*
— Ulcus molle 531 *1796.*
— Umgebung und ihre gesundheitliche
  Bedeutung 506 *1703.*
— Unterernährung 518 *1747, 1748.*
— Untersuchungssorgfalt 499 *1676.*
— Varizen 529 *1789.*
— Verdauungsorgane und ihre Erkrankungen 529 *1790.*
— Versicherungsnehmer 507 *1705 ff.*
— Vertrauensarzt, Aufgaben 500 *1678 ff.*
— — Bedeutung seiner Tätigkeit 503
  1688, 504 *1689, 1690.*
— vertrauensärztliches Zeugnis 504
  1691, 1692, 505 *1695, 1696.*
— Wanderniere 530 *1793.*
— Widerstandskraft 514 *1732.*
— Wohnungsverhältnisse 507 *1704.*
— Zähne (Zahnfleisch, Zahnersatzstücke) 520 *1756.*
— Zahnfäule (Wurzelfäule) 521 *1759.*
— Zäpfchendefekt 521 *1759.*
— Zeitangaben 509 *1712.*
— Zellentätigkeit und 519 *1750.*
— Zuckerharnruhr (-ausscheidung) 510
  1717 a, 522 *1763,* 523 *1767,*
  524 1768.
— Zurückstellungen 505 *1694.*
Versorgungsansprüche
— Mannschafts- 443 *1536.*
— militärärztliche Untersuchungen wegen ders. 441 *1525, 1527, 1528.*
Versorgungszeugnisse,
— Eintritt neuer Versorgungsgründe
  nach Wiederheranziehung zum
  Heeresdienste 460 *1602.*
— militärärztliche 443.
— Schlußurteil in dens. 458 *1587 ff.*
— Zeugnismuster 480 ff.
Verstandesreife (-schwäche), Eidesfähigkeit und 419 *1452.*
Verstandestätigkeit, Prüfung der
  392 *1259 ff.*
Verstimmungen, traurige (heitere)
  387 *1346 a f.*
— Geisteskrankheiten und 381 *1332 a.*
Verstümmelung,
— Kapitalabfindung für Heeresangehörige bei 476 *1662 γ δ.*
— mehrfache, und ihre Konkurrenz
  mit Geisteskrankheit 464 *1612.*
— militärärztliches Zeugnis bei 463 *1608.*
Verstümmelungszulage,
— Offizierspensionierung und 467 *1626.*
— Voraussetzungen ders. 463 *1610.*
Versündigungswahn 391 *1355 δ.*
Vertigo 82 *278.*
Vertrauensarzt,
— Lebensversicherung und 500 *1678.*
— — Bedeutung seiner Tätigkeit 503
  1688, 504 *1689, 1690.*
Verurteilte, Unreife und Geisteskranke als 419 *1452.*
Verwirrtheit (Verworrenheit), 389
  1351 δ η, 390 *1353 ζ η.*

Verwundungen, Kriegsdienstbeschädigung durch 455 *1579.*
Vesikuläratmen 60 *194.*
— rauhes, unreines und sakkadiertes 60
  196.
— systolisches 60 *196.*
Veterinäroffiziere, militärärztliche
  Zeugnisse zwecks Gewährung von
  Bade- und sonstigen Kuren für 475
  1658.
Vincentsche Angina 220 *724 f.*
Vitalkapazität der Lunge 18 *79.*
Vitiligo 149 *480.*
Volkmanns
— ischämische Verkrümmung der Finger 331 *1131.*
— Sprunggelenkmißbildung 349 *1192.*
Volljährigkeitserklärung 402 *1392.*
Vomitus matutinus der Alkoholiker 75
  249.
Vonsinnensein in strafrechtlicher Beziehung 408 *1413.*
Vorbeireden 390 *1353 ϑ.*
Vorderarm,
— Abweichungen, seitliche, der Längsachsen 331 *1127.*
— Sehnenscheidenentzündung der Klavierspieler (Wäscherinnen) am 278
  939.
Vorderarmbruch 295.
— Medianuslähmung nach 129 *399 b.*
Vorderarmknochen,
— Brüche beider 296 *1004.*
— Verwachsung beider 331 *1128.*
Vorderarmschußfrakturen 296
  1005.
Vorderarmverkrümmungen 331
  1129.
Vorderhornerkrankung,
— Gang bei 140 *439.*
— Kniereflex bei 141 *446.*
— Trizepsreflex, Fehlen dess. bei 136
  420 b.
Vorgeschichte, Krankheitsuntersuchung und 6 *20,* 10.
Vorhaut, Untersuchung 150 *487.*
Vorhautödem, Simulation von 150
  483.
Vorhofsflimmern,
— Venenpuls bei 49 *163.*
Vorhofsjagen (-flattern, -flimmern) 55
  168 o.
Vorhofs-Tachysystolie 55 *168 δ.*
Vorkrankheiten, anamnestische Bedeutung der 11 *42, 46.*
Vormundschaft, vorläufige, bei
  Geisteskrankheiten 404.
Vorstellungsleben, Geisteskrankheiten und 389.
Vulva,
— Geschwülste, gutartige und bösartige 163 *547, 548, 549.*
— Geschwüre 163 *546.*
— Hautkrankheiten der 163 *545.*
— infektiöse Erkrankungen 162 *544.*
Vulvablutungen 165 *558.*
Vulvitis
— gonorrhoica 162 *544.*
— mycotica 163 *544.*
Vulvovaginitis gonorrhoica infantum
  155 *514 h.*

Wachstum, gesteigertes 321 *1091*.
Wachstumsstörungen, angeborene 321 *1090*.
Wachstumstabelle nach Quetelet und Beneke 537.
Wadenbeinbruch 302 *1025*.
— **Wadenbeinnervenlähmung** nach 132 *405 b*.
Wadenbeindefekt, angeborener 349 *1192*.
Wadenbeinnerv, Druckschmerzhaftigkeit dess. 141 *443 b*.
Wadenbeinnervenlähmung 130 *403 a*. 131 *403 b*, 132 *405*.
— Arteriosklerose und 376 *1319 a*.
Wadenumfang 288 *980*.
Waffen,
— Friedensdienstbeschädigung durch unbefugtes Umgehen mit 447 *1557 a*.
— Kriegsdienstbeschädigung durch unbefugtes Umgehen mit 453 *1573 e*.
Waffengattungen, Auswahl der Mannschaften für die einzelnen 428 *1485*.
Wägung 12 *50*.
Wahnideen 391 *1355*.
— Geisteskrankheiten und 381 *1332 b*.
Wahrnehmungsvorgang, Geisteskrankheiten und 389 *1351 ff*.
Wanderniere 368 *1284*.
— Lebensversicherung und 530 *1793*.
— Tastbefund bei 88 *293*.
Wangenbißnarben, Nervenkrankheiten und 110 *357*.
Wangenverwachsungen,
— Kriegsbrauchbarkeit bei 433 *c*.
— militärärztliche Rentenfestsetzung 462 *1603 b*.
Wärmegefühl, Prüfung dess. 137 *425*.
Warzenfortsatzverdichtungen,
— Röntgenuntersuchung 353 *1212*.
Wäscherinnen, Sehnenscheidenentzündung der 278 *939*.
Wasserausscheidungsvermögen der Niere und seine Störungen, Prüfung dess. 96 *321 β*.
Wasserbruch 151 *492*, *495*, 285 *968 b*, *969*.
Wassermannsche Probe 143, 144 *456*.
— Geisteskrankheiten und 386 *1342*.
— Syphilis und 153 *508*, *509*, *510*, 177.
Wasserpfeifengeräusch 62 *206*.
Wassersucht, allgemeine und örtliche 83 *280*.
Wassersuchtsbereitschaft 96 *321 β b*.
Weber, Daumenaffektionen (Handgelenkaffektionen) der 278 *939*.
Weberscher
— Symptomenkomplex 113 *368 b*.
— Versuch 272 *913 b*.
Wehrpflichtige, militärärztliche Untersuchung 428 *1487 ff*.
Weichteile, Röntgenuntersuchung 374.
Weil Felixsche Agglutinationsprobe bei Fleckfieber 174 *580*.
Weilsche Krankheit, Gelbsucht bei ders. 84 *282 b*.

Weisheitszähne, erschwerter Durchbruch der 204 *640 e*.
— — Erscheinungen und Folgen 206 *652*.
Weißblütigkeit (s. a. Leukämie), Erblichkeit bei 8 *28*.
Werlhofsche Krankheit, Schleimhautflecken, blutige, bei ders. 218 *717*.
Westphalsches Zeichen 141 *446*.
Widerstandskraft 1 *3*, *6*.
— Lebensversicherung und 514 *1732*.
Wiederherstellungsbestrebungen des Organismus 2 *10*.
Wiederkäuer 75 *250 a*.
Willenlosigkeit 417 *1444 b*.
Willensbestimmung, freie 407 *1411*.
Willenshemmung, Willenserregung und 388 *1347 b*, *1350*.
Willenskraft, Geisteskrankheiten und 381 *1332 b*.
Willenssperrung 388 *1347 a γ*.
Willenstätigkeit, Geisteskrankheiten und 388 *1347 ff*.
Williamsches Zeichen bei Lungenspitzentuberkulose 57 *181*.
Wimperhaare,
— fehlerhafte Stellungen der 228 *748*.
— Nisse von Filzläusen an dens. 228 *747 c*.
— Verlust der 228 *747 b*.
Wintrichscher Schallwechsel 59 *191 a*.
Wirbeleiterung, Tuberkulose und 282 *954 a*.
Wirbelentzündung, Arten und Ursachen 327 *1114*, 328 *1114*, *1115*.
Wirbelfrakturen 313 *1059 β*.
Wirbelsäule,
— Behorchen der 325 *1107*.
— Beweglichkeitsprüfung 325 *1105*, *1106*.
— Ebenmäßigkeit ders. und ihre Abweichungen 324 *1101*.
— Messung ihrer Form und ihres Verlaufs 325 *1104*.
— Orthopädisches 322 *1096*, 323 *1100*, 324 *1101 ff*.
— Sagittalabweichungen der 327 *1114*.
— Verkrümmungen, hochsitzende seitliche 322 *1096 β*.
Wirbelsäulenluxation 313 *1059 α*.
Wirbelsäulentumoren, Schenkelnervenlähmung bei 130 *402 b*.
Wirbelsäulenverbiegungen,
— militärärztliche Rentenfestsetzung 462 *1603 b*.
— Röntgenuntersuchung 362 *1251*.
— seitliche, Brustkorb bei dens. 323 *1100*.
— — Feststellung und Arten 326 *1109 ff*.
— — Schulterblatt, hochstehendes, bei dens. 330 *1123 b*.
Wirbelsäulenverletzung,
— Nervenstörungen nach, Orthopädisches 313 *1059*.
— Verschüttung und 282 *957*.
Wirbelsäulenversteifung, chronische 328 *1115*.
Wirbelschmerz, Magengeschwür und 78 *263*.

Sachregister.

Wirbeltuberkulose,
— Erscheinungen bei 213 *693, 694*.
— Kyphoskoliose bei 327 *1113, 1114 δ*.
— Röntgenuntersuchung 362 *1251*.
Wirbeltumoren, Röntgenuntersuchung 362 *1251*.
Wismutmedikation, Kot, schwarzer, nach 95 *317*.
Witwen von Mannschaftshinterbliebenen, Untersuchung ders. zwecks Kapitalabfindung 477 *1665*.
Wochenbett, Pyelitis und 157 *517 h*.
Wochenbettsblutungen 168 *562 ζ*.
Wohnungsverhältnisse, Lebensversicherung und 507 *1704*.
Wolfsrachen 201 *631*, 219 *723*.
— Schluckstörungen bei 213 *692*.
Wortfindung, Prüfung der 117 *383 c*.
Wortkomponente,
— motorische, Verlust ders. 118 *384 α ε*.
— sensorische, Verlust ders. 118 *384 ε*.
Wortsinnverständnis, Prüfung 117 *383 d*.
Wortstummheit, reine 118 *384 β*.
Worttaubheit, reine 118 *384 δ*.
Wortverständnis, Prüfung dess. 117 *383 a*.
Wundstar 248 *819*.
— Hornhautverletzung und 243 *801*.
Wundstarrkrampf,
— Augenverletzungen und 226 *745 g*.
— Trismus bei 111 *361*, 204 *640 d*.
Wurmeier, Kotuntersuchung auf 96 *320*.
Wurmfortsatz,
— Kongestionsabszeß vom — aus 164 *552 c*.
— Röntgenuntersuchung 366 *1272*.
Wurmfortsatzentzündung,
— chronische 282 *958*, 283 *958*.
— Differentialdiagnose 171 *571*, 172 *572 g*.
— Erblichkeit bei 9 *29*.
— Gelbsucht bei 85 *282 e*.
— Luftwege (Speisewege)-Eiterung mit konsekutiver 209 *667*.
— Mc Burneyscher Punkt bei 78 *265*.
— Muskelabwehr bei 86 *289*.
— Muskelspannungen, schmerzhafte, bei 79 *268 e*.
— Schmerzpunkte 366 *1272*.
— Tastbefund bei 88 *296*.
Wurstvergiftung, Pupille bei 244 *805*.

Xanthinsteine in den Harnwegen, Röntgenuntersuchung 369 *1286 a*.
X-Arme 331 *1127*.
X-Beine 297 *1010*, 336 *1145*, 343 *1168*
— der Kellner (Bäcker) 321 *1094*.
X-Hüfte 339 *1156*, 340 *1158*.

Zahnbildungsstörungen, Rachitis (Syphilis congenita) und 208 *656*.
Zähne 201 *630*, 204 *641*.
— Hutchinsonsche 205 *642 c*.
— Lebensversicherung und 520 *1757*.
— Röntgenuntersuchung 353 *1213*.

Zähne,
— zurückgehaltene, mit Höhlenbildung 206 *651*.
Zahnersatzstücke, Lebensversicherung und 520 *1757*.
Zahnfisteln 206 *647*.
Zahnfleisch, Lebensversicherung und 520 *1757*.
Zahnfleischblutungen, Kennzeichen von 64 *211 η*.
Zahnfleischerkrankungen 207 *654*.
Zahnformel 201 *630*.
Zahnfraß (Caries) 204 *642*.
Zahnkrämpfe, Nervenkrankheiten und 110 *354*.
Zahnkrankheiten,
— Fazialiskrampf bei 113 *367*.
— Folgezustände bei 521 *1759 a b c*.
— Foetor ex ore bei 212 *683*.
— Lebensversicherung und 521 *1759*.
— Röntgenuntersuchung 353 *1213*.
Zahnpulpa 204 *641 a*.
Zahnreihenschluß 201 *630 a*.
Zahnschliffe 182 *600*.
Zahnsteinansammlung und deren Folgen 207 *654 o*.
Zahnwurzelgranulom 206 *649*.
— Röntgennachweis 353 *1213*.
— Zystenbildung bei 206 *650*.
Zahnwurzelhautentzündungen und ihre Folgen 205 *644 ff*.
Zandersche Meßgeräte 325 *1104*.
Zäpfchendefekt, Lebensversicherung und 521 *1759*.
Zehenbrüche 304 *1031*.
Zehenverlust,
— militärärztliche Begutachtung von 463 *1608 b*.
— militärärztliche Rentenfestsetzung 461 *1603 a*, 462 *1603 b*.
Zehenverwachsung (-vermehrung) 349 *1194*.
Zehrkrankheiten, Zuckerausscheidung bei 101 *339*.
Zeichenapparate zur Feststellung des Wirbelsäulenverlaufs und der Rumpfumrisse 325 *1104*.
Zellenleibfärbungen 186 *612 β*.
Zellentätigkeit, 1 *4*.
— Lebensversicherung und 519 *1750*.
Zellkernfärbungen 186 *612 α*.
Zelloidindurchtränkung in der mikroskopischen Technik 185 *610*.
Zenkersche Lösung 185 *610*.
Zervikalkanal, Dysmenorrhöe bei Verengerung dess. 158 *521 o*.
Zervikalkatarrh,
— Blutung bei 169 *564*.
— Fluor albus bei 158 *520*.
Zervikalmyom, Schmerzen (Beschwerden) bei 158 *522*.
Zervixkarzinom 169 *563 β*.
Zeugen, Unreife und Geisteskranke als 419 *1452*.
Zeugnis,
— ärztliches, Grundsätze für Ausstellung dess. 190 *628 a*.
— militärärztliches (s. a. Militärärztliches Zeugnis) 442.
Zeugnisunfähigkeit, Geisteskrankheiten und 381 *1332 c*.

Zielbewegungen der Beine 140 *439*.
Ziliarkörperentzündung, Iritis und 246 *810 d*, *811*.
Zittererscheinungen 135 *415*, *416*.
— Geisteskrankheiten und 384 *1341 h β*.
Zitterschrift 122 *385 h*.
Zivilärzte, militärärztliche Untersuchungen durch 424 *1466*.
Zivilverwaltung, Heeresbeamte der, militärärztliche Zeugnisse für dies. 470 *1635*.
Zornaffekt, strafrechtliche Bedeutung dess. 412 *1427*.
Zornmütigkeit 387 *1346 h*.
Zucker, Harnuntersuchung auf 98 *331*.
Zuckerausscheidung,
— Bedeutung der 100 *338*, 100 *339*.
— Formen der 523 *1767*.
Zuckerharnruhr,
— Alveolarpyorrhoe bei 207 *654 b*.
— Balanitis bei 150 *487*.
— Coma bei 83 *279*.
— Durst, gesteigerter, bei 76 *256*.
— Erblichkeit bei 8 *28*.
— Eßlust, vermehrte, bei 75 *251*.
— Geisteskrankheiten und 380 *1331 h*.
— Genitalekzeme bei 150 *484*.
— Glykosurie bei 100 *338*.
— Harndrang bei 81 *272*.
— Harngewicht, spezifisches, bei 98 *326*.
— Harnmenge bei 96 321 *α*, 97 *323*.
— Jucken bei 147 *471*.
— Kriegsbrauchbarkeit bei 430 *1495*.
— Lebensversicherung und 510 *1717 a*, 522 *1763*, 523 *1767*, 524 *1768*.
— leichte, mittelschwere und schwere Form 101 *339*.
— militärärztliche Rentenfestsetzung 461 *1603 h*.
— Nervenlähmung bei 122 *387*.
— Ödeme bei 82 *280 a*.
— Retinitis bei 250 *828*.
— Starbildung bei 248 *819*.
Zuckerproben, Irrtümer bei, und ihre Ursachen 524 *1768*.
Zuckerverdauung, Toleranzgrenze der 100 *338*, 101 *338*.
Zuckungsformel 145 *461*.
Zunge, pelzige (belegte) 76 *254 b*.

Zungenaffektionen 218 *720*.
— Kriegsunbrauchbarkeit bei 430 *1494*.
Zungenbein,
— Röntgendiagnose bei Verletzungen und Tumoren dess. 354 *1217*.
— Schleimbeutel am 214 *696*.
Zungenbewegungsnerven, Erkrankungen der 218 *720*.
Zungengeschwüre 219 *721*.
Zungengrund 222.
— Blutadererweiterungen am 218 *720*.
Zungenknoten 219 *721*.
Zungenmandel, Entzündung ders. und ihrer Umgebung 218 *719*.
— Erkrankungen der 218 *720*.
Zungennarben 153 *504*.
— Nervenkrankheiten und 110 *357*.
Zupfverfahren bei mikroskopischen Untersuchungen 180 *597*.
Zurechnungsfähigkeit 407 *1410*.
— verminderte 412 *1425*.
Zwangsneurosen 391 *1354*.
— Unfall und 398 *1374 a*.
— Zurechnungsfähigkeit und 414 *1440*.
Zwangsvorstellungen 391 *1354*.
Zwerchfell,
— Basedowsche Krankheit und 377 *1322*.
— Röntgenuntersuchung 363.
— Rückenmarksdarre und 375 *1317*.
Zwerchfellbruch, Röntgenuntersuchung 363 *1255*.
Zwerchfelllähmung 316 *1069*.
— Kinderlähmung und 375 *1318 c*.
Zwerchfellphänomen, Littensches 124 *390*.
Zwerchfellstand, Herzuntersuchung, röntgenologische und 355 *1221*, *1223*.
Zwergwuchs, angeborener 321 *1090*.
Zwischenrippenräume,
— Erweiterung und Verengerung 18 *81*.
— Ödem und Einziehung der 21 *87 b*.
Zyanose 13 *54*, 14 *57 d*.
Zylinder, Harnuntersuchung auf 102 *340 c*.
Zystenniere, Röntgenbild 368 *1285*.
Zytodiagnose, Cerebrospinalflüssigkeit und 145 *459*.

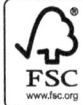

MIX
Papier aus verantwortungsvollen Quellen
Paper from responsible sources
FSC® C105338

If you have any concerns about our products,
you can contact us on
ProductSafety@springernature.com

In case Publisher is established outside the EU,
the EU authorized representative is:
**Springer Nature Customer Service Center GmbH
Europaplatz 3, 69115 Heidelberg, Germany**

Printed by Libri Plureos GmbH
in Hamburg, Germany